국민건강보험론

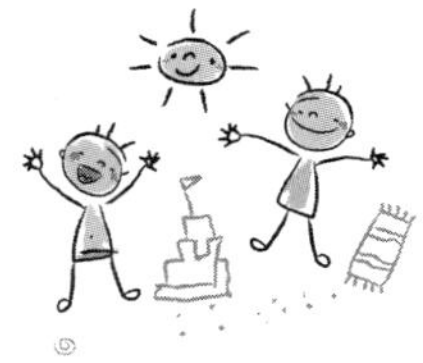

제11판

국민건강보험론

문상식 · 박일수 · 송영수 · 권용현 공저

보무각

문상식
서울대학교 보건학박사
서울대학교 보건학석사
보건복지부 사무관(5급)
한국보건사회연구원 주임연구원
서울특별시 · 경기도 · 충청북도 · 충청남도 · 전라북도 ·
대구광역시 · 울산광역시 · 인천광역시 · 대전광역시
보건직공무원 시험위원
서울특별시교육청 · 경기도 교육청 · 전남교육청 보건직 시험위원
의무기록사시험 문항개발 위원 · 병원행정사, 의료보험사 시험위원
고려대학교, 한양대학교, 경원대학교, 삼육대학교 등 강의
보건교육건강증진학회, 한국알코올과학회 이사
현재 한양여자대학교 보건행정학과 교수, 기획처장, 혁신지원사업단장

박일수
인제대학교 일반대학원 보건학과 보건학박사
인제대학교 데이터정보학과 이학석사
국민건강보험공단 건강보험정책연구원 부연구위원
위덕대학교 보건관리학과 교수
한국사회보장정보원 자문교수
서울특별시, 경기도, 세종시, 대구광역시 등 보건직 공무원 시험 출제위원
병원행정사 및 건강보험사 자격시험 출제위원
국민건강보험공단, 한국보건사회연구원, 통계청, 질병관리청, 한국조세연구원, 한국사회보장정보원 등의 연구자문위원 및 연구용역평가위원
건강보험제도/정책, 보건의료정보/빅데이터 관련 다수의 국가 정책연구과제 수행 및 국내외 논문 게재
현재 동의대학교 의료경영학과 교수

송영수
충남대학교 보건학박사
충남대학교 보건학석사
국민건강보험공단 본사 실장 및 지사장(1급)
한국보건산업진흥원 자문위원
충청북도(암역학조사반, 노인보호전문기관, 난임부부지원사업) 위원
대전, 충남 지역사회복지협의체 위원
국민건강보험공단 자문위원
저서: 알기쉬운 건강보험론
논문: 우리나라 고령자의 연령대별 신체적 정신적 및 건강수준과 관련 요인
노인장기요양보험 인정자의 정신적 건강상태 및 그의 관련 요인
현재: 우송정보대학교 보건의료행정과 교수/학과장

권용현
대구대학교 행정학박사
대구대학교 행정학석사
경기도, 전라도, 울산광역시, 광주광역시 보건직공무원 시험출제위원
근로복지공단 정책자문위원
경상북도 건강행복 추진기획단 공공의료분과위원
산업인력공단 일학습병행제 프로그램 인증위원
대한지방자치학회 부회장, 한국조직학회 학술이사
현재 대구보건대학교 보건행정학과 교수

제11판
국민건강보험론

11판발행 2024년 8월 30일
초판발행 2009년 7월 10일

지은이 문상식 · 박일수 · 송영수 · 권용현
펴낸이 이호동
발행처 보문각
블로그 http://blog.naver.com/bomungak
e-mail bomungak@naver.com
주소 서울시 서초구 바우뫼로7길 8
등록번호 302-2003-00085
전화 02)468-0457
팩스 02)468-0458

정가 30,000원

ISBN 978-89-6220-472-8 93510

머리말

1977년부터 우리나라에 건강보험이 사회보험으로 실시된 후 그동안 획기적인 발전을 거듭해 왔다. 특히 우리나라는 1989년 전국민건강보험 실시 국가가 됨으로써 세계적으로 유래가 드물 정도로 빠른 발전을 보여 왔다. 건강보험은 사회보장제도의 핵심이라고 할 수 있는 사회보험 중에서도 국민의 피부에 가장 먼저 느낄 수 있으며 우리의 건강과 직결되어 있어 가장 소중하고 필요할 때 이용할 수 있는 핵심제도라 할 수 있다.

그동안 저자는 건강보험론을 다년간 강의하면서 아쉬운 점이 많았다. 시중에 나와 있는 교과서가 그리 많지 않을 뿐만 아니라 너무 방대하거나 어려운 교과서가 있는가 하면 너무 간략하게 기술되어 전체적인 내용을 이해하는데 어려움이 있는 교과서도 있었다. 건강보험론의 교재는 국민건강보험법을 해석하고 적용하는데 주안점을 두어야 한다. 그리고 국민건강보험법과 시행령, 시행규칙, 그리고 고시 등을 어느 정도까지 언급해야 할지도 고민거리중의 하나였다. 그래서 되도록 쉬운 설명을 하려고 노력하였으나 건강보험제도가 가지고 있는 근본적인 전문용어로 인해 다소 어려운 내용도 있는 것도 사실이다. 그리고 법령 본문 뿐만 아니라 법령상의 별표 내용, 보건복지부 고시 등은 부록으로 실린 것도 있고 교과서 본문에 그대로 실은 것도 많이 있다. 본문을 읽다가 뒷부분의 법령상의 내용을 뒤지거나 법제처의 법령을 뒤지는 수고를 덜어준다는 측면도 있으나 본문의 내용을 연이어 숙지하는 것이 본 교재를 이해하기에 훨씬 더 유용하다고 느꼈기 때문이다. 그러다 보니 또한 각 주의 내용도 많아졌다. 각주는 저자가 제공해 줄 수 있는 가장 값진 서비스라고 항상 생각하기 때문에 각주는 본문의 내용을 이해하는데 매개물이 되었으면 하고 바랄 뿐이다.

본서의 내용은 다음과 같이 구성되어 있다. 우선 건강보험론을 이해하기 위한 전제로서 사회보장과 의료보장에 대한 내용을 1장과 2장에 서술하였다. 그리고 우리나라의 건강보험 발전과정과 건강보험에 관한 일반적인 사항을 3장과 4장에 언급하였다. 목차는 되도록이면 국민건강보험법상의 순서를 따르고자 했다. 즉, 제5장 가입자, 제6장 국민건강보험공단을 서술하고 보험급여부분은 분량이 방대하여 보험급여(1)(2)를 7장과 8장으로 구분하여 기술하였다. 제9장 건강보험심사평가원, 제10장 보험료, 제11장 이의신청 및 심사청구, 제12장 보칙 및 벌칙, 제13장 노인장기요양보험제도를 기술하였다. 마지막으로 14장에는 주요국의 건강보험제도를 국민건강보험공단의 자료를 인용하여 제시하였다. 국민건강보험법과 하위 법령은 미세한 부분이라도 수시로 변하는 특성을 가지고 있다. 따라서 독자들은 항상 최근법령을 중심으로 비교하고 검토하는 노력도 뒤따라야 한다는 점을 지적해 두고 싶다.

저서는 저자의 주관적 판단이 개입할 수 밖에 없기 때문에 항상 열린 마음으로 독자 여러분의 객관적 판단과 충고를 받아들일 준비가 되어 있다. 아무 쪼록 이 교재가 건강보험론을 이해하고 적용하는데 하나의 밀알이 되기를 간절히 바랄뿐이다. 그동안 원고를 집필하는데 도움을 준 많은 분들에게 감사하고 싶다. 그리고 부족한 원고를 정성껏 다듬어 주고 편집해 준 보문각 이호동사장님과 직원들에게도 감사한다.

저자 일동

차 례

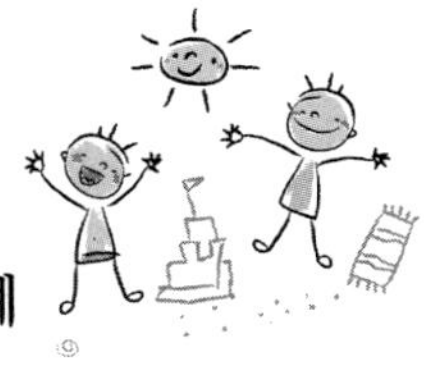

Contents

차 례

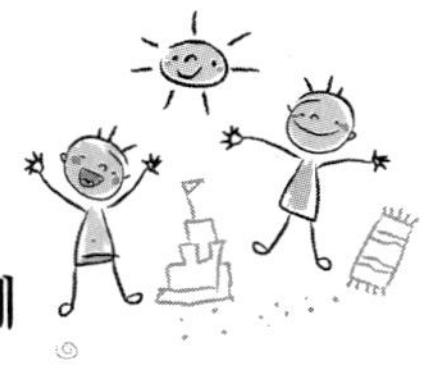

Contents

제1장
사회보장의이해

제1절 사회보장의 개념
제2절 사회보장의 원칙
제3절 사회보장의 종류

제1절 사회보장의 개념

건강보험제도를 이해하기 위해서는 우선 사회보장제도의 내용을 알아야 한다. 왜냐하면 건강보험제도는 사회보험의 일부이며 사회보험은 사회보장제도의 핵심이기 때문이다. 따라서 본 장에서는 사회보장제도의 의의, 역사적 배경, 범위 등을 살펴보고 다음 장에서 건강보험제도를 살펴보고자 한다.

1. 사회보장의 정의

사회보장에 대한 정의는 광의 또는 협의에 따라 달라진다. 일찍이 영국의 베버리지(W.Beveridge)는 실업, 질병 또는 부상으로 인하여 수입이 중단된 경우에 대처하기 위하여 노령에 의한 퇴직이나 부양 책임자의 사망으로 인한 부양의 상실에 대비하고 나아가서는 출생, 사망 및 결혼 등에 관련된 특별한 지출을 감당하기 위한 소득보장이라고 했다.

세계노동기구(ILO)에서는 사람들이 살아가다가 직면하는 여러 가지 위험요인들, 즉 질병, 노령, 실업, 장애, 사망, 출산, 빈곤 등으로 인해 소득이 일시적으로 중단되거나, 소득이 장기적(영원히)으로 없어지거나 지출이 크게 증가하여 사람들이 이전의 생활을 하지 못할 경우 이전의 사회생활을 할 수 있도록 지원하는 모든 국가프로그램으로 정의했다.

한편, 우리나라에서는 사회보장 기본법 제3조에서 '사회보장'이라 함은 출산, 양육, 실업, 노령, 장애, 질병, 빈곤 및 사망 등의 사회적 위험으로부터 모든 국민을 보호하고 국민 삶의 질을 향상시키는데 필요한 소득 · 서비스를 보장하는 사회보험, 공공부조, 사회서비스를 말한다. 여기서 ① '사회보험'이란 국민에게 발생하는 사회적 위험을 보험의 방식으로 대처함으로써 국민의 건강과 소득을 보장하는 제도를 말한다. ②

'공공부조'(公共扶助)란 국가와 지방자치단체의 책임하에 생활유지 능력이 없거나 생활이 어려운 국민의 최저생활을 보장하고 자립을 지원하는 제도를 말한다. ③ '사회서비스'란 국가 · 지방자치단체 및 민간부문의 도움이 필요한 모든 국민에게 복지, 보건의료, 교육, 고용, 주거, 문화, 환경 등의 분야에서 인간다운 생활을 보장하고 상담, 재활, 돌봄, 정보의 제공, 관련 시설의 이용, 역량 개발, 사회참여 지원 등을 통하여 국민의 삶의 질이 향상되도록 지원하는 제도를 말한다.

2. 사회보장의 역사적 고찰

건강보험제도, 산재보험, 연금보험 등은 이미 1880년대 독일의 비스마르크에 의해 실시되었으나 사회보장이란 말을 사용하지는 않았다. 따라서 사회보장이란 용어가 공식적으로 사용되기 시작한 것은 1929년 세계대공황을 극복하기 위한 뉴딜정책의 일환으로 미국의 제32대 루즈벨트 대통령이 1935년 미국의 사회보장법(Social Security Act)을 시행하면서 부터였다. 사회보장이란 용어가 정립되기 이전의 유럽에서의 두 가지 흐름은 공공부조 형태라고 할 수 있는 구빈대책의 역사와 사회보험의 형태라고 할 수 있는 직업인들의 공제활동이 그것이다.

1) 공공부조제도의 발전 과정

중세 유럽에서 가난을 구제하기 위한 대책은 주로 기독교(교회)를 중심으로 이루어졌다. 이러한 가난을 구제하기 위한 영국의 구빈법은 현대 공공부조제도 초기의 형태라 할 수 있다. 물론 이러한 구빈대책은 영국 뿐만 아니라 프랑스, 일본 등에서도 이루어 졌다. 하지만 영국의 구빈법이 빈곤에 대한 국가적 차원에서의 개입을 다루고 있어 영국의 구빈대책에서 그 원형을 찾는 것은 두말할 나위가 없다.

(1) 엘리자베스 구빈법(1601, Elizabethan Poor Law)

구빈법의 제정은 봉건제의 몰락에서 그 맥락을 찾을 수 있다. 첫 번째 계기는 전 유럽을 휩쓴 흑사병(1348~1349년)이고, 두 번째 계기는 15세기에서 19세기 초까지 진행된 인클로저(enclosure)운동[1)]이다. 특히 토마스 모어가 '양이 사람을 잡아 먹는다'로 표현했던 이 운동은 소수의 지주계급에게 토지를 집중시키고 유럽각지에서 생계수단을 빼앗긴 채 떠도는 유랑민과 거지를 양산하는 결과를 초래했다. 즉 유럽에서 구빈법을 통해 국가가 빈곤문제에 개입하고 빈민을 통제하기 시작한 것은 봉건적 농업사회의 해체기였다고 하겠다.

이러한 배경에서 1601년 제정된 엘리자베스 구빈법은 14세기 이후 확립된 노동통제, 빈민구제에 대한 법적, 재정적 책임을 재확인하면서 빈민구제 업무를 전국적인 행정조직을 통해 최초로 수립하였다. 엘리자베스 구빈법의 주요 내용은 다음과 같다.

① 빈민구제에 대한 국가적 책임의 인식

② 구빈행정체계의 확립(교회의 교구단위의 구빈사업이 국가사업으로 전환)

③ 세금재원의 활용(교구단위로 주민들의 구빈세를 재원으로 활용)

④ 노동능력자와 무능력자의 구분처우

- 자격 있는 빈민(노동능력이 있는 빈민) : 건강한 부랑자, 걸식자로서 교정원이나 작업장(노역장)에 입소시켜 강제노역에 종사케 함. 강제노역 거부시 처벌과 동시에 이들에 대한 자선금지 등을 행사
- 자격 없는 빈민(노동능력 없는 빈민) : 노령, 불구, 모자세대 등으로 구빈원(자선원)에 입소시켜 집단수용 또는 거처가 있는 자에 대해서는 예외적으로 현물급여를 실시하고 거택보호 실시

⑤ 고아와 빈민아동의 보호 : 고아, 기아 및 부모가 있어도 부양능력이 없는 빈곤아동은 유 · 무료의 가정위탁에 의해 보호하고, 어느 정도 노동력이 있는 8세 이상의 아동은 도시의 상공인들에게 맡겨 도제화 함. 도제방식의 직업교육 목적은 장래에 대한 치안유지와 구빈대상으로의 복귀를 예방하기 위함이며, 도제연령은 남자는 24세, 여자는 21세 혹은 결혼할때까지임.

1) 엘리자베스 여왕시대의 영국은 유럽대륙의 양모공업이 발달하자 이의 원료인 양모공급을 위해 농지를 둘러막고 거기에 살던 농민을 추방하였는데 이러한 디수의 농민이 부랑자가 되어 도시로 흘러들어 갔다. 당초 정부는 심한 억압 정책을 폈으나 끝없는 빈민의 증가, 영국의 공업 발달로 인한 값싼 노동자의 필요에 의해 지방자치단체에게 구빈의 의무를 부과하는 엘리자베스 구빈법이 제정되었다. 즉 이는 기존의 교회의 구빈사업이 종교혁명으로 인해 교회재산이 국가에 몰수되었기 때문에 구빈사업은 국가의 몫으로 옮겨가게 되었다.

사회복지의 근원을 흔히 1601년 엘리자베스 구빈법(빈민법)에서 찾고 있다. 이것은 이 구빈법이 최초로 빈민구제를 국가책임으로 인정하고 국세를 빈민구제사업에 투입하였기 때문이다. 그러나 이것은 당시 인권사상의 발전 때문이 아니라 종교혁명의 여파로 교회재산이 국가에 몰수되면서 교회가 수행하던 구빈사업이 국가로 넘어갔기 때문이다. 이 때부터 국가는 구빈재정을 줄이기 위해 각종 시책을 창안하게 되었고, 이것은 결과적으로 사회복지의 발전을 가져오게 한 측면도 있다.

(2) **신구빈법**(Poor Law Reform of 1834)

1601년 엘리자베스 구빈법 제정에서부터 1834년 신구빈법으로 개정되기까지 수많은 법령의 제정이 있었다. 대표적으로 1662년 찰스 2세의 정주법, 1696년의 브리스톨시 지방법, 1697년의 정주법, 1722년의 나치블법, 1782년의 길버트법, 1795년의 스핀햄랜드법, 1802년의 공장법 등이 그것이다.

1834년 개정된 신구빈법은 구빈관련 법령을 재정비하여 전국적 차원의 중앙집권적 통합을 시도한 제2단계 [2]구빈법이다. 신구빈법의 주요 내용은 다음과 같다.

① 균일처우의 원칙(the principle of national uniformity): 행정기구를 개혁해서 전국적인 행정수준의 통일과 구빈행정의 중앙집권화를 뜻한다.

② 열등처우의 원칙(the principle of less eligibility): 구빈대상자의 구제수준이 자활노동자들의 생활수준보다 높지 않아야 한다.

③ 작업장활용의 원칙(the principle of workhouse system): 이는 '노역장 강제수용 원칙'이다. 즉 원조를 억제할 수 있는 작업장 수용을 원칙으로 하고 다만, 병자 · 노인 · 허약자 · 모자가족에게만 원외구호를 허용했다.

한마디로 신구빈법은 1601년의 엘리자베스 구빈법에로의 복귀이며 실제는 그 보다도 더 가혹한 빈민구제 정책이었다. 이는 가능한 한 보호를 청구하지 못하게 하는데 있으며 빈곤의 원인을 개인의 책임, 즉 게으름이나 독립심의 부족으로 보아 빈곤자는 곧 범죄자로 취급되었다. 그러나 이 법에 의한 중앙집권적인 행정체계와 최저수준

---

2) 엘리자베스 이전의 구빈관계 제 법령을 통합한 '엘리자베스 구빈법' 을 제 1단계 구빈법이라고 한다.

의 보장이라는 기본원칙은 20세기 사회보장제도가 확립될 때까지 기본원리로 그 맥을 유지하였다.

(3) 국가부조법

영국의 빈곤문제가 가장 큰 사회악으로 국가가 이를 제거해야 한다고 생각하기 시작한 것은 1900년대 부터였다. 1930년대에 와서 비로소 영국은 오랜 역사를 가진 빈민법으로부터 근대적인 공공부조제도에로의 전환이 이루어졌다. 빈곤은 저임금이나 실업 등과 같은 사회적 요인에 기인한다. 따라서 최저생활의 보장은 국가의 책임이므로 국민은 이의 보장을 받을 권리를 가진다고 인정하였다. 이러한 사상에 따라 1948년 국가부조법이 제정됨으로서 국민의 생존권적 기본권이 보장되게 되었다.

1601년 엘리자베스 구빈법과 1834년 신구빈법은 빈곤의 원인이 개인에게 있다는 개인책임의 이념을 바탕에 깔고 있었다. 그러나 빈곤의 원인이 사회제도에 있다고 보고 빈곤에 대한 사회적 책임에 대한 인식을 바탕에 깔고 있는 최초의 법이 1948년 국가부조법이었다. 영국에서는 이 국가부조법에 의해 350년만에 구빈법이 해체되고 국민적 최저한(national minimum)이란 이념에 기반을 둔 공공부조제도로 전환하게 되었다.

2) 사회보험제도의 발전 과정

(1) 독일의 사회보험

세계최초의 사회보험이 제도화된 나라는 독일이다. 독일은 1880년대에 제국 재상인 비스마르크의 사회정책으로 말미암아 영국보다 한 세대나 앞서 사회보험제도를 도입했다.

일찍이 1854년의 프로이센 광업종업원 공제조합법으로 모든 광산종업원의 보험강제와 광산소유자의 갹출분담 의무를 정하고 있었으나, 1860년대에 시작된 생산력의 급속한 발전에 수반하여 노동재해나 노동자의 질병이 증가하였다. 또 다른 한쪽에서는 노동운동도 활발하여 1875년에는 독일 사회주의노동당의 결성(1890년 독일사회민주당으로 개칭)을 보게 됨으로써 노사의 대립이 격화되었다. 이에 따라 비스마르크는 '사탕과 채찍'의 논리에 의해 법을 제정하였다. 채찍의 예로는 사회주의 결사금지와 사회주의 언론탄압을 위해 1878년 '사회주의진압법(규제법)'을 제정하였었고, 사탕으로는 1883년 공장 및 광산노동자를 위한 '질병보험법', 1884년 '근로자재해보험법', 1889년 '폐질 · 노령 · 유족연금보험법' 등 사회보험법을 계속하여 제정하였다.

그 후 독일은 1911년에 국가보험법을 제정하여 질병 · 노동재해 · 폐질 · 노령연금보험을 통합함과 동시에 유족연금제를 설치하였다. 1923년에 광부생명보험법, 1927년 직업소개 · 실업보험법을 제정하여 사회보장제도의 확충을 도모했다.

(2) 영국의 사회보험

영국은 보수당 집권시기인 1897년에 '근로자재해보상법'이 제정되었고, 1900년을 전후한 빈곤조사 결과와 불황에 따른 노동쟁의의 빈발, 사회주의 사상의 대두 등은 새로운 정책수립을 불가피하게 하였다. 1905년 집권한 자유당 정부는 George수상이 중심이 되어 1906년 노동쟁의법에 의해 파업권을 인정하고, 1908년에는 노령연금법(Old Age Pension Act)을 제정하였다. 또한 2차 세계대전 이후까지 영국사회보장제도의 근간이 되었던 이른바 '조오지형 사회보험'이라고 일컫는 국민보험법(The National Insurance Act)이 1911년에 제정되었다.

또한 영국에서는 1941년 처칠 연립내각에 의해 설치된 베버리지를 책임자로 하는 위원회가 1942년 말에 제출한 보고서(베버리지보고서)는 영국뿐만 아니라 세계 각국의 사회보장제도의 전형으로 높이 평가되고 있다. 베버지리 위원장은 기존의 모든 제도의 전면적인 검토를 한 뒤 영국의 근로자 재해보상을 포함한 사회보장 및 관련서비스에 관한 제도를, 특히 그 상호관련성에 중점을 두고 조사한 뒤 정부에 건의하였다. 이 보고서에서 베버리지[3]는 사회문제를 유발하는 5대악(five giants)으로 결핍(want), 질병(disease), 무지(ignorance), 불결(squalor), 나태(idleness) 중 결핍으로부터의 자유(freedom from want)를 지향하며 빈민과 같은 특정한 집단을 넘어 전 국민을 대상으로 삼고(보편주의), 전 국민에게 최소한의 소득(national minimum)을 보장해 주어야 한다고 주장했다.

3) 베버리지는 사회보장을 '실업, 질병, 재해로 인해 소득이 줄어들었을 때, 정년퇴직으로 소득이 중단되었을 때, 주된 소득자가 사망하여 생계를 책임질 사람이 없어졌을 때, 출생, 사망, 결혼 때문에 추가적인 비용이 지출될 때를 대비한 소득보장책' 이라고 정의했다. 또한 사회보장의 성공적인 추진을 위한 전제조건으로는 완전고용, 포괄적인 보건 및 재활서비스 제공, 아동수당의 필요성을 강조하였다.

베버리지 보고서를 접수한 정부는 기본적인 방안을 승인하고 국민보건성을 신설하여 사회보험 전담부서로 하였으며 이러한 보고서를 기초로 하여 가족수당법(1945), 국민산업재해보험법(1948), 국민보험법(1946), 국가보건서비스법(1946), 국가부조법(1948), 아동법(1948) 등 체계적인 사회보험제도가 출범하였다. 영국의 사회보험제도는 독일의 사회보험 영향을 많이 받았다.

(3) 미국의 사회보장

미국은 1935년 사회보장법이 제도적으로 정착되기 전 1794년 메사추세츠주, 1886년 코네티컷주에서 구빈법을 제정하였으나 오래가지 못하였다. 1911년 근로자재해보상법을 추진하였으나 실패하였다.

강제보험이 아닌 임의의료보험은 1920년대부터 실시되었는데 대학생 및 교직원을 대상으로 한 의료보험, 의과대학 부속병원과 생명보험회사의 지정병원 계약에 의한 의료보험, 1929년 Blue Cross 의료보험조합과 1939년 Blue Shield 의료보험의 주축이 되었다.

1929년 10월에 시작된 세계대공황은 미국사회의 사회경제적 위기를 불러 일으켰다. 대공황으로 인한 대량실업과 빈곤이 사회문제화 되자 루즈벨트 행정부는 뉴딜정책의 일환으로 1935년 사회보장법(Social Security Act)을 제정하였다. 물론 사회보장법 제정 이전에는 연방긴급구제법(1933), 전국산업부흥법(1933), 농업조정법 등의 제정으로 많은 노력을 하였다. 이러한 노력들의 결과물로서 사회보장법이 제정되었다. 사회보장법은 사회보험과 공공부조, 사회복지서비스에 대해 규정하였으며 사회보험에는 실업보험[4]과 노령연금제도가 포함되었는데 전국적 차원의 의료보험제도는 의사들의 반대[5]로 수립되지 못하였다.

사회보장법은 미국 사회보장제도의 근간을 이루게 되었고 이 법안은 외형상 사회보험, 공공부조, 보건복지서비스 등 3가지 프로그램으로 구성되어 현대적 의미의 '사회보장'의 전형이 되고 있는데 이 법의 제정 의의는 연방정부 차원에서 강제보험 제도

4) 실업보험은 연방단위가 아닌 주정부단위의 독립적인 실업보험제도로 운영하게 되었다. 따라서 실업보험제도는 각 주마다 상이한 제도를 가지고 있다.

5) 의료보험제도 도입으로 의료수가 등 정부의 의사에 대한 통제강화가 이루어질 것이라는 염려에서 비롯되었다.

를 실시하였다는 점이다.

3. 사회보장의 기능

사회보장제도는 본질적으로 국민의 최저생활보장을 목적으로 한다. 최저생활을 규정짓기 위해서 빈곤선을 설정하고 빈곤선 이하의 소득을 절대적 빈곤으로 보고 사회보장의 대상으로 삼았다. 그러나 절대적 빈곤이 어느 정도 해소된 시점에서 점차 상대적 빈곤으로 발전하게 되었다. 상대적 빈곤은 평등을 목표로 하고 있다. 이를 위한 수단으로 소득재분배 정책을 실시하게 되었다. 또한 사회보장정책은 자본주의 사회의 격심한 소득격차로 인한 사회적 위기를 극복하기 위한 대책으로 등장한 것이다. 따라서 사회보장정책은 사회공동체의 형성이라는 목표를 가지고 있다. 따라서 사회보장은 최저생활보장, 소득재분배, 사회공동체 형성이라는 기능을 가지고 있다.

1) 최저생활보장 기능

사회보장제도는 개인에게 의료와 소득에 대해 최저수준을 보장해 줌으로써 인간의 존엄성을 유지할 수 있는 기본조건을 마련해주는 기능을 하고 있다. 사회보장에서 생활수준은 최저생활을 의미한다. 이는 빈곤이 개인의 무지나 나태 때문만이 아니라 저임금, 실업 등 사회적인 요인에 의한 것이라는 빈곤의 사회적 책임을 인정하면서부터 최저생활을 국가적 차원에서 보장하고 최저생활은 국민의 권리로서 정착되었다.

2) 소득재분배 기능

소득재분배란 한 개인 또는 한 집단으로부터 다른 개인이나 집단으로 이전되는 소득 또는 소득으로 간주되는 급여를 말한다. 따라서 사회보장은 소득재분배의 기능을 가진다. 공적인 소득이전, 즉 정부의 소득이전 메카니즘은 사회보험, 사회복지서비스, 조세가 이에 해당된다.

소득재분배의 형태는 학자에 따라 매우 다양하게 분류되는데 일반적인 3가지 형태,

즉 수직적 재분배(vertical redistribution), 수평적 재분배(horizontal redistribution), 세대 간 재분배(intergeneration redistribution)를 살펴보면 다음과 같다. 먼저, 수직적 재분배는 소득계층들 간의 재분배형태로서 누진적이거나 역진적인 형태를 취하는 것이므로 대체로 소득이 높은 계층으로부터 소득이 낮은 계층으로 재분배되는 형태를 의미한다(계층 간 소득재분배). 수평적 재분배는 집단 내에서 위험발생에 따른 재분배형태이다. 예를 들면, 동일한 소득계층 내에서 건강한 사람으로부터 질병자로, 취업자로부터 실업자에게로 소득이 재분배 되는 형태를 일컫는다(계층 내 소득재분배). 세대 간 재분배는 현 근로세대와 노령세대, 또는 현 세대와 미래세대간의 소득을 재분배하는 형태로 대표적인 제도는 공적연금 제도를 들 수 있다.

3) 사회적 연대(solidarity, 통합) 기능

사회보장제도는 자본주의 사회에서 내재된 불평등을 완화시키며 사회적 연대감을 증대시키게 된다. 사회적 연대란 개인들 간에 상호 존재하는 의존성의 관계로 나타나는데, 사회보장에서의 연대란 개개인의 생활상의 위험에 대하여 보험료의 공동갹출과 공동사용이라는 위험분산 기능을 통해 일어난다.

사회보장의 목적 중 하나는 모든 사람들이 지역사회의 다른 사람과 마찬가지로 동일한 생활수준을 누림으로써 지역사회에 소속되고 참여할 수 있도록 하는 것이다. 빈부격차가 심할 경우에는 불평등이 형성되어 공동체적 연대의식을 느낄 수 없으며, 빈곤층은 부유층을 시기하고 질투하게 되어 사회연대성이 파괴된다. 따라서 사회보장을 통하여 이러한 갈등과 반목을 줄이는 사회통합을 조성해야 한다.

제2절 사회보장의 원칙

사회보장을 실천하기 위한 기본 원칙은 그 나라의 사회보험 형태나 공공 부조의 성격에 따라 상이 할 수 있다. 여기서는 일반적으로 가장 많이 인용되고 있는 베버리지와 ILO의 원칙에 대해서 기술하고자 한다.

1. 베버리지(W. Beveridge)의 원칙

사회보장의 원칙을 논의할 때 가장 자주 인용되는 것이 베버리지의 사회보험원칙이다. 베버리지는 1942년 '사회보험과 관련서비스(Social Insurance and Allied Services)'라는 베버리지 보고서를 정부에 건의하면서 다음과 같은 6가지 핵심 원칙을[6] 제시하였다.

1) 균일한 생계급여의 원칙(flat rate of subsistence benefit)

실업이나 장애, 폐질, 퇴직 등으로 인해 수입이 중단 또는 종료된 경우 근로소득 수준에 상관없이(수입이 많았던 사람이든 적었던 사람이든) 동일한 액수의 보험급여를 지급한다는 원칙이다. 다만 산업재해나 직업병으로 인한 장기 장해자, 분만과 과부에 대해서는 일시적으로 고액급여를 인정하지만 기본적 욕구를 만족시키는 국민최저선은 모든 국민에게 동일하다는 원칙이다. 즉 균일한 생계급여의 원칙이다.

6) 베버리지 보고서의 핵심은 '국민최저선'이다. 이는 영국의 모든 시민이 노령, 질병, 실업 혹은 기타 다른 사회적위험에 처했을 때 자산조사에 관계없이 기본적 소득을 보장하는 것을 의미한다. 그리고 사회부조제도와 부조제도가 하나의 직체, 즉 사회보장성에 의해 운영되어야 하고 보험제도의 가입자들은 단일한 기여금을 납부하고 단일한 산출근거에 의한 일련의 급여를 받도록 제안되었다. 베버리지 보고서는 또한 사회보험의 6가지 원칙을 제안하면서 이 원칙들은 다음의 세 가지 전제조건, 즉 ① 15세 이하의 아동수당을 지급할 것, ② 모든 주민에게 질병예방, 치료, 직업능력 회복을 위한 포괄적인 보건 및 재활서비스를 제공할 것, ③ 대량 실업을 피할 수 있는 완전고용을 실현 할 것을 주장하였다.

2) 균일한 기여의 원칙(flat rate of contribution)

근로자나 사용자가 지불하는 기여금은 소득수준에 관계없이(부자든 가난한 사람이든) 동일액으로 한다는 원칙이다. 이는 급여가 동일하기 때문에 갹출도 동일해야 한다는 원칙, 즉 똑같이 내고 똑 같이 받는다는 정신을 반영한 것이다. 균일갹출의 원칙이다.

3) 행정책임 통합의 원칙(unification of administrative responsibility)

당시 영국은 기존의 사회보험과 관련하여 상이한 중앙부처와 각 지방자치단체, 수많은 공익조합에 의해 운영되고 있고 각 기관마다 상이한 원칙과 절차에 따라 처리되어 자금과 인력의 낭비가 심했다. 따라서 경비절감과 부처 및 제도 간의 상호모순을 없애기 위해 운영기관을 통일해야 한다는 원칙이었다. 베버리지는 이러한 기능을 담당할 사회보장성을 신설하고 지방마다 단일한 행정국을 설치하여 모든 피보험자를 포괄하도록 권고하였다. 이런 주장을 받아들여 1944년에는 사회보장청이 설치되었다.

4) 적정한 급여 수준의 원칙(adequacy of benefit)

급여의 수준과 지급기간에서의 적절성을 보장하는 것으로 급여의 수준은 빈곤선 개념에 입각하여 최저생계를 보장하기에 적절해야 하며, 급여의 지급기간은 국민의 욕구가 존재하는 한 중단되어서는 안되며 지속적으로 지급되어야 한다는 충분한 급여의 원칙이다.

5) 포괄성의 원칙(comprehensiveness)

사회보험 적용인구와 적용사고가 모두 포괄적이어야 한다. 적용대상(인구)이 포괄적이라는 말은 신분이나 수입에 관계없이 전 국민이 대상이 되어야 한다는 원칙이다. 즉 특정계급이나 직업집단에 한정되는 것이 아니라 전 국민이 의무적으로 가입되는 것이어야 한다. 그리고 사고의 포괄성은 모든 욕구(needs)를 포괄해야 한다는 의미이다. 실업, 질병, 노령뿐만 아니라 과부와 고아와 같이 부양자 상실의 위험, 그리고 장례, 혼인, 출산 등과 같은 특별지출의 경우도 포함되어야 한다. 즉 사보험처럼 보험자의 면책범위를 넓게 하거나 면책조항을 제한적으로 엄격하게 해석해서는 안된다는 원칙이다.

6) 피보험자의 분류(계층구분)의 원칙(classification)[7]

단일화되고 포괄적인 사회보험이지만 지역사회내의 다양한 삶의 형태를 고려해야 한다는 원칙이다. 즉 고용에 의한 소득, 기타 다른 방식으로의 소득, 가정주부, 일할 나이에 도달하지 못할 경우 등 다양한 형태에 따라 적용되고 조정되어야 한다는 원칙이다. 사회보험은 재산에 관계없이 모든 국민을 대상으로 하지만 그 적용에 있어서는 전 인구를 몇개의 계층으로 구분할 필요가 있다고 보았다.

이러한 베버리지 보고서는 사회보험 중심의 사회보장 개념을 확립시키는데 결정적인 영향을 미쳤다. 따라서 사회보장의 개념이 노동계급 중심에서 전 국민을 대상으로 하는 보편적 개념으로 변화되는데 큰 역할을 하였다.

베버리지 원칙 중 특징적인 것은 균일한 급여와 균일한 기여를 강조했다는 점이다. 이는 최근 대부분의 국가에서 시행하고 있는 부담능력에 따른 기여와 이에 상응하는 급여의 원칙과 크게 다르다. 당시 베버리지의 구상은 해당하는 모든 사람의 급여를 최소한의 수준으로 맞추고 이를 달성하기 위해 모든 사람이 동일한 기여를 하도록 했기 때문이다. 또한 구빈법 이래로 가난한 사람들에게도 공공부조를 시행하면서 대상자들에게 낙인이 되었기 때문에 사회보험에서는 이를 없애려는 것도 동기가 되었다.

2. ILO(국제노동기구)[8]의 원칙

1919년 베르사유조약[9] 제13편(노동편)을 근거로 창설된 ILO는 제2차 세계대전 이후 사회보장제도의 확장 보급을 위해 활발하게 노력하고 있는 기구이다. 1952년 제35회 ILO총회에서 채택된 제102호 '사회보장최저기준조약(Convention Concerning Minimum Standards of Social Security)'에서 사회보장에 관한 중요한 세 가지 원칙을 천명하였다. 이 조약은 사회

7) 전체 국민을 6개의 계층으로 분류하였다(박석돈, 2005, 재인용). ① 피고용인, ② 자영업자, ③ 무보수 종사자(가정 주부 등), ④ 취업연령에 속하지만 비취업자, ⑤ 취업연령 미달자(15세 미만): 아동수당을 지급 ⑥ 취업연령 초과자(남자: 65세, 여자: 60세 이상) : 퇴직연금을 지급

8) 한국은 1988년 6월 제75차 총회에서 ILO가입을 희망한 이래 152번째(1991.12.9)의 회원국으로 정식 가입하였다.

9) 제1차 세계대전 후의 국제관계를 확정하기 위하여 1919년 6월 28일 프랑스 파리 평화회의의 결과로 31개 연합국과 독일이 베르사이유 궁전에서 맺은 강화조약을 말한다. 이 조약은 전체 440조로 이루어져 있다.

보장의 발전에 획기적인 전기를 마련하였다.

1) 대상의 보편주의 원칙이다.

사회보장의 근간이 사회보험으로 되면서 당초에는 근로자를 위하여 시작되었으나 2차 세계대전 이후 질병의 위험이나 소득상실의 문제가 근로자에게만 국한되지 않고 모든 사람들이 부닥치는 문제가 됨에 따라 사회보장의 적용을 전 국민으로 확대해야 할 필요성이 제기되어 대상의 보편주의 원칙을 주장하였다.

2) 비용부담의 공평성의 원칙이다.

① 비용부담은 공동부담 원칙을 채택하여 기여금 또는 조세로 충당하되 재산수준이 낮은 자에게 지나치게 과중한 부담을 주지 말도록 하였으며 피보험자의 경제적 상태를 고려하여 결정하도록 하였다. ② 피용자들의 재정부담은 급여에 필요한 전체 재원이 50%를 넘지 않도록 해야 하며, 그 나머지는 사용자 부담, 특별세 수입, 일반재정으로부터의 보조금, 자본수입으로 충당해야 한다. 그리고 기여금은 급여에만 충당하고 인건비 · 관리운영비 등에 충당하면 안된다는 원칙이다. ③ 어떤 경우든 보험자체의 수지로는 운영이 어려울 경우 궁극적으로는 국가가 책임을 져야한다는 원칙이다.

3) 급여수준의 적절성 원칙이다.

급여수준은 각 개인의 생활수준에 상응해야 하며, 최저수준까지는 누구에게나 동액급여를 제공하고 최저생활이 보장되도록 해야 한다는 원칙이다.

한편 1945년 파리에서 결성된 비정부 민간기구인 세계노동조합연맹(World Federation of Trade Union: WFTU)은 1961년 모스크바 제5회 세계노동조합대회에서 '사회보장헌장'을 채택하면서 5가지 원칙을 주장하였는데 노동자 무각출의 원칙, 의료의 사회화 원칙(전액 무료 의료제도 확립), 급여의 포괄성 원칙, 대상의 보편주의적 원칙, 무차별 적용의 원칙 등이 그것이다.

제3절 사회보장의 종류

앞에서 살펴본 바와 같이 우리나라는 사회보장을 사회보험, 공공부조, 사회서비스로 규정하고 있어 미국이나 일본과 거의 같은 범위를 다루고 있다(그림1-1 참조). 여기서는 사회보장을 실천하기 위한 수단으로서 사회보험, 공공부조, 사회서비스로 구분하여 설명하고자 한다. 물론 사회보장제도의 핵심은 사회보험이다.[10)]

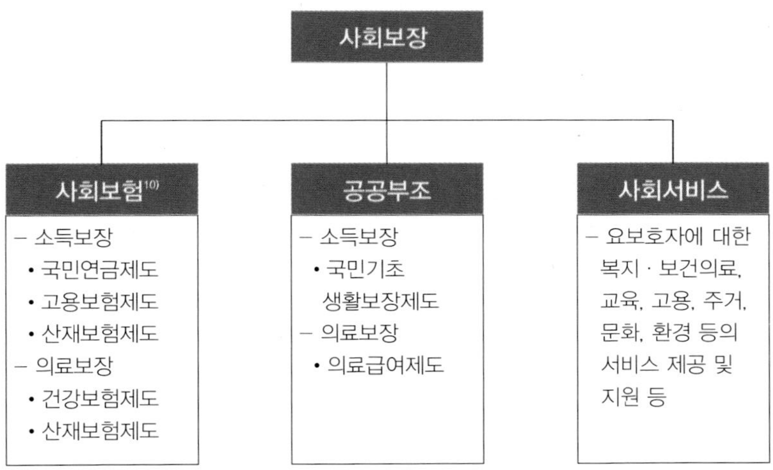

그림 1-1 우리나라 사회보장체계

1. 사회보험

사회보험은 보험의 기전을 이용하여 일반 주민들을 질병, 상해, 폐질, 실업, 분만등

10) 우리나라의 4대 사회보험(국민연금, 건강보험, 산업재해보상보험, 고용보험)에 대한 관장부처는 보건복지부와 고용노동부로 나뉘어 있다. 국민연금과 건강보험은 보건복지부에서, 산업재해보상보험과 고용보험은 고용노동부가 그 관장부처이다. 흔히 사용되고 있는 산재보험은 산업재해보상보험의 약칭이다.

으로 인한 생활의 위협으로부터 보호하기 위하여 국가가 법에 의하여 보험가입을 의무화하며 기여금을 부과하거나 보험료를 갹출하고 급여내용을 규정하여 실시하는 제도를 의미한다. 우리나라는 사회보장기본법에서 정의하길 사회보험이란 국민에게 발생하는 사회적 위험을 보험방식에 의하여 대처함으로써 국민건강과 소득을 보장하는 제도라고 정의하고 있다.

사회보험은 사회보장의 한 영역으로서 다음과 같은 특징이 있다. 사회보험의 각종 프로그램은 국가의 일반재정이 아닌 보험료에 의하여 재원이 조달되는데 보험료는 사용자, 피용자 또는 양자에 의해서 부담이 이루어진다. 이러한 보험료는 통상 정부의 회계와는 달리 별도로 모아져 특정기금으로 충당되며 보험혜택은 기금으로부터 보험료 부담에 대한 반대급부로 주어진다. 사회보험은 법에 의하여 강제적으로 운영되는데, 보험료를 부담하고 혜택을 받게 될 가입의 자격과 급여의 수급권을 법에 명기함으로써 행정적인 편의성에 의하여 자의적으로 운영되는 것을 방지하고 있다.

사회보험의 범주에는 연금보험, 건강보험, 실업보험, 산재보험등이라고 하겠다. 그러나 공무원 퇴직금 제도, 농작물보험, 공공부조, 원호제도와 같은 것은 사회보험의 범주에 속하지 않는다.

따라서 사회보험은 민간보험(사보험)과 비교해 볼 때 여러 면에서 차이점을 가지고 있는데 이를 표로 정리하면 다음과 같다(표 1-1). 이러한 차이점에도 불구하고 유사점으로는 ① 실제로 보장내용에는 다소의 차이점이 있지만 적용자에게 경제적 또는 의료적 보상을 해준다는 점, ② 위험분산을 통한 보험기능을 수행한다는 점, ③ 보험료 산정과 보험급여의 결정이 엄격한 확률계산의 기초위에 이루어진다는 점, ④ 공공부조와는 달리 그 적용대상이 자산조사의 결과와 같은 자격요건에 의하여 제한되지 않으며 상호보완적 기능을 수행하고 있다는 점 등을 들 수 있다.

표 1-1 사회보험과 민간보험의 차이점

구 분	사회보험	민간보험(사보험)
① 제도의 목적	– 최저생계보장 또는 기본적 의료보장	– 개인적 필요에 따른 보장
② 보험가입	– 강제가입	– 임의가입
③ 부양성	– 국가 또는 사회부양설	– 없음
④ 보험보호대상	– 질병 · 분만 · 산재 · 노령 · 실업 · 폐질에 국한	– 발생위험률을 알 수 있는 모든 위험
⑤ 수급권	– 법적 수급권	– 계약적 수급권
⑥ 독점/경쟁	– 정부 및 공공기관 독점	– 자유경쟁
⑦ 공동부담여부	– 공동부담의 원칙	– 본인부담 위주
⑧ 재원부담	– 능력비례 부담	– 능력무관(동액 부담)
⑨ 보험료 부담방식	– 주로 정률제	– 주로 정액제
⑩ 보험료 수준	– 위험률 상당 이하 요율	– 위험률 비례요율(경험률)
⑪ 보험자의 위험선택	– 할 수 없음	– 할 수 있음
⑫ 급여수준	– 균등급여	– 차등급여(기여비례 보상)
⑬ 인플레이션 대책	– 가능	– 취약함
⑭ 보험사고 대상	– 주로 대인보험	– 주로 대물보험
⑮ 성격	– 집단보험	– 개별보험

자료 : 문옥륜 등(2004), 재인용

우리나라는 현재 국가가 법에 의해 4대 사회보험 가입을 의무화하고 있는데 이는 질병, 장애, 노령, 사망, 실업 등 사회적 위험에 대처하는 사회안전망으로서 소득과 의료, 재활, 고용기회를 보장하기 위함이다. 4대 사회보험에 대한 종류와 관리운영 방식은 표 1-2와 같다.

표 1-2 4대 사회보험의 종류 및 관리운영

구분	건강보험	국민연금	산재보험	고용보험
관장부처	보건복지부		고용노동부	
근거법	국민건강보험법	국민연금법	산업재해 보상보험법	고용보험법
시행일	'77.7.1	'88.1.1	'64.7.1	'95.7.1
집행기구	국민건강보험공단	국민연금공단	근로복지공단	고용노동부
보장내용	의료보장, 건강증진	소득보장	의료보장, 소득보장	소득보장
관리대상	전국민	1인 이상 근로자 18세 이상 60세 미만 자영자	상시 1인 이상 근로자	

주 : 고용보험의 경우 사업장관리, 보험료는 근로복지공단에서 업무수행

2. 공공부조

사회보장의 또 다른 접근법의 하나로서 공공부조가 있다. 공공부조는 자력으로 생계를 영위할 수 없는 사람들의 생활을 그들이 자력으로 생활할 수 있을 때까지 국가가 재정자금으로 보호하여주는 일종의 구빈제도이다. 공공부조는 공적부조, 사회부조, 국가부조 등으로 불린다. 공공부조의 내용으로는 노인부조, 실업부조, 연금부조, 의료부조(의료급여), 생활보호와 같이 현금이나 서비스를 개인에게 제공하는 사회정책을 일컫는다. 우리나라는 사회보장법에서 '공공부조'라 함은 '국가 및 지방자치단체의 책임 하에 생활유지능력이 없거나 생활이 어려운 국민의 최저생활을 보장하고 자립을 지원하는 제도를 말한다'라고 정의하고 있다.

사회보험과 공공부조와의 차이점은 표 1-3과 같다. 물론 사회보험과 공공부조와의 공통점이라고 하면 국민의 경제생활보호(국민들의 최저생계보장) 측면에서 시행되는 제도라는 것이다.

표 1-3 사회보험과 공공부조와의 차이점

구 분	공공부조	사회보험
① 기원[1)]	– 빈민법	– 공제조합에 기원
② 목적	– 빈곤의 완화	– 빈곤을 예방하고 모든 계층의 경제적 비보장(insecurity)을 경감
③ 재정 예측성[2)]	– 곤란	– 용이
④ 자산조사[3)]	– 반드시 필요	– 불필요
⑤ 지불능력	– 보험료 지불능력 없는 계층	– 보험료 지불능력 있는 국민대상
⑥ 개별성	– 의료, 질병, 실업, 노동재해, 폐질 등을 종합하여 하나의 제도로 행함	– 의료, 질병, 실업, 노동재해, 폐질 등을 개별적으로 제도화
⑦ 재원	– 조세로 재정확보	– 가입자의 보험료
⑧ 대상	– 일정기준 해당자(적다)	– 모든 참여자(많다)
⑨ 급여수준	– 필요한 사람에게 지급하되 최저 필요범위 한정	– 자격 갖춘 사람에게 급여지급
⑩ 사회보장에서의 위치	– 사회보장의 보완장치	– 사회보장의 핵심

주1) 빈민법은 절대왕정시대 부랑자를 관리하기 위해 제정한 법(공포의 대상)인 반면 공제조합은 노동자들의 상호부조 조직임.
2) 사회보험은 수입과 지출총액의 비교가 용이하나 공공부조는 빈민의 수와 생계비 수준에 따라 지출규모가 결정되므로 어려움.
3) 공공부조는 그 수급자가 빈민임을 증명해야 급여를 받을 수 있으므로 반드시 자산조사(means test) 필요
자료 : 원석조(2013) 일부 수정

3. 사회서비스

사회서비스의 개념은 매우 다양하며 여러 가지 의미로 사용하고 있다. 사회서비스를 광의의 의미로 표현한다면 모든 국민이 보다 나은 생활을 할 수 있도록 제공하는 것으로 이해할 수 있다. 이는 지나치게 포괄적이고 문제의 초점을 흐리게 할 수 있다. 따라서 사회서비스를 사회보장제도하에서의 개념으로 정리한다면 협의의 개념이 된다. 즉 신체장애자, 아동, 노인 등 공공부조의 적용을 받는 자가 자립하여 그 능력을 발휘할 수 있도록 필요한 생활지도, 원호, 육성을 행하는 것을 말한다. 즉 특정한 범주에 있는 사람들이 자립하여 생활할 수 있도록 필요한 지도 및 서비스를 제공하는 것이다. 이는 아동복지서비스, 노인복지서비스, 장애자복지서비스, 부녀자복지서비스 등

으로 구분할 수 있다. 우리나라의 사회보장법에서는 '사회서비스'란 '국가 · 지방자치단체 및 민간부문의 도움이 필요한 모든 국민에게 복지, 보건의료, 교육, 고용, 주거, 문화, 환경 등의 분야에서 인간다운 생활을 보장하고 상담, 재활, 돌봄, 정보의 제공, 관련 시설의 이용, 역량 개발, 사회참여지원 등을 통하여 국민의 삶의 질이 향상되도록 지원하는 제도를 말한다'라고 정의하고 있다.

사회보험과 공공부조는 경제적 보상을 주 내용으로 하는데 반하여 사회복지서비스는 경제적 보장뿐만 아니라 생활의 원호, 육성 및 갱생을 위한 비금전적인, 즉 비경제적인 보장까지 포함하는 것이 특징이라 하겠다.

지금까지 기술한 사회보장의 종류를 표로 정리하면 다음과 같이 요약할 수 있다(표 1-4).

표 1-4 사회보장의 유형에 따른 주요 내용

구 분	사회보험	공공부조	사회서비스
책임주체	국가, 보험자	국가, 지방자치단체	국가, 지방자치단체
대상	국민	생활유지능력이 없거나 생활이 어려운 국민	국가 · 지방자치단체 및 민간부문의 도움이 필요한 국민
목표	– 건강보험 – 소득보장	– 최저생활보장 – 자립지원	– 인간다운 생활의 보장 – 국민의 삶의 질 향상 지원
급여	보험방식에 따른 현금□현물 서비스	수급권자에게 현금 · 현물 서비스 지급	상담, 재활, 돌봄, 정보의 제공, 관련시설의 이용, 역량 개발, 사회참여지원 등
재원	– 원칙: 보험가입자의 보험료 (사용자, 피용자 및 자영업자가 부담) – 국가가 비용 일부부담	공공재정(비용전부 또는 일부를 국가와 지방자치단체가 부담)	– 부담능력 있는 국민: 수익자부담의 원칙(국가와 지방자치단체가 비용 일부 부담 가능) – 부담능력이 없는 국민: 국가와 지방자치단체가 부담

제2장 의료보장의 이해

제1절 의료보장의 개념
제2절 의료보장제도의 분류
제3절 급여 범위 및 제공 방법
제4절 재원조달 방법
제5절 진료비 지불방법
제6절 관리운영 방법

제1절 의료보장의 개념

우리나라의 의료보장제도로는 사회보험인 건강보험과 산재보험, 공공부조인 의료급여제도 등을 들 수 있다. 사실 의료보장의 가장 중요한 요소이면서도 핵심인 제도는 건강보험제도라고 할 수 있다. 따라서 의료보장이라 함은 대부분의 국민에게 밀접한 영향을 미치고 있으면서 제도변화에 민감한 건강보험을 제외하고는 논할 수가 없다. 곧, 의료보장이 건강보험이라고 해도 과언이 아니라고 할 수 있다. 따라서 본 장에서는 건강보험이 핵심인 의료보장제도에 대한 개념과 유형, 급여범위 및 제공방법, 재원조달, 진료비지불방법 및 관리운영 방법 등을 기술하고 다음 장부터 우리나라 건강보험에 대한 본격적인 논의를 시작하고자 한다.

의료보장은 소득보장과 더불어 사회보장의 한 축이라고 할 수 있다. 의료보장은 개인의 능력으로 할 수 없는 의료문제를 국가가 개입하여 사회적 연대책임으로 해결하고자 하는 것이다. 즉 의료보장은 국민의 건강권을 보호하기 위하여 필요한 보건의료서비스를 국가나 사회가 제도적으로 제공하는 것을 말한다. 의료보장제도는 건강보험, 의료급여, 산재보험 등을 포괄하는 개념으로 볼 수 있다.

또한, 의료보장의 목적은 예기치 못한 의료비 부담으로부터 사회구성원들을 재정적으로 보호하고 필요에 따른 의료이용의 형평성을 높이며, 국민의료비를 적절한 수준으로 유지하고, 의료수급의 효율성을 제고하는 데 있다.

의료보장이 다루는 범위는 소극적으로는 '의료비의 보장'이라는 관점과 '의료 그 자체 및 건강의 보장'이라는 적극적인 의미가 있다. 우리나라는 보건의료기본법에서 국가의 책임을 의료서비스 보장에 국한하지 않고 보건의료를 통한 국민의 행복과 삶의 질 향상이라는 적극적인 관점을 보여주고 있다.

의료보장이 건강보장이라는 적극적인 관점에서 볼 때 보건의료서비스 이외에 개인의 생활습관 및 생활환경에 대한 사회적 개입이 필요하며, 이를 위해서는 보건의료분야 뿐만 아니라 환경, 교통, 교육, 경제 등 다른 사회분야에서 건강한 환경조성을 위한 노력이 필수적이다.

의료보장은 그 사회의 한정된 자원을 이용하므로 필연적으로 제도의 효율성을 도모하게 되며, 계층간 필요에 따른 의료이용의 격차가 존재하기 때문에 형평성 있는 의료이용을 추구한다. 또한 일반적으로 의료보장제도는 의료서비스에 대한 접근성을 높여 국민의료비의 과다한 증가를 초래할 수 있기 때문에 적정수준의 의료비를 유지하기 위한 노력도 매우 중요하다.

제2절 의료보장제도의 분류

주요국의 공적의료보장제도는 크게 두 가지로 구분할 수 있다. 즉 독일, 프랑스, 일본 등과 같은 사회보험방식(NHI)과 영국, 스웨덴, 이탈리아와 같은 국가보건서비스 방식(NHS)이다. 의료보장제도의 유형은 그 나라의 보건의료체계의 성격을 결정짓는 가장 중요한 요소이다. 이는 의료보장의 유형에 따라 국가, 국민, 의료공급자간의 역학관계가 달라지며 국가개입정도, 시장기능의 정도 등이 달라지기 때문이다. 각 국의 의료보장의 형태를 보면 어느 국가도 똑같은 제도를 갖고 있지는 않다. 따라서 수많은 국가들의 의료보장의 형태를 모두 설명하는 것은 곤란하지만 대표적인 몇 가지 유형[1]을 살펴보면 다음과 같다. 즉 국가보건서비스 방식(NHS), 사회보험방식(NHI), 민간보험방식에 대해서만 기술하고자 한다. 이러항 방식은 주로 재원조달을 어떤 방식으로 하느냐에 따른 분류이다.

1) 의료보장을 실시하고 있는 124개 국가(1997년 현재) 중 70%인 87개국이 사회보험방식을, 23%인 28개국이 국가보건서비스방식을, 나머지 7%는 기타 방식으로 운영하고 있는 것으로 파악되고 있다(의료보험연합회).

1. 국가보건서비스 방식(National Health Services : NHS)

국가보건서비스(NHS)방식[2)]은 '국민의 의료문제는 국가가 책임져야 한다'는 관점에서 정부가 일반조세로 재원을 마련하여 모든 국민에게 무상으로 의료를 제공(universal type)하는 국가의 직접적인 의료관장 방식으로 일명 조세방식 또는 베버리지 방식이라고 한다. 이 경우 의료기관의 상당부분이 사회화 내지 국유화되어 있으며, 영국의 베버리지가 제안한 이래 영국, 스웨덴, 이탈리아 등이 그 대표적인 국가이다. 국가보건서비스 방식에서는 재원의 대부분이 국세 및 지방세로 조달되고 의료공급체계도 국가의 책임 하에 조직화되어 있어, 전 국민이 동등하게 이 제도의 혜택을 받고 있다.

영국은 베버리지 보고에 근거하여 1948년 제정된 국가보건서비스법에 의해 대부분의 병원을 국유화하였고 이를 통해 의료의 사회화를 이룩하였다. 스웨덴에서는 2차 세계대전 후 의료공영제를 실시하여 공비(公費, 특히 州 부담)를 중심으로 한 재원을 마련하였고 이를 통해 전 국민을 일률적으로 적용시키는 국민건강보험제도를 창설하여 오늘날에 이르고 있다.

한편, 주요 재원이 중앙정부의 일반재정이지만 국가에 따라서는 지방정부재정, 사회보험료 그리고 기타 재원에서도 일부 충당이 된다. 예로 영국의 NHS 경우 1980년대 재원조달을 보면 중앙정부 및 지방정부재정이 81%, 사회보험료 16%, 환자의 본인 일부부담이 3%로 구성되어 있다. 뉴질랜드도 민간부담 부분이 국민의료비의 20%수준이고 호주도 30%에 이르고 있다.

2. 사회보험방식(National Health Insurance : NHI)

사회보험방식에서는 각 보험집단별로 보험료를 갹출하여 재원을 마련하고 이에 따라 피보험자에게 직접 또는 계약을 체결하는 의료기관을 통해 보험급여를 실시하고

2) NHS에 대응하는 개념으로 중앙재정과 별도로 구분된 지방재정 중심의 지방보건서비스(RHS : Regional Health Service, 스웨덴 등)라는 용어를 사용하는 경우도 있으나 여기서는 지방보건서비스도 국가보건서비스의 일부로 보고 NHS로 통일하여 사용하고자 한다.

있다. 이 방식은 의료비에 대한 국민의 자기 책임의식을 견지하되 이를 사회화하여 정부기관이 아닌 보험자가 보험료로써 재원을 마련하여 의료를 보장하는 방식으로 독일의 비스마르크가 창시하여 비스마르크 방식이라고도 한다. 이는 보험원리에 의해 1차적으로 국민의 보험료에 의해 재원을 조달하고 국가는 2차적 지원과 후견적 지도기능을 수행한다. 따라서 국민의 1차적 부담의무가 전제된 비용의식적 제도이며 국민의 정부 의존심을 최소화할 수 있다. 또한 관리체계는 민간 자율기구(조합 또는 금고) 중심의 자치적 운영을 근간으로 하며, 의료의 사유화를 전제로 의료공급자가 국민과 보험자간에서 보험급여를 대행하는 방식이다.

최초의 의료보장제도는 사회보험방식으로 실시되었고 이 방식은 사회적으로 어떤 동질성을 갖는 국민이 보험집단을 형성하여 보험료를 갹출함으로써 질병으로 인한 경제적 손실을 방지하고자 한 것이다. 처음에는 노동자를 중심으로 보험집단이 형성되었으나 제도가 성숙되면서 점차 그 적용이 국민전체로 확대되어 오늘에 이르고 있다.

독일은 수공업, 광산, 공장의 노동자를 대상으로 사회보험방식의 공제제도가 19세기 후반에 성립되었고, 2차 세계대전 후에는 노동자를 비롯한 국민 각계 각층을 대상으로 한 사회보장제도의 일환으로서 의료보장제도가 정비되어 오늘날에 이르고 있다. 프랑스에서는 19세기부터 직업별 상호공제제도가 있었고 2차 세계대전후 피용자를 대상으로 한 사회보험방식의 일반제도가 창설되었고 자영자, 농업자는 별도의 제도를 구성하여 60년대부터 전 국민이 의료보험의 혜택을 보게 된 것이다. 그러나 미국은 전국민의료보험을 채택하지 않고 있기 때문에 원칙적으로 65세 이상의 고령자 등을 대상으로 하는 Medicare 제도밖에 없고, 부조방식으로서 정부의 예산으로 운영되는 빈곤자를 대상으로 한 Medicaid 제도가 있다. 사회보험방식(NHI)은 독일, 일본, 프랑스, 한국 등이 그 대표적인 국가이다.

NHI와 NHS는 많은 부분에서 차이점을 보이고 있다. 두 방식은 국민의 의료를 보장하는 방법인 점에서는 동일하나 재원조달방법, 의료의 소유형태(사유화 · 공유화)에 따른 의료공급의 방법 등에서 차이가 있다.

NHI는 보험원리에 의해 1차적으로 국민의 보험료에 의해 재원을 조달하고 국가는 2차적 지원과 후견적 지도기능을 수행 · 관리하는 방식으로 민간자율기구(조합 또는 금고) 중심의 자치적 운영을 근간으로 하므로 제도운영의 민주성을 기할수 있으며, 의료의 사유화를 전제로 의료공급자가 국민과 보험자간에서 보험급여를 대행한다. 국민의 1차적 부담의무가 전제되므로 국민의 정부의존을 최소화할 수 있다. 하지만 소득유형 등이 서로 다른 구성원에 대한 단일 보험료 부과기준 적용의 어려움, 의료비 증가에 대한 억제기능이 취약하여 보험재정 안정을 위한 노력이 필요하다.

NHS방식을 채택하고 있는 나라에서는 소득수준에 관계없이 모든 국민에게 포괄적

표 2-1 사회보험방식(NHI)과 국가보건서비스(NHS)방식의 비교.

구분	사회보험방식(NHI)	국가보건서비스 방식(NHS)
① 기본이념	– 의료비에 대한 국민의 1차적 자기 책임의식 견지(국민의 정부의존 최소화)	– 국민의료비에 대한 국가책임견지(국민의 정부의존 심화)
② 적용대상 관리	– 국민을 임금소득자, 공무원, 자영자 등으로 구분 관리(극빈자는 별도 구분), 보험료 납부자만 적용대상	– 전 국민을 일괄 적용(집단구분 없음) 전 국민이 적용대상
③ 재원조달	– 보험료 – 일부 국고지원	– 정부 일반조세
④ 진료보수 산정방법	– 행위별수가제 또는 총액 계약제 등	– 일반 개원의는 인두제 – 병원급은 의사 봉급제
⑤ 관리기구	– 보험자(조합 또는 금고)	– 정부기관(사회보장청 등)
⑥ 채택국가	– 독일, 프랑스, 네덜란드, 일본, 대만, 한국 등	– 영국, 스웨덴, 이탈리아, 호주, 뉴질랜드 등
⑦ 국민의료비	– 의료비 억제기능 취약	– 의료비 통제효과가 강함
⑧ 보험료 형평성	– 보험자내 보험료 부과의 구체적 형평성 확보가능 – 보험자가 다수일 경우 보험자간 재정 불균형 발생 우려	– 조세에 의한 재원조달로 소득재분배 효과 강함(선진국) (단, 조세체계가 선진화되지 않은 경우 소득역진 초래)
⑨ 의료서비스	– 상대적으로 양질의 의료제공 – 첨단의료기술 발전에 긍정적 영향	– 의료의 질 저하 초래 – 입원대기환자 급증 • 대기기간 장기화 • 개원의의 입원의뢰 남발 – 사보험 가입 증가로 국민의 이중 부담 초래
⑩ 연대의식	– 가입자간 연대의식 강함	– 가입자간 연대의식 희박
⑪ 관리운영	– 보험자중심 자율 운영(대표기구를 통한 가입자의 조합운영 참여보장) – 직접 관리운영비 소요(보험료 징수 등)	– 정부기관 직접관리(가입자의 운영참여 배제) – 직접 관리운영비 부분적 축소(보험료 징수비용이 조세관리 비용으로 전가)

자료 : 국민건강보험공단, 건강보험제도 개요(건강보험제도 교육용 교재), 2004를 일부수정

이고 균등한 의료를 보장한다. 국가가 직접 관리운영을 전담(주로 사회보장청 또는 사회보험청 등)한다. 의료의 사회화를 전제로 국립의료기관에서 직접 보험급여를 제공하며 부분적으로 사유화(개원의 중심)를 인정, 병행하는 예도 많으나 이 경우에도 병원급 이상은 대부분 공공화된 것이 일반적이다. 정부의 일반재정에서 의료비를 부담하므로 국가의 막대한 재원이 소요된다. 그리고 조세제도를 통한 재원조달은 비교적 소득재분배효과가 강하다는 장점이 있으나, 반면에 의료의 사회화가 상대적으로 의료의 질을 저하시키며 조세에 의한 의료비 재원조달에 많은 어려움이 있어 정부의 과다한 복지비용 부담이 문제가 되고 있다. 또한 의료수용자측의 비용의식 부족과 민간보험의 확대, 그리고 장기간 진료대기문제 등 부작용이 나타나고 있어 이에 대한 제도개혁의 필요성이 증가되고 있다. NHI와 NHS방식의 차이점을 표로 정리하면 표 2-1과 같다.

3. 민간보험방식(Consumer Sovereignty Model) : 미국 등

주요국의 의료보장에 있어서 민간의료보험의 역할은 대단히 크다고 할 수 있다. 특히, 미국에서는 공적의료보장의 대상이 노령자 등 특정인에 한정되어 있어 대부분의 의료보장을 민간의료보험에 의존하고 있다. 미국의 민간의료보험은 생명보험회사나 손해보험회사 등 영리보험회사와 지역주민의 의료보장을 목적으로 하는 Blue Cross, Blue Shield 등 비영리단체, 그리고 HMO, PPO 등의 새로운 체제도 있다.

공적의료보험제도가 발달되어 있는 유럽에서도 민간의료보험의 역할은 큰데 국가에 따라 그 비중이 약간씩 다르다.

독일은 총인구의 약 33.9%(2015년)정도가 민간보험에 가입하고 있는데, 이들은 고액소득자가 많다. 공적의료보험이 일정이상의 소득이 있는 자를 임의로 가입시키고 있기 때문에 이들 고소득자 등을 대상으로 하여 포괄적인 의료보험상품이 개발되고 있다.

프랑스에서는 국민의 거의 100%가 공적의료보험에 가입하고 있으나 공적제도의 급여율이 낮기 때문에 환자본인부담분을 대상으로 하는 민간보험이 성행하고 있다. 총 인구의 95.5%가 민간보험에 가입하고 있다(2015년). 이처럼 민간의료보험은 공적

보험의 보완적 역할을 담당하고 있기 때문에, 민간보험의 급여는 공적보험의 급여가 실시된 후에야 비로소 제공되어야 하는 것과 민간보험의 급여는 공적제도에 있어 환자부담의 존재의의가 상실되지 않도록 환자부담 전액을 급여하는 것을 법으로 금지하고 있다.

영국에서는 BUPA로 대표되는 비영리단체에 의해 민간보험제도가 운영되고 있으며 국민의 약 10.6%(2015년)가 가입하고 있다. 보험대상은 순수한 사적보장과 NHS병원의 유료병상(pay bed)이다. NHS 제도 하에서는 의료서비스의 질 저하가 문제되고 있으며, 특히 입원에 있어 장기간 대기해야 하는 문제 등으로 민간보험을 이용하고 있다는 것이 그 존재 이유가 되고 있다.

OECD Health Statistics(2017)에 따르면 한국의 민간의료보험 가입률은 66.8%로 높은 편이었다. 프랑스가 95.5%, 슬로베니아 87.1%, 네덜란드 84.15%, 이스라엘 83.4%, 벨기에 81.6% 순이었다. 또 보장률이 높은 일부 국가에서 증가하는 의료비를 효과적으로 관리하기 위해 민간의료보험 가입을 장려하고 있어 가입률이 높은 것으로 분석됐다. 반면 우리나라는 낮은 보장률로 인해 질병에 따른 의료비 부담이 커 민간의료보험에 가입하는 국민이 많은 것으로 해석됐다.

이에 대한 근거로 국민건강보험공단의 보험연구원에서 발표한 '2019년 건강보험제도 국민인식조사(2019.12)' 결과를 보면, 민간의료보험에 가입했다고 응답한 가구는 설문대상 2000가구 중 94.9%(1,898명)였고, 가입하지 않은 가구는 5.1%(130명)였다. 민간의료보험 가입 가구원 수 평균은 2.7명으로 나타났다.

제3절 급여 범위 및 제공 방법

1. 의료서비스급여 범위

의료보장제도에 의하여 지급되는 급여의 범위와 내용은 바라보는 시각에 따라 다르다. 가장 보편적으로는 급여의 기능에 따른 분류가 있다. 그 외에도 급여의 형태, 법의 규정여부에 따른 분류 등이 있다. 먼저 기능별 분류를 보면 다음과 같다.

① 상병수당 : 질병이나 사고로 인한 소득상실을 보상하기 위해 현금으로 지급

② 의료급여 : 질병이나 사고로 인한 치료와 관련하여 지급하는 요양급여(우리나라는 분만급여 포함, 서비스급여), 요양비(분만비 포함, 현금급여), 건강검진(서비스급여), 본인부담액 보상금(현금급여) 등

③ 장제급여 : 질병이나 사고로 사망하는 경우 현금으로 지급

급여 형태에 따른 분류를 보면 현금급여와 현물급여(서비스급여)로 나눈다. 현금급여로는 상병수당, 요양비, 본인부담액보상금, 장제비등이고 현물급여는 요양급여, 건강검진, 약제급여 등이 제공된다. 법적인 분류를 보면 건강보험법에 강제 규정한 법정급여(우리나라는 요양급여, 요양비, 건강검진)와 법이 강제하진 않지만 대통령령으로 정하는 임의급여 또는 부가급여(장제비, 본인부담액보상금)가 있었다. 즉 우리나라의 경우는 건강보험에서 법정급여로 요양급여, 요양비, 건강검진을 제공하고 있으며, 임의급여는 국민건강보험법에는 장제비, 상병수당 등을 임의급여로 실시할 수 있는 근거만 제시하고 있다. 이전에는 본인부담액보상금과 장제비 등을 실시하였으나 2007년 12월 27일 국민건강보험법 시행령 개정을 통해 임의급여를 폐지되었다.

2. 급여제공 방법

의료보장제도에서 가장 중요한 것은 의료서비스 급여이다. 따라서 어떤 방법으로 제공하느냐에 따라 의료서비스의 질이나 접근성이 달라진다. 국민들에게 의료서비스를 제공하는 방법에는 크게 두 가지가 있다. 먼저 의료보장제도를 관리하고 운영하는 보험자(국가, 보험공단, 보험기금 또는 보험회사)가 의료의 재정을 마련하고 이 재정으로 의료시설을 건립하고 의사를 고용하여 적용자에게 의료서비스를 직접제공하는 방법이고, 또 하나는 의료보장제도를 운영하는 보험자는 의료의 재정만을 마련하고 의료서비스는 기존의 의료시설이나 인력과 계약을 맺어 간접적인 방법으로 적용자에게 제공하는 방법이다.

1) 직접 제공 방법

직접제공 방법으로는 세 가지 유형이 있는데 첫째, NHS 또는 지방보건서비스 제도를 시행하고 있는 국가로서 중앙정부 또는 지방정부의 재정으로 국민들에게 의료를 보장하는 형태로 뉴질랜드, 영국, 스웨덴, 덴마크, 캐나다 등의 경우가 있다. 둘째, 사회보험형 국가로 보험공단이 보험료를 징수함과 동시에 직접의료시설을 건립하여 적용자에게 보험공단이 직영하는 병원(우리나라 국민건강보험공단 일산병원)이나 진료소를 통하여 서비스를 제공하는 형태이다. 셋째는 사회보장제도속에 포함되는 것은 아니지만 미국의 건강유지조직(Health Maintenance Organization: HMO) 가운데 일부가 의료기관을 소유하여 적용자에게 의료서비스를 제공하는 형태 등이 그것이다.

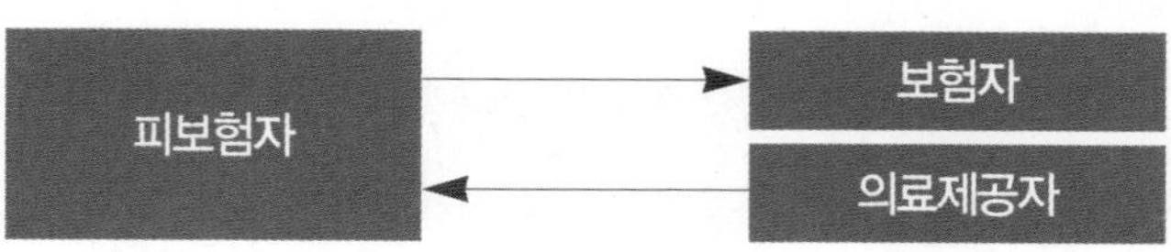

그림 2-1 직접제공형 진료비 지불 및 서비스 모형

2) 간접 제공 방법

간접제공 방법으로는 의료기관에 대한 진료비를 이용자가 직접 지불하고 뒤에 상환받는 상환제(현금배상형, reimbursement)방법이 있고, 다른 한 가지는 의료이용자는 보험료만 선불로 내고 진료비는 보험자가 의료기관에 지불하는 제3자 지불제도(third-party payment)가 있다. 제3자 지불제도와 상환제 방법을 혼용하여 사용하는 경우가 있으나 피보험자의 입장에서 보면 엄연히 차이가 있다.

(1) 제3자 지불제도(Third-party payment)

먼저 제3자 지불제도는 의료보장 적용자는 필요시에 의료서비스를 이용하고 의료공급자가 제3자인 보험공단이나 질병금고에 환자를 진료한 진료비를 청구하며, 제3의 지불자인 보험공단이나 질병금고는 청구된 진료비를 심사하여 의료공급자에게 직접 지불한다. 우리나라, 일본, 독일 등 대부분의 사회보험제도를 채택하는 국가에서는 제3자 지불제도 서비스방법을 택하고 있다. 이는 건강보험적용자가 보험공단이나 질병금고에 보험료를 지불하고 의료 이용시에는 본인부담액만 지불하면 의료기관이 진료비를 보험공단이나 질병금고에 청구하여 지불받기 때문에 상환제에 비하여 훨씬 편리한 점이 있다.

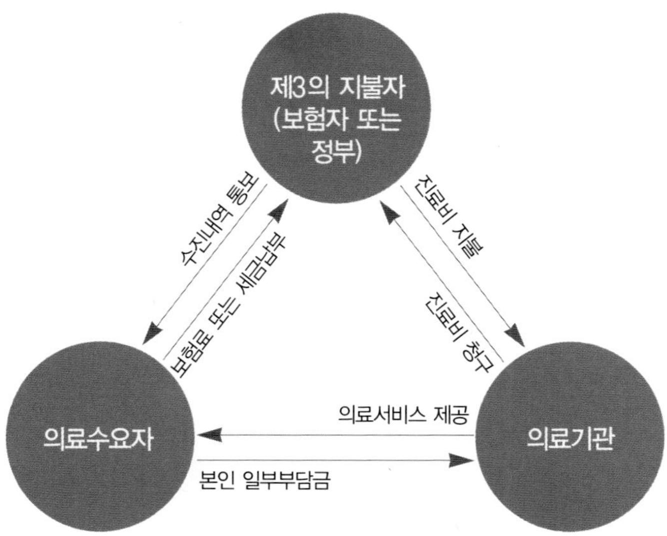

그림 2-2 제3자 지불제도 모형

또한, 의료이용시에 본인 부담액 외에는 진료비 지불이 없기 때문에 필요한 서비스의 과다이용을 억제하기 어렵다. 그러나 이 제도는 의료이용자와 진료비 지불자가 다르기 때문에 이용자는 과다이용의 가능성이 있으며 공급자인 의료기관은 과잉공급을 할 가능성과 함께 부당청구의 가능성도 있다.

이 모형은 의료기관의 입장에서 보면 상환제의 의미를 가지지만, 피보험자의 입장에서 보면 제3자 지불제도가 된다.

(2) 상환제(Reimbursement, 현금배상형)

의료보장의 적용자가 의료기관에 가서 진료를 받을때 진료비 전액을 의료기관에 먼저 지불하고 난 후에 보험공단이나 질병금고에 청구하여 진료비를 환불받는 제도이다. 이 제도는 미국의 민영보험회사에서 흔히 사용하는 제도이며 서구에서는 프랑스가 대표적인 나라이다. 또한 벨기에, 스위스 등에서도 1차 진료를 담당한 개업의사들의 진료비 상환에 사용된다.

이는 환자가 진료시에 진료비전액을 직접지불하기 때문에 의료의 남용을 억제할 뿐만 아니라 의료기관의 과잉진료를 어느 정도 방지할 수 있으며 또한 부당청구를 방지할 수 있다. 그러나 보험료를 지불한 적용자가 진료시에 진료비전액을 별도로 지불하고 다시 상환 받는 측면에서 적용자들에게는 여러 가지 번거로움을 줄 수 있고 진료시 돈이 없을 경우 의료이용에 억제되는 문제점도 있다.

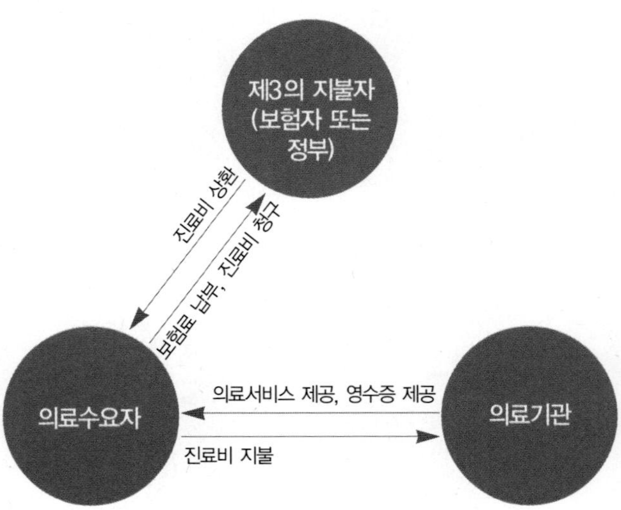

그림 2-3 상환제 모형

제2장 의료보장의 이해

제4절 재원조달 방법

1. 재원조달

의료서비스의 원활한 공급을 위해서는 적절한 재원마련이 중요하다. 의료보장을 위한 재원은 이제 개인의 차원에서 떠나 사회적, 국가적 책무로 간주되고 있다. OECD 국가들은 이미 경상의료비가 국내총생산(GDP)의 상당부분[3]을 차지하고 있으며 의료비의 증가는 결국 국가적 부담으로 다가온다. 경상의료비는 보건의료서비스와 재화의 소비를 위하여 국민 전체가 1년간 지출한 총액을 의미한다. 따라서 재원의 합리적 조달과 더불어 이의 관리가 매우 중요한 보건의료정책의 한 분야가 되었다. 의료보장을 위한 재정조달원으로서는 크게 공공재원 및 준공공재원, 민간재원으로 나눌 수 있다.

1) 공공재원 및 준공공재원

(1) 일반 조세수입

의료보장을 위한 가장 중요한 재원이 일반 조세수입이다. 일반 조세수입은 상업거래 및 이윤에 부과되는 조세, 수출 및 수입에 부과되는 관세 · 소득세 그리고 재산세가 주종을 이룬다. 일반 조세수입에 의한 보건의료재원 조달은 다른 공적사업으로부터의 재원을 보건의료부문에 재분배함으로써 혹은 일반 조세수입이 증가할 때 보건의료부문의 비중을 그대로 유지함으로써 늘어날 수 있다. 국민경제의 규모가 커질 수록 세율이 일반적으로 높아지기 때문에 개발도상국은 경제성과 함께 보건의료부문에 더

3) 2021년(잠정치) 우리나라 경상의료비 지출은 GDP의 8.8% 수준이며, OECD 회원국의 평균GDP 대비 경상의료비 지출 수준은 10.3%(2021)이다. 우리나라 2021년 경상의료비(잠정치)는 180.6조원이며 1인당 경상의료비는 3,490천원으로 최근 10년('11~'20년)간 연평균(실질) 증가율이 6.2%였다. 2020년 경상의료비 중 정부, 의무가입제도에 의한 지출은 101.2조원으로 62.6%를 차지하고 있고, 민간재원에 의한 지출은 60.5조원으로 37.4%를 차지하고 있다(e-나라 지표).

많은 투입을 하는데 큰 어려움을 겪지 않으며 이것은 또한 많은 경우에 보건의료의 사회화 정도를 심화시키기도 한다.

(2) 부채

부채에 의한 조달은 국가 재정당국이 국내에서 혹은 외국에서 돈을 빌려서 사업에 대한 재원으로 충당할 때 이루어진다.

(3) 소비세수입

부채나 혹은 일반 조세수입에 의한 재원조달 이외에도 소비세수입에 의한 재원조달이 가능하다. 특히 지방정부일수록 소비세수입은 전체 수입에서 큰 몫을 차지하며 소비세수입을 근거로 한 공공사업이 활발하다. 소비세 수입은 공공사업을 위한 중요한 재원은 아니지만 보건의료나 교육 같은 특정 사업을 위한 좋은 재원으로 간주되고 있다. 예를 들어, 담배나 주류의 판매에서 얻어지는 세수를 보건의료사업을 위한 재원으로 사용하는 것이 그 좋은 예이다.

(4) 사회보험

사회보험은 근로자나 고용주에게 임금의 일정률을 보험료로 납부하도록 강제함으로써 재원을 조달하는 체계이다. 때로는 정부도 재정의 일부분을 담당하게 되며 의료서비스 이용시 근로자는 얼마간의 금전적 부담을 안게 되기도 한다.

(5) 복권

복권발행은 민간이 상업적으로 할 수 있으나 많은 경우 공공사업의 수행을 위한 재원확보의 방법으로 이용되고 있다. 재원조달방안으로서 복권이 가지는 한계는 소득역진성이 강하다는 것이다. 한 예로, 노인병원 건립을 위한 복권을 발행하면 중산층 이하의 사람들이 복권을 사게 되고 결국 노인을 포함한 중산층 이하의 비용부담으로 노인병원을 건립하게 되어 사회보장적 성격을 갖지 못하는 단점이 있다.

2) 민간재원

(1) 고용주 부담

고용주가 보건의료비의 상당부분을 부담하는 것은 우리나라 뿐 아니라 외국의 여러 나라에서도 보편적인 현상이다. 우리나라 건강보험의 경우 고용주는 직장건강보험의 50%를 납부하고 있다. 민간재원으로서의 고용주 부담은 시간이 지날수록 그 중요성이 더욱 커지고 있다.

(2) 민간건강보험

민간보험은 사회보장제도를 채택하지 않은 나라에서 성행하며 국가에 따라서는 사회보험제도의 보완책으로서 민간보험시장이 형성되기도 한다. 예를 들어, 영국이나 독일, 호주 등에서는 전 국민이 사회보장속에 포함되는 것을 원칙으로 하나 소득상위계층에 대해서는 민간보험의 가입을 가능케 함으로써 좀 더 질 높은 보건의료서비스에 대한 문호를 개방하고 있다.

저개발국가나 개발도상국에서는 개인의 부담능력 부족으로 인해 민간보험이 큰 역할을 담당하지 못하는 것이 일반적이며, 선진국이라도 대개 사회보험이나 사회보장제도의 보완기능만을 담당하기 때문에 보건의료의 재원으로서 큰 몫을 차지하지 못하는 것이 일반적 현상이다.

(3) 기부금

기부금이 보건의료비에 차지하는 비중은 낮은 편이다. 기부의 형태는 다양하며 재정지원의 형태를 띠기도 하고, 때로는 특수 장비, 특정시설, 소모품이나 약품 등의 물품 지원이 될 경우도 있으며, 의료종사자에 대한 현물기부의 형태도 있다.

(4) 진료비 본인부담

진료비 본인 부담금에는 두 가지 종류가 있는데, 한 가지는 의료남용을 방지하기 위해 수진시 일정액을 환자가 부담하는 방법(본인 일부부담)이고, 다른 한 가지는 보험제도가 없어 진료비 전액을 본인이 부담하는 방법(본인 전액부담)이다.

본인 일부부담 방법에는 본인부담정액제(deductibles), 본인부담정률제(coinsurance), 진료비상한제(maximums or limits)의 형태가 있다. 본인부담정액제는 피보험자 또는 환자가 진료비의 일정액을 지불하고 그 이상의 금액은 보험자가 전액 지급하는 방법이다. 본인부담정률제는 피보험자 또는 환자가 진료비의 일정률을 지불하고 그 이상은 보험에서 지불하는 제도이다. 진료비상한제[4]는 본인부담정액제와는 반대로 일정액까지만 보험에서 부담하고 그 이상의 금액은 피보험자가 부담하도록 함으로써 보험자의 부담에 한계를 지우는 것이다.

우리나라의 경우 외래에서는 진료비 본인부담정액제와 본인부담정률제, 본인부담상한제를 혼용하고 있으며, 입원에서는 본인부담정률제와 본인부담상한제를 택하고 있다.

2. 의료비 증가 및 관리

1) 경상의료비 증가의 원인

경상의료비(Current Health Expenditure)는 '보건의료 재화와 서비스의 최종소비'로서 총의료비(국민의료비)에서 자본투자 부분을 제외한 것이다. OECD는 Health data 2015(2015.7.)부터 경상의료비를 한 국가의 의료비 총계치를 보여주는 지표로 발표하고 있다. 보건복지부의 경상의료비 통계는 통계법 제18조에 의한 국가승인 통계로서 기존의 통계명인 '국민의료비 추계 및 국민보건계정'을 '국민보건계정('16.6.30.)'으로 통계명을 변경하여 발표하고 있다.

OECD의 경우 GDP 대비 경상의료비는 평균 9.7%이고(2020년), 특히 미국의 경우는 18.8%(2020년)를 넘고 있다. 이러한 국민의료비는 모든 국가들에 있어 주요 관심사이며 국가 전체 경제에도 미치기 때문에 국민의료비의 관리는 매우 중요한 국가적 사안임에 틀림없다. 국민의료비를 증가시키는 원인은 다음과 같다[5].

4) 우리나라는 건강보험법 시행령 개정으로 2004년 7월 1일부터 진료비에 대한 「본인부담상한제」를 실시하고 있다. 이는 건강보험 적용을 받는 진료비 가운데 6개월을 기한으로 '상한액기준보험료'의 각 조건에 따라 120만 원에서 500만 원까지만 지불하는 제도이다. 건강보험적용 진료비에는 입원진료비 외에 외래진료비 및 약제비가 포함되며, 비급여 항목은 제외된다. 즉 암과 백혈병 등 중증질환의 건강보험적용 대상 진료비가 6개월간 1천만 원이 나오더라도 환자는 소득분위별 해당 금액만 내면된다. 이는 「진료비상한제」가 일정 진료비 이상을 환자가 부담하는 방식인데 비해, 우리나라 「본인부담상한제」는 환자가 일정진료비까지만 부담한다는 측면에서 차이가 있다.

5) 엄영진(2008)은 국민의료비 증가의 원인으로 ① 건강보험, ② 노인인구의 증가,③ 국민의료비의 크기, ④ 의료생산비용의 증가, ⑤ 신종전염병의 발생과 질병범위의 확대, ⑥ 치료위주의 의료 및 행위별수가제로 인한 공급확대 등으로 열거하고 있다.

(1) 의료수요의 증가

의료수요가 증가하는 원인은 건강보험과 같은 정책상의 변화로 인해 이전과는 달리 의료의 접근도가 증가한 경우가 있다. 국민소득의 증가, 건강에 대한 관심의 증가, 본인부담의 감소, 건강보험급여의 확대 등으로 인해 의료수요가 증가한다.

두 번째는 인구집단의 고령화 등 인구학적 특성의 변화로 인한 의료수요의 증가이다. 50세 이후에는 만성질환 증가, 치료의 어려움 등으로 인해 급속한 의료수요가 증가하고 있다. 특히 우리나라의 경우는 세계에서 가장 빠른 고령화 속도를 보이고 있어 의료수요의 증가는 지속적으로 증가할 것으로 보인다.

세 번째는 의사수의 증가로 인한 의료수요의 증가이다. 의과대학의 증가 등으로 인해 의료인력이 증가하고 이는 의료공급자에 의한 의료수요의 창출로 이어져 의료수요가 증가하고 있다.

(2) 의료생산비용의 증가 및 의료기술의 발달

의료서비스의 생산비용은 재료비, 인건비, 시설 및 장비비 등인데 생산비용의 상승은 의료수가 상승에 반영되어 의료비를 증가시키게 된다. 우리나라는 MRI, CT, PET-CT등 고가의료장비의 과도한 수입으로 인해 진료비의 상승을 가져오고 있다.

또한 의료기술의 발달로 인해 개발된 고가장비와 고급의료기술에 의해 국민의료비를 증가시키기도 한다. 예방이나 확정적인 기술보다는 임시방편적인 치료나 증상의 완화 등 중간단계의 의료기술이 더욱 빨리 발전하는 경향이 있으며, 이는 환자치료도 못하면서 지속적인 의료서비스 비용만을 증가시키는 결과를 가져오게 된다.

(3) 진료비 지불제도

진료비 지불방식의 형태에 따라 의료비증가의 요인으로 크게 작용한다. 특히 봉급제, 인두제, 총액계약제와 같은 사전보상방식(prospective payment)보다는 행위별수가제와 같은 사후보상방식(retrospective payment)에서 의료비를 증가시키는 더 큰 요인으로 작용한다. 행위별수가제는 또한 최신의료기술이나 고가의료장비의 도입이 신속하게 이루어지는 경향이 있는데 이것이 의료서비스 생산비용의 상승을 가져오고 나아가 의료비를 증가시키게 된다.

2) 국민의료비 관리방안

(1) 소비자측 관리방안

진료비에 본인부담을 높여 비용을 인식시키는 방법이다. 이는 소비자로 하여금 의료이용을 신중하게 하도록 유도하고자 하는 것인데 지나치게 본인 부담이 높으면 의료보장성이 약화되고 저소득층의 의료이용에 제한을 가하는 결과를 가져오게 되어 적정수준의 본인부담 설정이 필요하다.

(2) 공급자측 관리방안

의료서비스 생산비용 증가의 한 요인인 고가의료장비의 과도한 도입을 억제해야 한다. 지역적 안배와 연령별, 인구구성별 특성을 고려하여 균형적인 분포가 이루어지도록 할 필요가 있다. 또한 노인인구의 증가로 인한 노인요양홈이나 노인전문 요양시설의 확충이 필요하다. 소위 장기요양서비스를 확대 제공하여 노인의 요구에 부합하면서 비용 절감적인 서비스를 개발해야 한다.

(3) 진료비지불 방식 개편

행위별수가제는 본질적으로 공급자에 의한 의료수요 증가를 초래할 가능성이 크므로 사전보상방식의 비용절약적 특성이 가미된 진료비 지불방식의 개편이 필요하다.

(4) 국가적 차원의 노력

건강증진이나 예방보건서비스에 대한 보험급여를 포함시켜 수가로 인정하여야 한다. 이는 의료제공자로 하여금 치료보다는 예방을 위한 서비스를 선호하게 할 것이다. 과학적인 근거에 기반한 표준진료지침을 국가와 학회가 공동으로 개발하여 의료인에게 합리적인 의료를 유도하여야 한다.

또한, 공중보건사업을 강화하여 의료비의 절감을 모색하여야 한다. 이는 물론 기존의 전염병관리 위주의 공중보건사업이 아니라 건강증진을 위한 새로운 공중보건사업으로 전환을 의미한다.

진료비 지불방법은 진료의 대가로 의료공급자에게 지불되는 보상 방식을 말하는 것으로 일반적으로 지불제도는 의료의 질, 의료비, 진료비 심사 및 관리방식에 결정적인 영향을 미치게 된다. 크게 의료공급자에 대한 것(의사 등)과 의료기관에 대한 것으로 구분되는데 일반적으로 의료공급자에 대한 보수 지불은 주로 의료행위라는 전문기술에 대한 보상을 목표로 하고, 의료기관에 대한 보수지불은 시설, 장비, 물자, 운영비용 등 투입(input) 비용에 대한 보상을 의미한다. 거의 모든 나라에서 의료기관의 규모가 의원, 병원, 종합병원, 대학부속병원 등 다양하기 때문에 한 국가에서 한 가지 보수지불방식을 고집할 수 만은 없으며, 현실적으로 두세 가지 방식이 혼재되어 사용되고 있다. 우리나라는 행위별수가제를 채택하고 있으며, 2002년부터 8개 질병군에 대하여 포괄수가제의 하나인 DRG제도를 요양기관에서 선택적으로 실시하도록 하고 있다. 그러다가 2003년 9월부터는 정상 분만을 제외한 7개 질병군을 대상으로 실시하고 있다. 2012년 7월부터는 전국의 모든 병원 및 의원에 대해 의무적으로 적용하고 있다(종합병원 이상은 2013년 7월부터 시행).

제2장 의료보장의 이해

제5절 진료비 지불방법

1. 행위별수가제(fee-for-service)

행위별수가제는 진료에 소요되는 약제 또는 재료비를 별도로 산정하고 의료인이 제공한 진료행위 하나하나 마다 일정한 값을 정하여 의료비를 지급하도록 하는 제도로서 가장 보편적이고 시장접근적인 방법으로서 대부분의 자본주의 경제체제를 가진 국가에서는 이 행위별수가제를 많이 채택하고 있다. 의료인이 제공한 시술내용에 따라 값을 정하여 의료비를 지급하는 것으로서 전문의의 치료방식에 적합하다. 즉 위중하거나 진료에 시간이 많이 걸리며 특별한 기술을 요하는 질병이나 진료재료가 많이 소요되는 질병에 대하여는 정확히 그만큼 많은 진료비를 의료인에게 지급하게 된다. 일반 상행위의 원칙이 가장 많이 적용되는 방식으로서 의료인이 가장 선호하는 방식이다. 이는 적은 횟수의 더 철저한 검사보다는 짧고 빈도가 많은 진료를 유도하게 된다.

2. 인두제(capitation)

인두제는 문자 그대로 일정기간(주로 1년) 동안 의료인이 맡고 있는 환자 수, 즉 자기의 환자가 될 가능성이 있는 일정지역의 주민수에 일정금액을 곱하여 이에 상응하는 보수를 지급받는 방식이다. 등록자가 많을수록 보상액이 늘어나기 때문에 등록자 1인의 진료비가 지불단위가 된다. 일정지역의 주민들을 대상으로 일차의료서비스를 제공하고 등록 주민의 수에 따라 보상을 받는 영국식 주치의가 이러한 지불방식의 지불을 받는 전형적인 예라고 할 수 있다.

주민이 의사를 선택하고 등록을 마치면, 등록된 주민이 환자로서 해당 의사의 의료서비스를 받든지 안받든지 간에 보험자 또는 국가로부터 각 등록된 환자수에 따라 일정 수입을 지급 받게 된다. 인두제는 기본적이고 비교적 단순한 1차 보건의료에 적용되며 의료전달체계의 확립이 선행되어야 한다. 주치의사 또는 가정의의 1차 진료 후에 후송의뢰가 필요한 경우에만 전문의의 진료를 받을 수 있다.

이처럼 인두제는 일차의료에서 주로 사용되는 지불방법이지만, 최근에는 일차의료뿐 아니라 이 · 삼차의료서비스를 모두 포함하는 전체 의료서비스를 대상으로 가입자 1인당 일정금액을 지불하는 포괄적 인두제가 도입되어 사용되기도 한다. 이러한 방식의 인두제는 일차, 이차, 삼차의료서비스를 모두 갖추고 있는 미국의 HMO(Health Maintenance Orhanization)나 의료기관 네트워크를 대상으로 한 지불에서 그 예를 찾아볼 수 있다.

3. 봉급제(salary)

봉급제란 의료인들에게 그들 각자의 근무경력, 기술수준, 근무하는 의료기관의 종별 및 직책에 따라 보수수준을 결정하고 그에 따라 월 1회 또는 일정기간에 한 번씩 급료를 지급하는 방법을 말한다. 일반적으로 정해진 월급만 받는 봉직의사들은 진료행위별 수가제 하의 의료인에 비해 개인적 · 경제적 동기가 적기 때문에 진료의 질을 높인다든가 효율성을 제고시킨다든가 하는 점에서 열의가 부족하다. 즉 최소한의 자기 책임만 성실히 수행하는 행태를 보이게 된다. 사회주의 국가나 영국과 같은 국영의료체계의 병원급 의료기관의 근무의에게 주로 적용되는 방식으로 농 · 어촌 등 벽 · 오지에 거주하는 국민이라도 쉽게 필요한 때 의료서비스를 제공받을 수 있으나 그 진료수준은 낮은 편이다. 법 · 제도상으로 공공의료의 혜택을 모든 국민이 받을 수 있게 되어 있으나, 제한된 의료시설 및 인력때문에 의사의 윤리적 기준이 낮은 나라의 경우 개인적인 친밀관계나 뇌물수수관계에 따라 의료혜택의 기회가 부여될 여지가 있다.

봉급제의 단점은 의사의 관심이 환자진료보다는 승진 또는 더 높은 보수를 위해서 승진결정권을 가진 상사나 고위공직자의 만족에 맞추어진다는 것이다.

4. 포괄수가제(case-payment)

포괄수가제는 한 가지 치료행위가 기준이 아니고, 환자가 어떤 질병의 진료를 위하여 입원했었는가에 따라 질병군(또는 환자군)별로 미리 책정된 일정액의 진료비를 지급하는 제도이다. 즉 환자가 병원에서 어떤 치료를 받든지 입원일수와 질병의 정도(중증도)에 따라 미리 정해진 진료비를 요양기관에 지불하는 제도이다. 행위별수가제가 개별 진료행위의 수가를 모두 합해 총진료비를 산출하는데 반해 포괄수가제는 진료비 총액이 미리 책정되어 있는 점이 다르다.

이는 의료비용의 사전예측이 가능하기 때문에 장기입원에 대한 인센티브를 제거할 수 있으며 의료서비스의 남용을 억제할 수 있다. 포괄수가제의 대표적 지불방식인 DRG(Diagnosis Related Groups)방식은 미국에서 개발된 복합적 제도로서 질병 진단군을 약 470개로 분류하여 각 진단군별로 병원측에 전체 진료기간에 해당하는 진료비를 총액으로 지불하는 방식이다. DRG는 미국 메디케어의 입원 진료비 지불방식으로 1983년부터 처음 시작되어 그 적용이 다른 나라로 확대되었으며, 현재는 DRG방식을 포괄수가제와 같은 뜻으로 사용하는 경우가 많다.

우리나라에서도 현재 7개 질병군에 대해서 신청의료기관에 한해 실시해 오던 것을 2012년 7월부터 전국의 병원 및 의원에 대해 DRG를 의무적으로 적용하여 운영하고 있다. 그리고 2013년 7월부터는 종합병원이나 상급종합병원에 대해서도 포괄수가제를 적용하고 있어, 전국 모든 의료기관이 포괄수가제를 시행하고 있다.

● **질병군별(DRG) 포괄수가제**

가. DRG의 정의
- o 진단명기준환자군이라 번역되는 DRG(Diagnosis Related Group)는 모든 입원환자들을 환자 특성 및 진료특성에 의해 임상적인 진료내용과 자원의 소모량이 유사한 질병군 단위로 분류한 것으로서 간편하고 가장 널리 사용되는 입원환자의 질병분류체계임.
- o DRG 지불제도는 한 환자가 병원에 입원해 있는 동안 제공된 의료서비스들을 하나 하나 그 사용량과 가격에 의해 진료비를 계산하여 지급하는 행위별수가제에 반해 환자가 어떤 질병의 진료를 위해 입원했었는가에 따라 'DRG'라는 질병군별로 미리 책정된 일정액의 진료비를 지급하는 포괄수가제임.

나. 우리나라의 DRG 포괄수가제 실시
- o 3차에 걸친 시범사업기간을 거친후 2002. 1. 1.부터 4개 진료과 8개 질병군에 대하여 본 사업을 실시(현재는 7개질병군)
- o 실시시기 : 2002. 1. 1.
- o 대상질병군: 4개과 7개 질병군(현재)
  - – 안과 : 수정체수술(백내장수술)
  - – 이비인후과 : 편도 및 아데노이드 절제술
  - – 일반외과 : 항문수술(치질 등), 탈장수술(서혜 및 대퇴부), 맹장수술(충수절제술)
  - – 산부인과 : 자궁 및 자궁부속기(난소, 난관 등) 수술(악성종양 제외), 제왕절개분만

한편, 7개 질병군 포괄수가제가 비교적 단순한 수술에 적합한 모형으로 개발되어 중증질환 등 복잡한 수술을 포함하는 전체 질병군으로 확대하기 어렵다는 한계가 있어 이를 극복하기 위해 2009년 4월부터 국민건강보험공단 일산병원에 입원한 환자를 대상으로 신포괄수가 시범사업을 실시하였고, 지역거점 공공병원('11. 7.), 민간병원('18. 8.)으로 확대하여 2020년 말 기준 98개 병원(공공46, 민간52), 567개 질병군을 대상으로 시범사업을 실시하고 있다.

또한, 고령화 및 생활수준 향상에 따라 노인성 및 만성질환 위주의 장기요양 의료서비스 수요가 증대됨에 따라, 장기요양 입원환자의 특성을 고려한 요양병원형 일당정액수가제를 2008년 1월부터 도입하여 시행하고 있다

5. 총액계약제(global budget)

총액계약제는 보험자측(보험자단체)과 의사단체간에 국민에게 제공되는 의료서비스에 대한 연간 진료비를 총액으로 계약하여 지급하는 방식이다. 즉 의료공급자와 보험자의 협상에 의해 전체 예산의 크기만을 결정하고 전체 예산을 개별공급자에게 구체적으로 배분하는 것은 공급자 단체가 책임지게 된다. 독일의 보험의(의원급)에게 적용되는 방식으로 의사단체는 행위별수가기준 등에 의하여 각각의 개업의에게 진료비를 배분한다.

전체 보건의료체계 또는 총액계약제가 적용되는 보건의료 부문의 비용에 대한 효과적 조정을 가능하게 하며 진료의 가격과 양을 동시에 통제 및 조정함으로써 진료비 지출 증가 속도를 조절하고 예측을 가능하게 한다. 그러나, 이 제도는 의료서비스 제공자가 과소진료를 제공하거나 건강상태가 좋지 못한 환자를 기피하는 현상도 발생할 수 있다. 의료기관별로 연간 진료비를 예산으로 지급하고, 예산범위내에서 의료기관이 진료비를 충당하는 방식은 총액계약제와 구분하여 총액예산제라고 한다.

진료비지불방식에 대한 각각의 장단점과 각국에서 실시하고 있는 진료비지불제도를 살펴보면 표 2-2, 표 2-3과 같다.

표 2-2 진료보수지불방식의 장 · 단점 비교

지불방식	장 점	단 점
행위별수가제 (fee-for-service)	• 환자에게 충분한 양질의 의료서비스 제공 가능 • 신의료기술 및 신약개발 등에 기여 • 의료의 다양성이 반영될 수 있어 의사 · 의료기관의 제도 수용성이 높음	• 환자에게 많은 진료를 제공하면 할수록 의사 또는 의료기관의 수입이 늘어나게 되어 과잉진료, 과잉검사 등을 초래할 우려가 있음. • 과잉진료 및 지나친 신의료기술등의 적용으로 국민의료비 증가 우려, 수가 구조의 복잡성으로 청구 오류, 허위 · 부당청구 우려
인두제 (capitation)	• 진료비 지불의 관리 운영이 편리, 지출 비용의 사전 예측 가능 • 자기가 맡은 주민에 대한 예방의료, 공중보건, 개인위생 등에 노력 • 국민의료비 억제 가능	• 의사들의 과소 진료 우려 • 고급의료, 최첨단 진료에 대한 경제적 유인책이 없어 신의료기술의 적용 지연 • 중증 질병환자의 등록기피 발생 우려
봉급제 (salary)	• 의료서비스 제공을 위한 직접 비용이 독립계약하에서 보다 상대적으로 적음	• 개인적, 경제적 동기가 적어 진료의 질을 높인다거나 효율성 제고 등의 열의가 낮음 • 관료화, 형식주의화, 경직화 등 우려 • 진료의 질적 수준 저하
포괄수가제 (case-payment)	• 경영과 진료의 효율화 • 과잉진료, 의료서비스 오남용 억제 • 의료인과 심사기구 · 보험자간의 마찰 감소 • 진료비 청구방법의 간소화 • 진료비 계산의 투명성 제고	• 비용을 줄이기 위하여 서비스 제공을 최소화하여 의료의 질적 수준 저하와 환자와의 마찰 우려 · 조기 퇴원 • DRG코드조작으로 의료기관의 허위 · 부당청구 우려 • 의료의 다양성이 반영되지 않으므로 의료기관의 불만이 크고 제도 수용성이 낮음
총액계약제 (global-budget)	• 과잉 진료 · 청구의 시비가 줄어들게 됨 • 진료비 심사 · 조정과 관련된 공급자 불만이 감소됨 • 의료비 지출의 사전 예측이 가능하여 보험 재정의 안정적 운영 가능 • 의료 공급자의 자율적 규제 가능	• 보험자 및 의사 단체간 계약 체결의 어려움 상존 • 전문과목별, 요양기관별로 진료비를 많이 배분 받기 위한 갈등 유발 소지 • 신기술 개발 및 도입, 의료의 질 향상 동기가 저하되며, 의료의 질관리가 어려움 (과소 진료의 가능성)

자료 : 건강보험심사평가원(http://hira.or.kr)

표 2-3 각국의 진료비지불 제도

구 분	의원급	병원급
한국	– 행위별수가제 • 일부 DRG 실시	– 행위별수가제 • 일부 DRG 실시
독일	– 총액 계약제하의 행위별수가 (일차진료의)	– DRG를 이용한 선지불제도 (공공 및 민간병원) – 봉급제(공공병원 의사) – 행위별수가(민간병원 의사)
프랑스	– 행위별수가 (일차진료의, 민간병원 의사) – 인두제 (일차진료의 등록환자의 경우)	– DRG를 이용한 선지불제도 (공공 및 민간병원) – 봉급제(공공병원 의사)
일본	– 행위별수가제	– DPC를 이용한 포괄수가 (공공 및 민간 종합병원) – 행위별수가제(민간병원)
대만	– 총액 계약제하의 행위별수가 (일차진료의)	– DRG를 이용한 선지불제도 도입
미국	– 행위별수가제(메디케어 · 민간보험) • 진료보수점수표에 의거 상대가치수가 (RBRVS) 방식으로 지불 – 포괄적 인두제(HMO의 경우)	– DRG를 이용한 선지불제도 (메디케어 · 일부 민간보험) – 포괄적 인두제(HMO) – 행위별수가(일부 민간보험)
영국	– 인두제(일차진료의)	– 병원 근무의는 공무원으로서 봉급제 – 포괄수가제(공공 및 민간병원)

자료 : 건강보험심사평가원(http://hira.or.kr), 신영수 · 김용익 등(2017).

한편 지불방법에 따라 의료제공자는 서로 다른 유인(incentive)을 가지게 된다. 지불단위당 비용을 줄이려는 유인은 모든 지불방법에 공통되지만, 후향적으로 지불금액이 결정되는 임의수가방식의 행위별 수가제는 비용을 절감하려는 유인이 강하지 못하다. 반면 환례(case)별 서비스 제공량은 포괄수가제나 인두제, 총액계약제 모두에서 줄이려는 유인이 강하지만, 반대로 행위별수가제에서는 서비스 제공량이 증가할수록 수입이 증가하기 때문에 서비스 제공량을 늘리려는 강력한 유인이 존재하게 된다. 환례수를 늘리려는 유인은 환례 수에 따라서 지불금액이 달라지는 포괄수가제에서 가장 강력하고, 반대로 환례수가 늘어나면 손실이 일어나는 인두제에서 줄이려는 유인이 가장 강력하다. 중증질환자 등 위험환자를 회피하려는 유인은 인두제에서 가장 강력하고 임의수가방식의 행위별수가제에서는 위험환자 회피가 일어나지 않는다.

이와 같은 유인구조는 각 지불방법의 장단점으로 그대로 이어진다. 지불방법 성과(performance)를 비교해 보면 비용절감 측면에서는 인두제나 총액예산제가 유리하고, 과소 서비스로 인한 의료의 질 저하는 행위별수가제에서 적다. 또한 행위별수가제에는 고가기술의 개발이나 도입이 용이하고 이에 따라 고가 서비스에 대한 접근성이 매우 좋다. 반면 행정적 관리측면에서는 수만 가지의 항목을 관리해야 하는 행위별 수가제가 가장 어렵고 인두제나 총액예산제는 상대적으로 관리가 용이하다(표 2-4).

표 2-4 진료비지불 방법별 영향

지불방법	비용절감	과소서비스로 인한 의료의 질 저하가능성	고가서비스에 대한 접근성	관리의 어려움
행위별수가제	매우 낮음	없음	매우 좋음	매우 어려움
포괄수가제	좋음	있음	보통	어려움
인두제	매우 좋음	있음	낮음	쉬움
총액예산제	매우 좋음	있음	낮음	쉬움

자료 : 신영수 · 김용익 등(2017), 의료관리

제6절 관리운영 방법

관리운영 주체와 관리운영 조직의 다원화 여부에 따라 관리운영 방법을 분류할 수 있다. 국가보건서비스를 운영하는 국가들은 정부(중앙정부, 지방정부), 사회보험 또는 민간보험 방식을 운영하는 국가들은 보험자가 관리운영의 주체가 된다. 이들 방식은 모두 국가의 개입과 책임을 정도의 차이가 있을 뿐 모두 인정하고 있다. 특히, 사회보험 방식의 경우 보험자의 다원화 여부를 두고 논란이 있었다. 관리운영 방식에 따라 보험자를 통합하여 관리하는 일원화 방식(통합방식)과 다수의 보험자를 두고 운영하는 다원화 방식(조합방식)이 그것이다. 이들은 각자 장단점을 가지고 있는데 우리나라의 경우도 긴 진통 끝에 2000년부터 단일한 보험자(국민건강보험공단)체계의 통합방식을 운영하고 있다. 즉 우리나라는 1977년 의료보험제도가 처음 실시된 이후 복수의 보험자를 허용하는 방식을 채택하였으나 2000년 7월 1일부터 직장과 지역의료보험이 통합되면서 현재와 같은 단일보험자 체계로 전환되었으며, 2003년 7월 1일부터는 지역과 직장의 재정도 통합됨으로써 명실공히 완전한 통합일원화에 의한 의료보장 관리체계가 성립되었다.

통합체계와 조합체계는 상호 장 · 단점이 존재하는데 이를 정리하면 표 2-5와 같다.

표 2-5 통합 일원화체계와 조합 분리운영체계의 장단점

구 분	장 점	단 점
통합 체계	① 위험분산효과 극대화 도모 ② 소득재분배 효과 ③ 급여수준의 평등 ④ 관리운영비의 절감 ⑤ 타 사회보장제도와 연계가능성 용이 ⑥ 재정불균형 문제 및 운영차별성 해소	① 관리조직의 거대화, 관료화로 관리운영의 비효율성 ② 급여 관리의 허점, 보험료 징수율 저하 가능성 ③ 보험료 일시 인상 시 국민의 저항 ④ 지역에 대한 형평성 있는 보험료부과체계의 어려움 ⑤ 의료문제의 중앙집중식 관리, 적자 시 정부재정 압박
조합 체계	① 조합간 특성고려, 대상별 · 지역별 보험료 부담의 형평성, 보험재정의 안정 ② 노사협조체제 가능 ③ 주민참여에 의한 자치적 운영(민주성, 다양성, 자율성), 보험료 자율결정, 보험료 인상에 대한 저항 감소 및 재원조달 용이 ④ 조합선택의 자유 및 조합간 상호경쟁 ⑤ 의료보험분쟁의 국지화 ⑥ 지역단위 보건의료체계 구축용이 ⑦ 대규모 조직의 관료화, 경직화 방지, 조합간 운영 및 경영비교평가로 제도운영의 효율성	① 위험분산범위가 조합내 국한되어 위험분산효과가 제한적 ② 규모의 경제 미달시 관리운영비 증가 ③ 조합간 빈부차 및 갈등, 형평성 문제 ④ 보험자가 많아져 보험자당 적용인구수가 적어 지역보험의 재정예측 불확실 및 재정취약 ⑤ 소득수준이 비슷한 집단으로 구성시 소득재분배 효과가 미흡 ⑥ 지역 또는 직업별 구분으로 사회적 연대감, 통합을 저해 ⑦ 퇴거, 거주지 이전 등으로 자격변동시 자격관리애로

자료 : 국민건강보험공단, 건강보험제도 개요(건강보험제도 교육용 교재), 2004를 일부수정

제3장
건강보험의 발전과정

제1절 의료보험법제정 이전
제2절 임의의료보험 시기
제3절 사회보험 확장기
제4절 전국민 의료보험시기
제5절 전국민 통합건강보험시기

제1절 의료보험법제정 이전

우리나라의 사회보장에 관한 연구는 1959년 보건사회부 의정국 주관아래 '건강보험제도도입을 위한 연구회'의 발족을 그 효시로 보고 있다. 본 연구회는 1960년 양재모, 엄장현 등을 연구원으로 위촉하고 외국 연구시찰 등을 통한 자료수집 및 연구결과를 발표하게 하였다. 또한 1960년 이후 보건사회부가 대한의학협회(대한의사협회의 전신)를 중심으로 의료보험[1] 실시에 관한 논의가 활발하게 진행되었다. 이러한 논의가 활발하게 진행되던 1961년 5월 군사혁명이 일어나 사회전반에 대한 전환기를 맞이하게 되었다. 군사정부는 정권의 정통성과 지지기반 확보를 위해 각종 사회입법 내지는 사회보장에 대한 관심을 보였는데 1961년 12월 생활보호법을 제정하여 의료보호[2]가 그 내용의 하나로 포함되었다. 그리고 1962년 3월에는 사회보장제도 도입을 위하여 '사회보장심의위원회'를 설치하였다. 박정희 의장의 지시에 의해 1963년 '사회보장에 관한 법률', '산업재해보상보험법', '의료보험법' 등이 제정되었다.

---

1) 1999년 이후 건강보험이란 용어를 사용하게 되었으므로 이전까지는 건강보험이란 용어 대신 '의료보험'이란 용어를 그대로 사용하기로 한다.

2) 1961년 제정된 생활보호법은 시행령이 1969년 11월에 제정되어 실질적인 실효를 거두게 된다.

제2절 임의의료보험 시기(1963~1977)

1963년 의료보험법이 최고회의를 통과하였지만 당시는 의료보험제도를 실시할 여건이 만들어져 있지 않았다. 사회보장심의위원회가 의료보험제도의 도입을 위하여 연구를 진행하는 과정에서 1962년 10월 의료보험제도의 필요성과 국민들의 부담능력을 살펴보기 위하여 서울시에 소재하는 1,000가구를 무작위로 추출하여 1개월간의 상병상태 등을 조사한 결과 의료보장제도의 도입은 시기상조로 판단하였다[3]. 일부 전 국민을 상대로 하는 사회보장입법을 강력히 주장하긴 하였으나 의료보험법안은 최고회의 심의과정에서 사회보험의 가장 중요한 강제성원칙이 임의적용으로 변질된 채 1963년 12월 16일 최고회의 마지막 날에 시급을 요하는 다른 법안과 무더기로 통과되어 의료보험법이 공포되었다.

의료보험법이 대상자를 임의적용하도록 규정함에 따라 1965년 11월 우리나라에서는 처음으로 '호남비료주식회사(현, 한국종합화학)'가 근로자를 대상으로 하는 최초의 의료보험조합을 설립하였다. 1969년 10월에는 부산에서 자영자를 대상으로 하는 '부산청십자조합'이 설립되어 의료보험의 서막이 열리게 되었다. 이외에도 임의의료보험조합은 사회보험이 실시되기 시작한 1977년까지 피용자조합 4개, 자영자조합 7개 등 총 11개의 조합이 운영되었다.

그리고 정부로 부터 인가를 받지 못한 미인가 의료보험조합도 많이 생겼는데 서울청십자의료보험조합, 대학의료보험 등이 우후죽순으로 생겨났는데 이는 당시 우리나라의 의료문제해결을 위한 국민들의 관심이 높았음을 의미한다.

3) 조사결과 전체가구의 2/3가 질병을 앓는 식구를 가졌으며, 이 들 중 2/3가 치료를 받았는데 치료받은 사람들의 80%가 약국을 이용한 것으로 나타났다. 그리고 당시의 1인당 국민소득은 94.4달러(당시 환율은 130:1)였고, 국민 1인당 의료비 지출은 66원 70전 정도로서 사회보험방식의 의료보장제도를 실시하기에는 미흡하였다.

표 3-1 임의의료보험조합 설립현황

피용자조합		자영자조합	
조합명	설립연월일	조합명	설립연월일
한국종합화학	1965. 11. 1	부산청십자	1969. 10. 1
봉명흑연광업소	1966. 4. 1	옥구청십자	1973. 10. 10
대한석유공사	1973. 7. 12	춘성의료보험	1974. 6. 5
협성의료보험	1975. 5. 27	거제청십자	1974. 7. 24
		백령적십자	1974. 12. 6
		영동의료보험	1975. 2. 10
		증평메리놀의료보험	1975. 7. 28

임의의료보험은 대상자 전원에 대한 강제가입이 아니었던 까닭에 폭넓은 위험분산 효과를 기대하기가 어려웠고, 또 질병을 가지고 있거나 그러한 위험이 높은 사람이 가입하는 역선택현상[4]이 발생하여 낮은 급여수준임에도 불구하고 조합의 재정상태가 불안정한 문제점을 가지고 있었다[5].

이에 정부는 1970년 의료보험법을 개정하여 근로자, 공무원 및 군인에 대하여 당연가입(강제가입)을 규정하였으나 시행을 위한 절차규정의 미비와 재정확보 곤란으로 당연가입 규정만 법에 명기한채 실시는 유보되고 말았다.

4) 역선택(adverse selection)의 사전적 의미는 자기에게 유리하게 하려고 상대편에게 불리한 것을 고르는 일을 말한다. 예를 들어 보험 계약을 할 때 주로 보험금을 탈 가능성이 큰 사람이 자신에게 유리한 보험을 선택함으로써 보험 회사의 편에서는 불리한 조건을 선택하게 되는 경우가 해당한다.

5) 1976년 6월 기준으로 총 11개의 임의시범의료보험조합에 가입되어 적용받고 있던 대상은 6만 5천명으로 당시 전국민의 0.2%에 불과하였다.

제3절 사회보험 확장기

(강제보험 실시 및 점진적 확대, 1977~1989)

의료보험이 거의 사문화되어 있던 1960년대와 1970년대 중반까지는 우리나라의 경제발전이 고도성장을 달성한 시기이다. 그리하여 박정희 대통령은 1976년 연두기자회견에서 4차 5개년계획(1977~1981)은 사회개발에 중점을 둘 것이며 그 일환으로 의료보험제도를 실시할 것을 천명하였다. 이에 따라 1976년 12월 의료보험법이 전면 개정되어 의료보험제도의 실시기반이 마련되었다. 개정된 내용의 가장 큰 특징은 대상인구를 직업과 지역에 따라 분리하여 적용함과 동시에 사업장의 종류, 근로자의 수 등에 따라 의료보험조합을 독립적으로 설립하여 조합자율주의의 기초를 마련하였다는 점이다.

의료보험의 적용대상자는 생활보호대상자를 제외한 전국민으로 하되, 공무원, 군인, 사립학교 교직원은 별도 관리하기 위하여 의료보험법의 적용대상에서 분리시키도록 하였다. 그리고 의료보험법의 적용대상자도 사업장의 일반근로자를 1종 피보험자(뒤에 직장 피보험자로 개칭)로, 나머지 인구를 2종 피보험자(뒤에 지역피보험자로 개칭)로 구분하였으며, 2종 피보험자는 다시 지역주민을 대상으로 하는 지역의료보험과 특수직자영자를 대상으로 하는 직종의료보험대상자로 구분하여 1종 대상자는 당연적용을 하도록 하였고, 2종 대상자, 즉 지역주민은 임의적용이 되게 하였다.

이러한 의료보험법에 의거하여 강제가입규정이 적용되는 일반사업장에서 있어서도 보험료의 부담능력, 관리운영 능력 등을 감안하여 우선 1977년 7월에는 500인 이상 고용사업장을 적용대상으로 하였으며, 1979년에는 300인 이상 고용사업장을, 1981년에는 100인 이상 고용사업장을 적용대상으로 하였으며, 1988년에는 5인 이상 고용사업장까지 당연 적용토록 하였다.

한편, 의료보험법에 제외된 공무원 및 사립학교교직원에 대한 의료보험 적용을 위해 1977년 12월에 공무원 및 사립학교교직원 의료보험조합을 별도로 제정하고 이듬해 시행령을 만들어 1979년 1월부터 공 · 교의료보험을 실시하였다. 공 · 교의료보험[6]은 수혜대상범위를 꾸준히 확대하여 1980년에는 군인가족이, 이듬해에는 공무원 및 사립학교교직원 퇴직연금수급자가 적용대상으로 되었다.

지역주민에 대해서는 시범사업을 거쳐 그 결과를 토대로 1988년 1월에 군지역 주민이 당연적용되었고 1989년 7월에는 도시지역주민이 당연 적용됨으로써 우리나라는 의료보험제도 도입 12년만에 전국민의료보험을 달성하게 되었다.

한편, 지역의료보험시범사업은 2차례에 걸쳐 시행되었다. 제1차 시범사업은 1981년 7월 1일부터 강원도 홍천군, 전라북도 옥구군, 경상북도 군위군의 3개군에서 실시하였다. 그리고 동년 9월 1일부터 임의분업 형태로나마 3개 시범지역에 있는 20개의 약국을 요양기관으로 지정하여 급여를 실시함에 따라 우리나라에서 최초로 의약분업을 실시하게 되었다.

1982년 7월 1일부터는 경기도 강화군, 충청북도 보은군, 전라남도 목포시를 제2차 의료보험 추가 시범지역으로 선정하였다. 정부에서는 이들 6개 시범지역의 경험을 토대로 경제력과 조합관리방식, 그리고 1, 2차 의료전달체계 도입 등 우리나라 지역 실정에 적합한 의료보험모형을 개발하여 전국민의료보험의 조기실현에 대비하였다.

한편, 요양기관 지정에서 제외되었던 한방의료기관에 대한 보험급여를 전국적으로 실시하기 위한 준비단계로 충청북도 청주시와 청원군을 한방의료보험 시범사업지역으로 선정하였다. 이 지역에 있는 한의원 24개소를 요양기관으로 지정한 후, 1984년 12월 1일부터 1986년 11월 30일까지 2년간에 걸쳐 대상 적용인구 191천명(지역주민의 38.8%)에 대하여 한방의료보험시범사업을 실시하였다. 본 사업의 성공적인 수행에 따라 1987년 2월에는 전체의료보험에 한방의료를 확대 적용하였다.

6) 당초 공무원과 사립학교 교원에 대해서만 적용하였으나 꾸준히 적용대상을 확대하여 1980년 군인가족과 사립학교의 직원이, 1981년 공무원 및 교직원 퇴직연금수급자와 군인퇴역연금수급자를, 1982년에는 국회의원을, 1985년에는 퇴직 및 퇴직연금 일시금 수급자를, 1986년에는 퇴직 · 퇴역 · 장해 · 상이연금수급자와 유족까지를 적용대상에 포함시켰다. 이 중 연금수급자는 전국민 의료보험의 실시와 함께 지역의료보험의 적용대상으로 편입하게 되었다.

한편, 임의설립에 의한 당연적용의 방식을 채택한 직종의료보험은 전국 또는 시·도단위로 그 적용을 허용하였다. 1981년 12월 1일 문화·예술인 의료보험조합의 설립을 시발로 하여 15개의 직종의료보험조합[7]이 설립되어 한때 약 130만명이 넘게 직종의료보험의 보험급여 혜택을 받았으나 전국민의료보험의 실시와 더불어 직종의료보험은 자취를 감추게 되었다.

표 3-2 **연도별 의료보험조합수**

구 분	1977	1981	1985	1989	1993	1996	1999	2000.6
계	521	196	170	409	420	373	141	140
직장	513	185	144	154	153	145	140	139
– 단독	494	114	70	71	70	63	58	57
– 공동	19	71	74	83	83	82	82	82
지역[주]	8	10	13	254	266	227	–	–
– 농어촌				137	136	94		
– 도시				117	130	133		
직종	–	1	12	–	–	–	–	–
의료보험관리공단	–	1	1	1	1	1	1	1

주 : 1977~1980년까지는 임의시범지역 조합수이며, 1981~1985년은 강제시범지역조합까지 포함된 숫자고, 1987~1988년은 농·어촌지역의료보험조합까지 포함되었으며, 1989년 이후는 도시지역의료보험조합이 포함된 숫자이다. 1998년 10월 1일 지역의료보험조합과 의료보험관리공단이 통합되었다.

자료 : 문옥륜 등(2004), 재인용

7) 15개 직종의료보험조합은 문화·예술인, 양곡상, 전국개인택시, 이·미용, 대한 숙박·목욕업, 대구상인, 축산기업, 한국특종물업, 생명보험모집인, 전국해외취업선원, 의사, 부산 시장상인, 약사, 기독교교역자, 손해보험모집인 의료보험조합 등이다. 직종의료보험조합은 당연적용 방식이었으나 실제로는 강제적용방식이 적용되지 않아 강제적용방식도 아니고 그렇다고 임의적용방식도 아닌 어정쩡한 형태의 제도가 되어버리고 말았다.

제4절 전국민 의료보험시기(1989~1999)

5공화국 출범이후 국민경제의 호조로 인해 정부에서는 복지정책을 보다 강화하기 시작하였으며, 1986년 정부가 국민복지증진 대책을 수립할 때 1988년부터 농어촌지역, 1989년부터 도시지역의 의료보험을 실시하기로 방침을 결정하고 그 계획을 수립하였다. 이 계획은 1987년 대통령선거로 연결되어 그 당시 집권정당의 대통령후보가 다시 전국민의료보험정책을 선거공약으로 약속하면서 의료보험의 전국민 확대 가능성이 커졌다.

즉 1988년에는 직장의료보험조합의 인원이 5인이상 사업장의 근로자에게까지 당연 적용하게 되었다. 그러나 의료보험이나 의료보호의 적용을 받지 못하는 농어촌 주민이나 도시자영자들은 의료보험수가가 높은 일반수가의 적용을 받으면서 진료비를 전액 본인이 직접부담해야 하기 때문에 이들의 의료비 문제가 당면과제로 제기되게 되었다. 즉 의료보험의 적용자와 미적용자 사이의 불균형이 지속되어 사회적 갈등이 생기게 되었다.

1987년 11월 1일 전국 134개 군에 지역의료보험조합을 설립한 후, 직장 및 공·교 의료보험의 피보험대상자와 의료보호대상자를 제외한 전체주민에게 의료보험증을 교부함으로써 1988년 1월 1일부터는 전체 국민의 19.9%에 해당하는 826만명의 지역주민에게 보험급여를 실시하였다. 또한 1989년 7월 1일부터 전국의 도시지역 주민에 대한 의료보험도 실시되었다. 당시의 대상 인구는 약 990만명으로 전인구의 약 23.2%에 해당되는 것이었다. 1977년 사회보험방식으로 의료보험을 실시한지 불과 12년만인 1989년 7월 1일부터 명실상부한 전국민을 포괄하는 의료보험의 실시를 보게되었다.

그리고 1989년 10월 1일부터 의약분업제도를 의약업계 사이의 타협의 산물인 약국의료보험으로 수정하여 전국에 확대 실시하였다.

1990년대에는 의료보험의 내실화를 위한 많은 조치가 따랐는데, 대표적으로 지역의료보험의 재정적자를 완화하기 위해 고액진료비에 대한 보험제도간 재정조정공동부담사업, 즉 재정력이 상대적으로 좋은 직장조합과 공무원 · 교직원공단이 더 부담하는 대신 노인인구가 많고 재정력이 취약한 지역조합이 덜 부담하도록 형평계수를 개발적용하여 보험제도간의 재정공동부담사업을 실시하였다. 한편, 의료보험 요양급여기간을 1995년 6월 30일부터 연간 180일에서 210일로 하고 1996년 1월 1일부터는 240일로 연장하는 등 국민들의 진료기회를 확대하였다. 보건 · 예방사업을 확대하였고, 노인의 의료비부담을 경감시켜주었다. 또한 고가의료장비인 CT에 대해서 1996년부터 보험급여를 인정하여 국민의 의료비 부담을 완화시켰다. 의료보험수가에 대한 합리적 개편을 위한 노력, DRG제도에 대한 시범사업, 건강보험관련 전산망구축 등이 뒤따랐다.

제3장 건강보험의 발전 과정

제5절 전국민 통합건강보험시기(2000~현재)

의료보험법과 공무원 및 사립학교교직원의료보험법의 이원화로 끊임없이 두 법의 통합이 거론되어 왔다. 이 와중에도 전국민 의료보험의 실시로 괄목할 만한 성장과 발전을 이룩하였으나 저부담, 저급여 정책 및 조합간의 재정격차로 인해 급여확대의 한계를 가져와 공적제도로서의 역할이 다소 미흡하였다. 결국 국민의료비의 증가와 의료이용자 및 공급자의 불만제기, 국민계층간, 지역간 보험료 부과의 형평성 취약 및 보험재정의 악화 등의 문제와 함께 조합별 재정운용에 따른 과다한 관리운영비 지출 등 역기능이 나타났다.

정부에서는 의료보험관리체계와 급여정책의 문제를 제거하기 위해 통합을 도모하게 되었고, 완전 통합에 앞서 지역의료보험조합과 공무원 · 교직원의료보험관리공단을 통합하는 「국민의료보험법」을 1997년 12월 31일 제정하였고, 준비과정을 거쳐 1998년 10월 1일부터 시행하게 되었다. 한편, 정부는 1999년 2월 8일 의료보험관리체계를 단일보험자로 통합운영하기 위한 「국민건강보험법」을 제정함으로써 국민의료보험법은 폐지되었다.

국민건강보험법의 주요내용은 국내에 거주하는 국민은 의료보호대상자 등을 제외하고는 모두 건강보험의 가입대상이 되며, 그 가입대상자는 직장가입자 및 그 피부양자, 지역가입자로 구분하였고, 건강보험의 보험자는 '국민건강보험공단'으로 하고 공단의 이사장은 보건복지부장관의 제청에 의해 대통령이 임명하도록 했다. 보험급여는 건강보험가입자 및 피부양자의 질병 · 부상 · 출산 등에 대하여 진찰 · 약제지급 · 치료 · 예방 등의 요양급여를 요양기관에서 실시하고 기타 장제비와 상병수당 등의 임의급여를 실시하도록 하였다. 한편, 요양급여비용을 심사하고 요양급여의 질적 적정성을 평가하기 위하여 '건강보험심사평가원'을 국민건강보험공단과 별도로 설립하게 하였으며 원장은 보건복지부 장관이 임명하도록 했다.

그러나 당초 국민건강보험법 시행시기가 2000년 1월 1일로 예정되어 있었으나 소득단일기준의 보험료부과체계 개발 등 여러 가지 문제점으로 인하여 국민건강보험법은 1999년 12월 31일 시행하기도 전에 법을 개정하여 공포하였다. 따라서 국민건강보험법 시행시기를 6개월 연기하여 2000년 7월 1일부터 시행되었다.

2003년 7월 1일부터는 건강보험 직장가입자의 적용범위를 확대하였다. 2001년 7월에 이미 '근로자 1인 이상의 모든 사업장'이 직장가입대상으로 확대되었으나, 당시 일부업종에 대해서는 근로여건 등을 고려하여 임의적으로 가입할 수 있도록 하던 것을 법령을 개정하여 건강보험의 직장가입을 '근로자 1인 이상의 사업장'을 당연히 가입되게 되었다. 또한 고용형태의 변화에 따라 날로 증가하는 비정규직 근로자의 사회보장을 증진시키고자 '한 달에 80시간 이상 일하는 근로자'도 직장가입자로 당연 적용받게 되었다.

그리고 10여년 넘게 지리한 논쟁이 지속됐던 건강보험재정통합문제가 2003년 7월 1일 직장과 지역으로 나눠져 있던 건강보험재정이 완전 통합되었다.

지금까지의 건강보험 발전과정을 요약하면 표3-3과 같고 이를 간략하게 그려보면 그림 3-1과 같다.

표 3-3 우리나라 건강보험의 발전과정

건강보험 연혁(요약)			
1963.	12.	16.	국가재건최고회의에서 의료보험법 제정(300인 이상 사업장 임의적용방식, 유명무실)
1976.	12.	22.	의료보험법 전문개정
1977.	7.	1.	강제적용 의료보험 급여개시(500인 이상 사업장 근로자 당연적용)
1977.	12.	31.	공무원 및 사립학교교직원의료보험법 제정
1979.	1.	1.	공무원 및 사립학교교직원의료보험 급여개시
1979.	7.	1.	300인 이상 사업장 근로자 당연적용
1980.	1.	1.	공 · 교의료보험에 군인가족 포함
1981.	1.	1.	100인 이상 사업장 근로자 당연적용(16인이상 사업장 임의가입)
1981.	7.	1.	공 · 교의료보험에 퇴직연금수급자 포함, 지역의료보험 1차시범사업 실시(홍천군, 옥구군, 군위군)
1981.	10.	1.	공 · 교의료보험에 군인연금수급자 포함
1981.	12.	1.	직종의료보험조합 발족(문화예술인, 이미용)
1982.	5.	15	5인 이상 사업장 근로자 임의적용
1982.	7.	1.	지역의료보험 2차시범사업 실시(강화군, 보은군, 목포시)
1982.	12.	21.	16인 이상 사업장 근로자 당연적용
1984.	12.	1.	한방의료보험 시범사업 실시(청주시, 청원군)
1986.	1.	1.	공 · 교의료보험에 유족, 장애, 상이연금수급자 의료보험 적용
1987.	2.	1.	한방의료보험 전국확대 실시
1988.	1.	1.	진료비 심사업무 일원화, 농어촌지역주민 의료보험 전면실시
1988.	7.	22.	5인 이상 사업장 근로자 당연 적용
1989.	7.	1.	도시지역주민 의료보험 전면실시(전국민 의료보험 실현), 연금수급대상자 지역의료보험으로 전환
1989.	10.	1.	약국의료보험 전국확대 실시
1990.	3.	1.	보건소 한방의료 시범사업 실시(춘성군, 영양군, 순창군)
1990.	10.	1.	의료보험관리공단 의료보호사업 업무 실시
1991.	1.	1.	고액진료비 보험제도간 재정공동부담사업 실시
1994.	7.	8.	장기하사 이상 현역군인 의료보험 적용
1995.	8.	4.	요양급여기간 연장실시(연간 180일에서 210일)
1996.	1.	1.	고가의료장비(CT: 전산화단층촬영) 보험급여 실시
1996.	8.	1.	분만급여 자녀수 제한 해제
1997.	1.	1.	장애인보장구 의료보험적용(지체, 시각, 청각, 언어장애)
1997.	2.	1.	DRG 1차 시범사업 실시
1997.	12.	31.	국민의료보험법 제정
1998.	10.	1.	1차 의료보험 통합(공무원 및 사립학교교직원의료보험 및 227개 지역의료보험통합) → 국민의료보험관리공단 업무개시, 진료지역 제한 폐지
1999.	2.	1.	국민건강보험법 제정
2000.	7.	1.	의료보험 완전 통합(국민의료보험관리공단과 139개 직장조합) → 국민건강보험 관리공단 및 건강보험심사평가원 업무 개시, DRG 전면 확대 실시, 의 · 약분업 전면실시
2001.	7.	1.	5인미만 사업장 근로자 직장가입자 편입
2002.	1.	19.	국민건강보험재정건전화특별법 제정(한시법: 2006.12.31)
2002.	11.	4.	4대 사회보험 정보연계 시스템 업무개시
2003.	7.	1.	근로자 1인 이상의 모든 사업장 당연적용, 건강보험재정 지역 · 직장 통합운영
2007.	1.	1.	'국민건강보험재정건전화특별법' 만료(2006.12.31)에 따른 해당 법령근거 국민건강보험법에 삽입 시행
2008.	7.	1.	노인장기요양보험실시
2011.	1.	1.	사회보험통합징수
2018.	7.		건강보험료 부과체계 1단계 개편 실시
2019.	7.		외국인 및 재외국민 건강보험 지역가입 당연적용 실시
2020.	11.		분리과세 주택임대 · 금융 소득에 대한 보험료 신규 부과 실시
2021.	3.		외국인 유학생 건강보험 당연적용 실시
2022.	9.		건강보험료 부과체계 2단계 개편 및 지역가입자 주택부채공제 제도 실시

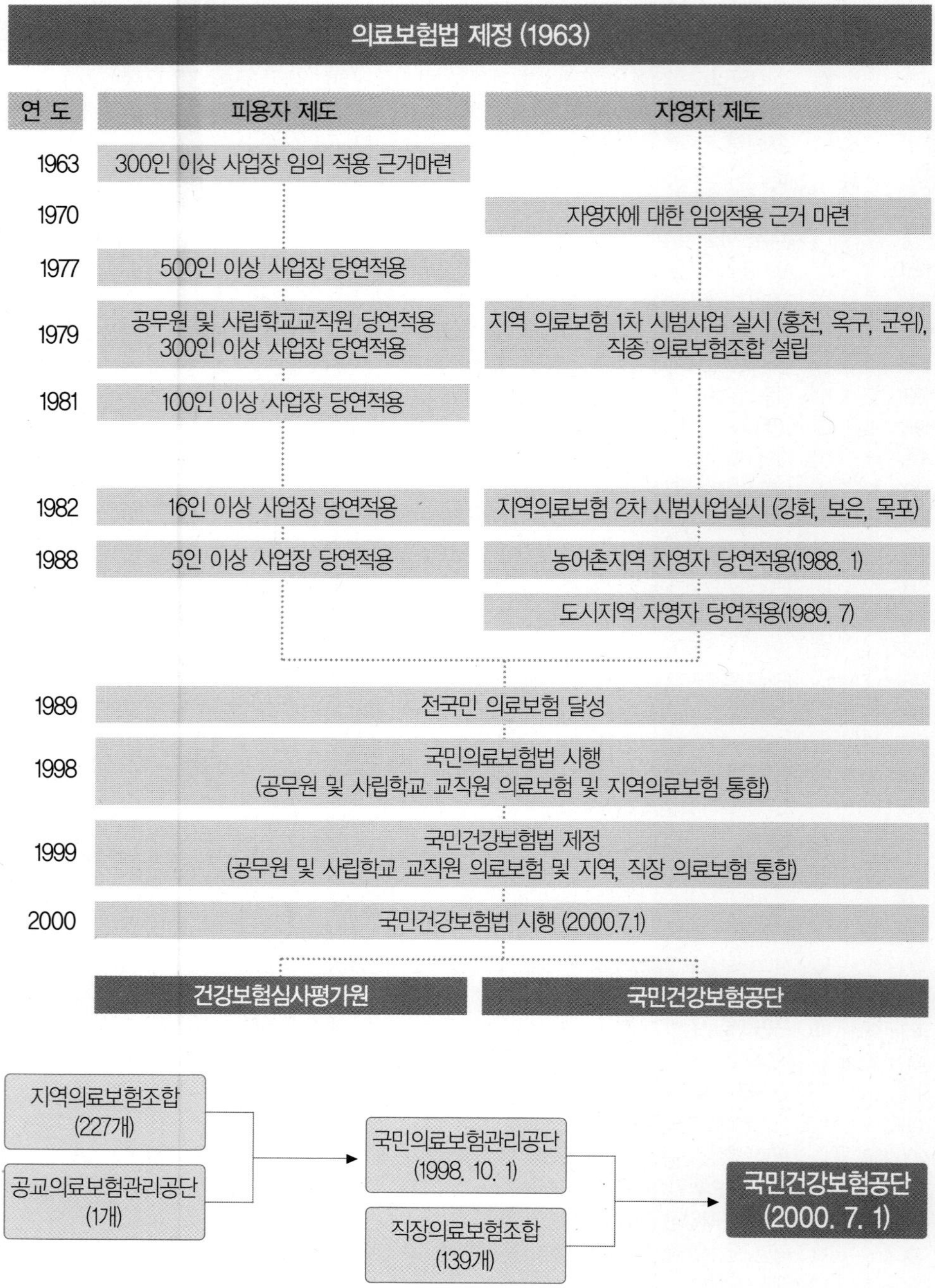

그림 3–1 건강보험제도 연혁도

제4장
건강보험 일반

제1절 건강보험의 이해
제2절 재원 및 관리운영체계

제4장 건강보험 일반

제1절 건강보험의 이해

1. 건강보험의 의의

1) 건강보험의 정의

건강보험제도란 언제 어느 때 닥칠지 모르는 질병이나 부상 등에 대비하여 평소에 일정금액인 보험료를 보험자에게 내어 공동으로 모아 두었다가 자신이나 이웃 또는 가족들이 질병이나 부상 등을 당하였을때 사용함으로써 통상의 가계지출 외에 일시적으로 많은 지출을 하게되어 가정이 파탄되거나 어려움을 겪는 것을 방지하고 건강을 유지하여 가정생활의 안정을 도모하는 제도라고 할 수 있다.

즉 건강보험이란 질병이나 부상 등으로 인하여 고액의 진료비가 소요되어 가계가 파탄되는 경우를 방지하기 위하여 보험 원리에 의거 국민들이 평소에 보험료를 내어 기금화 하였다가 보험사고가 발생할 경우 보험급여를 제공해 줌으로써 국민 상호간 위험분담을 통하여 국민의 의료서비스를 보장해 주는 제도이다.

이전에는 의료보험이라는 용어를 사용하였는데 이때의 '의료'라는 개념에는 질병이나 부상의 치료행위에 치중된 의료비보장에 가깝다고 볼 수 있다. 반면 건강보험은 질병이나 부상 등을 치료하는 것은 물론 상병 · 부상을 예방하고 건강을 증진하는 적극적인 개념으로 파악하는 것이라 볼 수 있다. 이에 상응하여 우리나라도 1999년부터 국민건강보험법(1999.2.8제정)을 제정하여 건강보험이란 용어를 사용하고 있다.

2) 건강보험의 목적

첫째, 건강보험은 국가가 개입하여 국민의 기본적인 의료문제를 해결하고자 한다. 개별가계가 일시에 겪게 되는 의료비의 과중부담을 방지하기 위하여 국가가 개입하여 국민건강과 생활의 안정을 도모하는데 있다.

둘째, 건강보험은 사회보험이라는 기술원리를 통하여 개인의 위험을 보험가입자 전원에게 분산한다. 전국민을 당연 대상자로 하여 많은 인원을 집단화함으로 위험을 분산하며 각 개인의 경제적 능력에 따라 보험료를 부담한다. 개별부담에 관계없이 필요에 따라 균등한 급여를 받게 함으로써 질병발생시 가계에 지워지는 경제적 부담을 경감시켜 주는 소득재분배 기능을 수행한다.

셋째, 국민의 의료비용을 사회연대성의 원리에 따라 공동체적으로 해결한다. 형편이 나은 사람이 어려운 사람을, 건강한 사람이 병든 사람을 도와 의료문제를 공동으로 해결해 나간다. 사회공동의 연대책임으로 위험분산과 소득재분배를 통하여 사회통합을 이루는데 있다.

2. 건강보험의 특징

1) 법률에 의한 강제가입

사보험(민간보험)은 임의보험인데 반하여 사회보험은 강제보험의 성격을 가지는 것이 일반적 특성이다. 본인의 의사와 관계없이 건강보험을 당연히 적용하는 이유는 첫째, 임의적용을 할 경우에는 질병위험이 큰 사람들만이 가입하게 되어 보험재정이 파산 되는 등 건강보험의 운영이 불가능하게 될 소지가 있어 이를 방지하기 위함이며 둘째, 대상자가 전국민이 됨으로써 상호 위험분산을 통하여 균등한 의료 서비스를 제공할 수 있기 때문이다.

2) 형평성

보험료를 부담함에 있어서는 소득 및 부담능력에 따라 차등 부담한다는 점이다. 사보험에서는 급여의 내용, 위험의 정도 등에 따라 보험료를 부담하고 있으나 건강보험은 사회보험으로서 급여의 내용에 관계없이 부담능력에 따라 보험료를 부담한다.

3) 보험급여의 균등

개인이 부담한 보험료의 많고 적음에 관계없이 필요에 따라 보험급여를 균등하게 받는다는 점이다. 보험료는 소득 등 부담능력에 따라 차등 부담하는 반면 보험급여는 기여한 보험료에 관계없이 균등하게 받는다.

4) 단기보험

사회보험 중 건강보험과 고용보험은 단기보험에 속하고 연금보험은 장기보험에 속한다. 건강보험은 피보험자의 질병, 부상, 분만 등을 보험사고로 취급하기 때문에 1회계년도를 기준으로 보험료수입, 진료비지급 등이 이루어진다.

5) 수익자 부담 원칙

사회보험은 보험재정의 조달을 위해 반드시 보험대상자의 일정한 기여를 전제로 한다. 건강보험도 사회보험이므로 가입자인 피보험자가 보험료를 부담하여야 한다. 현재 직장건강보험조합, 공무원 및 사립학교교직원 피보험자 등의 경우에 사용자 또는 국가가 일정부분 부담하는 것[1]은 사용자와 근로자가 공히 직 · 간접적인 이해관계가 있는데서 기인된 것이며 사용자의 일방적인 보조로 보아서는 안 된다.

6) 보험료징수의 강제성

건강보험제도의 실효성을 확보하기 위해 보험료징수에 강제성이 주어진다. 즉 보험료를 법정기일까지 납부하지 아니할 경우에는 국세체납처분의 기준에 따라 강제 징수하게 된다.

---

1) 현재 우리나라는 직장건강보험조합의 경우 사용자와 피용자 각각 50%씩 공동분담하고, 공무원은 국가 또는 지방자치단체와 피용자가 50%씩 공동분담하고 있다. 또한 사립학교 교원은 국가 20%(사립학교 직원은 2014년부터 정부지원금 폐지), 학교경영자 30%, 피용자 50%를 부담하고 있다.

3. 우리나라 건강보험의 근거

국민건강보험법 제1조에서 국민건강보험의 목적은 국민의 질병 · 부상에 대한 예방 · 진단 · 치료 · 재활과 출산 · 사망 및 건강증진에 대하여 보험급여를 실시함으로써 국민보건을 향상시키고 사회보장을 증진하는 것이라고 명시하고 있다. 건강보험의 근거법령들을 살펴보면 다음과 같다.

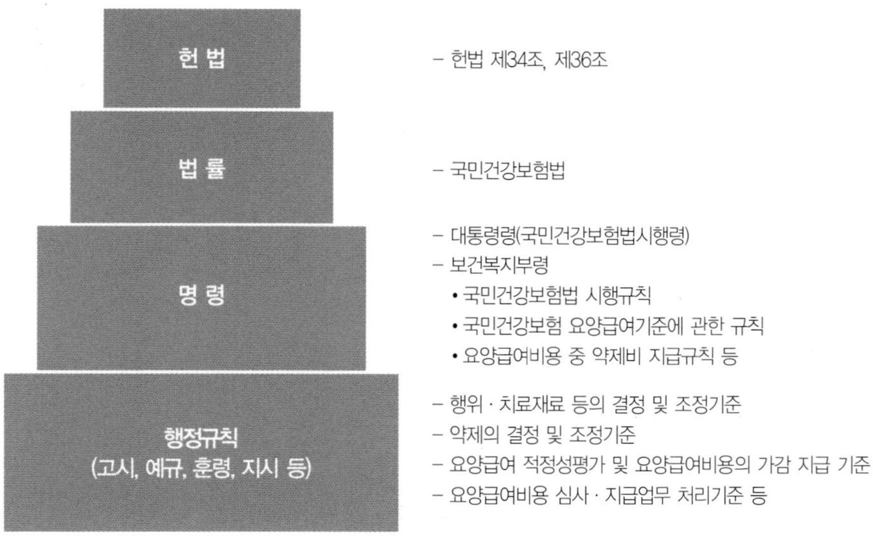

헌법 제34조에서 '모든 국민은 인간다운 생활을 할 권리를 가지며 국가는 사회보장 · 사회복지의 증진에 노력할 의무를 진다'라고 규정하고 있으며, 36조에서도 '모든 국민은 보건에 관하여 국가의 보호를 받는다'라고 규정하고 있다.

사회보장기본법에서 사회적 위험으로부터 국민을 보호하고 빈곤을 해소하며 국민생활의 질을 향상시키기 위하여 사회보장제도 중 사회보험을 규정하고 있다.

국민건강보험법을 제정하여 의료보장제도를 시행하고 있으며 국민건강보험법에는 건강보험제도에 관한 국민의 수급권 등 권리보장, 적용대상 및 보험료 부담 의무 등을 규정하고 있다. 한편 국가에서는 생활유지능력이 없거나 생활이 어려운 국민을 대상으로 '의료급여법'에 의한 의료급여제도를 실시하고 있다.

참고로 2002년 1월 19일 제정된 '국민건강재정건전화특별법'은 국민건강보험의 재정적자를 조기에 해소하고 재정건전화를 이른 시일 내에 달성하기 위하여 보험료 및 보험수가의 산정 등에 관하여 국민건강보험법에 대한 특례를 규정하고, 국민건강보험에 대한 재정지원의 근거를 마련하기 위하여 2002년 1월 19일부터 2006년 12월 31일까지 5년간 시행된 특별법이었다.

4. 국민건강보험법상 용어 정의

1) 근로자

근로자라 함은 직업의 종류와 관계없이 근로의 대가로서 보수를 받아 생활하는 사람(법인의 이사 기타 임원을 포함한다)으로서 공무원 및 교직원을 제외한 사람을 말한다.

2) 사용자

사용자라 함은 다음 각목의 1에 해당되는 자를 말한다.

가. 근로자가 소속되어 있는 사업장의 사업주

나. 공무원이 소속되어 있는 기관의 장으로 대통령령이 정하는 사람[2)]

다. 교직원이 소속되어 있는 사립학교를 설립 · 운영하는 자

---

2) 당해 공무원이 소속되어 있는 기관의 장

구분	기관장
1. 입법부	국회사무총장, 국회도서관장
2. 행정부	가. 감사원장, 대통령비서실장, 국가정보원장, 방송통신위원회위원장 나. 국무조정실장, 공정거래위원회위원장, 금융감독위원회위원장, 국민권익위원회위원장 다. 중앙행정기관의 장 라. 특별시장, 광역시장, 도지사, 특별자치도지사, 시장, 군수, 구청장(자치구의 구청장을 말한다) 마. 대학교 및 대학의 장, 전문대학의 장 바. 교육감, 교육장
3. 사법부	법원행정처장, 각급 법원 및 법원지원(支院)의 장
4. 헌법재판소	사무처장
5. 선거관리위원회	중앙선거관리위원회 사무총장, 특별시 · 광역시 · 도선거관리위원회, 선거관리위원회 사무처장

3) 사업장

사업장이라 함은 사업소 또는 사무소를 말한다.

4) 공무원

공무원이라 함은 국가 또는 지방자치단체에서 상시 공무에 종사하는 사람을 말한다.

5) 교직원

교직원이라 함은 사립학교나 사립학교의 경영기관에서 근무하는 교원 및 직원을 말한다.

제4장 건강보험 일반

제2절 재원 및 관리운영체계

1. 재원

사회보험방식에 의해 운영되고 있는 우리나라 건강보험은 가입자 및 사용자로부터 징수한 보험료와 국고 및 건강증진기금 등 정부지원금을 그 재원으로 하고 있다.

보험료는 가입자 및 피부양자의 질병 · 부상 · 출산 · 사망 등의 보험사고와 예방 · 건강증진에 대한 보험급여의 실시에 필요한 재원을 마련하기 위해서 가입자와 사용자 등으로부터 징수하는 금액을 말한다. 즉 보험료는 건강보험의 사업에 충당되는 재원으로 보험자인 공단이 가입자 등으로부터 갹출하는 금액이다.

보험료는 임금근로자가 대상인 직장가입자의 경우에는 소득비례정률제가 적용되고 있으며, 농 · 어민과 도시자영자 등 지역가입자의 경우에는 대상범위가 광범위할 뿐 아니라, 소득의 형태가 다양하고 정확한 소득파악에 어려움이 있어 소득비례정률제 대신 보험료부과점수(소득, 재산 등의 등급별 점수합)에 점수당 단가를 곱하여 산정한

금액을 적용하고 있다.

즉 직장가입자의 경우 근로자가 일정기간동안 지급받은 보수를 기준으로 산정한 보수월액(2006년도 까지는 등급별 표준보수월액)에 보험료율을 적용하여 산정한 금액을 가입자와 사용자가 각각 1/2씩 부담하고 있으며, 지역가입자의 경우에는 소득, 재산, 생활수준 등 부과요소별 점수를 합산하여 산출한 보험료부과점수에 점수당 단가를 곱하여 산정, 세대별로 부과하고 있다.

한편, 자영자 등 지역주민의 경우에는 1988년 지역의료보험을 처음 실시할 당시부터 보험료부담을 경감시켜 주기 위하여 보험료의 일부와 보험사업 운영에 소요되는 관리운영비를 국고에서 지원하여 왔으며, 2002년부터는 건강보험재정건전화특별법(2002년 1월 제정, 2006년 12월 31일 폐지)에 의하여 지역가입자에 대한 보험급여비용과 지역가입자의 건강보험사업에 대한 운영비의 40%(2005년부터는 35%)에 상당하는 금액을 국고에서, 10%(2005년부터는 15%)에 상당하는 금액을 국민건강증진기금에서 지원하였다.

그리고 2007년부터는 당해 연도 보험료 예상수입액의 100분의 14는 정부지원으로, 당해연도 보험료 예상수입액의 100분의 6은 건강증진기금에서 지원하고 있다. 건강증진기금은 '국민건강증진법'에 의거 담배[3]에 대하여 2015년 1월부터 궐련 20개비당 841원[4]의 건강증진부담금을 부과하여 건강증진사업실시 및 건강보험재정으로 사용토록 하고 있다.

표 4-1 건강보험 재원조달체계(2024년)

구 분		직장근로자	농 · 어민, 도시자영자
재원 조달	보험료	• 보수총액의 7.09%(소득월액 3.545%) • 사용자, 근로자가 각 50%씩 부담 • 사용자가 원천징수하여 공단에 납부 • 사립학교 교원은 본인, 학교경영자, 정부가 각 50%, 30%, 20%씩 부담	• 소득 · 재산에 따라 등급별 일정액 • 세대주가 자진납부 또는 보험자가 방문 징수
	정부지원	당해연도 보험료 예상수입액의 14%	
	담배부담금	당해연도 보험료예상수입액의 6%(단, 부담금 예상수입액의 65%이내)	

3) 담배사업자는 판매한 담배 1갑당 유통마진 및 제조원가 1182원, 건강증진기금 841원을 비롯해 담배소비세 1007원, 지방교육세 443원, 개별소비세 594원, 부가가치세 433원 등을 부담한다(1갑당 4500원 기준).

4) 담배1갑당 건강증진부담금은 지속적으로 확대되고 있다. 즉 1997년 2원, 1999년 20원, 2002년 150원, 2004년 354원, 2015년부터 담배값 인상에 따라 841원을 부과하고 있다.

표 4–2 **연도별 건강보험 재정현황**

(단위 억 원)

구분	2012	2013	1014	2015	2016	2017	2018	2019	2020	2021	2022
수입(A)	418,192	451,733	485,024	524,009	557,195	579,990	621,159	680,643	734,185	804,921	887,773
지출(B)	388,035	415,287	439,155	482,281	526,339	572,913	622,937	708,886	737,716	776,692	851,482
당기 수지	30,157	36,446	45,869	41,728	30,856	7,077	△1,778	△28,243	△3,531	28,229	36,291
수지율(B/A)	92.8	91.9	90.5	92.0	94.5	98.8	100.3	104.1	100.5	96.5	95.9
누적 적립금	45,757	82,203	128,072	169,800	200,656	207,733	205,955	177,712	174,181	202,410	238,701

주: 자금수지 기준

자료: 보건복지부(2023), 보건복지백서

2. 건강보험 관리운영체계

국민건강보험법 하에서 국가를 대신하여 건강보험사업을 수행하는 주체는 건강보험사업을 관장하는 보건복지부, 건강보험사업을 관리 운영하는 주체인 보험자 국민건강보험공단, 건강보험의 심사 · 평가업무를 담당하는 건강보험심사평가원, 요양급여를 실시하는 요양기관[5] 등이라고 할 수 있다. 건강보험의 관리운영체계를 그림으로 나타내면 그림 4–1과 같다.

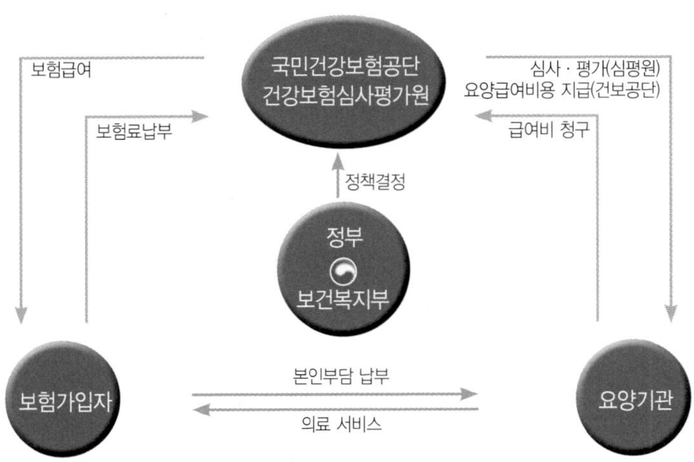

그림 4–1 **건강보험관리운영체계**

5) 요양기관은 의료법에 의해 개설된 의료기관(의료기관의 종별은 종합병원, 병원, 치과병원, 한방병원, 요양병원, 의원, 치과의원, 한의원 및 조산원 등 9종류), 약사법에 의해 등록된 약국, 약사법에 의해 설립된 한국희귀의약품센터, 지역보건법에 의한 보건소, 보건의료원, 보건지소 및 농어촌등 보건의료를 위한 특별조치법에 의해 설치된 보건진료소 등이다.

1) 보건복지부

(1) 건강보험 관련 부서(건강보험정책국)

구 분		과명칭
건강보험정책국	보험정책과	1. 건강보험정책의 발전방향 수립 및 국민경제에 미치는 영향 분석 2. 건강보험제도의 육성 및 발전을 위한 종합계획의 수립 및 조정 3. 외국의 건강보험제도 동향분석 및 국제협력 4. 건강보험 관련 법령에 관한 사항 5. 건강보험정책심의위원회의 운영 6. 건강보험재정 관련 정책에 관한 사항 7. 건강보험 가입자 지원정책의 수립 및 조정 8. 건강보험료의 부과 · 징수 및 가입자 자격 관련 정책의 수립 및 조정 9. 「국민건강보험법」에 따라 설립된 법인에 대한 지도 및 육성 10. 건강보험제도에 관한 교육 · 홍보 및 통계관리 11. 국민연금보험료, 고용보험료 등의 고지 · 수납 및 체납관리에 관한 사항 12. 건강보험요양급여 비용의 계약에 관한 사항
	보험급여과	1. 건강보험요양급여(약제를 제외한다. 이하 이 항에서 같다)에 관한 종합계획의 수립 2. 건강보험요양급여 기준의 수립 3. 신의료기술 · 치료재료에 대한 급여여부의 결정 및 조정 4. 건강보험요양급여 비용의 본인일부부담기준 수립 5. 건강보험요양급여 비용의 산정을 위한 기준 수립 6. 건강보험요양급여 비용의 청구 · 심사 및 지불체계의 수립 7. 건강보험요양급여 비용의 지불체계의 수립에 관한 사항 8. 건강보험요양급여 비용지불제도의 운영 및 평가 9. 약제를 제외한 건강보험 부가급여, 기타급여에 관한 사항 10. 건강보험요양급여에 관한 조사 및 통계 관리
	보험약제과	1. 약제의 건강보험요양급여에 관한 종합계획의 수립 2. 약제에 대한 건강보험요양급여 대상여부의 결정 및 조정 3. 약제의 경제성평가 및 상한금액 협상에 관한 사항 4. 건강보험요양급여대상 약제의 상한금액 산정 및 조정 기준 수립 5. 약제의 건강보험요양급여기준의 수립 6. 건강보험요양급여 대상 약제의 상한금액 재평가에 관한 사항 7. 건강보험요양급여 대상 약제의 적정사용에 관한 사항 8. 건강보험요양급여 대상 약제의 사후관리 종합계획의 수립 9. 건강보험요양급여 대상 약제의 가격 확인 · 조사 및 조정에 관한 사항 10. 약제급여조정위원회의 운영에 관한 사항 11. 약제에 대한 통상업무 지원 12. 약제의 보험급여제도에 관한 연구 · 조사 및 통계에 관한 사항 13. 건강보험요양급여 대상 약제의 지불제도 운영에 관한 사항

	보험 평가과	1. 건강보험요양급여의 사후관리 관련 종합계획의 수립 및 시행 2. 건강보험요양급여의 적정성 평가 관련 기본계획의 수립 및 시행 3. 건강보험요양기관 현지조사계획의 수립 · 시행 4. 건강보험요양기관의 감독 및 행정처분 등에 관한 사항 5. 건강보험요양기관 시설 · 장비 · 인력 관리 등 의료자원 정보관리에 관한 사항 6. 건강보험 치료재료 사후관리에 관한 사항 7. 요양급여비용의 가감 지급에 관한 사항 8.「국민건강보험법」위반 과징금의 부과 · 징수 및 관리에 관한 사항 9. 허위 · 부당한 방법으로 요양급여를 지급받은 요양기관에 대한 신고 포상금의 운영에 관한 사항 10. 허위청구 요양기관의 명칭 등 위반사실 공표에 관한 사항 11. 건강보험 요양급여 대상여부 확인에 관한 사항 12. 건강보험 급여제한 기준 및 처분에 관한 사항 13. 건강보험분쟁조정위원회 사무국의 운영 지원

(2) 건강보험관련 주요 재심 · 의결기구

① 건강보험정책심의위원회(약칭 : 심의위원회)[6)]

- 근거 : 국민건강보험법 제4조
- 성격
  - 보건복지부장관 소속하의 심의 · 의결기구
- 기능
  - 국민건강보험종합계획 및 시행계획(의결은 제외), 요양급여기준, 요양급여비용, 보험료율(직장) 및 보험료부과점수당 금액(지역)등을 심의 · 의결
- 위원회 구성 : 위원장 1인과 부위원장 1인을 포함한 25인의 위원, 위원장은 보건복지부차관이 되고, 심의위원회의 위원은 다음 각 호의 자를 보건복지부장관이 임명 또는 위촉함. 위원의 임기는 3년으로 함.
  - 근로자단체 및 사용자단체가 각각 2인씩, 시민단체, 소비자단체, 농어업인단체 및 자영업자단체가 각각 1인씩 추천(8인)

6) 건강보험의 재정적자를 조기에 해소하고 재정수지의 균형을 이루도록 함으로써 건강보험제도의 발전과 국민건강 증진도모를 위해 한시법인 '국민건강보험재정건전화특별법(2002.1. 19일 제정)'을 제정하여 2006.12.31일까지 '건강보험정책심의위원회(약칭 : 심의위원회)'를 운영하였다. 2006년까지 한시법인 건강보험재정건전화특별법이 자동 폐지되자, 다시 2007년부터 '국민건강보험법 제4조(건강보험정책심의위원회, 약칭 : 심의위원회)'에 근거하여 심의위원회를 운영하고 있다. 용어의 혼란을 피하고자 2006.12.30일 국민건강보험법 개정 이전에는 '건강보험정책심의조정위원회(약칭 : 심의조정위원회)'라고 규정하였다가 2007년 부터는 '심의위원회'라는 명칭을 사용하고 있다.

- 의료계를 대표하는 단체 및 약업계를 대표하는 단체가 추천하는 8인
- 대통령령이 정하는 중앙행정기관 소속 공무원 2인
- 국민건강보험공단의 이사장 및 건강보험심사평가원의 원장이 각각 1인씩 추천하는 2인
- 건강보험에 관한 학식과 경험이 풍부한 4인

② 건강보험분쟁조정위원회 (약칭: 분쟁조정위원회)

- 근거 : 국민건강보험법 제88조, 제89조
- 성격
  - 건강보험분쟁에 관한 재심기구로 보건복지부 장관 소속하에 설치
- 기능
  - 국민건강보험공단의 처분(가입자 및 피부양자의 자격 · 보험료등 · 보험급여 및 보험급여비용에 관한 공단의 처분)이나 건강보험심사평가원의 처분(요양급여비용 및 요양급여비용의 적정성 등의 평가에 관한 심평원의 처분)에 불복이 있을시 분쟁조정위원회에 심판청구를 할 수 있음.
- 위원회 구성
  - 60명 이내의 위원(위원장 포함). 위원장은 보건복지부장관의 제청으로 대통령이 임명

(3) 국민건강보험종합계획의 수립 등(국민건강보험법 제3조의2)

① 보건복지부장관은 건강보험정책심의위원회의 심의를 거쳐 5년마다 국민건강보험종합계획(약칭:종합계획)을 수립하여야 함.

② 종합계획의 내용

- 건강보험정책의 기본목표 및 추진방향
- 건강보험 보장성 강화의 추진계획 및 추진방법
- 건강보험의 중장기 재정 전망 및 운영
- 보험료 부과체계에 관한 사항
- 요양급여비용에 관한 사항
- 건강증진 사업에 관한 사항

- 취약계층 지원에 관한 사항
- 건강보험에 관한 통계 및 정보의 관리에 관한 사항

- 그 밖에 건강보험의 개선을 위하여 필요한 사항으로 대통령령으로 정하는 사항

③ 보건복지부장관은 종합계획에 따라 매년 연도별 시행계획을 건강보험정책심의위원회의 심의를 거쳐 수립 · 시행하여야 하며, 매년 시행계획에 따른 추진실적을 평가하여야 함.

④ 보건복지부장관은 다음 사유가 발생한 경우 관련 사항에 대한 보고서를 작성하여 지체 없이 국회 소관 상임위원회에 보고하여야 함.
- 종합계획의 수립 및 변경
- 시행계획의 수립
- 시행계획에 따른 추진실적의 평가

⑤ 보건복지부장관은 종합계획의 수립, 시행계획의 수립 · 시행 및 시행계획에 따른 추진실적의 평가를 위하여 필요하다고 인정하는 경우 관계 기관의 장에게 자료의 제출을 요구할 수 있음. 이 경우 자료제출을 요구받은 자는 특별한 사유가 없으면 이에 따라야 함.

⑥ 그 밖에 종합계획의 수립 및 변경, 시행계획의 수립 · 시행 및 시행계획에 따른 추진실적의 평가 등에 필요한 사항은 대통령령으로 정함.

2) 국민건강보험공단(보험자)[7)]

가입자 및 피부양자의 자격관리, 보험료 부과 · 징수, 가입자의 건강증진업무, 보험급여비용의 지급, 요양급여비용의 계약 등 보험재정 관리 및 포괄적 국민건강보장 주체로서의 역할을 담당하고 있다.

7) 자세한 내용은 후술한다(제6장)

3) 건강보험심사평가원(심사 · 평가기구)[8)]

요양기관이 청구한 요양급여비용을 심사하고 요양급여의 적정성을 평가하기 위하여 건강보험심사평가원을 둔다.

4) 요양기관[9)]

가입자에 대한 의료서비스를 제공하고, 요양급여서비스 비용은 공단과 계약으로 정한다(계약 미체결시 보건복지부장관이 정함).

8) 자세한 내용은 후술한다(제8장)
9) 자세한 내용은 후술한다(제7장)

제5장
가입자

제1절 적용대상
제2절 가입자의 종류

제3절 가입자 자격취득 · 변동 · 상실
제4절 사업장의 적용 · 변경 · 탈퇴
제5절 건강보험증

제1절 적용대상

1. 적용범위

1) 적용대상

국민건강보험법(제5조)에는 건강보험 적용대상자를 '국내에 거주하는 국민으로서 건강보험적용을 받지 아니하는 자를 제외하고는 건강보험의 가입자 또는 피부양자가 된다'라고 규정하고 있다[1]. 한편 국내에 거주하는 외국인은 원칙적으로 건강보험 적용대상이 아니나 특례규정에 의해 가입자와 피부양자가 될 수 있다(국민건강보험법 제109조, 시행령 76조).

● **국민건강보험법 제109조**(외국인등에 대한 특례)

① 정부는 외국 정부가 사용자인 사업장의 근로자의 건강보험에 관하여는 외국 정부와 한 합의에 따라 이를 따로 정할 수 있다.
② 국내에 체류하는 재외국민 또는 외국인(이하 "국내체류 외국인등"이라 한다)이 적용대상사업장의 근로자, 공무원 또는 교직원이고 제6조제2항 각 호의 어느 하나에 해당하지 아니하면서 다음 각 호의 어느 하나에 해당하는 경우에는 제5조에도 불구하고 직장가입자가 된다.
  1. 「주민등록법」 제6조제1항제3호에 따라 등록한 사람
  2. 「재외동포의 출입국과 법적 지위에 관한 법률」 제6조에 따라 국내거소신고를 한 사람
  3. 「출입국관리법」 제31조에 따라 외국인등록을 한 사람
③ 제2항에 따른 직장가입자에 해당하지 아니하는 국내체류 외국인등이 다음 각 호의 요건을 모두 갖춘 경우에는 제5조에도 불구하고 지역가입자가 될 수 있다.
  1. 보건복지부령으로 정하는 기간 동안 국내에 거주하였거나 해당 기간 동안 국내에 지속적으로 거주할 것으로 예상할 수 있는 사유로서 보건복지부령으로 정하는 사유에 해당될 것
  2. 다음 각 목의 어느 하나에 해당할 것
    가. 제2항제1호 또는 제2호에 해당하는 사람
    나. 「출입국관리법」 제31조에 따라 외국인등록을 한 사람으로서 보건복지부령으로 정하는 체류자격이 있는 사람

---

1) 건강보험의 가입형태는 사회보험이기 때문에 임의가입이 아닌 강제가입이다. 사회보험에서는 당연히 의무적으로 가입해야하며 마음대로 탈퇴할 수 없다. 강제로 가입하게 하는 이유는 많은 사람들이 가입하게 하여 위험의 분산을 극대화하고 규모의 경제를 통한 관리운영비 절감, 보험의 역선택(adverse selection) 방지 등을 위해 가입을 강제하고 있다.

④ 제2항 각 호의 어느 하나에 해당하는 국내체류 외국인등이 다음 각 호의 요건을 모두 갖춘 경우에는 제5조에도 불구하고 공단에 신청하면 피부양자가 될 수 있다.
1. 직장가입자와의 관계가 제5조제2항 각 호의 어느 하나에 해당할 것
2. 제5조제3항에 따른 피부양자 자격의 인정 기준에 해당할 것
3. 국내 거주기간 또는 거주사유가 제3항제1호에 따른 기준에 해당할 것. 다만, 직장가입자의 배우자 및 19세 미만 자녀(배우자의 자녀를 포함한다)에 대해서는 그러하지 아니하다.

⑤ 제2항부터 제4항까지의 규정에도 불구하고 다음 각 호에 해당되는 경우에는 가입자 및 피부양자가 될 수 없다.
1. 국내체류가 법률에 위반되는 경우로서 대통령령으로 정하는 사유가 있는 경우
2. 국내체류 외국인 등이 외국의 법령, 외국의 보험 또는 사용자와의 계약 등에 따라 제41조에 따른 요양급여에 상당하는 의료보장을 받을 수 있어 사용자 또는 가입자가 보건복지부령으로 정하는 바에 따라 가입 제외를 신청한 경우

⑥ 제2항부터 제5항까지의 규정에서 정한 사항 외에 국내체류 외국인등의 가입자 또는 피부양자 자격의 취득 및 상실에 관한 시기 · 절차 등에 필요한 사항은 제5조부터 제11조까지의 규정을 준용한다. 다만, 국내체류 외국인등의 특성을 고려하여 특별히 규정해야 할 사항은 대통령령으로 다르게 정할 수 있다.

⑦ 가입자인 국내체류 외국인등이 매월 2일 이후 지역가입자의 자격을 취득하고 그 자격을 취득한 날이 속하는 달에 보건복지부장관이 고시하는 사유로 해당 자격을 상실한 경우에는 제69조제2항 본문에도 불구하고 그 자격을 취득한 날이 속하는 달의 보험료를 부과하여 징수한다.

⑧ 국내체류 외국인등(제9항 단서의 적용을 받는 사람에 한정한다)에 해당하는 지역가입자의 보험료는 제78조제1항 본문에도 불구하고 그 직전 월 25일까지 납부하여야 한다. 다만, 다음 각 호에 해당되는 경우에는 공단이 정하는 바에 따라 납부하여야 한다.
1. 자격을 취득한 날이 속하는 달의 보험료를 징수하는 경우
2. 매월 26일 이후부터 말일까지의 기간에 자격을 취득한 경우

⑨ 제7항과 제8항에서 정한 사항 외에 가입자인 국내체류 외국인등의 보험료 부과 · 징수에 관한 사항은 제69조부터 제86조까지의 규정을 준용한다. 다만, 대통령령으로 정하는 국내체류 외국인등의 보험료 부과 · 징수에 관한 사항은 그 특성을 고려하여 보건복지부장관이 다르게 정하여 고시할 수 있다.

⑩ 공단은 지역가입자인 국내체류 외국인등(제9항 단서의 적용을 받는 사람에 한정한다)이 보험료를 체납한 경우에는 제53조제3항에도 불구하고 체납일부터 체납한 보험료를 완납할 때까지 보험급여를 하지 아니한다. 이 경우 제53조제3항 각 호 외의 부분 단서 및 같은 조 제5항 · 제6항은 적용하지 아니한다.

2) 건강보험 적용제외자

① 「의료급여법」에 따라 의료급여를 받는 사람(의료급여법 제3조)

② 「독립유공자예우에 관한 법률」 및 「국가유공자 등 예우 및 지원에 관한 법률」에 따라 의료보호를 받는 사람(유공자 등 의료보호대상자)이다. 하지만 다음에 해당하는 자는 건강보험의 적용을 받는다.

- 유공자 등 의료보호대상자 중 건강보험의 적용을 보험자에게 신청한 사람
- 건강보험의 적용을 받고 있던 사람이 유공자 등 의료보호대상자로 되었으나 보험자에게 건강보험의 적용배제신청을 하지 아니한 사람.

● **의료급여법 제3조 및 제7조**(의료급여 수급권자와 급여내용)

① 수급권자
1. 「국민기초생활 보장법」에 따른 수급자
2. 「재해구호법」에 따른 이재민으로서 보건복지부장관이 의료급여가 필요하다고 인정한 사람
3. 「의사상자 등 예우 및 지원에 관한 법률」에 따라 의료급여를 받는 사람
4. 「국내 입양에 관한 특별법」에 따라 국내에 입양된 18세 미만의 아동
5. 「독립유공자예우에 관한 법률」, 「국가유공자 등 예우 및 지원에 관한 법률」및「보훈보상대상자 지원에 관한 법률」의 적용을 받고 있는 사람과 그 가족으로서 국가보훈처장이 의료급여가 필요하다고 추천한 사람 중에서 보건복지부장관이 의료급여가 필요하다고 인정한 사람
6. 「문화재보호법」에 따라 지정된 중요무형문화재의 보유자(명예보유자를 포함한다)와 그 가족으로서 문화재청장이 의료급여가 필요하다고 추천한 사람 중에서 보건복지부장관이 의료급여가 필요하다고 인정한 사람
7. 「북한이탈주민의 보호 및 정착지원에 관한 법률」의 적용을 받고 있는 사람과 그 가족으로서 보건복지부장관이 의료급여가 필요하다고 인정한 사람
8. 「5 · 18민주화운동 관련자 보상 등에 관한 법률」제8조에 따라 보상금등을 받은 사람과 그 가족으로서 보건복지부장관이 의료급여가 필요하다고 인정한 사람
9. 「노숙인 등의 복지 및 자립지원에 관한 법률」에 따른 노숙인 등으로서 보건복지부장관이 의료급여가 필요하다고 인정한 사람
10. 그 밖에 생활유지 능력이 없거나 생활이 어려운 사람으로서 대통령령으로 정하는 사람

② 의료급여의 내용 등
1. 진찰 · 검사
2. 약제(藥劑) · 치료재료의 지급
3. 처치 · 수술과 그 밖의 치료
4. 예방 · 재활
5. 입원
6. 간호
7. 이송과 그 밖의 의료목적의 달성을 위한 조치

3) 우리나라 건강보험 적용현황

1989년 7월 1일부터 전국민의료보험이 실시되어 모든 국민이 건강보험과 의료급여에 의하여 의료보장을 받고 있다. 우리나라 건강보험의 적용인구는 2022년 12월 현재 전국민의 97.15%인 51,453천 명이 국민건강보험제도의 적용을 받고 있으며, 나머지 2.85%인 151만 1천명이 기초생활보장대상자 등으로 의료급여제도에 편입되어 있다. 따라서 우리나라는 모든 국민이 의료보장의 혜택을 받고 있다고 할 수 있다. 건강보험의 가입자는 직장가입자 및 지역가입자로 구분하며, 모든 사업장의 근로자 및 사용자와 공무원 및 교직원은 직장가입자가 되며, 직장가입자 및 그 피부양자를 제외한 농어촌 주민, 도시자영업자 등은 지역가입자가 된다.

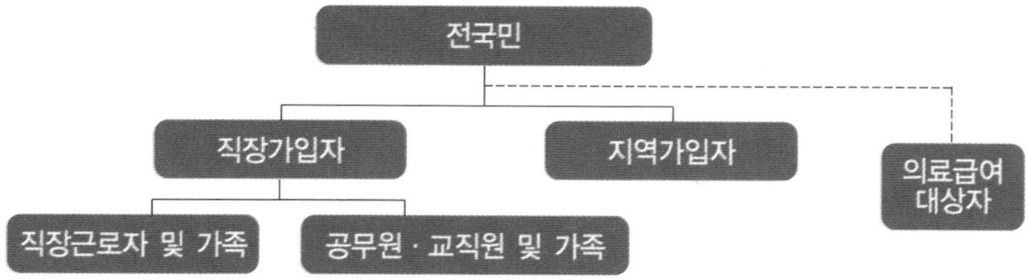

그림 5-1 건강보험가입자 적용체계

표 5-1 의료보장 적용인구현황

(2023년 12월, 단위 : 천 명, %)

구 분		적용인구	구성비
의료보장		52,964	100
건강보험	소계	51,453	97.15
	직장	36,365	68.7
	지역	15,089	28.5
의료급여	소계	1,511	2.85

자료 : 보건복지부(2023)

2. 피부양자

1) 피부양자의 의미

피부양자는 직장가입자에 의하여 주로 생계를 의존하는 사람으로서 소득 및 재산이 보건복지부령으로 정하는 기준 이하에 해당하는 사람을 말한다[2]. 피부양자의 범위는 다음과 같다.

① 직장가입자의 배우자

② 직장가입자의 직계존속(배우자의 직계존속을 포함한다)

2) 피부양자의 자격은 당연히 법에 의해 주어지는 강제주의가 아니고 신청에 의해 주어지는 신청주의 방식이다. 즉 법률상 피부양자의 요건이 충족되더라도 직장가입자가 피부양자로 등재하여 줄 것을 신청하지 않으면 피부양자로 등재되지 않는다. 직장가입자에 한해서 피부양자를 둘 수 있으며, 피부양자는 보험료의 부담 및 납부의무가 없다. 직장가입자의 보험료는 총급여비의 지출을 고려하여 결정되고 피부양자의 수에 관계없이 소득의 크기에 비례하여 개인별로 부과된다.

③ 직장가입자의 직계비속(배우자의 직계비속을 포함한다)과 그 배우자

④ 직장가입자의 형제 · 자매

2) 피부양자의 자격요건

피부양자가 되기 위해서는 2가지 인정요건, 즉 부양요건과 소득 및 재산요건을 동시에 갖추고 있어야 한다. 외국인 및 재외국민을 포함한다.

국민건강보험공단은 피부양자 자격을 취득한 자가 피부양자 인정요건에 해당되지 않는 것으로 확인한 경우에는 그 확인한 날의 다음날부터 피부양자 자격을 상실시킬 수 있다.

또한 직장가입자는 피부양자 인정요건에 해당됨을 입증하기 위하여 공단이 요구하는 서류를 제출하여야 한다.

(1) 부양요건

부양요건이란 국민건강보험법 제5조 2항의 내용에서 본 바와 같이 직장가입자에 의하여 부양받고 있음이 인정되어야 하며 재외국인 및 외국인도 포함된다. 개정된(2018.3.6.) 피부양자 자격 인정기준 중 부양요건을 보면, ① 가입자와 동거하고 있지 않은 자녀의 경우 미혼인 경우만 피부양자로 인정하던 것을 이혼 또는 사별한 경우에도 인정될 수 있도록 하고, 배우자의 아버지 또는 어머니와 재혼한 배우자도 피부양자로 인정될 수 있도록 하는 등 피부양자의 인정범위를 확대하였으며, ② 형제 · 자매를 피부양자의 범위에서 원칙적으로 제외하되, 30세 미만, 65세 이상으로, 부모가 보수 또는 소득이 없는 등 다른 가족을 통해 부양을 받을 수 없는 경우는 피부양자가 될 수 있도록 하였다. 부양요건에 대한 기준은 표 5-2와 같다.

표 5-2 피부양자 자격의 인정기준 중 부양요건(시행규칙 제2조제1항제1호 관련)

가입자와의 관계	부양요건	
	동거 시	비동거 시
1. 배우자	• 부양 인정	• 부양 인정
2. 부모인 직계존속		
가. 부모(아버지 또는 어머니와 재혼한 배우자 포함)	• 부양 인정	• 부모(아버지 또는 어머니와 재혼한 배우자 포함)와 동거하고 있는 형제자매가 없거나, 있어도 보수 또는 소득이 없는 경우 부양 인정
나. 법률상의 부모가 아닌 친생부모(이하 "친생부모"라 한다)	• 부양 인정	• 친생부모의 배우자 또는 동거하고 있는 직계비속이 없거나, 있어도 보수 또는 소득이 없는 경우 부양 인정
3. 자녀(법률상의 자녀가 아닌 친생자녀 포함)인 직계비속	• 부양 인정	• 미혼(이혼 · 사별한 경우 포함)인 경우 부양 인정. 다만, 이혼 · 사별한 경우 자녀인 직계비속이 없거나, 있어도 보수 또는 소득이 없는 경우 부양 인정
4. 조부모 · 외조부모 이상인 직계존속	• 부양 인정	• 조부모 · 외조부모 이상인 직계존속과 동거하고 있는 직계비속이 없거나, 있어도 보수 또는 소득이 없는 경우 부양 인정
5. 손 · 외손 이하인 직계비속	• 부모가 없거나, 아버지 또는 어머니가 있어도 보수 또는 소득이 없는 경우 부양 인정	• 미혼(이혼 · 사별한 경우 포함)으로서 부모가 없는 경우 부양 인정. 다만, 이혼 · 사별한 경우 자녀인 직계비속이 없거나, 있어도 보수 또는 소득이 없는 경우 부양 인정
6. 직계비속의 배우자	• 부양 인정	• 부양 불인정
7. 배우자의 부모인 직계존속(배우자의 아버지 또는 어머니와 재혼한 배우자 포함)	• 부양 인정	• 배우자의 부모(아버지 또는 어머니와 재혼한 배우자 포함)와 동거하고 있는 배우자의 형제자매가 없거나, 있어도 보수 또는 소득이 없는 경우 부양 인정
8. 배우자의 조부모 · 외조부모 이상인 직계존속	• 부양 인정	• 배우자의 조부모 · 외조부모 이상인 직계존속과 동거하고 있는 직계비속이 없거나, 있어도 보수 또는 소득이 없는 경우 부양 인정
9. 배우자의 직계비속	• 미혼(이혼 · 사별한 경우 포함)인 경우 부양 인정. 다만, 이혼 · 사별한 경우 자녀인 직계비속이 없거나, 있어도 보수 또는 소득이 없는 경우 부양 인정	• 부양 불인정

10. 다음 각 목의 어느 하나에 해당하는 형제 · 자매 가. 30세 미만 나. 65세 이상 다. 「장애인복지법」 제32조에 따라 등록한 장애인 라. 「국가유공자 등 예우 및 지원에 관한 법률」 제4조 · 제73조 및 제74조에 따른 국가유공자 등(법률 제11041호로 개정되기 전의 「국가유공자 등 예우 및 지원에 관한 법률」 제73조의2에 따른 국가유공자 등을 포함한다)으로서 같은 법 제6조의4에 따른 상이등급 판정을 받은 사람 마. 「보훈보상대상자 지원에 관한 법률」 제2조에 따른 보훈보상대상자로서 같은 법 제6조에 따른 상이등급 판정을 받은 사람	• 미혼(이혼 · 사별한 경우 포함)으로 부모가 없거나, 있어도 부모가 보수 또는 소득이 없는 경우 부양 인정. 다만, 이혼 · 사별한 경우 자녀인 직계비속이 없거나, 있어도 보수 또는 소득이 없는 경우 부양 인정	• 미혼(이혼 · 사별한 경우 포함)으로 부모 및 직장가입자 외의 다른 형제 · 자매가 없거나, 있어도 부모 및 동거하고 있는 형제 · 자매가 보수 또는 소득이 없는 경우 부양 인정. 다만, 이혼 · 사별한 경우 자녀인 직계비속이 없거나, 있어도 보수 또는 소득이 없는 경우 부양 인정

(2) 소득 및 재산요건

지금까지 보건복지부장관의 고시에 규정되어 있던 국민건강보험의 피부양자 자격 인정기준 중 소득요건을 2013년 6월 법 개정을 통해 국민건강보험법 시행규칙으로 상향하여 규정하였다.

개정된(2018.3.6.) 피부양자 자격 인정기준 중 소득 및 재산요건 변경사항을 보면, ① 「국민건강보험법 시행령」 제41조제1항 각 호에 따른 이자소득, 배당소득 또는 연금소득 등의 합계액이 연간 2,000만원을 초과하는 경우에는 직장가입자의 피부양자가 될 수 없도록 하였으며, ② 토지, 건축물, 주택 등의 재산에 대한 「지방세법」 제110조에 따른 재산세 과세표준의 합계액이 5억 4천만원을 초과하면서 9억 이하인 경우에는 「국민건강보험법 시행령」 제41조제1항 각 호에 따른 소득의 연간 합계액이 1천만원을 초과하여 보유한 경우 직장가입자의 피부양자로 인정되지 않도록 규정하였다.

● **피부양자 자격의 인정기준 중 소득 및 재산요건(사행규칙 제2조제1항제2호 관련)**

1. 직장가입자의 피부양자가 되려는 사람은 다음 각 목에서 정하는 소득요건을 모두 충족하여야 한다.
   가. 영 제41조제1항 각 호에 따른 소득의 합계액이 연간 2천만원 이하일 것
   나. 영 제41조제1항제3호의 사업소득(이하 이 표에서 "사업소득"이라 한다)이 없을 것. 다만, 피부양자가 되려는 사람이 다음의 어느 하나에 해당하고, 사업소득의 합계액이 연간 500만원 이하인 경우에는 사업소득이 없는 것으로 본다.
      1) 사업자등록이 되어 있지 않은 경우(「소득세법」 제19조제1항제12호에 따른 부동산업에서 발생하는 소득 중 주택임대소득이 있는 경우는 제외한다)
      2) 「장애인복지법」 제32조에 따라 장애인으로 등록한 경우
      3) 「국가유공자 등 예우 및 지원에 관한 법률」 제4조 · 제73조 및 제74조에 따른 국가유공자 등(법률 제11041호로 개정되기 전의 「국가유공자 등 예우 및 지원에 관한 법률」 제73조의2에 따른 국가유공자 등을 포함한다)으로서 같은 법 제6조의4에 따른 상이등급 판정을 받은 경우
      4) 「보훈보상대상자 지원에 관한 법률」 제2조에 따른 보훈보상대상자로서 같은 법 제6조에 따른 상이등급 판정을 받은 경우
   다. 피부양자가 되려는 사람이 「도시 및 주거환경정비법」에 따른 주택재건축사업으로 발생한 사업소득을 제외하면 가목 및 나목의 요건을 충족하는 경우 등 관계 자료에 의하여 공단이 인정한 경우에는 가목 및 나목의 요건을 충족하는 것으로 본다.
   라. 피부양자가 되려는 사람이 기혼자인 경우에는 부부 모두 가목부터 다목까지의 요건을 충족하여야 한다.
2. 직장가입자의 피부양자가 되려는 사람은 각 목에서 정하는 재산요건 중 어느 하나에 해당하여야 한다.
   가. 별표 1의 제1호부터 제9호까지에 해당하는 경우: 다음의 어느 하나에 해당할 것
      1) 영 제42조제3항제1호에 따른 재산에 대한 「지방세법」 제110조에 따른 재산세 과세표준의 합이 5억 4천만원을 초과하면서 9억원 이하이고, 영 제41조제1항 각 호에 따른 소득의 합계액이 연간 1천만원 이하일 것
      2) 영 제42조제3항제1호에 따른 재산에 대한 「지방세법」 제110조에 따른 재산세 과세표준의 합이 5억4천만원 이하일 것
   나. 별표 1의 제10호에 해당하는 경우: 영 제42조제3항제1호에 따른 재산에 대한 「지방세법」 제110조에 따른 재산세 과세표준의 합이 1억8천만원 이하일 것

3) 피부양자 자격 취득

피부양자의 자격은 당해 직장가입자의 신청에 의해 주어지는 것이기 때문에 원칙적으로는 신청서가 공단에 제출된 날에 그 자격이 주어지는 것으로 간주된다. 시행규칙에서 그 자격 취득시기를 다음과 같이 규정하고 있다.

① 신생아의 경우: 출생한 날[3)]

② 직장가입자의 자격취득일 또는 가입자의 자격변동일부터 90일 이내에 피부양자의 자격취득신고를 한 경우: 직장가입자의 자격취득일 또는 가입자의 자격변동일[4)]

③ 직장가입자의 자격취득일 또는 가입자의 자격변동일부터 90일을 초과하여 피부양자 자격 취득신고를 한 경우: 국민건강보험공단에 피부양자자격취득신고서를 제출한 날[5)] 다만, 천재지변, 질병 · 사고 등 본인의 책임이 없는 부득이한 사유로 90일을 초과하여 피부양자 자격취득신고를 한 경우에는 직장가입자의 자격취득일 또는 가입자의 자격변동일이 된다. 이 경우 "본인의 책임이 없는 부득이한 사유" 인지의 여부는 공단이 결정한다.

건강보험공단 자료에 따르면 2024년 현재 전체 건강보험 가입자의 약 31.9%에 해당하는 자가 직장가입자의 피부양자로 되어 있어 기여금에 대한 부담 없이 건강보험에 무임승차를 하고 있는 실정이다. 직장건강보험에서는 소득원이 있는 사람만 피보험자 자격을 갖고 소득요건과 자격요건을 만족하는 모든 사람은 피부양자 자격을 획득하여 보험료 부담을 면제받고 있어 피부양자의 경우 사업소득과 임대소득만으로 소득유무를 판단하므로 고액의 금융소득이 있는 자도 피부양자로 등재될 소지가 있다.

4) 피부양자의 상실시기

피부양자는 다음 어느 하나에 해당하는 날에 그 자격을 상실한다.

3) 신생아의 경우 출생일로부터 1월 이내 신고토록 되어 있는 점과 현실적으로 출생과 동시에 피부양자 등재신청을 할 수 없는 점 등을 감안할 때 출생 이후 일정기간 경과 후 피부양자로 등재신청해도 소급하여 피부양자로 인정하고 있다. 특히, 신생아는 부모의 건강보험증으로 보험급여를 받을 수 밖에 없는 점을 고려할 때 출생일 때부터 자격을 인정해야 한다(정영동, 2006).

4) 직장가입자의 자격취득신고와 동시에 피부양자 자격취득신고를 한 경우, 그 직장가입자의 취득일부터 피부양자의 자격을 소급하여 인정한다. 이는 직장가입자의 자격취득신고에 소요되는 기간 때문에 일정기간동안 피부양자가 그 자격을 유지하지 못하게 되어 불이익을 받는 것을 방지하기 위한 것이다(정영동, 2006)

5) 직장가입자의 자격취득신고 후 별도로 피부양자의 자격취득신고를 하는 경우 공단 또는 사용자에게 피부양자의 자격취득신고서를 제출한 날로부터 피부양자로 인정되도록 한 것은 강제취득주의가 아닌 신청에 의한 피부양자 자격인정제도의 특성을 그대로 반영한 것이다. 그리고 피부양자의 자격취득에 대한 소급의 인정기간은 피부양자로 될 수 있었던 날로부터 90일 이내에 신고서를 제출한 경우에는 피부양자로 될 수 있었던 날로 소급인정하고 있다.

① 사망한 날의 다음 날[6]

② 대한민국의 국적을 잃은 날의 다음 날

③ 국내에 거주하지 아니하게 된 날의 다음 날[7]

④ 직장가입자가 자격을 상실한 날

⑤ 의료급여 수급권자가 된 날

⑥ 유공자등 의료보호대상자인 피부양자가 공단에 건강보험의 적용배제 신청을 한 날의 다음 날

⑦ 직장가입자 또는 다른 직장가입자의 피부양자 자격을 취득한 경우에는 그 자격을 취득한 날

⑧ 피부양자 자격을 취득한 사람이 본인의 신고에 따라 피부양자 자격 상실 신고를 한 경우에는 신고한 날의 다음 날[8]

⑨ 피부양자 부양 및 소득 · 재산요건을 충족하지 아니하는 경우에는 공단이 그 요건을 충족하지 아니한다고 확인한 날의 다음 날 등

5) 피부양자의 자격취득 및 상실 신고

직장가입자가 피부양자 자격취득대상자 또는 자격상실대상자를 신고하고자 하거나 피부양자가 자격상실신고를 하고자 하는 때에는 '피부양자자격취득 · 상실신고서'[9]에 아래 서류(자격취득신고의 경우에만 해당한다)를 첨부하여 공단에 제출하여야 한다. 다만, 공단이 국가 등으로부터 제공받은 자료에 의하여 피부양자 자격취득 또는 자격상실의 대상자를 확인할 수 있는 경우에는 신고서를 제출하지 아니한다.

① 가족관계등록부의 증명서 1부(주민등록표등본으로 부양요건, 재산 및 소득요건 충족여부를 확인할 수 없는 경우에 한한다)

② 「장애인복지법」 상 등록된 장애인, 「국가유공자 등 예우 및 지원에 관한 법률」 에 따른 국가유공자 등으로서 상이등급 판정을 받은 사람과 「보훈보상대상자 지원

---

6) 사망일이 속하는 날의 보험급여에 지장이 없도록 하기 위함이다.
7) 출국당일까지 보험급여를 받을 수 있게 하기 위함이다.
8) 직장가입자의 자격이 상실되면 피부양자의 자격도 자동적으로 상실된다고 보아야 한다.
9) 국민건강보험법 시행규칙 별지 제1호 서식

에 관한 법률」에 따른 보훈보상대상자로서 상이등급 판정을 받은 사람임을 증명할 수 있는 서류 1부(장애인, 국가유공자 등 또는 보훈보상대상자의 경우만 해당한다)

③「도시 및 주거환경정비법」에 따른 주택재건축사업의 사업자등록증 사본 등 시행규칙 별표 1의2 제1호 다목에 해당하는 사실을 확인하기 위하여 공단이 요구하는 서류(피부양자가 되려는 사람이 별표 1의2 제1호 다목에 따른 인정을 받으려는 경우만 해당한다)

건강보험의 가입자는 직장가입자와 지역가입자로 구분한다. 왜냐하면 단일기준의 보험료를 부과하여 관리하는 것은 현실적으로 불가능하기 때문에 직장가입자와 지역가입자는 자격관리와 보험료의 부과 및 징수에 있어 서로 다른 절차와 방법 및 기준이 적용되고 있다. 그리고 가입자는 자신의 의사와 관계없이 소정의 요건을 충족시키는 날에 자격을 취득 · 변경 및 상실하게 된다. 가입자는 건강보험의 주체로서 보험사고가 발생했을 때 보험급여를 청구할 수 있는 지위에 있는 동시에 보험료의 납부의무를 지고 있다.

제5장 가입자

제2절 가입자의 종류

1. 직장가입자

1) 적용범위

모든 사업장의 근로자 및 사용자와 공무원 및 교직원은 직장가입자가 된다.

2) 적용제외자

다만, 다음 각 항에 해당하는 자는 직장가입자에서 제외한다.

① 고용기간이 1개월 미만인 일용근로자[10)]

② 「병역법」에 따른 현역병(지원에 의하지 아니하고 임용된 하사를 포함한다), 전환복무된 사람 및 군간부후보생[11)]

③ 선거에 당선되어 취임하는 공무원으로서 매월 보수 또는 보수에 준하는 급료를 받지 아니하는 사람[12)]

④ 그 밖에 사업장의 특성, 고용형태 및 사업의 종류 등을 고려하여 아래와 같이 대통령령으로 정하는 사업장의 근로자 및 사용자와 공무원 및 교직원

ⅰ) 비상근 근로자 또는 1개월동안의 소정(所定) 근로시간이 60시간 미만인 단시간근로자

ⅱ) 비상근 교직원 또는 1개월동안의 소정 근로시간이 60시간 미만인 시간제공무원 및 교직원

ⅲ) 소재지가 일정하지 아니한 사업장의 근로자 및 사용자[13)]

ⅳ) 근로자가 없거나 위 ⅰ)의 규정에 의한 근로자만을 고용하고 있는 사업장의 사업주[14)]

2. 지역가입자

지역가입자는 직장가입자와 그 피부양자를 제외한 가입자를 말한다. 즉 지역가입자 중에는 법 제5조의 규정에 의한 수급권자(의료급여법에 따라 의료급여를 받는 자), 유공자

---

10) 일용근로자는 1일 또는 30일 이내의 기간을 정하여 고용되는 근로자를 의미한다.

11) 이들은 공무원에 포함된다(법제3조4호). 그러나 이들은 보수를 지급받지 않을 뿐 아니라 질병·부상에 대한 요양의 책임은 국가에 있기 때문에 직장가입자에서 제외시키고 있다. "전환복무"란 현역병으로 복무 중인 사람이 의무경찰대원 또는 의무소방원의 임무에 종사하도록 군인으로서의 신분을 다른 신분으로 전환하는 것을 말한다(병역법 제2조). "군간부후보생"이란 장교·준사관·부사관의 병적 편입을 위하여 군사교육기관 또는 수련기관 등에서 교육이나 수련 등을 받고 있는 사람을 말한다. 현역병, 전환복무된 사람 및 군간부후보생의 경우 지역가입자로서의 자격은 유지되나(법제6조제3항), 군복무 기간 중에는 보험급여가 정지되며, 보험료도 면제된다.

12) 선거에 의하여 취임하는 공무원은 대통령, 국회의원, 지방의회의원 및 지방자치단체의 장이 있다(공직선거법 제2조). 매월 보수 또는 이에 준하는 급료를 받지 아니하는 자는 지방의회의원이다. 지방의회의원은 지방자치법 제33조에 의해 보수가 아닌 의정활동비, 여비, 월정수당 등을 지급하고 있어 공무원에서 제외하고 있다.

13) 전국을 순회하는 흥행업, 특정계절에만 생산되는 농·수산물을 건조·가공하는 사업장, 박람회 등과 같이 한시적·임시적으로 개설하는 사업장의 근로자 등이다(정영동, 2006).

14) 근로자가 없는 사업장의 사용자는 당연히 직장가입자에서 제외시켜 지역가입자로 관리하는 것이 타당하고 이들을 제외시키고 있는 이유는 소속근로자 중 직장가입자가 한 명도 없는 상태에서 사용자만 직장가입자로 관리한다는 것은 합리적이지 않기 때문이다(정영동, 2006).

등 의료보호대상자(독립유공자예우에 관한 법률과 국가유공자등 예우 및 지원에 관한 법률에 의해 의료보호를 받는 자), 직장가입자 및 피부양자를 제외한 자이다. 그러므로 지역가입자는 주로 농 · 어업에 종사하는 자, 도시자영업자 등으로 구성되어 있다.

3. 우리나라 가입자 현황

1) 현황

2022년 말 의료보장 적용인구는 5,293만 명인데, 이 중 건강보험 적용인구는 5,141만 명으로 의료보장 인구의 97.1%를 차지하고 있다. 의료급여수급권자는 152만 명으로 나타났다. 건강보험 적용인구 중 직장 비율은 71.3%이며, 지역은 28.7%를 차지하였다. 직장가입자는 3,663만 명, 지역가입자수는 1,478만 명으로 나타났다. 1인당 평

표 5-3 연도별 건강보험적용인구 현황

(단위 : 천 명, 천 세대, %)

구 분		2016년	2017년	2018년	2019년	2020년	2021년	2022년	전년대비 증감률 (%)
의료보장		52,273	52,427	52,557	52,880	52,871	52,929	52,932	0.006
건강보험		50,763	50,941	51,072	51,391	51,345	51,412	51,410	−0.004
직장	소 계	36,675	36,899	36,990	37,227	37,150	37,180	36,633	−1.5
	-가입자	16,338	16,830	17,479	18,123	18,543	19,090	19,594	2.6
	- 피부양자	20,337	20,069	19,510	19,104	18,607	18,090	17,039	−5.8
	부양률(명)	1.24	1.19	1.12	1.05	1.00	0.95	0.87	−8.4
지역	가입자	14,089	14,042	14,082	14,164	14,195	14,232	14,777	3.8
	세대수	7,665	7,786	8,053	8,377	8,590	8,817	9,314	5.6
	세대원	7,607	7,501	7,404	7,207	7,062	6,897	7,075	2.6
	부양률(명)	0.99	0.96	0.92	0.86	0.82	0.78	0.76	−2.6
의료급여		1,509	1,486	1,485	1,489	1,526	1,517	1,522	0.3
사업장(개소)		1,573,176	1,659,619	1,752,678	1,840,671	1,900,406	2,005,323	2,051,984	2.3

주 1) 연도 말 기준, 직장가입자는 이중가입자 포함, 지역세대수는 비가입세대주 세대 포함

2) 부양률: 직장피부양자/가입자, 지역세대원/세대주

3) 의료급여적용인구 : 지방자치단체 자격관리 의료급여수급자 기준

자료: 국민건강보험공단(2023)

균 부양가족(세대원수)는 직장 지역 모두 감소추세로 나타났으며, 직장가입자는 0.87명, 지역가입자는 0.76명으로 나타났다. 한편 건강보험 사업장수는 2022년말 현재 2,051천개소로 전년말 2,005천개소에 비해 2.3% 증가하였다.

2) 외국인 적용현황

2001년 6월부터 외국인과 재외국민도 본인 신청으로 건강보험을 적용받게 되었고, 2006년부터는 본인 신청 방식이 아닌 내국인과 같은 기준으로 건강보험적용을 받게 되었다. 외국인 및 재외국민의 건강보험적용대상은 2005년말 215,198명이었으나 매년 증가하여 2019년 12월말 현재 건강보험적용을 받는 외국인과 재외국민은 1,343,172명(외국인은 1,315,474명, 재외국민은 27,698명)으로 매년 지속적으로 증가하고 있다.

표 5-4 재외국민 및 외국인 건강보험 적용인구 현황

(단위 : 명, %)

구 분	2016년	2017년	2018년	2019년	2020년	2021년	2022년
계(A+B)	883,774	913,150	971,199	1,239,539	1,209,409	1,264,427	1,343,172
직장	635,295	642,734	664,529	714,323	704,287	689,692	725,843
지역	248,479	270,416	306,670	525,216	505,122	574,735	617,329
재외국민(A)	20,680	23,259	24,454	27,064	27,068	27,152	27,698
직장	14,973	16,843	17,472	17,089	16,852	17,182	17,270
지역	5,707	6,416	6,982	9,975	10,216	9,970	10,428
외국인(B)	863,094	889,891	946,745	1,212,475	1,182,341	1,237,275	1,315,474
직장	620,322	625,891	647,057	697,234	687,435	672,510	708,573
지역	242,772	264,000	299,688	515,241	494,906	564,765	606,901

주 1) 연도 말 기준
2) 재외국인: 국외에 거주하고 있지만 우리나라 국적을 유지하고 있는 국민
자료: 국민건강보험공단(2023)

제3절 가입자 자격취득 · 변동 · 상실

1. 자격의 취득시기 등

가입자는 국내에 거주하게 된 날에 직장가입자 또는 지역가입자의 자격을 얻는다. 다만, 다음 각 항에 해당하는 자는 그 해당되는 날에 각각 자격을 얻는다.

① 수급권자이었던 사람은 그 대상자에서 제외된 날

② 직장가입자의 피부양자이었던 사람은 그 자격을 잃은 날

③ 유공자 등 의료보호대상자이었던 사람은 그 대상자에서 제외된 날

④ 유공자 등 의료보호대상자로서 건강보험의 적용을 보험자에 신청한 자는 그 신청한 날

가입자 자격을 얻은 경우 당해 직장가입자의 사용자 및 지역가입자의 세대주는 그 내역을 보건복지부령이 정하는 바에 의하여 자격취득일부터 14일 이내에 보험자에게 신고하여야 한다.

2. 자격의 변동시기 등

가입자는 다음 각 항의 어느 하나에 해당하게 된 날에 그 자격이 변동된다.

① 지역가입자가 적용대상사업장의 사용자로 되거나, 근로자 · 공무원 또는 교직원으로 사용된 날

② 직장가입자가 다른 적용대상사업장의 사용자로 되거나 근로자등으로 사용된 날

③ 직장가입자인 근로자등이 그 사용관계가 끝난 날의 다음 날

④ 적용대상 사업장에 법 제7조 제2호에 따른 사유(휴업 · 폐업 등 보건복지부령으로 정하는 사유가 발생한 때) 발생한 날의 다음 날

⑤ 지역가입자가 다른 세대로 전입한 날

지역가입자가 직장가입자로 자격이 변동된 경우에는 당해 직장가입자의 사용자가, 직장가입자 또는 그 피부양자가 지역가입자로 자격이 변동된 경우에는 당해 지역가입자의 세대주가 각각 그 명세를 보건복지부령이 정하는 바에 의하여 자격변동일부터 14일 이내에 보험자에게 신고하여야 한다.

국방부장관 및 법무부장관은 직장가입자나 지역가입자가 법 제54조 제3호 또는 제4호[15]에 해당하는 경우에는 그 변동일부터 1월 이내에 보건복지부령이 정하는 바에 따라 보험자에게 알려야 한다[16].

3. 자격의 상실시기 등

가입자는 다음 각 항에 해당하게 된 날에 그 자격을 잃는다.

① 사망한 날의 다음 날

② 국적을 잃은 날의 다음 날

③ 국내에 거주하지 아니하게 된 날의 다음 날

④ 직장가입자의 피부양자가 된 날

⑤ 수급권자가 된 날

⑥ 건강보험의 적용을 받고 있던 사람이 유공자 등 의료보호대상자가 되어 건강보험의 적용배제 신청을 한 날

가입자가 자격을 잃은 경우 당해 직장가입자의 사용자와 지역가입자의 세대주는 그 명세를 보건복지부령이 정하는 바에 따라 자격을 잃은 날부터 14일 이내에 보험자에게 신고하여야 한다.

15) 「병역법」에 따른 현역병(지원에 의하지 아니하고 임용된 하사를 포함한다), 전환복무된 사람 및 군간부후보생(국방부장관 소관) 및 교도소 기타 이에 준하는 시설에 수용되어 있는때(법무부장관 소관)

16) 국방부장관은 해당자의 성명 · 주민등록번호 · 입대일 · 전역일 및 전환복무일을, 법무부장관은 해당하는 자의 성명 · 주민등록번호 · 입소일 · 출소일 · 수용기관명칭 · 코드 및 신분구분을 공단에 통지한다.

4. 가입자 자격의 취득·변동·상실의 신고

1) 지역가입자

세대주는 그 세대의 구성원이 지역가입자의 자격을 취득한 때 또는 지역가입자로 자격이 변동된 때에는 '지역가입자자격취득 · 변동신고서'[17]를 공단에 제출하여야 한다. 또한 자격상실의 경우에는 세대주가 '지역가입자자격상실신고서'[18]를 공단에 제출한다.

2) 직장가입자

사용자는 근로자 · 공무원 및 교직원이 다음 각 항에 해당하게 된 때에는 '직장가입자자격취득신고서'[19]를 공단에 제출하여야 한다. 이 경우 피부양자와 당해 직장가입자와의 관계를 주민등록표등본으로 확인할 수 없는 때에는 가족관계등록부의 증명서 1부를 첨부하여야 한다.

① 직장가입자가 아닌 사람이 직장가입자인 근로자 · 사용자 · 공무원 및 교직원이 된 경우

② 직장가입자인 근로자 · 사용자가 다른 사업장의 직장가입자가 되거나 직장가입자인 공무원 · 교직원이 된 경우

③ 직장가입자인 공무원 · 교직원이 직장가입자인 근로자 · 사용자가 되거나 소속 기관장을 달리하는 기관으로 전출된 경우

또한 자격상실의 경우에는 사용자가 '직장가입자자격상실신고서'[20]를 공단에 제출한다. 사용자는 공단에 신고한 직장가입자의 내역이 변경된 때에는 14일 이내에 '직장가입자내용변경신고서'[21]를 공단에 제출하여야 한다.

---

17) 국민건강보험법 시행규칙 별지 제5호 서식
18) 국민건강보험법 시행규칙 별지 제7호 서식
19) 국민건강보험법 시행규칙 별지 제6호 서식
20) 국민건강보험법 시행규칙 별지 제8호 서식
21) 국민건강보험법 시행규칙 별지 제9호 서식

제4절 사업장의 적용 · 변경 · 탈퇴

사업장의 적용과 관련하여 사용자는 해당 사업장, 기관 또는 사립학교가 법 제6조에 따른 적용대상사업장이 된 때에는 14일 이내에 '사업장(기관)적용신고서'[22]를 공단에 제출하여야 한다. 이 경우 공단은「전자정부법」에 따른 행정정보의 공동이용을 통하여 사업자등록증 및 법인 등기사항증명서를 확인하여야 하며, 신고인이 사업자등록증을 확인하는 것에 동의하지 아니하는 경우에는 그 사본을 첨부하도록 하여야 한다.

사업장의 변경과 관련하여 사용자는 사업장 적용 규정에 따라 공단에 신고한 내용이 변경된 때에는 14일 이내에 '사업장(기관)변경신고서'[23]를 공단에 제출하여야 한다. 이 경우 공단은「전자정부법」에 따른 행정정보의 공동이용을 통하여 사업자등록증 및 법인 등기사항증명서를 확인하여야 하며, 신고인이 사업자등록증을 확인하는 것에 동의하지 아니하는 경우에는 그 사본을 첨부하도록 하여야 한다.

마지막으로 사업장 탈퇴와 관련하여 사용자는 사업장이 다음 각 항의 어느 하나에 해당되는 때에는 14일 이내에 '사업장탈퇴신고서'[24]에 직장가입자자격상실신고서와 사업장 탈퇴사실을 입증할 수 있는 서류를 첨부하여 공단에 제출하여야 한다. 이 경우 공단은「전자정부법」에 따른 행정정보의 공동이용을 통하여 휴업 · 폐업사실 증명원(사업장이 휴업 · 폐업한 경우에만 해당한다) 및 법인 등기사항증명서를 확인하여야 하며, 신고인이 휴업 · 폐업사실 증명원을 확인하는 것에 동의하지 아니하는 경우에는 이를 첨부하도록 하여야 한다.

① 사업장이 휴업 · 폐업되는 경우

② 사업장이 합병되는 경우

③ 사업장이 폐쇄되는 경우

22) 국민건강보험법 시행규칙 별지 제2호 서식
23) 국민건강보험법 시행규칙 별지 제3호 서식
24) 국민건강보험법 시행규칙 별지 제4호 서식

④ 사업장에 근로자가 없게 되거나 국민건강보험법 시행령 제9조 제1호[25]에 따른 근로자만을 고용하게 되는 경우

제5장 가입자

제5절 건강보험증

1. 건강보험증 발급

국민건강보험공단은 가입자 또는 피부양자가 신청하는 경우 건강보험증을 발급하여야 한다. 가입자 및 피부양자가 요양급여를 받을 때에는 건강보험증을 요양기관에 제출하여야 한다. 다만, 천재 · 지변 기타 부득이한 사유가 있는 경우에는 그러하지 아니하다.

가입자 또는 피부양자는 원칙적으로 건강보험증을 요양기관에 제출하여야 하지만, 요양기관이 주민등록증, 운전면허증, 여권, 그 밖에 보건복지부령으로 정하는 본인 여부를 확인할 수 있는 신분증명서[26]로 요양기관이 그 자격을 확인할 수 있으면 건강보험증을 제출하지 아니할 수 있다.

요양기관은 가입자 또는 피부양자에게 요양급여를 실시하는 경우 보건복지부령으로 정하는 바에 따라 건강보험증이나 신분증명서로 본인 여부 및 그 자격을 확인하

25) 비상근근로자 또는 1개월 동안의 소정 근로시간이 60시간 미만인 단시간근로자

26) "보건복지부령으로 정하는 본인 여부를 확인할 수 있는 신분증명서"란 다음 각 호의 증명서 또는 서류(관계 법령에서 인정하고 있는 전자적 방식의 증명서 또는 전자문서를 포함한다. 이하 이 조에서 같다)를 말한다. 이 경우 그 증명서 또는 서류에 유효기간이 적혀 있는 경우에는 그 유효기간이 지나지 않아야 한다.

1. 행정기관이나 공공기관이 발행한 증명서로서 사진이 붙어 있고, 주민등록번호 또는 외국인등록번호가 포함되어 본인임을 확인할 수 있는 국가보훈등록증, 장애인 등록증, 외국인 등록증, 그 밖에 신분을 확인할 수 있는 증명서
2. 행정기관이나 공공기관이 기록 · 관리하는 것으로서 사진이 붙어 있고, 주민등록번호 또는 외국인등록번호가 포함되어 본인임을 확인할 수 있는 서류
3. 「전자서명법」 제2조제2호에 따른 전자서명(서명자의 실지명의를 확인할 수 있는 것을 말한다)이 첨부되어 있거나 「정보통신망 이용촉진 및 정보보호 등에 관한 법률」 제23조의3에 따른 본인확인기관이 제공하는 등 보건복지부장관이 정하여 고시하는 방법에 따라 본인 여부를 확인할 수 있는 증명서 또는 서류

여야 한다. 다만, 요양기관이 가입자 또는 피부양자의 본인 여부 및 그 자격을 확인하기 곤란한 경우로서 보건복지부령으로 정하는 정당한 사유가 있을 때에는 그러하지 아니하다.

가입자 · 피부양자는 자격을 잃은 후 자격을 증명하던 서류를 사용하여 보험급여를 받아서는 아니 된다. 누구든지 건강보험증이나 신분증명서를 다른 사람에게 양도(讓渡)하거나 대여하여 보험급여를 받게 하여서는 아니 된다. 또한 누구든지 건강보험증이나 신분증명서를 양도 또는 대여를 받거나 그 밖에 이를 부정하게 사용하여 보험급여를 받아서는 아니 된다.

2. 건강보험증의 발급신청

가입자 또는 피부양자가 건강보험증을 발급받으려면 건강보험증 발급 신청서[27]를 공단에 제출해야 한다. 이 경우「정보통신망 이용촉진 및 정보보호 등에 관한 법률」에 따른 정보통신망을 통하여 해당 서류를 제출할 수 있다. 공단은 건강보험증 발급 신청을 받으면 지체 없이 건강보험증[28]을 신청인에게 발급해야 한다.

공단은 법 제96조(자료의 제공)에 따라 제공받은 자료를 이용하여 가입자 또는 피부양자의 자격 취득 · 변동 사실을 확인한 경우에는 가입자 또는 피부양자의 신청 없이 건강보험증을 발급할 수 있다.

건강보험증을 발급받은 가입자 또는 피부양자는 건강보험증에 기재된 내용이 변경된 경우에는 변경된 날부터 30일 이내에 건강보험증 기재사항 변경 신청서를 공단에 제출해야 한다.

27) 국민건강보험법 시행규칙 별지 제10호 서식
28) 국민건강보험법 시행규칙 별지 제11호 서식

제6장
국민건강보험공단

제6장 국민건강보험공단

제1절 보험자

1. 정의

보험자라 함은 보험의 운영자 또는 운영의 주체를 말한다. 즉 보험계약의 당사자로서 보험사고가 발생한 경우에 보험급여비용의 지급의무를 지고 보험료를 징수할 권리를 가지는 자를 말한다. 우리나라의 보험자는 국민건강보험법 제13조에 "건강보험의 보험자는 국민건강보험공단(이하 "공단" 이라 한다)으로 한다"라고 규정하고 있다. 우리나라 건강보험 보험자인 국민건강보험공단은 가입자 및 피부양자의 자격관리, 보험료의 부과 · 징수, 보험급여비용의 지급 및 사후관리, 건강증진 및 예방사업, 건강보험에 관한 교육훈련 및 홍보와 조사연구 · 국제협력, 기타 건강보험과 관련하여 보건복지부장관이 필요하다고 인정하는 업무 등의 사업을 수행하고 있다.

보험자의 자격은 보험의 공공성과 사회성으로 인하여 그 운영에 있어 일반 영리법인과는 달리 특별한 권한과 의무를 가지는 공적법인 성격의 특수법인체로서 설립된다. 즉 정부를 대신하여 건강보험업무를 관리운영하고 있다. 그러나 국가에 따라서는 국가가 직접 보험자가 되어 의료보험을 운영하기도 한다.

앞에서 살펴본 바와 같이 우리나라의 국민건강보험공단은 기존의 관리운영방식인 조합운영방식 즉 지역의료보험조합, 직장의료보험조합, 의료보험관리공단을 통합하여 전 국민의 건강보험을 관리하고자 국민건강보험법에 의해 2000년 7월 설립된 단일보험자이다.

2. 건강보험의 운영주체

건강보험운영주체는 각 국가의 정치체제나 사회경제적 여건에 따라 여러 형태로 나눌 수 있다. 국가가 직접 운영을 담당하기도 하고 조합(질병금고)이나 공사 등을 설립하여 운영을 위임하는 경우도 있으며 민간보험회사가 담당하는 형태도 있다.

1) 정부

정부가 의료보험주체가 되는 경우는 일시에 다수의 국민을 가입시킬 수 있으므로 제도를 단순화시킬 수 있고 징수비용의 절감을 가져올 수 있다. 전국민 단일보험자일 경우에는 피보험대상자들을 구분하여 관리할 필요가 적어져 관리비용이 상대적으로 절감된다. 그러나 피보험대상자들과의 거리가 멀어져 보험급여 관리에 허점이 드러나기도 한다.

정부가 직접 운영한 의료보험의 예는 대만과 일본의 정부관장 건강보험과 조세가 주요 재원이 되는 NHS(National Health Service)제도를 가진 영국, 이탈리아, 뉴질랜드 등을 들 수 있다. 하지만 NHS제도는 조세를 재원으로 하기 때문에 사회보험제도내에서의 보험자와는 성격이 다르다.

2) 지방자치단체

단일보험자인 정부가 관장하는 것은 장점도 있지만 피보험대상자와의 거리가 먼 점 등 여러 면에서 비효율적일 수 있다. 따라서 정부는 이의 단점을 보완하기 위해 지방자치단체에 보험업무를 위임하게 된다. 주로 지방자치단체가 발달된 나라일수록 행정을 지방자치단체에 위임하는 경우가 많은데 의료보험의 경우도 마찬가지이다. 일본의 시(市) · 정(町) · 촌(村)과 스웨덴의 카운티(county), 캐나다의 경우를 들 수 있다.

3) 의료보험조합

가장 흔한 의료보험운영주체는 특수법인격인 조합이 된다. 조합은 국가로부터 의료보험의 운영을 위탁받아서 의료보험에 관한 업무를 전문적으로 발전시켜 운영하게 되며 주요 재원은 피보험자가 내는 보험료가 되는데 이러한 제도를 NHI(National Health Insurance)라 한다. 조합은 주로 가입대상자의 직업, 직종과 지역에 따라 구분되는 동질적인 집단을 관리대상으로 한다. 조합을 운영주체로 하는 유형은 복수보험자 형태가 된다. 전형적인 예는 독일의 질병금고, 프랑스의 보험금고, 일본의 대기업 근로자를 대상으로 하는 건강보험, 통합주의 운영방식 이전의 우리나라를 들 수 있다.

4) 국민건강보험공단

의료보험사업은 공공성이 크므로 통상적으로 정부가 관장하고 있으나, 정부가 관장하는 경우 운영의 자율성과 능률성이 떨어지는 경우가 있어 정부에 대신하여 특수법인인 보험관리공단에 의료보험사업을 관리하도록 한 형태이다. 우리나라가 국민건강보험법에 의해 통합된 건강보험 단일보험자인 국민건강보험공단이 대표적이다.

5) 민간보험회사

미국에서 대표적으로 실시되고 있는 운영형태이다. 가입자는 계약에 의해 보험료를 납부하고 계약에 정해진 범위에서 의료서비스를 받는다. 물론 사회보험이 실시되고 있어도 의료서비스의 불만족, 대기시간 장기화 등으로 인해 민간보험서비스를 찾기도 한다.

제2절 업무

보험자인 국민건강보험공단의 주요업무는 국민건강보험법 제14조에 규정되어 있다. 법에 규정된 내용을 중심으로 살펴보자.

● **국민건강보험공단의 업무**(국민건강보험법 제14조)

1. 가입자 및 피부양자의 자격관리
2. 보험료와 그 밖에 이 법에 따른 징수금의 부과 · 징수
3. 보험급여의 관리
4. 가입자 및 피부양자의 질병의 조기발견 · 예방 및 건강관리를 위하여 요양급여 실시현황과 건강검진 결과 등을 활용하여 실시하는 예방사업으로서 대통령령으로 정하는 사업
5. 보험급여비용의 지급
6. 자산의 관리 · 운영 및 증식사업
7. 의료시설의 운영
8. 건강보험에 관한 교육훈련 및 홍보
9. 건강보험에 관한 조사연구 및 국제협력
10. 이 법에서 공단의 업무로 정하고 있는 사항
11. 「국민연금법」, 「고용보험 및 산업재해보상보험의 보험료징수 등에 관한 법률」, 「임금채권보장법」 및 「석면피해구제법」(이하"징수위탁근거법"이라한다)에 따라 위탁받은 업무
12. 그 밖에 이 법 또는 다른 법령에 의하여 위탁받은 업무
13. 그 밖에 건강보험과 관련하여 보건복지부장관이 필요하다고 인정한 업무

1. 자격관리

자격관리[1)]는 보험자의 가장 기본적인 업무인 동시에 보험료부과 및 징수, 보험급여의 지급 등 건강보험업무 전반에 관한 기초자료를 제공한다는 점에서 매우 중요하다. 자격관리는 비용을 부담하여야 할 자와 보험급여를 받을 수 있는 자의 대상을 명확히 파악하여 그 대상자를 정확하게 유지하는 업무를 말한다. 즉 보험자의 역할수행에 있어 가장 기본이 되는 업무라 할 수 있다.

1) 보험자의 자격관리 유무가 국가보건서비스(NHS)제도와 사회보험(NHI)제도를 구별 짓는 중요한 기준이 된다.

자격관리는 크게 가입자 및 피부양자 관리, 건강보험증 관리 및 건강보험 적용사업장 관리로 나눌 수 있다.

가입자 및 피부양자 자격관리에 있어 가입자는 보험료를 부담할 의무를 지고, 보험급여의 수급대상이 된다. 현행 건강보험제도하에서 가입자는 사업장의 소속유무에 따라 직장가입자와 지역가입자로 구분된다. 그리고 피부양자는 직장가입자의 배우자, 직계존속, 직계비속 및 그 배우자 등 주로 그 가입자에 의해 생계를 유지하는 자로서 보건복지부 장관이 정하는 기준[2]에 해당되는 자를 말하여, 이들도 가입자에 준하여 관리된다.

다음, 건강보험증은 단순히 보험급여를 받을 수 있다는 것을 증명하는 서류에 지나지 않으며, 건강보험증의 발급 및 제출여부 자체가 가입자 및 피부양자의 보험급여청구권에 영향을 미치지 않는다. 건강보험증에 관한 내용은 제5장에서 이미 설명하였다.

마지막으로 건강보험적용 사업장 관리이다. 현행 건강보험제도는 가입자의 자격관리에 대한 1차적인 책임을 세대주, 사업주 및 소속기관에게 부여하고 있다. 즉 가입자의 자격취득, 변경, 상실 등의 사유가 발생했을 때 세대주와 사용자에게 신고하도록 하고 있다.

2. 보험료 등의 부과·징수 관리

이는 보험급여 등에 소요되는 재원을 마련하기 위해 보험료 및 부당이득금 등을 부과하고 징수하는 업무를 말한다. 보험료의 부과업무에는 보수 · 소득 및 재산 등 보험료부과를 위한 기초자료의 확보 및 관리, 보험료의 산정 및 고지 등의 업무가 있다. 기타 이 법에 의한 징수금의 부과업무에는 부당이득 여부의 조사, 부당 이득금의 환수고지 및 관리 등의 업무가 있으며, 징수업무에는 납부설득 · 독촉 · 압류물건의 조사 · 체납처분 및 배분 등이 포함되어 있다.

보험료의 징수는 직장가입자의 경우, 납부의무자가 사용자 및 기관장으로 되어 있

---

2) 국민건강보험법 시행규칙 제2조에 의한 별표1(피부양자격의 인정요건 중 부양요건)

고, 사실상 징수는 소득의 원천에서 공제하는 방법을 적용하고 있다. 그러나 담당자의 업무 미숙으로 보험료의 공제착오 등이 발생할 경우 각 기관에 현지 출장하여 보험료의 납부실태를 조사하고, 보험료 공제의 적정성 여부를 확인하여 징수업무를 지도하고 보험료의 누락이 있을 경우 추징하기도 한다.

지역가입자의 경우, 보험료의 원천징수가 불가능하기 때문에 주민의 자발적인 납부에 의존할 수 밖에 없다. 그러나 저소득으로 인한 보험료의 부담, 소득원의 미확정과 일관성 결여, 원격지로 인한 보험료납부의 애로사항 등으로 자발적인 납부에 의한 보험료의 징수가 곤란한 경우가 많다.

보험자 업무 중에서 가장 해결하기 어려운 문제 중의 하나가 장기체납자에 대한 보험료징수이다. 장기체납자를 방치할 때에는 무임승차군(free riders)이 증가하게 되어 형평에 문제가 생기게 된다. 반대로 징수관리를 지나치게 엄격하게 관리하면 급여 제한자가 증가하게 되어 전국민건강보험제도의 의의가 상실될 우려가 있어 적절한 균형점을 찾기가 어려운 실정이다.

3. 보험급여 관리

우리나라는 보험급여에 필요한 재원마련에 어려움이 많아 포괄적인 보험급여의 필요성을 인식하지만 부득이하게 보험급여를 적정 범위내에서 설정하고 있다.

보험급여의 관리는 보험급여내역의 정리, 급여제한건의 적발 및 급여제한의 처분, 제3자 가해행위로 인해 발생한 보험급여 내역의 처리 등과 요양급여를 받은 가입자(피부양자포함) 및 요양기관에 대한 요양급여내역의 확인 · 조사 등이 포함된다. 즉 이는 보험자가 건강보험가입자에 대한 요양급여비용이 제대로 지급되었는지를 확인하고, 부당하게 요양급여비용이 지출되어 가입자나 보험자가 입을 손해를 방지하거나 이미 발생한 손해를 환수하는 업무를 말한다.

보험자인 공단은 가입자 등이 요양급여를 잘 받고 있는지, 가입자가 납부한 보험료의 요양급여지급 적정성 여부를 감시할 의무가 있으며, 이것은 그 고유의 업무로서 가입자와 요양기관을 대상으로 한다.

4. 건강유지·증진을 위한 예방사업[3)]

건강보험에서의 질병예방 활동은 어떤 질환에 이환되어 많은 경제적 손실과 환자가 겪어야만 하는 고통을 조기에 예방하여 질병에 이환되지 않도록 함으로써 건강한 생활을 영위할 수 있도록 하는데 있다. 또한 질병예방관리는 이환된 질병을 조기에 발견 치료하여 질병이 중증으로 진행하는 것을 방지함으로써 건강을 유지증진하고 나아가 개인의 경제적 손실을 최소화하여 장기적으로 보험급여비 지출을 줄이도록 해준다.

이러한 항목에는 질병예방, 건강에 대한 홍보물 발간, 건강교육, 건강관리, 질병정보제공, 건강상담, 체력증진을 위한 운동지도, 체력증진시설의 설치 · 운용 등이 있다.

한편 공단은 질병예방을 통해 건강증진을 도모하고 질병을 조기에 발견하여 적절한 요양급여를 실시 할 수 있도록 하기 위해 가입자 등을 대상으로 정기적인 건강진단을 하고 있다. 건강검진은 일반건강검진, 암검진 및 영유아건강검진으로 구분하여 실시한다. 건강검진을 받을 수 있는 일반건강검진 대상자는 직장가입자, 세대주인 지역가입자, 20세 이상인 지역가입자 및 20세 이상인 피부양자이며, 암검진은 일반건강검진 대상자 중 암종별 특성을 고려하여 검진이 필요한 자로서 보건복지부장관이 정하여 고시하는 자이며, 마지막으로 영유아건강검진 대상자는 6세 미만의 가입자 및 피부양자가 그 대상이다. 건강검진은 2년마다 1회 이상 실시하되, 사무직에 종사하지 아니하는 직장가입자에 대하여는 1년에 1회 실시한다. 다만, 영유아건강검진은 영유아의 연령 등을 고려하여 검진횟수를 보건복지부장관이 정하여 고시하는 바에 따라 실시할 수 있다

3) 보험자인 공단의 예방사업은 보험급여사업인 건강검진과는 구분된다. 예방사업은 사업비에 해당되지만 건강검진비용은 보험급여비용으로 회계처리해야 한다. 건강검진은 제7장 보험급여에서 기술하였다.

5. 보험급여비용의 지급

보험급여비용의 지급은 요양급여에 소요된 비용, 임의급여비용, 장애인의 보장구급여에 소요된 비용 및 건강검진에 소요된 비용의 지급을 말한다.

요양급여는 가입자 및 피부양자의 질병 · 부상 · 출산 등에 대하여 진찰 · 검사, 약제 · 치료재료의 지급, 처치 · 수술 기타의 치료, 예방 · 재활, 입원, 간호, 이송 등의 사유가 발생했을 때 지급된다.

요양비는 공단이 가입자 또는 피부양자가 보건복지부령이 정하는 긴급 기타 부득이한 사유로 인하여 요양기관과 유사한 기능을 수행하는 기관으로서 보건복지부령이 정하는 기관(법 제98조제1항의 규정에 의하여 업무정지처분기간중인 요양기관을 포함한다: 준요양기관)에서 질병 · 부상 · 출산 등에 대하여 요양을 받거나 요양기관외의 장소에서 출산을 한 때에는 그 요양급여에 상당하는 금액(25만 원)을 보건복지부령이 정하는 바에 의하여 그 가입자 또는 피부양자에게 요양비로 지급한다.

부가급여는 국민건강보험법 제50조의 규정에 의해 대통령령으로 정하는 바에 따라 지급되는 임신 · 출산 진료비, 장제비 상병수당, 기타의 급여를 말한다. 장제비는 가입자 또는 피부양자가 사망한 경우에 그 장제를 행한 자에게 25만 원을 지급하였던 제도였으나 2008년부터 폐지되어 실시하지 않고 있다. 이전에는 부가급여에 장제비와 더불어 본인부담액보상금[4]도 있었으나 이도 2007년 시행령 개정으로 본인부담액보상금이 폐지되었다. 현재는 부가급여로 시행령 제23조에 임신 · 출산 진료비를 실시하고 있다. 임신 · 출산 진료비는 임신한 가입자 또는 피부양자가 그 임신기간 중 요양기관에서 받는 임신과 출산에 관련된 진료에 드는 비용으로 하되, 그 지급액은 하나의 태아를 임신한 경우 100만 원, 둘 이상의 태아를 임신한 경우는 140만 원의 범위에서 임신한 가입자 또는 피부양자가 실제 부담한 금액으로 지급하고 있다.

장애인의 보조기기 비용은 공단이 「장애인복지법」에 의하여 등록한 장애인인 가입자 및 피부양자에게는 보조기기에 대한 보험급여비용을 지급하는 것이다. 장애인보

4) 본인부담액보상금은 본인부담액이 매 30일간에 120만 원을 초과한 경우에 지급하되, 그 지급액은 초과한 금액의 100분의 50으로 하였었다.

조기기에 대한 보험급여를 받고자 하는 자는 '보조기기 급여 지급청구서'[5]에 요구하는 서류를 첨부하여 공단에 제출하여야 한다.

6. 자산의 관리·운영 및 증식사업

공단의 자산관리 및 운영은 가입자로부터 받은 보험료의 적립 및 준비금[6]의 관리 · 운영 등과 같이 확보된 자금의 효율적 활용이 주 목적이라고 할 수 있다. 적정한 보험료의 부담과 적정한 급여가 유지되도록 수지균등의 원칙을 지키도록 해야 한다.

준비금과 관련하여 공단은 매 회계연도의 결산상 잉여금 중에서 그 연도의 보험급여에 소요된 비용의 100분의 5 이상에 상당하는 금액을 그 연도에 소요된 비용의 100분의 50에 이를 때까지 준비금으로 적립하여야 한다. 준비금의 관리 · 운영 방법 등에 관하여 필요한 사항은 보건복지부장관이 정한다. 준비금은 보험급여에 소요되는 비용의 부족에 충당하거나 현금의 지출에 부족이 생긴 때 외에는 이를 사용할 수 없으며, 현금의 지출에 준비금을 사용한 때에는 당해 회계연도 중에 이를 보전하여야 한다. 공단은 또한 자산의 관리 · 운영 및 증식사업은 안정성과 수익성을 고려하여 운영하여야 한다.

7. 의료시설의 운영

공단은 가입자 및 피부양자의 질병 또는 부상의 요양과 건강의 유지 및 증진을 도모하고 국민보건 향상에 기여토록 하기 위하여 보험자 직영의료시설을 설치 운영하고 있다. 의료시설의 명칭은 국민건강보험공단 일산병원이다. 병원의 사업은 진료사업, 가입자 및 피부양자의 의료복지 증진을 위한 사업, 건강보험제도 발전을 위한 연구 및 평가, 전공의 수련 및 임상의학 연구, 기타 국민보건향상에 필요한 사업 등을 행하고

5) 국민건강보험법 시행규칙 별지 제21호 서식
6) 국민건강보험법 제38조

있다. 또한 공단은 사업에 지장이 없는 범위 안에서 「의료급여법」에 의한 수급권자 등 가입자 및 피부양자가 아닌 자에 대하여 병원의 시설을 이용하게 할 수 있다. 그리고 병원은 사업을 수행하기 위하여 필요한 경우 대학 또는 다른 의료기관과 환자진료 및 임상의학 연구 등에 관한 지원 또는 협력관계를 유지하기 위한 협약을 체결할 수 있다.

8. 건강보험에 관한 교육훈련 및 홍보

건강보험에 관한 올바른 이해와 제도의 실효성 제고를 위해 가입자, 피부양자 및 사용자 등은 물론 일반인과 공단의 직원 등을 대상으로 교육훈련 및 홍보가 필요하고, 그 홍보의 수단은 간행물, 신문, TV, 라디오, 인터넷 등의 매체를 활용하고 있다.

9. 건강보험에 관한 조사연구[7] 및 국제협력

건강보험에 관한 조사 · 통계 · 연구 · 국제기구 등과의 협력을 말한다. 선진국이나 국제기구 등과의 정보교류 및 정보수집, 국제회의의 참석 및 유치, 외부기관과의 협력에 의한 연구활동, 각종 통계자료의 수집 및 분석 등이 있다.

10. 위탁받은 업무

공단이 위탁받은 업무는 의료급여법 제33조2항[8]의 규정에 의하여 시장 · 군수 · 구

---

7) 전국민 의료보험 통합 후 국내 유일의 단일 보험자인 국민건강보험공단의 조사연구 기능 및 역량을 극대화하여 건강보험 및 의료보장에 관한 효율적 제도개선, 정책 자료의 적기 생산, 합리적인 정책대안 연구를 통해 국민의 삶의 질을 높일 수 있도록 대국민 서비스 제고에 기여하고자 공단산하에 「건강보험정책연구원」을 설립운영하고 있다. 2000.7.1 「사회보장연구센터」로 설립 되어, 2002년 「건강보험연구센터」로 변경되었다가 2006년 「건강보험연구원」으로 그리고 2009.3월부터 「건강보험정책연구원」으로 그리고 2020년 다시 「건강보험연구원」으로 명칭을 변경하였다.

8) 의료급여법 제33조(권한의 위임 및 위탁) ① 이 법에 의한 보건복지부장관의 권한은 대통령령이 정하는 바에 따라 그 일부를 시 · 도지사에게 위임할 수 있다. ② 이 법에 의한 시장 · 군수 · 구청장의 업무중 수급권자의 관리, 급여비용의 심사 · 조정, 의료급여의 적정성 평가, 급여 대상여부의 확인 및 급여비용의 지급업무 등 의료급여에 관한 업무는 그 일부를 대통령령이 정하는 바에 따라 관계 전문기관에 위탁할 수 있다. 이 경우 위탁에 소요되는 비용은 보건복지부장관이 정하는 바에 따라 기금에서 부담한다.

청장의 업무 중 의료급여법 제11조 제3항내지 제5항의 규정에 의한 급여비용의 지급, 급여비용의 지급과 관련된 전산기기에 의한 수급권자의 자격, 개인별 진료내역의 관리, 의료급여법 제15조의 규정에 의한 의료급여의 제한에 필요한 실태조사 및 자료수집 등을 위탁받아 운영하고 있다(의료급여법 시행령 제20조).

참고로 시장 · 군수 · 구청장의 업무 중 의료급여비용의 심사 · 조정, 의료급여의 적정성 평가, 의료급여 심사 및 의료급여의 적정성 평가기준의 설정 등에 대한 업무는 건강보험심사평가원에 위탁하고 있다.

제3절 조직구성 및 운영

국민건강보험공단은 국민의 질병 · 부상에 대한 예방, 진단, 치료, 재활과 출산, 사망 및 건강증진에 대하여 보험급여를 실시함으로써 국민보건을 향상시키고 사회보장 증진을 도모하기 위하여 제정된 국민건강보험법 및 시행령에 의한 사업을 합리적이고 효율적으로 수행하기 위해 설립된 법인이다. 즉 공단은 법인격을 가진 독립적인 기구이고 독자적으로 건강보험의 업무를 수행할 수 있다. 공단이 법인격의 기관으로 설립되기 위해서는 그 설립등기[9]를 하여야 한다.

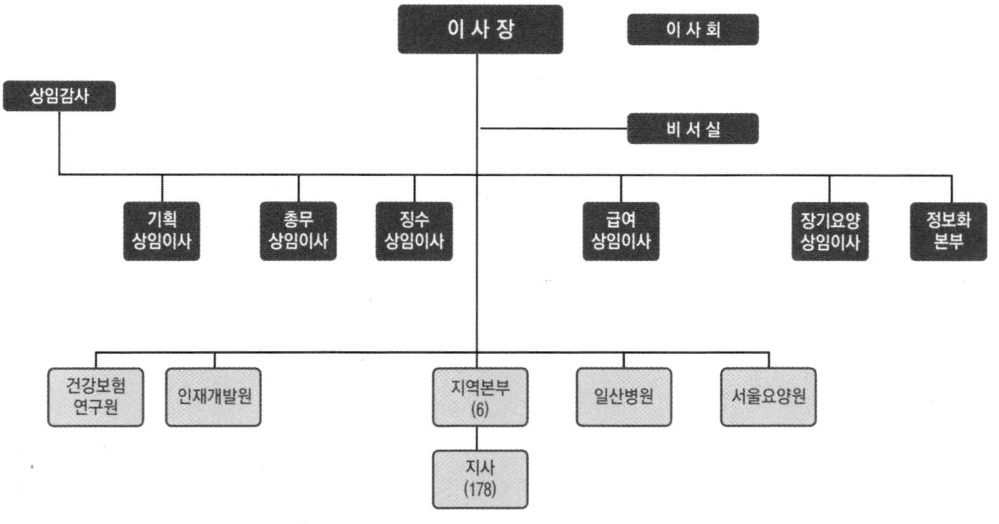

그림 6-1 국민건강보험공단 조직도(2024.7 현재)

9) 설립등기에는 목적, 명칭, 주된 사무소 및 분사무소(分事務所)의 소재지, 이사장의 성명 · 주소 및 주민등록번호가 포함되어야 한다(국민건강보험법 제18조).

공단은 보험자로서의 법률행위를 할 수 있는 동시에 그 의사를 독자적으로 표시할 수 있으며, 이에 대한 책임과 권한도 '국민건강보험공단 이사장'이라는 법인의 대표자 명의로 행사한다. 또한 공단은 국민보건의 향상과 사회보장의 증진을 위해서 제정된 국민건강보험법이라는 특별법에 의해 설립된 법인으로 공법인에 속한다.

국민건강보험공단[10)]은 본부와 6개 지역본부,[11)] 178개지사로 구성되어 있다.

1. 임원 및 직원

1) 임원의 구성

공단에 임원으로서 이사장 1인, 이사 14인 및 감사 1인을 둔다. 이사장은 임원추천위원회[12)]가 복수로 추천한 사람 중에서 보건복지부장관의 제청에 의하여 대통령이 임명한다. 상임이사는 상임이사추천위원회가 복수로 추천하는 사람 중에서 이사장이 임명한다. 비상임이사는 ① 노동조합, 사용자단체, 시민단체, 소비자단체, 농어업인단체 및 노인단체가 각 1명씩 추천하는 6명, ② 기획재정부장관, 보건복지부장관 및 인사혁신처장이 해당 기관 소속의 3급 공무원 또는 고위공무원단에 속하는 일반직공무원 중에서 각 1명씩을 지명하는 방법으로 추천하는 3명 등 9명을 보건복지부장관이 임명한다.

감사는 임원추천위원회가 복수로 추천하여 공공기관의 운영에 관한법률 제8조에 따른 공공기관운영위원회의 심의 · 의결을 거친 사람 중에서 기획재정부장관의 제청으로 대통령이 임명한다. 이사장의 임기는 3년으로 하고, 이사와 감사의 임기는 2년으로 한다. 다만 공무원인 임원의 임기는 그 재임기간으로 한다.

---

10) 공단의 정관에는 다음 각 호의 사항을 기재하여야 한다. 1. 목적, 2. 명칭, 3. 사무소의 소재지, 4. 임직원에 관한 사항, 5. 이사회의 운영, 6. 재정운영위원회에 관한 사항, 7. 보험료 및 보험급여에 관한 사항, 8. 예산 및 결산에 관한 사항, 9. 자산 및 회계에 관한 사항, 10. 업무와 그 집행, 11. 정관의 변경에 관한 사항, 12. 공고에 관한 사항 등이다. 공단은 정관을 변경하고자 하는 때에는 보건복지부장관의 인가를 받아야 한다.

11) 6개 지역본부는 서울강원지역본부, 부산울산경남지역본부, 대구경북지역본부, 광주전라제주지역본부, 대전세종충청지역본부, 인천경기지역본부 등이다.

12) 국민건강보험공단 정관 제9조(임원추천위원회의 구성 등) ① 공단 이사회는 임기만료 등의 사유로 이사장 또는 감사를 새로 선임할 필요가 있는 경우에는 지체 없이 「공공기관의 운영에 관한 법률」 제29조제1항에 따라 임원추천위원회를 구성한다.

2) 임원의 직무

이사장은 공단을 대표하며 그 직무를 총괄한다. 상임이사[13]는 이사장의 명을 받아 공단의 업무를 집행하며, 이사장이 부득이한 사유로 그 직무를 수행할 수 없는 때에는 정관이 정하는 상임이사 중 1명이 이사장의 직무를 대행한다. 상임이사의 업무분장은 직제규정 및 이사장이 정하는 바에 의한다. 이사는 이사회에 출석하여 공단의 주요사항을 심의 · 의결하며 이사장 및 상임이사가 모두 부득이한 사유로 그 직무를 수행할 수 없는 때에는 보건복지부장관이 지명하는 이사가 이사장의 직무를 대행한다.

상임이사 중 보험료 징수 등의 업무를 담당하는 이사를 "징수이사"라고 하는데 징수이사는 경영, 경제 및 사회보험에 관한 학식과 경험이 풍부한 사람으로서 보건복지부령으로 정하는 자격을 갖춘 사람 중에서 선임한다. 징수이사 후보를 추천하기 위하여 공단에 이사를 위원으로 하는 징수이사추천위원회를 둔다. 징수이사추천위원회는 주요 일간신문에 징수이사 후보의 모집 공모를 하여야 하며, 이와 별도로 적임자로 판단되는 징수이사 후보를 조사하거나 전문단체에 조사를 의뢰할 수 있다.

감사는 공단의 업무와 회계, 재산상황을 감사하고 그 의견을 이사회에 제출한다.

비상임이사는 필요하다고 인정하는 경우에는 비상임이사 2인 이상의 연서로 공단의 운영과 관련하여 상임감사에게 특정사안에 대한 감사(監査)를 요청할 수 있다. 이 경우 감사는 특별한 사정이 없는 한 이에 응하여야 한다. 비상임이사는 이사장에게 이사로서의 업무수행에 필요한 자료를 요구할 수 있다. 이 경우 이사장은 특별한 사정이 없는 한 이에 응하여야 한다.

3) 임원의 퇴임과 해임

임원의 결격사유는 다음 각 항에 해당되게 된 때이며 공단의 임원이 될 수 없다 (정관 규정 사항).

① 대한민국국민이 아닌 사람

13) 기획상임이사, 총무상임이사, 징수상임이사, 급여상임이사, 장기요양상임이사 등 5명이다.

② 「국가공무원법」 제33조[14] 각 호의 어느 하나에 해당하는 사람

③ 「부패방지 및 국민권익위원회의 설치와 운영에 관한 법률」 제82조[15]의 규정에 의한 취업제한 사유에 해당하는 사람

④ 「공공기관의 운영에 관한 법률」 제34조제1항 제2호에 해당하는 사람이다. 임원이 결격사유가 발생할 때에는 당연 퇴임한다.

또한 임면권자는 임원이 다음 각 항에 해당하게 된 때에는 그 임원을 해임할 수 있다.

① 신체상 또는 정신상의 장애로 직무를 수행할 수 없다고 인정되는 때

② 직무상의 의무를 위반한 때

③ 고의 또는 중대한 과실로 인하여 공단에 손실을 발생하게 한 때

④ 직무여부와 관계없이 품위를 손상하는 행위를 한 때

⑤ 법에 따른 보건복지부장관의 명령을 위반한 때이다.

4) 임원의 영리업무 및 겸직 금지

공단의 상임임원과 직원은 그 직무외의 영리를 목적으로 하는 업무[16]에 종사하지 못

---

14) 국가공무원법 제33조(결격사유) 다음 각 호의 어느 하나에 해당하는 자는 공무원으로 임용될 수 없다.
1. 피성년후견인 또는 피한정후견인
2. 파산선고를 받고 복권되지 아니한 자
3. 금고 이상의 실형을 선고받고 그 집행이 종료되거나 집행을 받지 아니하기로 확정된 후 5년이 지나지 아니한 자
4. 금고 이상의 형을 선고받고 그 집행유예 기간이 끝난 날부터 2년이 지나지 아니한 자
5. 금고 이상의 형의 선고유예를 받은 경우에 그 선고유예 기간 중에 있는 자
6. 법원의 판결 또는 다른 법률에 따라 자격이 상실되거나 정지된 자
6의2. 공무원으로 재직기간 중 직무와 관련하여 「형법」 제355조 및 제356조에 규정된 죄를 범한 자로서 300만원 이상의 벌금형을 선고받고 그 형이 확정된 후 2년이 지나지 아니한 자
6의3. 「형법」 제303조 또는 「성폭력범죄의 처벌 등에 관한 특례법」 제10조에 규정된 죄를 범한 사람으로서 300만원 이상의 벌금형을 선고받고 그 형이 확정된 후 2년이 지나지 아니한 사람
7. 징계로 파면처분을 받은 때부터 5년이 지나지 아니한 자
8. 징계로 해임처분을 받은 때부터 3년이 지나지 아니한 자

15) 부패방지 및 국민권익위원회의 설치와 운영에 관한 법률 제82조(비위면직자 등의 취업제한) ① 비위면직자 등은 다음 각 호의 어느 하나에 해당하는 자를 말한다. 1. 공직자가 재직 중 직무와 관련된 부패행위로 당연퇴직, 파면 또는 해임된 자. 2. 공직자였던 자가 재직 중 직무와 관련된 부패행위로 벌금 300만원 이상의 형의 선고를 받은 자. ② 비위면직자 등은 당연퇴직, 파면, 해임된 경우에는 퇴직일, 벌금 300만원 이상의 형의 선고를 받은 경우에는 그 집행이 종료(종료된 것으로 보는 경우를 포함한다)되거나 집행을 받지 아니하기로 확정된 날부터 5년 동안 취업제한기관에 취업할 수 없다.

16) 영리를 목적으로 하는 업무의 범위는 다음 각 호의 어느 하나의 경우를 말한다(정관 규정 사항).
1. 상업 · 공업 · 금융업 또는 그 밖의 영리를 목적으로 하는 업무를 스스로 경영하여 영리를 추구하는 것이 현저한 업무
2. 상업 · 공업 · 금융업 또는 그 밖의 영리를 목적으로 하는 사기업체의 이사 · 감사업무를 집행하는 무한책임사원 · 지배인 · 발기인 또는 그 밖의 임원이 되는 것
3. 자신의 직무와 관련이 있는 타인의 기업에 투자하는 행위
4. 그 밖에 계속적으로 재산상의 이득을 목적으로 하는 업무

하며, 당해 임면권자의 허가 없이 다른 직무를 겸직할 수 없다. 단, 영리업무에 해당하지 않는 다른 직무의 경우에는 직무수행에 지장이 없는 범위 내에서 임면권자의 사전허가를 받아 겸직할 수 있다.

5) 이사장의 권한의 위임

법 제32조에 따라 이사장은 다음 각 항의 권한을 분사무소의 장에게 위임한다.

① 자격 관리에 관한 권한

② 사업장 관리에 관한 권한

③ 보험급여의 제한에 관한 권한

④ 보험료 등의 부과 · 징수, 납입 고지, 독촉 및 국세체납 처분의 예에 따른 징수에 관한 권한

⑤ 손해배상을 청구할 권리의 행사에 관한 권한

⑥ 보험료의 경감에 관한 권한

⑦ 분할납부 승인 및 승인취소에 관한 권한

⑧ 가입자 및 피부양자의 자격관리, 보험급여 제한 및 보험료의 부과 · 징수에 관한 권한

⑨ 「국민연금법」, 「고용보험 및 산업재해보상보험의 보험료징수 등에 관한 법률」, 「임금채권보장법」 및 「석면피해구제법」에 따라 위탁받은 연금보험료, 고용보험료, 산업재해보상보험료, 부담금 및 분담금 등의 납입 고지 및 독촉 · 체납처분 등 징수에 관한 권한

⑩ 그 밖에 법에 따른 공단 업무의 효율적인 수행을 위하여 공단의 정관으로 정하는 권한

2. 이사회

1) 구성

공단의 주요사항을 심의 · 의결하기 위하여 공단에 이사회를 둔다. 이사회는 이사장과 이사로 구성한다. 감사는 이사회에 출석하여 발언할 수 있으며, 이사회의 의결사항 및 운영 등에 관하여 필요한 사항은 대통령령으로 정한다.

2) 이사회의 심의 · 의결사항

다음 사항은 공단의 이사회의 심의 · 의결을 거쳐야 한다. 다만, 법 제4조제1항에 따른 심의위원회(건강보험정책심의위원회)의 심의 · 의결사항 및 법 제33조에 따른 재정운영위원회의 심의 · 의결사항을 제외한다.[17)]

- 사업운영계획 등 공단운영의 기본방침에 관한 사항
- 예산 및 결산에 관한 사항
- 정관변경에 관한 사항
- 보험료와 그 밖의 법에 따른 징수금 및 보험급여에 관한 사항
- 준비금, 그 밖에 중요재산의 취득 · 관리 및 처분에 관한 사항
- 규정의 제정 · 개정 및 폐지에 관한 사항
- 차입금에 관한 사항
- 그 밖에 공단운영에 관한 중요사항

3) 회의 및 의결

이사회의 의장은 이사장이 된다. 이사회의 회의는 정기회의와 임시회의로 한다. 정기회의는 매년 2회(2월과 10월) 정관이 정하는 시기에 이사회의 의장이 소집한다. 임시

---

17) 이 외에도 공단의 정관에서 규정하고 있는 추가 사항으로는 ① 공단의 업무를 위탁받을 기관의 선정, 공단이 위탁하는 업무의 범위 및 위탁계약의 내용에 관한 사항, ② 중요한 소송 및 화해에 관한 사항 , ③ 의료시설 및 장기요양기관의 설치□운영에 관한 사항, ④ 임원추천위원회 위원 선임에 관한 사항, ⑤ 법령 또는 이 정관에서 이사회의 의결을 요하는 사항 등이 있다.

회의는 재적이사(이사장을 포함) 3분의 1이상의 요구가 있는 때[18] 또는 이사장이 필요하다고 인정하는 때에 이사회의 의장이 소집한다. 이사회는 재적이사 과반수의 출석으로 개의하고 재적이사 과반수의 찬성으로 의결한다.

3. 재정운영위원회

1) 구성

요양급여비용의 계약 및 보험료의 결손처분 등 보험재정과 관련된 사항을 심의·의결하기 위하여 공단에 재정운영위원회를 둔다. 재정운영위원회의 위원장은 공익을 대표하는 위원 중에서 위원회가 호선한다. 재정운영위원회는 다음 위원으로 구성하며 보건복지부장관이 임명 또는 위촉한다.

① 직장가입자를 대표하는 위원 10인
- 노동조합 및 사용자단체가 각각 5인씩 추천하는 자

② 지역가입자를 대표하는 위원 10인
- 농어업인단체 및 도시자영업자단체가 추천하는 자 각 3인, 시민단체(비영리민간단체)가 추천하는 자 4인

③ 공익을 대표하는 위원 10인
- 대통령령이 정하는 관계공무원(기획재정부장관·보건복지부장관이 그 부처의 4급 이상 공무원 또는 고위공무원단에 속하는 일반직공무원 중에서 지명하는 자 각 1인) 및 건강보험에 관한 학식과 경험이 풍부한 자 8인

재정운영위원회의 위원의 임기는 2년으로 한다. 다만, 공무원인 위원의 임기는 그 재임기간으로 하며, 보궐된 위원의 임기는 전임자의 잔임기간으로 한다.

18) 이사장은 요구가 있은 날로부터 10일 이내에 이사회를 소집하여야 한다. 이사장은 이사회를 소집할때에는 적어도 소집 7일전까지 그 뜻을 각 이사에게 통지하여야 한다(정관 25조).

2) 재정운영원회의 심의 · 의결사항

공단은 다음 어느 하나에 해당하는 때에는 재정운영위원회의 심의 · 의결을 거쳐야 한다.

- 요양급여비용 계약 체결에 관한 사항
- 보험료등 결손 처분에 관한 사항
- 직장가입자의 보수월액 산정방법 등에 관한 사항
- 그 밖에 보험재정과 관련된 사항

위원장은 해당사항을 심의 · 의결한 때에는 그 내용을 공단의 이사장에게 즉시 통보하여야 한다.

3) 회의 및 의결

재정운영위원회의 회의는 정기회의와 임시회의로 한다. 정기회의는 매년 1회 정관이 정하는 시기(3월)에 재정운영위원회의 위원장이 소집한다. 임시회의는 공단 이사장의 요구가 있는 때, 재적위원 3분의 1이상의 요구가 있는 때 또는 재정운영위원회의 위원장이 필요하다고 인정하는 때에 재정운영위원회의위원장이 소집한다.

재정운영위원회의 위원장은 회의의 의장이 되며, 회의는 재적위원 과반수의 출석으로 개의하고 출석위원 과반수의 찬성으로 의결한다.

재정운영위원회에 간사 1인을 두되, 위원장이 공단 소속 직원 중에서 임명한다. 간사는 위원장의 명을 받아 재정운영위원회의 사무를 처리한다.

4. 의료시설 운영

1) 의의

공단은 가입자 및 피부양자의 질병 또는 부상의 요양과 건강의 유지 및 증진을 도모하고 국민보건 향상에 기여토록 하기 위하여 의료시설을 설치 운영한다. 의료시설의 명칭은 국민건강보험공단 일산병원이다.

2) 병원의 사업

① 진료사업
② 가입자 및 피부양자의 의료복지 증진을 위한 사업
③ 건강보험 및 노인장기요양보험제도 발전을 위한 연구 및 평가
④ 전공의 수련 및 임상의학 연구
⑤ 부대사업 및 해당사업을 운영하려는 자에 대한 시설물의 임대
⑥ 그 밖에 국민보건향상에 필요한 사업

공단은 사업에 지장이 없는 범위 안에서「의료급여법」에 의한 수급권자 등 가입자 및 피부양자가 아닌 자에 대하여 병원의 시설을 이용하게 할 수 있다. 병원은 각 사업을 수행하기 위하여 필요한 경우 대학 또는 다른 의료기관과 환자진료 및 임상의학 연구 등에 관한 지원 또는 협력관계를 유지하기 위한 협약을 체결할 수 있다.

3) 운영

병원장은 이사회의 의결을 거쳐 이사장이 임명하며 병원장의 임기는 3년이다. 병원장은 병원업무를 총괄하고 소속직원을 지휘 감독한다.

병원의 사업성과의 평가와 운영에 관하여 이사장이 요청한 사항을 심의하기 위하여 공단에 병원운영심의위원회를 둔다.

병원의 사업 및 운영에 소요되는 비용은 ① 환자진료 업무와 관련된 수입금, ② 공단 일반회계로부터의 전입금, ③ 전년도 이월금, ④ 차입금, ⑤ 기타 수입금 등의 재원으로 충당한다.

5. 장기요양 기관

1) 설치 · 운영

① 공단은「노인장기요양보험법」제48조제2항제13호에 따라 일상생활을 혼자서 수행하기 어려운 노인등에게 장기요양급여를 제공하여 국민의 삶의 질 향상과 노

인장기요양보험제도의 발전에 기여하기 위하여 장기요양기관을 설치 · 운영할 수 있다.

② 공단이 설치하여 운영하는 장기요양기관(직영장기요양기관)의 명칭은 이사장이 따로 정하되, 공단이 운영주체임을 알 수 있게 한다. 현재 국민건강보험공단이 직접 설치 · 운영하고 있는 직영장기요양기관은 서울 강남구 세곡동에 위치하고 있는 '국민건강보험공단 서울요양원(2014년 11월 11일 개원)'이 있다.

③ 직영장기요양기관의 장은 이사장이 임면하고, 직영장기요양기관의 장은 이사장의 위임을 받아 직영장기요양기관의 사업과 관련한 업무를 총괄하고, 직영장기요양기관에 근무하는 직원을 지휘 · 감독한다.

④ 공단은 분사무소, 의료시설 등 공단의 다른 조직과 직영장기요양기관을 분리하여 운영한다. 이사장은 분리 운영을 위하여 필요한 경우에는 직영장기요양기관의 직제 · 보수 · 인사 · 회계에 관한 규정 등을 별도로 정한다.

2) 직영장기요양기관의 사업 및 운영재원

① 사업내용

- 장기요양급여 제공사업
- 장기요양급여 제공기준 개발 및 장기요양급여비용의 적정성 검토
- 노인장기요양보험제도 발전을 위한 연구 및 평가
- 그 밖에 노인복지 향상을 위하여 필요한 사업

② 운영재원

직영장기요양기관의 사업수행 등 직영장기요양기관의 운영에 소요되는 비용은 다음 각 항의 재원으로 충당한다.

- 장기요양급여 등의 제공사업과 관련된 수입금
- 장기요양보험료를 재원으로 하는 사업의 일반회계 전입금
- 전년도 이월금
- 차입금

3) 직영장기요양기관 운영심의위원회

① 직영장기요양기관 사업성과의 평가와 운영에 관하여 이사장이 요청한 사항을심의하기 위하여 공단에 직영장기요양기관 운영심의위원회를 둔다.

② 운영심의위원회는 위원장 1명을 포함한 11명 이내의 위원으로 구성한다.

③ 운영심의위원회의 위원장은 장기요양사업을 담당하는 상임이사로 하고, 위원은 다음 어느 하나에 해당하는 사람 중에서 이사장이 임명 또는 위촉한다.

- 장기요양 업무 및 정책연구 등과 관련 있는 공단의 부서장 4명
- 장기요양기관 운영 · 사회복지와 관련된 대학 또는 전문연구기관에서 3년 이상 종사한 사람 3명
- 공인회계사 1명
- 경영능률 향상 및 생산성 제고와 관련된 전문기관이 추천하는 사람 1명
- 보건복지부장관이 그 소속 공무원 중에서 지명하는 사람 1명

4) 직영장기요양기관의 사업계획

이사장은 매 회계연도 개시 2개월 전까지 직영장기요양기관의 설립목적 달성, 장기요양급여 수준 향상 및 경영 합리화 등에 관한 사업목표를 정하여 이를 직영장기요양기관의 장에게 부여하여야 한다. 직영장기요양기관의 장은 사업목표를 부여받은 날부터 2개월 이내에 사업계획을 수립하여 이사장의 승인을 받아야 한다. 또한 이사장은 사업계획을 승인하려면 운영심의위원회의 심의 후 이사회의 의결을 거쳐야 한다.

제4절 회계 및 예산 등

1. 회계

공단의 회계연도는 정부의 회계연도에 의한다. 공단은 직장가입자와 지역가입자의 재정을 통합하여 운영하며 공단의 회계는 건강보험사업회계, 장기요양보험사업회계 및 사회보험통합 징수사업회계로 각각 독립하여 구분한다. 그리고 건강보험회계와 장기요양보험회계는 각각 일반회계와 특별회계로 구분한다. 특별회계는 특정한 사업을 운영할 때, 특정한 자금을 보유하여 운용할 때, 기타 특정한 수입으로 특정한 지출에 충당함으로써 일반의 수입 · 지출과 구분하여 경리할 필요가 있을 때에 회계규정으로 정한다. 공단은 장기요양사업 중 장기요양보험료를 재원으로 하는 사업과 국가 · 지방자치단체의 부담금을 재원으로 하는 사업의 재정을 구분하여야 한다. 다만, 관리운영에 필요한 재정은 구분하지 아니할 수 있다. 공단의 자산 및 회계에 관한 사항은 회계규정으로 정한다.

2. 예산

공단은 매 회계연도의 예산안을 그 내용의 성질별로 구분 편성하여 다음 회계연도 개시 전까지 이사회에 제출하여 의결을 거친 후 보건복지부장관의 승인을 얻어야 한다. 예산을 변경할 때에도 또한 같다.

한편, 공단은 예측할 수 없는 예산외의 지출 또는 예산초과 지출에 충당하기 위하여 그 해 보험급여비(장기요양 사업의 경우에는 장기요양급여비를 의미)를 제외한 예산액의 100분의 3이내의 금액을 예비비로서 예산에 반영하여야 한다. 예비비를 사용하고자 할 때에는 보건복지부장관의 승인을 얻어야 한다.

또한, 공단은 완성에 2년 이상의 기간이 소요되는 공사나 제조 또는 연구개발사업을 위하여 한 회계연도를 넘어 계속하여 지출할 필요가 있을 때에는 5년 이내의 기간을 정하여 계속비로서 예산에 계상할 수 있다.

3. 차입금

공단은 현금의 지출에 부족이 생긴 때에는 차입을 할 수 있다. 다만, 1년 이상의 장기차입을 할 경우에는 보건복지부장관의 승인을 얻어야 한다.

공단은 매 회계연도마다 장기차입금 상환계획을 수립하여 당해 회계연도 개시전까지 보건복지부장관의 승인을 얻어야 한다. 공단이 장기차입금 상환계획을 변경하고자 할 때에도 또한 같다.

4. 결산

공단은 회계연도마다 결산보고서 및 사업보고서를 작성하여 다음해 2월말까지 보건복지부장관에게 제출하고 그 승인을 얻어야 한다. 공단은 결산보고서 및 사업보고서를 보건복지부장관에게 보고하였을 때에는 보건복지부령으로 정하는 바에 따라 그 내용을 보급지역을 전국으로 등록한 1개 이상의 일반일간신문에 공고하여야 한다.

5. 준비금

공단은 매 회계연도의 결산상 잉여금중에서 그 연도의 건강보험급여 및 장기요양급여에 소요된 비용의 100분의 5이상에 상당하는 금액을 그 연도에 소요된 비용의 100분의 50에 이를 때까지 준비금으로 적립하여야 한다.

준비금은 건강보험급여 및 장기요양급여에 소요되는 비용의 부족에 충당하거나 현금의 지출에 부족이 생긴 때 이외에는 이를 사용할 수 없으며, 현금의 지출에 준비금을 사용한 때에는 당해 회계연도 중에 이를 보전하여야 한다.

제7장
보험급여(Ⅰ)

제1절 보험급여의 개요

1. 보험급여의 의의

1) 보험급여의 정의

건강보험은 국민을 질병과 부상의 고통으로부터 보호하기 위한 제도이다. 즉 보험급여는 건강보험의 적용을 받는 가입자 및 피부양자의 질병 · 부상에 대한 예방 · 진단 · 치료 · 재활 등을 실시하고, 출산 · 사망 및 건강증진에 대하여 실시하는 일체의 현물 또는 현금급여를 말한다. 그러므로 국가는 건강보험의 급여를 통해서 국민의 건강과 사회보장을 증진시켜야 할 책무가 있고, 국민은 인간다운 생활을 영위하기 위해 필요한 보험급여[1]를 충분히 활용할 수 있어야 한다. 또한 보험급여를 받을 권리(수급권)는 양도하거나 압류할 수 없다.

2) 보험급여 수준

보험급여의 수준은 피보험자의 보험료 부담능력, 보험재정상태 등을 감안하여 보험료 부담수준과 균형을 이루는 수준에서 결정되어야 할 것이다. 건강보험의 급여형태는 의료 그 자체를 보장하는 현물급여와 보험급여를 현금으로 지급하는 현금급여 두 가지 형태가 있으며, 우리나라는 현물급여를 원칙으로 하되 현금급여를 병행하고 있다.

그런데 보험급여를 분류할 때 현물급여와 현금급여, 법정급여와 부가급여를 지나치게 엄격하게 구분할 필요는 없다. 본 교재에 현금급여로 분류한 '임신 · 출산진료비'

---

1) 보험급여의 원칙은 대체로 8가지로 정리할 수 있다. ① 인간다운 생활의 보장, ② 적정급여의 원칙, ③ 사후성과 예방성의 원칙, ④ 균등급여의 원칙, ⑤ 우연성의 원칙, ⑥ 경제성의 원칙, ⑦ 보편성의 원칙, ⑧ 수지상등의 원칙(정영동, 2006).

는 이용권금액이 기재된 증표를 사용하기 때문에 현물로 볼 수 있지만 우리가 일상생활에서 도서상품권이나 문화상품권, 백화점상품권 등은 사실상 현금처럼 사용하고 또한 현금의 기능을 하기 때문에 임신 · 출산진료비도 현금급여로 보는 것이 오히려 타당하다고 할 수 있다.

또한 법정급여와 부가급여의 구분도 살펴보면 국민건강보험법상의 의미로 볼때는 국민건강보험법 제50조(부가급여)에 '공단은 이 법에 규정한 요양급여 외에 대통령령이 정하는 바에 따라 임신 · 출산 진료비, 장제비, 상병수당, 그 밖의 급여를 실시할 수 있다'라고 규정하고 있으며 현재는 임신 · 출산진료비를 부가급여로 인정하고 있다. 그리고 장애인보조기기급여비는 법 제51조(장애인에 대한 특례)에 '공단은 「장애인복지법」에 의하여 등록한 장애인인 가입자 및 피부양자에게는 보조기기에 대하여 보험급여를 할 수 있다'고 규정하면서 보조기기에 대한 보험급여의 범위 · 방법 · 절차 기타 필요한 사항은 보건복지부령으로 정하도록 하였다. 법에는 장애인보조기기급여를 할 수도 있고 하지 않아도 가능하도록 하고 있어 부가급여의 성격으로 보는 것이 타당하다 하겠다. 그러나 좀 더 정책적인 측면에서 보면 급여의 내용을 법에 규정하고 대통령령이나 부령에서 실제로 모든 급여대상자에게 보험급여를 실시하고 있다면 이는 사실상 모든 보험급여가 법에 근거하여 수행하는 법정급여에 해당한다고 해도 무리한 해석은 아닐 것이다. 즉 만약 보험자가 여러 개가 존재하여(예: 이전의 조합주의) 특정보험급여가 A 보험자에서는 보험급여를 인정하고 B 보험자에서는 인정해주지 않는다면 이는 법정급여와 부가급여로 구분할 필요성은 있다고 보여진다. 따라서 현재와 같은 단일보험자 상황하에서는 엄밀히 어떤 것은 법정급여, 어떤 것은 부가급여로 따지기 보다는 법령에 근거를 두고 있는 급여란 의미에서 현재의 부가급여도 포괄적으로 법정급여로 파악하여도 무리는 아닐 것이다.

2. 보험급여의 분류

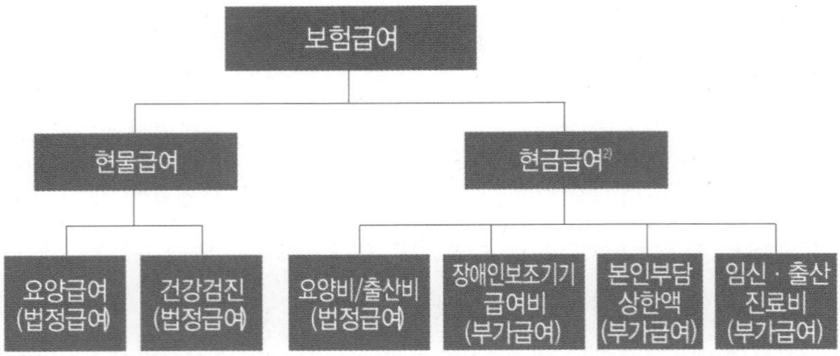

1) 현물(서비스)급여와 현금급여(급여형태에 따른 분류)

현물급여에는 가입자 및 피부양자의 질병 · 부상 · 출산 등에 대한 요양급여 및 건강검진이 있고, 현금급여에는 요양비, 장애인보조기기급여비, 본인부담 상한액, 임신 · 출산 진료비 등이 있다.

급여종류		급여내용
현물 급여	요양급여	– 가입자 및 피부양자의 질병 · 부상 · 출산 등에 대하여 ① 진찰 · 검사, ② 약제 · 치료재료의 지급, ③ 처치 · 수술 및 그 밖의 치료, ④ 예방 · 재활, ⑤ 입원, ⑥ 간호, ⑦ 이송에 대한 요양급여
	건강검진	– 건강검진 대상자 • 일반건강검진 : 직장가입자, 세대주 및 만20세 이상 세대원인 지역가입자, 직장 피부양자(만20세 이상), 의료급여 수급권자(만19~64세, 65세 이상은 노인복지법에 의한 검진실시로 제외) • 암검진 : 일반건강검진에 따른 대상자 중 암종별 특성을 고려하여 검진이 필요한 자로서 보건복지부장관이 정하여 고시하는 자 • 영유아건강검진 : 6세 미만의 가입자 및 피부양자 – 건강검진은 2년마다 1회 이상 실시하되, 사무직에 종사하지 아니하는 직장가입자에 대하여는 1년에 1회 실시함. 다만, 암검진은 「암관리법 시행령」에서 정한바에 따르며, 영유아건강검진은 영유아의 연령 등을 고려하여 검진횟수를 보건복지부장관이 정하여 고시하는 바에 따라 실시할 수 있음.

2) 이전의 '본인부담액보상금'과 '장제비'도 현금급여에 속한다. 본인부담액보상금은 가입자 및 피부양자가 병 · 의원에서 진료 받고 납부한 법정 본인부담금이 매30일에 120만 원을 초과한 경우, 그 초과금액의 50%를 보상해주는 제도였으나 2007년 7월 25일 법 개정으로 폐지되었다. 장제비는 가입자 또는 피부양자가 사망한 경우 그 장제를 행한 자에게 250,000원을 지급했던 제도였으나 법 개정으로 2008년부터 폐지되었다.

현금 급여	임신 · 출산 진료비	– 임신한 가입자 또는 피부양자가 임신과 출산에 관련된 진료(출산 전후 산모의 건강 관리와 관련된 진료를 포함)에 드는 비용으로 하되, 그 지급액은 임신한 가입자 또는 피부양자가 실제 부담한 금액으로 함. • 하나의 태아를 임신한 경우(100만 원), 둘 이상의 태아를 임신한 경우(140만 원). • 공단이 임신한 가입자 또는 피부양자에게 이용권 금액이 기재된 증표를 발행함. • 출산일, 분만예정일부터 2년이 지난 후에는 사용할 수 없음.
	요양비	– 가입자 또는 피부양자가 보건복지부령이 정하는 긴급 기타 부득이한 사유로 인하여 요양기관과 유사한 기능을 수행하는 기관으로서 보건복지부령이 정하는 기관(제98조 제1항의 규정에 의하여 업무정지처분기간중인 요양기관을 포함한다)에서 질병 · 부상 · 출산 등에 대하여 요양을 받거나 요양기관이 아닌 장소에서 출산을 한 때에는 그 요양급여에 상당하는 금액을 보건복지부령이 정하는 바에 따라 그 가입자 또는 피부양자에게 요양비로 지급 • 요양비 : 보건복지부장관이 고시하는 금액 • 요양기관 외에서의 출산비 : 250,000원
	장애인 보조기기 급여비	– 장애인 복지법에 의하여 등록한 장애인 가입자 및 피부양자에게는 보조기기에 대하여 보험급여 실시
	본인부담액 상한제	– 직장 및 지역가입자의 보험료 부담수준에 따라 연간 상한액을 초과하는 경우 그 초과액을 공단이 부담 • 가입자의 상한액기준 보험료 수준을 7단계로 세분화

2) 법정급여와 부가급여(법적근거에 따른 분류)

법정급여는 법에 의하여 당연히 지급되어야 하는 급여로 요양급여, 요양비, 건강검진 등이 있으며, 부가급여는 법정급여 외에 대통령령이 정하는 바에 따라 임의로 지급되는 급여로서 임신 · 출산 진료비, 장제비 상병수당 및 기타의 급여가 있다. 국민건강보험법상에는 장제비와 상병수당을 지급할 수 있는 근거규정만 두고 있으며 현재 실시하고 있지는 않다. 다만 부가급여로서 국민건강보험법 시행령에 임신 · 출산 진료비 등을 인정하고 있다.

3) 급여의 종류별 수급권자

구분	급여의 종류	수급권자
현물급여	요양급여	가입자 및 피부양자
	건강검진	가입자 및 피부양자
현금급여	요양비	가입자 및 피부양자
	장애인 보조기기	가입자 및 피부양자 중 장애인복지법에 의해 등록한 장애인
	본인부담액 상한제	가입자 및 피부양자
	임신 · 출산 진료비	– 임신 · 출산 진료비 수급권자 – 임신 · 출산(유산 · 사산 포함)이 확인된 건강보험 가입자 또는 피부양자 – 2세 미만인 가입자 또는 피부양자의 법정대리인(출산한 가입자 또는 피부양자가 사망한 경우에 한정)

제2절 요양급여

1. 요양급여의 개요

1) 정의

요양급여란 가입자 및 피부양자의 질병 · 부상 · 출산 등에 대하여 ① 진찰 · 검사, ② 약제 · 치료재료의 지급, ③ 처치 · 수술 및 그 밖의 치료, ④ 예방 · 재활, ⑤ 입원, ⑥ 간호, ⑦ 이송 등의 서비스를 제공하는 것을 말한다.

건강보험사업의 관리운영주체는 국민건강보험공단이다. 요양급여비용의 지급의무와 요양비 · 부가급여 · 건강검진 등 각종 급여의무 및 보험급여의 제한권 등이 공단에 있으며, 요양기관이 임의로 요양급여를 제한할 수 없고 공단의 결정에 따라 요양급여를 실시해야 하는 것 등을 고려할 때 요양급여의 실시주체는 국민건강보험공단이 된다고 볼 수 있다.

2) 요양급여의 법적 근거

(1) 국민건강보험법 제41조(요양급여)

(2) 요양급여 관련 부령 및 고시 등

① 국민건강보험 요양급여의 기준에 관한 규칙(보건복지부령)
② 건강보험 행위 급여 · 비급여 목록표 및 급여 상대가치점수
③ 약제급여목록 및 급여상한금액표(보건복지부고시)
④ 한약제제급여목록 및 상한금액표(보건복지부고시)
⑤ 요양급여비용 심사지급업무처리기준(보건복지부고시)
⑥ 요양급여비용 청구방법, 심사청구서 · 명세서 서식 및 작성요령(보건복지부고시)
⑦ 요양급여의 적용기준 및 방법에 관한 세부사항(보건복지부고시)
⑧ 요양급여비용 심사청구소프트웨어의 검사 등에 관한 기준 등이 있으며 이 외에도 요양급여 관련 고시가 다수 있다.

2. 요양급여의 내용(법 제41조 1항)

① 가입자와 피부양자의 질병, 부상, 출산 등에 대하여 다음 각 호의 요양급여를 실시한다.
  1. 진찰 · 검사
  2. 약제(藥劑) · 치료재료의 지급
  3. 처치 · 수술 및 그 밖의 치료
  4. 예방 · 재활
  5. 입원
  6. 간호
  7. 이송(移送))
② 제1항에 따른 요양급여의 범위(이하 '요양급여대상')는 다음 각 호와 같다.
  1. 제1항 각 호의 요양급여(제2호 약제는 제외): 제4항에 따라 보건복지부장관이 비

급여대상으로 정한 것을 제외한 일체의 것

2. 제1항제2호의 약제: 제41조의3에 따라 요양급여대상으로 보건복지부장관이 결정하여 고시한 것

③ 요양급여의 방법 · 절차 · 범위 · 상한 등의 요양급여기준은 보건복지부령으로 정한다.

④ 보건복지부장관은 제3항에 따라 요양급여의 기준을 정할 때 업무나 일상생활에 지장이 없는 질환에 대한 치료 등 보건복지부령으로 정하는 사항은 요양급여대상에서 제외되는 사항(이하 '비급여대상')으로 정할 수 있다.

1) 진찰 · 검사

진찰 · 검사는 의사가 의학적 지식과 경험에 기초하여 상병의 유무나 상태 및 그 원인을 찾아내는 활동이다. 모든 치료는 진찰과 검사에서 시작되기 때문에 그 결과의 자료는 환자에게 매우 중요하고 정확해야 한다. 대체로 진찰은 의사가 직접 문진, 청진, 타진, 촉진 등 다양한 방법에 의해 실시하고, 검사는 소모품인 약제 및 재료 등을 이용하는 것으로 내분비 검사, 소변검사, 혈액검사, 내시경검사 등 매우 다양하게 실시한다.

진찰에는 초진과 재진이 있으며 외과, 내과, 소아청소년과, 산부인과 등 기타 모든 진료과목에 속하는 진찰 및 치과의사와 한의사의 진찰을 포함한다. 그러나 건강검진은 요양급여에 포함되지 않기 때문에 진찰 · 검사에 포함되지 않는다.

2) 약제 · 치료재료의 지급

이는 상병을 치료하는데 필요한 약제와 그 치료재료를 지급하는 것을 말한다. 약제 · 치료재료의 지급은 의약품을 조제(처방 포함)하여 지급하는 경우, 주사기를 이용하여 약제를 주사하는 경우, 치과 충전재료(인산시멘트, 아말감 등)를 시술하는 경우 등과 같이 약제 · 치료재료를 처방 · 조제 · 복약지도[3])하거나 시술하는 것을 말한다.

3) 복약지도란 ① 의약품의 명칭, 용법 · 용량, 효능 · 효과, 저장 방법, 부작용, 상호 작용 등의 정보를 제공하는 것, ② 일반의약품을 판매할 때 진단적 판단을 하지 아니하고 구매자가 필요한 의약품을 선택할 수 있도록 도와주는 것 중의 하나를 말한다(약사법 제2조 12호).

3) 처치 · 수술 및 그밖의 치료

처치는 질병 · 부상 등이 악화되지 않도록 일정한 방식으로 치료하는 것, 즉 붕대의 교체, 약의 도포, 환부의 세척, 찜질, 점안, 주사, 산소흡입, 이물제거, 소독 등을 말한다.

수술은 피부나 기타 신체의 일부를 외과기구로 절제하거나 절개하여 병을 치료하는 것으로서 천자술, 절제술, 정형술, 절개술, 결찰술, 봉합술, 박리술, 절단술 등의 방법이 있다.

4) 예방 · 재활

예방이란 질병이나 부상이 발생하지 않도록 미리 조치하는 행위를 의미하고, 재활은 신체기능의 퇴화를 방지하고 기능 회복을 위하여 실시하는 치료를 말한다. 예방에는 산전진찰과 예방접종 등이 있고, 재활에는 물리치료, 운동치료, 작업치료 등이 있다.

5) 입원

입원은 의료시설에 수용되는 것을 말한다. 진료 및 치료를 목적으로 할 때 병실을 이용하여 입원이 허용되고 통원의 불편이나 피로회복 등의 사유로 입원하는 것은 허용되지 않는다.

6) 간호

여기서 간호는 요양기관에서 간호사가 의사의 보조자로서 실시하는 간호를 의미하는 것은 아니다. 환자의 상병상태를 감안할 때 통상적인 간호 이외의 간호가 요구될 경우 그 간호에 필요한 인건비에 대한 급여를 말한다. 즉 자력으로 배변 · 배뇨 · 거동 또는 식사를 할 수 없는 사람에게 제공되는 급여이다. 요양기관내에서 이루어지는 간호와 요양기관 외의 장소인 가정이나 특정장소에서 이루어지는 간호가 있다. 통상적인 간호는 의사의 보조인으로서 실시하는 간호이다.

7) 이송

이송은 상병이 발생한 장소에서 의료기관까지 또는 의료기관에서 다른 의료기관으로 이동이 필요할 때 소요되는 비용에 대한 급여를 의미한다. 환자에게 청구할 수 있는 이송에 소요되는 비용은 당해 의료기관의 구급차를 사용한 경우나 응급환자이송업의 허가를 받은 자가 구급차를 이용하여 환자를 이송한 경우의 이송처치를 말한다.

3. 선별 급여(제41조의 4)

1) 선별급여의 의의

요양급여를 결정함에 있어 ① 경제성 또는 치료효과성 등이 불확실하여 그 검증을 위하여 추가적인 근거가 필요한 경우, ② 경제성이 낮아도 가입자와 피부양자의 건강회복에 잠재적 이득이 있는 경우, ③ 요양급여에 대한 사회적 요구가 있거나 국민건강증진의 강화를 위하여 보건복지부장관이 특히 필요하다고 인정하는 경우 등에는 대통령령으로 정하는 예비적인 요양급여인 선별급여로 지정하여 실시할 수 있다.

2) 선별급여의 적합성 평가

보건복지부장관은 대통령령으로 정하는 절차와 방법에 따라 선별급여에 대하여 주기적으로 요양급여의 적합성을 평가하여 요양급여 여부를 다시 결정하고, 요양급여의 기준을 조정하여야 한다.

① 평가주기: 선별급여를 실시한 날부터 5년마다 평가한다. 다만, 보건복지부장관은 해당 선별급여의 내용 · 성격 또는 효과 등을 고려하여 신속한 평가가 필요하다고 인정하는 경우에는 그 평가주기를 달리 정할 수 있다.

② 평가항목

- 치료 효과 및 치료 과정의 개선에 관한 사항
- 비용 효과에 관한 사항
- 다른 요양급여와의 대체가능성에 관한 사항

- 국민건강에 대한 잠재적 이득에 관한 사항
- 기타 보건복지부장관이 적합성평가를 위하여 특히 필요하다고 인정하는 사항

③ 평가방법: 서면평가의 방법으로 실시한다. 다만, 보건복지부장관이 필요하다고 인정하는 경우에는 현장조사 · 문헌조사 또는 설문조사 등의 방법을 추가하여 실시할 수 있다.

보건복지부장관은 적합성평가와 관련하여 전문적 · 심층적 검토가 필요하다고 인정하는 경우에는 보건의료 관련 연구기관 · 단체 또는 전문가 등에게 그 평가를 의뢰하여 실시할 수 있다. 또한 적합성평가를 위하여 필요하다고 인정하는 경우에는 관계 중앙행정기관, 지방자치단체, 「공공기관의 운영에 관한 법률」에 따른 공공기관 또는 보건의료 관련 법인 · 단체 · 전문가 등에게 필요한 자료 또는 의견의 제출을 요청할 수 있다. 적합성평가의 절차 및 방법 등에 필요한 사항은 보건복지부장관이 정하여 고시한다.

3) 향후 추진방향

보건복지부는 앞으로 선별급여를 확대 · 개편하여 의학적 타당성이 있어 급여가능성이 있는 모든 의료(치료적 비급여)에 대해 '예비급여'를 적용할 예정이다. 예비급여란 의학적 타당성이 있는 치료적 비급여에 대해 본인부담률을 높여 우선 예비적으로 건강보험을 적용(예비급여)한 후 평가를 거쳐 급여여부를 사후에 판단하는 요양급여를 말한다. 다만 약제는 사후 퇴출이 곤란한 점을 감안하여, 기존 방식대로 선별적으로 예비급여를 적용하려는 정책을 추진 중이다. 선별급여를 '예비급여'로 확대 · 개편하기 위한 제도개선 추진방안으로 급여대상 확대 및 재정부담 등을 고려하여 본인부담률 일부 구간을 조정(현재 50, 80% → 50~90%)하는 방안을 추진 중이며 예비급여 항목별 주기적 재평가(3~5년)를 실시하여 필수 급여 또는 비급여 여부, 예비급여 유지 (본인부담률 조정 · 유지)를 결정하고자 하고 있다.

4. 요양급여의 기준(국민건강보험 요양급여의 기준에 관한 규칙)

1) 목적

이 규칙은 「국민건강보험법」 제41조 제2항 및 제3항의 규정에 의하여 요양급여의 방법 · 절차 · 범위 · 상한 및 제외대상 등 요양급여기준에 관하여 필요한 사항을 규정함을 목적으로 한다.

2) 요양급여의 절차

(1) 요양급여 대상의 여부 결정에 관한 원칙

보건복지부장관은 의학적 타당성, 의료적 중대성, 치료효과성, 비용효과성, 환자의 비용부담 정도 및 사회적 편익 등을 고려하여 요양급여대상의 여부를 결정해야 한다.

(2) 급여절차

요양급여는 1단계 요양급여와 2단계 요양급여로 구분하며, 가입자 또는 피부양자는 1단계 요양급여를 받은 후 2단계 요양급여를 받아야 한다. 1단계 요양급여는 의료법에 따른 상급종합병원을 제외한 요양기관에서 받는 요양급여를 말하며, 2단계 요양급여는 상급종합병원에서 받는 요양급여를 말한다. 의원과 같은 1단계 요양기관에서는 가벼운 질환을, 상급종합병원과 같은 2단계 요양기관에서는 1단계 의료기관에서 진료하기 어려운 질환이나 복합적인 중증 질환을 주로 진료한다.

가입자등이 상급종합병원에서 2단계 요양급여를 받고자 하는 때에는 상급종합병원에서의 요양급여가 필요하다는 의사소견이 기재된 건강진단 · 건강검진결과서 또는 요양급여의뢰서를 건강보험증 또는 신분증명서(주민등록증, 운전면허증 및 여권 등)와 함께 제출하여야 한다.

이는 의료기관 종별 특성에 맞게 의료자원을 효율적으로 활용함과 아울러 환자들의 대형 의료기관에의 편중현상 등을 방지하여 국민이 의료기관 이용시 편리를 도모하고자 시행하고 있다.

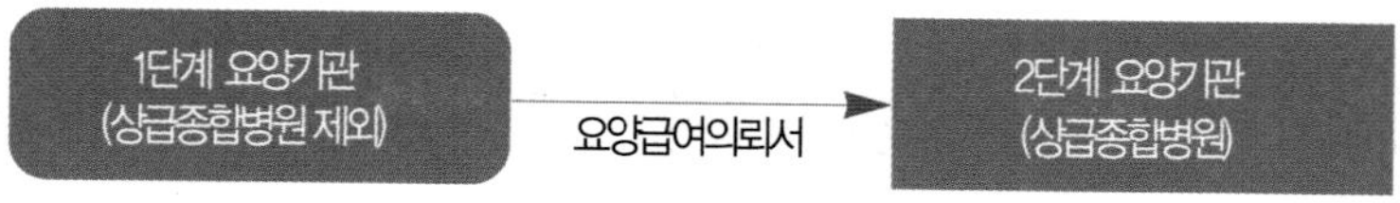

그림 7-1 요양급여의 단계

(3) 수급절차 예외

다음과 같은 경우에는 1단계 요양기관을 거치지 않고 2단계인 상급종합병원에서 1단계 요양급여를 받을 수 있다.

① 「응급의료에 관한 법률」 제2조 제1호에 해당하는 응급환자인 경우

② 분만의 경우

③ 치과에서 요양급여를 받는 경우

④ 「장애인복지법」 제32조에 따른 등록 장애인 또는 단순 물리치료가 아닌 작업치료 · 운동치료 등의 재활치료가 필요하다고 인정되는 자가 재활의학과에서 요양급여를 받는 경우

⑤ 가정의학과에서 요양급여를 받는 경우

⑥ 당해 요양기관에서 근무하는 가입자가 요양급여를 받는 경우

⑦ 혈우병환자가 요양급여를 받는 경우

3) 요양급여의 신청

가입자등이 요양기관에 요양급여를 신청하는 때에는 건강보험증 또는 신분증명서를 제출하여야 한다. 이 경우 가입자등이 요양급여를 신청한 날(가입자 등이 의식불명 등 자신의 귀책사유 없이 건강보험증을 제시하지 못한 경우에는 가입자등임이 확인된 날로 한다)부터 14일 이내에 건강보험증 또는 신분증명서를 제출하는 경우에는 요양급여를 신청한 때에 건강보험증 또는 신분증명서를 제출한 것으로 본다.

가입자 등이 건강보험증 또는 신분증명서를 제출하지 못하는 경우에는 가입자 등 또는 요양기관은 국민건강보험공단에 자격확인을 요청할 수 있으며, 요청을 받은 공

단은 자격이 있는지의 여부를 확인하여 '건강보험자격확인통보서'[4]에 의하거나 전화, 팩스 또는 정보통신망을 이용하여 지체 없이 해당 가입자 등 또는 요양기관에 통보하여야 한다. 자격확인을 통보받은 경우에는 자격확인을 요청한 때에 건강보험증 또는 신분증명서를 제출한 것으로 본다.

요양기관은 건강보험증 또는 신분증명서를 제출하지 못하는 가입자 등이 손쉽게 공단에 자격확인을 요청할 수 있도록 공단의 전화번호 등을 안내하거나 요양기관의 진료접수창구에 이를 게시하여야 한다.

4) 급여의 제한여부 조회 등

요양기관은 가입자 등이 법 제53조 제1항 · 제2항 또는 법 제58조 제2항의 규정에 해당되는 것으로 판단되는 경우에도 요양급여를 실시하되, 지체 없이 급여제한여부조회서에 의하여 공단에 급여제한 여부를 조회하여야 한다. 조회를 받은 공단은 7일(공휴일제외) 이내에 급여의 제한여부를 결정하여 당해 요양기관에 '급여제한여부결정통보서'[5]로 회신하여야 하며, 회신을 받은 요양기관은 공단의 결정내용을 요양급여를 개시한 날부터 소급하여 적용하여야 한다.

그러나 회신이 있기 전에 요양급여가 종료되거나 회신 없이 7일이 경과된 때에는 공단이 당해 요양기관에 대하여 요양급여를 인정한 것으로 본다. 다만, 공단이 7일이 경과된 후에 급여제한을 결정하여 회신한 때에는 요양기관은 회신을 받은 날부터 공단의 결정에 따라야 한다.

공단은 법 제53조 제1항 · 제2항 또는 법 제58조 제2항의 규정에 의하여 요양급여를 제한하여야 함에도 불구하고 요양급여를 받은 가입자 등에 대하여는 법 제57조의 규정에 의하여 부당이득에 해당되는 금액을 징수한다.

요양기관은 법 제53조 제2항의 한도를 초과하여 요양급여를 행한 경우에는 그 날부터 7일 이내에 '요양급여적용통보서'[6]에 의하여 그 사실을 공단에 알려야 한다.

---

4) 국민건강보험 요양급여의 기준에 관한 규칙 별지 제1호 서식
5) 국민건강보험 요양급여의 기준에 관한 규칙 별지 제2호의 2서식
6) 국민건강보험 요양급여의 기준에 관한 규칙 별지 제3호 서식

5) 요양급여일수의 확인

가입자 등은 요양급여일수에 대한 확인을 공단에 요청할 수 있으며, 요청을 받은 공단은 요양급여비용이 청구되어 지급된 요양급여내역별 요양급여일수를 문서, 팩스 또는 정보통신망 등을 이용하여 지체 없이 해당 가입자등에게 통보하여야 한다.

6) 요양급여의 적용기준 및 방법

요양기관은 가입자등에 대한 요양급여를 "요양급여의 적용기준 및 방법"에 의하여 실시하여야 한다.

●요양급여의 적용기준 및 방법
(국민건강보험 요양급여의 기준에 관한 규칙 제5조제1항 관련)

1. 요양급여의 일반원칙
   가. 요양급여는 가입자 등의 연령 · 성별 · 직업 및 심신상태 등의 특성을 고려하여 진료의 필요가 있다고 인정되는 경우에 정확한 진단을 토대로 하여 환자의 건강증진을 위하여 의학적으로 인정되는 범위 안에서 최적의 방법으로 실시하여야 한다.
   나. 요양급여를 담당하는 의료인은 의학적 윤리를 견지하여 환자에게 심리적 건강효과를 주도록 노력하여야 하며, 요양상 필요한 사항이나 예방의학 및 공중보건에 관한 지식을 환자 또는 보호자에게 이해하기 쉽도록 적절하게 설명하고 지도하여야 한다.
   다. 삭제 〈2018. 12. 31.〉
   라. 요양기관은 가입자 등의 요양급여에 필요한 적정한 인력 · 시설 및 장비를 유지하여야 한다. 이 경우 보건복지부장관은 인력 · 시설 및 장비의 적정기준을 정하여 고시할 수 있다.
   마. 라목의 규정에 불구하고 가입자 등에 대한 최적의 요양급여를 실시하기 위하여 필요한 경우, 보건복지부장관이 정하여 고시하는 바에 따라 다른 기관에 검사를 위탁하거나, 당해 요양기관에 소속되지 아니한 전문성이 뛰어난 의료인을 초빙하거나, 다른 요양기관에서 보유하고 있는 양질의 시설 · 인력 및 장비를 공동 활용할 수 있다.
   바. 요양기관은 요양급여에 필요한 약제 · 치료재료를 직접 구입하여 가입자 등에게 지급하여야 한다. 다만, 다음의 1에 해당하는 경우에는 그러하지 아니하다.
      (1) 「약사법」 제23조제1항 본문에 따라 의사 또는 치과의사가 직접 약제를 조제할 수 없는 경우
      (2) 「약사법」 제23조제4항에 따라 의사 또는 치과의사가 직접 약제를 조제할 수 있는 경우 중 보건복지부장관이 정하는 경우
   사. 개설자가 동일한 요양기관은 동일가입자 등의 동일상병에 대하여 같은 날 외래로 요양급여를 중복하여 실시하여서는 아니된다. 이 경우 요양급여 중복의 범위는 보건복지부장관이 정하여 고시한다.
   아. 「의료급여법」에 따라 의료급여를 받는 자가 건강보험의 가입자 또는 피부양자로 자격이 변동된 경우 제5조제2항 및 제3항에 따라 요양급여의 기간 또는 인정개수 등을 정하고 있는 행위 · 약제 및 치료재료에 대하여는 건강보험의 요양급여 내용과 의료급여의 수급 내용을 연계하여 적용한다.
   자. 요양급여는 연구 또는 시험(제8조의2에 따른 임상연구는 제외한다)의 목적으로 이루어지는 의료행위 등에는 실시해서는 아니된다. 다만, 보건복지부장관이 정하여 고시하는 기준 및 절차

등에 따라 이루어지는 임상연구 또는 임상시험과 관련하여 해당 연구 또는 시험에 참여하는 환자의 질병이나 부상 등을 위한 진료 및 치료 등의 통상적 요양급여로서 보건복지부장관이 정하는 요양급여는 그렇지 않다.

2. 진찰 · 검사, 처치 · 수술 기타의 치료
가. 각종 검사를 포함한 진단 및 치료행위는 진료상 필요하다고 인정되는 경우에 한하여야 한다.
나. 영 제21조제3항제2호에 따라 보건복지부장관이 정하여 고시하는 질병군에 대한 입원진료의 경우 그 입원진료 기간동안 행하는 것이 의학적으로 타당한 검사 · 처치 등의 진료행위는 당해 입원진료에 포함하여 행하여야 한다.

3. 약제의 지급
가. 처방 · 조제
(1) 영양공급 · 안정 · 운동 그 밖에 요양상 주의를 함으로써 치료효과를 얻을 수 있다고 인정되는 경우에는 의약품을 처방 · 투여하여서는 아니되며, 이에 관하여 적절하게 설명하고 지도하여야 한다.
(2) 의약품은 약사법령에 의하여 허가 또는 신고된 사항(효능 · 효과 및 용법 · 용량 등)의 범위 안에서 환자의 증상 등에 따라 필요 · 적절하게 처방 · 투여하여야 한다. 다만, 안전성 · 유효성 등에 관한 사항이 정하여져 있는 의약품 중 진료상 반드시 필요하다고 보건복지부장관이 정하여 고시하는 의약품의 경우에는 허가 또는 신고된 사항의 범위를 초과하여 처방 · 투여할 수 있으며, 중증환자에게 처방 · 투여하는 약제로서 보건복지부장관이 정하여 고시하는 약제의 경우에는 건강보험심사평가원장이 공고한 범위 안에서 처방 · 투여할 수 있다.
(3) 요양기관은 중증환자에 대한 약제의 처방 · 투여시 해당약제 및 처방 · 투여의 범위가 (2)의 허용범위에는 해당하지 아니하나 해당환자의 치료를 위하여 특히 필요한 경우에는 해당약제의 품목명 및 처방 · 투여의 범위 등에 대하여 건강보험심사평가원장이 인정하는 범위 안에서 처방 · 투여할 수 있다. 이 경우 건강보험심사평가원장은 해당약제의 품목명 및 처방 · 투여의 범위를 심의하기에 적절하다고 판단되는 관련 단체 또는 중증질환심의위원회의 심의를 거쳐 해당약제의 품목명 및 처방 · 투여의 범위를 인정해야 한다.
(4) 제10조의2제2항에 따라 식품의약품안전처장이 긴급한 도입이 필요하다고 인정한 품목의 경우에는 식품의약품안전처장이 인정한 범위 안에서 처방 · 투여하여야 한다.
(5) 항생제 · 스테로이드제제 등 오남용의 폐해가 우려되는 의약품은 환자의 병력 · 투약력 등을 고려하여 신중하게 처방 · 투여하여야 한다.
(6) 진료상 2품목 이상의 의약품을 병용하여 처방 · 투여하는 경우에는 1품목의 처방 · 투여로는 치료효과를 기대하기 어렵다고 의학적으로 인정되는 경우에 한한다.

나. 주사
(1) 주사는 경구투약을 할 수 없는 경우, 경구투약시 위장장애 등의 부작용을 일으킬 염려가 있는 경우, 경구투약으로 치료효과를 기대할 수 없는 경우 또는 응급환자에게 신속한 치료효과를 기대할 필요가 있는 경우에 한한다.
(2) 동일 효능의 먹는 약과 주사제는 병용하여 처방 · 투여하여서는 아니된다. 다만, 경구투약만으로는 치료효과를 기대할 수 없는 불가피한 경우에 한하여 병용하여 처방 · 투여할 수 있다.
(3) 혼합주사는 치료효과를 높일 수 있다고 의학적으로 인정되는 경우에 한한다.
(4) 당류제제 · 전해질제제 · 복합아미노산제제 · 혈액대용제 · 혈액 및 혈액성분제제의 주사는 의학적으로 특히 필요하다고 인정되는 경우에 한한다.

4. 치료재료의 지급
치료재료는 약사법 기타 다른 관계법령에 의하여 허가 · 신고 또는 인정된 사항(효능 · 효과 및 사용방법)의 범위 안에서 환자의 증상에 따라 의학적 판단에 의하여 필요 · 적절하게 사용한다. 다만, 안전성 · 유효성 등에 관한 사항이 정하여져 있는 치료재료 중 진료에 반드시 필요하다고 보건복지부장관이 정한 치료재료의 경우에는 보건복지부장관이 정하여 고시하는 바에 따라 전문평가위원회의 평가를 거쳐 허가 · 신고 또는 인정된 사항(효능 · 효과 및 사용방법)의 범위를 초과하여 사용할 수 있다.

5. 예방 · 재활

재활 및 물리치료(이학요법)는 약물투여 또는 처치 및 수술 등에 의하여 치료효과를 얻기 곤란한 경우로서 재활 및 물리치료(이학요법)가 보다 효과가 있다고 인정되는 경우에 행한다.

6. 입원

가. 입원은 진료상 필요하다고 인정되는 경우에 한하며 단순한 피로회복 · 통원불편 등을 이유로 입원지시를 하여서는 아니된다.

나. 퇴원은 의학적 타당성과 퇴원계획의 충분성 등을 신중하게 고려하여 적절한 시기에 행하여져야 한다.

다. 입원환자에 대한 식사는 환자의 치료에 적합한 수준에서 의료법령 및 식품위생법령에서 정하는 기준에 맞게 위생적인 방법으로 제공하여야 한다.

7. 가정간호

가정간호는 진료상 퇴원 후 계속적인 치료와 관리가 필요한 경우에 의사 또는 한의사의 진단과 처방에 의하여 가정전문간호사가 실시하여야 한다.

8. 의료장비

가. 요양기관은 「의료기기법」 제2조제1항에 따른 의료기기를 사용할 경우 같은 법 제6조 및 제15조에 따라 식품의약품안전처장의 제조 또는 수입 허가를 받거나 신고한 것에 한하여 그 허가 또는 신고된 범위에서 사용하여야 한다.

나. 요양기관은 진단용 방사선 발생장치를 사용할 경우 「의료법」 제37조제1항과 「진단용 방사선 발생장치의 안전관리에 관한 규칙」 제3조에 따라 시장 · 군수 · 구청장(자치구의 구청장을 말한다)에게 신고한 것에 한하여 사용하여야 하며, 「의료법」 제37조제2항과 「진단용 방사선 발생장치의 안전관리에 관한 규칙」 제4조 및 제8조에 따라 검사를 받지 아니하거나 검사결과 부적합 판정을 받은 진단용 방사선 발생장치를 사용하여서는 아니 된다.

다. 요양기관은 치료용 방사선 발생장치를 사용할 경우 「원자력안전법」 제53조에 따라 원자력안전위원회의 사용허가를 받거나 신고 후 사용하여야 하며, 같은 법 제56조 및 제61조에 따른 검사를 받지 아니하거나 검사결과 부적합 판정을 받은 치료용 방사선 발생장치를 사용하여서는 아니 된다.

라. 요양기관은 특수의료장비를 사용할 경우 「의료법」 제38조제1항 및 「특수의료장비의 설치 및 운영에 관한 규칙」 제2조에 따라 시장 · 군수 · 구청장(자치구의 구청장을 말한다. 이하 같다)에게 등록한 것만을 사용해야 하고, 같은 규칙 제3조에 따른 설치인정기준에 맞게 설치 · 운영해야 하며, 「의료법」 제38조제2항 및 「특수의료장비의 설치 및 운영에 관한 규칙」 제5조에 따른 품질관리검사를 받지 않거나 품질관리검사에서 부적합하다고 판정을 받은 특수의료장비를 사용해서는 안 된다.

마. 요양기관은 그 밖에 다른 법령에서 정하고 있는 의료장비를 사용할 경우 해당 법령에서 정하고 있는 의료장비의 사용기준에 맞게 사용하여야 한다.

바. 가목부터 라목까지의 규정에도 불구하고 안전성 · 유효성 등에 관한 사항이 정하여져 있는 의료장비 중 진료에 반드시 필요하다고 보건복지부장관이 정하여 고시하는 의료장비의 경우에는 관계 법령상의 허가 또는 신고된 범위를 초과하여 사용할 수 있다.

사. 「국민건강보험법 시행규칙」 제12조제1항 및 제2항에 따라 의료장비의 현황을 신고받은 건강보험심사평가원장은 해당 의료장비의 제조 · 수입업체, 품목, 제조연월 등 의료장비의 품질 관리 및 이력 관리에 필요한 사항을 식별부호화하여 관리할 수 있다. 이 경우 식별부호화의 방법 및 절차에 필요한 사항은 보건복지부장관이 정하여 고시한다.

요양급여의 적용기준 및 방법에 관한 세부사항과 조혈모세포이식 요양급여의 적용기준 및 방법에 관한 세부사항은 의약계 · 공단 및 건강보험심사평가원의 의견을 들어 보건복지부장관이 정하여 고시한다.

7) 요양급여의 의뢰 및 회송

요양기관은 가입자 등에게 적절한 요양급여를 행하기 위하여 필요한 경우에는 다른 요양기관에게 요양급여를 의뢰할 수 있다. 요양급여를 의뢰받은 요양기관은 가입자등의 상태가 호전되었을 때에는 요양급여를 의뢰한 요양기관이나 1단계 요양급여를 담당하는 요양기관으로 가입자 등을 회송할 수 있다.

요양기관이 요양급여를 의뢰하는 경우에는 '요양급여의뢰서'[7], 가입자 등을 회송하는 경우에는 '요양급여회송서'[8]를 가입자 등에게 발급하여야 한다. 이 경우 요양기관은 의뢰 또는 회송받은 요양기관의 요청이 있는 때에는 진료기록의 사본 등 요양급여에 관한 자료를 제공하여야 한다.

8) 요양급여비용 계산서 · 영수증의 발급 및 보존

요양기관이 요양급여를 실시한 때에는 가입자 등에게 계산서 · 영수증을 발급하여야 한다. 즉 ① 입원 및 외래진료의 경우(한방 제외)는 '진료비 계산서 · 영수증'[9], ② 한방입원 및 한방외래진료의 경우는 '한방진료비 계산서 · 영수증'[10], ③ 약국 및 한국희귀의약품센터의 경우는 '약제비 계산서 · 영수증'[11]을 발급한다. 다만, 요양기관중 종합병원 · 병원 · 치과병원 · 한방병원 및 요양병원을 제외한 요양기관이 외래진료를 한 경우에는 '간이 외래 진료비 계산서 · 영수증'[12]을 발급할 수 있다.

요양기관은 가입자 등이 「소득세법」의 규정에 의한 의료비공제를 받기 위하여 당해연도의 진료비 또는 약제비 납입내역의 확인을 요청한 경우에는 '진료비(약제비) 납입확인서'[13]를 발급하여야 한다.

---

7) 국민건강보험 요양급여의 기준에 관한 규칙 별지 제4호 서식
8) 국민건강보험 요양급여의 기준에 관한 규칙 별지 제5호 서식
9) 국민건강보험 요양급여의 기준에 관한 규칙 별지 제6호 서식 또는 별지 제7호 서식
10) 국민건강보험 요양급여의 기준에 관한 규칙 별지 제8호 서식 또는 별지 제9호 서식
11) 국민건강보험 요양급여의 기준에 관한 규칙 별지 제10호 서식 또는 별지 제11호 서식
12) 국민건강보험 요양급여의 기준에 관한 규칙 별지 제12호 서식
13) 국민건강보험 요양급여의 기준에 관한 규칙 별지 제12호의2 서식

요양기관은 가입자 등이 계산서 · 영수증에 대하여 세부산정내역을 요구하는 경우에는 이를 제공하여야 한다. 이 경우 요양기관은 보건복지부장관이 정하여 고시하는 바에 따라 급여대상 및 비급여대상의 세부 항목별로 비용 단가, 실시 · 사용 횟수, 실시 · 사용기간 및 비용 총액 등을 산정하여 제공하되, 급여대상의 경우에는 세부 항목별로 본인부담금액과 공단부담금액을 구분하여 제공하여야 한다. 다만 가입자등이 질병군별로 하나의 포괄적인 행위로 고시된 요양급여를 받거나, 1일당 행위로 고시된 요양급여를 받는 경우에는 다음 각 항에 한정하여 세부내역을 제공하여야 한다.

① 비급여대상[14)]

② 요양급여비용의 본인부담항목[15)]

③ 보건복지부장관이 정하여 고시하는 포괄적인 행위 또는 1일당 행위에서 제외되는 항목

요양기관이 요양급여를 행한 경우에는 계산서 · 영수증 부본을 당해 요양급여가 종료된 날부터 5년간 보존하여야 한다. 다만, 요양기관이 본인부담금수납대장[16)]을 작성하여 보존하는 경우에는 이를 계산서 · 영수증 부본에 갈음한다. 계산서 · 영수증 부본 및 본인부담금수납대장은 「전자문서 및 전자거래기본법」에 따라 전자문서로 작성 · 보존할 수 있다.

9) 요양급여의 범위

요양급여의 범위, 즉 요양급여대상은 가입자 및 피부양자의 질병 · 부상 · 출산 등에 대하여 진찰 · 검사, 약제 · 치료재료의 지급, 처치 · 수술 및 그 밖의 치료, 예방 · 재활, 입원, 간호, 이송 등과 같은 요양급여 가운데 '국민건강보험 요양급여의 기준에 관한 규칙' 제9조의 비급여 대상을 제외한 일체의 사항으로 규정하고 있다. 요양급여 중 약제에 대한 요양급여는 요양급여대상으로 결정 또는 조정되어 고시된 것이어야 한다.

---

14) 국민건강보험 요양급여의 기준에 관한 규칙 별표 2 제6호 또는 제6호의2의 규정
15) 국민건강보험법시행규칙 별표6 제1호자목 또는 차목의 규정
16) 국민건강보험 요양급여의 기준에 관한 규칙 별지 제13호 서식

보건복지부장관은 요양급여대상을 급여목록표로 정하여 고시하되, 요양급여행위[17] (이하 "행위")와 약제 및 치료재료[18]로 구분하여 고시한다. 다만, 보건복지부장관이 정하여 고시하는 요양기관의 진료에 대하여는 행위 · 약제 및 치료재료를 묶어 1회 방문에 따른 행위로 정하여 고시할 수 있다.

10) 비급여대상

요양급여의 대상에서 제외되는 사항을 비급여대상이라 한다. 국민건강보험법 제41조 4항에서는 비급여를 정할 수 있도록 규정하고 있는데 이에 따른 비급여 대상은 다음과 같다.

●비급여대상

(국민건강보험 요양급여의 기준에 관한 규칙 제9조제1항관련): 2024.7.1 현재(국민건강보험 요양급여의 기준에 관한 규칙 제9조제1항관련): 2024.7.1 현재

1. 다음 각목의 질환으로서 업무 또는 일상생활에 지장이 없는 경우에 실시 또는 사용되는 행위 · 약제 및 치료재료
   가. 단순한 피로 또는 권태
   나. 주근깨 · 다모(多毛) · 무모(無毛) · 백모증(白毛症) · 딸기코(주사비) · 점(모반) · 사마귀 · 여드름 · 노화현상으로 인한 탈모 등 피부질환
   다. 발기부전(impotence) · 불감증 또는 생식기 선천성기형 등의 비뇨생식기 질환
   라. 단순 코골음
   마. 질병을 동반하지 아니한 단순포경(phimosis)
   바. 검열반 등 안과질환
   사. 기타 가목 내지 바목에 상당하는 질환으로서 보건복지부장관이 정하여 고시하는 질환

2. 다음 각목의 진료로서 신체의 필수 기능개선 목적이 아닌 경우에 실시 또는 사용되는 행위 · 약제 및 치료재료
   가. 쌍꺼풀수술(이중검수술), 코성형수술(융비술), 유방확대 · 축소술, 지방흡인술, 주름살제거술 등 미용목적의 성형수술과 그로 인한 후유증치료
   나. 사시교정, 안와격리증의 교정 등 시각계 수술로써 시력개선의 목적이 아닌 외모개선 목적의 수술
   다. 치과교정. 다만, 선천성 기형으로 저하된 씹는 기능 및 발음 기능을 개선하기 위한 치과교정으로서 보건복지부장관이 정하여 고시하는 경우는 제외한다.

---

17) 국민건강보험법 제41조 제1항 각호에 규정된 요양급여행위
18) 국민건강보험법 제41조 제1항 제2호의 규정에 의하여 지급되는 약제 및 치료재료

라. 씹는 기능 및 발음 기능의 개선 목적이 아닌 외모개선 목적의 턱얼굴(악안면) 교정술
마. 관절운동 제한이 없는 반흔구축성형술 등 외모개선 목적의 반흔제거술
바. 안경, 콘텍트렌즈 등을 대체하기 위한 시력교정술
사. 질병 치료가 아닌 단순히 키 성장을 목적으로 하는 진료
아. 그 밖에 가목부터 사목까지에 상당하는 외모개선 목적의 진료로서 보건복지부장관이 정하여 고시하는 진료

3. 다음 각목의 예방진료로서 질병 · 부상의 진료를 직접목적으로 하지 아니하는 경우에 실시 또는 사용되는 행위 · 약제 및 치료재료
가. 본인의 희망에 의한 건강검진(법 제52조의 규정에 의하여 공단이 가입자등에게 실시하는 건강검진 제외)
나. 예방접종(파상풍 혈청주사 등 치료목적으로 사용하는 예방주사 제외)
다. 구취제거, 치아 착색물질 제거, 치아 교정 및 보철을 위한 치석제거 및 구강보건증진 차원에서 정기적으로 실시하는 치석제거. 다만, 치석제거만으로 치료가 종료되는 전체 치석제거로서 보건복지부장관이 정하여 고시하는 경우는 제외한다.
라. 불소부분도포, 치면열구전색(치아홈메우기) 등 치아우식증(충치) 예방을 위한 진료. 다만, 18세 이하인 사람의 치아 중 치아우식증(충치)이 생기지 않은 순수 건전치아인 제1큰어금니 또는 제2큰어금니에 대한 치면열구전색(치아홈메우기)은 제외한다.
마. 멀미 예방, 금연 등을 위한 진료
바. 유전성질환 등 태아 또는 배아의 이상유무를 진단하기 위한 유전학적 검사
사. 장애인 진단서 등 각종 증명서 발급을 목적으로 하는 진료
아. 기타 가목 내지 마목에 상당하는 예방진료로서 보건복지부장관이 정하여 고시하는 예방진료

4. 보험급여시책상 요양급여로 인정하기 어려운 경우 및 그 밖에 건강보험급여원리에 부합하지 아니하는 경우로서 다음 각목에서 정하는 비용 · 행위 · 약제 및 치료재료
가. 가입자등이 다음 표에 따른 요양기관으로서 다음 각 항목 중 어느 하나의 요건을 갖춘 요양기관에서 1개의 입원실에 1인(「의료법」 제3조제2항제1호에 따른 의원급 의료기관 및 제3호나목에 따른 치과병원의 경우 3인 이하)이 입원할 수 있는 병상(이하 "상급병상"이라 한다)을 이용한 경우에는 다음 표의 구분에 따라 부담하는 비용. 다만, 격리치료 대상인 환자가 1인실에 입원하는 경우 등 보건복지부장관이 정하여 고시하는 불가피한 경우에는 비급여대상에서 제외한다.

요양기관 구분	비용
「의료법」 제3조제2항제1호에 따른 의원급 의료기관	제8조에 따라 고시한 요양급여대상인 입원료(이하 "입원료"라 한다) 외에 추가로 부담하는 입원실 이용 비용
「의료법」 제3조제2항제3호나목에 따른 치과병원	
「의료법」 제3조제2항제3호가목에 따른 병원 중 진료과목에 소아청소년과 또는 산부인과를 둔 병원으로서 보건복지부장관이 정하여 고시하는 요건을 갖춘 병원(이하 "아동 · 분만병원"이라 한다)	
상급종합병원	입원실 이용 비용 전액
「의료법」 제3조제2항제3호에 따른 병원급 의료 기관(치과병원 및 아동 · 분만병원은 제외한다)	

(1) 의료법령에 따라 허가를 받거나 신고한 병상 중 입원실 이용비용을 입원료만으로 산정하는 일반병상(이하 "일반병상"이라 한다)을 다음의 구분에 따라 운영하는 경우. 다만, 건강보험규칙 제12조제1항 또는 제2항에 따라 제출한 요양기관 현황신고서 또는 요양기관 현황 변경신고서 상의 격리병실, 무균치료실, 특수진료실 및 중환자실과 「의료법」 제27조제3항제2호에 따른 외국인환자를 위한 전용 병실 및 병동의 병상은 일반병상 및 상급병상의 계산에서 제외한다.

(가) 의료법령에 따라 신고한 병상이 10병상을 초과하는 「의료법」 제3조제2항제1호의 의원급 의료기관(건강보험규칙 제12조제1항 또는 제2항에 따라 제출한 요양기관 현황신고서 또는 요양기관 현황 변경신고서 상에 분만실이 포함된 경우만 해당한다), 같은 법 제3조의5제1항에 따른 지정을 받은 산부인과 또는 주산기(周産期) 전문병원(종합병원은 제외한다), 아동 · 분만병원(분만병원만 해당한다): 일반병상을 총 병상의 5분의 1 이상 확보할 것

(나) 의료법령에 따라 신고한 병상이 10병상을 초과하는 「의료법」 제3조제2항제1호의 의원급 의료기관(건강보험규칙 제12조제1항 또는 제2항에 따라 제출한 요양기관 현황신고서 또는 요양기관 현황 변경신고서 상에 분만실이 포함된 경우는 제외한다), 같은 항 제3호나목의 치과병원, 같은 법 제3조의5제1항에 따른 지정을 받은 산부인과 또는 주산기 전문병원(종합병원만 해당한다) 및 아동 · 분만병원(아동병원만 해당한다): 일반병상을 총 병상의 2분의 1 이상 확보할 것

(다) 「의료법」 제3조제2항제3호에 따른 병원급 의료기관(치과병원 및 아동 · 분만병원을 제외한다): 일반병상을 총 병상의 5분의 3 이상 확보할 것

(라) 「의료법」 제3조제2항제3호바목의 종합병원 및 같은 법 제3조의4제1항에 따른 지정을 받은 상급종합병원: 일반병상을 총 병상의 5분의 4 이상 확보할 것

(2) 의료법령에 의하여 신고한 병상이 10병상 이하인 경우

나. 가목에도 불구하고 다음 각 항목에 해당하는 경우에는 다음의 구분에 따른 비용

(1) 가입자등이 「의료법」 제3조제2항제3호라목에 따른 요양병원(「정신보건법」 제3조제3호에 따른 정신의료기관 중 정신병원, 「장애인복지법」 제58조제1항제4호에 따른 장애인 의료재활시설로서 「의료법」 제3조의2의 요건을 갖춘 의료기관은 제외한다. 이하 같다) 중 입원실 이용비용을 입원료만으로 산정하는 일반병상(건강보험규칙 제12조제1항 또는 제2항에 따라 제출한 요양기관 현황신고서 또는 요양기관 현황 변경신고서 상의 격리병실, 무균치료실, 특수진료실 및 중환자실과 「의료법」 제27조제3항제2호에 따른 외국인환자를 위한 전용 병실 및 병동의 병상은 제외한다)을 50퍼센트 이상 확보하여 운영하는 요양병원에서 1개의 입원실에 5인 이하가 입원할 수 있는 병상을 이용하는 경우: 제8조제4항 전단에 따라 고시한 입원료 외에 추가로 부담하는 입원실 이용 비용

(2) 가입자등이 가목(1)에서 정한 요건을 갖춘 상급종합병원, 종합병원, 병원 중 「호스피스 · 완화의료 및 임종과정에 있는 환자의 연명의료결정에 관한 법률」제25조에 따라 호스피스전문기관으로 지정된 요양기관에서 1인실 병상을 이용하여 같은 법 제28조에 따른 호스피스 · 완화의료를 받는 경우(격리치료 대상인 환자가 1인실에 입원하는 경우, 임종실을 이용하는 경우 등 보건복지부장관이 정하여 고시하는 불가피한 경우는 제외한다): 제8조제4항 전단에 따라 고시한 호스피스 · 완화의료 입원실의 입원료 중 4인실 입원료 외에 추가로 부담하는 입원실 이용 비용

다. 선별급여를 받는 사람이 요양급여비용 외에 추가로 부담하는 비용

라. 법 제51조에 따라 장애인에게 보험급여를 실시하는 보장구를 제외한 보조기 · 보청기 · 안경 또는 콘택트렌즈 등 보장구. 다만, 보청기 중 보험급여의 적용을 받게 될 수술과 관련된 치료재료인 보건복지부장관이 정하여 고시하는 보청기는 제외한다.

마. 친자확인을 위한 진단
바. 치과의 보철(보철재료 및 기공료 등을 포함한다) 및 치과임플란트를 목적으로 실시한 부가수술(골이식수술 등을 포함한다). 다만, 보건복지부장관이 정하여 고시하는 65세 이상인 사람의 틀니 및 치과임플란트는 제외한다.
사. 및 아. 삭제 〈2002.10.24〉
자. 제8조에 따라 보건복지부장관이 고시한 약제에 관한 급여목록표에서 정한 일반의약품으로서 「약사법」 제23조에 따른 조제에 의하지 아니하고 지급하는 약제
차. 삭제 〈2006.12.29〉
카. 삭제 〈2018. 12. 31.〉
타. 「장기등 이식에 관한 법률」에 따른 장기이식을 위하여 다른 의료기관에서 채취한 골수 등 장기의 운반에 소요되는 비용
파. 「마약류 관리에 관한 법률」 제40조에 따른 마약류중독자의 치료보호에 소요되는 비용
하. 제11조제1항 또는 제13조제1항에 따라 요양급여대상 또는 비급여대상으로 결정 · 고시되기 전까지의 행위 · 치료재료(「신의료기술평가에 관한 규칙」 제2조제2항에 따른 평가 유예 신의료기술을 포함하되, 같은 규칙 제3조제3항에 따라 서류를 송부받은 경우와 같은 규칙 제3조의4에 따른 신의료기술평가 결과 안전성 · 유효성을 인정받지 못한 경우에는 제외한다). 다만, 제11조제9항 또는 제13조제1항 후단의 규정에 따라 소급하여 요양급여대상으로 적용되는 행위 · 치료재료(「신의료기술평가에 관한 규칙」 제2조제2항에 따른 평가 유예 신의료기술을 포함한다)는 제외한다.
거. 「신의료기술평가에 관한 규칙」 제3조제10항제2호에 따른 제한적 의료기술
너. 「의료기기법 시행규칙」 제32조제1항제6호에 따른 의료기기를 장기이식 또는 조직이식에 사용하는 의료행위
더. 그 밖에 요양급여를 함에 있어서 비용효과성 등 진료상의 경제성이 불분명하여 보건복지부장관이 정하여 고시하는 검사 · 처치 · 수술 기타의 치료 또는 치료재료

5. 삭제 〈2006.12.29〉

6. 영 제21조제3항제2호에 따라 보건복지부장관이 정하여 고시하는 질병군에 대한 입원진료의 경우에는 제1호 내지 제4호(제4호 하목을 제외한다), 제7호에 해당되는 행위 · 약제 및 치료재료. 다만, 제2호아목, 제3호아목 및 제4호더목은 다음 각 목에서 정하는 경우에 한정한다.
가. 보건복지부장관이 정하여 고시하는 행위 및 치료재료
나. 질병군 진료 외의 목적으로 투여된 약제

6의2. 영 제21조제3항제3호에 따른 호스피스 · 완화의료 입원진료의 경우에는 제1호부터 제3호까지, 제4호나목(2) · 더목에 해당되는 행위 · 약제 및 치료재료. 다만, 제2호사목, 제3호아목 및 제4호더목은 보건복지부장관이 정하여 고시하는 행위 및 치료재료에 한정한다.

7. 건강보험제도의 여건상 요양급여로 인정하기 어려운 경우
가. 보건복지부장관이 정하여 고시하는 한방물리요법
나. 한약첩약 및 기상한의서의 처방 등을 근거로 한 한방생약제제

8. 약사법령에 따라 허가를 받거나 신고한 범위를 벗어나 약제를 처방 · 투여하려는 자가 보건복지부장관이 정하여 고시하는 절차에 따라 의학적 근거 등을 입증하여 비급여로 사용할 수 있는 경우. 다만, 제5조제4항에 따라 중증환자에게 처방 · 투여하는 약제 중 보건복지부장관이 정하여 고시하는 약제는 건강보험심사평가원장의 공고에 따른다.

제7장 보험급여 (Ⅰ)

제3절 요양비

1. 의의

국민건강보험법 제49조에서 공단은 가입자나 피부양자가 보건복지부령이 정하는 긴급하거나 그 밖의 부득이한 사유[19]로 인하여 요양기관과 비슷한 기능을 하는 기관으로서 보건복지부령이 정하는 기관[20](제98조 제1항의 규정에 의하여 업무정지처분기간중인 요양기관을 포함한다. 이하 "준용기관")에서 질병 · 부상 · 출산 등에 대하여 요양을 받거나 요양기관이 아닌 장소에서 출산한 경우에는 그 요양급여에 상당하는 금액을 보건복지부령이 정하는 바에 따라 가입자 또는 피부양자에게 요양비로 지급하도록 규정하고 있다.

요양을 실시한 기관은 보건복지부장관이 정하는 요양비명세서나 요양 명세를 적은 영수증을 요양을 받은 사람에게 내주어야 하며, 요양을 받은 사람은 그 명세서나 영수

19) 보건복지부령으로 정하는 긴급하거나 그밖의 부득이한 사유란 다음 각호의 어느 하나에 해당하는 경우를 말한다. ① 요양기관을 이용할 수 없거나 요양기관이 없는 경우, ② 만성신부전증 환자가 의사의 처방전에 따라 복막관류액 또는 자동복막 투석에 사용되는 소모성 재료를 요양기관 외의 의약품판매업소에서 구입 · 사용한 경우, ③ 산소치료를 필요로 하는 환자가 의사의 산소치료 처방전에 따라 보건복지부장관이 정하여 고시하는 방법으로 가정에서 산소치료를 받는 경우, ④ 당뇨병 환자가 의사의 처방전에 따라 혈당검사 또는 인슐린주사에 사용되는 소모성 재료나 당뇨병 관리기기를 요양기관 외의 의료기기판매업소에서 구입 · 사용한 경우, ⑤ 선천성 신경인성 방광환자가 의사의 처방전에 따라 자가도뇨에 사용되는 소모성 재료를 요양기관 외의 의료기기판매업소에서 구입 · 사용한 경우, ⑥ 보건복지부장관이 정하여 고시하는 질환이 있는 사람으로서 인공호흡기 또는 기침유발기를 필요로 하는 환자가 의사의 처방전에 따라 인공호흡기 또는 기침유발기를 대여받아 사용하는 경우 ⑦ 수면무호흡증 환자가 의사의 처방전에 따라 양압기(수면 중 좁아진 기도에 지속적으로 공기를 불어 넣어 기도를 확보해 주는 기구를 말한다)를 대여 받아 사용하는 경우

20) 보건복지부령으로정하는 기관 이란 다음 각호의 어느 하나에 해당하는 기관을 말한다. ① 법제42조제1항후단에따라요양기관에서 제외된 의료기관 등, ② 만성신부전증 환자 중 복막투석으로 요양급여를 받고 있는 사람에게 다음 각 목의 물품을 판매하는 요양기관 외의 의약품판매업소(나목의 경우 공단에 등록한 의약품판매업소만 해당한다). 가. 복막관류액, 나. 자동복막투석에 사용되는 소모성 재료, ③ 산소치료를 필요로 하는 환자에게 가정에서 의료용 산소발생기 등으로 산소치료 서비스를 제공하는 요양기관 외의 기관으로서 공단에 등록한 기관(해당 환자가 제공받는 경우만 해당한다), ④ 당뇨병 환자에게 혈당검사 또는 인슐린주사에 사용되는 소모성 재료나 당뇨병관리기기를 판매하는 요양기관 외의 의료기기판매업소로서 공단에 등록한 업소, ⑤ 선천성 신경인성 방광환자에게 자가도뇨에 사용되는 소모성 재료를 판매하는 요양기관 외의 의료기기판매업소로서 공단에 등록한 업소, ⑥ 인공호흡기 또는 기침유발기를 필요로 하는 환자에게 이를 대여하는 요양기관 외의 기관으로서 공단에 등록한 기관 ⑦ 양압기를 필요로 하는 환자에게 이를 대여하는 요양기관 외의 기관으로서 공단에 등록한 기관

증을 공단에 제출하여야 한다.

2. 요양비 지급액[21)]

요양비의 지급금액은 아래와 같은 이유로 보건복지부장관이 정하여 고시하는 금액으로 하는데, 요양비 지급금액은 원칙적으로 다음과 같다.

▷ "보건복지부령으로 정하는 긴급하거나 그 밖의 부득이한 사유"(시행규칙 제23조 1항)
1. 요양기관을 이용할 수 없거나 요양기관이 없는 경우
2. 만성신부전증 환자가 의사의 요양비처방전(의사의 소견이나 처방기간 등을 적은 서류로서 보건복지부장관이 정하여 고시하는 서류를 말한다)에 따라 복막관류액 또는 자동복막투석에 사용되는 소모성 재료를 요양기관 외의 의약품판매업소에서 구입 · 사용한 경우
3. 산소치료를 필요로 하는 환자가 의사의 산소치료 요양비처방전에 따라 보건복지부장관이 정하여 고시하는 방법으로 산소치료를 받는 경우
4. 당뇨병 환자가 의사의 요양비처방전에 따라 혈당검사 또는 인슐린주사에 사용되는 소모성 재료나 당뇨병 관리기기를 요양기관 외의 의료기기판매업소에서 구입 · 사용한 경우
5. 신경인성 방광환자가 의사의 요양비처방전에 따라 자가도뇨에 사용되는 소모성 재료를 요양기관 외의 의료기기판매업소에서 구입 · 사용한 경우
6. 보건복지부장관이 정하여 고시하는 질환이 있는 사람으로서 인공호흡기 또는 기침유발기를 필요로 하는 환자가 의사의 요양비처방전에 따라 인공호흡기 또는 기침유발기를 대여받아 사용하는 경우
7. 수면무호흡증 환자가 의사의 요양비처방전에 따라 양압기(수면 중 좁아진 기도에 지속적으로 공기를 불어 넣어 기도를 확보해 주는 기구를 말한다)를 대여받아 사용하는 경우

1) 요양비 지급금액

① 제1호 및 제2호(자동복막투석에 사용되는 소모성 재료를 구입 · 사용한 경우는 제외)에 해당하는 경우: 요양급여비용 중 본인부담액을 제외한 금액에 상당하는 금액

② 제2호(자동복막투석에 사용되는 소모성 재료를 구입 · 사용한 경우만)부터 제6호까지의 규정에 해당하는 경우(제4호의 경우에는 연속혈당측정용 전극은 제외한다): 다음의 구분에 따른 금액

– 기준금액을 넘지 않는 금액으로 구입하거나 대여 받은 경우: 해당 구입 또는

21) 보다 자세한 내용은 '요양비의 보험급여 기준 및 방법'(보건복지부 고시 제2024-28호, 시행 2024.2.23)을 참고할것.

대여 금액의 100분의 90에 해당하는 금액

- 기준금액을 넘는 금액으로 구입하거나 대여 받은 경우: 기준금액의 100분의 90에 해당하는 금액

③ 제4호(소모성재료 중 연속혈당측정용 전극을 구입□사용한 경우 및 당뇨병 관리기기를 구입한 경우)

- 기준금액을 넘지 않는 금액으로 구입한 경우: 해당 구입금액의 100분의 70에 해당하는 금액
- 기준금액을 넘는 금액으로 구입한 경우: 기준금액의 100분의 70에 해당하는 금액

④ 규칙 제23조제1항제7호에 해당하는 경우: 다음의 구분에 따른 금액

- 기준금액을 넘지 않는 금액으로 대여 받거나 구입한 경우: 해당 대여 또는 구입 금액의 100분의 80에 해당하는 금액
- 기준금액을 넘는 금액으로 대여 받거나 구입한 경우: 기준금액의 100분의 80에 해당하는 금액

⑤ 요양기관 외의 장소에서 출산한 경우 : 25만원

2) 요양비 기준금액

① 자동복막투석 소모성 재료의 기준금액 : 10,420원/일

② 산소치료서비스 기준금액 : 다음 표에 따른 금액

구분	가정용	휴대용
기준금액	12만원/월	20만원/월

비고 : 휴대용 산소발생기로 산소치료서비스를 1개월에 15일을 넘지 않는 기간 동안 받은 경우에 기준금액은 10만원/월로 한다.

③ 당뇨병 소모성 재료(연속혈당측정용 전극은 제외한다)의 기준금액 : 다음 표에 따른 금액

<table>
<tr><th colspan="3" rowspan="2">지원대상자</th><th colspan="2">기준금액</th></tr>
<tr><th>인슐린 투여자</th><th>인슐린 미투여자</th></tr>
<tr><td rowspan="2">제1형 당뇨병환자</td><td colspan="2">만 19세 미만*</td><td>4,500원/일</td><td>해당사항 없음</td></tr>
<tr><td colspan="2">전체</td><td>2,500원/일</td><td>해당사항 없음</td></tr>
<tr><td rowspan="4">제2형 당뇨병환자</td><td colspan="2">만 19세 미만</td><td>2,500원/일</td><td>1,300원/일</td></tr>
<tr><td rowspan="3">만 19세 이상 1일 인슐린 투여횟수</td><td>1회 투여</td><td>900원/일</td><td>해당사항 없음</td></tr>
<tr><td>2회 투여</td><td>1,800원/일</td><td>해당사항 없음</td></tr>
<tr><td>3회 이상 투여</td><td>2,500원/일</td><td>해당사항 없음</td></tr>
<tr><td colspan="3">임신 중 당뇨병환자</td><td>2,500원/일</td><td>1,300원/일</td></tr>
</table>

* 별표 6 제2호마목의 2) 인슐린자동주입기 복합폐쇄회로형 기기를 구입한 대상자에 한함

※ 비고: 나이는 처방일을 기준으로 계산한다(이하 이 별표에서 같다).

④ 당뇨병 소모성 재료 중 연속혈당측정용 전극의 기준금액: 다음 표에 따른 금액

<table>
<tr><th colspan="2">지원대상자</th><th>기준금액</th></tr>
<tr><td rowspan="2">제1형 당뇨병환자</td><td>만 19세 미만*</td><td>11,000원/일</td></tr>
<tr><td>전체</td><td>10,000원/주</td></tr>
</table>

* 인슐린자동주입기(센서연동형, 복합폐쇄회로형) 기기를 구입한 대상자에 한함

⑤ 자가도뇨 소모성 재료의 기준금액 : 9,000원/일

⑥ 인공호흡기 대여 서비스 등의 기준금액 : 다음 표에 따른 금액

<table>
<tr><th colspan="4">급여대상 품목 구분</th><th>기분금액 (원)</th></tr>
<tr><td colspan="2" rowspan="2">인공호흡기 대여료</td><td colspan="2">혼합형</td><td>535,000원/월</td></tr>
<tr><td colspan="2">압력형 또는 볼륨형</td><td>356,000원/월</td></tr>
<tr><td colspan="2" rowspan="2">기본 소모품</td><td colspan="2">세트 1</td><td>60,000원/월</td></tr>
<tr><td colspan="2">세트 2</td><td>80,000원/월</td></tr>
<tr><td rowspan="6">선택 소모품</td><td rowspan="2">기관절개 환자용 커넥터</td><td colspan="2">일반 일체형</td><td>7,000원/개</td></tr>
<tr><td colspan="2">실리콘 연결형</td><td>14,500원/개</td></tr>
<tr><td rowspan="4">마스크</td><td rowspan="2">코마스크 (Nasal, pillow)</td><td>실리콘 또는 필로우</td><td>125,000원/개</td></tr>
<tr><td>겔</td><td>120,000원/개</td></tr>
<tr><td rowspan="2">코 · 입마스크 (Facial)</td><td>실리콘</td><td>72,000원/개</td></tr>
<tr><td>겔</td><td>148,000원/개</td></tr>
</table>

주 : 기본소모품 중 세트 1은 튜브 1개, 필터 4개 및 가습기물통 1개의 세트를 말하며, 세트 2는 튜브 2개, 필터 4개 및 가습기물통 1개의 세트를 말한다.

⑦ 기침유발기 대여 서비스의 기준금액: 16만원/월

⑧ 양압기치료 서비스 등의 기준금액: 다음 표에 따른 금액

급여대상 품목 구분		기준금액(원)
양압기 대여료	지속형(CPAP)	76,000원/월
	자동형(APAP)	89,000원/월
	이중형(BiPAP)	126,000원/월
소모품	마스크	95,000원/개

공단은 요양비의 지급 청구를 받으면 요양비지급 사유에 해당하는지 여부 등을 지체 없이 확인한 후 요양비를 지급하여야 한다. 다만, 공단은 요양기관에서 제외된 의료기관이나 업무정지기간 중인 요양기관에서 요양을 받은 경우의 요양비에 대해서는 심사평가원의 심사를 거쳐 지급하여야 한다.

또한 공단은 요양비의 지급을 청구하는 자가 국민건강보험법시행규칙 제23조 제2항 제2호부터 제7호까지의 규정에 따른 판매자 또는 기관에 요양비를 지급할 것을 신청한 경우에는 그 판매자 또는 기관에 해당 요양비를 직접 지급할 수 있다.

제7장 보험급여 (Ⅰ)

제4절 건강검진

1. 의의

"건강검진"이란 건강상태 확인과 질병의 예방 및 조기발견을 목적으로 건강검진기관을 통하여 진찰 및 상담, 이학적 검사, 진단검사, 병리검사, 영상의학 검사 등 의학적 검진을 시행하는 것을 말한다.

공단은 가입자 및 피부양자에 대하여 질병의 조기발견과 그에 따른 요양급여를 하기 위하여 건강검진을 실시하고 있다. 건강검진은 질병의 조기발견으로 국민의 건강

을 향상시키고, 질병 및 부상의 발생을 예방함으로써 건강의 유지 · 증진은 물론 보험급여비용을 절감할 수 있기 때문이다.

2. 건강검진 구분

건강검진은 일반건강검진, 암검진 및 영유아건강검진 등으로 구분하여 실시한다.

① 일반건강검진 : 직장가입자, 세대주인 지역가입자, 20세 이상인 지역가입자 및 20세 이상인 피부양자, 의료수급권자 중 20세부터 64세까지의 세대주 및 세대원

② 암검진 : 「암관리법」 제11조제2항의 암의 종류별 검진주기와 연령기준 등에 해당하는 사람

③ 영유아건강검진 : 6세 미만의 가입자 및 피부양자

표 7-1 암의 종류별 검진주기와 연령 기준 등(암관리법 시행령 제8조제2항 관련)

암의 종류	검진주기	연령 기준 등
위암	2년	40세 이상의 남 · 여
간암	6개월	40세 이상의 남 · 여 중 간암 발생 고위험군
대장암	1년	50세 이상의 남 · 여
유방암	2년	40세 이상의 여성
자궁경부암	2년	20세 이상의 여성
폐암	2년	54세 이상 74세 이하의 남 · 여 중 폐암 발생 고위험군

주 1) "간암 발생 고위험군"이란 간경변증, B형간염 항원 양성, C형간염 항체 양성, B형 또는 C형 간염 바이러스에 의한 만성 간질환 환자를 말한다.
2) "폐암 발생 고위험군"이란 30갑년[하루 평균 담배소비량(갑) × 흡연기간(년)] 이상의 흡연력(吸煙歷)을 가진 현재 흡연자와 폐암 검진의 필요성이 높아 보건복지부장관이 정하여 고시하는 사람을 말한다.

3. 실시기관 및 통보

건강검진은 2년마다 1회 이상 실시하되, 사무직에 종사하지 아니하는 직장가입자에 대하여는 1년에 1회 실시한다. 다만, 암검진은 「암관리법 시행령」에서 정한 바에 따르

며, 영유아건강검진은 영유아의 나이 등을 고려하여 보건복지부장관이 정하여 고시하는 바에 따라 검진주기와 검진횟수를 다르게 할 수 있다.

건강검진은 보건복지부장관이 고시하는 의료관련 인력 · 시설 및 장비 등을 갖춘 요양기관(검진기관)에서 행하여야 한다.

공단은 건강검진을 실시하려면 건강검진의 실시에 관한 사항을 다음 각 항의 구분에 따라 통보해야 한다.

① 일반건강검진 및 암검진: 직장가입자에게 실시하는 건강검진의 경우에는 해당 사용자에게, 직장가입자의 피부양자 및 지역가입자에게 실시하는 건강검진의 경우에는 검진을 받는 사람에게 통보

② 영유아건강검진: 직장가입자의 피부양자인 영유아에게 실시하는 건강검진의 경우에는 그 직장가입자에게, 지역가입자인 영유아에게 실시하는 건강검진의 경우에는 해당 세대주에게 통보

건강검진을 실시한 검진기관은 공단에 건강검진의 결과를 통보해야 하며, 공단은 이를 건강검진을 받은 사람에게 통보해야 한다. 다만, 검진기관이 건강검진을 받은 사람에게 직접 통보한 경우에는 공단은 그 통보를 생략할 수 있다〔보다 자세한 내용은 "건강검진 실시기준"(시행 2024. 1. 1, 보건복지부고시 제2023-292호)을 참고〕

4. 건강검진의 검사항목

1) 일반건강검진

- 문진과 진찰
- 신체계측, 혈압측정, 시력 · 청력 측정
- 흉부방사선 촬영, 요검사, 혈액검사
- 구강검진
- 심뇌혈관질환 위험평가(문진과 검사 결과 등을 토대로 건강검진을 받은 자의 심뇌혈관질환 위험도와 건강위험요인 등을 평가하는 것을 말함)
- 인지기능장애 검사

- B형간염 검사
- 구강 치면세균막 검사
- 골밀도 검사, 노인신체기능검사
- 생활습관평가(생활습관과 관련된 흡연, 음주, 운동, 영양, 비만 건강위험요인을 평가하고 평가 결과에 따라 생활습관 개선을 위한 상담 및 처방 등을 실시하는 것을 말한다)
- 정신건강검사는 우울증에 대한 선별검사를 실시하는 것을 말한다.

2) 의료급여생애전환기검진

- 문진과 진찰
- 신체계측, 시력 · 청력 측정
- 인지기능장애 검사
- 골밀도 검사, 노인신체기능검사
- 생활습관평가(생활습관과 관련된 흡연, 음주, 운동, 영양, 비만 건강위험요인을 평가하고 평가 결과에 따라 생활습관 개선을 위한 상담 및 처방 등을 실시하는 것을 말한다.)
- 정신건강검사는 우울증에 대한 선별검사를 실시하는 것을 말한다.

3) 영유아건강검진

- 문진과 진찰
- 신체계측
- 발달평가 및 상담(공인된 질문 도구를 이용하여 영유아의 발달사항을 점검하고 상담을 실시하는 것을 말한다)
- 건강교육(매 시기별 육아에 필요한 사항을 보호자에게 교육하고 보호자 설명서 등 자료를 제공하는 것을 말한다)
- 구강검진

5. 건강검진비용의 부담

건강보험가입자 및 피부양자, 의료급여 수급권자의 검진비용 부담은 다음과 같다.

① 건강보험 가입자 및 피부양자의 검진비용은 공단이 전액 부담한다(건강검진 실시기준 규정사항)

② 의료급여수급권자의 암검진에 소요되는 검진비용은 국가와 지방자치단체가 각각 100분의 50(다만, 서울특별시는 국가가 100분의 30, 지방자치단체가 100분의 70)을 부담한다(암검진 실시기준 규정사항).

③ 암 검진을 위한 건강보험가입자 및 피부양자의 검진비용은 국가 및 지방자치단체가 각각 100분의 5(다만, 서울특별시는 국가가 100분의 3, 지방자치단체가 100분의 7)를 부담하고, 공단이 100분의 90을 부담한다. 다만, 건강보험가입자의 자궁경부암, 대장암 검진비용은 공단이 전액 부담한다(암검진 실시기준 규정사항).

기술한 바와 같이 의료급여수급권자의 검진비용은 국가와 지방자치단체에서 부담하며, 시·군수·구청장은 의료급여수급권자의 검진비용 등을 보건복지부장관이 정하는 소정기일까지 공단의 지정된 계좌로 예탁하여야 한다.

제5절 장애인 보조기기 급여비

1. 의의

국민건강보험법 제51조는 장애인에 대한 특례규정이다. 즉 공단은 「장애인복지법」[22]에 의하여 등록한 장애인인 가입자 및 피부양자에게는 보조기기(장애인, 노인 등을 위한 보조기기 지원 및 활용촉진에 관한 법률 제3조제2호)에 대하여 보험급여를 실시할 수 있도록 규정하고 있다. 그리고 보조기기에 대한 보험급여의 범위 · 방법 · 절차 기타 필요한 사항은 보건복지부령으로 정하도록 하고 있다.

또한 장애인인 가입자 또는 피부양자에게 보조기기를 판매한 자는 가입자나 피부양자의 위임이 있는 경우 공단에 보험급여를 직접 청구할 수 있다. 이 경우 공단은 지급이 청구된 내용의 적정성을 심사하여 보조기기를 판매한 자에게 보조기기에 대한 보험급여를 지급할 수 있다.

장애인보조기기급여란 상병이 치료된 뒤의 신체적 결함을 보완하기 위한 의수족 · 보조기 · 휠체어 · 안경 · 보철 및 보청기 등의 경제적 수혜와 함께 장애인의 재활을 돕기 위한 조치의 하나이다.

2. 보험급여

① 보조기기[활동형 수동휠체어, 틸팅형 수동휠체어(등받이 및 좌석 경사 조절형 수동휠체

22) 장애인복지법 제2조(장애인의 정의 등) ①"장애인"이란 신체적 · 정신적 장애로 오랫동안 일상생활이나 사회생활에서상당한 제약을 받는 자를 말한다. ② 이 법을 적용받는 장애인은 제1항에 따른 장애인 중 다음 각 호의 어느 하나에 해당하는 장애가 있는 자로서 대통령령으로 정하는 장애의 종류 및 기준에 해당하는 자를 말한다.
1." 신체적장애"란 주요 외부신체기능의 장애, 내부기관의 장애 등을 말한다.
2." 정신적장애"란 발달장애 또는 정신질환으로 발생하는 장애를 말한다.

어를 말한다), 리클라이닝형 수동휠체어(등받이 경사 조절형 수동휠체어를 말한다), 전동휠체어, 전동스쿠터, 자세보조용구 및 이동식전동리프트는 제외한다]에 대한 보험급여를 받으려는 사람은 보조기기급여비 지급청구서[23]에 다음 각 호의 서류를 첨부하여 공단에 제출하여야 한다.

가. 「의료법」 제77조제4항 및 「전문의의 수련 및 자격 인정 등에 관한 규정」 제3조에 따른 전문과목 중 보조기기 유형별로 보건복지부장관이 정하여 고시하는 과목의 전문의가 발행한 보조기기 처방전과 해당 검사 결과 관련 서류 1부. 다만, 지팡이 · 목발 · 흰지팡이 또는 보조기기의 소모품[전동휠체어 및 의료용 스쿠터용 전지(電池)로 한정한다]에 대한 보험급여를 받으려는 경우에는 제외한다.

나. 보조기기 검수확인서 1부. 다만, 지팡이 · 목발 · 흰지팡이 또는 보조기기의 소모품(전동휠체어 및 의료용 스쿠터용 전지로 한정한다), 일반형 수동휠체어, 욕창예방방석, 욕창예방매트리스, 전 · 후방보행차, 돋보기 또는 망원경에 대한 보험급여를 받으려는 경우에는 제외한다.

다. 요양기관 또는 보조기기 제조 · 판매자가 발행한 세금계산서, 현금영수증 등 가입자나 피부양자가 지출한 금액 명세를 확인할 수 있는 서류 각 1부

라. 시행규칙 별표 7 제1호나목 전단에 따른 보조기기에 대한 보험급여를 받으려는 경우에는 표준코드와 바코드를 확인할 수 있는 보조기기 사진 1장

② 보조기기 중 활동형 수동휠체어, 틸팅형 수동휠체어, 리클라이닝형 수동휠체어, 전동휠체어, 의료용 스쿠터, 자세보조용구 및 이동식전동리프트에 대한 보험급여를 받으려는 사람은 보조기기 급여 사전 승인 신청서에 보조기기 처방전과 해당 검사 결과 관련 서류를 첨부하여 공단에 보조기기 급여 사전 승인을 신청해야 한다.

③ 공단은 제2항에 따른 신청을 받으면 해당 처방전에 적힌 장애상태 등을 확인하여 신청인이 급여 대상에 해당하는지를 결정 · 통보해야 하고, 급여 대상으로 통

23) 국민건강보험법 시행규칙 별지 제21호 서식

보받은 신청인은 보조기기 급여비 지급청구서에 다음 각 목의 서류를 첨부하여 공단에 제출해야 한다.

가. 보조기기 검수확인서(자세보조용구만 해당한다)

나. 시행규칙 별표 7 제1호나목 전단에 따른 보조기기에 대한 보험급여를 받으려는 경우에는 표준코드와 바코드를 확인할 수 있는 보조기기 사진 1장

다. 별표 7 제1호다목에 따라 공단에 등록한 보조기기 업소에서 발행한 세금계산서, 현금영수증 등 가입자나 피부양자가 지출한 금액 명세를 확인할 수 있는 서류 각 1부

④ 보조기기 판매업자가 공단에 보조기기 보험급여의 지급을 직접 청구하는 경우에는 다음 각 목의 서류를 공단에 제출해야 한다.

가. 제1항 각 호의 서류 또는 제3항 각 호의 서류 1부

나. 보조기기 급여 지급청구 위임장 1부

다. 가입자나 피부양자의 신분증 사본 1부

라. 「장애인복지법」에 따라 개설된 의지(義肢) · 보조기 제조 · 수리업자이거나 「의료기기법」에 따라 허가받은 수입 · 제조 · 판매업자(보조기기 소모품 중 전동휠체어 및 의료용 스쿠터용 전지의 경우는 「의료기기법」에 따라 신고한 수리업자를 말한다)임을 증명하는 서류 1부. 다만, 다음 어느 하나에 해당하는 경우에는 제외한다.

(1) 별표 7 제1호다목에 따라 공단에 등록한 보조기기 판매업자

(2) 지팡이, 목발 또는 흰지팡이를 판매한 경우

(3) 보조기기를 제조 · 수입한 자로서 해당 보조기기의 소모품 중 전동휠체어 및 의료용 스쿠터용 전지를 판매한 경우

⑤ 공단은 제1항, 제3항 및 제4항에 따른 지급청구를 받으면 청구된 내용의 적정성을 지체 없이 확인한 후 지급청구를 한 사람 또는 보조기기 판매업자에게 제1항에 따른 공단의 부담금액을 지급해야 한다.

● 보조기기에 대한 보험급여기준(국민건강보험법 시행규칙 제26조제1항 관련)

1. 일반원칙

가. 보조기기 중 의지(義肢) · 보조기는 「장애인복지법」에 따라 의지 · 보조기 기사가 제조 · 수리한 것(팔보조기는 「의료기사 등에 관한 법률」에 따라 의사의 지도를 받아 작업치료사가 제조한 것을 포함한다)이어야 하고, 의료기기는 「의료기기법」에 따라 신고하거나 허가받은 것이어야 하며, 자세보조용구 및 후방보행차는 공단이 정하는 품질 및 안전에 관한 기준을 충족하는 것이어야 하고, 그 밖의 보조기기는 관련 법령 등에 따라 제조 · 수입 또는 판매된 것이어야 한다.

나. 수동휠체어, 보청기, 전동휠체어, 의료용 스쿠터, 자세보조용구, 욕창예방방석, 욕창예방매트리스, 이동식전동리프트, 전 · 후방보행차 및 그 밖에 이에 준하는 것으로서 보건복지부장관이 정하여 고시하는 보조기기는 공단에 등록된 제품으로서 공단이 부여한 제품을 식별하기 위하여 각 제품마다 부여된 코드로서 표준화된 체계에 따라 표기된 영문자와 숫자(이하 "표준코드"라 한다)와 바코드가 표시된 것이어야 한다. 이 경우 해당 제품을 등록하려면 보험급여 대상으로서의 적정성, 적정가격 등에 대한 평가(이하 이 표에서 "제품평가"라 한다)를 거쳐야 하며, 제품 등록의 기준 · 절차, 제품평가, 등록취소 등에 필요한 사항은 보건복지부장관이 정하여 고시한다.

다. 의지 · 보조기, 맞춤형 교정용 신발, 수동휠체어, 보청기, 전동휠체어, 의료용 스쿠터, 자세보조용구, 욕창예방방석, 욕창예방매트리스, 이동식전동리프트, 전 · 후방보행차 및 의안(義眼)에 대해서는 공단에 등록한 보조기기 판매업자에게 구입한 경우에만 보험급여를 한다. 이 경우 보조기기 판매업자의 등록기준, 등록절차 및 등록취소 등에 필요한 사항은 보건복지부장관이 정하여 고시한다.

라. 보조기기는 보조기기의 유형별로 각 보조기기의 기능, 형태 등을 고려하여 보건복지부장관이 정하여 고시하는 내구연한 내에 1인당 한 번만 보험급여를 한다. 다만, 다음의 어느 하나에 해당하는 경우에는 각각을 1회로 본다.

1) 같은 유형의 팔 의지, 다리 의지, 팔 보조기, 다리 보조기, 의안 또는 보청기를 양쪽에 장착하는 경우

2) 손가락 의지를 2개 이상 장착하는 경우

3) 몸통 및 골반 지지대를 다음 자세보조용구 중 하나 이상과 동시에 장착한 경우나 몸통 및 골반 지지대를 장착한 후 그 내구연한 내에서 다음 자세보조용구의 하나 이상을 추가로 장착한 경우

가) 머리 및 목 지지대

나) 팔 지지대 및 랩트레이(lap tray)

다) 다리 및 발 지지대

4) 보청기를 구입한 후 판매자로부터 보청기의 청력개선 효과를 높이기 위한 성능 유지 · 관리 서비스(이하 "적합관리서비스"라 한다)를 받는 경우

마. 내구연한이 지나지 않은 보조기기[보조기기의 소모품(이하 "소모품"이라 한다)은 제외한다]에 대해 진료담당 의사가 훼손, 마모 또는 장애인의 성장 · 신체변형 등으로 계속 장착하기 부적절하거나 그 밖의 부득이한 사유로 교체해야 할 필요가 있다고 판단하여 별지 제22호서식 및 별지 제22호의2서식부터 별지 제22호의4서식까지에 따른 처방전을 발행한 경우에는 라목에도 불구하고 보험급여를 할 수 있다.

바. 실리콘형 다리 의지는 절단 후 남아 있는 신체부분(stump)이 불안정하여 실리콘형 소켓이 필요하다는 진료담당의사의 의학적 소견이 있는 경우에만 보험급여를 한다.

사. 뇌병변장애인, 심장 및 호흡기 장애인에 대한 수동휠체어는 보행이 불가능하거나 현저하게 제한된 경우에만 보험급여를 한다.

아. 수동휠체어, 보청기, 전동휠체어, 의료용 스쿠터, 자세보조용구, 욕창예방방석, 욕창예방매트리스, 이동식전동리프트 및 전 · 후방보행차의 보험급여 대상자 및 진료과목 등 급여기준에 관한 세부적인 사항은 보건복지부장관이 정하여 고시한다.

자. 소모품에 대한 보험급여는 장애인인 가입자 · 피부양자 또는 「의료급여법」 제13조제1항에 따른 급여를 받은 사람이 해당 보조기기를 지속적으로 사용하는 경우 다음의 구분에 따라 지급한다.
  1) 전동휠체어 및 의료용 스쿠터용 전지: 전동휠체어 또는 의료용 스쿠터를 구입한 날부터 1년 6개월이 지난 때부터 지급
  2) 다리 의지 소켓 및 실리콘라이너: 다리 의지를 구입한 날부터 1년이 지난 때부터 지급하되, 해당 다리 의지의 내구연한 내에 1회에 한하여 지급

차. 「장애인복지법」에 따라 장애인 등록을 한 가입자 및 피부양자가 그 장애인 등록 전 6개월 이내에 구입한 보조기기(해당 장애와 관련하여 해당 과목 전문의가 발행한 보조기기 처방전에 따라 구입한 것으로 한정한다)에 대해서도 보험급여를 한다. 다만, 활동형 수동휠체어, 틸팅형 수동휠체어, 리클라이닝형 수동휠체어, 전동휠체어, 의료용 스쿠터, 자세보조용구 및 이동식전동리프트는 제외한다.

카. 앉기형 자세보조용구에 대한 보험급여는 스스로 앉기 어렵고 독립적으로 앉은 자세를 유지하지 못하는 장애인의 앉은 자세를 고정하거나 유지하기 위하여 해당 장애인의 체형에 맞게 제작된 몸통 및 골반 지지대에 대하여 실시한다. 이 경우 앉은 자세를 고정하거나 유지하기 위하여 머리, 팔 또는 다리를 고정할 필요가 있는 경우에는 다음의 자세보조용구에 대하여도 추가로 보험급여를 실시할 수 있다.
  1) 머리 및 목 지지대
  2) 팔 지지대 및 랩트레이(lap tray)
  3) 다리 및 발 지지대

타. 보청기에 대한 보험급여는 다음의 구분에 따라 실시한다.
  1) 제품급여: 보청기 제품에 대하여 다음의 구분에 따른 경우에 실시한다.
    가) 2019년 1월 1일부터 12월 31일까지 처방되는 보청기: 보청기 구입 후 1개월이 경과한 날 이후에 그 보청기를 착용한 상태에서 청력개선 효과가 있다고 의사가 검수확인한 경우
    나) 2020년 1월 1일부터 처방되는 보청기: 보청기 구입 후 1개월이 경과한 날 이후에 그 보청기를 착용한 상태에서 음장검사한 결과 청력개선 효과가 있다고 의사가 검수확인한 경우
  2) 적합관리급여: 적합관리서비스에 대하여 실시한다. 이 경우 적합관리급여의 지급 방법 · 시기 등 세부적인 사항은 보건복지부장관이 정하여 고시한다.

2. 보험급여 대상 보조기기의 유형 · 기준액 및 내구연한(일부 예만 제시함)

분류	유형	용도	구분
가. 팔 의지	1) 어깨가슴 의지 (fore-quarter amputation prosthesis)	어깨뼈 및 어깨관절을 포함한 팔 전체가 상실된 경우 사용	미관형
			기능형
	2) 어깨관절 의지 (shoulder disarticulation amputation prosthesis)	어깨뼈를 제외하고 어깨관절부터 팔 전체가 상실된 경우 또는 어깨관절부터 위팔뼈 길이의 30% 이하를 남기고 팔이 상실된 경우 사용	미관형
			기능형
	3) 짧은 위팔 의지 (short above elbow amputation prosthesis)	어깨관절부터 위팔뼈 길이의 30% ~ 50%를 남기고 팔이 상실된 경우 사용	미관형
			기능형
	⋮		
자. 소모품	전동휠체어 및 전동스쿠터용 전지(2개 1세트)	전동휠체어 · 전동스쿠터의 전력 공급용 장치	

3. 보조기기에 대한 보험급여는 다음 각 목의 금액 중 가장 낮은 금액(이하 이 호에서 "지급기준금액"이라 한다)의 100분의 90에 해당하는 금액을 가입자 · 피부양자에게 지급하는 방식으로 실시한다. 다만, 영 별표 2 제3호라목에 해당하는 사람이 구입한 보조기기에 대해서는 지급기준금액의 100분의 100에 해당하는 금액을 지급한다.
   가. 보조기기의 유형 및 구분 항목별로 보건복지부장관이 정하여 고시하는 금액
   나. 보건복지부장관이 제품평가 결과를 고려하여 제품별로 고시하는 금액(제1호나목 후단에 따라 제품평가를 거쳐야 하는 보조기기에 대하여 보험급여를 실시하는 경우에 한정한다)
   다. 가입자 · 피부양자가 해당 보조기기를 구입한 금액

4. 그 밖의 사항
   가. 보조기기의 제작 또는 장착 등을 위하여 요양기관에서 한 진찰 · 검사 · 처치 등은 법 제41조 제3항에 따른 요양급여로 본다.
   나. 「의료급여법」 제3조에 따른 의료급여 수급권자였던 가입자 또는 피부양자에게 보조기기에 대한 보험급여를 하는 경우 내구연한은 제1호라목에도 불구하고 「의료급여법」 제13조에 따라 지급받은 보조기기의 급여내용과 연계하여 산정한다.

제6절 임신 · 출산 진료비

1. 의의

임신 · 출산(유산 및 사산 포함)진료비는 국민건강보험법 제50조에 따른 부가급여로서 실시하고 있다. 임신 · 출산 진료비 지원대상은 다음과 같다.

① 임신 · 출산한 가입자 또는 피부양자

② 2세 미만인 가입자 또는 피부양자(이하 "2세 미만 영유아")의 법정대리인(출산한 가입자 또는 피부양자가 사망한 경우에 한정한다)

공단은 임신 · 출산 진료비 지원대상 어느 하나에 해당하는 사람에게 다음의 비용을 결제할 수 있는 임신 · 출산 진료비 이용권을 발급할 수 있다.

① 임신 · 출산한 가입자 또는 피부양자의 진료에 드는 비용

② 임신 · 출산한 가입자 또는 피부양자의 약제 · 치료재료의 구입에 드는 비용

③ 2세 미만 영유아의 진료에 드는 비용

④ 2세 미만 영유아에게 처방된 약제 · 치료재료의 구입에 드는 비용

2. 신청 및 지급

이용권을 발급받으려는 사람(신청인)은 발급 신청서에 임신 · 출산진료비 지원대상에 해당한다는 사실을 확인할 수 있는 증명서를 첨부해 공단에 제출해야 한다. 즉 임신 · 출산 진료비 이용권[24]의 발급을 신청하려는 사람은 산부인과전문의 또는 조산사

24) '이용권'이란 임신과 출산에 관련된 진료, 영유아에 대한 진료 및 처방, 그에 따른 약제 · 치료재료 구입 등의 비용으로 지급할 수 있도록 그 이용금액을 전자적으로 기록하여 신용카드 또는 체크카드 등의 형태로 제공하는 증표를 말한다.

가 임신 · 출산 사실을 확인한 신청서를 공단에 제출해야 한다. 이 경우 임신 사실은 산부인과전문의만 확인할 수 있다.

이용권 발급 신청을 받은 공단은 신청인이 임신 · 출산 지원대상에 해당하는지를 확인한 후 신청인에게 이용권을 발급해야 한다. 그리고 이용권을 발급받은 사람은 비용 결제시 요양기관에 이용권을 제시해야 한다.

3. 이용권 사용

이용권을 사용할 수 있는 기간은 이용권을 발급받은 날부터 다음 항의 구분에 따른 날까지로 한다.

① 임신 · 출산한 가입자 또는 피부양자: 출산일(유산 및 사산의 경우 그 해당일)부터 2년이 되는 날

② 2세 미만 영유아의 법정대리인: 2세 미만 영유아의 출생일부터 2년이 되는 날

이용권으로 결제할 수 있는 금액의 상한은 다음 항의 구분에 따른다. 다만, 보건복지부장관이 필요하다고 인정하여 고시하는 경우에는 다음 각 항의 상한을 초과하여 결제할 수 있다.

① 하나의 태아를 임신 · 출산한 경우: 100만원

② 둘 이상의 태아를 임신 · 출산한 경우: 140만원

공단은 임신 · 출산에 관련된 진료에 대하여 이용권을 사용할 수 있는 요양기관을 지정하여야 한다. 그러므로 임신한 가입자 또는 피부양자가 임신 · 출산 진료비를 받으려면 공단에서 지정된 요양기관에서 이용권을 사용하여야 한다. 이용권 사용 요양기관의 지정을 받으려는 요양기관의 개설자는 보건복지부장관이 정하는 지정신청서를 공단에 제출하여야 한다.

제7절 보험급여 범위의 변화

1. 최근 보험급여 범위 변화

시행시기	보험급여 확대 항목
2020.1	• 일차의료 왕진 수가 시범사업 • 정신응급의료기관 지정 시범사업, 낮병동 관리료 시범사업, 1형 당뇨병 환자 재택의료 시범사업 • Nasal Packing용 치료재료, 상 · 하부 및 담도 스텐트 건강보험 적용대상 및 개수 확대 • 내시경하 지혈용 CLIP 및 CLIP FIXING DEVICE 건강보험 적용대상 확대 • 종양표지자검사 등 행위수가 9항목에 대해 건강보험 적용대상 확대 • 항암제 넥사바정 건강보험 적용기준 확대 • Human immunoglobulin-G 주사제 건강보험 적용기준 확대 • 벨포로츄어블정, 듀피젠트프리필드주300 건강보험 적용
2020.2	• 여성생식기 초음파 건강보험 적용(산정횟수 초과 시 본인부담 80%) • 여성생식기 초음파 급여화 관련 의료기관 손실보상(20개 행위 및 16개 질병군 수가 인상) • 항MAG항체검사, 엘라스타제검사, 피부 국소 광역동치료 건강보험 적용 • 요추-복강간 션트(VP Shunt)수술 건강보험 적용기준 확대 • 경구용 만성B형간염 치료제, Ramosetron 경구제, Abatacept주사제 건강보험 적용기준 확대 • 루칼로정 건강보험 적용
2020.4	• 항암제 블린사이토주 건강보험 적용기준 확대 • 항암제 임핀지주, 벤클렉스타정 건강보험 적용
2020.5	• 철분주사제 건강보험 적용기준 확대 • 헴리브라피하주사 건강보험 적용
2020.6	• 무탐침정위기법 및 치료재료 건강보험 적용대상 확대 • Alemtuzumab 주사제 건강보험 적용기준 확대 • 항암제 버제니오정 건강보험 적용 • 스트렌식주, 스카이리치프리필드시린지주 건강보험 적용 • 장애인건강주치의 2단계 및 장애인 치과주치의 시범사업
2020.7	• 당화알부민, 증진된외부역박동술, 의약품주입여과기, 졸레어주사 건강보험 적용 • 1인실 기본입원료 지원대상 아동 · 분만병원에 대해 1인실 기본입원료 지원
2020.8	• MMP-9 검사 건강보험 적용기준(인정횟수) 확대 • 대뇌피질산소포화도 감시용 센서 건강보험 적용기준(대상) 확대 • 풍선카테터를 이용한 기관지확장술시 Catheter 건강보험 적용기준(인정횟수) 확대 • 마벤클라드정 건강보험 적용

2020.9	• 안(안구 · 안와) 초음파 건강보험 적용(인정기준 초과시 본인부담 80%) • 글리세린용해시간 등 혈액조혈질환 진단검사 3항목, 항CCP항체 건강보험 적용 • 인조안구체, 인도시아닌 안저 혈관조영술 등 안과분야 검사 4항목 건강보험 적용 • 온젠티스캡슐, 레코벨프리필드펜, 프레비미스정 · 주 건강보험 적용
2020.10	• 항암제 바벤시오주 건강보험 적용 • 상급종합병원 '회송환자관리료'를 '회송료'로 본사업 전환
2020.11	• 레미케이즈주 약제 건강보험 적용기준 확대 • 항암제 키스칼리정 건강보험 적용 • 린버크서방정15, 펜시비어크림 건강보험 적용 • 진료의뢰 · 회송 2단계 시범사업
2020.12	• 녹내장 방수 유출관 삽입술 등 안과질환 치료 3항목 및 관련 치료재료 건강보험 적용 • 동맥경유 방사선색전술 및 치료재료 건강보험 적용 • 만성염증성질환 등(HDV DNA PCR 검사 등) 검사 4항목 건강보험 적용 • 편두통치료제 건강보험 적용기준 확대 • 항암제 비짐프로정 건강보험 적용 • 이베니티주프리필드시린지, 졸레어프리필드시린지주75 건강보험 적용
2021.1	• 나666 정밀안저검사 적용기준 확대 • 인공피부, 동종피부 및 동종진피(GRAFT용), 인공요도괄약근(AMS Sphincter), • 시간별 소변측정용기 및 담즙배액용기 급여기준 확대 • 항암제 Zoledronic acid 급여기준 확대 • Eculizumab주사제, Ustekinumab주사제 급여기준 확대 • 졸레어프리필드시린지주75 건강보험 적용
2021.2	• 부비강세척, 프로엣쯔치환술, 질강처치료 급여기준 확대 • Dimethyl fumarate 경구제, Teriflunomide 경구제, Interferon β-1a주사제, Interferon β-1b 주사제 급여기준 확대 • 벤리스타주, 에이베리스점안액, 에퀴피나필름코팅정50밀리그램 건강보험 적용
2021.3	• 알레르기질환 검사 트립타제 등 2종 및 운동유발시험 등 치료 2종 건강보험 적용 • 대뇌운동피질자극기 설치, 교환 및 제거술 건강보험(선별급여) 적용(본인부담 50%) • 항암제 닌라로캡슐, 루타테라주 건강보험 적용 • 경구용 만성 B형간염치료제, 혈액응고 제13인자 피브로가민피 급여기준 확대
2021.4	• 흉부(유방 · 액와부 · 흉벽 · 흉막 · 늑골 등) 초음파검사 건강보험 적용 방안 (인정기준 초과시 본인부담 80%) • 의료질평가 하위 등급 기관 중 의료질 향상 기관 보상 강화 • 인공진피 8품목 건강보험 적용 • 에피디올렉스내복액, 비오뷰프리필드시린지 건강보험 적용 • 항암제 Dexrazoxane 급여기준 확대
2021.5	• 줄토피플렉스터치주, 건강보험 적용
2021.6	• 답토신주, 펜토신주, 답토주, 보령답토마이신주, 프랄런트펜주, 울토미리스주, 앱스틸라주 건강보험적용
2021.7	• 창상피복제, 배액관 고정용판, 혈관중재적시술후지혈용 치료재료, 합성거즈 드레싱류 건강보험 적용 • Human immunoglobulin-G 주사제 급여기준 확대

2021.8	• 탄수화물결핍 트랜스페린 정밀면역검사, 분획분석 건강보험(선별급여) 적용(본인부담 90%) • 오니바이드주 건강보험 적용 • pegfilgrastim 등 급여기준 확대
2021.9	• 심장 초음파 건강보험 적용(산정횟수 초과 시 본인부담 80%) • 심장 초음파 급여화 관련 의료기관 손실보상(저평가항목 4건, 소아 선천성 정액 가산 2건, 소아심장 6건, 소아가산 인상, 기타 필수의료 항목 132건 등) • 소마버트주, 어택트라 흡입용캡슐, 에너제어 흡입용캡슐, 여보이주 건강보험 적용
2021.10	• 델스트리고정, 피펠트로정, 린파자정 건강보험 적용 • 선천성 악안면 기형 치과교정 및 악정형 치료 급여화 (구순구개열 명칭변경), 희귀질환 4개상병 급여확대
2021.11	• 난임시술 급여인정횟수 확대(신선배아, 동결배아 각 2회씩 추가) • 난임시술 본인부담 완화(만45세 미만 일괄 30%) • 브론패스정, 롤론티스프리필드시린지주 건강보험 적용
2021.12	• 제비닉스정 건강보험 적용 • Plerixafor 주사제 급여기준 확대
2022.1	• Flow-diverter를 이용한 뇌동맥류 색전술용 색전 기구 • 와킥스필름코팅정 건강보험 적용 • Eculizumab 주사제 급여기준 확대 • 다중수면잠복기검사 건강보험 적용
2022.2	• 스킬라렌스장용정, 비줄타점안액 건강보험 적용 • 경부 초음파 건강보험 적용(산정횟수 초과 시 본인부담 80%) • 경부 초음파 급여화 관련 의료기관 손실보상(갑상선 등 검사 5개, 악성종양 치료 수술 10개, 그외 9개)
2022.3	• 척추 MRI검사 건강보험 적용(산정횟수 초과 시 본인부담 80%) • 척추 MRI검사 급여화 관련 의료기관 손실보상(추가영상촬영 수가신설 등) • 루타테라주, 조스파타정, 히알본플러스원스주, 히알식스주,보니센원스주, 히알탄원주, 레시노원주 건강보험 적용 • 만성폐쇄성폐질환 흡입용치료제, Tiotropium 흡입제 ,Human immunoglobulin-G 주사제, Tocilizumab 주사제 급여기준 확대
2022.4	• 킴리아주, 로즐리트렉캡슐, 비트락비 건강보험 적용 • 골수내 주사 고정용 치료재료 건강보험 적용 • 상급병실 - 신생아 중환자실 전담전문의 2인 이상 가산구간을 현행 2구간 → 4구간으로 세분화 및 수가 인상
2022.5	• 경구용 만성 B형 간염 치료제, 항생제 및 항원충제 급여기준 확대 • 프로톤 펌프 억제 경구제 (Omeprazole, Lansoprazole, Pantoprazole sodium sesquihydrate, Rabeprazole, ,Esomeprazol) 급여기준 확대 • Everolimus 경구제, Clarithromycin 경구제, Levofloxacin 경구제 급여기준 확대 • 골종양에 custom made prosthesis를 이용한 치환술 급여확대 • 인공관절치환술(견관절) 급여확대 • 슬관절 및 족관절에서의 자69-1 자가골연골이식술 급여확대 • 일반인대고정용(견,슬,소관절용)-INTERFERENCE SCREW(흡수성) 급여확대

2022.6	• 경구용 만성 B형간염 치료제, Anti-inhibitor coagulant complex 주사제 급여기준 확대 • 고주파 설근부 축소술 건강보험 적용 • 고주파 설근부 축소술용 치료재료, 고주파를 이용한 하비갑개 용적감소술용 치료재료 건강보험 적용(선별급여, 본인부담 80%) • 피부질환에 시행하는 나564 조직면역형광현미경검사의 급여확대 • Air Fluidized Therapy(Silicone Bed) 급여확대 • 방사선하 소화기계 중재적시술 시 사용하는 조영제주입용 카테터(소화기계) 급여확대
2022.7	• 일시적 피부대체 드레싱류 치료재료 건강보험 적용 • 콜라겐함유 창상치유촉진 드레싱류 치료재료 건강보험 적용(선별급여, 본인부담 80%) • 편도,아데노이드 절제술용 치료재료 건강보험 적용(선별급여, 본인부담 80%) • 족지를 이용한 수지재건술(공여부절단술 포함) • 위캡정, 앱시토정, 펙수클루정, 벨록스캡정 건강보험 적용 • Clostridium botulinum A toxin 주사제 급여기준확대
2022.8	• 연속혈당측정검사 건강보험 적용 • 소나조이드주, 도파체크주사, 졸겐스마주, 도네시브패취, 도네리온패취 건강보험 적용 • Edoxaban Tosilate Hydrate 경구제, Apixaban 경구제, Dabigatran etexilate, Rivaroxaban 경구제 급여기준 확대
2022.9	• 로비큐아정, 엠겔러티(프리필드펜주, 프리필드시린지주) 건강보험 적용 • Ustekinumab 주사제, L-carnitine, Adalimumab 주사제, infliximab 주사제 급여기준확대
2022.10	• 리알트리스나잘스프레이액, 저박사주 건강보험 적용 • Zoledronic acid 주사제, Sofosbuvir 경구제 급여기준확대
2022. 11	• 엡클루사정, 보세비정 건강보험 적용 • Mycophenolate mofetil 경구제, Tocilizumab 주사제 급여기준확대 • 선천성 악안면 기형 치과교정 및 악정형치료 급여 추가 확대(('21.10)희귀질환 4개(현)희귀질환 산정특례대상 전부)
2022. 12	• Triamcinolone acetonide 주사제, Romiplostim 주사제 급여기준확대

2. 건강보험급여 현황

건강보험급여 현황에 대한 부분은 국민건강보험공단에서 2023년 4월 발표한 '2022 건강보험 주요통계 개요'를 기반으로 기술하였다.

1) 진료비 현황

2022년 건강보험 진료비는 102조 4,277억 원으로 전년 대비 9.5% 증가하였다. 입내원일수 10억 5,833만 일로 전년 대비 10.5% 증가하였다. 또한 건강보험 급여율은 74.9%를 차지하였다.

표 7-2 연간진료비 현황

(단위 : 만 일, 억원, %)

구분	2016년	2017년	2018년	2019년	2020년	2021년	2022년
입내원일수 (증감률)	102,157 (3.2)	103,264 (1.1)	105,229 (1.9)	108,674 (3.3)	96,198 (-11.5)	95,752 (-0.5)	105,833 (10.5)
급여일수 (증감률)	810,378 (6.4)	850,921 (5.0)	898,662 (5.6)	956,667 (6.5)	956,822 (0.02)	1,006,078 (5.1)	1,085,599 (7.9)
진 료 비 (증감률)	645,768 (11.4)	693,352 (7.4)	776,583 (12.0)	864,775 (11.4)	869,545 (0.6)	935,011 (7.5)	1,024,277 (9.5)
급 여 비 (증감률)	483,239 (11.5)	518,225 (7.2)	585,836 (13.0)	651,674 (11.2)	654,742 (0.5)	701,654 (7.2)	767,250 (9.3)
급 여 율	74.8	74.7	75.4	75.4	75.3	75.0	74.9

주 1) 지급기준, 입내원일수는 약국의 처방조제 제외
2) 급여율 = 급여비÷진료비×100
3) 증감률 : 전년 대비 증감률

65세 이상의 건강보험 진료비는 44조 1,187억 원으로 전체 진료비의 43.1%를 차지하였으며, 65세 이상 입내원 1일당 진료비는 114,448원으로 전년 대비 1.8% 증가하였다.

표 7-3 65세 이상의 건강보험 진료비

(단위 : 만일, 억원, 원, %)

구 분		2016년	2017년	2018년	2019년	2020년	2021년	2022년	전년대비 증감률(%)
입내원 일수 (만일)	전 체	102,157	103,264	105,229	108,674	96,198	95,752	105,833	10.5
	65세 미만	69,430	69,178	69,546	71,028	60,447	59,623	67,284	12.8
	65세 이상	32,727	34,086	35,684	37,646	35,751	36,129	38,549	6.7
	비율(%)	(32.0)	(33.0)	(33.9)	(34.6)				
진료비 (억원)	전 체	645,768	693,352	776,583	864,755	869,545	935,011	1,024,277	9.5
	65세 미만	395,581	416,819	460,056	506,528	494,808	528,882	583,090	10.2
	65세 이상	250,187	276,533	316,527	358,247	374,737	406,129	441,187	8.6
	비율(%)	(38.7)	(39.9)	(40.8)	(41.4)				
입내원 1일당 진료비 (원)	전 체	63,213	67,144	73,799	79,575	90,391	97,650	0096,782	0.9
	65세 미만	56,976	60,253	66,152	71,313	81,858	88,705	86,661	-2.3
	65세 이상	76,446	81,128	88,704	95,163	104,819	112,411	114,448	1.8

주 1) 지급기준
2) 입내원일수는 약국의 처방조제 일수 제외

2022년 1인당 월평균 입내원일수 1.72일로 전년 대비 11.0% 증가하였다. 입내원 1일당 진료비는 96,782원으로 전년 대비 0.9% 감소하였으며, 1인당 월평균 진료비는 166,073원으로 전년 대비 9.5% 증가하였다.

표 7-4 연도별 입내원 1일당 및 1인당 월평균 진료비

(단위 : 원, 일)

구분		2016년	2017년	2018년	2019년	2020년	2021년	2022년	전년대비 증감률(%)
입내원 1일당	진료비	63,213	67,144	73,799	79,575	90,391	97,650	96,782	-0.9
	급여비	47,303	50,185	55,672	59,966	68,062	73,279	72,496	-1.1
1인당 월평균	입내원일수	1.68	1.69	1.72	1.77	1.56	1.55	1.72	11.0
	진료비	106,286	113,612	126,891	140,663	141,086	151,613	166,073	9.5
	급여비	79,536	84,916	95,724	106,000	106,234	113,774	124,400	9.3

주 1) 지급기준, 입내원일수는 약국의 처방조제 제외
2) 1인당 월평균 입내원일수 = 입내원일수÷평균적용인구÷해당 개월 수
3) 2022년 평균적용인구 : 51,396,852명

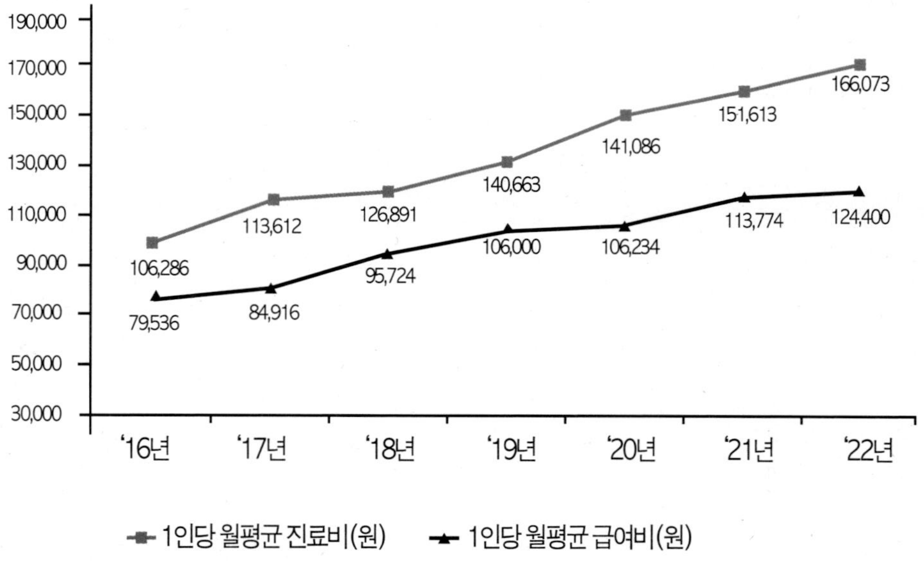

그림 7-1 연도별 1인당 월평균 진료비 및 급여비 추이

2) 보험급여비 현황

2022년 보험급여비는 81조 5,260억 원으로 전년 대비 9.3% 증가하였다. 이 중 현물급여비는 78조 7,094억 원으로 전년 대비 9.3% 증가하였으며, 현금급여비는 2조 8,166억 원으로 전년 대비 7.7% 증가하였다.

표 7-5 보험급여비 현황

(단위 : 억원, %)

구분	2016년	2017년	2018년	2019년	2020년	2021년	2022년	전년대비 증감률(%)
보험급여비 계	508,907	546,249	616,696	687,286	693,515	746,066	815,260	9.3
현물급여비	497,055	533,217	601,411	668,308	671,034	719,924	787,094	9.3
- 요양급여비	483,239	518,225	585,836	651,674	654,742	701,654	767,250	9.3
(본인부담액상한제 사전지급)	(2,216)	(2,540)	(2,834)	(2,596)	(1,728)	(1,564)	(1,691)	8.1
- 건강검진비	13,816	14,992	15,575	16,634	16,292	18,270	19,844	8.6
현금급여비	11,852	13,032	15,285	18,978	22,482	26,142	28,166	7.7
- 요양비	539	768	1,004	1,459	1,838	2,137	2,546	19.1
- 장애인 보장구	1,101	1,065	1,192	1,105	852	886	919	3.7
- 본인부담액상한제 사후환급 (본인부담액보상금 포함)	8,058	9,331	11,201	14,440	17,801	21,583	21,352	−1.1
- 임신 · 출산 진료비	2,154	1,868	1,888	1,973	1,990	1,537	3,349	117.9

주) 지급기준, 반올림 계산하여 실제 값과 차이가 있을 수 있음

3) 요양기관종별 진료비와 급여비

요양기관 종별 진료비를 보면 종합병원급 진료비 점유율은 전년대비 1.7%p 감소하였다. 상급종합병원 진료비 점유율은 전년대비 1.3%p 감소, 요양병원 0.6%p 감소하였다. 총 진료비는 전년 대비 9.5% 증가하였으며, 종합병원급 4.2% 증가, 상급종합병원 2.0%, 종합병원 6.6% 증가하였다.

표 7-6 요양기관 종별 진료비 현황

구분	진료비(억원)					기관 당 진료비(백만원)		
	2021년	점유율(%)	2022년	점유율(%)	전년대비 증감률(%)	2021년	2022년	전년대비 증감률(%)
총 계	935,011	100.0	1,024,277	100.0	9.5	949	1,020	7.5
종합병원급	330,943	35.4	344,942	33.7	4.2	90,918	92,478	1.7
상급종합	170,000	18.2	173,341	16.9	2.0	377,777	385,202	2.0
종합병원	160,943	17.2	171,601	16.8	6.6	50,452	52,317	3.7
병 원 급	152,426	16.3	161,426	15.8	5.9	3,986	4,169	4.6
병 원	82,313	8.8	89,912	8.8	9.2	5,892	6,431	9.1
요양병원	57,384	6.1	56,015	5.5	-2.4	3,920	3,903	-0.4
정신병원	4,260	0.5	6,553	0.6	53.8	1,704	2,550	49.6
치과병원	3,224	0.3	3,249	0.3	0.8	1,378	1,377	-0.1
한방병원	5,247	0.6	5,697	0.6	8.6	1,095	1,043	-4.7
의 원 급	261,751	28.0	306,366	29.9	17.0	391	448	14.6
의 원	187,569	20.1	230,011	22.5	22.6	553	658	19.0
치과의원	48,804	5.2	50,657	4.9	3.8	263	269	2.3
한 의 원	25,378	2.7	25,697	2.5	1.3	175	177	1.1
보건기관 등	1,229	0.1	1,202	0.1	-2.2	35	34	-2.9
약 국	188,661	20.2	210,342	20.5	11.5	794	866	9.1

주 1) 지급기준, 반올림 계산하여 실제 값과 차이가 있을 수 있음
2) 기관당 진료비 = 진료비/요양기관 수
3) 2021년 3월 의료법 개정에 따른 '정신병원' 요양기관 종별 분리 및 신설

진료형태별 진료비 증감률은 전년대비 외래 17.1%, 약국 11.5% 증가하였으며, 입원은 0.2%감소하였다.

표 7-7 진료형태별 진료비와 급여비 현황

(단위 : 억원, %)

구분	의료기관		입원		외래		약국	
	진료비	급여비	진료비	급여비	진료비	급여비	진료비	급여비
2021년	746,350	564,753	347,254	281,825	399,096	282,928	188,661	136,902
2022년	813,936	614,297	346,566	281,518	467,370	332,779	210,342	152,953
전년대비 증감률(%)	9.1	8.8	-0.2	-0.1	17.1	17.6	11.5	11.7

주) 지급기준, '의료기관'은 약국을 제외한 요양기관

요양기관 종별 급여비현황을 보면 의료기관당 급여비는 전년대비 7.3% 증가하였다. 기관 당 급여비를 보면 의원급이 16.2% 증가하였다.

표 7-8 요양기관종별 급여비

구분	급여비(억원)					기관 당 급여비(백만원)		
	2021년	점유율(%)	2022년	점유율(%)	전년대비 증감률(%)	2021년	2022년	전년대비 증감률(%)
총 계	701,654	100.0	767,250	100.0	9.3	712	764	7.3
- 종합병원급	255,532	36.4	263,310	34.3	3.0	70,201	70,593	0.6
상급종합	134,284	19.1	136,262	17.8	1.5	298,409	302,805	1.5
종합병원	121,248	17.3	127,048	16.6	4.8	38,009	38,734	1.9
- 병 원 급	113,645	16.2	120,008	15.6	5.6	2,972	3,099	4.3
병 원	60,175	8.6	65,439	8.5	8.7	4,307	4,681	8.7
요양병원	44,388	6.3	43,365	5.7	-2.3	3,032	3,022	-0.3
정신병원	3,319	0.5	5,095	0.7	53.5	1,327	1,983	49.4
치과병원	2,061	0.3	2,077	0.3	0.8	881	880	-0.1
한방병원	3,702	0.5	4,032	0.5	8.9	773	738	-4.5
- 의 원 급	194,650	27.7	230,070	30.0	18.2	290	337	16.2
의 원	140,801	20.1	174,678	22.8	24.1	415	500	20.5
치과의원	34,644	4.9	35,936	4.7	3.7	186	191	2.7
한 의 원	19,205	2.7	19,457	2.5	1.3	132	134	1.5
- 보건기관 등	925	0.1	908	0.1	-1.8	27	26	-3.7
- 약 국	136,902	19.5	152,953	19.9	11.7	576	629	9.2

주 1) 지급기준, 반올림 계산하여 실제 값과 차이가 있을 수 있음
2) 기관당 급여비 = 급여비/요양기관 수
3) 2021년 3월 의료법 개정에 따른 '정신병원' 요양기관 종별 분리 및 신설

5개 주요 상급종합병원(BIG 5)에 지급한 급여비 4조 5,174억 원으로 전년 대비 0.5% 감소하였다. 이는 전체 의료기관의 7.4%, 상급종합병원의 33.2% 차지하는 수치이다.

표 7-9 5대 주요병원의 급여비 점유 현황

(단위 : 억원, %)

구분			2016년	2017년	2018년	2019년	2020년	2021년	2022년	전년대비 증감률(%)
급여비	의료기관		380,145	407,752	466,859	523,118	525,703	564,753	614,297	8.8
	상급종합		87,030	89,088	112,022	119,701	121,461	134,284	136,262	1.5
	빅5	합계	30,838	31,608	39,730	42,341	42,843	45,411	45,174	-0.5
		입원	20,342	20,241	25,793	26,987	26,960	28,420	27,862	-2.0
		외래	10,496	11,367	13,937	15,354	15,883	16,991	17,312	1.9
점유율(%)	의료기관대비		8.1	7.8	8.5	8.1	8.1	8.0	7.4	
	상급종합대비		35.4	35.5	35.5	35.4	35.3	33.8	33.2	

주 1) 지급기준, 점유율 = BIG5 급여비 합계 / 전체 의료기관(상급종합병원)의 급여비 합계

2) 의료기관: 약국을 제외한 요양기관

3) 5개 주요 상급종합병원(BIG5) : 서울대병원, 삼성서울병원, 서울아산병원, 연대세브란스병원, 서울성모병원

65세 이상 1인당 월평균 진료비는 429,585원으로 전년 대비 3.3% 증가하였다. 65세 이상 건강보험 적용인구 875만 명(전체의 17.0%), 진료비 44조 1,187억 원(전체의 43.1%)으로 나타났다. 전체 대비 65세 이상 1인당 월평균 진료비는 2.6배 수준으로 나타났다.

표 7-10 65세 이상 진료비 및 1인당 월평균 진료비 현황

구분		2016년	2017년	2018년	2019년	2020년	2021년	2022년	전년대비 증감률(%)
적용인구 (천명)	전 체	50,763	50,941	51,072	51,391	51,345	51,412	51,410	-0.004
	65세이상	6,445	6,806	7,092	7,463	7,904	8,320	8,751	5.2
	비율(%)	(12.7)	(13.4)	(13.9)	(14.5)	(15.4)	(16.2)	(17.0)	
진료비 (억원)	전 체	645,768	693,352	776,583	864,775	869,545	935,011	1,024,277	9.5
	65세이상	250,187	276,533	316,527	358,247	374,737	406,129	441,187	8.6
	비율(%)	(38.7)	(39.9)	(40.8)	(41.4)	(43.1)	(43.4)	(43.1)	
1인당 월평균 진료비(원)	전 체	106,286	113,612	126,891	140,663	141,086	151,613	166,073	9.5
	65세이상	328,599	346,161	378,657	409,536	404,331	415,887	429,585	3.3

주 1) 지급기준, 적용인구는 연도말 기준

2) 1인당 월평균 진료비 = 진료비÷평균 적용인구÷해당 개월 수

3) 2021년 평균 적용인구: 51,392,452명, 65세 이상 8,137,798명

4) 2022년 평균 적용인구: 51,396,852명, 65세 이상 8,558,395명

제8장 보험급여(II)

제1절 요양기관
제2절 본인일부 부담금
제3절 요양급여비용의 산정
제4절 요양급여비용의 청구와 지급
제5절 급여의 제한과 정지
제6절 부당이득의 징수
제7절 구상권(求償權)

제1절 요양기관

1. 요양기관

1) 요양기관 적용 대상

요양기관이란 국민건강보험법에 의하여 공단이 요양급여(간호 및 이송 제외)를 실시하기 위해 지정한 기관을 말한다. 요양기관은 다음과 같다.

①「의료법」에 따라 개설된 의료기관[1]

②「약사법」에 따라 등록된 약국

③「약사법」에 따라 설립된 한국희귀 · 필수의약품센터

④「지역보건법」에 따른 보건소 · 보건의료원 및 보건지소

⑤「농어촌 등 보건의료를 위한 특별조치법」에 따라 설치된 보건진료소

또한 보건복지부장관은 효율적인 요양급여를 위하여 필요하면 시설 · 장비 · 인력 및 진료과목 등 보건복지부령으로 정하는 기준에 해당하는 요양기관을 전문요양기관으로 인정할 수 있다. 이 경우 해당 전문요양기관에 인정서를 발급하여야 한다. 또한 전문요양기관으로 인정된 요양기관 또는「의료법」에 따른 상급종합병원에 대하여는 요양급여의 절차 및 요양급여비용을 다른 요양기관과 달리 할 수 있다.

---

1) 의료법상 "의료기관"이란 의료인이 공중 또는 특정 다수인을 위하여 의료 · 조산의 업을 하는 곳을 말한다. 의료기관은 다음 각 호와 같이 구분한다.
  1. 의원급 의료기관 : 의사, 치과의사 또는 한의사가 주로 외래환자를 대상으로 각각 그 의료행위를 하는 의료기관으로서 그 종류는 다음 각 목과 같다.
     가. 의원 나. 치과의원 다. 한의원
  2. 조산원 : 조산사가 조산과 임부 · 해산부 · 산욕부 및 신생아를 대상으로 보건활동과 교육 · 상담을 하는 의료기관을 말한다.
  3. 병원급 의료기관 : 의사, 치과의사 또는 한의사가 주로 입원환자를 대상으로 의료행위를 하는 의료기관으로서 그 종류는 다음 각 목과 같다.
     가. 병원, 나. 치과병원, 다. 한방병원, 라. 요양병원, 마. 정신병원, 바. 종합병원

2) 요양기관에서 제외되는 의료기관 등

보건복지부장관은 공익 또는 국가시책상 요양기관으로 적합하지 아니하다고 인정되는 의료기관 등으로서 대통령령이 정하는 의료기관 등은 요양기관에서 제외할 수 있다. 즉, 요양기관에서 제외되는 의료기관 등은 다음과 같다.

① 「의료법」 제35조에 따라 개설된 부속 의료기관

② 「사회복지사업법」 제34조[2]에 따른 사회복지시설에 수용된 사람의 진료를 주된 목적으로 개설된 의료기관

③ 가입자 또는 피부양자에게 본인일부부담금을 받지 아니하거나 경감하여 받는 등의 방법으로 유인하거나 이와 관련하여 과잉진료행위를 하거나 부당하게 많은 진료비를 요구하는 행위를 하여 다음 각 목의 어느 하나에 해당하는 업무정지처분 등을 받은 의료기관

가. 법 제98조에 따른 업무정지 또는 법 제99조에 따른 과징금처분을 5년 동안2회 이상 받은 의료기관

나. 「의료법」 제66조에 따른 면허자격정지 처분을 5년 동안 2회 이상 받은 의료인이 개설·운영하는 의료기관

④ 법 제98조에 따른 업무정지처분의 절차가 진행중이거나 업무정지처분을 받은 요양기관의 개설자가 개설한 의료기관 또는 약국

다만 위의 ①항과 ②항에 규정된 의료기관이 요양기관에서 제외되고자 하는 경우에는 보건복지부장관이 정하는 바에 의하여 요양기관 제외신청을 하여야 한다. 의료기관 등이 요양기관에서 제외되는 기간은 위 ③항의 경우에는 1년 이하로 하고, ④항의 경우에는 업무정지처분기간이 끝나는 날까지로 한다.

---

2) 第34조(사회복지시설의 설치) ① 국가나 지방자치단체는 사회복지시설(이하 "시설"이라 한다)을 설치·운영할 수 있다. ② 국가 또는 지방자치단체 외의 자가 시설을 설치·운영하려는 경우에는 보건복지부령으로 정하는 바에 따라 시장·군수·구청장에게 신고하여야 한다. 다만, 다음 각 호의 어느 하나에 해당하는 자는 시설의 설치·운영 신고를 할 수 없다. 1. 제40조에 따라 폐쇄명령을 받고 3년이 지나지 아니한 자 2. 제19조제1항제1호 및 제1호의2부터 제1호의8까지의 어느 하나에 해당하는 개인 또는 그 개인이 임원인 법인. ③ 시장·군수·구청장은 제2항에 따른 신고를 받은 경우 그 내용을 검토하여 이 법에 적합하면 신고를 수리하여야 한다. ④ 시설을 설치·운영하는 자는 보건복지부령으로 정하는 재무·회계에 관한 기준에 따라 시설을 투명하게 운영하여야 한다. ⑤ 제1항에 따라 국가나 지방자치단체가 설치한 시설은 필요한 경우 사회복지법인이나 비영리법인에 위탁하여 운영하게 할 수 있다. ⑥ 제5항에 따른 위탁운영의 기준·기간 및 방법 등에 관하여 필요한 사항은 보건복지부령으로 정한다.

3) 요양급여의 거부 금지

요양기관은 정당한 이유 없이 요양급여를 거부하지 못하며, 요양비명세서 또는 요양의 내역을 기재한 영수증을 요양을 받은 자에 교부해야 하고 이를 위반할 때는 500만 원 이하의 벌금(법 제117조)에 처하도록 규정하고 있다.

2. 상급종합병원 및 전문요양기관

1) 의의

보건복지부장관은 요양급여를 효율적으로 하기 위하여 필요한 경우에는 보건복지부령이 정하는 바에 의하여 시설 · 장비 · 인력 및 진료과목 등 보건복지부령이 정하는 기준에 해당하는 요양기관을 전문요양기관으로 인정할 수 있다. 전문요양기관으로 인정된 요양기관 또는 의료법상 상급종합병원에 대하여는 법 제41조 제2항의 규정에 의한 요양급여절차 및 제45조의 규정에 의한 요양급여비용을 다른 요양기관과 달리 할 수 있다.

2) 의료법상 상급종합병원 및 전문병원의 지정기준

(1) 상급종합병원 지정

보건복지부장관은 다음 각 항의 요건을 갖춘 종합병원 중에서 중증질환에 대하여 난이도가 높은 의료행위를 전문적으로 하는 종합병원을 상급종합병원으로 지정할 수 있다(의료법 제3조의4).

① 보건복지부령으로 정하는 20개 이상의 진료과목을 갖추고 각 진료과목마다 전속하는 전문의를 둘 것
② 전문의가 되려는 자를 수련시키는 기관일 것
③ 보건복지부령으로 정하는 인력 · 시설 · 장비 등을 갖출 것
④ 질병군별(疾病群別) 환자구성 비율이 보건복지부령으로 정하는 기준에 해당할 것

보건복지부장관은 상급종합병원을 지정하는 경우 상기 언급한 ①②③④에 대한 사항 및 전문성 등에 대하여 평가를 실시하여야 한다. 또한 보건복지부장관은 상급종합병원으로 지정받은 종합병원에 대하여는 3년마다 평가를 실시하여 재지정하거나 지정을 취소할 수 있으며, 평가업무를 관계 전문기관 또는 단체에 위탁할 수 있다. 상급종합병원 지정 · 재지정의 기준 · 절차 및 평가업무의 위탁 절차 등에 관하여 필요한 사항은 보건복지부령으로 정한다.

(2) 전문병원 지정

보건복지부장관은 병원급 의료기관 중에서 특정 진료과목이나 특정 질환 등에 대하여 난이도가 높은 의료행위를 하는 병원을 전문병원으로 지정할 수 있는데 이러한 전문병원으로 지정되기 위한 요건은 다음과 같다(의료법 제3조의5).

① 특정 질환별 · 진료과목별 환자의 구성비율 등이 보건복지부령으로 정하는 기준에 해당할 것

② 보건복지부령으로 정하는 수 이상의 진료과목을 갖추고 각 진료과목마다 전속하는 전문의를 둘 것

보건복지부장관은 전문병원으로 지정하는 경우 위의 ①②의 사항 및 진료의 난이도 등에 대하여 평가를 실시하여야 한다. 보건복지부장관은 전문병원으로 지정받은 의료기관에 대하여 3년마다 평가를 실시하여 재지정하거나 지정을 취소할 수 있다. 또한 상급종합병원 평가와 마찬가지로 전문병원 평가업무를 관계 전문기관 또는 단체에 위탁할 수 있다. 전문병원 지정 · 재지정의 기준 · 절차 및 평가업무의 위탁 절차 등에 관하여 필요한 사항은 보건복지부령으로 정한다.

3) 전문요양기관의 인정기준

● **전문요양기관의 인정기준(국민건강보험법시행규칙 제11조제1항 관련)**

전문요양기관은 다음 각 호의 어느 하나에 해당하는 요건을 갖추어야 한다.

1. 「의료법」 제3조 · 제36조에 따른 병원급 이상의 시설 · 장비 · 인력 등을 갖추고 결핵, 한센병, 정신질환, 심장질환, 재활치료, 그 밖에 보건복지부장관이 정하는 감염성 질환 및 만성질환 중 1개의 질환을 전문적으로 진료하는 의료기관으로서 해당 특정질환의 진료실적이 총 진료실적의 100분의 80 이상(심장질환을 전문적으로 진료하는 의료기관의 경우에는 심장수술 실적이 연간 300건 이상)이어야 한다.
2. 「전문의의 수련 및 자격 인정 등에 관한 규정 시행규칙」 제7조제1항 · 제2항 및 제4항에 따른 인턴 수련병원 지정기준 또는 레지던트 수련병원 지정기준을 충족하는 의료기관으로서 해당 과목의 진료실적이 총 진료실적의 100분의 50 이상이어야 한다.

4) 전문요양기관의 인정 및 취소

전문요양기관으로 인정받으려는 요양기관은 '전문요양기관인정신청서'[3]에 다음 서류를 첨부하여 보건복지부장관에게 제출하여야 한다.

① 시설, 장비 및 진료과목별 인력현황 1부

② 최근 6개월간 입원환자 진료실적 1부

보건복지부장관은 요양기관을 전문요양기관으로 인정한 때에는 '전문요양기관인정서'[4]를 발급하여야 한다.

전문요양기관 인정기준의 세부내용, 그 밖에 전문요양기관의 인정에 필요한 사항은 보건복지부장관이 정하여 고시한다.

3) 국민건강보험법 시행규칙 별지 제12호 서식
4) 국민건강보험법 시행규칙 별지 제13호 서식

제2절 본인일부 부담금

1. 목적

가입자 및 피부양자가 질병 · 부상 · 출산 등으로 인하여 요양기관에서 요양급여를 받았을 때 그 요양급여비용의 일부를 부담하는 것을 말한다.

제3자 지불제 형식의 건강보험하에서 의료공급자와 소비자는 의료비용의 발생에 대하여 둔감하므로 과잉진료나 과잉수준이 발생할 가능성이 증가하게 된다. 이와 같은 현상을 보험의 도덕적 위해(moral hazard)라고 부르는데 이는 의료비의 증가를 가져와 보험재정이 불안정하게 되는 원인의 하나가 된다. 따라서 본인일부부담금은 가격에 둔감한 의료비소비자에게 의료비의 일부를 부담하게 함으로써 불필요한 의료이용을 감소시켜 의료비증가를 억제하기 위한 제도이다.

본인일부부담제도를 두는 이유는 세 가지로 정리할 수 있다. 첫째, 보험자인 공단의 부담을 경감시키기 위한 것이다. 사회보험의 원리에 바탕을 둔 완전한 사회보장제도의 구현을 위해서는 가입자 및 피부양자에게 요양급여비용을 부담하게 해서는 아니된다. 그러나 현실적으로 보험자인 공단이 부담하는 요양급여비용의 재정은 가입자가 납입하는 보험료의 규모에 따라 달라지기 때문에 빈번한 보험료의 인상을 방지하고 공단의 재정적 부담을 줄이기 위한 것이다.

둘째, 공동체의식의 유지를 위한 것이다. 질병에 노출된 자가 지나칠 정도로 빈번하게 요양급여를 받을 경우 보험료를 인상할 수 밖에 없고 건강한 가입자의 부담과 불만이 증폭되어 공동체의식을 약화시킬 여지가 있다. 본인일부부담금은 이러한 모습을 제거하고 요양급여비용의 일부를 본인이 부담하게 함으로써 건강한 가입자의 불만을 경감시키는 기능을 한다. 그러나 질병에 노출된 자나 소득이 낮은 자에게는 경제적 부담을 주는 역기능도 있다.

셋째, 요양의 남용을 방지하기 위한 것이다. 만약 요양급여비용을 보험자인 공단에서 전부 부담한다면 경미한 질병 및 부상에 대해서도 요양을 받는 도덕적 위해 가능성이 높아지게 된다. 그러므로 요양급여비용의 일부를 부담하게 되면 요양급여의 남용이 억제되어 보험재정의 건전성을 도모할 수 있을 것이다.

2. 본인일부부담 방식

본인일부담은 건강보험 환자가 의료이용시 부담하는 비용으로 본인일부부담 · 전액본인부담 · 비급여 항목들의 금액으로 구성되어 있다. 이를 그림으로 표시하면 다음과 같다.

본인일부부담제도의 종류로는 정률부담제, 정액부담제, 정액수혜제, 일정액공제제, 급여상한제 등이 있다.

<table>
<tr><td colspan="3">보험급여</td><td rowspan="2">비급여</td></tr>
<tr><td>보험자 부담</td><td>본인일부부담</td><td>전액본인부담</td></tr>
<tr><td>◀ 건강보험 보장 ▶</td><td colspan="3">◀ 본인부담 ▶</td></tr>
</table>

1) 정률부담제(coinsurance)

보험자가 의료비용의 일정비율만 지불하고 나머지 부분은 보험수급자가 부담하는 방식을 본인일부부담제 또는 정률제라고 한다. 예를 들어 보험자가 총진료비의 40% 보상책임이 있을 경우, 의료서비스의 이용자는 60%의 비용을 분담해야 한다.

이 방식의 장점은 가입자의 직접부담을 증가시켜 요양기관의 남용을 억제하기 위한 것이다. 그러나 소득이 낮은 계층에게는 필수적인 요양급여의 이용을 제한하거나 비용의 부담이 적은 대안적인 요양급여를 모색하는 등의 부정적인 측면도 있다. 즉 정액제의 문제점과 마찬가지로 의료비의 일정비율을 본인이 부담하게 함으로써 필요한 의료서비스마저 이용하지 못하게 하는 부정적 효과를 가져 올 수 있다. 한편 고소득층의 경우에는 총 요양급여비용 가운데 일정비율만을 본인이 부담하면 되기 때문에 요양급여비용이 그만큼 하락되는 효과가 발생하여 요양기관의 이용이 증가할 수 있다.

우리나라에서 채택하고 있는 본인부담방식은 이 정률제를 기본으로 하고 있다.

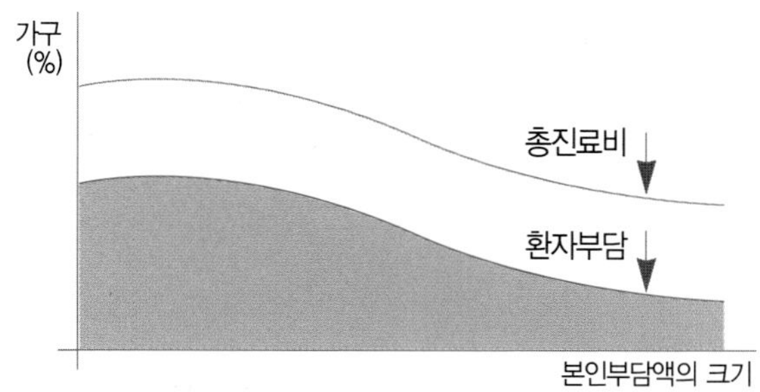

그림 8-1 의료비 분담 : 정률제

2) 정액부담제(co-payment)

정액부담제는 의료서비스의 내용과 관계없이 서비스 건당 미리 정해진 일정액만 소비자가 부담하고 나머지는 보험자가 지불하는 방법이다. 예를 들어, 진료비 총액이 10만 원이든 20만 원이든 정액부담액이 만원으로 결정되어 있다면, 소비자는 이 액수만 지불하면 된다. 반대로 제공받은 서비스가 5천 원인 경우에도 소비자는 만원을 부담해야 한다. 이 방법은 불필요한 값싼 서비스의 이용을 억제하는 효과가 있다.

3) 정액수혜제(indemnity)

정액부담제와는 반대로 보험자는 의료서비스 건당 일정액만 부담하고, 나머지는 소비자가 직접 지불하는 방식으로 의료이용자에게는 상당한 부담이 되는 방식이다. 예로 어떤 질병의 총진료비가 10만 원이든 20만 원이든 보험자가 5만 원만 부담하게 되어 있다면, 나머지 비용전액은 환자가 부담해야 한다. 정액수혜제는 단독으로 적용되는 경우가 드물며 다른 본인부담제와 병행하여 쓰이는 것이 보통이다.

5만 원의 혜택을 받는 환자는 가능한 한 5만 원 근처에서 해당 질병을 치료하기를 희망할 것이며, 따라서 그러한 가격을 요구하는 의료제공자나 치료방법을 구하게 될 것이다. 환자의 그러한 요구를 파악한 제공자는 환자를 유치하기 위하여 가능한 가격을 낮추게 되거나 혹은 꼭 필요한 치료만을 행하는 경쟁을 하게 될 것이다. 즉 정액수혜제의 기대효과는 환자로 하여금 값싼 의료제공자를 찾게 하는 경제적 동기를 부여하고 계속적으로 의료서비스의 가격과 질에서 공급자간 경쟁을 유도하는 효과를 갖게 될 것이다.

4) 일정액 공제제(deductible clause)

이 방식은 보험으로 인한 의료의 남용을 막기 위해 의료이용시 연간 일정한도까지의 의료비를 본인이 부담하게 하고 그 이상에 해당하는 의료비만 의료보험급여의 대상으로 인정하는 것으로 일정액 공제제 혹은 정액제라고 한다. 예를 들면, 10만 원까지의 의료비는 무조건 이용자 본인이 전액부담하며 그 이상의 의료비에 대해서는 의료보험 혜택을 받는다. 정액제를 사용하는 근거는 의료서비스공급자가 보험자에게 청구하는 진료비청구서에 소액청구서가 너무 많아서 심사 및 지불을 위한 막대한 행정비용이 초래되기 때문이다.

이 방식의 장점은 경미한 질병의 경우에 예방과 자가치료를 이끌어내어 요양서비스의 빈번한 이용과 요양비용의 증가를 억제할 수 있다. 문제점은 아무리 소액이라도 꼭 필요한 의료서비스 이용에 대한 자유로운 접근을 막을 수 있다는 점이다. 또한 의료이용시 본인이 부담하는 금액이 가계의 소득수준과 무관하게 일정액으로 정해져 있을때 고소득층보다 저소득층에게 더 큰 경제적 부담을 줌으로써 의료에 대한 공평한 접근기회를 주지 못하게 되는 형평성의 문제를 안고 있다.

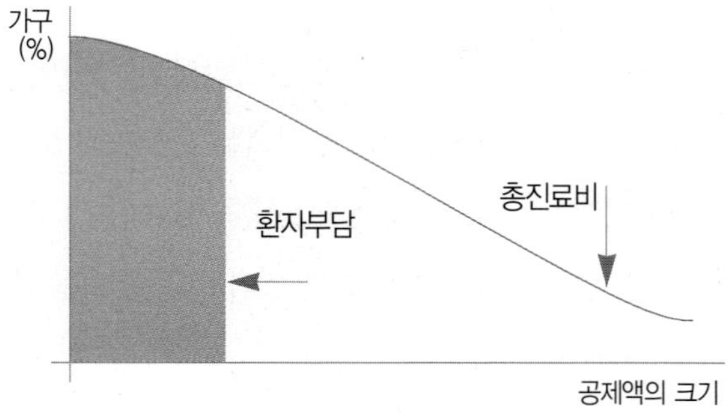

그림 8-2 의료비 분담 : 일정액 공제제

5) 급여상한제(limit or maximum)

이것은 건강보험에서 지불하는 보험급여의 최고액을 정하여 그 이하의 진료비에 대해서는 건강보험의 혜택을 받게 되고, 최고액을 초과하는 비용에 대해서는 의료서비스 이용자가 부담하게 하는 방법이다. 급여상한제의 기대효과는 불요불급하며 고액의 진료비를 요하는 의료서비스, 혹은 사치성 의료서비스를 의료보험 급여대상에서 제외하고 전액을 본인이 부담하게 함으로써 의료비의 증가를 억제시킨다는 점이다.

고가의료장비를 남용하는 사치성 의료의 경우는 가격탄력성이 매우 높으므로 전액을 본인이 부담하게 될 때 사치성 고액의료서비스 이용이 급격하게 감소하여 의료비 절감효과가 나타나는 반면, 엄청난 비용을 들지라도 건강회복을 위해서 반드시 필수적 의료서비스의 경우라면 급여상한의 설정으로 노인계층과 중대질환에 걸린 환자군에 선택적 불이익이 발생한다. 이 방식은 사회보험보다는 민간상업보험에서 많이 사용하는 방식이다.

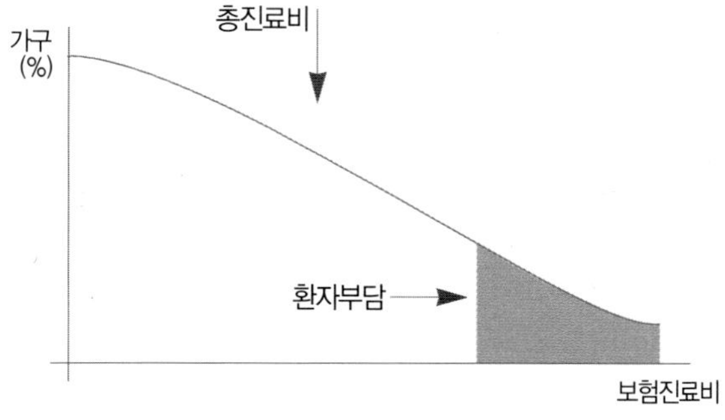

그림 8-3 의료비 분담 : 급여상한제

3. 우리나라의 본인일부 부담제

우리나라에서 현재 시행하고 있는 본인일부부담은 환자가 비용을 분담하는 방식에 따라 정률제, 정액제, 본인부담상한제 등으로 구분할 수 있다. 정률제는 의료비용의 일정비율을 환자가 부담하는 방식으로, 1963년 의료보험법 제정시점부터 본인부담 정률제 방식으로 시작하였다. 정액제는 의료서비스의 총금액 중 일정 금액만을 환자가 부담하는 방식으로 1986년부터 의원급 대상의 소액 외래 진료비에 대해 정액제를 실시하고 있다. 본인부담상한제는 환자가 1년 동안 부담하는 금액에 대한 상한선을 설정하고 상한선을 초과하는 진료비는 보험자가 부담하는 방식을 말한다. 우리나라는 2004년부터 본인부담상한제를 실시하기 시작하였는데 2004년 당시에는 6개월간 300만 원으로 시행하다가 2007년에는 6개월간 200만 원으로 완화하였다. 그리고 2009년부터는 소득수준에 따라 차등적용을 실시해 소득수준에 따라 연간 200만 원, 300만 원, 400만 원을 상한액으로 부담하게 되었다. 그러다가 2014년부터 7단계로 세분화하여 저소득자의 부담을 완화시키고 있다(2014년 당시 120~500만원 기준). 본인일부부담금은 요양기관 종별, 지역, 총금액 정도에 따라 그 비율이나 금액을 달리 적용하는 등 계속 변화되어 왔으며, 입원부담률은 20%를 적용하고 있다.

한편 건강보험심사평가원이 발행한 'OECD국가들의 민간보험 관리 동향'에 따르면 2015년 기준 한국은 OECD국가 중 본인부담금 비율이 36.8%로 라트비아 41.6%, 멕시코 41.4% 다음으로 높았다. 한국은 OECD 평균인 20.3%보다 16.5% 높았으며 의료비에서 조세와 공적건강보험이 차지하는 비율의 합계는 56.4%로 미국 49.4%, 멕시코 52.2% 다음으로 낮았다. 대부분의 OECD국가들은 조세와 공적건강보험에 의한 보장률이 70%이상으로 높고 본인부담금 비율은 낮았다. 본인부담금 비율이 가장 낮은 국가는 프랑스로 6.8%였다.

1) 입원 본인부담률

1977년 의료보험제도 초기에는 피보험자 20%, 피부양자 30%로 시작하였으며, 1979년부터 현재까지 환자의 자격을 불문하고 모든 요양기관이 20% 부담을 유지하고 있다.

다만, 지금까지는 입원 일수에 상관없이 100분의 20이었던 본인부담률을 2016년 7월부터는 일반 입원실에 16일 이상 연속하여 입원하는 환자의 경우, 요양급여비용 총액 중 입원료에 한정하여 본인부담률을 16일째부터 30일까지는 100분의 25로, 31일째부터는 100분의 30으로 인상하고 있다. 이는 상급병실 개선 등 의료비 경감 정책에 따라 환자의 의료비 및 입원료 부담이 낮아지면서 입원진료가 필요하지 아니함에도 불구하고 장기입원하려는 유인이 커져 이를 사전에 어느 정도 차단하고자 하는데 있다.

표 8-1 입원환자의 입원본인부담률

시행시기	입원본인부담률	관련근거
1977.1.1	피보험자: 20% 이내 피부양자: 30% 이내	의료보험법시행령 (대통령령 제8487호)
1979.7.1~현재	진료비의 20%	의료보험법시행령 (대통령령 제9411호)

입원에 대한 본인부담률은 건강보험정책이 확대 지속됨에 별도의 부담률 형태가 운영되고 있는데, 입원에 있어 본인부담률을 달리 운영하고 있는 특정항목 및 본인부담률을 요약하여 정리하면 표 8-2와 같다.

표 8-2 입원 본인부담률 예외 적용

구분	본인일부부담률 및 부담액		끝수계산
	요양급여비용총액	식대총액	
일반환자	20%	50%	10원미만 절사
15세이하(2세 미만 영유아 제외)	5%		
2세 미만 영유아	면제		
자연분만	면제		
고위험 임신부	10%		
제왕절개분만	5%		
선택입원군(요양병원 해당)	40%		
장기 등 기증자의 장기 등 적출	면제	면제	

2) 외래 본인부담률

1977년 요양기관 종별을 불문하고 피보험자 30%, 피부양자 40%로 시작해서 1986년 의원급 소액 외래 진료비에 대해 정액제가 실시되었고, 2007.8.1일부터 현재까지 의원급 이용시 보건기관등 일부 정액제를 제외하고는 원칙적으로 정률제를 시행하고 있다.

외래진료시 본인부담률 및 본인부담액을 요양기관별로 살펴보면 다음과 같다.

- 1세이상 6세미만: 일반환자 본인부담률의 70%(상급종합병원 진료시 진찰료: 전액부담)
  - 단, 보건기관 정액, 약국 및 한국희귀의약품센터의 직접조제는 제외
- 조산아 · 저체중출생아: 요양급여비용총액의 5%
  - 단, 1세미만 조산아 · 저체중아의 의원급 의료기관 진료: 요양급여비용총액의 5%
- 난임진료: 요양급여비용총액의 30%(상급종합병원 진료시 진찰료: 전액부담)
- 건강검진 확진 의료비 지원 : 요양급여비용총액의 0%(의원 및 병원만 해당)
- 상급종합병원 경증질환 외래진료 : 요양급여비용총액의 100%(상급종합병원 외래진료시 해당)

① 상급종합병원

소재지	환자구분	본인일부부담률 및 부담	끝수계산
모든 지역	일반환자	(일반) 진찰료비용의 100% + 나머지 요양급여비용의 60% (임신부) 요양급여비용총액의 40% (1세미만) 요양급여비용총액의 20%	100원 미만 절사
	의약분업 예외환자	(일반) 진찰료비용의 100% + 약값 총액의 30% + 나머지 요양급여비용의 60% (임신부) 약값 총액의 30% + 나머지 요양급여비용의 40% (1세미만) 약값 총액의 21% + 나머지 요양급여비용의 20%	

② 종합병원

소재지	환자구분	본인일부부담률 및 부담액	끝수계산
동지역	일반환자	(일반) 요양급여비용총액의 50% (임신부) 요양급여비용총액의 30% (1세미만) 요양급여비용총액의 15%	100원미만절사
	의약분업 예외환자	(일반) 약값 총액의 30% + 나머지 요양급여비용의 50% (임신부) 약값 총액의 30% + 나머지 요양급여비용의 30% (1세미만) 약값 총액의 21% + 나머지 요양급여비용의 15%	
읍.면 지역	일반환자	(일반) 요양급여비용총액의 45% (임신부) 요양급여비용총액의 30% (1세미만) 요양급여비용총액의 15%	
	의약분업 예외환자	(일반) 약값 총액의 30% + 나머지 요양급여비용의 45% (임신부) 약값 총액의 30% + 나머지 요양급여비용의 30% (1세미만) 약값 총액의 21% + 나머지 요양급여비용의 15%	

③ 병원급(병원, 치과병원, 한방병원 및 요양병원, 정신병원)

소재지	환자구분	본인일부부담률 및 부담액	끝수계산
동지역	일반환자	(일반) 요양급여비용총액의 40% (임신부) 요양급여비용총액의 20% (1세미만) 요양급여비용총액의 10%	100원미만절사
	의약분업 예외환자	(일반) 약값 총액의 30% + 나머지 요양급여비용의 40% (임신부) 약값 총액의 30% + 나머지 요양급여비용의 20% (1세미만) 약값 총액의 21% + 나머지 요양급여비용의 10%	
읍 · 면 지역	일반환자	(일반) 요양급여비용총액의 35% (임신부) 요양급여비용총액의 20% (1세미만) 요양급여비용총액의 10%	
	의약분업 예외환자	(일반) 약값 총액의 30% + 나머지 요양급여비용의 35% (임신부) 약값 총액의 30% + 나머지 요양급여비용의 20% (1세미만) 약값 총액의 21% + 나머지 요양급여비용의 10%	

④ 의원급(의원, 치과의원, 한의원 및 보건의료원)

■ 65세 이상

• 의원 · 치과의원(의약분업예외지역 제외) 및 보건의료원(한방과 제외)

요양급여비용총액	본인일부부담률 및 부담액	끝수계산
15,000원 이하	1,500원	100원미만 절사
15,000원 초과, 20,000원 이하	요양급여비용총액의 10%	
20,000원 초과, 25,000원 이하	요양급여비용총액의 20%	
25,000원 초과	요양급여비용총액의 30%	

• 의원 · 치과의원(의약분업예외지역만 해당)및 보건의료원(한방과만 해당) 및 한의원

요양급여비용총액		본인일부부담률 및 부담액	끝수계산
투약처방을 하는 경우	15,000원 이하	1,500원	100원미만절사
	15,000원 초과, 25,000원이하	요양급여비용총액의 10%	
	25,000원초과, 30,000원이하	요양급여비용총액의 20%	
	30,000원 초과	요양급여비용총액의 30%	
투약처방을 하지 않는 경우	15,000원 이하	1,500원	
	15,000원 초과, 20,000원이하	요양급여비용총액의 10%	
	20,000원초과, 25,000원이하	요양급여비용총액의 20%	
	25,000원 초과	요양급여비용총액의 30%	

■ 65세 미만

환자구분	본인일부부담률 및 부담액	끝수계산
일반환자	(일반*) 요양급여비용총액의 30% (임신부) 요양급여비용총액의 10% (1세미만) 요양급여비용총액의 5%	100원미만절사
의약분업 예외환자	(일반*) 약값 총액의 30% + 나머지 요양급여비용의 30% (임신부) 약값 총액의 30% + 나머지 요양급여비용의 10% (1세미만) 약값 총액의 21% + 나머지 요양급여비용의 5%	

⑤ 보건기관(보건소, 보건지소, 보건진료소)

• 정률

○ 요양급여비용 총액이 12,000원을 넘는 경우

총액조건	본인일부부담률 및 부담액	
	6세 이상	6세 미만
의과/치과/한방과	30%	21%

• 정액

○ 요양급여비용 총액이 12,000원을 넘지 않는 경우

기관종류	진료내용 또는 투약일수		본인부담액
보건소	의과 치과	처방전만을 발급한 경우	500원
		1일분 이상 3일분 이하의 투약을 한 경우	1,100원
		4일분 이상 6일분 이하의 투약을 한 경우	1,300원
		7일분 이상 투약을 한 경우	1,600원
	한방과	침 · 뜸(灸) · 부항 등의 시술만 한 경우	1,100원
		1일분 투약만 한 경우	1,100원
		2일분 투약만 한 경우	1,300원
		3일분 투약만 한 경우	1,600원
		4일분 이상 투약만 한 경우	2,000원
		침 · 뜸(灸) · 부항 등의 시술과 1일분 투약을 한 경우	1,300원
		침 · 뜸 · 부항 등의 시술과 2일분 투약을 한 경우	1,600원
		침 · 뜸 · 부항 등의 시술과 3일분 투약을 한 경우	1,800원
		침 · 뜸 · 부항 등의 시술과 4일분 이상 투약을 한 경우	2,200원

<table>
<tr><td rowspan="13">보건지소</td><td rowspan="4">의과
치과</td><td>처방전만을 발급한 경우</td><td>500원</td></tr>
<tr><td>1일분 이상 3일분 이하의 투약을 한 경우</td><td>900원</td></tr>
<tr><td>4일분 이상 6일분 이하의 투약을 한 경우</td><td>1,100원</td></tr>
<tr><td>7일분 이상 투약을 한 경우</td><td>1,400원</td></tr>
<tr><td rowspan="9">한방과</td><td>침 · 뜸 · 부항 등의 시술만 한 경우</td><td>1,100원</td></tr>
<tr><td>1일분 투약만 한 경우</td><td>1,100원</td></tr>
<tr><td>2일분 투약만 한 경우</td><td>1,300원</td></tr>
<tr><td>3일분 투약만 한 경우</td><td>1,600원</td></tr>
<tr><td>4일분 이상 투약만 한 경우</td><td>2,000원</td></tr>
<tr><td>침 · 뜸 · 부항 등의 시술과 1일분 투약을 한 경우</td><td>1,300원</td></tr>
<tr><td>침 · 뜸 · 부항 등의 시술과 2일분 투약을 한 경우</td><td>1,600원</td></tr>
<tr><td>침 · 뜸 · 부항 등의 시술과 3일분 투약을 한 경우</td><td>1,800원</td></tr>
<tr><td>침 · 뜸 · 부항 등의 시술과 4일분 이상 투약을 한 경우</td><td>2,200원</td></tr>
<tr><td>보건
진료소</td><td colspan="2">모든 경우</td><td>900원</td></tr>
</table>

주) 보건소 또는 보건지소의 의과 및 치과에서 재활 및 물리치료를 받고 요양급여비용 총액이 12,000원을 넘지 않는 경우의 본인부담액은 위 표의 진료내용 또는 투약일수에 따른 본인부담액에 1일당 500원(재활 및 물리치료 본인부담액)을 더한 금액으로 한다.

⑥ 약국 및 한국희귀 · 필수의약품센터

<table>
<tr><th>조제구분</th><th colspan="2">연령 및 총액조건</th><th colspan="2">본인일부부담률 및 부담액</th><th>끝수계산</th></tr>
<tr><td rowspan="4">처방조제</td><td rowspan="3">65세이상</td><td>10,000원 이하</td><td colspan="2">1,000원</td><td>–</td></tr>
<tr><td>10,000원 초과, 12,000원 이하</td><td colspan="2">요양급여비용총액의 20%</td><td rowspan="3">100원미만절사</td></tr>
<tr><td>12,000원 초과</td><td colspan="2">요양급여비용총액의 30%</td></tr>
<tr><td>65세미만</td><td>–</td><td colspan="2">요양급여비용총액의 30%</td></tr>
<tr><td rowspan="4">직접조제</td><td>–</td><td>4,000원 초과</td><td colspan="2">요양급여비용총액의 40%</td><td>100원미만절사</td></tr>
<tr><td rowspan="3">–</td><td rowspan="3">4,000원 이하</td><td>1일분</td><td>1,400원</td><td>–</td></tr>
<tr><td>2일분</td><td>1,600원</td><td>–</td></tr>
<tr><td>3일분 이상</td><td>2,000원</td><td>–</td></tr>
</table>

3) 본인일부 부담금 차등 적용 대상자

<table>
<tr><th colspan="2">구분</th><th colspan="2">본인일부부담률 및 부담액</th><th>비고</th></tr>
<tr><td colspan="2">중증질환자
(가정간호 포함)</td><td colspan="2">요양급여비용총액의 5%</td><td rowspan="5"></td></tr>
<tr><td colspan="2">희귀질환 및 중증난치질환자
(가정간호 포함)</td><td colspan="2">요양급여비용총액의 10%</td></tr>
<tr><td colspan="2">일반 가정간호 등</td><td>요양급여비용총액의 20%</td><td rowspan="2">*(6세미만) 좌측 본인부담률의 70%</td></tr>
<tr><td colspan="2">말기환자 가정형 호스피스</td><td>요양급여비용총액의 20%</td></tr>
<tr><td colspan="2">결핵질환자 및 잠복결핵감염자
(가정간호 포함)</td><td colspan="2">요양급여비용총액의 0%</td></tr>
<tr><td rowspan="2">약국 요양급여 비용총액의 본인부담률 산정특례대상</td><td>상급종합병원 발급 처방전에 따른 조제시</td><td>요양급여비용 총액의 50%</td><td rowspan="2">*(6세미만) 좌측 본인부담률의 70%</td><td rowspan="2">(제외대상)
1. 읍 · 면지역 소재 종합병원
2. 보훈병원
3. 국가보훈처장이 진료를 위탁한 상급종합병원 또는 종합병원</td></tr>
<tr><td>종합병원 발급 처방전에 따른 조제시</td><td>요양급여 비용총액의 40%</td></tr>
</table>

4. 세부 본인부담비용의 부담률 및 부담액

1) 요양급여비용의 본인부담률 및 부담액(시행령 규정)

국민건강보험법 제44조의 규정에 의한 요양급여비용 중 본인이 부담할 비용의 부담률 및 부담액은 다음 내용과 같다. 이 경우 본인이 연간 부담한 비용의 총액이 시행령 별표3에서 정하는 금액을 넘는 경우에는 그 초과금액을 공단이 부담한다.[5]

5) 2004년부터 실시된 본인부담상한제를 의미하는 것으로 실시초기에는 본인부담상한액을 6개월간 300만원으로 일괄 적용하였다.

●본인일부부담금의 부담률 및 부담액

(국민건강보험법 시행령 제19조제1항 관련)

1. 가입자 또는 피부양자는 요양급여비용 중 다음 각 목의 어느 하나에 해당하는 금액(100원 미만은 제외한다)을 부담한다. 다만, 입원진료의 경우에는 100원 미만의 금액도 부담한다.
   가. 입원진료(나목의 표 중 보건복지부장관이 정하는 의료장비를 이용한 진료의 경우는 제외한다) 및 보건복지부장관이 정하는 요양급여를 받은 경우(약국 또는 한국희귀 · 필수의약품센터인 요양기관에서 처방전에 따라 의약품을 조제받는 경우를 포함한다)는 다음의 구분에 따라 계산한 금액
      1) 요양급여비용 총액(보건복지부장관이 정하여 고시하는 식대와 장애인 치과진료에 대한 가산금액은 제외한다)의 100분의 20에 입원기간 중 식대[입원환자의 식사의 질과 서비스에 영향을 미치는 부가적 요소에 드는 비용에 해당하는 가산금액(이하 "식대가산금액"이라 한다)을 포함한다. 이하 이 호, 제2호 및 제3호가목 · 나목 · 아목에서 같다]의 100분의 50을 더한 금액. 다만, 상급종합병원에서 법 제43조에 따라 신고한 입원병실 중 일반입원실의 2인실 · 3인실 · 4인실 및 정신과 입원실의 2인실 · 3인실 · 4인실을 이용한 경우에는 그 입원료에 한정하여 각각 100분의 50 · 100분의 40 · 100분의 30으로 하고, 종합병원 · 병원 · 한방병원 · 요양병원(「장애인복지법」 제58조제1항제4호에 따른 장애인 의료재활시설로서 「의료법」 제3조의2의 요건을 갖춘 의료기관인 요양병원으로 한정한다) · 정신병원에서 법 제43조에 따라 신고한 입원병실 중 일반입원실의 2인실 · 3인실 및 정신과 입원실의 2인실 · 3인실을 이용한 경우에는 그 입원료에 한정하여 각각 100분의 40 · 100분의 30으로 하며, 보건복지부장관이 정하여 고시하는 격리 입원에 대해서는 그 입원료에 한정하여 100분의 10으로 한다.
      2) 「의료법」 제3조제2항제3호라목에 따른 요양병원(「장애인복지법」 제58조제1항제4호에 따른 장애인 의료재활시설로서 「의료법」 제3조의2의 요건을 갖춘 의료기관인 요양병원은 제외한다)에서 입원진료를 받는 사람 중 입원치료보다는 요양시설이나 외래진료를 받는 것이 적합한 환자로서 보건복지부장관이 정하여 고시하는 환자군에 해당하는 경우에는 요양급여비용 총액의 100분의 40에 입원기간 중 식대의 100분의 50을 더한 금액
   나. 외래진료의 경우 및 보건복지부장관이 정하는 의료장비 · 치료재료를 이용한 진료의 경우에는 다음 표의 구분에 따라 계산한 금액

기관 종류	소재지	환자 구분	본인일부부담금
상급종합병원	모든 지역	일반환자	진찰료 총액 + (요양급여비용 총액 − 진찰료총액) × 60/100. 다만, 임신부 외래진료의 경우에는 요양급여비용 총액의 40/100, 1세 미만 영유아 외래진료의 경우에는 요양급여비용 총액의 20/100으로 한다.
		의약분업 예외환자	진찰료 총액 + (요양급여비용 총액 − 약값 총액 − 진찰료 총액) × 60/100 + 약값 총액 × 30/100. 다만, 임신부 외래진료의 경우에는 (요양급여비용 총액 − 약값 총액) × 40/100 + 약값 총액 × 30/100, 1세 미만 영유아 외래진료의 경우에는 (요양급여비용 총액 − 약값 총액) × 20/100 + 약값 총액 × 21/100로 한다.

종합병원	동 지역	일반환자	요양급여비용 총액 × 50/100(임신부 외래진료의 경우에는 30/100, 1세 미만 영유아 외래진료의 경우에는 15/100)
		의약분업 예외환자	(요양급여비용 총액 − 약값 총액) × 50/100(임신부 외래진료의 경우에는 30/100, 1세 미만 영유아 외래진료의 경우에는 15/100) + 약값 총액 × 30/100(1세 미만 영유아의 경우에는 21/100)
	읍 · 면 지역	일반환자	요양급여비용 총액 × 45/100(임신부 외래진료의 경우에는 30/100, 1세 미만 영유아 외래진료의 경우에는 15/100)
		의약분업 예외환자	(요양급여비용 총액 − 약값 총액) × 45/100(임신부 외래진료의 경우에는 30/100, 1세 미만 영유아 외래진료의 경우에는 15/100) + 약값 총액 × 30/100(1세 미만 영유아의 경우에는 21/100)
병원, 치과병원, 한방병원, 요양병원, 정신병원	동 지역	일반환자	요양급여비용 총액 × 40/100(임신부 외래진료의 경우에는 20/100, 1세 미만 영유아 외래진료의 경우에는 10/100)
		의약분업 예외환자	(요양급여비용 총액 − 약값 총액) × 40/100(임신부 외래진료의 경우에는 20/100, 1세 미만 영유아 외래진료의 경우에는 10/100) + 약값 총액 × 30/100(1세 미만 영유아의 경우에는 21/100)
	읍 · 면 지역	일반환자	요양급여비용 총액 × 35/100(임신부 외래진료의 경우에는 20/100, 1세 미만 영유아 외래진료의 경우에는 10/100)
		의약분업 예외환자	(요양급여비용 총액 − 약값 총액) × 35/100(임신부 외래진료의 경우에는 20/100, 1세 미만 영유아 외래진료의 경우에는 10/100) + 약값 총액 × 30/100(1세 미만 영유아의 경우에는 21/100)
의원, 치과의원, 한의원, 보건의료원	모든 지역	일반환자	요양급여비용 총액 × 30/100(임신부 외래진료의 경우에는 10/100, 1세 미만 영유아 외래진료의 경우에는 5/100). 다만, 요양급여를 받는 사람이 65세 이상이면서 해당 요양급여비용 총액이 보건복지부령으로 정하는 금액을 넘지 않으면 보건복지부령으로 정하는 금액을 본인일부부담금으로 한다.
		의약분업예외환자	(요양급여비용 총액 − 약값 총액) × 30/100(임신부 외래진료의 경우에는 10/100, 1세 미만 영유아 외래진료의 경우에는 5/100) + 약값 총액 × 30/100(1세 미만 영유아의 경우에는 21/100). 다만, 요양급여를 받는 사람이 65세 이상이면서 해당 요양급여비용 총액이 보건복지부령으로 정하는 금액을 넘지 않으면 보건복지부령으로 정하는 금액을 본인일부부담금으로 한다.
보건소, 보건지소, 보건진료소	모든 지역	일반환자	요양급여비용 총액 × 30/100. 다만, 요양급여비용 총액이 보건복지부령으로 정하는 금액을 넘지 않으면 보건복지부령으로 정하는 금액을 본인일부부담금으로 한다.

비고

1. 위 표에서 "의약분업 예외환자"란 「약사법」 제23조제4항제3호 중 조현병(調絃病) 또는 조울증 등으로 자신 또는 타인을 해칠 우려가 있는 정신질환자, 같은 항 제4호 중 「감염병의 예방 및 관리에 관한 법률」에 따른 제1군감염병환자 및 같은 항 제8호 · 제9호에 해당하는 환자를 말한다. 다만, 제1호가목에 따라 요양급여비용 총액의 100분의 20을 적용받는 사람은 제외한다.
2. 위 표에서 "약값 총액"이란 요양기관이 해당 약제를 구입한 금액의 총액을 말한다.

3. 보건복지부장관이 정하는 의료장비를 이용한 입원진료인 경우의 요양급여비용 총액은 의료장비를 이용한 비용의 총액으로 한정한다.
4. 요양기관의 외래진료를 통하여 주기적으로 의사의 처방에 따라 구입(사용)하여야 하는 치료재료 중 보건복지부장관이 정하여 고시하는 치료재료의 경우에는 해당 치료재료 비용 및 관련 행위(교체를 위한 직접적 행위에 한정한다. 이하 같다) 비용을 제외한 요양급여비용 총액을 위 표의 요양급여비용 총액으로 하여 위 표에 따라 산정한 금액에 해당 치료재료 비용 및 관련 행위 비용의 100분의 20(1세 미만 영유아의 경우에는 14/100)을 더한 금액을 본인일부부담금으로 한다. 다만, 제3호마목이 적용되는 중증질환자는 제외한다.
5. 보건복지부장관이 정하는 질병의 환자가 요양기관(의원으로 한정한다)에 보건복지부장관이 정하는 절차 또는 방법에 따라 외래진료를 지속적으로 받겠다는 의사를 표시한 경우에는 해당 질병에 대하여 그 다음 진료부터 (진찰료 총액 × 20/100) + [(요양급여비용 총액 − 진찰료 총액) × 30/100]에 해당하는 금액을 본인일부부담금으로 한다. 다만, 요양급여를 받는 사람이 65세 이상인 경우에는 요양급여비용 총액이 보건복지부령으로 정하는 금액을 넘지 않으면 보건복지부령으로 정하는 금액을 본인일부부담금으로 한다.
6. 임신부가 유산 또는 사산을 한 경우 해당 유산 또는 사산에 따른 외래진료는 위 표에 따른 임신부 외래진료에 포함한다.

다. 약국 또는 한국희귀 · 필수의약품센터의 경우

1) 진료를 담당한 의사 또는 치과의사가 발행한 처방전에 따라 의약품을 조제받은 경우에는 요양급여비용 총액의 100분의 30(요양급여를 받는 사람이 65세 이상인 경우 요양급여비용 총액이 보건복지부령으로 정하는 금액을 넘지 않으면 보건복지부령으로 정하는 금액). 다만, 제1호가목 중 보건복지부장관이 정하는 요양급여를 받은 경우(약국 또는 한국희귀 · 필수의약품센터인 요양기관에서 처방전에 따라 의약품을 조제받는 경우를 포함한다)는 제외한다.

2) 「약사법」 제23조제3항제1호에 따라 의료기관이 없는 지역에서 조제하는 경우로서 진료를 담당한 의사 또는 치과의사가 발행한 처방전에 따르지 않고 의약품을 조제받은 경우에는 다음의 구분에 따라 산정한 금액

   가) 요양급여비용 총액이 보건복지부령으로 정하는 금액을 넘는 경우에는 요양급여비용 총액의 100분의 4

   나) 요양급여비용 총액이 보건복지부령으로 정하는 금액을 넘지 않는 경우에는 보건복지부령으로 정하는 금액

3) 1)에도 불구하고 상급종합병원 또는 종합병원의 의사가 발행한 처방전에 따라 질병의 중증도를 고려하여 보건복지부장관이 정하여 고시하는 질병에 대한 의약품을 조제받은 경우[읍 · 면 지역 소재 종합병원의 의사가 발행한 처방전에 따라 의약품을 조제받거나 「한국보훈복지의료공단법」에 따른 보훈병원의 의사나 「독립유공자예우에 관한 법률」, 「국가유공자 등 예우 및 지원에 관한 법률」, 「보훈보상대상자 지원에 관한 법률」, 「5 · 18민주유공자예우 및 단체설립에 관한 법률」, 「참전유공자예우 및 단체설립에 관한 법률」, 「고엽제후유의증 등 환자지원 및 단체설립에 관한 법률」, 「특수임무유공자 예우 및 단체설립에 관한 법률」 및 「제대군인지원에 관한 법률」에 따라 국가보훈부장관이 진료를 위탁한 상급종합병원 또는 종합병원의 의사가 해당 법률에서 정한 의료지원대상자에게 발행한 처방전에 따라 의약품을 조제받은 경우는 제외한다]에는 다음의 금액

   가) 상급종합병원의 의사가 발행한 처방전에 따라 의약품을 조제받은 경우: 요양급여비용 총액의 100분의 50

   나) 종합병원의 의사가 발행한 처방전에 따라 의약품을 조제받은 경우: 요양급여비용 총액의 100분의 40

2. 제1호에도 불구하고 제21조제3항제2호에 따라 보건복지부장관이 정하여 고시하는 질병군에 대하여 입원진료를 받는 경우에는 다음 각 목의 구분에 따라 계산한 금액에 입원기간 중 식대의 100분의 50을 더한 금액을 부담한다. 이 경우 질병군 분류번호 결정 요령, 평균 입원 일수, 입원실 이용 비용 등 해당 질병군의 본인일부부담금 산정에 필요한 사항은 보건복지부장관이 정하여 고시한다.

가. 다음 계산식에 따라 계산한 금액과 보건복지부장관이 정하여 고시하는 추가 산정액을 합한 금액의 100분의 20

[질병군별 기준 상대가치점수 + (입원 일수 – 질병군별 평균 입원 일수) × 질병군별 일당 상대가치점수] × 제21조제1항에 따라 정해진 상대가치점수의 점수당 단가

비고
1. 위 표에서 "질병군별 기준 상대가치점수"란 질병군별 평균 입원 일수만큼 입원했을 때 발생하는 입원 건당 상대가치점수를 말한다.
2. 위 표에서 "질병군별 일당 상대가치점수"란 입원 일수가 1일 증가함에 따라 추가되는 질병군별 상대가치점수를 말한다.

나. 가목에도 불구하고 보건복지부장관이 정하여 고시하는 입원실을 이용한 경우에는 가목에 따라 계산한 금액에 보건복지부장관이 정하여 고시하는 입원료 계산식에 따라 계산한 금액을 더한 금액

다. 삭제 〈2021. 11. 1.〉

라. 가목 및 나목에도 불구하고 제1호나목에 따라 보건복지부장관이 정하는 의료장비를 이용한 진료의 경우에는 가목 또는 나목에 따라 계산한 금액에 제1호나목 표의 구분에 따라 계산한 금액을 더한 금액

---

3. 제1호와 제2호에도 불구하고 다음 각 목의 어느 하나에 해당하는 경우에는 그 각 목에서 정하는 금액을 부담한다. 다만, 상급종합병원 · 종합병원 · 병원 · 한방병원 · 요양병원(「장애인복지법」 제58조제1항제4호에 따른 장애인 의료재활시설로서 「의료법」 제3조의2의 요건을 갖춘 의료기관인 요양병원으로 한정한다) · 정신병원에서 법 제43조에 따라 신고한 입원병실 중 일반입원실의 2인실 · 3인실 및 정신과 입원실의 2인실 · 3인실을 이용한 경우는 그 입원료에 한정하여 제1호가목1) 단서에서 정하는 금액을 부담한다.

가. 다음의 경우에는 입원기간 중 식대의 100분의 50
   1) 자연분만에 대한 요양급여
   2) 2세 미만 영유아 및 보건복지부장관이 정하여 고시하는 기준에 해당하는 2세 이상 영유아에 대한 입원진료로서 보건복지부장관이 정하는 요양급여
   3) 보건복지부장관이 정하여 고시하는 결핵 질환을 가진 사람에 대하여 보건복지부장관이 정하는 요양급여
   4) 「장기등 이식에 관한 법률」 제4조제2호에 따른 장기등기증자(뇌사자 또는 사망한 사람만 해당한다)의 장기등(같은 법 제4조제1호에 따른 장기등을 말한다) 적출에 대하여 보건복지부장관이 정하는 요양급여

나. 다음의 경우(라목에 해당하는 사람에 대한 요양급여는 제외한다)에는 요양급여비용 총액의 100분의 10에 입원기간 중 식대의 100분의 50을 더한 금액
   1) 삭제 〈2017. 9. 29.〉
   2) 보건복지부장관이 정하여 고시하는 희귀난치성 질환을 가진 사람에 대하여 보건복지부장관이 정하는 요양급여
   3) 보건복지부장관이 정하여 고시하는 고위험 임신부에 대한 입원진료로서 보건복지부장관이 정하는 요양급여
   4) 삭제 〈2018. 12. 24.〉

다. 다음의 경우에는 본인이 부담할 비용의 부담률의 100분의 70에 해당하는 금액
   1) 1세 이상 6세 미만인 가입자 또는 피부양자가 상급종합병원, 종합병원, 병원, 치과병원, 한방병원, 요양병원, 정신병원, 의원, 치과의원, 한의원 및 보건의료원에서 외래진료를 받는 경우
   2) 6세 미만인 가입자 또는 피부양자가 보건소, 보건지소 및 보건진료소에서 외래진료를 받는 경우로서 요양급여비용 총액이 보건복지부령으로 정하는 금액을 넘는 경우. 다만, 요양급여비용 총액이 보건복지부령으로 정하는 금액을 넘지 않는 경우에는 제1호 나목 표에 따른 금액을 부담한다.

3) 6세 미만인 가입자 또는 피부양자가 약국 또는 한국희귀 · 필수의약품센터인 요양기관에서 처방전에 따라 의약품을 조제받는 경우

라. 보건복지부장관이 정하여 고시하는 희귀난치성질환 또는 중증질환(이하 "희귀난치성질환등"이라 한다)을 가진 사람, 희귀난치성질환등 외의 질환으로 6개월 이상 치료를 받고 있거나 6개월 이상 치료가 필요한 사람 또는 18세 미만의 아동(이하 "희귀난치성질환자등"이라 한다) 중 희귀난치성질환자등이 속한 세대(배우자를 포함한다)의 소득 및 재산을 더하여 계산한 가액(이하 "소득인정액"이라 한다)이 「국민기초생활 보장법」 제2조제11호에 따른 기준 중위소득의 100분의 50 이하이고, 희귀난치성질환자등의 1촌의 직계혈족 및 그 배우자(이하 "부양의무자"라 한다)가 없거나 부양의무자가 있어도 부양능력이 없거나 부양을 받을 수 없는 사람으로서 보건복지부령으로 정하는 바에 따라 공단의 본인일부부담금 경감 인정 신청(이하 "경감인정신청"이라 한다)을 하여 그 경감 인정을 받은 사람 또는 희귀난치성질환자등 중 본인일부부담금의 경감이 필요하다고 보건복지부장관이 정하는 사람으로서 경감인정신청을 한 사람에 대한 요양급여의 경우에는 다음의 구분에 따라 계산한 금액. 이 경우 소득인정액 산정의 기준이 되는 세대의 범위, 소득 및 재산의 범위, 소득인정액 산정방법 등 소득인정액의 산정에 필요한 사항 및 부양의무자가 부양능력이 없거나 부양을 받을 수 없는 경우의 구체적인 기준은 보건복지부령으로 정한다.

1) 희귀난치성질환등을 가진 사람인 경우에는 입원기간 중 식대(식대가산금액은 제외한다. 이하 이 목에서 같다)의 100분의 20

2) 희귀난치성질환등 외의 질환으로 6개월 이상 치료를 받고 있거나 6개월 이상 치료가 필요한 사람 또는 18세 미만의 아동인 경우에는 다음 표에 해당하는 금액에 입원기간 중 식대의 100분의 20을 더한 금액. 다만, 가목에 해당하거나 6세 미만 아동의 입원진료 또는 보건복지부장관이 정하여 고시하는 중증질환으로 요양급여를 받는 경우에는 입원기간 중 식대의 100분의 20만을 부담한다.

기관 종류	구분	본인일부부담금
상급 종합병원	외래진료 및 입원진료	요양급여비용 총액의 100분의 14에 해당하는 금액. 다만, 다음의 어느 하나에 해당하는 경우에는 그 다음의 구분에 따라 계산한 금액을 부담한다. 가) 정신건강의학과 입원진료 또는 나목2)(치매는 제외한다)에 따라 보건복지부장관이 정하는 요양급여를 받는 경우에는 해당 요양급여비용 총액의 100분의 10 나) 제1호나목(임신부 외래진료만 해당한다), 이 호 나목2)(치매만 해당한다) · 3), 마목, 차목 또는 하목에 따라 보건복지부장관이 정하는 요양급여를 받는 경우에는 해당 요양급여비용 총액의 100분의 5 다) 자목(6세 이상 15세 이하 아동의 입원진료만 해당한다)에 따라 보건복지부장관이 정하는 요양급여를 받는 경우에는 해당 요양급여비용 총액의 100분의 3 라) 1세 미만 영유아 외래진료의 경우에는 요양급여비용 총액의 100분의 5

<table>
<tr>
<td rowspan="3">종합병원,
병원,
치과병원,
한방병원,
요양병원,
정신병원</td>
<td rowspan="2">「의료급여법 시행령」 별표 1 제2호가목2)가)에 따른 만성질환자에 해당하는 사람이 그 만성질환에 대하여 외래진료를 받거나 해당 만성질환자가 나목2)(치매를 제외한다) 또는 마목에 따른 외래진료에 대하여 보건복지부장관이 정하는 요양급여를 받는 경우</td>
<td>「약사법」 제23조 제4항에 따라 의사 또는 치과의사가 의약품을 직접 조제하는 경우와 법률 제8365호 약사법 전부개정법률 부칙 제8조에 따라 한의사가 한약 및 한약제제를 직접 조제하는 경우</td>
<td>1,500원. 다만, 1세 미만 영유아 외래진료의 경우에는 본인일부부담금 없음</td>
</tr>
<tr>
<td>그 밖의 외래진료</td>
<td>1,000원. 다만, 1세 미만 영유아 외래진료의 경우에는 본인일부부담금 없음</td>
</tr>
<tr>
<td colspan="2">그 밖의 외래진료 및 입원진료</td>
<td>요양급여비용 총액의 100분의 14에 해당하는 금액. 다만, 다음의 어느 하나에 해당하는 경우에는 그 다음의 구분에 따라 계산한 금액을 부담한다.
가) 정신건강의학과 입원진료 또는 나목2)(치매는 제외한다)에 따라 보건복지부장관이 정하는 요양급여를 받는 경우에는 해당 요양급여비용 총액의 100분의 10
나) 제1호나목(임신부 외래진료만 해당한다), 이 호 나목2)(치매만 해당한다)·3), 마목, 차목 또는 하목에 따라 보건복지부장관이 정하는 요양급여를 받는 경우에는 해당 요양급여비용 총액의 100분의 5
다) 자목(6세 이상 15세 이하 아동의 입원진료만 해당한다)에 따라 보건복지부장관이 정하는 요양급여를 받는 경우에는 해당 요양급여비용 총액의 100분의 3
라) 1세 미만 영유아 외래진료의 경우에는 요양급여비용 총액의 100분의 5</td>
</tr>
</table>

<table>
<tr><td rowspan="3">의원, 치과의원, 한의원, 보건의료원</td><td rowspan="2">외래진료</td><td>「약사법」 제23조 제4항에 따라 의사 또는 치과의사가 의약품을 직접 조제하는 경우와 법률 제8365호 약사법 전부개정법률 부칙 제8조에 따라 한의사가 한약 및 한약제제를 직접 조제하는 경우</td><td>1,500원. 다만, 1세 미만 영유아 외래진료의 경우에는 본인일부부담금 없음</td></tr>
<tr><td>그 밖의 외래진료</td><td>1,000원. 다만, 1세 미만 영유아 외래진료의 경우에는 본인일부부담금 없음</td></tr>
<tr><td colspan="2">입원진료</td><td>요양급여비용 총액의 100분의 14에 해당하는 금액. 다만, 다음의 어느 하나에 해당하는 경우에는 그 다음의 구분에 따라 계산한 금액을 부담한다.
가) 정신건강의학과 입원진료 또는 나목2)(치매는 제외한다)에 따라 보건복지부장관이 정하는 요양급여를 받는 경우에는 해당 요양급여비용 총액의 100분의 10
나) 나목2)(치매만 해당한다) · 3), 마목 또는 차목(입원진료만 해당한다)에 따라 보건복지부장관이 정하는 요양급여를 받는 경우에는 해당 요양급여비용 총액의 100분의 5
다) 자목(6세 이상 15세 이하 아동의 입원진료만 해당한다)에 따라 보건복지부장관이 정하는 요양급여를 받는 경우에는 해당 요양급여비용 총액의 100분의 3</td></tr>
<tr><td>보건소, 보건지소, 보건진료소</td><td colspan="2">외래진료 및 입원진료</td><td>없음</td></tr>
</table>

약국, 한국 희귀 · 필수 의약품 센터	「약사법」 제23조제3항 단서에 따라 처방전에 따르지 않고 직접 조제한 경우	900원
	보건소, 보건지소 및 보건진료소를 제외한 요양기관에서 발급한 처방전에 따라 조제한 경우	500원
	보건소, 보건지소 및 보건진료소에서 발급한 처방전에 따라 조제한 경우	없음

비고
1. 「약사법」 제23조제4항에 따라 의사 또는 치과의사가 의약품을 직접 조제하거나 법률 제8365호 약사법 전부개정법률 부칙 제8조에 따라 한의사가 한약 및 한약제제를 직접 조제하고 처방전을 함께 발급하는 경우에는 1,000원을 부담한다.
2. 외래진료로서 전산화단층촬영(CT), 자기공명영상진단(MRI) 등 보건복지부장관이 정하여 고시하는 장비를 이용한 진료에 대해서는 그 의료장비를 이용한 비용 총액의 100분의 14[나목2)(치매는 제외한다)에 따른 환자의 경우에는 100분의 10, 나목2)(치매만 해당한다), 마목, 하목 또는 제1호나목(임신부 외래진료만 해당한다)에 따른 환자 및 1세 미만 영유아 외래진료의 경우에는 100분의 5]를 부담한다.
3. 제21조제3항제2호에 따른 질병군에 대한 입원 진료의 경우 본인일부부담금은 제2호가목, 나목 또는 라목에 따라 계산한 금액에 위 표의 해당 기관 종류별 입원진료에 해당하는 본인부담률을 곱한 금액으로 한다.
4. 보건복지부장관이 정하여 고시하는 격리 입원에 대해서는 그 입원료에 한정하여 해당 입원료의 100분의 5를 부담한다.
5. 임신부가 유산 또는 사산을 한 경우 해당 유산 또는 사산에 따른 외래진료는 위 표에 따른 임신부 외래진료에 포함한다.

---

3) 희귀난치성질환등을 가진 사람 중 65세 이상인 사람이 틀니 요양급여를 받는 경우에는 해당 요양급여비용 총액의 100분의 5
4) 희귀난치성질환등 외의 질환으로 6개월 이상 치료를 받고 있거나 6개월 이상 치료가 필요한 사람 중 65세 이상인 사람이 틀니 요양급여를 받는 경우에는 해당 요양급여비용 총액의 100분의 15
5) 희귀난치성질환등을 가진 사람 중 65세 이상인 사람이 치과임플란트 요양급여를 받는 경우에는 해당 요양급여비용 총액의 100분의 10
6) 희귀난치성질환등 외의 질환으로 6개월 이상 치료를 받고 있거나 6개월 이상 치료가 필요한 사람 중 65세 이상인 사람이 치과임플란트 요양급여를 받는 경우에는 해당 요양급여비용 총액의 100분의 20
7) 2)에도 불구하고 희귀난치성질환등 외의 질환으로 6개월 이상 치료를 받고 있거나 6개월 이상 치료가 필요한 사람 또는 18세 미만의 아동이 상급종합병원 또는 종합병원의 의사가 발행한 처방전에 따라 질병의 중증도를 고려하여 보건복지부장관이 정하여 고시하는 질병에 대한 의약품을 조제받은 경우[읍 · 면 지역 소재 종합병원의 의사가 발행한 처방전에 따라 의약품을 조제받거나 「한국보훈복지의료공단법」에 따른 보훈병원의 의사나 「독립유공자예우에 관한 법률」, 「국가유공자 등 예우 및 지원에 관한 법률」, 「보훈보상대상자 지원에 관한 법률」, 「5 · 18민주유공자예우 및 단체설립에 관한 법률」, 「참전유공자예우 및 단체설립에 관한 법률」, 「고엽제후유의증 등 환자지원 및 단체설립에 관한 법률」, 「특수임무유공자 예우 및 단체설립에 관한 법률」 및 「제대군인지원에 관한 법률」에 따라 국가보훈부장관이 진료를 위탁한 상급종합병원 또는 종합병원의 의사가 해당 법률에서 정한 의료지원대상자에게 발행한 처방전에 따라 의약품을 조제받은 경우는 제외한다]에는 요양급여비용 총액의 100분의 3. 다만, 본인일부부담금이 500원 미만이 되는 경우에는 500원을 본인일부부담금으로 한다.
8) 2)에도 불구하고 희귀난치성질환등 외의 질환으로 6개월 이상 치료를 받고 있거나 6개월 이상

치료가 필요한 사람 또는 18세 미만 아동의 입원진료로서 제왕절개분만에 대한 요양급여를 받는 경우에는 입원기간 중 식대의 100분의 20

9) 희귀난치성질환등을 가진 사람이 보건복지부장관이 정하여 고시하는 추나요법에 대하여 보건복지부장관이 정하는 요양급여를 받는 경우에는 해당 요양급여비용의 100분의 30. 다만, 보건복지부장관이 따로 정하여 고시하는 추나요법에 대하여 요양급여를 받는 경우에는 해당 요양급여비용의 100분의 80으로 한다.

10) 희귀난치성질환등 외의 질환으로 6개월 이상 치료를 받고 있거나 6개월 이상 치료가 필요한 사람 또는 18세 미만 아동이 보건복지부장관이 정하여 고시하는 추나요법에 대하여 보건복지부장관이 정하는 요양급여를 받는 경우에는 해당 요양급여비용의 100분의 40. 다만, 보건복지부장관이 따로 정하여 고시하는 추나요법에 대하여 요양급여를 받는 경우에는 해당 요양급여비용의 100분의 80으로 한다.

마. 보건복지부장관이 정하여 고시하는 중증질환자에 대하여 보건복지부장관이 정하는 요양급여(라목에 해당하는 사람에 대한 요양급여는 제외한다)의 경우에는 요양급여비용 총액의 100분의 5에 입원기간 중 식대의 100분의 50을 더한 금액

바. 65세 이상인 사람이 틀니 요양급여(라목에 해당하는 사람에 대한 요양급여는 제외한다)를 받는 경우에는 그 요양급여비용 총액의 100분의 30

사. 65세 이상인 사람이 치과임플란트 요양급여(라목에 해당하는 사람에 대한 요양급여는 제외한다)를 받는 경우에는 해당 요양급여비용 총액의 100분의 30

아. 제왕절개분만을 위한 입원진료에 대하여 요양급여[라목8)에 해당하는 사람에 대한 요양급여는 제외한다]를 받는 경우에는 요양급여비용 총액의 100분의 5에 입원기간 중 식대의 100분의 50을 더한 금액

자. 15세 이하 아동의 입원진료에 대하여 보건복지부장관이 정하는 요양급여[가목2) 및 라목에 해당하는 사람에 대한 요양급여는 제외한다]를 받는 경우에는 해당 요양급여비용 총액의 100분의 5에 입원기간 중 식대의 100분의 50을 더한 금액

차. 18세 이하 아동의 치아홈메우기 외래진료 또는 16세 이상 18세 이하 아동의 치아홈메우기 입원진료에 대하여 보건복지부장관이 정하는 요양급여(라목에 해당하는 사람에 대한 요양급여는 제외한다)를 받는 경우에는 해당 요양급여비용 총액의 100분의 10

카. 보건복지부장관이 정하여 고시하는 난임진료(인공수정 및 체외수정시술을 포함한다)에 대하여 보건복지부장관이 정하는 요양급여(라목에 해당하는 사람에 대한 요양급여는 제외한다)를 받는 경우에는 해당 요양급여비용 총액의 100분의 30

타. 다음의 경우에는 본인일부부담금은 없는 것으로 한다.

1) 제25조제3항제1호에 따른 일반건강검진 결과에 따라 보건복지부장관이 정하여 고시하는 질환이나 질병에 대하여 추가적인 진료 또는 검사의 필요성이 인정되는 사람이 그 질환이나 질병에 대하여 일반건강검진을 받은 날이 속하는 연도의 다음 연도 1월 31일까지 보건복지부장관이 정하여 고시하는 요양급여(의원 및 병원만 해당하되, 결핵에 대한 진료 또는 검사의 경우에는 종합병원 및 상급종합병원도 해당한다)를 받는 경우

2) 「의료법」 제34조에 따른 원격의료에 대하여 보건복지부장관이 정하여 고시하는 요양급여를 받는 경우

3) 요양급여를 의뢰받은 요양기관이 환자의 상태가 호전됨에 따라 요양급여를 의뢰한 요양기관 등으로 환자를 회송(回送)하는 경우로서 해당 환자가 회송과 관련하여 보건복지부장관이 정하여 고시하는 요양급여를 받는 경우

파. 보건복지부장관이 정하여 고시하는 항목에 대해 정신건강의학과 외래진료를 받은 경우(라목에 해당하는 사람에 대한 요양급여는 제외한다)에는 다음 표에 따라 계산한 금액에 제1호나목에 따라 계산한 금액(다음 표에 따라 보건복지부장관이 정하여 고시하는 항목에 대한 요양급여비용을 계산한 금액은 제외한다)을 더한 금액. 다만, 6세 미만의 경우에는 본인이 부담할 비용의 부담률

(제1호나목 및 다음 표에 따른 부담률을 말한다)의 100분의 70에 해당하는 금액으로 하고, 65세 이상인 경우에는 요양급여비용 총액이 보건복지부령으로 정하는 금액을 넘지 않으면 보건복지부령으로 정하는 금액으로 한다. .

기관 종류	본인일부부담금
상급종합병원	보건복지부장관이 정하여 고시하는 항목에 대한 요양급여비용 × 40/100
종합병원	보건복지부장관이 정하여 고시하는 항목에 대한 요양급여비용 × 30/100
병원, 치과병원, 한방병원, 요양병원, 정신병원	보건복지부장관이 정하여 고시하는 항목에 대한 요양급여비용 × 20/100
의원, 치과의원, 한의원, 보건의료원	보건복지부장관이 정하여 고시하는 항목에 대한 요양급여비용 × 10/100

하. 보건복지부장관이 정하여 고시하는 조산아(早産兒)와 저체중 출생아의 외래진료(출생일부터 5년이 되는 날까지의 외래진료를 말한다)에 대한 요양급여로서 보건복지부장관이 정하는 요양급여의 경우에는 요양급여비용 총액의 100분의 5
  1) 삭제 〈2019. 10. 22.〉
  2) 삭제 〈2019. 10. 22.〉
  3) 삭제 〈2019. 10. 22.〉

거. 가목1) · 2) · 3), 나목, 다목1), 마목, 자목 및 하목에도 불구하고 보건복지부장관이 정하여 고시하는 추나요법에 대하여 보건복지부장관이 정하는 요양급여를 받는 경우에는 해당 요양급여비용의 100분의 50. 다만, 보건복지부장관이 따로 정하여 고시하는 추나요법에 대하여 요양급여를 받는 경우에는 해당 요양급여비용의 100분의 80으로 한다.

너. 보건복지부장관이 정하여 고시하는 경증질환자가 상급종합병원에서 외래진료를 받는 경우에는 요양급여비용 총액에 보건복지부장관이 정하여 고시하는 본인부담률을 곱한 금액

4. 제1호부터 제3호까지의 규정에도 불구하고 법 제41조의4 및 이 영 제18조의4에 따른 선별급여 항목의 경우에는 요양급여비용의 100분의 100의 범위에서 보건복지부장관이 정하여 고시하는 금액을 부담한다.

5. 제1호 및 제3호에도 불구하고 「의료법」 제3조제2항제3호라목에 따른 요양병원 및 같은 호 마목에 따른 정신병원 외의 요양기관에서 입원진료를 받는 경우로서 법 제43조에 따라 신고한 입원병실 중 일반입원실에 16일 이상 연속하여 입원하는 환자의 경우에는 요양급여비용 총액 중 입원료에 한정하여 다음 표의 구분에 따라 계산한 금액을 부담한다. 다만, 제21조제3항제2호에 따라 보건복지부장관이 정하여 고시하는 질병군에 대하여 입원진료를 받는 경우 및 질병 또는 환자 특성상 16일 이상 장기입원이 불가피한 경우로 보건복지부장관이 정하여 고시하는 경우는 제외한다.

구분	본인일부부담금	
	입원일수 16일 이상 30일 이하	입원일수 31일 이상
가. 상급종합병원의 5인실 이상, 요양기관의 4인실 이상	16일째 입원일부터 30일째 입원일까지의 입원료 × 25/100	31일째 입원일부터의 입원료 × 30/100
나. 상급종합병원의 4인실, 종합병원 · 병원 · 한방병원의 3인실	16일째 입원일부터 30일째 입원일까지의 입원료 × 35/100	31일째 입원일부터의 입원료 × 40/100

다. 상급종합병원의 3인실, 종합병원 · 병원 · 한방병원의 2인실	16일째 입원일부터 30일째 입원일까지의 입원료 × 45/100	31일째 입원일부터의 입원료 × 50/100
라. 상급종합병원의 2인실	16일째 입원일부터 30일째 입원일까지의 입원료 × 55/100	31일째 입원일부터의 입원료 × 60/100

5의2. 제1호, 제3호(너목은 제외한다) 및 제4호에도 불구하고 연간 외래진료 횟수가 365회를 초과하는 사람은 그 초과 외래진료에 대한 요양급여비용 총액의 100분의 90을 부담한다. 다만, 다음 각 목의 어느 하나에 해당하는 경우에는 그렇지 않다.
가. 「아동복지법」에 따른 아동
나. 「모자보건법」에 따른 임산부
다. 다음의 사람 중에서 보건복지부장관이 정하여 고시하는 사람
1) 「장애인복지법」 제2조제2항에 따른 장애인
2) 희귀난치성질환등을 가진 사람
3) 제3호마목에 따른 중증질환자
4) 그 밖에 1)부터 3)까지의 규정에 준하는 사람으로서 불가피하게 연간 365회를 초과하는 외래진료가 필요한 사람

6. 제1호부터 제5호까지의 규정에도 불구하고 다음 각 목의 어느 하나에 해당하는 경우에는 보건복지부령으로 정하는 항목의 요양급여비용의 100분의 100의 범위에서 보건복지부령으로 정하는 금액을 부담한다.
가. 법 제53조제3항에 따라 급여가 제한되는 경우
나. 법 제54조제3호 및 제4호에 따라 급여가 정지되는 경우
다. 법 제109조제10항에 따라 공단이 보험급여를 하지 않는 경우
라. 「학교폭력 예방 및 대책에 관한 법률」 제2조제1호에 따른 학교폭력 중 학생 간의 폭행에 의한 경우
마. 보험재정에 상당한 부담을 준다고 인정되는 경우
바. 그 밖에 보건복지부령으로 정하는 경우

2) 외래진료등의 경우 요양급여비용총액에 관한 조건 등(시행규칙 규정)

외래진료 및 고가특수의료장비를 이용한 진료의 경우에 시행령 별표 2 제1호 나목 및 3호 파목에 따른 요양급여비용총액에 관한 조건 및 본인부담액은 다음 내용과 같다.

●외래진료 등의 요양급여비용 총액에 관한 조건 및 본인부담액
(시행규칙 제13조제1항 관련)

1. 영 별표 2 제1호나목 및 제3호파목에 따라 65세 이상인 가입자 및 피부양자가 의원, 치과의원, 한의원 및 보건의료원에서 요양급여를 받는 경우의 본인부담액은 다음과 같다.

<table>
<tr><th>기관 종류</th><th colspan="2">요양급여비용 총액에 관한 조건</th><th>본인부담액</th></tr>
<tr><td rowspan="3">의원·치과의원(의약분업 예외지역은 제외한다) 및 보건의료원(한방과는 제외한다)</td><td colspan="2">요양급여비용 총액이 15,000원을 넘지 않는 경우</td><td>1,500원</td></tr>
<tr><td colspan="2">요양급여비용 총액이 15,000원을 넘고 20,000원을 넘지 않는 경우</td><td>요양급여비용 총액 × 10/100</td></tr>
<tr><td colspan="2">요양급여비용 총액이 20,000원을 넘고 25,000원을 넘지 않는 경우</td><td>요양급여비용 총액 × 20/100</td></tr>
<tr><td rowspan="6">의원·치과의원(의약분업 예외지역만 해당한다), 보건의료원(한방과만 해당한다) 및 한의원</td><td rowspan="3">투약 처방을 하는 경우</td><td>요양급여비용 총액이 15,000원을 넘지 않는 경우</td><td>1,500원</td></tr>
<tr><td>요양급여비용 총액이 15,000원을 넘고 25,000원을 넘지 않는 경우</td><td>요양급여비용 총액 × 10/100</td></tr>
<tr><td>요양급여비용 총액이 25,000원을 넘고 30,000원을 넘지 않는 경우</td><td>요양급여비용 총액 × 20/100</td></tr>
<tr><td rowspan="3">투약 처방을 하지 않는 경우</td><td>요양급여비용 총액이 15,000원을 넘지 않는 경우</td><td>1,500원</td></tr>
<tr><td>요양급여비용 총액이 15,000원을 넘고 20,000원을 넘지 않는 경우</td><td>요양급여비용 총액 × 10/100</td></tr>
<tr><td>요양급여비용 총액이 20,000원을 넘고 25,000원을 넘지 않는 경우</td><td>요양급여비용 총액 × 20/100</td></tr>
</table>

비고 : 위 표 중 본인부담액이 "요양급여비용 총액 × 20/100"에 해당하는 경우로서, 영 별표 2 제3호파목에 따라 보건복지부장관이 정하여 고시하는 항목(이하 이 비고에서 "고시항목"이라 한다)에 대해 요양급여를 하는 경우 본인부담액은 (요양급여비용 총액 − 고시항목에 대한 요양급여비용) × 20/100 + 고시항목에 대한 요양급여비용 × 10/100으로 한다.

2. 영 별표 2 제1호나목에 따라 보건소, 보건지소, 보건진료소에서 요양급여를 받는 경우 해당 요양급여비용 총액이 12,000원을 넘지 않을 때의 본인부담액은 다음과 같다.

기관종류	진료내용 또는 투약일수		본인부 담액
보건소	의과 치과	처방전만을 발급한 경우	500원
		1일분 이상 3일분 이하의 투약을 한 경우	1,100원
		4일분 이상 6일분 이하의 투약을 한 경우	1,300원
		7일분 이상 투약을 한 경우	1,600원
	한방과	침 · 뜸(灸) · 부항 등의 시술만 한 경우	1,100원
		1일분 투약만 한 경우	1,100원
		2일분 투약만 한 경우	1,300원
		3일분 투약만 한 경우	1,600원
		4일분 이상 투약만 한 경우	2,000원
		침 · 뜸(灸) · 부항 등의 시술과 1일분 투약을 한 경우	1,300원
		침 · 뜸 · 부항 등의 시술과 2일분 투약을 한 경우	1,600원
		침 · 뜸 · 부항 등의 시술과 3일분 투약을 한 경우	1,800원
		침 · 뜸 · 부항 등의 시술과 4일분 이상 투약을 한 경우	2,200원
보건지소	의과 치과	처방전만을 발급한 경우	500원
		1일분 이상 3일분 이하의 투약을 한 경우	900원
		4일분 이상 6일분 이하의 투약을 한 경우	1,100원
		7일분 이상 투약을 한 경우	1,400원
	한방과	침 · 뜸 · 부항 등의 시술만 한 경우	1,100원
		1일분 투약만 한 경우	1,100원
		2일분 투약만 한 경우	1,300원
		3일분 투약만 한 경우	1,600원
		4일분 이상 투약만 한 경우	2,000원
		침 · 뜸 · 부항 등의 시술과 1일분 투약을 한 경우	1,300원
		침 · 뜸 · 부항 등의 시술과 2일분 투약을 한 경우	1,600원
		침 · 뜸 · 부항 등의 시술과 3일분 투약을 한 경우	1,800원
		침 · 뜸 · 부항 등의 시술과 4일분 이상 투약을 한 경우	2,200원
보건 진료소	모든 경우		900원

주) 보건소 또는 보건지소의 의과 및 치과에서 재활 및 물리치료를 받고 요양급여비용 총액이 12,000원을 넘지 않는 경우의 본인부담액은 위 표의 진료내용 또는 투약일수에 따른 본인부담액에 1일당 500원(재활 및 물리치료 본인부담액)을 더한 금액으로 한다.

3) 약국 및 한국희귀 · 필수의약품센터를 이용한 경우(시행규칙 규정)

●약국 또는 한국희귀 · 필수의약품센터를 이용한 경우의 요양급여비용 총액에 관한 조건 및 본인부담액
(시행규칙 제13조제2항 관련)

<table>
<tr><th colspan="3">요양급여비용 총액에 관한 조건</th><th>본인부담액</th></tr>
<tr><td rowspan="2">1. 65세 이상인 가입자 또는 피부양자가 처방전에 따라 의약품을 조제받는 경우</td><td colspan="2">요양급여비용 총액이 10,000원을 넘지 않는 경우</td><td>1,000원</td></tr>
<tr><td colspan="2">요양급여비용 총액이 10,000원을 넘고 12,000원을 넘지 않는 경우</td><td>요양급여비용 총액 × 20/100</td></tr>
<tr><td rowspan="4">2. 처방전 없이 의약품을 조제받는 경우</td><td>요양급여비용 총액이 4,000원을 넘는 경우</td><td></td><td>요양급여비용 총액 × 40/100</td></tr>
<tr><td rowspan="3">요양급여비용 총액이 4,000원을 넘지 않는 경우</td><td>투약일수 1일</td><td>1,400원</td></tr>
<tr><td>투약일수 2일</td><td>1,600원</td></tr>
<tr><td>투약일수 3일 이상</td><td>2,000원</td></tr>
</table>

4) 요양급여비용의 본인부담 항목 및 부담률(시행규칙 별표6 규정)

국민건강보험법 시행령 별표 2 제6호의 규정에 의하여 본인이 요양급여비용을 부담하는 항목 및 부담율은 다음과 같다.

●요양급여비용의 본인부담 항목 및 부담률
(시행규칙 제16조 관련)

1. 요양급여비용의 본인부담 항목
  가. 다음에 해당하는 경우에는 그에 든 비용 총액(나목 및 라목부터 사목까지의 규정에 해당하는 비용이 있는 경우에는 그 비용을 포함한다)
    1) 가입자 또는 피부양자가 「국민건강보험 요양급여의 기준에 관한 규칙」 제2조에 따른 요양급여의 절차에 따르지 않고 요양기관을 이용한 경우
    2) 「병역법」에 따른 현역병(지원에 의하지 않고 임용된 하사를 포함한다), 전환복무된 사람 또는 무관후보생으로 군에 복무 중인 가입자 또는 피부양자 및 교도소 또는 그 밖에 이에 준하는 시설에 수용되어 있는 가입자 또는 피부양자가 요양기관을 이용한 경우
    3) 법 제53조제3항 및 제4항에 따라 가입자 또는 피부양자가 보험료 체납으로 급여제한을 받은 기간에 요양기관을 이용한 경우
    4) 「학교폭력 예방 및 대책에 관한 법률」 제2조제1호에 따른 학교폭력 중 학생 간의 폭행에 의한 부상 또는 질병으로 요양기관을 이용한 경우
    5) 「의료법」 제3조제2항제3호라목의 요양병원 중 「장애인복지법」 제58조제1항제4호의 장애인 의료재활시설을 제외한 요양병원에서 입원진료를 받는 가입자 또는 피부양자가 「국민건강

보험 요양급여의 기준에 관한 규칙」 제6조제1항에 따라 요양급여를 의뢰하지 않고 다른 요양기관에서 진료를 받는 경우

6) 법 제109조제10항에 따라 보험급여를 하지 않는 기간에 요양기관을 이용한 경우

나. 다음에 해당하는 경우에는 보건복지부장관이 정하여 고시하는 공단이 부담하는 요양급여비용의 상한금액을 초과하는 비용

1) 요양급여의 필요성이 의학적으로 인정되는 약제 · 치료재료로서 해당 약제 · 치료재료의 상한금액이 대체 가능한 약제 · 치료재료의 상한금액의 2배 이상인 경우

2) 약제 · 치료재료에 대한 요양급여비용이 연간 200억원 이상 들어 보험재정에 상당한 부담을 줄 우려가 있는 약제 · 치료재료의 경우

다. 다음의 어느 하나에 해당하는 보험급여 항목의 경우에는 해당 보험급여 항목의 성격, 유형 및 빈도 등을 고려하여 보건복지부장관이 정하여 고시하는 비용

1) 보건복지부장관이 정하여 고시하는 고가의 의료장비 또는 의료용품 등을 사용하는 보험급여 항목으로서 해당 항목의 요양급여 비용이 보험재정에 상당한 부담을 준다고 인정되는 경우

2) 대체가능한 다른 요양급여 항목에 비하여 상대적으로 보험급여 비용이 높아 보험재정에 상당한 부담을 준다고 인정되는 경우

라. 삭제 〈2018. 6. 29.〉

마. 혈액성분 채집술을 위한 혈액 제공 적합성 검사에서 부적합으로 판정되어 혈액성분 채집술을 하지 않은 경우 든 검사비용

바. 요양기관의 과실이 없는 상태에서 가입자 또는 피부양자가 기피하여 준비된 혈액을 폐기하였을 경우의 혈액비용과 미리 채혈한 자기혈소판을 수혈하지 못한 경우 이에 든 비용

사. 「응급의료에 관한 법률」에 따라 요양기관의 구급차를 이용하여 이송되었을 경우의 이송처치료 및 응급의료수가(應急醫療酬價) 기준에서 정한 응급의료관리료 산정 대상이 아닌 환자의 응급의료관리료. 다만, 본문에 따른 응급의료관리료 산정 대상이 아닌 환자가 「공공보건의료에 관한 법률」 제12조제2항에 따라 보건복지부장관이 정하여 고시하는 의료취약지에 위치한 「응급의료에 관한 법률」 제31조에 따라 지정된 지역응급의료기관에 내원하는 경우에는 요양급여비용 중 「국민건강보험법」 제44조에 따른 본인일부부담금을 말한다.

아. 삭제 〈2016. 12. 30.〉

자. 영 별표 2 제2호에 따라 보건복지부장관이 정하여 고시하는 질병군에 대한 입원진료의 경우에는 가목에 해당하는 비용 및 사목 중 이송처치료에 해당하는 비용

차. 「호스피스 · 완화의료 및 임종과정에 있는 환자의 연명의료결정에 관한 법률」 제28조에 따라 호스피스전문기관으로 지정된 요양기관에서 호스피스 · 완화의료의 입원진료를 받는 경우에는 가목에 해당하는 비용 및 사목 중 이송처치료에 해당하는 비용

2. 요양급여비용의 본인부담률: 요양급여비용의 100분의 100. 다만, 제1호다목의 경우에는 100분의 70에서 100분의 100 범위에서 보건복지부장관이 정하여 고시하는 부담률을 적용한다.

5) 요양급여비용 중 본인이 부담하는 상한액

본인부담상한제란 과도한 의료비로 인한 가계 부담을 덜어 드리기 위하여 환자가 부담한 연간(1.1~12.31) 건강보험 본인일부부담금 총액이 개인별 상한액을 초과하는 경우 그 초과금액을 건강보험공단에서 부담하는 제도이다. 다만, 비급여, 선별급여,

전액본인부담, 임플란트, 상급병실(2–3인실) 입원료, 추나요법, 상급종합병원 경증질환 외래 초 · 재진 본인부담금 등 은 제외된다.

2014년 1월 1일부터 본인부담상한제를 개선하여 저소득층의 부담액은 낮추고 고소득자는 부담상한을 높이도록 조정하였다. 본인부담상한제는 소득수준에 따라 건강보험 환자본인부담금 상한액을 정하고 상한액을 넘는 금액은 환자에게 돌려주는 제도로 2013년까지 3단계(200만원, 300만원, 400만원)로 운영되던 상한액을 2014년 1월 1일부터 7단계로 세분화하되, 저소득층의 상한액을 낮추고 고소득자의 상한액을 높이도록 제도를 개선하여 시행하고 있다.

표 8–3 본인부담상한액 7단계

연도	요양병원 입원일수	연평균 보험료 분위(저소득→고소득)						
		1분위	2~3분위	4~5분위	6~7분위	8분위	9분위	10분위
2024년	요양병원 120일 초과 입원	138만원	174만원	235만원	388만원	557만원	669만원	1,050만원
	그 밖의 경우	87만원	108만원	167만원	313만원	428만원	514만원	808만원
2023년	요양병원 120일 초과 입원	134만원	168만원	227만원	375만원	538만원	646만원	1,014만원
	그 밖의 경우	87만원	108만원	162만원	303만원	414만원	497만원	78만원
2022년	요양병원 120일 초과 입원	128만원	160만원	217만원	289만원	360만원	443만원	598만원
	그 밖의 경우	83만원	103만원	155만원				
2021년	요양병원 120일 초과 입원	125만원	157만원	212만원	282만원	352만원	433만원	584만원
	그 밖의 경우	81만원	101만원	152만원				

5. 본인부담액 경감신청

1) 신청자격

국민건강보험법 시행령 '별표 2 제3호라목'에 따른 희귀난치성질환자등의 자격을 가진 자가 본인부담액 경감 인정을 받기 위해서는 경감 인정신청서를 특별자치도지사 · 시장 · 군수 · 구청장에게 제출하여야 한다. 제출할 때 ① 가족관계등록부의 증명서(세대별 주민등록표등본으로 배우자등과의 관계를 확인할 수 없는 경우에만 해당한다), ② 임대차계약서(주택을 임대하거나 임차하고 있는 자만 해당한다), ③ 요양기관이 발급한 진단서 1부(6개월 이상 치료를 받고있거나 6개월 이상 치료가 필요한 사람만 해당한다) 등을 제출하여야 한다.

본인부담액 경감 신청을 받은 특별자치도지사 · 시장 · 군수 · 구청장은 그 사실을 지체 없이 공단에 통보(전자매체 또는 정보통신망을 이용한 통보를 포함) 한 후 신청인이 본인부담액 경감 대상자에 따른 기준에 해당하는지 여부를 확인하여 부득이한 사유가 없는 한 그 결과를 신청이 있은 날부터 30일 이내에 공단에 통보하여야 한다.

공단은 확인 결과를 통보받은 때에는 부득이한 사유가 없으면 통보를 받은 날부터 7일 이내에 인정 여부를 결정하여 그 결과를 신청인에게 통보하여야 한다. 공단이 본인부담액 경감 인정 결정을 한 자에 대하여는 경감 인정 결정을 한 날부터 발생하는 본인부담액부터 경감한다.

2) 본인부담액 경감대상자 기준

'영 별표 2 제3호 라목'에 따른 소득인정액 산정의 기준이 되는 세대의 범위, 소득 및 재산의 범위, 소득인정액 산정방법 및 부양의무자가 부양능력이 없거나 부양을 받을 수 없는 경우의 구체적인 기준은 다음과 같다.

●본인부담액경감대상자기준(시행규칙 제15조관련)

1. 소득인정액기준

영 별표2 제3호라목에 따른 소득 인정액은 영 별표2 제3호 라목에 따른 희귀난치성질환자 등이 속한 세대(이하 "소득인정액산정기준세대"라 한다)의소득평가액과 재산의 소득환산액을 더하여 산정한다.

가. 소득인정액 산정기준세대의 범위

구분	구체적범위
소득인정액 산정기준세대에 포함되는 사람	1.「주민등록법」제6조1항제1호에 따른 거주자 중 같은 법 시행령 제6조제1항에 따른 세대별주민등록표에 기재된 사람(동거인은 제외한다) 2. 1) 외의 사람으로서 다음 각 항목의 어느 하나에 해당하는 사람 가) 1)에 해당하는 사람의 배우자(사실상혼인 관계에 있는 사람을 포함한다) 나) 1)에 해당하는 사람의 미혼자녀 중 30세 미만인 사람
소득인정액 산정기준세대에서 제외 되는 사람	1. 현역군인 등 법률상 의무를 이행하기 위하여 다른 곳에서 거주하면서 의무 이행과 관련하여 생계를 보장받고 있는 사람 2. 외국에 3개월이 상체류 하는사람 3.「형의집행 및 수용자의 처우에 관한 법률」및「치료감호법」등에 따른 교도 4. 소·구치소·치료감호시설 등에 수용 중인 사람 「국민기초생활보장법시행령」제38조에 따른 보장시설에서 급여를 받고 있는 사람 5. 실종선고 절차가 진행 중인 사람 6. 가출 또는 행방불명의 사유로 경찰서 등 행정관청에 신고되어 1개월이 지난 사람

나. 소득평가액의 범위 및 산정기준은「국민기초생활보장법시행령」제5조의2를 준용한다. 이 경우 실제소득의 구체적인 범위는 같은 법 시행령 제5조에서 정하는 바에 따르되, 같은 조 제1항제4호나목에 해당하는 금액은 포함하지 아니한다.

다. 재산의 소득환산액은 지원세대의 재산(일반재산, 금융재산, 자동차) 가액(價額)에 소득환산율을 곱하여 산정하되, 소득환산의 대상이 되는 재산의 구체적인범위, 소득환산액산정방법, 재산가액 산정기준 및 소득환산율은 각각 다음 항목과 같다.

1) 소득환산의 대상이 되는 재산의 구체적인 범위는「국민기초생활보장법시행령」제5조의3 제1항 각 호에서 정하는 바에 따른다. 다만,「지방세법」제124조에 따른 자동차중 배기량2,000cc 미만인 차령(車齡) 10년 이상의 자동차는「국민기초생활보장법시행 규칙」제5조의3 제1항제1호에 따른 일반재산에 포함시키고, 제1호가목의 소득인정액 산정기준세대에서 제외되는 사람의 재산을 소득인정액 산정기준세대에 포함되는 사람이 사용·수익하는 경우에는 이를 그 소득인정액 산정기준세대의 재산으로본다.

2) 재산의 종류에따른 구체적인 소득환산액 산정방법은「국민기초생활보장법시행령」제5조의4제1항에서 정하는 바에 따른다. 다만, 일반재산의 소득환산액을 산정하는경우 같은항 제1호가목의 경우에는 그 금액의 100분의 250에 해당하는 금액을 뺀다.

3) 재산가액 산정기준 및 소득환산율은「국민기초생활보장법시행령」제5조의3 제3항 및 제5조의4 제2항에서 정하는 바에 따른다.

2. 부양의무자기준

가. 부양의무자가 있어도 부양능력이 없는 경우

1) 부양의무자가 부양해야 하는 본인부담액 경감 대상자가 1명인 경우: 부양의무자의 제1호나목에 따른 실제소득이「국민기초생활 보장법」제2조제11호에 따른 기준 중위소득의 100분의 120에 해당하는 금액 미만일 것

2) 부양의무자가 부양해야 하는 본인부담액 경감 대상자가 2명 이상인 경우: 부양의무자의 제1호 나목에 따른 실제소득이 「국민기초생활 보장법」 제2조제11호에 따른 기준 중위소득의 100분의 120에 해당하는 금액에 본인부담액 경감 대상자 1명을 초과하는 인원당 기준 중위소득의 100분의 10에 해당하는 금액을 합한 금액 미만일 것

나. 부양의무자가있어도부양을받을수없는경우

1) 「병역법」에 따라 징집되거나 소집된 경우

2) 「해외이주법」 제2조에 따른 해외이주자에 해당하는 경우

3) 제1호가목의 소득인정액 산정기준세대에서 제외되는 자에 해당하는 경우

제3절 요양급여비용의 산정

1. 개념

요양급여비용이란 법 제41조 1항에서 규정하고 있는 요양급여행위에 대한 비용으로 보험수가라고도 한다. 즉 요양급여비용에는 진찰 · 검사, 처치 · 수술 및 그밖의 치료, 예방 · 재활, 입원, 간호, 이송 등의 비용과 약제 · 치료재료의 가격이 포함된다.

보건복지부장관은 요양급여대상을 급여목록표로 정하여 고시하되, 법 제41조 제1항 각호에 규정된 '요양급여행위'(이하 "행위"라고 함, 진찰 · 검사, 처치 · 수술 그밖의 치료, 예방 · 재활, 입원, 간호, 이송 등)와 기타 의료행위를 할 때 부수적으로 제공되는 '약제 및 치료재료'(법 제41조 제1항 제2호의 규정)로 구분하여 고시한다. 다만, 보건복지부장관이 정하여 고시하는 요양기관의 진료에 대하여는 행위 · 약제 및 치료재료를 묶어 1회 방문에 따른 행위로 정하여 고시할 수 있다. 따라서 요양급여비용의 산정은 행위, 약제 및 치료재료 등의 가격을 결정하는 것이다.

2. 성격과 결정요인

요양급여비용은 의료인이 제공하는 의료서비스에 대한 비용으로 일반상품이나 용역의 제공 대가로 지불되는 금품과는 달리 그 성격이 구별되고 있다. 즉 의료인들이 제공하는 요양행위는 전문적인 서비스이기 때문에 일반사람들이 그들의 요양행위에 대해서 가지고 있는 정보는 상대적으로 불균형상태에 놓여 있어 시장경제의 원칙이 지켜지지 않는다. 그리고 요양서비스는 가입자 및 피부양자가 스스로 선택할 수 없기 때문에 요양서비스의 공급자인 의사 · 약사 및 한의사들의 전문적인 판단에 의존할 수 밖에 없다.

일반적으로 요양행위의 종류 및 기술은 매우 다양하고, 전문가인 의사의 독자적인 재량이 인정되는 것이기 때문에 그 행위의 성공여부에 따라 비용이 결정되는 것은 아니다. 따라서 의사의 요양행위에 대한 일방적인 가격결정을 견제하고 통제하는 제도로서 마련된 장치가 국민건강보험법 제45조의 요양급여비용의 산정이다.

또한 요양급여비용의 결정에 영향을 미치는 요인으로는 요양행위에 투입된 약제 및 치료재료의 원가, 환자의 수, 요양행위의 복잡성 정도, 요양행위에 투입되는 기술수준, 환자 및 보험자의 지불능력, 요양행위에 소용되는 시간 및 인력, 요양기관의 관리경비, 요양기관의 예상수익, 물가수준 이나 국민경제에 미치는 영향, 의료산업의 발전수준, 의료장비 및 의료기술의 가치, 의료인 · 제약회사 · 치료재료회사 등의 수입, 사회구성원의 소득수준 및 보건의료산업의 발전을 도모할 수 있는 유인요인 등을 들 수 있다. 더구나 요양급여비용은 본인부담금과 가입자의 보험료 부담에 직접적인 영향을 미치기 때문에 이들의 부담능력도 주요 고려 대상이다.

3. 요양급여비용의 유형

요양서비스의 공급에 대한 대가로 지불되는 의료비의 지불방식은 각 국가마다 상이하며, 각국의 의료전달체계와 밀접한 관계가 있다. 대부분의 국가에서 요양기관의 규모가 의원, 병원, 종합병원, 대학부속병원 등 매우 다양하기 때문에 한 국가에서 한 가지 보수지불방식으로만 요양급여비용을 결정할 수 없으며, 현실적으로 몇 가지 방식을 병행해서 적용하고 있다. 현재 우리나라는 행위별 수가제를 채택하고 있으며, 포괄수가제는 일부 질병군에 대해서 실시하고 있다.

요양급여비용의 결정유형에는 대체로 다섯 가지를 들 수 있는데, 행위별수가제(fee-for-service), 봉급제(salary), 포괄수가제(case payment), 총액계약제(global budget), 그리고 인두제(capitation) 등이다. 이에 대해서는 이미 제2장에서 기술하였다.

4. 요양급여비용의 결정

1) 결정방법

요양급여비용은 '공단의 이사장'과 대통령령이 정하는 '의약계를 대표하는 자'와의 '계약'으로 정한다. 이 경우 계약기간은 1년으로 한다. 계약이 체결된 경우 그 계약은 공단과 각 요양기관 간에 체결된 것으로 본다.

●공단의 이사장이 계약하는 요양급여비용의 계약당사자인 의약계를 대표하는 자

① 의원에 대한 요양급여비용: 의사회의 장
② 치과의원 및 치과병원에 대한 요양급여비용: 치과의사회의 장
③ 한의원 및 한방병원에 대한 요양급여비용: 한의사회의 장
④ 조산원에 대한 요양급여비용: 조산사회 또는 간호사회의 장 중 1명
⑤ 병원 · 요양병원 · 정신병원 및 종합병원에 대한 요양급여비용: 대한병원협회의 장
⑥ 약국 및 한국희귀 · 필수의약품센터에 대한 요양급여비용: 대한약사회의 장
⑦ 보건소 · 보건의료원, 보건지소 및 보건진료소에 대한 요양급여비용: 보건복지부장관이 지정하는 사람

2) 요양급여비용의 계약 절차

요양급여비용의 계약은 그 직전 계약기간 만료일이 속하는 연도의 5월 31일까지 체결하여야 하며, 그 기한까지 계약이 체결되지 아니하는 경우 보건복지부장관이 그 직전 계약기간 만료일이 속하는 연도의 6월30일까지 심의위원회(건강보험정책심의위원회)의 의결을 거쳐 정하는 금액을 요양급여비용으로 한다. 그리고 요양급여비용이 정

하여지는 경우에 보건복지부장관은 그 요양급여비용의 내역을 지체 없이 고시하여야 한다.

공단의 이사장은 요양급여비용 계약을 체결하는 때에는 공단의 재정운영위원회의 심의 · 의결을 거쳐야 한다. 건강보험심사평가원은 공단의 이사장이 요양급여비용 계약을 체결하기 위하여 필요한 자료를 요청하는 경우에는 이에 성실히 응하여야 한다.

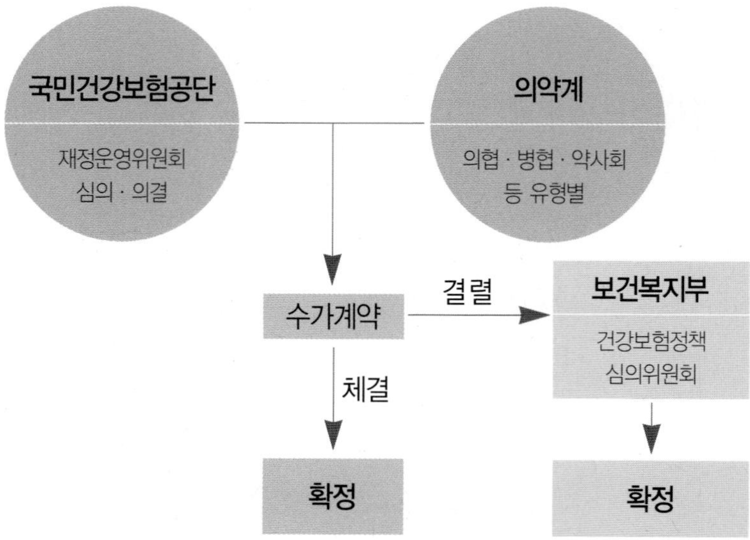

그림 8-4 수가계약의 절차와 이해당사자

3) 계약의 내용

① 요양급여비용의 계약은 공단 이사장과 의약계를 대표하는 대표자가 요양기관의 유형별로 체결하되[6], 각 요양급여의 상대가치점수의 점수당 단가(환산지수)를 정하는 것으로 한다. 즉 계약의 대상은 자원기준상대가치점수(RBRVS)에 따른 각 분류항목별 상대가치점수를 금전화 하는 환산지수(즉 상대가치점수당 단가)를 결정하는 것이다.

6) 이전의 요양급여비용 계약은 공단 이사장과 의약계를 대표하는 자와의 계약으로 정하였으나, 2007년 9월 27일 시행령 개정으로 공단이사장과 요양기관 7개 '유형별' 각 대표자와의 계약으로 정하도록 변경되었다

② 요양급여의 상대가치점수는 요양급여에 소요되는 시간 · 노력 등 업무량, 인력 · 시설 · 장비 등 자원의 양, 요양급여의 위험도 및 요양급여에 따른 사회적 편익 등을 고려하여 산정한 요양급여의 가치를 각 항목간에 상대적 점수로 나타낸 것으로 하며, 보건복지부장관이 심의위원회의 심의 · 의결을 거쳐 보건복지부령이 정하는 바에 따라 고시한다.

③ 제2항에도 불구하고 다음 각 호의 경우에는 다음 각 호의 구분에 따른 방법으로 요양급여의 상대가치점수를 산정할 수 있다.

1. 「의료법」 제3조 제2항 제3호 라목에 따른 요양병원에서 입원진료를 받는 경우: 해당 진료에 필요한 요양급여 각 항목의 점수 및 약제 · 치료재료의 비용을 합산하여 증세의 경중도의 구분에 따른 1일당 상대가치점수로 산정
2. 「의료법」 제3조제2항제1호가목에 따른 의원, 같은 항 제3호가목 및 라목부터 바목까지의 규정에 따른 병원 · 요양병원 · 정신병원 · 종합병원, 같은 법 제3조의4에 따른 상급종합병원 또는 「지역보건법」 제12조에 따른 보건의료원에서 보건복지부장관이 정하여 고시하는 질병군에 대하여 입원진료를 받는 경우: 해당 진료에 필요한 요양급여 각 항목의 점수와 약제 · 치료재료의 비용을 포괄하여 입원 건당 하나의 상대가치점수로 산정
3. 「호스피스 · 완화의료 및 임종과정에 있는 환자의 연명의료결정에 관한 법률」 제28조에 따라 호스피스 · 완화의료를 받는 경우: 해당 진료에 필요한 요양급여 각 항목의 점수와 약제 · 치료재료의 비용을 합산하여 1일당 상대가치점수로 산정

④ 제1항에 따라 계약을 체결할 때 상대가치점수가 고시되지 아니한 새로운 요양급여 항목의 비용에 대한 계약은 제2항에 따라 보건복지부장관이 같은 항목의 상대가치점수를 고시되는 날에 계약이 체결된 것으로 보되, 이 경우 그 계약은 그 고시일 이후 최초로 실시된 해당항목의 요양급여부터 적용한다.

⑤ 약제 · 치료재료에 대한 요양급여비용은 다음 각 호의 구분에 따라 결정한다. 이 경우 구입금액(요양기관이 해당 약제 및 치료재료[7]를 구입한 금액)이 상한금액(보건복지부장관이 심의위원회의 심의를 거쳐 해당 약제 및 치료재료별 요양급여비용의 상한으로 고시하는 금액

7) 즉 약제비나 치료재료비용은 생산자(또는 판매자)와 수요자 사이에 시장에서 결정된 가격인 실거래가로 보상하고 있다

을 말한다)보다 많을 때에는 구입금액은 상한금액과 같은 금액으로 한다.

1. 한약제: 상한금액
2. 한약제 외의 약제: 구입금액
3. 치료재료: 구입금액

4) 상대가치 수가제도

건강보험 행위별 수가제(fee-for-service)는 의료기관에서 의료인이 제공한 의료서비스(행위, 약제, 치료재료 등)에 대해 서비스별로 가격(수가)을 정하여 사용량과 가격에 의해 진료비를 지불하는 제도로 우리나라는 의료보험 도입 당시부터 채택하고 있다. 또한, 행위별 수가제의 보완 및 의료자원의 효율적 활용을 위하여「질병군별 포괄수가제(DRG)」와「정액수가제(요양병원, 보건기관 등)」도 병행하여 실시하고 있다. 행위별수가제를 근간으로 의료보험 초창기부터 현재까지 변천과정은 아래와 같다.

	1977~	1981~ ~2000	2001~현재
구 분	수가고시제		수가계약제
	점수제	금액제	상대가치제
상세내용	- 일본의 점수제(독일 점수제 근간) 모방 - 진료행위 난이도, 빈도, 소요시간 등에 의한 기준가치 배정 고정 & 원가상승 변동요인에 따라 1점당 가격을 변경 - "행위별 점수"로 표시 - 1977년 당시 1점 당 비용은 10원으로 환산	- 진료행위마다 가격을 정하여 지급 - 행위별 점수와 점수당 환산지수를 곱한 "금액"으로 운영	- 국민건강보험법 개정 후 수가계약제(환산지수) & 상대가치제 시행 - 의료행위별 업무량, 진료비용, 위험도를 고려하여 점수화 - 상대가치제는 과거의 점수제와 동일 - 미국의 Medicare 적용 상대가치제 반영

우리나라에서 의료보험이 도입될 당시 사용한 수가산정 방법은 기존의 관행수가나 외국의 수가를 참조해서 만든 것으로 객관적인 근거가 명확하지 않았다. 이로 인해 의료행위 항목간 수가 불균형이 발생할 수 밖에 없었다. 이러한 문제점을 개선하기 위해 1994년 의료보장개혁위원회는 의료행위 항목간의 수가 불균형을 시정하기 위한 방법으로 미국의 상대가치점수체계(Resource Based Relative Value Scale, RBRVS) 도입을 추진하게 되었다. 이후 1997년 시작된 상대가치점수 개발연구를 바탕으로 2001년부터 해당 의료행위의 자원투입량을 기준(resource-based)으로 상대가치점수(relative value)를 부여하는 상대가치점수 체계를 도입하게 되었다.

이렇게 도입된 상대가치점수제도가 그간 의료발전과 건강보험제도 정착에 크게 기여해왔으나 수가 항목 간의 난이도, 진료시간, 신의료기술의 발전, 대외적인 의료환경의 변화, 의약분업 시행 등 새로운 의료정책의 도입, 물가수준 변동 및 진료비용 구성요인 변동 등을 제대로 반영하지 못하고 있다는 문제가 제기되었다.

이에 따라 보건복지부는 상대가치점수체계 개선 방향을 검토하게 되었다. 2003년부터 기존 상대가치점수체계의 전면 개편을 위해 ① 의사 비용과 진료 비용의 분리, ② 치료 재료 비용의 분리, ③ 진료 위험도 반영 등 세 가지 개선 방향을 정하였다. 이러한 개선 방향을 바탕으로 약 3년여 간의 연구 결과 개발된 신(新)상대가치점수체계를 2008년부터 2012년까지 5년에 걸쳐 도입하였다(제1차 개편). 1차 개편은 의사 업무량 · 진료 비용 · 위험도 등의 행위별 근거 자료를 구축하여 점수에 반영하였고, 행위별로 점수 산출 근거 자료를 구축한 성과가 있었으나, 행위별 점수 차이에 대한 진료과 간 갈등이 심하여 조정에 합의하지 못하고, 최종적으로 진료과별 상대가치 총점고정(재정 중립) 후 개별행위점수를 정하는 한계를 지녔다. 당초 목적은 현실을 반영한 객관적 상대가치점수를 도출하여 의료 행위 간 상대가치 불균형으로인한 왜곡 시정이었으나, 점수 산출 과정에 진료과 간 이해 갈등으로 인해 부득이 진료과 간 총점 고정을 하였고 불균형 완화 효과는 미비한 것으로 평가되었다.

제1차 개편의 한계점을 보완하고 임상 현장의 변화된 환경을 적절하게 반영하기 위해 2차개편 연구를 2010년 하반기부터 실시하게 되었다. 2차 연구 추진의 방향 설정을 위해 의약단체 · 정부 · 학계 등이 참여하는 논의를 2009년부터 시작하였고, 상대가치의 균형성 확보를 위한 연구 추진과 개편 방향에 대해 2011년 제13차, 2014년 제

3차 건강보험정책심의위원회에서 논의되었다. 제2차 상대가치 전면 개편의 기본 방향으로 ① 기존의 의사 업무량 · 진료 비용 · 위험도를 보완하여 의료 환경 변화 등을 반영한 상대가치 조정, ② 진료과 간 점수 불균형 개선을 위해 상대가치 산출 체계를 진료과별(40개)에서 행위 유형별(수술, 처치, 기능검사, 검체검사, 영상검사 5개)로 전환하고 유형별 점수 불균형을 조정하는 방향으로 논의되었다. 이에 5천여 개 급여 행위를 대상으로 2010년 하반기부터 2014년까지 의약단체, 학회 전문가 그룹과 심사평가원 연구 지원을 통해 2차 개편 연구를 실시하였다.

2014년 제3차 건강보험정책심의위원회에서는 상대가치운영기획단을 구성(의약 공급자 단체 6인, 가입자 대표 3인, 관련 학계 3인, 심평원 · 공단 추천 2인 등)하여 제2차 개편 연구의 진행 사항 점검과 도입 방향 논의, 수가가산제도 정비 등을 논의하기 위해 전문 협의체를 구성하였다. 그간 20여 차례의 회의를 진행하여 상대가치 개편과 도입 과정의 다양한 과제들을 논의하였고 상대가치 개편 방안에 대해 건강보험정책심의위원회에 보고('16. 12.)하였다. 5개 의료 행위 유형 중 검체 · 영상 분야 상대가치점수는 인하하고, 수술 분야는 상대가치점수를 인상하여 유형 간 불균형을 조정하였다. 또한, 일부 재정 투입과 동시에 환산지수와 연계하여 차감하기로 결정(2017년 제5차 건강보험정책심의위원회)하고, 급격한 수가 인하로 인한 혼란을 최소화하기 위해 4년간 단계적으로 적용(2017. 7월~2020년)하였다.

2차 개편까지 진행된 제도 개편에도 불구하고 의료의 근간이 되는 입원료와 (외래)진찰료가 제외되어 근본적인 개편에 다소 한계가 있었다. 이에 2차 개편이 진행된 2017년 하반기 이후 바로 다음 개편을 위한 사전 준비에 착수하였다. 심평원 등 관계 기관과의 협의를 통해 개편을 위한 기본적인 회계자료 조사, 기본진료료와 가산제도에 대한 정책연구 등을 순차적으로 실시하였다. 2017년 하반기부터 2020년까지 실시한 3차 개편 연구와 10차례 이상의 상대가치운영기획단 회의를 통해 제3차 상대가치 개편 추진방향을 논의하였고, 2022년 제14차 건강보험정책심의위원회에 중간보고('22.6월)하였다.

3차 개편의 기본적인 추진 방향은 의료기관 기능 재정립 및 의료질 향상을 위한 보상체계 개편이다. ① 운영 목적에 부합하도록 가산제도를 개편하고, ② 행위 간 불균형을 해소하기 위하여 저평가 분야 보상을 강화하는 방향으로 논의하고 있다.

●상대가치수가(진료수가)=상대가치점수×유형별 점수당 단가(환산지수)

- 진료수가는 진료행위별로 분류된 각 수가항목별 점수에 요양기관 유형별(7개유형) 환산지수(점수당 단가)를 곱하여 금액으로 나타낸다.
- 상대가치점수: 의료행위(요양급여)에 소요되는 시간·노력 등의 업무량, 인력·시설·장비 등 자원의 양, 요양급여의 위험도 및 발생빈도를 종합적으로 고려하여 산정한 가치를 의료행위별로 비교하여 상대적인 점수로 나타낸 것을 말한다.
- 상대가치점수의 구성요소
  - 업무량(의료서비스): 주 시술자(의사, 약사)의 전문적인 노력에 대한 보상으로 시간과 강도를 고려한 상대가치를 말한다.
  - 진료비용(임상인력·의료장비·치료재료): 주 시술자(의사)를 제외한 보조의사, 간호사, 의료기사 등 임상인력의 임금, 진료에 사용되는 시설과 장비 및 치료재료 등을 고려한 상대가치로 자원의 양을 의미한다.
  - 위험도(의료분쟁해결비용): 의료사고 빈도나 관련 비용조사를 통하여 의료사고 관련 전체비용을 추정하고, 진료과별 위험도를 고려한 상대가치를 의미한다.
- 환산지수(점수당 단가) : 상대가치점수를 금액으로 바꾸어주는 지표를 말한다. 요양급여비용에서보건복지부장관에 의해 고시된 요양급여비용의 상대가치점수를 기준으로 상대가치점수당 단가를 계약한다.

표 8-4 연도별 환산지수 결정현황

구분		병원	의원	치과	한방	약국	보건기관	조산원
2024년	환산지수(원)	81.2	93.6	96.0	98.8	99.3	93.5	158.7
	인상률(%) (평균 1.98)	1.9	1.6	3.2	3.6	1.7	2.7	4.5
2023년	환산지수(원)	79.7	92.1	93.0	95.4	97.6	91.0	151.9
	인상률(%) (평균 1.98)	1.6	2.1	2.5	3.0	3.6	2.8	4.1
2022년	환산지수(원)	78.4	90.2	90.7	92.6	94.2	88.5	146.1
	인상률(%) (평균 2.09)	1.4	3.0	2.2	3.1	3.6	2.8	4.1
2021년	환산지수(원)	77.3	87.6	88.7	89.8	90.9	86.1	140.3
	인상률(%) (평균 1.99)	1.6	2.4	1.5	2.9	3.3	2.8	3.8
2020년	환산지수(원)	76.2	85.8	87.4	87.3	88.0	83.8	135.2
	인상률(%) (평균 2.29)	1.7	2.9	3.1	3.0	3.5	2.8	3.9
2019년	환산지수(원)	74.9	83.4	84.8	84.8	85.0	81.5	130.1
	인상률(%) (평균 2.37)	2.1	2.7	2.1	3.0	3.1	2.8	3.7

주: 1월 1일 기준

자료: '건강보험급여 비용의 내역', 고시 각 년도

우리나라는 건강보험이 시행된 이후 지금까지 지속적으로 수가가 인상되어 오고 있다. 2007년까지는 일률적인 수가인상률을 보였지만 2008년부터는 각 유형별 의약계를 대표하는 자와의 계약으로 정하여지면서 각 유형별로 인상률이 다르게 적용되고 있다.

5. 건강보험 행위급여 및 상대가치점수

수가체계를 살펴보면 1977년 79장 3절로 시작하여 2024년 3월 현재 총 6편 21부 33장 으로구성되어 있다. 제1편 행위 급여 · 비급여 목록 및 급여 상대가치점수(총 3부), 제2편 질병군 급여 · 비급여 목록 및 급여 상대가치점수(총 4부), 제3편 요양병원 급여 목록 및 상대가치점수(총 3부), 제4편 호스피스, 연명의료중단 등 결정 급여 · 비급여 목록 및 급여 상대가치점수(총 5부), 제5편 혁신의료기술 급여 · 비급여 목록 및 급여 상대가치점수(총 4부), 제6편 공공정책수가 목록(총 2부)로 구성되어 있다.

행위급여 · 비급여 수가항목의 증가현황을 보면 1977년(763)부터 약 30여년간 10배 이상(9,584, 2024년) 증가한 것을 볼 수 있다. 요양기관에서 환자에게 실시하는 각종 검사, 시술 등 진료행위는 각 행위(항목)별로 수가를 정하고 있으며 이는 1977년 의료보험제도 도입 이래 수시로 수가 및 산정기준이 신설 · 개정되었다. 2024년 4월말 현재 수가 항목은 9,584항목에 이른다.

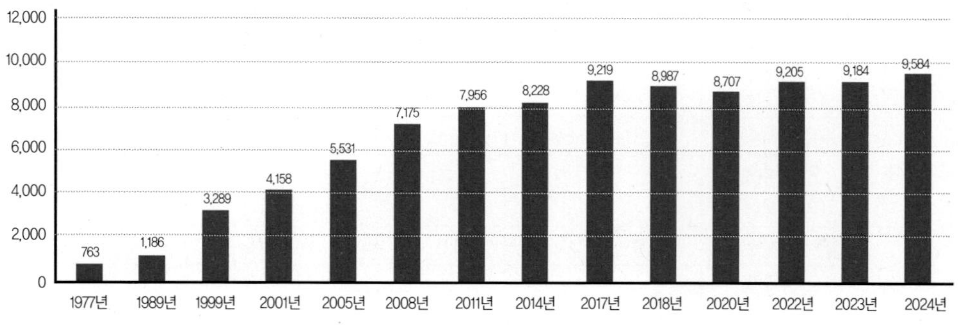

그림 8-5 연도별 행위 급여, 비급여 목록수

표 8–5 행위 급여 · 비급여 목록 이력(2024년 3월 현재)

행위 급여 · 비급여 목록	연도별 항목수											
	1977.7	199.7	1999.11	2001.1	2005.1	2008.1	2011.1	2014.1	2018.1	2022.2	2023.2	2024.3
제1장 기본진료료	5	2	85	95	261	312	349	314	667	948	950	1,049
제2장 검사료	107	429	834	1,058	1,725	1,964	2,101	2,232	1,765	1,861	1,876	1,889
제3장 영상진단 및 방사선치료료	11	15	461	599	858	908	917	917	939	1,150	1,150	1,156
제4장 투약 및 조제료	3	5	61	63	62	77	77	80	80	82	82	82
제5장 주사료	14	14	34	95	110	86	86	86	86	90	96	97
제6장 마취료	9	9	296	31	81	94	94	96	108	120	121	126
제7장 이학요법료	13	20	52	57	77	80	83	84	91	94	95	96
제8장 정신요법료	11	11	20	20	35	27	27	27	27	33	33	33
제9장 처치 및 수술료 등	590	623	1,196	1,852	1,964	2,222	2,276	2,301	2,560	2,751	2,762	2,830
제10장 치과 처치 · 수술료		49	114	171	217	218	219	259	261	282	300	428
제11장 조산료		1	6	6	6	6	6	6	9	9	9	9
제12장 보건기관의 진료수가		4	31	31	31	31	31	31	31	31	31	31
제13장 한방검사료			3	11	15	16	16	17	17	18	18	18
제14장 한방시술 및 처치료			25	43	43	46	50	50	62	67	67	67
제15장 약국약제비			24	26	44	58	58	36	38	41	41	39
제16장 전혈 및 혈액성분제제료		4	47			33	39	39	39	39	39	39
제17장 입원환자 식대						129	129	129	41	41	41	41

행위 급여 · 비급여 목록	연도별 항목수											
	1977.7	199.7	1999.11	2001.1	2005.1	2008.1	2011.1	2014.1	2018.1	2022.2	2023.2	2024.3
제18장 치과의 보철료								126	198	198	198	198
제19장 응급의료수가									242	259	236	239
제20장 치과의교정치료										45	45	45
기타					2	2	2	2	2	208	148	195
합계	763	1,186	3,289	4,158	5,531	6,309	6,560	6,832	7,263	8,367	8,338	8,707
요양병원 급여 목록						866	1,396	1,396	1,296	295	295	309
호스피스 급여 · 비급여 목록									428	543	543	543
혁신의료기술											8	19

국민건강보험법 시행령 제21조 제2항 및 국민건강보험 요양급여의 기준에 관한 규칙에 따른 "건강보험 행위 급여 · 비급여 목록표 및 급여 상대가치점수"의 보건복지부 고시내용을 요약해서 정리하면 다음과 같다.

● **건강보험 행위 급여 · 비급여 목록표 및 급여 상대가치점수**

제1편 행위급여 · 비급여 목록표 및 급여 상대가침점수

제1부 행위 급여 일반원칙

Ⅰ.일반기준

1. 요양기관이 국민건강보험법령의 규정에 의한 요양급여를 실시하고 행위에 대한 비용을 산정할 때에는 제2부 각 장에 분류된 분류항목의 상대가치점수(이하 "점수"라 한다)에 국민건강보험법 제45조제3항과 같은 법 시행령 제21조제1항에 따라 정하여진 점수당 단가(제16장에 분류된 항목은 ｢지역보건법｣에 따른 보건소 · 보건의료원 및 보건지소와 ｢농어촌 등 보건의료를 위한 특별조치법｣에 따라 설치된 보건진료소의 점수당 단가)를 곱하여 10원 미만은 4사5입한 금액으로 산정한다. 다만, 요양기관 종별가산율에 의하여 산출된 금액에 대하여는 원미만을 4사5입한다.
2. 각종 가감률에 의하여 산출된 금액에 대하여는 1호와 동일한 방법으로 산정하되 상대가치점수에 가감률을 곱하여 총 점수(소수점 이하 셋째 자리에서 4사5입)를 산출하고, 각종 가감률이 복합 적용될 경우에는 가감률을 모두 합한 총 가감률을 상대가치점수에 곱하여 총 점수(소수점 이하 셋째 자리에서 4사5입)를 산출한다. 이 경우 가감률이 중복 적용될 경우에는 중복 가산하지 아니한다.
3. 제2부 각 장에 분류되지 아니한 진찰 · 처치 · 수술 및 기타의 치료에 대한 요양급여를 실시한 경우에 우선적으로 행위의 내용 · 성격과 상대가치점수가 가장 유사한 분류항목에 준용하여 산정하여야 한다.
4. 상급종합병원, 종합병원, 병원, 정신병원, 요양병원(의과), 의원, 보건의료원(의과), 의과 진료과목이 있는 한방병원 · 치과병원인 요양기관은 제2부 제1장 내지 제9장 및 제16장, 제17장, 제19장에 분류된 분류항목과 제10장에 분류된 분류항목 중 고정장치의 제거, 악간고정술, 치간고정술, 순열수술 후 보호장치, 상고정장치술, 구강내소염수술, 구강외소염수술, 구강내열상봉합술, 구강외열상봉합술, 협순소대성형술, 악골수염수술, 악골내고정용 금속제거술에 한하여 산정한다.
5. 치과병원, 치과의원, 보건의료원(치과), 치과 진료과목이 있는 상급종합병원 · 종합병원 · 병원 · 정신병원 · 요양병원 · 한방병원인 요양기관은 제2부 제1장 내지 제10장과 제16장 내지 제20장에 분류된 항목에 한하여 산정한다.
6. 국립병원 한방진료부, 한방병원, 한의원, 보건의료원(한의과), 한의과 진료과목이 있는 상급종합병원 · 종합병원 · 병원 · 정신병원 · 요양병원 · 치과병원인 요양기관은 제2부 제1장, 제4장, 제13장, 제14장 및 제17장에 분류된 분류항목에 한하여 산정한다.
7. 약국 및 한국희귀 · 필수의약품센터인 요양기관은 제2부 제15장에 분류된 분류항목에 한하여 산정한다.
8. 조산원인 요양기관은 다음 분류항목에 한하여 산정한다.
   가. 제2부 제11장 및 제17장에 분류된 분류항목
   나. 제2부 제9장에 분류된 분류항목 중 자궁내장치삽입술 및 자궁내장치제거료
   다. 기타 보건복지부장관(이하 "장관"이라 한다)이 불가피하다고 인정하는 경우
9. 보건소, 보건지소, 보건진료소인 요양기관은 다음 분류항목에 한하여 산정한다.
   가. 제2부 제12장에 분류된 분류항목
   나. 제2부 제9장에 분류된 정관절제술 또는 결찰술, 난관결찰술, 자궁내장치삽입술, 자궁내장치제거료
   다. 기타 장관이 불가피하다고 인정하는 경우
10. 의료법 제35조에 의한 부속 의료기관은 다음 분류항목에 한하여 산정한다.
   가. 제2부 제1장 재진진찰료, 의약품관리료, 혈액관리료
   나. 제2부 제4장 퇴장방지의약품 사용장려비
   다. 제2부 제5장, 제9장, 제10장, 제13장, 제14장 및 제16장에 분류된 분류항목

Ⅱ. 요양기관 종별가산율

1. 제2부 제2장 내지 제10장, 제13장 및 제14장, 제19장 및 제20장에 분류된 분류항목에 대하여는 소정 점수에 점수당 단가를 곱한 금액을 모두 합산한 금액에 요양기관의 종별에 따라 다음 각 호의 비율을 가산한다.
   가. 다음 각 항의 요양기관은 15%
      (1) 상급종합병원으로 인정받은 종합병원
      (2) 상급종합병원에 설치된 치과대학 부속 치과병원
      (3) 상급종합병원에 설치된 한의과대학 부속 한방병원
      (4) 상급종합병원에 설치된 특수전문병원
   나. 다음 각 항의 요양기관은 10%
      (1) 상급종합병원을 제외한 종합병원
      (2) 상급종합병원에 설치된 경우를 제외한 치과대학 부속 치과병원
      (3) 상급종합병원에 설치된 경우를 제외한 한의과대학 부속 한방병원
      (4) 국립병원 한방진료부
   다. 다음 각 항의 요양기관은 5%
      (1) 병원
      (2) 위 "가-(2)" 또는 "나-(2)"에 해당되지 아니하는 치과병원
      (3) 위 "가-(3)" 또는 "나-(3)"에 해당되지 아니하는 한방병원
      (4) 요양병원
      (5) 정신병원
   라. 다음 각 항의 요양기관은 종별가산율을 적용하지 아니한다.
      (1) 의원, 치과의원, 한의원, 보건의료원
      (2) 약국 및 한국희귀 · 필수의약품센터
      (3) 조산원, 보건소, 보건지소, 보건진료소
      (4) 의료법 제35조에 의한 부속 의료기관
2. 위 "1"의 규정에도 불구하고 아래 항목에 대해서는 요양기관 종별가산율을 적용하지 아니한다.
   가. 각 장의 산정지침 또는 분류항목의 "주"에서 별도로 산정할 수 있도록 규정한 약제비, 치료재료대 등
   나. 생혈(마-103, X3010), 교환(마-104, X4000), 조혈모세포의 이식 준비-냉동처리 및 보관(마-105-다-(1), X5020), CAR T-cell 치료-생체외처리-냉동처리 및 보관(마-105-2-나-(3), X5073), 기증제대혈 제제 비용(마-105-라-(3)-가, X5137), 자가수혈채혈료(마-106-가, X6001 내지 X6008), 연성신요관경하 요관협착확장술 "주"(자-319-3 "주", R3196), 연성신요관경하결석제거술 "주2"(자-321-3 "주2", R3429)
   다. 퇴장방지의약품 사용장려비
   라. 검체검사 위탁에 관한 기준에서 정한 수탁기관으로 위탁하는 경우의 검사료 및 위탁검사관리료
   마. Infusion Pump 등 사용료(KK057, KK058, KK158, Q2662)
   바. 마취통증의학과 전문의 초빙료(L7990, L7991)
   사. 제19장 제1절 응급 기본진료료
   아. 제2장 제1절 검체 검사료 및 제5절 초음파 검사료
   자. 제3장 제1절 방사선일반영상진단료 · 제2절 방사선특수영상진단료 · 제3절 핵의학영상진단 및 골밀도검사료
   차. 기타 보건복지부장관이 별도로 정하는 경우
3. 위 "1-나" 항의 종별가산율을 적용받은 종합병원이 의료법 제3조의3 기준에 부적합한 경우에는 3월 이내의 범위 내에서 기간을 정하여 시정하도록 하고 동 시정기간 내에 시정하지 아니한 때에는 시정기간 종료 익일부터는 위 "1-다"항의 종별가산율을 적용한다.

Ⅲ. 차등수가

치과의원, 한의원, 보건의료원, 약국 및 한국희귀 · 필수의약품센터의 경우에는 의사, 치과의사, 한의사, 약사 1인당 1일 진찰횟수, 약국 및 한국희귀 · 필수의약품 센터의 경우에는 조제건수(처방전 매수를 말한다. 이하 같다)에 따라서 요양기관에 진찰료와 조제료 등(조제료, 약국관리료, 조제기본료, 복약지도료를 말한다. 이하 같다)을 아래와 같이 차등지급한다.

가. 치과의원, 한의원, 보건의료원의 의사, 치과의사, 한의사 1인당 1일 진찰횟수를 기준으로 진찰료에 대하여 다음과 같이 차등지급한다.
  (1) 75건 이하 : 100%
  (2) 75건을 초과하여 100건까지 : 90%
  (3) 100건을 초과하여 150건까지 : 75%
  (4) 150건을 초과한 건 : 50%

나. 약국 및 한국희귀 · 필수의약품센터의 약사 1인당 1일 조제건수(의약분업 예외 지역에서는 직접조제건수 포함)를 기준으로 조제료 등에 대하여 다음과 같이 차등지급한다.
  (1) 75건 이하 : 100%
  (2) 75건을 초과하여 100건까지 : 90%
  (3) 100건을 초과하여 150건까지 : 75%
  (4) 150건을 초과한 건 : 50%

다. 차등지급되는 진찰료(약국 및 한국희귀 · 필수의약품센터의 경우에는 조제료 등을 말한다)는 차등지수에 1개월(또는 1주일)간 총 진찰료를 승하여 산출하되 10원 미만은 4사5입한 금액으로 산출하며 차등지수는 의사, 치과의사, 한의사, 약사 1인당 1일 평균 진찰횟수(약사의 경우에는 조제건수)를 n으로 할 때에 다음과 같이 산정하되 소수점 여덟째 자리에서 4사5입 한다.
  (1) n이 75 이하일 경우에는 차등지수를 1로 한다.
  (2) n이 75를 초과하여 100 이하일 경우에는 $75\times1.00 + (n-75)\times0.90\ /n$
  (3) n이 100을 초과하여 150 이하일 경우에는 $75\times1.00 + 25\times0.90 + (n-100)\times0.75\ /n$
  (4) n이 150을 초과하는 경우에는 $75\times1.00 + 25\times0.90 + 50\times0.75 + (n-150)\times0.50\ /n$

라. 의사, 치과의사, 한의사 1인당 1일 평균 진찰횟수, 약사 1인당 1일 평균 조제건수는 내원환자의 순서 및 초 · 재진을 구분하지 아니하고 1개월(또는 1주일)간 총 진찰(조제)횟수의 합을 구하고 이를 해당 요양기관이 국민건강보험법 시행규칙 제12조 제1항 및 제2항의 규정에 의하여 통보한 의사, 치과의사, 한의사가 진료한 총일수, 약국 및 한국희귀 · 필수의약품센터의 약사가 조제한 총일수로 나누어서 계산하되 소수점 첫째 자리에서 절사하여 산정한다.

마. 진료(조제)일수는 1개월(또는 1주일) 동안 의사(약사)가 실제 진료(조제)한 날수를 말한다.

Ⅳ. 예외규정

1. 의료법 제35조에 의한 부속 의료기관은 해당 산정항목에 대하여 공휴 · 야간가산 등 각종 가산을 산정하지 아니한다.
2. 공무원 및 교직원의 공무상 질병 또는 부상에 대한 요양급여에 소요된 비용의 산정은 산업재해보상보험법 제40조제5항의 규정에 의한 기준에 의한다.

※ 이하 언급되는 제1편 행위 급여 · 비급여 목록 및 급여 상대가치점수(총 3부), 제2편 질병군 급여 · 비급여 목록 및 급여 상대가치점수(총 4부), 제3편 요양병원 급여 목록 및 상대가치점수(총 3부), 제4편 호스피스, 연명의료중단 등 결정 급여 · 비급여 목록 및 급여 상대가치점수(총 5부), 제5편 혁신의료기술 급여‧비급여 목록 및 급여 상대가치점수(총 4부), 제6편 공공정책수가 목록(총 2부)은 건강보험심사평가원의 '건강보험요양급여비용'을 참고할 것

제2부 행위 급여 목록 · 상대가치점수 및 산정지침
- 제1장 기본진료료
- 제2장 검사료
- 제3장 영상진단 및 방사선 치료료
- 제4장 투약 및 조제료
- 제5장 주사료
- 제6장 마취료
- 제7장 이학요법료
- 제8장 정신요법료
- 제9장 처치 및 수술료 등
- 제10장 치과 처치 · 수술료
- 제11장 조산료
- 제12장 보건기관의 진료수가
- 제13장 한방 검사료(檢査料)
- 제14장 한방 시술(施術) 및 처치료(處置料)
- 제15장 약국약제비
- 제16장 전혈 및 혈액성분제제료
- 제17장 입원환자 식대
- 제18장 치과의 보철료
- 제19장 응급의료수가
- 제20장 치과의 교정치료료

제3부 행위 비급여 목록

제2편 질병군 급여 · 비급여 목록 및 급여 상대가치점수
- 제1부 질병군 급여 일반원칙
- 제2부 질병군 급여 목록 · 상대가치점수표 및 적용지침
- 제3부 질병군 분류번호 결정요령
- 제4부 질병군 비급여 일반원칙 및 비급여목록

제3편 요양병원 급여 목록 및 상대가치점수
- 제1부 요양병원 급여 일반원칙
- 제2부 요양병원 환자군 급여목록 · 상대가치점수 및 산정지침
- 제3부 요양병원 행위 급여목록 · 상대가치점수 및 산정지침

제4편 호스피스, 연명의료중단등결정 급여 · 비급여 목록 및 급여 상대가치점수
- 제1부 호스피스, 연명의료중단등결정 급여 일반원칙
- 제2부 입원형 호스피스
- 제3부 가정형 호스피스
- 제4부 자문형 호스피스
- 제5부 연명의료중단등결정

제5편 혁신의료기술 급여‧비급여 목록 및 급여 상대가치점수
- 제1부 혁신의료기술 급여목록 및 급여 상대가치점수
- 제2부 혁신의료기술 비급여 목록
- 제3부 혁신의료기술 인공지능 · 디지털치료기기 급여 목록
- 제4부 혁신의료기술 인공지능 · 디지털치료기기 비급여 목록

제6편 공공정책수가 목록
- 제1부 분만
- 제2부 소아진료

제4절 요양급여비용의 청구와 지급

요양급여비용은 요양기관에서 건강보험심사평가원에 청구하면 건강보험심사평가원은 요양급여에 대한 심사를 거쳐 공단에 통보하고 공단은 요양기관에 요양급여비용을 지급하는 절차를 거치게 된다. 이를 그림으로 나타내면 다음과 같다.

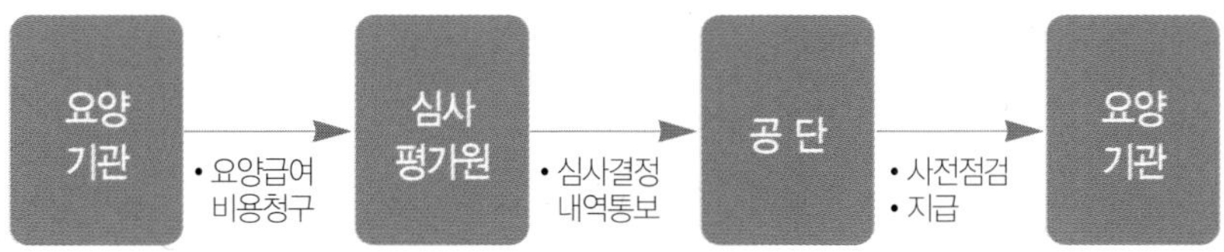

1. 청구 및 변경

요양급여비용의 청구는 요양기관이 요양급여비용을 공단에 청구하고, 요양급여비용의 심사를 청구하는 곳은 건강보험심사평가원이다. 즉 요양급여비용의 청구를 하고자 하는 요양기관은 건강보험심사평가원에 요양급여비용의 심사청구를 하여야 하며, 심사청구를 받은 건강보험심사평가원은 이를 심사한 후 지체 없이 그 내용을 공단 및 요양기관에 통보하여야 한다. 또한 요양기관이 건강보험심사평가원에 심사를 청구하면 이를 공단에 대한 요양급여비용의 청구로 본다.

요양기관은 요양급여비용 심사청구를 다음 단체로 하여금 대행하게 할 수 있는데 이러한 단체로는 ①「의료법」 제28조 제1항에 따른 의사회 · 치과의사회 · 한의사회 · 조산사회 또는 같은조 제6항에 따라 신고한 각각의 지부 및 분회, ②「의료법」 제52조에 따른 의료기관단체, ③「약사법」 제11조에 따른 약사회 또는 같은법 제14에 따라 신고한 지부 및 분회 등이다.

요양기관 또는 대행청구단체가 요양급여비용의 청구를 하고자 하는 때에는 요양급여비용심사청구서에 급여를 받은 자에 대한 요양급여비용명세서를 첨부하여 건강보험심사평가원에 제출하여야 한다. 요양기관 또는 대행청구단체는 요양급여비용명세서에 다음 사항을 기재하여야 한다.

1. 가입자(지역가입자의 경우 세대주)의 성명 및 건강보험증번호
2. 요양급여를 받은 사람의 성명 및 주민등록번호
3. 질병 또는 부상명
4. 요양개시 연월일 및 요양일수
5. 요양급여비용의 내용
6. 본인부담금 및 비용청구액
7. 처방전 내용 등

요양급여 비용의 청구 · 심사 · 지급등의 방법과 절차에 필요한 사항은 보건복지부령으로 정한다.

2. 심사

심사평가원은 요양급여비용의 심사청구를 받은 때에는 그 심사청구 내용이 요양급여의 기준 및 법 보건복지부장관이 고시한 요양급여비용의 명세에 적합한지를 심사한다. 이 경우 심사평가원의 원장은 제출받은 자료에 대한 사실여부를 확인할 필요가 있다고 인정하는 때에는 소속직원으로 하여금 당해 사항에 관하여 현지 출장하여 확인을 하게 할 수 있다.

심사평가원의 원장은 요양급여비용의 심사청구를 받은 날부터 40일(정보통신망에 의한 경우에는 15일) 이내에 심사하여 그 내용이 기재된 요양급여비용심사결과통보서를 공단 및 당해 요양기관에 각각 송부하여야 하며, 요양급여비용심사결과를 송부 받은 공단은 지체없이 요양급여비용지급내역이 기재된 요양급여비용지급통보서에 의하여 요양급여비용을 해당 요양기관에 지급하여야 한다. 이 경우 심사기간을 산정할때 심사평가원의 원장이 요양급여비용에 대한 심사를 청구한 요양기관에 심사에 필요한 자료를 요청한 경우 등 특별한 사유가 있는 경우에는 그에 소요되는 기간을 제외한다.

3. 지급

요양급여비용의 심사내용을 통보받은 공단은 지체 없이 그 내용에 따라 요양급여비용을 요양기관에게 지급한다. 이 경우 이미 납부한 본인일부부담금이 통보된 금액보다 과다한 경우에는 요양기관에 지급할 금액에서 그 과다하게 납부된 금액을 공제하여 당해 가입자에게 지급하여야 한다. 공단은 요양기관에 지급할 요양급여비용에서 과다하게 납부된 본인부담액을 공제한 경우에는 그 공제내역을 요양기관에 통보하여야 한다.

공단은 요양급여비용을 지급함에 있어 건강보험심사평가원이 요양급여의 적정성을 평가하여 공단에 통보한 경우에는 그 평가결과에 따라 요양급여비용을 가산 또는 감액 조정하여 지급한다. 이 경우 평가결과에 따른 요양급여비용의 가감지급의 기준에 관하여는 보건복지부령으로 정한다[8].

요양급여비용심사결과통보서 및 요양급여비용지급통보서의 서식과 요양급여비용의 심사 · 지급에 관하여 필요한 사항은 보건복지부장관이 정하여 고시한다.

또한 국민건강보험법 시행규칙에는 요양급여비용의 지급에 관한 특례조항을 두고 있는데, 즉 보건복지부장관은 요양기관 또는 대행청구단체의 요양급여비용 청구가 있음에도 불구하고 천재지변 · 파업 등 특별한 사유로 인하여 심사평가원이 기한 내에 요양급여비용의 심사를 하는 것이 불가능하거나 현저히 곤란하다고 판단하는 경우에는 공단으로 하여금 요양급여비용의 전부 또는 일부를 요양기관에 우선 지급하게 할 수 있다. 심사평가원은 공단이 요양급여비용을 요양기관에 우선 지급한 후 그 요양급여비용에 대하여 심사한 때에는 요양급여비용심사결과통보서를 공단 및 해당 요양기관에 각각 송부하여야 한다. 이 경우 공단은 심사평가원의 심사결과에 따라 요양기관에 지급한 요양급여비용을 정산하여야 한다.

한편, 공단은 요양급여비용의 지급을 청구한 요양기관이 「의료법」 제33조제2항 또는 「약사법」 제20조제1항을 위반하였다는 사실을 수사기관의 수사 결과로 확인한 경

8) 국민건강보험법 시행규칙 제18조(요양급여비용의 가감지급 기준) 법 제47조제5항에 따라 요양급여의 적정성 평가 결과에 따라 요양급여비용을 가산하거나 감액하여 지급하는 금액은 평가대상 요양기관의 평가 대상 기간에 대한 심사결정 공단부담액의 100분의 10 범위에서 보건복지부장관이 정하여 고시한 기준에 따라 산정한 금액으로 한다.

우에는 해당 요양기관이 청구한 요양급여비용의 지급을 보류할 수 있다. 이때 공단은 요양급여비용의 지급을 보류하기 전에 해당 요양기관에 의견 제출의 기회를 주어야 한다. 법원의 무죄 판결이 확정되는 등 위반한 혐의가 입증되지 아니한 경우에는 공단은 지급 보류된 요양급여비용에 지급 보류된 기간 동안의 이자를 가산하여 해당 요양기관에 지급하여야 한다.

4. 요양급여의 대상여부 확인

가입자 또는 피부양자는 본인일부부담금 외에 자신이 부담한 비용이 법 제41조 제4항에 따라 요양급여의 대상에서 제외되는 대상인지 여부에 대하여 건강보험심사평가원에 확인을 요청할 수 있다. 확인요청을 받은 건강보험심사평가원은 그 결과를 요청한 자에게 알려야 한다. 이 경우 확인 요청한 비용이 요양급여 대상에 해당되는 비용으로 확인되면 그 내용을 공단 및 관련 요양기관에 알려야 한다.

통보받은 요양기관은 과다하게 징수한 금액, 즉 과다본인부담금은 지체 없이 확인 요청한 자에게 지급하여야 한다. 다만, 공단은 당해 요양기관이 과다본인부담금을 지급하지 아니한 경우에는 당해 요양기관에 지급할 요양급여비용에서 그 과다본인부담금을 공제하여 이를 확인요청한 자에게 지급할 수 있다.

5. 정보통신망 등에 의한 통보

요양기관은 요양급여비용 심사청구서 및 명세서 등의 서류를 전산매체 또는 정보통신망을 통하여 공단 또는 심사평가원에 제출할 수 있다. 이 경우 국민건강보험법 시행령 제28조제2항에 따라 전산 관리에 관하여 보건복지부장관이 고시한 기준에 따라 적정하다고 결정된 소프트웨어를 사용하여야 한다. 심사평가원은 요양급여비용 심사결과통보서 등을, 공단은 요양급여비용 지급통보서 등을 전산매체 또는 정보통신망을 이용하여 요양기관에 송부할 수 있다.

제5절 급여의 제한과 정지

1. 급여의 제한

1) 급여제한 사유

공단은 보험급여를 받을 수 있는 사람이 다음 각 항의 1에 해당하는 때에는 보험급여를 하지 아니한다.

① 고의 또는 중대한 과실로 인한 범죄행위에 그 원인이 있거나 고의로 사고를 일으킨 경우

② 고의 또는 중대한 과실로 공단이나 요양기관의 요양에 관한 지시에 따르지 아니한 경우

③ 고의 또는 중대한 과실로 법 제55조에 따른 문서와 그 밖의 물건의 제출을 거부하거나 질문 또는 진단을 기피한 경우

④ 업무 또는 공무로 생긴 질병 · 부상 · 재해로 다른 법령에 따른 보험급여나 보상(報償) 또는 보상(補償)을 받게 되는 경우

공단은 보험급여를 받을 수 있는 사람이 다른 법령에 따라 국가나 지방자치단체로부터 보험급여에 상당하는 급여를 받거나 보험급여에 상당하는 비용을 지급받게 되는 경우에는 그 한도에서 보험급여를 하지 아니한다.

2) 보험료 체납자에 대한 보험급여 제한

공단은 가입자가 대통령령으로 정하는 기간(1월)[9] 이상 보험료(직장가입자의 소득월액

9) 국민건강보험법 시행령 제26조(보험료의 체납기간 등) ① 법 제53조제3항 각 호 외의 부분 본문에서 "대통령령으로 정하는 기간"이란 1개월을 말한다. ② 법 제53조제3항 각 호 외의 부분 단서에서 "대통령령으로 정하는 횟수"란 6회를 말한다.

보험료, 지역가입자의 세대단위의 보험료)를 체납한 경우 그 체납한 보험료를 완납할 때까지 그 가입자 및 피부양자에 대하여 보험급여를 실시하지 아니할 수 있다. 다만, 보험료의 체납기간에 관계없이 월별 보험료의 총체납횟수(이미 납부된 체납보험료는 총체납횟수에서 제외한다)가 대통령령으로 정하는 횟수 미만(즉 6회 미만)이거나 가입자 및 피부양자의 소득 · 재산 등이 대통령령이 정한 기준 미만인 경우에는 그러하지 아니하다. 공단은 납부의무를 부담하는 사용자가 보수월액보험료를 체납한 경우에는 그 체납에 대하여 직장가입자 본인에게 귀책사유가 있는 경우에 한하여 본 규정을 적용하며, 당해 직장가입자의 피부양자에게도 본 규정을 적용한다.

하지만 공단으로부터 분할납부 승인을 받고 그 승인된 보험료를 1회 이상 낸 경우에는 보험급여를 할 수 있다. 그러나 분할납부 승인을 받은 사람이 정당한 사유 없이 5회 이상 그 승인된 보험료를 내지 아니한 경우에는 그러하지 아니하다.

보험급여를 하지 아니하는 기간("급여제한기간")에 받은 보험급여는 다음 각 항의 어느 하나에 해당하는 경우에만 보험급여로 인정한다.

① 공단이 급여제한기간에 보험급여를 받은 사실이 있음을 가입자에게 통지한 날부터 2개월이 지난 날이 속한 달의 납부기한 이내에 체납된 보험료를 완납한 경우

② 공단이 급여제한기간에 보험급여를 받은 사실이 있음을 가입자에게 통지한 날부터 2개월이 지난 날이 속한 달의 납부기한 이내에 법 제82조에 따라 분할납부 승인을 받은 체납보험료를 1회 이상 낸 경우. 다만, 법 제82조에 따른 분할납부 승인을 받은 사람이 정당한 사유 없이 5회 이상 그 승인된 보험료를 내지 아니한 경우에는 그러하지 아니하다.

2. 급여의 정지

보험급여를 받을 수 있는 사람이 다음 각 항의 1에 해당하면 그 기간에는 보험급여를 하지 아니한다. 다만, 제2항 및 제3항의 경우 법 제60조 규정에 의한 요양급여를 실시한다.

① 국외에 체류하는 경우

② 법 제6조 제2항 제2호에 해당하게 된 경우, 즉 병역법의 규정에 의한 현역병(지원에 의하지 아니하고 임용된 하사를 포함한다), 전환복무된 사람 및 군간부후보생

③ 교도소, 그 밖에 이에 준하는 시설에 수용되어 있는 경우

국민건건강보험법 제60조(현역병 등에 대한 요양급여비용 등의 지급) ① 공단은 제54조 제3호 및 제4호에 해당하는 사람이 요양기관에서 대통령령으로 정하는 치료[10] 등(이하 이 조에서 "요양급여"라 한다)을 받은 경우 그에 따라 공단이 부담하는 비용(이하 이 조에서 "요양급여비용"이라 한다)과 제49조에 따른 요양비를 법무부장관 · 국방부장관 · 경찰청장 · 소방청장 또는 해양경찰청장으로부터 예탁 받아 지급할 수 있다. 이 경우 법무부장관 · 국방부장관 · 경찰청장 · 소방청장 또는 해양경찰청장은 예산상 불가피한 경우 외에는 연간(年間) 들어갈 것으로 예상되는 요양급여비용과 요양비를 대통령령으로 정하는 바에 따라 미리 공단에 예탁하여야 한다. ② 요양급여, 요양급여비용 및 요양비 등에 관한 사항은 제41조, 제41조의2, 제42조, 제42조의2, 제44조부터 제47조까지, 제47조의2, 제48조, 제49조, 제55조 및 제56조, 제56조의2 및 제59조제2항을 준용한다.

10) "대통령령이 정하는 치료 등"이라 함은 법 제41조 제1항 제1호 내지 제3호 및 제5호의 규정에 의한 요양급여를 말한다. 법무부장관 · 국방부장관 · 경찰청장 · 소방청장 또는 해양경찰청장(이하 "기관장")은 당해 기관에서 연간 소요될 것으로 예상되는 요양급여비용을 공단이 지정한 계좌에 예탁하여야 하며, 공단은 예탁금집행 현황을 분기별로 보건복지부장관 및 해당 기관장에게 통보하여야 한다. 공단은 기관장이 예탁한 요양급여비용이 공단이 부담하여야 할 요양급여비용에 부족하게 된 경우에는 기관장에게 이를 즉시 청구하고, 기관장은 공단의 청구에 따라 요양급여비용과 요양비를 공단에 지급하여야 한다. 또한 공단은 기관장이 예탁한 요양급여비용에서 발생한 이자를 공단이 부담하여야 할 요양급여비용에 사용할 수 있다.

제6절 부당이득의 징수

1. 개념

공단은 속임수나 그 밖의 부당한 방법[11]으로 보험급여를 받은 사람 · 준요양기관 및 보조기기 판매업자나 보험급여 비용을 받은 요양기관에 대하여 그 보험급여나 보험급여 비용에 상당하는 금액을 징수한다.

공단은 속임수나 그 밖의 부당한 방법으로 보험급여 비용을 받은 요양기관이 다음 각 항의 어느 하나에 해당하는 경우에는 해당 요양기관을 개설한 자에게 그 요양기관과 연대하여 같은 항에 따른 징수금을 납부하게 할 수 있다.

① 「의료법」 제33조제2항을 위반하여 의료기관을 개설할 수 없는 자가 의료인의 면허나 의료법인 등의 명의를 대여받아 개설 · 운영하는 의료기관

② 「약사법」 제20조제1항을 위반하여 약국을 개설할 수 없는 자가 약사 등의 면허를 대여받아 개설 · 운영하는 약국

③ 「의료법」 제4조제2항 또는 제33조제8항 · 제10항을 위반하여 개설 · 운영하는 의료기관

④ 「약사법」 제21조제1항을 위반하여 개설 · 운영하는 약국

⑤ 약사법」 제6조제3항 · 제4항을 위반하여 면허를 대여받아 개설 · 운영하는 약국

사용자나 가입자의 거짓 보고나 거짓 증명(건강보험증이나 신분증명서를 양도 · 대여하여 다른 사람이 보험급여를 받게 하는 것 포함), 요양기관의 거짓 진단이나 거짓 확인(건강보험

11) 속임수나 그 밖의 부당한 부당한 방법의 예는 ① 요양급여기준을 위반하여 보험급여 또는 보험급여비용을 받은 경우,② 산정된 범위를 초과하여 요양급여비용을 받은 경우, ③ 급여제한의 대상임에도 불구하고 보험급여를 받은 경우, ④급여정지의 대상임에도 불구하고 보험급여를 받은 경우, ⑤ 가입자 및 피부양자로서의 자격이 없음에도 불구하고 보험급여비용을 지급 받았거나 요양급여비용을 지급받은 경우, ⑥ 타인의 건강보험증 또는 타인의 이름을 도용하여 보험급여 또는 보험급여비용을 받은 경우, ⑦ 요양급여 또는 요양을 받은 사실이 없음에도 이를 청구하여 지급받은 경우 등이 있다(정영동, 2006).

증이나 신분증명서로 가입자 또는 피부양자의 본인 여부 및 그 자격을 확인하지 아니한 것 포함) 또는 준요양기관이나 보조기기를 판매한 자의 속임수 및 그 밖의 부당한 방법으로 보험급여가 실시된 경우 공단은 이들에게 보험급여를 받은 사람과 연대하여 제1항에 따른 징수금을 내게 할 수 있다.

공단은 속임수나 그 밖의 부당한 방법으로 보험급여를 받은 사람과 같은 세대에 속한 가입자(속임수나 그 밖의 부당한 방법으로 보험급여를 받은 사람이 피부양자인 경우에는 그 직장가입자를 말한다)에게 속임수나 그 밖의 부당한 방법으로 보험급여를 받은 사람과 연대하여 따른 징수금을 내게 할 수 있다.

요양기관이 가입자나 피부양자로부터 속임수나 그 밖의 부당한 방법으로 요양급여비용을 받은 경우 공단은 해당 요양기관으로부터 이를 징수하여 가입자나 피부양자에게 지체 없이 지급하여야 한다. 이 경우 공단은 가입자나 피부양자에게 지급하여야 하는 금액을 그 가입자 및 피부양자가 내야 하는 보험료등과 상계할 수 있다.

2. 부당청구의 유형

부당청구가 이루어진 실제 사례를 몇 가지 열거하면 다음과 같은 유형들로 분류할 수 있다.

○ 입·내원(내방) 일수를 증일 및 허위청구
 - 실제 입원 또는 내원(내방) 사실이 없음에도 입원 또는 내원(내방)하여진료(투약)한것으로 청구하거나, 내원(내방) 일수를 증일하여 허위청구

○ 실제 진료(투약)하지 않은 행위 등에 대하여 요양급여비용 청구
 - 내원일수를 제외한 진료(투약)내역에 대하여 실제 실시하지 않고 실시한 것으로 요양급여비용 청구
 - 타 요양기관에서 진료를 받고 방사선단순영상촬영 등을 위해 내원한 수진자의 경우 의사의 진찰행위 없이 실시한 방사선 단순 또는 특수영상촬영에 대하여 진찰료 청구
 - 실제 진료(조제)와 상이하게 요양급여비용 청구

○ 비급여대상을 요양급여비용으로 이중 청구

○ 무자격자가 실시한 진료비(약제비) 청구
 - 의사(약사)가 아닌 무면허자가 진료 또는 조제 후 요양급여비용 청구
 - 무자격자(해당면허 이외의 자 포함)가 실시한 방사선단순영상촬영 또는 검사비용 등을 요양급여비용으로 청구

○ 산정기준 위반청구
- 보건복지부고시 및 산정기준을 위반하여 요양급여비용 청구

○ 의약분업 위반
○ 의약품(재료대) 등 대체·초과청구
○ 검사료, 정신요법료, 처치 및 수술료(재료대) 대체청구
○ 실제 사용량 등을 초과하여 청구
○ 실구입가 대신 상한금액으로 청구(실거래가상환제도 위반)
○ 비급여대상 관련 원외처방 약제비용 청구
- 사마귀, 단순 포경수술 등 비급여대상 진료후 원외처방전을 요양급여대상으로 발급함으로써 약국에서 약제비를 요양급여비용으로 청구토록 함, 이 경우 약제비 전체에 대하여는 원외처방전을 발급한 요양기관으로부터 부당금액을 환수함.

○ 미근무 의료인력에 따른 요양급여비용 부당 청구
○ 본인부담금과다징수
- 의약품비용 및 치료재료비용 과다 또는 부당징수
- 수가고시 행위료 기준액 이상 부당징수
- 수가포함 행위료 별도징수
- 상급병실료 및 선택진료료 부당징수

○ 기타 상기의 항목에 해당되지 않는 부당청구
- 요양급여기준 해석상의 착오 등
- 환자와 전화 상담후(실제 내원하지 않음) 우편으로 약제 송부
- 기본 진료료에 포함되어 별도 산정할 수 없는 처치 및 수술, 검사 등을 다른 항목으로 청구
- 동일 진료건을 2회로 중복 청구(일시적인 경우 해당)

* 보다 자세한 내용은 건강보험사평가원의「요양급여 청구 부당사례 모음집」을 참조할것.

제8장 보험급여 (II)

제7절 구상권(求償權)

1. 개념

공단은 제3자의 행위로 인한 보험급여사유가 발생하여 가입자 또는 피부양자에게 보험급여를 한 때에는 그 급여에 소요된 비용의 한도 내에서 그 제3자에 대한 손해배상청구의 권리를 얻는다. 이 경우에 있어 보험급여를 받은 자가 제3자로부터 이미 손해배상을 받은 때에는 공단은 그 배상액의 한도 내에서 보험급여를 하지 아니한다. 이러한 취지는 가입자 등이 가해행위를 한 제3자의 행위로 입은 질병 및 부상 등에 대해서 이 법상의 보험급여와 민사상의 손해배상을 중복해서 보상받는 것을 제한하고, 불법행위를 한 가해자의 책임이 면제되는 것을 방지하여 보험재정을 보호하기 위한 것이다.

여기서 제3자라 함은 공단과 당해 행위로 인하여 보험급여를 받은 가입자 및 피부양자를 제외한 모든 자를 말한다. 즉 피해자인 수급권자에게 불법행위 등으로 인한 손해배상 책임을 지는 자를 말한다.

보험급여의 사유발생은 피해자에게 질병 · 부상 또는 사망이 발생하여 보험자인 공단이 보험급여를 실시할 의무가 생긴 것을 말한다. 즉 제3자의 행위로 인한 질병 · 부상 · 사망 등이 보험급여의 제한 및 보험급여의 정지대상에 포함되지 않는 한 공단은 보험급여를 실시할 의무가 있다.

보험급여를 한때는 현실적으로 공단이 현물급여나 현금급여를 한 때를 말하고, 이는 구상권의 취득시기를 의미한다. 그래서 보험자인 공단이 요양급여 등을 하지 아니한 경우에는 구상권을 취득 할 수 없는 것이다.

2. 제3자의 행위로 의한 급여통보

법 제58조의 규정에 의하여 가입자(지역가입자의 경우에는 세대주를 포함한다)는 자신이나 피부양자의 보험급여사유의 발생이 제3자의 행위로 인한 때에는 '제3자의 행위로 인한 급여통보서'[12](전자문서로 된 통보서를 포함한다)를 지체 없이 공단에 제출하여야 한다.

12) 국민건강보험법 시행규칙 별지 제25호 서식

제9장
건강보험심사평가원

제1절 설립배경 및 의의
제2절 업무
제3절 조직구성 및 운영

제1절 설립배경 및 의의

1. 설립배경

우리나라에 건강보험이 도입된 이래 의료서비스 공급자와 보험자, 그리고 정부와 건강보험소비자인 국민간의 논쟁거리 중의 하나가 의료서비스의 수급대가로 공급자에 지급하는 진료비를 어떻게 공정하고 효율적으로 심사하여 지급할 것이냐였다. 소비자인 국민과 보험자의 입장에서는 진료비에 대한 불신, 의료공급자의 입장에서는 낮은 진료수가와 후불제에 의한 청구가 삭감되었을 때의 불만 등 건강보험 적용진료비의 가격구조의 적정성과 건강보험제도에 내재되어 있는 여러 문제점과 국민, 보험자, 공급자들 간의 이해관계가 첨예하게 대립되어 있었다.

그러다가 건강보험통합과정에서 보험자와 소비자를 대표하는 입장에서는 건강보험의 재정보호를 위해서는 진료비 심사기능이 보험자의 기능으로 남아야 한다는 주장이 제기되었다. 한편, 의료서비스공급자 입장에서는 진료비 심사기능이 보험자의 고유권한으로 설정되기 보다는 계약당사자간의 견제와 균형유지를 위해 중립적인 기구를 두어 그 기능을 독립시켜야 한다고 주장하였다.

보험자와 의료공급자관계에서 심사평가가 정당성과 설득력을 갖기 위해서는 심사기구의 전문성과 중립성이 필요하며, 또 하나는 국민에 대한 의학적 보호기능이 요구되었다. 기존 진료비 심사가 진찰, 검사, 약품 등의 양적인 측면에서의 의료서비스나 자원의 낭비측면의 방지기능에 맞추어져 있어 의료서비스의 과소제공이나 부적절한 남용 등 질적인 측면에서 국민에 대한 의학적 보호관리 기능이 요구되었다. 이러한 논란 속에 건강보험 통합과정에서 진료비심사기능이 보험자로부터 독립되어 별도의 공법인으로 새로이 설립되어 건강보험심사평가원으로 출범하였다.

2. 의의

2000년 7월 1일 국민건강보험법 시행과 함께 건강보험심사평가원이 발족되면서 그동안 23년간 보험자단체에서 운영하였던 심사기능을 승계하고 요양급여의 적정성 평가기능을 제도권 내로 편입하여 새로운 조직을 편성하였다. 즉 건강보험심사평가원은 기존의 진료비 심사 외에 요양급여의 적정성을 평가하기 위하여 국민건강보험법에 의거 정부가 설립한 특수 공법인이다.

국민건강보험법에는 요양급여비용을 심사하고 요양급여의 적정성을 평가하기 위하여 건강보험심사평가원을 설립한다고 규정하고 있다. 따라서 건강보험심사평가원은 보험자인 국민건강보험공단과 의료공급자 사이에서 객관성과 공정성을 가지고 진료비 심사업무를 수행하는 기능을 수행할 수 있도록 제도적으로 보장하고 있다. 이는 국민들이 경제적 측면뿐만 아니라 의학적 측면에서도 보다 총체적으로 보호받을 수 있다는 점에서 상당한 의의를 가지고 있다 하겠다. 건강보험심사평가원이 설립되기 이전에는 의료보험연합회에서 진료비심사업무를 담당하였다.

제9장 건강보험심사평가원

제2절 업무

국민건강보험법 제62조에 의해 심사기능을 보험자로부터 독립된 기관인 건강보험심사평가원을 설치하여 이를 담당하게 하고, 심사 기능에 요양급여의 적정성에 대한 평가기능을 추가하였다. 국민건강보험법 및 동법 시행령에 의한 건강보험심사평가원의 업무를 보면 다음과 같다.

① 요양급여비용의 심사

② 요양급여의 적정성 평가

③ 심사기준 및 평가 기준의 개발

④ ①항 부터 ③항 까지 업무와 관련된 조사연구 및 국제협력

⑤ 다른 법률에 따라 지급되는 급여비용의 심사 또는 의료의 적정성 평가에 관하여 위탁받은 업무

⑥ 건강보험과 관련하여 보건복지부장관이 필요하다고 인정한 업무

⑦ 그 밖에 보험급여비용의 심사와 보험급여의 적정성 평가와 관련하여 다음과 같은 "대통령령이 정하는 업무"

- 요양급여비용 심사청구와 관련된 소프트웨어의 개발 · 공급 · 검사 등 전산관리
- 요양비 중 보건복지부령이 정하는 기관에서 받은 요양비에 대한 심사
- 요양급여의 적정성 평가결과의 공개
- 심사 · 평가 등의 업무와 관련된 교육 · 홍보 및 환자분류체계의 개발 · 관리

요양급여 등의 적정성 평가에 관한 기준 · 절차 · 방법 기타 필요한 사항은 보건복지부 장관이 정하여 고시한다.

1. 요양급여비용의 심사

1) 심사의 개념

요양기관으로부터 청구된 요양급여비용이 실제 요양기관이 행한 사실에 근거하였는지, 건강보험법이 목적으로 하는 국민건강증진에 부합되게, 그리고 비용 효과적으로 행하였는지, 건강보험법령이 정한 요양급여비용의 산정기준에 따라 요양급여비용이 산정되었는지 및 요양급여행위가 의료법 · 약사법 등 관련법령에 위배되지는 않았는지를 대조 · 확인하여 요양기관에 지급할 금액을 확정하는 행위를 말한다.

2) 심사의 목적

요양급여비용심사는 관계법령에서 정한 기준과 원칙에 근거하여 의학적으로는 보편 타당하고 경제적으로는 비용효과적인 방법으로 요양급여가 행하여졌는지 여부를 공정하고 객관 · 타당하게 심사함과 동시에 과잉진료 서비스로 인한 과다진료의 억제

와 부당한 진료비용의 지급을 방지하고 사회보험제도 내에서의 의료보장 취지에 합당한 적정 진료를 유도하는데 있다. 또한, 요양급여에 대한 사회적 책임과 자율적인 적정진료를 실제화하여 보험재정의 사회적 공동비용에 대한 연대책임감을 인식하게 하는데 있다.

3) 심사기준

심사평가원은 요양급여비용의 심사청구를 받은 때에는 그 심사청구 내역을 요양기관, 질병명, 진료분야, 청구항목 단위 등으로 분석하고 적정한 심사방법을 정하여 공정하고 타당하게 심사하여야 한다. 심사평가원은 요양급여비용을 심사함에 있어 다음 사항이 적합한지를 심사하여야 한다.

- 「의료법」, 「의료기사 등에 관한 법률」, 「응급의료에 관한 법률」, 「보건의료기본법」, 「약사법」, 「마약류 관리에 관한 법률」 등 보건의료관계법규
- 법 제41조제3항에 따른 「국민건강보험 요양급여의 기준에 관한 규칙」(기준규칙) 및 기준규칙에 따라 보건복지부장관이 고시한 사항(단, 심사평가원장이 공고하는 '중증질환자에 대한 처방투여 약제에 관한 적용기준 및 방법에 관한 세부사항' 포함)
- 법 제45조 및 제46조에 따른 요양급여비용의 산정내역
- 보건복지부장관이 정한 요양급여비용의 산정지침

심사평가원장은 요양급여비용의 심사를 함에 있어 의학적 타당성을 전문적으로 판단하기 위하여 별도의 전문심사위원회를 설치 · 운영할 수 있다.

4) 심사청구, 현지확인 등

(1) 심사청구 및 접수

요양기관이 요양급여비용의 심사청구를 하고자 하는 때에는 보건복지부장관이 별도 고시한 "요양급여비용 청구방법, 심사청구서 · 명세서서식 및 작성요령"에서 정한 바에 따라 요양급여비용심사청구서와 요양급여비용명세서를 작성하여 건강보험심사평가원에 제출하여야 한다. 심사평가원은 요양급여비용심사청구서와 요양급여

비용명세서를 제출받았을 경우 지체 없이 요양급여비용청구명세서 접수증을 발급하여야 한다.

(2) 요양급여비용심사청구서 등의 반려 및 수정 · 보완 요청

심사평가원은 요양기관으로부터 제출받은 요양급여비용심사청구서와 요양급여비용명세서가 “작성요령”에서 정한 기재사항 중 요양급여비용심사에 필요한 필수사항을 누락하였거나 착오기재 등(청구오류)으로 요양급여비용의 심사가 곤란한 경우에는 그 사유를 명기하여 반려하거나, 2일의 기간 내에 수정 · 보완할 것을 정보통신망을 이용하여 요청할 수 있다.

(3) 심사관련 보완자료의 요청

심사평가원은 요양기관으로부터 제출받은 자료만으로 요양급여비용의 심사가 곤란하다고 인정되는 경우에는 진료기록부, 수진자에게 발행된 진료비계산서 사본 등 요양급여비용 심사에 필요한 보완자료의 제출을 요청할 수 있다. 보완자료의 제출을 요청하는 경우에는 심사평가원은 10일의 기간을 정하여 요청하여야 하며, 동 기간 내에 보완자료를 제출하지 아니하는 경우에는 다시 7일의 기간을 정하여 보완자료의 제출을 요청하여야 한다.

(4) 요양급여비용 내역의 현지확인

심사평가원의 원장은 요양기관으로부터 제출받은 자료, 요양기관으로부터 통보받은 요양기관현황 등 요양급여비용 산정내역에 관한 사항 등에 대한 사실여부를 확인할 필요가 있다고 인정하는 때에는 소속직원으로 하여금 당해 사항에 대하여 현지출장하여 확인을 하게 할 수 있다. 심사평가원의 소속직원이 현지출장하여 확인을 하는 경우에는 요양급여비용 현지확인통보서와 심사평가원의 소속직원임을 증명할 수 있는 신분증을 요양기관의 장에게 제시하여야 한다.

(5) 요양급여비용의 진료사실 확인

심사평가원은 요양급여비용명세서와 진료기록부 등의 보완자료를 대조하여 심사한 결과 일률적인 진료형태가 나타나는 등 요양급여비용의 진료사실 확인이 필요하다고 인정하는 경우에는 가입자 또는 피부양자에 대하여 진료사실의 확인을 할 수 있다.

(6) 요양급여비용 심사결과의 통보

심사평가원은 요양급여비용의 심사를 한 경우에는 지체 없이 요양급여비용 심사결과통보서를 요양기관 및 공단에 통보하여야 한다.

(7) 요양급여비용의 지급

공단은 심사평가원의 요양급여비용의 심사결과를 통보받은 때에는 지체 없이 지급 전 사전점검후 요양기관의 금융기관(체신관서 포함) 계좌번호로 요양급여비용을 송금하고 그 내역을 요양급여비용지급통보서에 의하여 요양기관에 통보하여야 한다.

(8) 심사결과에 대한 이의신청

요양기관 또는 공단은 심사평가원의 요양급여비용의 심사결과에 이의가 있을 때에는 처분이 있음을 안 날부터 90일 이내에 문서(전자문서를 포함한다)로 이의신청을 하여야 하며 처분이 있은 날부터 180일이 경과하면 이를 제기하지 못한다. 다만, 정당한 사유에 의하여 그 기간 내에 이의신청을 할 수 없었음을 소명한 때에는 그러하지 아니하다.

심사평가원은 이의신청을 받은 때에는 60일 이내에 이의신청결과를 통보하여야 한다. 다만, 부득이한 사정이 있을 경우에는 30일의 범위 안에서 그 기간을 연장할 수 있으며, 기간을 연장한 때에는 결정기간이 만료되기 7일전까지 이의신청인에게 이를 통지하여야 한다.

5) 심사업무 절차

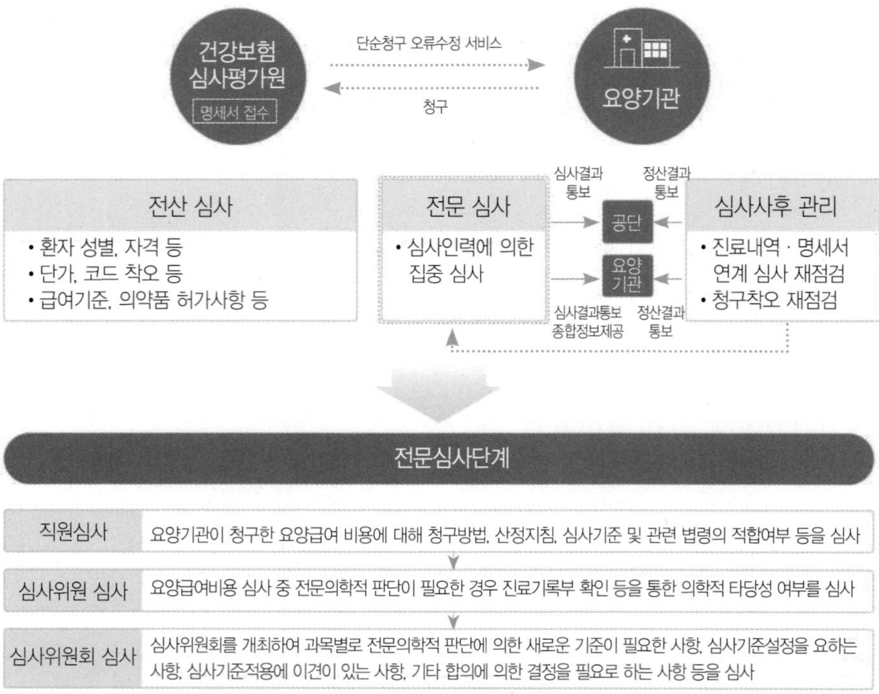

진료비 심사는 의료공급자가 비용청구 양식인 '진료비 청구명세서'에 환자별로 진료한 내역과 비용을 청구하면서부터 시작된다.

① 청구명세서 접수

의료공급자가 건강보험심사평가원의 진료비청구프로그램을 이용하여 청구 전에 청구파일을 점검하고 인터넷 망을 통해 건강보험심사평가원에 직접 청구하고 심사결과를 통보받는다.

② 전산심사

접수된 모든 청구명세서의 환자 상병코드, 청구코드 및 가격의 오류점검, 청구내역과 급여기준 등의 적합성 여부, 약제의 허가사항 초과 등에 대해 사람이 심사하는 것과 같이 로직화된 전산프로그램을 통해 심사가 이루어진다.

③ 전문심사

전문의학적 판단이 필요한 건을 심사자가 직접 심사하는 것으로, 일차적으로 심사직원에 의한 심사가 이루어지고, 전문의학적 판단을 위해 해당분야 전문의사가 하는 심사위원 심사와 여러 전문가가 모여서 적정성 여부를 심사하는 심사위원회 심사가 있다.

④ 심사 사후관리

심사가 완료된 건 중 수진자별, 진료기간별 또는 의료공급자 간 연계가 되지 않아 미처 급여기준을 적용하지 못한 것에 대하여 추가적인 심사를 하여 지급된 비용을 환수한다. 의료공급자와 국민건강보험공단은 건강보험심사평가원의 심사결정에 대하여 수용할 수 없다고 판단되는 경우에 관련 자료를 첨부하여 이의신청을 할 수 있다.

6) 심사사후관리 세부업무

심사사후관리란 요양급여비용의 심사청구에 대하여 심사가 종결되고, 그 결과를 공단 및 요양기관에 통보한 후 심사가 관련 법령과 심사기준에 의하여 정확하게 이루어졌는지를 재점검하여 부당청구금액을 환수하고, 점검결과를 추후 심사에 반영될 수 있도록 하는 업무를 말한다. 심사사후관리를 통하여 확인한 심사상의 문제점을 추후 심사에 반영함으로써 심사의 정확성을 기하여 심사의 대외적인 신뢰성을 제고하고, 나아가 심사누락된 부분을 최소화시킴으로서 부당한 보험재정누수를 방지하는데 그 목적이 있다. 심사사후관리의 세부업무는 다음과 같다.

- 고액진료건 청구착오 점검
- 중복청구건(처방전 중복청구) 점검
- 의사, 약사의 진료 · 조제건 점검
- 소멸시효완성건 점검
- 폐업일 후 진료 · 조제건 점검
- 업무정지처분 및 폐업기관 등이 발행한 처방전 관련 약제비 점검
- 부적합판정 장비 및 무허가 장비 진료건 점검
- 간호관리료 등급조정에 따른 심사결정내역 점검

– 중복등재인력 소속요양기관 청구내역 점검
– 의사수, 약사수 변경기관의 지연신고에 따른 차등수가 적용 착오 점검
– 출입국의료인력에 의한 요양급여비용 청구여부 점검

2. 요양급여의 적정성 평가

1) 의의

요양급여 적정성 평가란 요양기관이 가입자 또는 피부양자에게 국민건강보험법 제41조의 규정에 의하여 제공하는 요양급여, 즉 진찰 · 검사, 약제 · 치료재료의 지급, 처치 · 수술 기타의 치료, 예방 · 재활, 입원, 간호, 이송의 의 · 약학적 타당성과 비용효과성에 대하여 평가하는 것을 말한다. 요양급여 적정성 평가를 실시하는 것은 의료서비스 제공자에 대하여 유인을 통한 의료의 질 향상을 유도하고, 필요한 경우 요양급여비용을 가감 지급할 수 있도록 하여 건강보험 가입자 등을 의 · 약학적, 경제적 측면에서 제도적으로 보호하기 위한 것이다.

2) 관련 고시

보건복지부는 국민건강보험법시행규칙 제29조의 규정에 의하여 요양급여의 적정성 평가에 필요한 세부 기준 · 절차 및 방법 등과 동규칙 제18조의 규정에 의하여 요양급여비용의 가산 또는 감액지급 금액의 산정기준 등에 필요한 사항을 규정하기 위하여 2001년 9월 29일 "요양급여의 적정성 평가 및 요양급여 비용의 가감지급 기준 (보건복지부고시 제2001-50호)"을 제정하여 고시하였으며, 최근 고시(2023.2.24 시행)를 기준으로 살펴보면 다음과 같다.

3) 평가의 일반원칙

① 평가는 평가대상 요양기관을 종별 · 진료과목별 · 소재지역별 또는 진료형태 등을 감안하여 요양급여의 제공여건이 유사하거나 동질적인 요양기관별로 평가군

을 분류하여 실시한다.

② 평가는 신뢰성과 공정성이 확보될 수 있도록 객관적이고 전문적인 방법으로 실시한다.

4) 평가계획의 수립

① 심사평가원은 의약분야별 전문학회, 의약계 단체, 소비자단체, 전문기관, 공단 또는 학계 등의 의견을 수렴하여 매년도마다 평가계획을 수립하여 보건복지부장관의 승인을 얻어 시행하여야 한다.

② 심사평가원은 평가계획에 대하여 구체적인 평가를 위해 세부시행계획을 수립할 수 있으며, 이 경우 심사평가원은 그 세부시행계획을 지체 없이 보건복지부장관에게 보고하여야 한다.

③ 평가계획에는 평가대상, 평가목적 및 필요성, 평가 대상기간, 평가시기, 평가기준 및 방법, 평가결과의 적용 등을 포함하여야 한다.

④ 심사평가원은 평가계획 · 세부시행계획의 수립 및 변경 · 조정, 요양급여비용의 가산 또는 감액지급 금액의 범위, 평가등급별 · 평가점수별 가산 또는 감액률, 자료제출 거부 및 허위자료 제출 등에 대한 요양기관의 등급조정, 평가대상 요양기관의 심사결정공단부담액 산정, 평가결과 자료의 공개범위 · 방법 등에 관한 사항은 진료심사평가위원회의 심의를 거쳐 정한다.

⑤ 심사평가원은 평가계획 등을 평가실시 2월 이전에 요양기관 관련기관이 사전에 알 수 있도록 공개하여야 하며, 공개는 요양기관이 속한 의약단체 등 관련기관에 문서로 통보하고, 심사평가원의 인터넷홈페이지 및 기관지에 게재하는 방법으로 한다.

5) 평가대상 선정 및 평가기준

① 평가대상 선정시 고려사항

- 의료의 질 저하로 국민보건에 심각한 결과를 초래할 수 있는 경우
- 의료자원 배분의 왜곡 등으로 인하여 요양급여의 비용효과가 낮은 경우

– 그 밖에 요양급여비용의 심사만으로는 요양급여의 적정성 확보 및 개선을 기대하기 곤란한 경우

② 평가대상 선정시 우선순위

– 전체 요양급여에서 차지하는 빈도나 비용의 비중

– 의 · 약학적 중요성

– 사회적 관심의 정도

– 평가실시로 기대되는 개선효과

– 평가의 용이성

③ 평가기준

– 표준화 및 계량화의 가능성

– 기존의 임상진료지침이나 진료지표

– 최신 의 · 약학적 전문지식

– 비용효과 등 경제성 지표

6) 평가방법 및 평가결과의 적용 등

① 심사평가원은 요양기관에 대하여 평가에 필요한 자료제출을 요구할 수 있으며, 이 경우 요양기관은 정당한 사유가 없는 한 이에 응하여야 한다. 요양기관이 정당한 사유없이 요구받은 자료의 제출을 거부하거나 허위자료의 제출 또는 그 밖에 평가에 응하지 아니한 경우에는 해당 요양기관의 평가등급을 조정할 수 있다.

② 평가는 평가기준에 따라 선정된 평가대상에 대하여 요양기관별로 구분하여 비교하는 방법 또는 평가기준과의 부합정도를 측정하는 방법으로 한다. 이 경우 국가, 지방자치단체 및 그 밖의 공공단체 등에서 보유하고 있는 자료 등을 활용할 수 있다.

③ 심사평가원은 평가결과를 해당 요양기관에 통보하여야 하며, 평가결과의 중요사항은 의 · 약단체 및 국민건강보험공단에 통보한다.

④ 심사평가원은 가감지급을 적용할 경우에는 공단에 통보하는 평가결과에 요양기관별 가감지급금액을 포함하여야 한다.

7) 가감지급금액 범위 등

① 평가결과의 적용시 가감지급 금액의 범위는 평가대상 요양기관의 전년도 심사결정 공단부담액의 100분의 10의 범위에서 정한다.

② 평가등급 또는 평가점수가 향상되거나 상위등급을 2년이상 유지한 경우에도 가산 지급할 수 있다. 가감지급금액을 결정함에 있어서는 보건복지부장관의 승인을 거쳐야 한다.

제3절 조직구성 및 운영

건강보험심사평가원은 본원에 27실, 2센터, 10개 본부[1)]를 두고 있다.

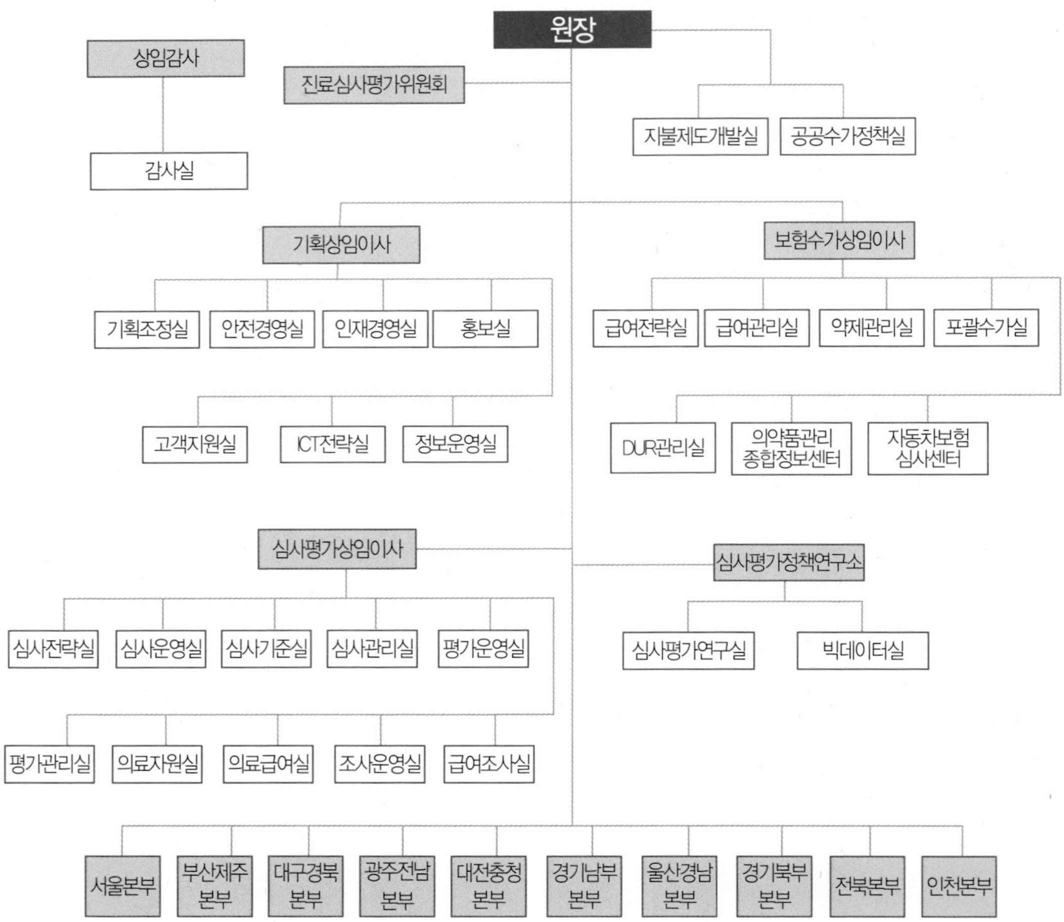

그림 9-1 건강보험심사평가원 조직도(2024년 7월 현재)

1) 10개 지역본부는 서울본부, 부산제주본부, 대구경북본부, 광주전남본부, 대전충청본부, 경기남부본부, 울산경남본부, 경기북부강원본부, 전북본부, 인천본부 등이다. 이전에는 10개 지원으로 구성되어 있었으나 본부라는 명칭으로 조직명을 개편하였다.

1. 임원

심사평가원에 임원으로서 원장, 이사 15명 및 감사 1명을 둔다. 이 경우 원장, 이사 중 4명 및 감사는 상임으로 한다. 원장은 임원추천위원회가 복수로 추천한 사람 중에서 보건복지부장관의 제청으로 대통령이 임명한다. 상임이사는 보건복지부령으로 정하는 추천 절차를 거쳐 원장이 임명한다. 비상임이사는 ① 공단이 추천하는 1명, ② 의약관계단체가 추천하는 5명, ③ 노동조합 · 사용자단체 · 소비자단체 및 농어업인단체가 추천하는 각 1명 등 총 10명과 대통령령으로 정하는 바에 따라 추천한 관계 공무원[2] 1명을 보건복지부장관이 임명한다. 감사는 임원추천위원회가 복수로 추천한 사람 중에서 기획재정부장관의 제청으로 대통령이 임명한다. 비상임이사는 정관으로 정하는 바에 따라 실비변상을 받을 수 있다. 원장의 임기는 3년, 이사(공무원인 이사는 제외한다)와 감사의 임기는 각각 2년으로 한다.

심사평가원 이사회의 심의 · 의결사항 및 회의는 국민건강보험공단의 규정을 준용한다[시행령 제11조(제5호는 제외) 및 제12조].

2. 진료심사평가위원회

1) 구성

심사평가원의 업무를 효율적으로 수행하기 위하여 심사평가원에 진료심사평가위원회(이하 "심사위원회")를 둔다. 심사위원회는 위원장을 포함한 90명 이내의 상근심사위원과 1,000명 이내의 비상근심사위원으로 구성하며, 진료과목별 분과위원회를 둘 수 있다.

---

2) 보건복지부장관은 보건복지부의 3급 공무원 또는 고위공무원단에 속하는 공무원 중에서 1명을 지명하는 방법으로 심사평가원의 비상임이사를 추천한다.

2) 위원의 자격

위원은 법 제23조의 규정에 의한 공단 임원의 결격사유(대한민국 국민이 아닌 사람, 「공공기관의 운영에 관한 법률」 제34조 제1항 각 호의 어느 하나에 해당하는 사람)에 해당되지 아니하는 사람으로서 다음 각 1에 해당하는 사람으로 한다.

① 의사면허를 취득한 후 10년이 지난 사람으로서 의과대학 또는 의료기관에서 종사한 사람
② 치과의사면허를 취득한 후 10년이 지난 사람으로서 치과대학 또는 의료기관에서 종사한 사람
③ 한의사면허를 취득한 후 10년이 지난 사람으로서 한의과대학 또는 의료기관에서 종사한 사람
④ 약사면허를 취득한 후 10년이 지난 사람으로서 약학대학 · 의료기관 · 약국 또는 한국희귀 · 필수의약품센터에서 종사한 사람
⑤ 「고등교육법」 제2조 제1호 부터 제3호까지의 학교에서 전임강사 이상의 경력을 가진 사람으로서 보건의약 관련분야에 10년 이상 종사한 사람
⑥ 보건의약 또는 건강보험과 관련된 분야에 10년 이상 종사한 사람 중 보건복지부장관이 심사위원 자격이 있다고 인정하는 사람

3) 심사위원의 임명 및 위촉

(1) 임명 및 임기

법 제66조 제2항의 규정에 의한 상근심사위원은 심사평가원의 원장이 ①공개경쟁의 방법[3]에 의하여 선발된 자를 임명하거나 ②공단 또는 의약계 단체에서 추천한 자 중에서 임명한다.

비상근심사위원은 심사평가원의 원장이 관련 의약분야별 전문학회 또는 의약계 단체, 공단, 소비자 단체 및 심사평가원 이사회가 추천한 자 중에서 위촉한다. 심사위원의 임기는 2년으로 하되, 연임할 수 있다.

3) 공개경쟁의 방법에 의하여 상근심사위원을 임명하는 경우 그 절차 · 방법 등에 관하여는 심사평가원의 정관으로 정한다.

(2) 해임 · 해촉

심사평가원의 원장은 심사위원이 다음 사항에 해당된 때에는 그 심사위원을 해임 또는 해촉할 수 있다.

① 신체장애나 정신 장애로 직무를 수행할 수 없다고 인정되는 경우
② 직무상의 의무를 위반하거나 직무를 게을리한 경우
③ 고의 또는 중대한 과실로 심사평가원에 손실이 생기게 한 경우
④ 직무여부와 관계없이 품위를 손상하는 행위를 한 경우

4) 위원장

심사위원회에는 위원장 1인을 두며 심사위원회의 위원장은 심사평가원의 원장이 임명한다. 위원장이 부득이한 사유로 인하여 그 직무를 수행할 수 없는 때에는 심사평가원의 원장이 지명하는 위원이 그 직무를 대행한다.

5) 회의 및 보수 등

심사위원회와 진료과목별 분과위원회의 회의는 재적위원 3분의 1 이상의 요구가 있는 때, 심사평가원의 원장 또는 위원장의 요구가 있는 때에 소집한다. 심사위원회 및 분과위원회의 위원장은 각 회의의 의장이 되며, 회의는 재적위원 과반수의 출석으로 개의하고 출석위원 과반수의 찬성으로 의결한다.

심사위원에 대하여는 예산의 범위안에서 보수 · 수당 · 여비 기타 필요한 경비를 지급할 수 있다.

3. 자금의 조달 등

심사평가원은 법 제63조 1항의 업무를 수행하기 위하여 공단으로부터 부담금을 징수할 수 있다. 또한 제63조 제1항 제5호의 규정에 의하여 급여비용의 심사 또는 의료의 적정성 평가에 관한 업무를 위탁받은 때에는 위탁자로부터 수수료를 받을 수 있다.

부담금은 보건복지부장관이 승인한 심사평가원의 예산에 계상된 금액으로 하되, 공단의 전전년도 보험료 수입의 1천분의 30을 초과할 수 없다. 수수료는 심사평가원의 원장이 업무를 위탁한 자와 계약으로 정하는 금액으로 하되, 의료급여비용심사에 관한 비용은 보건복지부장관이 정하는 바에 의한다. 심사평가원은 부담금이 회계연도 개시 전까지 확정되지 아니한 경우에는 전년도 부담금에 준하여 당해 연도 부담금을 부과 · 징수하고 부담금 확정 후 이를 정산한다. 부담금은 매분기별로, 수수료는 월별로 부과 · 징수한다.

제10장
보험료

제1절 보험료의 개요

1. 보험료의 의의

1) 보험료의 정의

보험료란 가입자 및 피부양자의 질병 · 부상 · 출산 · 사망 등의 보험사고와 예방 · 건강증진에 대한 보험급여의 실시에 필요한 재원을 마련하기 위하여 가입자와 사용자 등으로부터 징수하는 금액을 말한다. 즉 보험료는 건강보험의 사업에 충당되는 재원으로 보험자인 공단이 가입자 등으로부터 갹출하는 금액이다. 보험료는 보험급여에 대한 반대급부로서 보험사고가 발생한 때 보험자인 공단이 지급해야 할 총비용과의 균형을 고려하여 산정된 금액을 가입자 등에게 그 경제적 능력을 고려하여 배분시킨 금액이라 할 수 있다.

보험료는 다음과 같은 몇 가지 특성을 가지고 있다. 첫째, 보험료는 인간의 생존과 인간다운 생활의 영위에 필요한 가장 기초가 되는 기본적 의료욕구를 제공하기 위해 사회보험의 원리에 따라 갹출이 되므로 공공성을 지니게 된다. 둘째, 사회보험료는 각자의 경제적 능력에 따라 공평하게 부담되어야 한다. 셋째, 사회보험방식의 보험료는 공동부담의 원칙이 적용된다. 사회보험료 부과방식은 법규에 정한 방법에 의하여 결정되고 공권력에 의하여 강제적으로 징수된다. 다섯째, 납부한 보험료의 크기에 비례하는 보험급여(반대급부)를 청구할 수 없다는 점에서 사회보험료는 기여금(contribution)의 성격을 띤다.

건강보험사업의 운영에 필요한 재원인 보험료는 ① 근로자인 직장가입자의 보험료납부 의무자인 사용자, ② 공무원 · 교직원인 직장가입자의 보험료납부 의무자인 국가 · 지방자치단체 · 사립학교, ③ 지역가입자의 보험료납부 의무자인 세대주 등으로부터 징수한다. 국가는 예산의 범위 안에서 지역가입자의 보험료 일부를 부담할 수 있으며, 공단에 대하여 건강보험사업의 운영에 필요한 비용을 부담할 수 있다. 하지만 그 비용의 부담은 보험급여비용과 관리운영비의 일부에 한정되어 있다.

2) 보험료 부과원칙

건강보험료는 사회보험방식으로 부과되기 때문에 다음의 몇 가지 기본 원칙이 적용되어야 한다.

첫째, 건강보험은 단기보험이므로 적립방식이 아닌 연도별 부과방식을 사용한다. 그러나 실제보험료 부과에서는 연중 총소득을 고려한 월별 부과방식을 원칙으로 하되 경우에 따라서는 분기별 부과방식을 적용하기도 한다(예: 지역가입자의 보험료).

□ 보험료부과방식: 부과방식(pay-as-you-go)과 적립방식(capitalization, funded system)

1) 부과방식 : 부과방식은 현재 근로세대가 퇴직 후 받게 될 급여에 지출될 재원을 미래의 근로세대가 부담할 것이라는 전제(사회계약)하에서, 현재의 근로세대가 퇴직세대의 급여지출에 필요한 재원을 당장 부담하는 방법이다. 부과방식은 매년의 급여총액을 매년 조달하는 방식이다. 부과방식은 1년을 수지단위로 한다. 매년 소요금액을 조달하면서 일정비율의 위험준비금을 두는 것이 원칙이다. 부과방식은 단기급여를 지급하는 건강보험이나 실업보험에 주로 적용된다.
2) 적립방식 : 적립방식은 민영보험의 생명보험에서 주로 채택하고 있는 방법으로서 근로세대는 임금 및 소득 중 일부를 보험료로 납부하고, 이에 의하여 적립되는 금액과 운용수익으로 은퇴 이후의 급여를 지급하는 방법이다. 적립방식은 어떤 기준시점을 기준으로 그 때까지 기여한 사회보험료와 적립된 기금의 투자수익을 합한 총액이 미래에 발생할 급여총액을 지불하는 데 충분한 수준의 기금을 축적하는 방법이다. 한국의 국민연금이나 특수직역(공무원, 사립학교교직원, 군인) 연금이 이에 해당된다.

둘째, 보험료는 재정수지가 균형을 이루도록 부과되어야 한다. 이것이 보험수지 상등의 원칙이다. 즉 보험료 부과는 급여비를 비롯한 제 비용을 충당할 수 있도록 부과되어야 하나, 그렇다고 제 비용에 충당하고도 남아돌아가도록 해서는 안된다. 다만 예상하지 못한 급여비의 증가나 수입의 감소에 대비해서 준비금을 적립하는 것이 허용되고 있다.

셋째, 보험료는 부담자의 경제적 부담능력에 맞추어 부과하는 것이 원칙이다. 이를 보험료 부과의 공평성의 원칙이라 한다. 이 원칙에 비추어 볼 때 보험료 부담능력상의 문제는 실제로 부담되는 보험료가 특정가계의 소득 등 경제적 능력에 적정한가의 문제가 된다. 이것은 대단히 판정하기 어려운 문제이다.

2. 보험료 부과의 상한선

임금기준보험료[1]의 단점은 개인별로 보험료 납부액에 큰 차이가 발생할 수 있다. 따라서 임금기준 보험료는 많은 국가들이 상한선을 정하기도 한다. 이것은 일정액에 도달하는 임금이나 소득까지만 보험료를 내고 상한선을 넘는 소득에 대해서는 보험료를 지불할 필요가 없다는 것이다. 독일, 대만, 일본 등 대부분의 국가에서 사회보험료에 대한 상한선을 설정하고 있고, 프랑스와 같이 상한선을 설정하지 않는 국가도 있다.

상한선을 정하면 보험료와 급여자격이 서로 어느 정도 일치할 수 있다는 장점이 있다. 상한선을 정하지 않으면 소득이 높은 사람은 그들이 받을 수 있을 것으로 예상되는 급여보다 훨씬 더 많은 보험료를 내야 하므로 형평성의 문제가 발생하고, 보험체계에 저항이 생길 수 있다.

상한선 설정의 또 다른 이유는 소득이 높은 사람은 이미 소득세에서 누진율을 적용받는데, 보험료에서도 무한정 부담하게 되면 부유하다는 이유로 개인에게 과다한 부담을 지우게 되므로 보험의 연대성을 벗어날 수 있기 때문이다.

우리나라 건강보험에서도 지역가입자의 경우 명목적으로 상한선이 설정되어 있고, 직장가입자에 대해서도 상한선을 설정하고 있다.

다른 한편에서는 보험료의 상한선을 설정하는 것은 소득이 높은 사람에 대해 상대적으로 낮은 보험료를 내게 하는 것을 의미하기 때문에 능력에 따른 지불이라는 사회보장 원칙에 역행한다는 견해도 있다.

---

1) 사회보험료의 형태는 정액보험료(flat rate contribution)와 임금기준보험료(payroll contribution)로 구분한다. 정액보험료는 사회보험의 가입자 모두에게 동일한 금액, 즉 일정액을 보험료로 부과하는 형태이다(예 : 영국의 베버리지 사회보험원칙, 상업보험). 임금기준보험료는 부유한 사람은 보험료를 많이 내고 가난한 사람은 보험료를 적게 내지만 의료이용에있어서는 양자 모두 비슷한 수준으로 하기 때문에 부유한 사람이 가난한 사람을 도와주게 되어 사회적 연대가 이루어 진다(김병환 등, 2007).

3. 보험료율의 결정방식

보험료율[2]은 각자가 부담해야 할 보험료액을 결정하기 위하여 각자의 기준금액(예 : 소득 등)에 승(乘)하는 요율을 의미한다. 이 요율의 크기는 보험자의 수지상등의 원칙에 따라 보험자의 보험급여를 충당할 수 있는 범위 내에서 결정되며, 보험자의 규모, 부양률, 보수월액의 크기 등에 따라 좌우된다.

보험료율을 결정할 때는 몇 가지 고려할 사항이 있는데, 보험료수입이 보험급여비를 충분히 보전할 수 있어야 하고, 보험료율은 피보험자의 부담능력을 고려함과 동시에 사용자의 부담능력도 고려해야 한다. 보험료율을 결정하는 방식에는 크게 평균보험료율 방식, 점증보험료율 방식, 체감보험료율 방식 등이 있다.

평균보험료율방식은 장래에 대하여 보험료의 부담을 평준화한 것이며, 평준화시켜 징수한 보험료에 대하여 초기에 급여비용은 적기 때문에 그 차액은 적립금으로 축적된다. 그리고 급여비용이 증대되는 단계에서는 그 때까지의 적립금의 이자가 급여재원으로 충당되기 때문에 보험료의 부담은 그만큼 경감된다.

점증보험료율방식은 초기에는 낮은 보험료를 책정하고 일정기간이 경과함에 따라 보험료율을 점차 증가시키게 되는 방식이다. 이러한 방식은 단기보험인 의료보험제도에 적합한 재정구조로서 일부 직장조합에서 채택되었다. 즉 처음에는 최저보험료율을 적용하다가 이후 4% 전후의 높은 보험료율을 적용했던 직장조합이 이에 해당된다.

체감보험료율 방식은 보험제도를 도입하는데 초기비용이 많이 들어가는 경우 처음에는 높은 보험료율을 부과하다가 일정기간이 지나면 단계적으로 낮은 보험료율을 부과하는 방식이다. 즉 의료비인상률이 봉급인상률을 밑돌거나, 기타 다른 이유로 보험재정이 안정되면 체감보험료율 방식을 채택할 수 있다. 일부 대기업 직장조합이 한때 이러한 경험을 했으며 공·교의료보험에서도 동일한 경험을 하였다.

---

2) 우리나라 직장가입자의 보험료부과는 정률제를 적용하고 있는데 보험료율은 1,000분의 80범위 내에서 대통령령으로 정하도록 하고 있다.

제2절 보험료 징수 및 산정

1. 보험료 징수

공단은 건강보험사업에 소요되는 비용에 충당하기 위하여 법 제77조의 규정에 의한 보험료의 납부의무자로부터 보험료[3]를 징수한다. 보험료는 가입자의 자격을 취득한 날이 속하는 달의 다음 달부터 가입자의 자격을 상실한 날의 전날이 속하는 달까지 징수한다. 다만, 가입자의 자격을 매월 1일에 취득한 경우에는 그 달부터 징수한다. 보험료를 징수함에 있어서 가입자의 자격이 변동된 경우에는 변동된 날이 속하는 달의 보험료는 변동되기 전의 자격을 기준으로 징수한다. 다만, 가입자의 자격이 매월 1일에 변동된 경우에는 변동된 자격을 기준으로 징수한다.

직장가입자의 월별 보험료액은 다음 각 항에 따라 산정한 금액으로 한다.

① 보수월액보험료: 법 제70조에 따라 산정한 보수월액에 법 제73조 제1항 또는 제2항에 따른 보험료율을 곱하여 얻은 금액

② 보수 외 소득월액보험료: 법 제71조1항에 따라 산정한 보수외 소득월액에 법 제73조 제1항 또는 제2항에 따른 보험료율을 곱하여 얻은 금액

지역가입자의 월별 보험료액은 다음 각 항의 구분에 따라 산정한 금액을 합산한 금액으로 한다. 이 경우 보험료액은 세대 단위로 산정한다.

① 소득: 법 제71조 제2항에 따라 산정한 지역가입자의 소득월액에 법 제73조 제3항에 따른 보험료율을 곱하여 얻은 금액

② 재산: 법 제72조에 따라 산정한 재산보험료 부과점수에 법 제73조 제3항에 따른 재산보험료 부과점수당 금액을 곱하여 얻은 금액

3) 국민건강보험법 제73조(보험료율 등) ① 직장가입자의 보험료율은 1천분의 80의 범위 안에서 심의위원회의 의결을 거쳐 대통령령으로 정한다. ② 국외에서 업무에 종사하고 있는 직장가입자에 대한 보험료율은 제1항에 따라 정해진 보험료율의 100분의 50으로 한다. ③ 지역가입자의 보험료부과 점수당 금액은 심의위원회의 의결을 거쳐 대통령령으로 정한다.

2. 자격변동에 따른 보험료

직장가입자와 지역가입자의 보험료 부과기준이 다르기 때문에 자격변동월의 보험료부과기준을 명확히 하고, 자격이 변동된 날이 속하는 달의 보험료가 이중으로 부과되는 것을 방지하기 위해서 법 제69조 제2항에 단서를 규정하고 있다.

따라서 가입자의 자격이 매월 1일자로 변동된 경우에는 그 달의 보험료는 변동된 자격을 기준으로 부과되며, 매월 2일 이후의 날에 변동된 경우에는 변동되기 전의 가입자의 자격을 기준으로 보험료가 부과된다. 여기서 '매월 2일 이후'란 매월의 2일을 포함하기 때문에 2일에 자격이 변동된 자는 변동되기 직전의 자격을 기준으로 자격변동월의 보험료가 산정된다.

또한, 휴직 기타의 사유로 보수의 전부 또는 일부가 지급되지 아니하는 가입자의 보험료는 당해 사유가 발생하기 전월의 보수월액을 기준으로 보험료를 산정한다.

3. 보험료 산정원칙

1) 직장가입자

직장가입자의 보험료는 가입자 개인별로 산정되고, 부과는 사업장 단위로 한다. 직장가입자의 보험료는 직장가입자가 일정기간 동안 지급받는 보수월액에 일정한 보험료율을 곱하여 산정한다. 또한 2012년 9월부터는 직장가입자의 보수외 소득이 일정금액을 초과하는 경우 소득월액을 추가적으로 산정하고 있다.

직장가입자가 받는 보수는 근로자 · 공무원 및 교직원이 근로의 제공으로 인하여 사용자 · 국가 또는 지방자치단체로부터 지급받는 금품(실비변상적인 성격의 것을 제외한다)으로서 대통령령[4]이 정하는 것을 말한다. 이 경우 보수 관련 자료가 없거나 불명확한 경우에는 보건복지부장관이 정하여 고시하는 금액을 보수로 본다.

4) 국민건강보험법 시행령 제33조(보수에 포함되는 금품) ① 법 제70조 제3항 전단에서 "대통령령이 정하는 것"이라 함은 근로의 제공으로 인하여 받은 봉급 · 급료 · 보수 · 세비 · 임금 · 상여 · 수당 그 밖에 이와 유사한 성질의 금품 중 다음 각 호의 것을 제외한 것을 말한다. 1. 퇴직금, 2. 현상금 · 번역료 및 원고료, 3. 「소득세법」에 따른 비과세 근로소득. 다만, 「소득세법」 제12조제3호차목 · 파목 및 거목에 따라 비과세되는 소득은 제외한다.

2) 지역가입자

지역가입자의 월별 보험료액은 세대단위로 산정하되, 지역가입자가 속한 세대의 월별 보험료액은 법 제72조의 규정에 의해 산정된 보험료부과점수에 제73조 3항에 의한 보험료부과 점수당 금액을 곱하여 산정한다. 보험료 부과점수는 지역가입자의 소득·재산 등을 참작하여 정한다.

제3절 직장가입자 보험료 부과체계

1. 보수월액

직장가입자의 보수월액[5]은 직장가입자가 받는 보수를 기준으로 산정한다. 보수에 대한 내용은 앞에서 이미 살펴보았다.

직장가입자에 대한 보험료는 매년 다음 각 항의 구분에 의하여 산정된 보수월액으로 보험료를 부과하고, 다음 연도에 확정되는 당해 연도의 보수의 총액을 기준으로 시행령 제39조의 규정에 의하여 보수월액을 다시 산정하여 정산한다. 다만, 법 제70조 제3항 후단의 규정에 의하여 보건복지부장관이 고시하는 금액이 적용되는 직장가입자에 대하여는 그 고시하는 금액이 적용되는 기간 동안에 부과한 보험료의 정산을 생략할 수 있다.

① 직장가입자의 자격을 취득하거나 다른 직장가입자로 자격이 변동되거나 지역가입자에서 직장가입자로 자격이 변동된 사람 : 자격취득 또는 변동시의 보수월액

5) 2006년까지는 직장가입자에 대해 "등급별 표준보수월액(100등급)"에 보험료율을 곱하여 보험료를 부담하였으나 폐지되고(2006.12.30), 2007년부터는 등급별 표준보수월액이 아닌 각 개인별 "보수월액"에 보험료율을 곱하여 납부하게 되었다. 그리고 현재는 보수월액과 보수외 소득월액을 합산하여 보험료를 부과한다.

- 보험료 적용기간 : 자격취득 또는 변동일이 속하는 달(매월 2일 이후에 자격이 변동된 경우에는 그 자격변동일이 속한 달의 다음 달을 말한다)부터 다음해 3월까지

② 제1항에 해당되지 아니하는 직장가입자 : 전년도에 지급받은 보수의 총액을 기준으로 산정한 보수월액

- 보험료 적용기간 : 매년 4월부터 다음해 3월까지

2. 소득월액

2012년 9월 1일부터는 기존의 보수월액에 보험료율을 곱하여 직장가입자의 보험료를 산정함과 동시에 보수월액의 산정에 포함된 보수를 제외한 직장가입자의 소득("보수외 소득")이 대통령령으로 정하는 금액(2,000만원)을 초과하는 경우 보수외 소득을 기준으로 하여 '소득월액(합산금액을 12로 나누어 산정)'을 추가적으로 산정하도록 하고 있다. 소득월액 산정에 포함되는 소득으로는 이자소득, 배당소득, 사업소득, 근로소득, 연금소득, 기타소득 등이 있다.

$$(\text{연간 보수외 소득} - \text{대통령령으로 정하는 금액}) \times \frac{1}{12}$$

소득월액에 대한 평가기준을 보면 이자소득, 배당소득, 사업소득, 기타소득은 모두 합산한 금액으로 평가하고(100% 적용), 근로소득과 연금소득은 해당 소득의 100분의 50을 적용하여 평가한다.

한편, 정부에서는 소득 있는 피부양자에 대한 보험료 부과기준을 지속적으로 확대하여 시행해오고 있다. 즉 지역가입자는 세대 단위로 관리하여 소득 있는 세대원 전원에 대하여 보험료를 부과하여 왔으나, 직장가입자의 배우자, 부모 등은 소득이 있음에도 피부양자로 등재되어 보험료를 부과하지 않아 보험료 부과의 형평성 문제가 발생되었다. 이에 정부는 2001년 7월 사업 및 임대소득이 있는 직장가입자의 배우자, 노인세대 등을 지역가입자로 전환하여 보험료를 부과하였으며(56만 명), 2002년에는 연소득 500만 원을 초과하는 자유직업종사자 · 보험모집인 등 소득이 있는 자를 피부양

자에서 제외하여 지역가입자보험료를 부과하였다. 2005년에는 19세 미만의 미성년자에 대한 무소득 간주 규정을 폐지함으로써 소득이 있는 미성년자를 피부양자에서 제외하여 지역가입자 보험료를 부과하였다. 2006년 금융소득 4,000만 원 초과자, 2010년 피부양자 중 재산 3억 원을 초과한 형제 · 자매, 2011년에 재산과표 9억 원 초과자, 2013년에 연금소득 및 기타 · 근로소득 4,000만 원 초과자를 피부양자에서 제외함으로써 가입자 간의 형평성을 제고하기 위해 노력하였다.

또한, 2018년 7월부터는 재산과표 5억 4천만 원을 초과하면서 연소득 1천만 원 초과자, 종합과세소득 연 3,400만 원(2인 가구 기준 중위소득 수준, 2017년) 초과자가 피부양자에서 제외되었으며, 2022년 7월부터는 재산과표 3억 6천만 원을 초과하면서 연소득 1천만 원을 초과하는 사람과, 종합과세소득이 연 2,000만 원(2인 가구 기준 중위소득 60% 수준, 2017년)을 초과하는 사람이 피부양자에서 제외되었다.

● **직장가입자 보험료 부과 · 산정 요약 정리**

▣ **특징**

- 보수월액보험료
  - 직장가입자의 보수, 즉 부담능력에 따라 보험료를 부과하며, 신고한 보수월액으로 보험료를 부과한 후 매년 3월 10일까지 전년도 보수총액을 신고 받아 보험료를 다시 정산함.
- 보수 외 소득월액보험료
  - 보수월액에 포함된 보수를 제외한 소득(보수외 소득)이 연간 2,000만원을 초과하는 직장가입자에게 보수외 소득을 기준으로 보수외 소득월액보험료 부과함(2022.9.1. 시행)

    ※ 2012.9.1.~2018.6.30. : 연간 7,200만원 초과

    ※ 2018.7.1.~2022.8.31. : 연간 3,400만원 초과

    ※ 2022.9.1.~ : 연간 2,000만원 초과

▣ 보험료 산정

① 보수월액보험료(2024년도 기준)

- 건강보험료=보수월액×보험료율(7.09%)

  ※ 근로자, 사용자 각각 50%씩 부담
- 장기요양보험료 = 건강보험료 × $\frac{\text{장기요양보험료율(0.9182\%)}}{\text{건강보험료율(7.09\%)}}$

② 보수월액

- 직장가입자가 당해 연도에 받은 보수총액을 근무월수로 나눈 금액
- 월별 보험료 상한액: 8,481,420원

  ※ 월별 보수월액 상한액: 119,625,106원
- 월별 보험료 하한액: 19,780원

  ※ 월별 보수월액 하한액: 279,266원

> ○ 국민건강보험법 시행령 제32조(월별 보험료액의 상한과 하한) 개정
> – 상한선: 전전년도 직장 평균 보수월액보험료의 30배(2024년도 기준: 8,481,420원)
> – 하한선: 전전년도 직장 평균 보수월액보험료의 5% 이상 ~ 8.5% 미만 수준(2024년도 기준: 19,780원)
> ※ 전전년도(2022년) 직장 평균 보수월액 보험료: 282,714원
> ※ 상하한선 기준이 '보수월액'에서 '보험료'로 변경됨(2018.7.이후)

③ 보수 외 소득월액보험료(2024년도 기준)

– 건강보험료 = {(연간 보수외 소득 – 2,000만원) ÷ 12월} × 소득평가율 × 건강보험료율(7.09%)
- (연간 보수외 소득 2,000만원) ÷ 12월 × 소득평가율 = 보수외 소득월액
- 보수외 소득월액 × 건강보험료율 = 보수외 소득월액보험료

– 2022.9.부터 적용

※ 소득평가율: 사업 · 이자 · 배당 · 기타소득(100%), 연금 · 근로소득(50%)

※ 2018. 6월 이전 보수외 소득월액 건강보험료 산정: 연간 보수외 소득 × 소득평가율 ÷ 12월 × 건강보험료율 × 50/100

※ 2022. 8월 이전 보수외 소득월액 건강보험료 산정: (연간 보수외소득 3,400만원) ÷ 12월 × 소득평가율 × 건강보험료율

– 장기요양보험료 = 건강보험료 × $\dfrac{\text{장기요양보험료율(0.9182\%)}}{\text{건강보험료율(7.09\%)}}$

④ 보수외 소득월액

– 보수월액에 포함된 보수를 제외한 직장가입자의 소득(이자, 배당, 사업, 근로, 연금, 기타소득)으로 합산 후 2,000만원을 공제한 금액을 12로 나누어 소득종류에 따라 소득평가율을 곱한 금액

– 소득평가율: 「소득세법」에 따라 산정한 이자, 배당, 사업, 기타소득금액(100%), 「소득세법」에 따른 근로 · 연금소득의 금액 합계액(50%)

※ 「국민건강보험법」시행령 제41조(소득월액) 제1항 제1호의 공적연금소득의 경우에는 같은 조 제2항을 적용하지 않고 해당 과세기간에 발생한 연금소득 전부를 연금소득으로 한다.

> ○ 국민건강보험법 시행령 제32조(월별 보험료액의 상한과 하한) 개정
> – 상한선: 전전년도 직장 평균 보수월액보험료의 15배(2024년도 기준: 4,240,710원)
> – 하한선: 없음
> ※ 전전년도(2022년) 직장 평균 보수월액 보험료: 282,714원
> ※ 상한선 기준이 '보수월액'에서 '보험료'로 변경됨(2018.7.이후)

▣ 보험료 산정에 포함되는 보수의 범위

① 보수월액 산정기준

– 보험료 산정에 포함되는 금품
- 근로의 제공으로 인하여 받는 봉급, 급료, 보수, 세비, 임금 상여, 수당과 이와 유사한 성질의 금품
- 소득세법 제12조제3호 규정에 의한 비과세중
  ① 차목 : 외국정부 또는 국제기관에 근무하는 외국인이 받는 급여
  ② 파목 : 작전임무 수행을 위하여 외국에 주둔중인 군인, 군무원이 받는 급여
  ③ 거목 : 국외 또는 북한지역에서 근로를 제공하고 받는 근로소득중 비과세소득

– 보험료 산정에 포함되지 않는 금품
- 퇴직금
- 현상금 번역료 및 원고료

- 「소득세법」에 따른 비과세 근로소득. 다만, 제12조 제3호 차목 · 파목 및 거목은 제외
- 비과세 예시
  - 식대: 식사, 기타 음식물을 제공받지 아니하는 근로자가 받는 월 20만원 이하의 식사대(「소득세법」 제12조제3호러목)
  - 자가운전보조금(교통비): 근로자 본인이 소유하거나(부부공동명의 차량 포함) 임차한 차량을 근로자가 직접 운전하여 사용자의 업무수행에 이용하고, 실제여비를 받는 대신에 그 소요경비를 당해 사업장의 규칙 등에 의하여 정하여진 지급기준에 따라 받는 금액 중 월 20만원 이내의 금액(「소득세법」 시행령 제12조제3호)
  - 생산직근로자가 받는 야간근로수당 등: 「소득세법 시행령」제17조제1항에 따라 월정액급여 210만 원 이하로서 직전과세기간의 총급여액이 3,000만 원(2020.2.11.시행 개정 전 2,500만 원) 이하인 생산직근로자가 「근로기준법」에 의한 연장근로 · 야간근로 또는 휴일근로로 인하여 통상임금에 더하여 받는 급여 중 연 240만 원 한도 내에서만 보수에서 제외. 생산직 근로자 등의 범위는 「소득세법 시행규칙」제9조에 규정된 직종에 종사하는 근로자를 말함(「소득세법」 제12조제3호더목)

② 개인 사업장 대표자
- 대표자 당해 사업장의 사업소득과 부동산임대소득(부동산임대소득은 2004.01.01.이후 발생분부터 포함)

▣ 보수총액의 신고

① 신고의무자
- 근로자가 소속되어 있는 사업장의 사업주
- 공무원이 소속되어 있는 기관의 장
- 교직원이 소속되어 있는 사립학교를 설립 · 운영하는 자

② 신고시기
- 일반근로자: 매년 3.10.까지(4월분 보험료 정산반영 합산고지)
- 개인사업장 사용자: 매년 5.31.까지(6월분 보험료 정산반영 합산고지)
- 성실신고사업장 사용자: 매년 6.30.까지(7월분 보험료 정산반영 합산고지)

③ 대상자: 매년 12월 말일 현재 직장가입자 자격 유지자

④ 제외대상자
- 퇴직자
- 전년도 12월 2일 이후 입사자(12월 보험료 면제자)
- 해당년도 전체 기간에 다음 사유로 보험료가 부과되지 않은 자(휴직자, 시설수용자, 군입대자, 의료급여 및 국가유공자 건강보험 적용 제외 대상자 등)
- 해당년도 전체 기간 고시 적용자(보수자료가 불분명한 선원, 자동차매매종사원, 관광안내원)
- 건설일용직 현장 사업장 가입자

3. 보수월액 산정을 위한 보수 등의 통보

사용자는 법 제70조 제1항에 따른 보수월액의 산정을 위하여 매년 3월 10일까지 전년도 직장가입자에게 지급한 보수의 총액(가입자별로 1월부터 12월까지 지급한 보수의 총액을 말한다)과 직장가입자가 당해 사업장 · 국가 · 지방자치단체 · 사립학교 또는 그 학교경영기관에 종사한 기간 등 보수월액의 산정에 필요한 사항을 공단에 통보하여야 한다. 이 경우 직장가입자에 대하여는 보수월액의 산정에 필요한 사항의 통보를 생략할 수 있다.

사용자는 그 사업장이 다음 각 항의 어느 하나에 해당하게 된 때에는 그때까지 사용 · 임용 또는 채용한 모든 직장가입자(③의 경우에는 해당 직장가입자)에게 지급한 보수의 총액 등 보수월액의 산정에 필요한 사항을 공단에 통보하여야 한다.

① 사업장이 폐업 · 도산하거나 이에 준하는 사유가 발생한 경우

② 사립학교가 폐교된 경우

③ 일부 직장가입자가 퇴직한 경우

사용자는 직장가입자의 보수총액 및 종사기간 등을 공단에 통보하는 때에는 다음 각 항의 구분에 따른 서류를 공단에 제출하여야 한다.

① 사용관계가 계속되는 경우: '직장가입자보수총액통보서'[6]

② 연도 중 영 제35조 제2항 각 호의 어느 하나에 해당하게 된 경우: '직장가입자자격상실신고서'[7]

4. 보수월액의 결정 및 통지

공단은 시행령 제35조의 규정에 의하여 통보받은 보수의 총액을 전년도 중 직장가입자가 당해 사업장등에 종사한 기간의 개월수로 나누어서 얻은 금액을 매년 보수월액으로 결정한다. 다만, 사용자가 당해 사업장 등의 당해 연도 보수의 평균인상율 또

6) 국민건강보험법 시행규칙 별지 제26호 서식
7) 국민건강보험법 시행규칙 별지 제8호 서식

는 인하율을 공단에 통보한 경우에는 본문의 규정에 의하여 계산한 금액에 그 평균인상율 또는 인하율을 반영한 후 산정한 금액을 매년 보수월액으로 결정한다.

사용자는 해당 직장가입자의 보수가 인상되거나 인하되었을 때에는 공단에 보수월액의 변경을 신청할 수 있다. 다만, 상시 100명 이상의 근로자가 소속되어 있는 사업장의 사용자는 ① 해당 월의 보수가 14일 이전에 변경된 경우: 해당 월의 15일까지, ② 해당 월의 보수가 15일 이후에 변경된 경우: 해당 월의 다음 달 15일까지 공단에 그 보수월액의 변경을 신청하여야 한다.

공단은 사용자가 시행령 제35조의 규정에 의한 통보를 하지 아니하거나 그 통보내용이 사실과 다른 경우에는 법 제94조(신고 등)의 규정에 의하여 그 사실을 조사하여 보수월액을 산정 · 변경할 수 있으며, 사용자의 보수월액의 변경신청이 있는 경우에는 공단은 보수 인상된 달 또는 인하된 달 부터 보수월액을 변경할 수 있다.

직장가입자가 2 이상의 건강보험적용사업장에서 보수를 받고 있는 경우에는 각 사업장에서 받고 있는 보수를 기준으로 각각 보수월액을 결정한다.

직장가입자의 보수월액을 시행령 제33조 부터 제38조까지의 규정에 의하여 산정하기 곤란하거나 보수를 확인할 수 있는 자료가 없는 경우 보수월액의 산정방법과 보수의 인상 · 인하시 보수월액의 변경신청 등 필요한 사항은 재정운영위원회의 의결을 거쳐 공단의 정관으로 정한다.

사용자는 직장가입자의 보수월액의 변경을 신청하고자 하는 때에는 '직장가입자 보수월액 변경신청서'[8]를 공단에 제출하여야 한다.

공단은 가입자의 보수월액을 결정 · 변경한 경우 또는 보수월액 보험료의 초과액을 반환하거나 보수월액 보험료의 부족액을 추가 징수하는 때에는 지체 없이 이를 문서로 사용자에게 알려야 하며, 그 통지를 받은 사용자는 지체 없이 이를 직장가입자에게 통지하여야 한다.

8) 국민건강보험법 시행규칙 별지 제27호 서식

5. 직장가입자의 자격취득·변동시 보수월액의 결정

공단은 직장가입자의 자격을 취득하거나 다른 직장가입자로 변동되거나 지역가입자에서 직장가입자로 자격이 변동된 자가 있는 때에는 다음 각 항의 구분에 의한 금액을 당해 가입자의 보수월액으로 결정한다.

① 연 · 분기 · 월 · 주 또는 그밖의 기타 일정기간으로 보수가 정해지는 경우 : 그 보수액을 그 기간의 총일수로 나눈 금액의 30배에 상당하는 액

② 일 · 시간 · 생산고 또는 도급으로 보수가 정하여지는 경우 : 직장가입자의 자격을 취득하거나 자격이 변동된 달의 전 1개월 동안에 그 사업장에서 해당 직장 가입자와 같은 업무에 종사하고 같은 보수를 받는 사람의 보수액을 평균한 금액

③ 제1항 및 제2항에 따라 보수월액을 산정하기 곤란한 경우 : 직장가입자의 자격을 취득하거나 자격이 변동된 달의 전 1개월동안 같은 업무에 종사하고 있는 사람이 받는 보수액을 평균한 금액

6. 보수가 지급되지 않는 사용자의 보수월액의 결정

법 제70조 제4항에 따른 보수가 지급되지 아니하는 사용자의 보수월액은 다음 각 항의 방법으로 산정한다. 이 경우 사용자는 매년 5월 31일까지 「소득세법」에 따라 세무서장에게 성실신고확인서를 제출한 사용자(“성실신고사용자”)인 경우에는 6월 30일까지 수입을 증명할 수 있는 자료를 제출하거나 수입금액을 공단에 통보하여야 하며, 산정된 보수월액은 매년 6월부터 다음 해 5월까지(성실신고사용자의 경우에는 매년 7월부터 다음 해 6월까지) 적용한다.

① 해당 연도 중 해당 사업장에서 발생한 보건복지부령으로 정하는 수입[9]으로서 객관적인 자료를 통하여 확인된 금액

② 수입을 확인할 수 있는 객관적인 자료가 없는 경우에는 사용자의 신고금액

9) “보건복지부령이 정하는 수입”이라 함은 「소득세법」 제19조에 따른 사업소득을 말한다.

위 1항 및 제2항에도 불구하고 다음 각 항의 어느 하나에 해당하는 경우 사용자의 보수월액은 그 각 항에서 정하는 금액으로 한다.

① 위의 1항 및 2항에 따른 확인금액 또는 신고금액을 기준으로 산정한 보수월액이 해당 사업장에서 가장 높은 보수월액을 적용받는 근로자의 보수월액보다 낮은 경우: 해당 사업장에서 가장 높은 보수월액을 적용받는 근로자의 보수월액

② 다음 어느 하나에 해당하는 경우: 해당 사업장 근로자의 보수월액을 평균한 금액
  – 사용자가 자료 제출과 수입금액 통보를 하지 않고, 수입을 확인할 수 있는 객관적인 자료도 없는 경우
  – 확인금액이 0원 이하인 경우

직장가입자의 보험료 부과체계를 정리하면 다음과 같다.

표 10–1 **직장가입자 보험료 부과체계(2024년 기준)**

구 분	내용
보험료부과기준	– 보수월액 • 보수총액 기준(근로소득 · 사업소득 등) – 보수외 소득월액 • 보수외 종합소득(근로, 사업, 금융, 연금, 기타소득 등) △ 단, 보수외 종합소득이 2,000만 원을 초과하는 경우에 부과
보험료율[10]	– 보수 월액보험료: 보수월액 x 건강보험료율(7.09%) △ 통합 이전 : 조합에 따라 3~6% – 보수외 소득월액보험료: {(연간 '보수외 소득' – 2,000만원(공제금액)) x 1/12} x 소득평가율 x 건강보험료율(7.09%)
보험료 부담방법	– 가입자: 50%, 사용자: 50% – 보수외 소득월액 보험료는 직장가입자 본인 부담
부담주체	– 근로자: 보험료 부담(피부양자 : 보험료 부담 없음)

10) 직장가입자의 보험료율은 1천 분의 80의 범위에서 심의위원회의 의결을 거쳐 대통령령으로 정한다(국민건강보험법 제73조).

제4절 지역가입자 보험료 부과체계

1. 지역가입자 건강보험료 부과체계(2024년기준)

1) 지역가입자의 건강보험료 부과

지역가입자의 건강보험료는 가입자의 소득, 재산(전월세 포함)을 기준으로 각 부과요소별로 산정한 후 합산한 보험료에 경감 등을 적용하여 세대단위로 부과한다

국민건강 보험료는 가입자의 자격을 취득한 날이 속하는 달의 다음 달부터 가입자의 자격을 잃은 날의 전날이 속하는 달까지 부과 · 징수한다. 다만, 가입자의 자격을 매월 1일에 취득한 경우 또는「독립유공자예우에 관한 법률」및「국가유공자 등 예우 및 지원에 관한 법률」에 따라 의료보호를 받는 사람 중 건강보험 적용 신청으로 가입자의 자격을 취득하는 경우에는 그 달(신청일이 속한 달)부터 부과 · 징수한다.

2) 부과요소

① 소득: 「소득세법」에 따라 산정한 이자 · 배당 · 사업 · 기타소득금액, 「소득세법」에 따른 근로 · 연금소득의 금액 합계액

② 재산: 토지, 주택, 건축물, 선박, 항공기, 전월세

3) 부과체계

① 소득월액 28만원 이하세대

건강보험료 = 소득월액최저보험료(19,780원) + {재산(전월세 등 포함)보험료 부과점수 × 부과점수 당 금액(208.4원)}

② 소득월액 28만원 초과세대

건강보험료 = (소득월액* × 건강보험료율) + {재산(전월세 등 포함)보험료 부과점수 × 부과점수 당 금액(208.4원)}

* 소득월액: 연간 소득을 12개월로 나눈 금액

③ 연도별 건강보험료 부과점수당 금액 및 건강보험료율

(단위 : 원)

연도	2015	2016	2017	2018	2019	2020	2021	2022	2023	2024
점수당 금액	178.0	179.6	179.6	183.3	189.7	195.8	201.5	205.3	208.4	208.4
건강보험료율	6.07	6.12	6.12	6.24	6.46	6.67	6.86	6.99	7.09	7.09

4) 지역가입자의 건강보험료 부과체계표(2024년)

세대당 보험료

(소득월액 x 건강보험료율) + {재산(전월세 등 포함)보험료 부과점수 x 부과점수 당 금액(208.4원)}

↑

소득(정률제)

- 소득월액 28만원 이하: 소득월액 최저보험료(19,780)
- 소득월액 28만원 초과: 소득월액 x 건강보험료율

※소득월액: 연 소득을 12개월로 나눈 금액

재산(점수)

60등급

- 토지, 건축물, 주택, 선박, 항공기
- 전월세

2. 지역가입자 건강보험료 산정방법(2024년기준)

1) 지역가입자의 건강보험료 산정방법

– 지역 세대의 가입자가 보유한 소득, 재산(전월세 등 포함)으로 각 부과요소별로 산정하고, 소득월액 28만원을 기준으로 달리 적용한다.

① 소득월액 28만원 이하세대

건강보험료 = 소득월액최저보험료(19,780원) + {재산(전월세 등 포함)보험료 부과
점수 × 부과점수 당 금액(208.4원)}

② 소득월액 28만원 초과세대

건강보험료 = (소득월액* × 건강보험료율) + {재산(전월세 등 포함)
보험료 부과점수 × 부과점수 당 금액(208.4원)}

* 소득월액: 연간 소득을 12개월로 나눈 금액

③ 지역 건강보험료 하한금액과 상한금액

– 하한 보험료: 19,780원(장기요양보험료 포함 22,340원)

– 상한 보험료: 4,240,710원(장기요양보험료 포함 4,789,900원)

2) 소득월액 보험료 부과기준

① 소득의 범위: 이자소득, 배당소득, 사업소득, 근로소득, 연금소득, 기타소득

② 소득 적용 방법

– 이자, 배당, 사업, 기타소득: 「소득세법」에 따라 산정한 소득금액 100% 적용

– 근로, 연금소득 : 「소득세법」에 따른 소득의 금액 합계액 50% 적용

3) 재산 보험료 부과점수의 기준

① 재산의 범위: 주택, 건물, 토지, 선박, 항공기, 전/월세

– 재산세 과세 대상이 되는 주택, 건물, 토지, 선박, 항공기(단, 종중재산(宗中財産), 마을 공동재산, 그 밖에 이에 준하는 공동의 목적으로 사용하는 건축물 및 토지는 제외한다.)

– 주택/건물을 소유하지 아니한 경우에는 임차주택에 대한 보증금 및 월세금액

② 재산 적용 방법

– 건물, 토지, 선박, 항공기 재산가액의(과세표준액) 100% 적용

– 전/월세금액의 30% 적용

– 재산금액 구간별 기본공제 : 일괄 1억원

* 기본공제 산식 = {재산세 과세표준금액 + 전월세평가금액(30%적용)} – 기본공제액

제5절 보험료와 건강보험재정

1. 보험료 부과 및 징수율

직장보험료는 보수월액에 보험료율을 곱하여 부과하는 보수월액 보험료와 일정소득 이상인 경우 부과하는 소득월액 보험료가 있고, 지역보험료는 소득 및 재산과표, 자동차보유 등을 감안하여 보험료 부과점수당 금액을 곱하여 부과하고 있다. 2022년 보험료 부과총액은 76조 7,703억 원으로 나타났다. 이 중 직장보험료는 66조 6,845억 원을 부과하였으며, 지역보험료는 10조 858억 원을 부과하였다. 건강보험 세대당 월평균보험료(개인부담기준)는 129,832원이었으며 직장 가입자는 월평균 145,553원, 지역 가입자는 월평균 95,221원을 부담하였다.

표 10-2 **연도별 보험료부과액 및 월보험료 현황**

(단위: 억원, 원, %)

구분		2016년	2017년	2018년	2019년	2020년	2021년	2022년	전년대비 증감률(%)
보험료(억 원)		475,931	504,168	538,965	591,328	631,114	694,869	767,703	10.5
– 직장		399,446	424,486	459,221	507,712	540,194	594,666	666,845	12.1
– 지역		76,485	79,682	79,744	83,616	90,921	100,202	100,858	0.7
월보험료(원)	세대당	98,128	101,178	104,201	109,558	114,069	122,201	129,832	6.2
	– 직장	104,507	107,449	112,635	120,152	124,629	133,591	145,553	9.0
	– 지역	84,531	87,458	85,546	86,160	90,864	97,221	95,221	–2.1
	1인당	45,763	48,152	50,979	55,488	59,218	65,211	71,387	9.5
	– 직장	45,874	48,266	52,085	57,527	61,109	67,392	75,952	12.7
	– 지역	45,473	47,847	48,011	50,027	54,165	59,414	59,377	–0.1

주 1) 결산기준

2) 월보험료는 본인(개인)부담보험료 기준

자료: 국민건강보험공단(2023), 건강보험주요통계

2022년 보험료 징수 금액은 76조 3,988억 원이었으며 보험료징수율은 99.5%였다. 직장가입자 보험료 징수 금액은 66조 721억 원으로 징수율 99.1%, 지역가입자 보험료 징수 금액은 10조 3,267억 원으로 징수율은 102.4%였다.

표 10-3 연도별 보험률 징수율

(단위: 억원, %)

구분	합계			직장			지역		
	부과액	징수액	징수율	부과액	징수액	징수율	부과액	징수액	징수율
2016년	475,931	474,428	99.7	399,446	398,675	99.8	76,485	75,753	99.0
2017년	504,168	501,496	99.5	424,486	422,896	99.6	79,682	78,600	98.6
2018년	538,965	538,076	99.8	459,221	458,013	99.7	79,744	80,063	100.4
2019년	591,328	589,290	99.7	507,712	505,847	99.6	83,616	83,443	99.8
2020년	631,114	628,765	99.6	540,194	538,630	99.7	90,921	90,135	99.1
2021년	694,869	690,417	99.4	594,666	589,968	99.2	100,202	100,449	100.2
2022년	767,703	763,988	99.5	666,845	660,721	99.1	100,858	103,267	102.4
전년대비 증감률(%)	10.5	10.7		12.1	12.0		0.7	2.8	

주: 결산기준
자료: 국민건강보험공단(2023), 건강보험주요통계

2. 보험료율

직장가입자의 보험료는 사업장별로 부과되며 사용주가 보험료를 납부할 책임을 진다. 건강보험통합이전 직장의료보험은 법정준비금의 적립률이 일정수준 이상으로 재정이 안정된 조합에 대하여 지속적으로 보험료율을 인하 조정하여 피보험자의 부담을 경감시킨바, 평균보험료율도 1986년 3.57%를 기준으로 하여 1995년도에는 3.03%로 크게 낮아졌으나 조합재정이 어려워짐에 따라 보험료율이 다시 증가하기 시작하여 1997년에 3.13%, 1998년 3.27%, 1999년 3.75%로 점점 증가하였다.

통합이후, 2000년 7월부터는 직장가입자 2.8%, 공무원 · 교직원은 3.4%를 부과하였으며 2001년 1월부터는 직장 및 공 · 교가입자[11] 모두 보험료율을 3.4%로 일원화

11) 보험료 부담주체의 분담비율을 보면 직장 및 공무원은 근로자(공무원)와 사용자(정부)가 각각 50%씩 부담, 사립학교 교직원은 교직원 50%, 학교경영자 30%, 국가 · 지방자치단체단체가 20%씩 부담한다. 단, 2014년 1월 부터 사립학교 교직원 중 교원은 기존처럼 국가가 20%지원하고 있으나 직원에 대해서는 국가의 지원이 폐지되었다.

하여 부과하였다. 이후 2002년 3월 3.63%, 2003년 1월 3.94%, 2004년 1월 4.21%, 2005년 1월 4.31%, 2006년 4.48%, 2007년 4.77%로 인상되어 오다가 2008년 1월부터 5.08%로 인상되었다. 2009년도는 세계경제 악화 및 국내여건의 변화로 보험료율을 인상하지 않고 2008년도와 동일한 5.08%를 적용하고 있다. 그리고 2010년도는 5.33%를 적용하였으며 2014년도에는 5.99%, 2015년에는 6.07%가 적용되고 2022년에는 6.99%, 2023년과 2024년에는 7.09%로 보험료율이 결정되었다.

표 10-4 **연도별 평균보험료율 변동 추이**

<table>
<tr><th rowspan="2">구 분</th><th colspan="5">직장</th><th rowspan="2">공 · 교</th></tr>
<tr><th>평균</th><th>공동</th><th>단독</th><th>최고</th><th>최저</th></tr>
<tr><td>1992</td><td>3.09</td><td>3.09</td><td>3.10</td><td>4.6</td><td>3.0</td><td>4.6</td></tr>
<tr><td>1993</td><td>3.06</td><td>3.06</td><td>3.06</td><td>4.4</td><td>3.0</td><td>3.8</td></tr>
<tr><td>1994</td><td>3.04</td><td>3.03</td><td>3.05</td><td>4.0</td><td>3.0</td><td>3.8</td></tr>
<tr><td>1995</td><td>3.03</td><td>3.03</td><td>3.05</td><td>4.0</td><td>3.0</td><td>3.8</td></tr>
<tr><td>1996</td><td>3.05</td><td>3.05</td><td>3.05</td><td>4.8</td><td>3.0</td><td>3.8</td></tr>
<tr><td>1997</td><td>3.13</td><td>3.13</td><td>3.14</td><td>4.4</td><td>3.0</td><td>3.8</td></tr>
<tr><td>1998</td><td>3.27</td><td>3.22</td><td>3.43</td><td>6.0</td><td>3.0</td><td>4.2</td></tr>
<tr><td>1999</td><td>3.75</td><td>3.70</td><td>3.89</td><td>6.0</td><td>3.0</td><td>5.6</td></tr>
<tr><td>2000. 7</td><td colspan="5">2.8% 일원화</td><td>3.4</td></tr>
<tr><td>2001. 1</td><td colspan="6">3.4% 일원화</td></tr>
<tr><td>2002. 3</td><td colspan="6">3.63%</td></tr>
<tr><td>2003. 1</td><td colspan="6">3.94%</td></tr>
<tr><td>2004. 1</td><td colspan="6">4.21%</td></tr>
<tr><td>2005. 1</td><td colspan="6">4.31%</td></tr>
<tr><td>2006. 1</td><td colspan="6">4.48%</td></tr>
<tr><td>2007. 1</td><td colspan="6">4.77%</td></tr>
<tr><td>2008. 1</td><td colspan="6">5.08%</td></tr>
<tr><td>2009. 1</td><td colspan="6">5.08%(보험료 인상동결)</td></tr>
<tr><td>2010. 1</td><td colspan="6">5.33%</td></tr>
<tr><td>2011. 1</td><td colspan="6">5.64%</td></tr>
<tr><td>2012. 1</td><td colspan="6">5.80%</td></tr>
</table>

2013. 1	5.89%
2014. 1	5.99%
2015. 1	6.07%
2016. 1	6.12%
2017. 1	6.12%(보험료 인상동결)
2018. 1	6.24%
2019. 1	6.46%
2020.1	6.67%
2021.1	6.86%
2022	6.99%
2023	7.09%
2024	7.09%

3. 건강보험재정

1) 개요

건강보험이 안정적으로 운영되기 위해서는 보험재정의 수입과 지출이 균형을 이루어야 한다. 이는 가입자가 부담하는 적정수준의 보험료와 국고지원금을 포함한 수입 범위 내에서 지출이 이루어져야 함을 의미한다.

이에 따라, 1977년 의료보험제도가 도입된 이후 보건의료기술의 발전과 더불어 소비자인 국민의 의료욕구도 증가하고 있으며, 이러한 사회적 여건의 변화 추세는 필연적으로 의료비 지출증가를 초래하게 되어 국민의 부담도 증가할 수 밖에 없게 되었다.

보험재정은 1998년 10월 이전까지는 227개의 지역의료보험조합, 1개의 공무원 및 사립학교 교직원의료보험관리공단, 142개의 직장의료보험조합으로 각각 운영하여 왔으나 1998년 10월 1일 국민의료보험관리공단의 출범으로 지역의료보험이 하나의 재정으로 통합되었다.

이후 2000년 7월 1일에 139개의 직장의료보험조합을 통합하여 단일보험자인 국민건강보험공단이 출범하였으며, 보험재정은 지역, 직장, 공무원 및 교직원 보험재정별로 구분 · 계리하여 운영되었다.

국민건강보험법에 따라 2001년 1월 1일에는 직장보험재정과 공무원 및 교직원 보험재정을 통합하고, 2003년 7월 1일에는 보험재정을 완전 통합하였다.

2) 건강보험재정 현황

재정 통합 이후인 2000년 1조 90억 원의 당기적자가 발생하였고, 2001년에도 당기적자가 크게 예상되어, 2001년 5월 31일 재정안정대책을 강력히 추진하게 되었다. 재정적자 규모가 이처럼 급격하게 증가한 원인은 수년간 누적된 적자구조와 의약분업의 시행, 수가인상 등의 요인이 복합적으로 작용하였기 때문이다.

2002년에는 재정안정대책의 지속적 보완 추진을 통해 당기적자 규모를 7,600억 원 수준으로 감소시켰으며 2003년에는 1996년 이후 처음으로 1조 794억 원의 당기흑자를 실현하게 되었다.

이후 2004년에는 금융기관으로부터의 차입금을 완전 해소하고 흑자 재정으로 전환함으로써 재정 안정 기반을 마련하였으며, 이어 2005년에도 1조 1,788억 원의 당기흑자를 기록하였다.

그러나 2005년부터 본격 추진된 암 등 중증질환에 대한 급여 확대를 비롯한 보장성 강화 조치와 노인인구 증가 및 의료기술의 발달 등으로 2006년도 보험급여비 지출이 전년대비 17.7%, 2007년도에는 전년대비 14.3%나 급증하여 2006년 747억 원, 2007년 2,847억 원의 당기적자를 기록하였다.

이러한 급격한 급여비 증가에 대응하여 실시한 지출합리화 방안의 영향 등으로 2008년에는 급여비 증가율이 7.9%로 감소하여 당기수지 1조 3,667억 원 흑자를 기록하였으나, 2009년에는 보험료율 동결, 신종플루 영향 등으로 당기수지 32억 원의 적자를 기록하였으며, 지속적인 급여비 지출증가 및 경기 침체로 인한 수입기반 둔화로 인하여 2010년에는 당기수지 1조 2,994억 원의 적자를 기록하였다.

이에 정부는 2011년 가용수단을 총동원한 지출효율화 및 수입기반 확충 등의 재정안정 대책을 추진하여 재정위험을 극복하고 2011년 말 당기흑자(6,008억 원)로 전환하였다. 더불어 보건의료미래위원회 운영(2011.4~8)을 통하여 중장기 지속가능성 확보를 위한 지불제도 및 약가제도 개편안 등 근본적인 제도개선 방안을 마련하였다.

2012년에는 약가인하(2012.4), 영상검사(CT, MRI, PET) 수가 인하(2012.7) 등 지출효율화를 추진하였으며, 고액(7,200만 원 초과)의 보수외 사업 · 금융소득 등이 있는 직장가입자에게 보험료를 부과하는 등의 제도개선을 통해 수입을 확충함으로써 역대 최대 규모의 흑자(3조 원, 2012년 말 적립금 4.6조원)를 달성하였다.

2013년에는 7개질병군 포괄수가제 종합병원 이상으로 확대 적용(2013.7), 사용량-약가연동제 개선(2013.12) 등 지출효율화를 추진하였으며, 소득(연금소득, 근로 · 기타소득이 연4천만 원을 초과) 있는 피부양자를 지역가입자로 전환하는 등의 제도개선을 통해 수입을 확충함으로써 최근 3년 연속 당기 흑자(3.6조 원, 2013년 말 적립금 8.2조 원)를 달성하였다.

2014년에는 노인급여비 증가율 둔화 등의 요인으로 보험급여비 지출 증가율이 둔화되어 최근 4년 연속 당기 흑자(4.6조 원, 2014년 말 적립금 12.8조 원)를 달성하였다.

2017년 8월에는 국민의 의료비 부담을 완화하기 위해 비급여의 급여화, 취약계층에 대한 의료비 부담 경감 등을 내용으로 하는 '건강보험 보장성 강화 대책('17~'22)'을 발표하였다. 2022년까지 30.6조 원의 재정을 투입해 나갈 계획이며 적정 수준의 보험료율 인상, 정부지원의 확대, 보험료 수입기반의 확충, 불필요한 재정 지출의 효율화, 적립금 일부를 활용하여 재원을 충당해 나가는 것을 주요 골자로 한다.

2019년 5월에는 '국민중심, 가치 기반, 지속가능성, 혁신 지향'의 4대 핵심 가치를 기반으로 '제1차 국민건강보험 종합계획'을 발표하여, 건강보험 보장성 강화 과제를 차질 없이 이행하면서 환자 중심의 통합적인 의료제공 체계 구축을 지원하고 건강보험 재정을 안정적으로 운영하는 제도적 기반을 마련하였다.

2022년 12월에는 건강보험 지속가능성 확보를 위한 단기 및 중장기 구조개혁 대책으로 '건강보험지속가능성 제고방안'을 발표하였으며, 주요내용으로는 MRI · 초음파 등 급여기준 · 항목 재점검, 공정한 자격 · 부과제도 운영, 합리적 의료이용 유도, 재정누수 점검 및 비급여 관리에 대한 계획을 포함하고 있다.

2022년 건강보험 수입은 88조 7,773억 원, 지출은 85조 1,482억 원, 당기수지는 36,291억 원 흑자, 누적 적립금은 23조 8,701억 원이다. 2022년 수입의 경우 소득증가, 경제성장 등으로 최근 5년 사이 가장 큰 증가율을 보였으며, 지출의 경우 의원급 중심으로 의료 이용이 회복되면서 최근 3년 중 가장 높은 증가율을 보였다.

표 10-5 연도별 건강보험재정 현황

(단위 : 억 원)

구분	2012	2013	2014	2015	2016	2017	2018	2019	2020	2021	2022
수 입(A)	418,192	451,733	485,024	524,009	557,195	579,990	621,159	680,643	734,185	804,921	887,773
지 출(B)	388,035	415,287	439,155	482,281	526,339	572,913	622,937	708,886	737,716	776,692	851,482
당기수지	30,157	36,446	45,869	41,728	30,856	7,077	△1,778	△28,243	△3,531	28,229	36,291
수지율(B/A)	92.8	91.9	90.5	92.0	94.5	98.8	100.3	104.1	100.5	96.5	95.9
누적적립금	45,757	82,203	128,072	169,800	200,656	207,733	205,955	177,712	174,181	202,410	238,701

주 : 자금 수지 기준
자료: 보건복지부(2023), 보건복지백서

3) 건강보험 국고지원

건강보험에 대한 국고 지원은 1988년 지역의료보험 도입 당시에는 직장가입자와 달리 사용자가 별도로 존재하지 않는 지역가입자 보험료의 1/2을 지원한다는 취지에서 출발 하였으며, 이러한 이유로 2006년 말 '건강보험법' 개정 이전까지 "지역 재정에 대한 일정률 지원" 방식을 유지하였다.

1998년 10월 의료보험통합 이전에는 보험급여비와 관리운영비의 일부를 조합별로 지원하였으며, 2002년에는 '국민건강보험재정건전화특별법' 제정으로 지역가입자에 대한 보험급여 비용과 지역가입자의 건강보험사업에 대한 운영비의 40%로 법제화되었다. 또한, 2002년부터 건강증진기금에서 나머지 10%를 지원토록 함으로써 지역 재정에 대한 1/2 지원의 취지를 명확히 하였다. 이후 2005년에는 지원율이 국고 35%, 건강증진기금 15%로 조정되었다.

한시법이었던 '국민건강보험재정건전화특별법'이 2006년 말 만료됨에 따라 관계부처 협의 등을 거쳐 2007년도부터는 2011년까지 한시적으로 해당 연도 보험료 예상수입액의 14%에 상당하는 금액을 국고에서, 6%에 상당하는 금액(단, 담배부담금 예상수입액의 65% 상한)을 국민건강증진기금에서 지원하도록 '국민건강보험법', '국민건강증진법'을 개정(2006.12.30)하였다.

동 개정으로 국고 지원액은 기존의 가입자의 급여비와 운영비 지원 이외에 취약계층에 대한 보험료 경감에 사용토록 하여 의료사각지대를 해소하는 데 기여하도록 하였고, 국민 건강증진기금 지원액 역시 기존의 노인급여비 이외에 흡연으로 인한 질병의 급여비 및 건강검진 등 건강증진사업에 사용토록 하여 기금의 설치목적에 부합하도록 개선하였다.

또한, 2011년 한시조항 만료 이후 건강보험에 대한 국고지원 지속을 위하여 2016년까지 현행 지원방식으로 국고지원을 지속한다는 내용의 관련 법안을 개정하였다(2011.12.29). 국고 지원 방식 개편을 위한 시간 확보를 위하여 현행 지원 방식의 유효기간을 2017년까지 1년 연장(2016.3.22.)하였고 관계 부처 협의 및 국회 논의를 거쳐 유효기간을 2022년까지 연장하는 내용으로 국민건강보험법을 개정(2017.4.18.)하였다.

표 10-6 **연도별 국고지원 현황**

(단위 : %, 억 원)

구 분		2012	2013	2014	2015	2016	2017	2018	2019	2020	2021	2022
지원 기준	보험료 수입	358,535	386,117	412,404	440,476	473,065	500,099	536,415	587,428	624,849	692,270	765,538
지원 금액	일반 회계	43,434	48,086	53,030	55,789	52,060	48,828	52,001	59,721	73,482	76,554	86,843
	담배 부담금	10,072	9,986	10,191	15,185	18,914	19,011	18,801	18,802	18,801	19,167	18,149

주 : 1) 지원 방식 : 2007년부터 보험료 수입에 연동
2) 국고 지원액 : 일반회계 : 당해 연도 보험료 예상 수입의 14%(2009년부터 과징금 50% 추가 지원)
담배부담금 : 당해 연도 보험료 예상 수입의 6%. 단, 부담금 예상수입의 65% 이내
자료: 보건복지부(2023), 보건복지백서

제6절 보험료 관련 이행사항

1. 보험료 부담

1) 직장가입자

직장가입자의 보수월액 보험료는 직장가입자가 근로자인 경우에는 사업장의 사업주와 근로자, 직장가입자가 공무원인 경우에는 그 공무원이 소속되어 있는 국가 또는 지방자치단체와 공무원이 각각 보험료액의 100분의 50씩 부담한다. 다만, 직장가입자가 사립학교 교원인 경우의 보험료액은 그 직장가입자가 100분의 50을, 사립학교 설립 · 운영자가 100분의 30을, 국가가 100분의 20을 각각 부담하되, 사립학교 설립 · 운영자가 그 부담액의 전액을 부담할 수 없을 때에는 그 부족액을 학교에 속하는 회계에서 부담하게 할 수 있다. 직장가입자의 보수외 소득월액 보험료는 직장가입자가 부담한다.

표 10-7 직장가입자의 보험료부담률

(단위 : %)

구분	직장가입자	사업주	국가 또는 지방자치단체	학교경영자	국가
근로자	50	50	–	–	–
공무원	50	–	50	–	–
사립학교 교원	50	–	–	30	20
사립학교 직원	50	–	–	50	–

2) 지역가입자

지역가입자의 보험료는 그 가입자가 속한 세대의 지역가입자 전원이 연대하여 부담한다. 지역가입자는 객관적인 자료에 기초하여 보험료를 부과하는 것이 아니라, 소득·재산 등에 기초하여 보험료를 부과하고 있다. 지역가입자의 보험료는 정액제이며 보험료부과점수에 점수당 단가를 곱하여 보험료로 납부하고 있다.

2. 보험료 납부

1) 직장가입자

직장가입자의 보수월액 보험료는 사용자가 납부한다. 사업장의 사용자가 2명 이상일 때에는 그 사업장의 사용자는 해당 직장가입자의 보험료를 연대하여 납부한다. 사용자는 직장가입자가 부담하여야 하는 그 달의 보험료액을 그 보수에서 공제하여 납부하여야 한다. 이 경우 직장가입자에게 그 공제액을 통지하여야 한다. 또한 보수외 소득월액 보험료는 직장가입자가 부담한다.

2) 지역가입자

지역가입자의 보험료는 그 가입자가 속한 세대의 지역가입자 전원이 연대하여 납부한다. 다만, 소득 및 재산이 없는 미성년자와 소득 및 재산 등을 고려하여 대통령령으로 정하는 기준에 해당하는 미성년자[12]는 납부의무를 부담하지 아니한다.

이 경우 가입자 1인에게 행한 고지 또는 독촉은 당해 세대의 지역가입자 모두에게 효력이 있는 것으로 본다.

12) 제46조(지역가입자의 보험료 연대납부의무 면제 대상 미성년자) 법 제77조제2항 단서에서 "대통령령으로 정하는 기준에 해당하는 미성년자"란 다음 각 호의 어느 하나에 해당하는 미성년자를 말한다. 다만, 제41조제1항제2호의 배당소득 또는 같은 항 제3호의 사업소득으로서 「소득세법」 제168조제1항에 따른 사업자등록을 한 사업에서 발생하는 소득이 있는 미성년자는 제외한다.
1. 다음 각 목의 요건을 모두 갖춘 미성년자
   가. 제41조제1항에 따른 소득의 합이 연간 100만원 이하일 것
   나. 제42조제1항제1호에 해당하는 재산이 없을 것
2. 부모가 모두 사망한 미성년자로서 제1호가목의 요건을 갖춘 미성년자

3) 제2차 납부의무

법인의 재산으로 그 법인이 납부하여야 하는 보험료, 연체금 및 체납처분비를 충당하여도 부족한 경우에는 해당 법인에게 보험료의 납부의무가 부과된 날 현재의 무한책임사원 또는 과점주주가 그 부족한 금액에 대하여 제2차 납부의무를 진다. 다만, 과점주주의 경우에는 그 부족한 금액을 그 법인의 발행주식 총수(의결권이 없는 주식은 제외한다) 또는 출자총액으로 나눈 금액에 해당 과점주주가 실질적으로 권리를 행사하는 주식 수(의결권이 없는 주식은 제외한다) 또는 출자액을 곱하여 산출한 금액을 한도로 한다.

사업이 양도 · 양수된 경우에 양도일 이전에 양도인에게 납부의무가 부과된 보험료, 연체금 및 체납처분비를 양도인의 재산으로 충당하여도 부족한 경우에는 사업의 양수인이 그 부족한 금액에 대하여 양수한 재산의 가액을 한도로 제2차 납부의무를 진다.

3. 보험료 납부기한

보험료의 납부의무가 있는 자는 가입자에 대한 해당 월의 보험료를 그 다음달 10일까지 납부하여야 한다.

다만, 직장가입자의 보수외 소득월액 보험료 및 지역가입자의 보험료는 보건복지부령이 정하는 바에 의하여 분기별로 납부할 수 있다. 즉 지역가입자는 본인의 신청에 의하여 보험료를 분기별로 납부할 수 있다. 지역가입자가 보험료를 분기별로 납부하는 경우에는 해당 분기가 끝나는 달의 다음 달 10일까지 납부하여야 한다. 보험료를 분기별로 납부하고자 하는 지역가입자는 분기가 시작되는 달의 전달 말일까지 '보험료분기납부신청서'[13]를 공단에 제출하여야 한다. 공단은 보험료의 분기별 납부를 신청한 지역가입자가 납부기한까지 보험료를 납부하지 아니하는 경우에는 공단의 정관이 정하는 절차에 의하여 지역가입자의 납부의사를 확인한 후 분기별 납부를 제한할 수 있다.

13) 「국민건강보험법」 시행규칙 별지 제28호서식

4. 보험료의 면제

공단은 직장가입자가 다음의 경우에 해당하는 때에는 당해 가입자의 보험료를 면제한다.

① 국외에 체류하는 경우

– 3개월 이상, 다만, 업무에 종사하기 위해 국외에 체류하는 경우라고 공단이 인정하는 경우에는 1개월 이상

– 직장가입자의 경우에는 국내에 거주하는 피부양자가 없을 때에만 보험료 면제

② 「병역법」에 따른 현역병(지원에 의하지 아니하고 임용된 하사 포함), 전환복무된 사람 및 군간부후보생

③ 교도소, 그 밖에 이에 준하는 시설에 수용되어 있는 경우

지역가입자가 다음 어느 하나에 해당하면 그 가입자가 속한 세대의 보험료를 산정할 때 그 가입자의 소득월액 및 재산보험료부과점수를 제외한다

① 국외에 체류하는 경우

② 「병역법」에 따른 현역병(지원에 의하지 아니하고 임용된 하사 포함), 전환복무된 사람 및 군간부후보생

③ 교도소, 그 밖에 이에 준하는 시설에 수용되어 있는 경우

5. 보험료 경감

1) 의의

보험료 경감이란 산정된 보험료 납부의무의 일부를 감면(일부 면제)시키는 것을 말한다.

다음 각 항의 어느 하나에 해당하는 가입자 중 보건복지부령이 정하는 가입자[14)]에 대하여는 그 가입자 또는 그 가입자가 속한 세대의 보험료의 일부를 경감할 수 있다.

① 섬 · 벽지 · 농어촌 등 대통령령이 정하는 지역에 거주하는 사람[15)]

② 65세 이상인 사람

③ 「장애인복지법」에 따라 등록한 장애인

④ 「국가유공자 등 예우 및 지원에 관한 법률」 제4조 제1항 제4호 · 제6호 · 제12호 · 제15호 및 제17호의 규정에 따른 국가유공자

⑤ 휴직자

⑥ 그 밖에 생활이 어렵거나 천재지변 등의 사유로 보험료의 경감이 필요하다고 보건복지부장관이 정하여 고시하는 사람

보험료 경감의 방법 · 절차 그 밖에 필요한 사항은 보건복지부장관이 정하여 고시한다. [16)]

---

14) 국민건강보험법 시행규칙 제46조(보험료 경감 대상자) 법 제75조제1항 각 호 외의 부분에서 "보건복지부령으로 정하는 가입자"란 다음 각 호의 어느 하나에 해당하는 사람을 말한다.
1. 영 제45조제1호에 해당하는 지역에 거주하는 가입자
2. 영 제45조제2호에 해당하는 지역에 거주하는 지역가입자로서 다음 각 목의 어느 하나에 해당하는 사람. 다만, 영 제45조제2호나목 및 다목에 해당하는 지역의 경우 라목에 해당하는 사람은 제외한다.
가. 「농어업 · 농어촌 및 식품산업 기본법」 제3조제2호에 따른 농어업인
나. 「수산업법」 제2조제12호에 따른 어업인
다. 「광업법」 제3조제2호에 따른 광업에 종사하는 사람
라. 「소득세법」 제19조에 따른 사업소득이 연간 500만원 이하인 사람
3. 영 제45조제3호에 해당하는 지역에 거주하는 직장가입자로서 보건복지부장관이 정하여 고시하는 사람
4. 법 제75조제1항제2호부터 제4호까지에 해당하는 지역가입자
5. 법 제75조제1항제5호에 해당하는 직장가입자 중 휴직기간이 1개월 이상인 사람
6. 법 제75조제1항제6호에 해당하는 가입자

15) "국민건강보험법 시행령 제45조(보험료 경감 대상지역) "섬 · 벽지(僻地) · 농어촌 등 대통령령으로 정하는 지역"이란 다음 각 호의 어느 하나에 해당하는 지역을 말한다.
1. 요양기관까지의 거리가 멀거나 대중교통으로 이동하는 시간이 오래 걸리는 지역으로서 보건복지부장관이 정하여 고시하는 섬 · 벽지 지역
2. 다음 각 목의 어느 하나에 해당하는 농어촌지역
가. 군 및 도농복합 형태 시의 읍 · 면 지역
나. 「지방자치법」 제2조제1항제2호에 따른 시와 군의 지역 중 동(洞) 지역으로서 「국토의 계획 및 이용에 관한 법률」 제36조제1항제1호에 따라 지정된 주거지역 · 상업지역 및 공업지역을 제외한 지역
다. 「농어촌주민의 보건복지 증진을 위한 특별법」 제33조에 해당하는 지역
3. 요양기관의 이용이 제한되는 근무지의 특성을 고려하여 보건복지부장관이 인정하는 지역

16) 보험료경감에 대한 자세한 내용은 '보험료 경감고시(2024.5.8)–보건복지부고시 제2024–83호'를 참고하기 바란다.

2) 보험료 경감 적용방법

보험료 경감액은 가입자 또는 세대별 보험료액의 100분의 50(육아휴직자에 대한 경감인 경우에는 100분의 50을 넘는 금액을 경감할 수 있다)에 해당하는 금액을 넘지 아니한다. 경감적용 후 보험료가 2,000원 미만인 경우에는 2,000원으로 한다.

(1) 섬 · 벽지지역 경감

섬 · 벽지지역에 거주하는 지역가입자 및 직장가입자는 보험료액의 100분의 50을 경감한다.

(2) 농어촌 경감

농어촌 지역에 거주하는 지역가입자로서 「국민건강보험법 시행규칙」 제46조제2호에 해당하는 경우에는 그 세대별 보험료액의 100분의 22를 경감한다.

(3) 요양기관 이용 제한지역 경감

보건복지부장관이 인정하는 지역(군부대가 소재하는 지역)에 거주하거나 근무하는 직장가입자인 군인에 대하여는 그 가입자 보험료액의 100분의 20을 경감한다.

(4) 65세 이상 노인세대 등 세대경감

공단은 지역가입자 세대의 구성요건이 다음 각 항의 어느 하나에 해당하는 경우에는 그 세대별 보험료액의 일부를 경감할 수 있다.

① 가입자 중 65세 이상 노인이 있는 세대
② 70세 이상 노인 가입자만 있는 세대(부부인 경우 배우자가 70세 이하인 경우 포함)
③ 한부모가족세대(조손가족세대 포함)로서 직계비속의 연령이 모두 21세 미만이거나 21세 이상인 자가 있더라도 군복무중(사회복무요원, 상근예비역 포함) 또는 학생(대학원생, 재수생, 직업훈련원생 등 포함)인 세대
④ 55세 이상 여자단독세대
⑤ 소년 · 소녀가정세대로서 세대구성원 모두 21세 미만이거나 21세 이상인 자가 있더라도 군복무중(사회복무요원, 상근예비역 포함) 또는 학생(대학원생, 재수생, 직업

훈련원생 등 포함)인 세대

⑥ 등록장애인 또는 국가유공자 등이 상이등급을 받은 사람, 보훈보상대상자로서 상이등급을 판정받은 사람이 있는 세대

⑦ 그 밖에 생활이 극히 어려운 다음 각 사항에 해당하는 세대

- 사업소득이 있는 세대가 사업장의 화재, 부도 등으로 현재 사업장 운영에 막대한 지장이 있어 실제 생활이 극히 어려운 세대
- 보험료 부과대상이 되는 재산세 과세표준액의 3분의 2이상에 해당하는 재산이 경매중이거나 전체 보험료부과대상 재산이 압류되어 있고 압류채권액이 전체 보험료부과대상 재산 과세표준액의 3분의2 이상 세대
- 생계유지에 책임이 있는 가입자가 6월 이상 장기간 수용시설(교도소 등)에 있거나, 행방불명되어 실제 생활이 극히 어려운 세대
- 가입자가 폐질환, 만성신부전증, 고엽제 후유증 기타 이와 유사한 만성질환이 있어 실제 생활이 극히 어려운 세대

(5) 재난경감

자연재난지역(대통령 공고) 및 사회재난지역(보건복지부장관이 별도로 고시)에는 3개월간 경감한다. 다만 인적피해와 물적피해가 동시에 발생한 경우는 6개월분의 보험료를 경감한다.

(6) 휴직자 경감

100분의 50을 경감한다. 다만, 육아휴직자는 휴직기간 중 사업장에서 지급받은 보수와 관계없이 휴직전월 정산 전 보수월액을 기준으로 산정한 보수월액보험료와 직장가입자의 보수월액보험료 하한 금액을 적용하여 산정한 보수월액보험료와의 차액만큼을 경감한다.

(7) 임의계속가입자 경감

보수월액보험료의 100분의 50을 경감한다.

(8) 소득월액보험료 부과대상자의 사업장 화재 등 경감

소득월액보험료 부과대상자의 사업장 화재, 부도, 수해 등으로 인하거나 직장가입자의 소득월액보험료 산정에 포함되는 사업소득이 그 소득월액보험료 산정에 포함되는 소득의 100분의 30을 초과할 경우 100분의 30으로 경감한다.

6. 보험료 독촉 및 체납처분

1) 독촉

공단은 납부의무자가 보험료 등을 납부하지 아니한 때에는 기한을 정하여 독촉할 수 있다. 이 경우 직장가입자의 사용자가 2인 이상인 때 또는 지역가입자의 세대가 2인 이상으로 구성된 때 그 중 1인에게 행한 독촉은 해당 사업장의 다른 사용자 또는 세대구성원인 다른 지역가입자 모두에게 효력이 있는 것으로 본다. 독촉을 하는 때에는 10일 이상 15일 이내의 납부기한을 정하여 독촉장을 발부하여야 한다.

독촉은 납부의무자가 납부기한까지 채무를 이행하지 아니한 경우 그 이행을 최고하는 행위를 의미한다. 독촉은 최고에 그치지 않고 체납처분의 전제요건이 되는 행정처분의 성격을 갖고 있으며 반드시 문서로 송달되어야 시효중단의 효력이 있다. 그러므로 구두에 의한 독촉은 단순한 최고 행위에 지나지 않는다.

2) 체납처분

체납처분이란 보험료 등의 납부의무자가 그 채무를 이행하지 않는 경우, 독촉의 절차를 거친 후 법원으로부터 집행문 등의 판결 없이 주무관청의 승인이라는 행정행위에 따라 납무의무자의 재산에서 보험료 등의 채권을 강제적으로 실행하는 절차를 말한다.

공단은 독촉을 받은 자가 그 납부기한까지 보험료 등을 납부하지 아니한 때에는 보건복지부장관의 승인을 얻어 국세체납처분의 예에 의하여 이를 징수할 수 있다. 공단은 체납처분을 하기 전에 보험료등의 체납 내역, 압류 가능한 재산의 종류, 압류 예정 사실 및 「국세징수법」에 따른 소액금융재산에 대한 압류금지 사실 등이 포함된 통보서를 발송하여야 한다. 다만, 법인 해산 등 긴급히 체납처분을 할 필요가 있는 경우로서 대통령령으로 정하는 경우에는 그러하지 아니하다. 공단은 국세 체납처분의 예에 따라 압류하거나 압류한 재산의 공매에 대하여 전문지식이 필요하거나 그 밖에 특수한 사정으로 직접 공매하는 것이 적당하지 아니하다고 인정하는 경우에는「한국자산관리공사 설립 등에 관한 법률」에 따라 설립된 한국자산관리공사에 공매를 대행하게 할 수 있다. 이 경우 공매는 공단이 한 것으로 본다.

3) 체납보험료의 분할납부

공단은 보험료를 3회 이상 체납한 자가 신청하는 경우 보건복지부령이 정하는 바에 따라 분할납부 승인을 할 수 있다. 보험료를 3회 이상 체납한 자가 보험료의 분할납부의 승인을 받으려는 경우에는 '건강보험 체납보험료 분할납부신청서'[17] 를 공단에 제출하여야 한다.

공단은 보험료를 3회 이상 체납한 자에 대하여 체납처분을 하기 전에 분할납부를 신청할 수 있음을 알리고, 보건복지부령으로 정한 분할납부 신청의 절차 · 방법 등에 관한 사항을 안내하여야 한다.

공단은 분할납부 승인을 받은 자가 정당한 사유 없이 5회(승인받은 분할납부 횟수가 5회 미만인 경우에는 해당 분할납부 횟수를 말한다) 이상 그 승인된 보험료를 납부하지 아니하면 그 분할납부의 승인을 취소한다.

공단은 건강보험 체납보험료 분할납부 신청서를 받은 때에는 분할납부 승인을 하되,[18] 분할납부하는 횟수는 24회 이내로 하며, 매월 납부할 금액(분할보험료)은 해당 월별로 고지된 보험료(연체금을 포함한다) 이상으로 정하여 이를 신청인에게 통보하여야 한다. 공단은 분할납부 승인을 받은 자(분할납부자)에게 매회 납부기일 10일전까지 분할보험료 납입고지서를 발부하여야 한다. 다만, 분할납부자가 분할납부 승인을 신청하는 때에 분할횟수에 해당하는 납입고지서를 모두 발부하여 줄 것을 요청하면 한꺼번에 발부할 수 있다.

---

17)「 국민건강보험법」 시행규칙 별지 제31호의 서식

18) 분할납부 승인이 취소된 적이 있는 경우에는 분할납부 승인을 하지 않을 수 있다.

공단은 분할납부의 승인을 취소한 때에는 지체 없이 그 사실을 해당 분할납부자에게 통보하여야 한다.

4) 고액 · 상습체납자의 인적사항 공개

공단은 납부기한의 다음 날부터 1년이 경과한 보험료, 연체금과 체납처분비(결손처분한 보험료, 연체금과 체납처분비로서 징수권 소멸시효가 완성되지 아니한 것을 포함)의 총액이 1천만 원 이상인 체납자가 납부능력이 있음에도 불구하고 체납한 경우 그 인적사항 · 체납액 등("인적사항 등")을 공개할 수 있다. 다만, 체납된 보험료, 연체금과 체납처분비와 관련하여 행정심판 또는 행정소송이 계류 중인 경우나 그 밖에 체납된 금액의 일부 납부 등 대통령령으로 정하는 사유가 있는 경우에는 그러하지 아니하다. 체납자의 인적사항 등에 대한 공개 여부를 심의하기 위하여 공단에 보험료정보공개심의위원회를 두며, 심의를 거친 인적사항 등의 공개대상자에게 공개대상자임을 서면으로 통지하여 소명의 기회를 부여하여야 하며, 통지일부터 6개월이 경과한 후 체납액의 납부이행 등을 감안하여 공개대상자를 선정한다. 체납자 인적사항 등의 공개는 관보에 게재하거나 공단 인터넷 홈페이지에 게시하는 방법에 따른다.

7. 연체금

연체금이란 보험료와 부당이득금을 납부기한까지 납부하지 아니한 때 고지금액에 가산하여 징수하는 금액을 말한다. 이것은 성실납부를 이행하도록 하기 위한 것으로서 납부의무의 이행지체에 대한 지연이자의 성격을 지니고 있다.

공단은 보험료 등의 납부의무자가 납부기한까지 보험료 등을 내지 아니하면 그 납부기한이 지난 날부터 매 1일이 경과할 때마다 다음 각 항에 해당하는 연체금을 징수한다.

① 보험료 또는 보험급여 제한 기간 중 받은 보험급여에 대한 징수금을 체납한 경우: 해당 체납금액의 1천500분의 1에 해당하는 금액. 이 경우 연체금은 해당 체납금액의 1천분의 20을 넘지 못한다.

② 위 ①항 외에 징수금을 체납한 경우: 해당 체납금액의 1천분의 1에 해당하는 금액. 이 경우 연체금은 해당 체납금액의 1천분의 30을 넘지 못한다.

공단은 보험료 등의 납부의무자가 체납된 보험료 등을 내지 아니하면 납부기한 후 30일이 지난 날부터 매 1일이 경과할 때마다 다음 각 항에 해당하는 연체금을 위 언급한 연체금에 더하여 징수한다.

① 보험료 또는 보험급여 제한 기간 중 받은 보험급여에 대한 징수금을 체납한 경우: 해당 체납금액의 6천분의 1에 해당하는 금액. 이 경우 연체금은 해당 체납금액의 1천분의 50을 넘지 못한다.

② 위 ①항 외에 징수금을 체납한 경우: 해당 체납금액의 3천분의 1에 해당하는 금액. 이 경우 연체금은 해당 체납금액의 1천분의 90을 넘지 못한다.

그렇지만 천재지변 이나 그 밖에 보건복지부령이 정하는 부득이한 사유가 있는 경우에는 연체금을 징수하지 아니할 수 있다. 여기서 "보건복지부령이 정하는 부득이한 사유"라 함은 다음 각 항의 1에 해당하는 경우를 말한다.

① 전쟁 또는 사변으로 인한 체납의 경우

② 연체금의 금액이 공단의 정관이 정한 금액 이하인 경우[19]

③ 사업장 또는 사립학교의 폐업 · 폐쇄 또는 폐교로 인하여 체납액을 징수할 수 없는 경우

④ 화재로 피해가 발생해 체납한 경우

⑤ 기타 보건복지부장관이 연체금을 징수하기 곤란한 부득이한 사유가 있다고 인정하는 경우

8. 결손처분

결손처분은 납부의무자가 경제적 능력이 없어 공단의 채권을 실현할 수 없을 경우 이를 그대로 방치하면 행정비용의 증가요인이 되기 때문에 이를 신속히 처리하기 위

19) 체납된 보험료 및 징수금이 남아있지 않은 연체금으로서 2,000원 미만인 금액을 말한다(공단 정관 47조).

한 것이다.

공단은 다음 각 항의 1에 해당하는 사유가 있는 때에는 재정운영위원회의 의결을 얻어 보험료 등을 결손 처분할 수 있다.

① 체납처분이 끝나고 체납액에 충당될 배분금액이 그 체납액에 미치지 못하는 경우

② 해당 권리에 대한 소멸시효가 완성된 경우

③ 그 밖에 징수할 가능성이 없다고 인정되는 경우로서 대통령령으로 정하는 경우[20)]

공단은 위 3항의 규정에 의하여 결손처분을 한 후 다른 압류할 수 있는 재산이 있었던 것을 발견한 때에는 지체 없이 그 처분을 취소하고 체납처분을 하여야 한다.

9. 보험료 납입고지

공단은 보험료 등을 징수하고자 하는 때에는 그 금액을 결정하여 납부의무자에게 다음 각 항의 사항을 기재한 문서로 납입 고지를 하여야 한다.

① 징수하려는 보험료 등의 종류

② 납부해야 하는 금액

③ 납부기한 및 장소

공단은 보험료 등의 납입고지를 하는 때에는 그 납부의무자에게 보험료 등의 납입기한 10일전까지 납입고지서를 발부하여야 한다. 전자문서를 통한 납입고지를 신청 · 변경 · 해지(철회)하려는 사람은 '전자고지 서비스 신규 · 변경 · 해지 신청서'(시행규칙 별지 제30호의2 서식)를 공단에 제출하여야 한다. 다만, 사업장 적용신고를 하거나 지역가입자의 자격 취득 또는 변동 신고를 할 때에 전자고지를 신청한 경우에는 신청서를 제출한 것으로 본다. 공단은 전자고지의 신청을 접수한 경우에는 전자고지를 받으려는 자가 적은 전자우편주소, 휴대전화번호 또는 공단이 관리하는 전자문서교환시스템이나 인터넷 홈페이지에 가입한 아이디(컴퓨터시스템이나 통신망의 정당한 이용자임

---

20) ① 체납자의 재산이 없거나 체납처분의 목적물인 총재산의 견적가격이 체납처분비에 충당하고 나면 남을 여지가 없음이 확인된 경우, ② 체납처분의 목적물인 총재산이 보험료 등 보다 우선하는 국세, 지방세, 전세권 · 질권 · 저당권에 또는 담보된 채권 등의 변제에 충당하고 나면 남을 여지가 없음이 확인된 경우, ③ 그밖에 징수할 가능성이 없다고 재정운영위원회에서 의결한 경우

을 알아보기 위한 이용자 식별부호를 말한다)로 전자고지를 하여야 한다. 다만, 공단은 정보통신망의 장애 등으로 전자고지가 불가능한 경우에는 문서로 보험료 등에 대한 납입고지를 할 수 있다.

전자고지의 개시 및 해지는 신청서를 접수한 날의 다음날부터 적용한다. 전자고지의 신청을 해지한 자가 전자고지를 재신청하려면 철회를 신청한 날부터 30일이 경과한 날 이후에 이를 신청할 수 있다.

직장가입자의 사용자가 2인 이상인 때 또는 지역가입자의 세대가 2인 이상으로 구성된 때 그 중 1인에게 행한 고지는 해당 사업장의 다른 사용자 또는 세대구성원인 다른 지역가입자 모두에게 효력이 있는 것으로 본다. 휴직자 등의 보험료는 휴직 등의 사유가 종료될 때까지 보건복지부령[21]으로 정하는 바에 따라 납입의 고지를 유예할 수 있다.

10. 충당과 환급

공단은 납부의무자가 보험료 등 · 연체금 또는 체납처분비로서 납부한 금액 중 과오납부한 금액이 있으면 즉시 그 과오납금을 환급금으로 결정하여야 한다.

환급금은 납부의무자가 납부할 보험료 등 · 연체금 또는 체납 처분비에 충당하여야 하며, 충당하고 남은 금액은 환급금 결정일 부터 30일 이내에 납부자에게 지급하여야 한다. 이 경우 공단이 환급금을 충당하거나 지급할 때에는 환급금에 대통령령으로 정하는 이자[22] 를 가산하여야 한다.

환급금의 충당 순서는 ① 보험료와 그에 따른 연체금을 과오납부(過誤納付)한 경우는 ⓐ 체납처분비, ⓑ 체납된 보험료와 그에 따른 연체금, ⓒ 앞으로 내야 할 1개월분의 보험료의 순서로 충당하며, ② 징수금과 그에 따른 연체금을 과오납부한 경우에는 ⓐ 체납처분비, ⓑ 체납된 징수금과 그에 따른 연체금을 충당순서로 한다. 또한, ③ 가산금과 그에 따른 연체금을 과오납부한 경우에는 ⓐ 체납처분비, ⓑ 체납된 가산금과 그에 따른 연체금의 순서로 충당한다.

21) 국민건강보험법」 시행규칙 제50조(보수월액보험료 납입고지유예와 그 해지신청 등)
22) 국민건강보험법」 시행령 제52조(환급금의 충당 · 지급시 가산이자 등) 참조

제11장
이의신청과 심판청구

제1절 이의신청

1. 이의신청의 의의

가입자 및 피부양자의 자격 · 보험료 등 · 보험급여 및 보험급여비용에 관한 공단의 처분에 이의가 있는 자는 공단에 이의신청[1] 을 할 수 있다. 또 요양급여비용 및 요양급여의 적정성에 대한 평가 등에 관한 심사평가원의 처분에 이의가 있는 공단 · 요양기관 또는 그 밖의 자는 심사평가원에 이의신청을 할 수 있다.

이의신청은 처분이 있음을 안 날부터 90일 이내에 문서(전자문서 포함)로 하여야 하며 처분이 있음을 안 날부터 180일을 경과하면 이를 제기하지 못한다. 다만, 정당한 사유에 의하여 그 기간 내에 이의신청을 할 수 없었음을 소명한 때에는 그러하지 아니하다. 그럼에도 불구하고 요양기관이 제48조에 따른 건강보험심사평가원의 확인에 대하여 이의신청을 하는 경우 같은 조 제2항에 따라 통보받은 날부터 30일 이내에 하여야 한다.

2. 이의신청위원회

1) 구성

이의신청에 대한 처분업무를 효율적으로 수행하기 위하여 공단 및 심사평가원에 각각 이의신청위원회를 설치한다. 이의신청위원회는 각각 위원장 1명을 포함한 25명의 위원으로 구성한다.

1) 이외에도 공단 또는 심사평가원의 처분에 이의가 있는 자와 이의신청 또는 심판청구에 대한 결정에 불복이 있는 자는 「행정소송법」이 정하는 바에 의하여 행정소송을 제기할 수 있다. 공단에 이의신청을 할 수 있는 자는 공단의 처분에 불복하는 사용자 · 기관장 · 국가 · 지방자치단체 · 요양기관 · 가입자 및 피부양자 등이며, 심사평가원에 이의신청을 할 수 있는 자는 공단 · 요양기관 등이다.

첫째, 공단에 설치하는 이의신청위원회의 위원장은 공단의 이사장이 지명하는 공단의 상임이사가 되고, 위원은 다음 각 항에 해당하는 자 중에서 공단의 이사장이 임명 또는 위촉한다.

① 공단의 임직원 1명

② 사용자단체 및 근로자단체가 각각 4명씩 추천하는 8명

③ 시민단체, 소비자단체, 농어업인 단체 및 자영업자 단체가 각각 2명씩 추천하는 8명

④ 변호사, 사회보험 및 의료에 관한 학식과 경험이 풍부한 자 7명

둘째, 심사평가원에 설치하는 이의신청위원회의 위원장은 심사평가원의 원장이 지명하는 심사평가원의 상임이사가 되고, 위원은 다음 각 항에 해당하는 자 중에서 심사평가원의 원장이 임명 또는 위촉한다.

① 심사평가원의 임직원 1명

② 가입자를 대표하는 단체(시민단체를 포함한다)가 추천하는 자 5명

③ 변호사 및 사회보험에 관한 학식과 경험이 있는 자 각 4명

④ 의약관련 단체가 추천하는 자 14명

공단과 심사평가원에 설치된 이의신청위원회 위원의 임기는 3년으로 한다.

2) 이의신청위원회의 운영

이의신청위원회의 위원장은 이의신청위원회 회의를 소집하고 그 의장이 된다. 이 경우 위원장이 부득이한 사유로 직무를 수행할 수 없는 경우에는 위원장이 지명하는 위원이 그 직무를 대행한다. 이의신청위원회의 회의는 위원장과 위원장이 회의마다 지정하는 6명의 위원으로 구성한다. 이의신청위원회는 구성원 과반수의 출석으로 개의하고, 출석위원 과반수의 찬성으로 의결한다.

이의신청위원회의 회의에 출석한 위원장 및 소속임직원을 제외한 나머지 위원에게는 예산의 범위 안에서 수당 · 여비 그 밖에 필요한 경비를 지급할 수 있다. 이의신청위원회에 부의하는 안건의 범위, 그 밖에 위원회의 운영에 필요한 사항은 위원회의 의결을 거쳐 위원장이 정한다.

3) 이의신청의 서식

공단의 처분에 대한 이의신청과 그 결정은 시행규칙 별지 제32호 서식(이의신청서) 및 별지 제33호 서식(이의신청결정서)에 의하고, 심사평가원의 처분 중 요양급여비용의 심사에 대한 이의신청과 그 결정은 별지 제34호 서식(이의신청서) 및 별지 제35호 서식(이의신청결정서), 요양급여의 적정성 평가에 대한 이의신청과 그 결정은 별지 제36호 서식(이의신청서) 및 별지 제37호 서식(이의신청결정서)에 의한다.

4) 이의신청 결정 통지 및 기간

공단 또는 심사평가원은 이의신청에 대한 결정을 한 때에는 지체 없이 신청인에게 결정서의 정본을, 이해관계인에게는 그 사본을 통지하여야 한다.

공단 또는 심사평가원은 이의신청을 받은 날부터 60일 이내에 결정을 하여야 한다. 다만, 부득이한 사정이 있는 경우에는 30일의 범위 안에서 그 기간을 연장할 수 있다. 결정기간을 연장하는 때에는 결정기간이 만료되기 7일전까지 이의 신청인에게 이를 통지하여야 한다.

제2절 심판청구

1. 심판청구

1) 의의

심판청구 제도는 행정심판제도의 일종으로서 처분청(국민건강보험공단 및 건강보험심사평가원)의 위법 · 부당한 처분으로 권리와 이익을 침해당한 자가 그 구제를 위하여 건강보험분쟁조정위원회(보건복지부)에 구제를 요구하고 건강보험분쟁조정위원회에서 이를 심판하는 쟁송절차를 말한다. 따라서 국민건강보험공단 및 건강보험심사평가원의 처분에 대한 이의신청 결정에 불복이 있는 자는 불복의 사유를 갖추어 90일 이내에 보건복지부에 설치되어 있는 건강보험분쟁조정위원회에 청구하여 동 위원회의 심의 · 의결에 의하여 심판결정 한다(국민건강보험법 제88조).

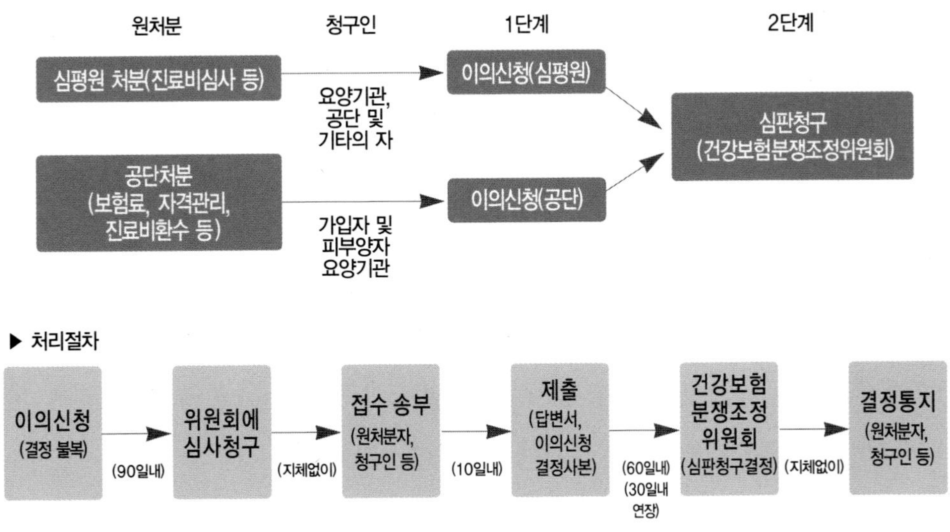

그림 11-1 건강보험 심판청구 업무 흐름도

2) 심판청구서 제출

심판청구를 하려는 자는 다음 각 항의 사항을 적은 심판청구서를 공단, 심사평가원 또는 건강보험분쟁조정위원회(분쟁조정위원회)에 제출하여야 한다. 이 경우 정당한 권한이 없는 자에게 심판청구서가 제출된 때에는 그 심판청구서를 정당한 권한이 있는 자에게 송부하여야 한다.

① 청구인과 처분을 받은 자의 성명 · 주민등록번호 및 주소

② 처분을 한 자(공단 이사장 또는 심사평가원 원장의 위임을 받아 분사무소의 장이 원처분을 한 경우에는 그 분사무소의 장)

③ 처분의 요지 및 처분이 있음을 안 날

④ 심판청구의 취지 및 이유

⑤ 청구인이 처분을 받은 자가 아닌 경우에는 처분을 받은 자와의 관계

⑥ 첨부서류의 표시

⑦ 심판청구에 관한 고지의 유무 및 그 내용

공단 또는 심사평가원이 심판청구서를 제출받은 때에는 그 심판청구서를 받은 날부터 10일 이내에 그 심판청구서에 처분을 한 자의 답변서 및 이의신청결정서 사본을 첨부하여 분쟁조정위원회에 제출하여야 한다.

분쟁조정위원회가 심판청구서를 제출받은 때에는 지체 없이 그 사본 또는 부본을 공단 또는 심사평가원 및 이해관계인에게 송부하고, 공단 또는 심사평가원은 그 사본 또는 부본을 받은 날부터 10일 이내에 처분을 한 자의 답변서 및 이의신청결정서 사본을 분쟁조정위원회에 제출하여야 한다.

3) 심판청구 결정의 통지

분쟁조정위원회의 위원장은 심판청구에 대하여 결정을 한 때에는 다음의 사항을 기재한 결정서에 서명 또는 기명날인하여 지체 없이 청구인에게는 결정서의 정본을, 처분을 한 자 및 이해관계인에게는 그 사본을 통지하여야 한다.

① 청구인의 성명 · 주민등록번호 및 주소

② 처분을 한 자

③ 결정의 주문(主文)
④ 심판청구의 취지
⑤ 결정의 이유
⑥ 결정의 연월일

4) 심판청구 결정기간

분쟁조정위원회는 심판청구서가 제출된 날부터 60일 이내에 결정을 하여야 한다. 다만, 부득이한 사정이 있는 경우에는 30일의 범위에서 그 기간을 연장할 수 있다. 심판청구 결정기간을 연장하려면 결정기간이 끝나기 7일 전까지 청구인에게 이를 알려야 한다.

2. 건강보험분쟁조정위원회

1) 의의

공단 및 심사평가원의 이의신청에 대한 결정에 불복이 있는 자는 보건복지부장관 소속하의 건강보험분쟁조정위원회(분쟁조정위원회)에 심판청구를 할 수 있다. 즉 심판청구를 심리 · 의결하기 위하여 분쟁조정위원회를 둔다.

2) 구성

분쟁조정위원회는 위원장을 포함하여 60명 이내의 위원으로 구성한다. 위원장을 제외한 위원 중 1인은 당연직 위원으로 한다. 분쟁조정위원회의 위원장은 보건복지부 장관의 제청으로 대통령이 임명하고, 위원은 다음 각 항에 해당하는 자 중에서 보건복지부장관이 임명하거나 위촉한다.

① 4급 이상 공무원 또는 고위공무원단에 속하는 일반직공무원으로 재직 중이거나 재직한 사람
② 판사 · 검사 또는 변호사의 자격이 있는 사람

③「고등교육법」제2조 제1호 부터 제3호의 규정에 따른 학교에서 사회보험 또는 의료와 관련된 분야에 부교수 이상으로 재직하고 있는 사람

④ 사회보험 또는 의료에 관한 학식과 경험이 풍부한 사람

당연직 위원은 위 ①항 위원 중 심판청구에 관한 업무를 담당하는 공무원이 된다. 분쟁조정위원회의 위원의 임기는 3년으로 한다. 다만, 공무원인 위원의 임기는 그 직위의 재임기간으로 한다.

3) 회의

분쟁조정위원회의 회의는 위원장, 당연직위원 및 위원장이 매 회의마다 지정하는 7명의 위원을 포함하여 총 9명으로 구성하는데, 구성원 과반수의 출석과 출석위원 과반수의 찬성으로 의결한다.

분쟁조정위원회의 위원장은 분쟁조정위원회의 회의를 소집하며 그 의장이 된다. 위원장이 부득이한 사유로 직무를 수행할 수 없는 때에는 위원장이 지명하는 위원이 그 직무를 대행한다. 분쟁조정위원회에 간사 1인을 두되, 보건복지부장관이 그 소속 공무원 중에서 임명한다. 간사는 위원장의 명을 받아 분쟁조정위원회의 사무를 처리한다.

분쟁조정위원회에 출석한 위원에게 예산의 범위 안에서 수당 · 여비 기타 필요한 경비를 지급할 수 있다. 다만, 공무원인 위원이 그 소관업무와 직접적으로 관련되어 출석하는 경우에는 그러하지 아니하다.

제12장
보칙과 벌칙

제1절 보칙

1. 시효

일정한 사실상태가 법률이 정한 기간 동안 계속된 경우, 그 사실상의 상태가 진실된 법률관계와 일치하는지에 관계없이 그대로 존중하고 그에 적합한 법률효과를 발생시키는 제도이다. 오랫동안 타인의 물건을 점유하는 사람에게 그 물건에 관한 권리를 부여하는 취득시효(取得時效)와 일정한 기간 동안 권리를 행사하지 않으면 그 권리(예를 들면, 채권)를 없어진 것으로 하는 소멸시효(消滅時效)가 있다.

1) 소멸시효 완성

국민건강보험법 제91조의 시효는 소멸시효를 규정한 것이다. 즉 다음 각 항의 권리는 3년간 행사하지 아니하면 소멸시효가 완성된다.

① 보험료 · 연체금 및 가산금을 징수할 권리
② 보험료 · 연체금 및 가산금으로 과오 납부한 금액을 환급받을 권리
③ 보험급여를 받을 권리
④ 보험급여비용을 받을 권리
⑤ 법 제47조 제3항 후단에 따라 과다 납부된 본인일부부담금을 돌려받을 권리
⑥ 제61조에 따른 근로복지공단의 권리

2) 시효의 중단

시효의 중단이란 시효의 기초가 되는 사실 상태와 일치되지 아니하는 어떤 사실이 일어났을 경우에, 시효 기간의 진행을 중단시키는 일을 말한다. 시효가 중단되면, 이미 진행된 시효 기간은 효력을 잃게 된다. 시효는 다음 각 항의 사유로 인하여 중단된다.

① 보험료의 고지 또는 독촉

② 보험급여 또는 보험급여비용의 청구

휴직자 등의 보수월액 보험료를 징수할 권리의 소멸시효는 제79조 제5항에 따라 고지가 유예된 경우 휴직 등의 사유가 종료될 때까지 진행하지 아니한다. 소멸시효기간, 시효중단 및 시효정지에 관하여 이 법에 정한 사항 외에는 「민법」의 규정에 의한다.

2. 근로자 권익보호 및 신고

1) 근로자 권익보호

법 제6조 제2항 각 호의 1에 해당하지 아니하는 모든 사업장의 근로자를 고용하는 사용자는 그 고용한 근로자가 이 법에 의한 직장가입자가 되는 것을 방해하거나 자신이 부담하는 부담금이 증가되는 것을 피할 목적으로 정당한 사유 없이 근로자의 승급 또는 임금인상을 하지 아니하거나 해고나 그 밖의 불리한 조치를 할 수 없다.

2) 신고

공단은 사용자, 직장가입자 및 세대주에게 가입자의 거주지 변경 또는 보수 · 소득이나 그 밖에 건강보험사업을 위하여 필요한 사항을 신고하게 하거나 관계서류를 제출하게 할 수 있다. 공단은 신고 또는 제출받은 자료에 대한 사실여부를 확인할 필요가 있다고 인정하는 때에는 소속직원으로 하여금 해당 사항에 관하여 조사하게 할 수 있다. 이 경우 소속직원은 그 권한을 표시하는 증표를 지니고 관계인에게 보여주어야 한다.

3) 소득 축소 · 탈루 자료 송부

공단은 신고한 보수 또는 소득 등에 축소 또는 탈루가 있다고 인정하는 경우에는 보건복지부장관을 거쳐 소득의 축소 또는 탈루에 관한 사항을 문서로 국세청장에게 송부할 수 있다.

국세청장은 송부 받은 사항에 대하여 「국세기본법」 등 관련 법률의 규정에 의한 세

무조사를 실시한 경우 그 조사결과 중 보수 · 소득에 관한 사항을 공단에 송부하여야 한다.

3. 자료제공, 보고와 검사

1) 자료제공

공단은 국가, 지방자치단체, 요양기관, 「보험업법」에 따른 보험회사 및 보험료율 산출 기관, 「공공기관의 운영에 관한 법률」에 따른 공공기관, 그 밖의 공공단체 등에 대하여 ① 가입자 및 피부양자의 자격 관리, 보험료의 부과 · 징수, 보험급여의 관리 등 건강보험사업의 수행, ② 법 제14조제1항제11호에 따른 업무의 수행을 위하여 주민등록 · 가족관계등록 · 국세 · 지방세 · 토지 · 건물 · 출입국관리 등의 자료로서 대통령령으로 정하는 자료를 제공하도록 요청할 수 있다.

또한 심사평가원은 국가, 지방자치단체, 요양기관, 「보험업법」에 따른 보험회사 및 보험료율 산출 기관, 「공공기관의 운영에 관한 법률」에 따른 공공기관, 그 밖의 공공단체 등에 대하여 요양급여비용을 심사하고 요양급여의 적정성을 평가하기 위하여 주민등록 · 출입국관리 · 진료기록 · 의약품공급 등의 자료로서 대통령령으로 정하는 자료를 제공하도록 요청할 수 있으며, 자료제공을 요청하는 경우 자료제공요청서를 발송하여야 한다. 공단 및 심사평가원으로부터 자료 제공을 요청받은 자는 성실히 이에 따라야 한다. 이때 국가, 지방자치단체, 요양기관, 「보험업법」에 따른 보험료율 산출 기관 그 밖의 공공기관 및 공공단체가 공단 또는 심사평가원에 제공하는 자료에 대하여는 사용료와 수수료 등을 면제한다.

2) 보고와 검사

보건복지부장관은 사용자, 직장가입자 또는 세대주에게 가입자의 이동 · 보수 · 소득이나 그 밖에 필요한 사항에 관한 보고 또는 서류제출을 명하거나, 소속공무원이 관계인에게 질문을 하게 하거나 관계서류를 검사하게 할 수 있다.

보건복지부장관은 요양기관에 대하여 요양 · 약제의 지급 등 보험급여에 관한 보고 또는 서류제출을 명하거나 소속공무원이 관계인에게 질문을 하게 하거나 관계서류를 검사하게 할 수 있다. 보건복지부장관은 보험급여를 받은 자에게 당해 보험급여의 내용에 관하여 보고하게 하거나 소속공무원으로 하여금 질문하게 할 수 있다.

보건복지부장관은 법 제47조 제7항의 규정에 따라 요양급여비용의 심사청구를 대행하는 단체에 대하여 필요한 자료의 제출을 명하거나 소속 공무원으로 하여금 대행청구에 관한 자료 등을 조사 · 확인하게 할 수 있다. 이 경우에 소속공무원은 그 권한을 표시하는 증표를 지니고 관계인에게 보여 주어야 한다.

4. 업무정지처분 및 과징금 부과

1) 의의

요양기관의 업무정지란 요양기관으로서의 법률관계를 일정기간 동안 정지시키는 것을 말한다. 업무정지 기간 동안 요양기관은 그 기능, 즉 요양급여를 실시할 수 없다. 하지만 자동차보험환자, 산업재해보상보험환자, 의료급여환자 및 일반 환자에 대해서는 의료행위를 할 수 있다.

2) 업무정지 사유

보건복지부장관은 요양기관이 다음 각 항, 즉 ① 속임수나 그 밖의 부당한 방법으로 보험자 · 가입자 및 피부양자에게 요양급여비용을 부담하게 한 경우, ② 제97조 제2항에 따른 명령에 위반하거나 거짓보고를 하거나 거짓서류를 제출하거나, 소속공무원의 검사 또는 질문을 거부 · 방해 또는 기피한 경우 ③ 정당한 사유 없이 요양기관이 제41조의3 제1항에 따른 결정을 신청하지 아니하고 속임수나 그 밖의 부당한 방법으로 행위 · 치료재료를 가입자 또는 피부양자에게 실시 또는 사용하고 비용을 부담시킨 경우에는 1년의 범위 안에서 기간을 정하여 요양기관의 업무정지를 명할 수 있다.

업무정지처분을 받은 자는 해당 업무정지기간 중에는 요양급여행위를 할수 없다. 업무정지처분에 따른 효과는 그 처분이 확정된 요양기관을 양수한 자 또는 합병 후 존속하는 법인이나 합병으로 설립되는 법인에 승계되고, 업무정지처분의 절차가 진행 중인 때에는 양수인 또는 합병 후 존속하는 법인에 대하여 그 절차를 계속 진행할 수 있다는 점이다. 다만, 양수인 또는 합병 후 존속하는 법인이나 합병으로 설립되는 법인이 그 처분 또는 위반사실을 알지 못하였음을 증명하는 때에는 그러하지 아니하다.

업무정지처분을 받았거나 업무정지처분의 절차가 진행 중인 자는 행정처분을 받은 사실 또는 행정처분절차가 진행 중인 사실을 양수인 또는 합병 후 존속하는 법인이나 합병으로 설립되는 법인에 지체 없이 알려야 한다.

3) 과징금

① 보건복지부장관은 요양기관이 제98조제1항제1호 또는 제3호에 해당하여 업무정지 처분을 하여야 하는 경우로서 그 업무정지 처분이 해당 요양기관을 이용하는 사람에게 심한 불편을 주거나 보건복지부장관이 정하는 특별한 사유가 있다고 인정되면 업무정지 처분을 갈음하여 속임수나 그 밖의 부당한 방법으로 부담하게 한 금액의 5배 이하의 금액을 과징금으로 부과 · 징수할 수 있다. 이 경우 보건복지부장관은 12개월의 범위에서 분할납부를 하게 할 수 있다.

② 보건복지부장관은 제41조의2제3항에 따라 약제를 요양급여에서 적용 정지하는 경우 다음 각 호의 어느 하나에 해당하는 때에는 요양급여의 적용 정지에 갈음하여 대통령령으로 정하는 바에 따라 다음 각 호의 구분에 따른 범위에서 과징금을 부과 · 징수할 수 있다. 이 경우 보건복지부장관은 12개월의 범위에서 분할납부를 하게 할 수 있다.

1. 환자 진료에 불편을 초래하는 등 공공복리에 지장을 줄 것으로 예상되는 때: 해당 약제에 대한 요양급여비용 총액의 100분의 200을 넘지 아니하는 범위
2. 국민 건강에 심각한 위험을 초래할 것이 예상되는 등 특별한 사유가 있다고 인정되는 때: 해당 약제에 대한 요양급여비용 총액의 100분의 60을 넘지 아니하는 범위

③ 보건복지부장관은 제2항 전단에 따라 과징금 부과 대상이 된 약제가 과징금이 부과된 날부터 5년의 범위에서 대통령령으로 정하는 기간 내에 다시 제2항 전단에 따른 과징금 부과 대상이 되는 경우에는 대통령령으로 정하는 바에 따라 다음 각 호의 구분에 따른 범위에서 과징금을 부과 · 징수할 수 있다.

1. 제2항제1호에서 정하는 사유로 과징금 부과대상이 되는 경우: 해당 약제에 대한 요양급여비용 총액의 100분의 350을 넘지 아니하는 범위
2. 제2항제2호에서 정하는 사유로 과징금 부과대상이 되는 경우: 해당 약제에 대한 요양급여비용 총액의 100분의 100을 넘지 아니하는 범위

④ 제2항 및 제3항에 따라 대통령령으로 해당 약제에 대한 요양급여비용 총액을 정할 때에는 그 약제의 과거 요양급여 실적 등을 고려하여 1년간의 요양급여 총액을 넘지 않는 범위에서 정하여야 한다.

⑤ 보건복지부장관은 제1항에 따른 과징금을 납부하여야 할 자가 납부기한까지 이를 내지 아니하면 대통령령으로 정하는 절차에 따라 그 과징금 부과 처분을 취소하고 제98조제1항에 따른 업무정지 처분을 하거나 국세 체납처분의 예에 따라 이를 징수한다. 다만, 요양기관의 폐업 등으로 제98조제1항에 따른 업무정지 처분을 할 수 없으면 국세 체납처분의 예에 따라 징수한다.

⑥ 보건복지부장관은 제2항 또는 제3항에 따른 과징금을 납부하여야 할 자가 납부기한까지 이를 내지 아니하면 국세 체납처분의 예에 따라 징수한다.

⑦ 보건복지부장관은 과징금을 징수하기 위하여 필요하면 다음 각 호의 사항을 적은 문서로 관할 세무관서의 장 또는 지방자치단체의 장에게 과세정보의 제공을 요청할 수 있다.

1. 납세자의 인적사항
2. 사용 목적
3. 과징금 부과 사유 및 부과 기준

⑧ 제1항부터 제3항까지의 규정에 따라 징수한 과징금은 다음 각 호 외의 용도로는 사용할 수 없다. 이 경우 제2항제1호 및 제3항제1호에 따라 징수한 과징금은 제3호의 용도로 사용하여야 한다.

1. 제47조제3항에 따라 공단이 요양급여비용으로 지급하는 자금
2. 「응급의료에 관한 법률」에 따른 응급의료기금의 지원
3. 「재난적의료비 지원에 관한 법률」에 따른 재난적의료비 지원사업에 대한 지원

⑨ 제1항부터 제3항까지의 규정에 따른 과징금의 금액과 그 납부에 필요한 사항 및 제8항에 따른 과징금의 용도별 지원 규모, 사용 절차 등에 필요한 사항은 대통령령으로 정한다.

요양기관의 업무정지 처분 및 과징금의 부과기준은 다음과 같다.

● **업무정지 처분 및 과징금 부과의 기준**(시행령 제70조제1항 관련)

1. 업무정지 처분기준

가. 요양기관이 법 제98조제1항제1호 또는 제3호에 해당하는 경우의 업무정지기간은 다음 표와 같다.

(단위: 일)

월평균 부당금액	부당비율					
	0.1% 이상 0.5% 미만	0.5% 이상 1% 미만	1% 이상 2% 미만	2% 이상 3% 미만	3% 이상 4% 미만	4% 이상 5% 미만
40만원 이상 ~ 80만원 미만	5	10	20	30	40	50
80만원 이상 ~ 160만원 미만	10	15	25	35	45	55
160만원 이상 ~ 320만원 미만	15	20	30	40	50	60
320만원 이상 ~ 640만원 미만	20	25	35	45	55	65
640만원 이상 ~ 1,000만원 미만	25	30	40	50	60	70
1,000만원 이상 ~ 2,000만원 미만	30	35	45	55	65	75
2,000만원 이상 ~ 3,000만원 미만	35	40	50	60	70	80
3,000만원 이상 ~ 4,000만원 미만	40	45	55	65	75	85
4,000만원 이상 ~ 5,000만원 미만	45	50	60	70	80	90
5,000만원 이상 ~ 1억원 미만	50	55	65	75	85	95
1억원 이상	55	60	70	80	90	100

비고

1. 월평균 부당금액은 조사대상 기간(요양기관이 속임수나 그 밖의 부당한 방법으로 요양급여비용을 청구하였는지 확인하기 위하여 6개월부터 36개월까지의 범위에서 보건복지부장관이 정하는 기간을 말한다. 이하 같다) 동안 요양기관이 속임수나 그 밖의 부당한 방법으로 공단에 요양급여비용을 부담하게 한 금액과 가입자 또는 피부양자에게 본인부담액을 부담하게 한 금액을 합산한 금액(이하 "총부당금액"이라 한다)을 조사대상 기간의 개월 수로 나눈 금액으로 한다.
2. 부당비율은 (총부당금액/요양급여비용 총액 + 요양급여비용 총액에 포함되지 않은 부당금액) × 100으로 산출한다.
3. "요양급여비용 총액"이란 조사대상 기간에 해당되는 심사결정된 요양급여비용(법 제47조제2항에 따라 심사청구된 요양급여비용에 대하여 심사평가원이 심사결정한 요양급여비용을 말한다)을 합산한 금액을 말한다.
4. "요양급여비용 총액에 포함되지 않은 부당금액"이란 조사대상 기간 동안 해당 요양기관의 요양급여비용 총액에는 포함되지 않으나 속임수나 그 밖의 부당한 방법으로 공단에 요양급여비용을 부담하게 한 금액과 가입자 또는 피부양자에게 본인부담액을 부담하게 한 금액을 말한다.
5. 부당비율이 5% 이상인 경우에는 초과 1%마다 업무정지기간을 3일씩 가산하되, 소수점 이하의 부당비율은 올림한다.
6. 위 표에 따라 계산한 업무정지기간이 365일을 초과하는 경우에는 365일로 본다.

나. 요양기관이 법 제97조제2항에 따른 관계 서류(컴퓨터 등 전산기록장치로 저장 · 보존하는 경우에는 그 전산기록을 포함한다. 이하 같다)의 제출명령을 위반하거나 거짓 보고를 하거나 거짓 서류를 제출하거나, 관계 공무원의 검사 또는 질문을 거부 · 방해 또는 기피하였을 때에는 업무정지기간을 1년으로 한다. 다만, 관계 서류 중 진료기록부, 투약기록, 진료비계산서 및 본인부담액 수납대장을 제외한 서류의 전부 또는 일부의 제출명령에 위반한 경우에는 업무정지기간을 180일로 한다.

다. 가목과 나목 모두에 해당되는 요양기관의 업무정지기간은 해당 기간을 합한 기간으로 한다. 다만, 업무정지기간을 합하는 경우에도 법 제98조제1항에 따른 기간을 넘을 수 없다.

2. 과징금 부과기준

가. 과징금은 업무정지기간이 10일 이하인 경우에는 총부당금액의 2배, 업무정지기간이 10일을 초과하여 30일까지에 해당하는 경우에는 총부당금액의 3배, 30일을 초과하여 50일까지에 해당하는 경우에는 총부당금액의 4배, 업무정지기간이 50일을 초과하는 경우에는 총부당금액의 5배로 한다.

나. 요양기관이 과징금의 분할납부를 신청하는 경우 보건복지부장관은 12개월의 범위에서 과징금의 분할납부를 허용할 수 있다.

3. 가중처분

가. 요양기관이 법 제98조제1항 · 제5항 및 제99조제1항 · 제9항에 따른 업무정지 또는 과징금 처분을 받은 이후 5년 이내에 법 제98조제1항 각 호의 위반행위를 하였을 경우에는 해당 위반행위에 대한 업무정지기간 또는 과징금(같은 항 제2호의 위반행위를 한 경우는 제외한다. 이하 이 목에서 같다)의 2배에 해당하는 처분을 할 수 있다. 이 경우 업무정지기간은 1년을 넘을 수 없으며 과징금은 총부당금액의 5배를 넘을 수 없다.

나. 가목에 따른 5년 이내의 기간 산정은 위반사실이 확인된 날부터 그 직전에 업무정지 또는 과징금 처분서를 송달받은 날까지로 한다.

4. 감면처분

다음 각 목의 어느 하나에 해당하는 경우에는 업무정지기간 또는 과징금 금액을 2분의 1의 범위에서 줄이거나 면제할 수 있다. 다만, 속임수를 사용하여 공단 · 가입자 및 피부양자에게 요양급여비용을 부담하게 하였을 때에는 그러하지 아니하다.

가. 요양급여비용을 부당청구한 요양기관이 그 부당청구 사실이 적발되기 전에 보건복지부장관 등의 감독관청에 부당청구 사실을 자진하여 신고한 경우

나. 요양기관의 대표자가 인지할 수 없었던 불가항력적인 사유로 요양급여비용 부당청구가 발생한 사실이 객관적으로 증명된 경우

다. 그 밖에 위반행위의 동기 · 목적 · 정도 및 위반횟수 등을 고려하여 보건복지부장관이 정하여 고시하는 감면기준에 해당하는 경우

4) 위반사실의 공표

보건복지부장관은 제98조(업무정지) 또는 제99조(과징금)에 따른 행정처분을 받은 요양기관 중 관련 서류를 위조 · 변조하여 요양급여비용을 거짓으로 청구한 요양기관으로서 ① 거짓으로 청구한 금액이 1천 500만 원 이상인 경우, ② 요양급여비용 총액 중 거짓으로 청구한 금액의 비율이 100분의 20이상인 경우 그 위반행위, 처분내용, 해당 요양기관의 명칭 · 주소 및 대표자 성명, 그 밖에 다른 요양기관과의 구별에 필요한 사

항으로서 대통령령으로 정하는 사항[1] 을 공표할 수 있다. 이 경우 공표 여부를 결정함에 있어서 그 위반행위의 동기, 정도, 횟수 및 결과 등을 고려하여야 한다.[2]

5. 정보의 유지, 공단 등에 대한 감독, 포상금 지급 등

1) 정보의 유지

공단 · 심사평가원 및 대행청구단체에 종사하였던 사람 또는 종사하고 있는 사람은 다음 각 항의 행위를 하여서는 아니된다.

① 가입자 및 피부양자의 개인정보(「개인정보 보호법」 제2조제1호의 개인정보를 말함)를 누설하거나 직무상 목적 외의 용도로 이용 또는 정당한 사유 없이 제3자에게 제공하는 행위

② 업무를 수행하면서 알게 된 정보(개인정보는 제외함)를 직무상 목적 외의 용도로 이용 또는 제3자에게 제공하는 행위

2) 공단 등에 대한 감독

보건복지부장관은 공단과 심사평가원의 경영목표를 달성하기 위하여 다음 각 항의 사업이나 업무에 대하여 보고를 명하거나 그 사업이나 업무 또는 재산상황을 검사하는 등 감독을 할 수 있다.

① 법 제14조 제1항 제1호부터 제13호까지의 규정에 따른 공단의 업무 및 법 제63조 제1항 제1호부터 제7호까지의 규정에 따른 심사평가원의 업무

② 「공공기관의 운영에 관한 법률」 제50조에 따른 경영지침의 이행과 관련된 사업

③ 이 법 또는 다른 법령에서 공단과 심사평가원이 위탁받은 업무

④ 그 밖에 관계 법령에서 정하는 사항과 관련된 사업

1) "대통령령으로 정하는 사항"이란 다음 각 호의 사항을 말한다. 1. 해당 요양기관의 종류와 그 요양기관 대표자의 면허번호, 2. 의료기관의 개설자가 법인인 경우에는 의료기관의 장의 성명, 3. 그 밖에 다른 요양기관과의 구별을 위하여 법 제100조제2항에 따른 건강보험공표심의위원회가 필요하다고 인정하는 사항

2) 위반사실 공표와 관련하여 건강보험공표심의위원회의 구성 · 운영, 공표절차 및 방법 등에 관한 사항은 국민건강보험법 시행령 제73조, 제73조의2와 제74조를 참고하기 바란다

보건복지부장관은 감독상 필요한 경우에는 정관이나 규정의 변경 또는 그 밖에 필요한 처분을 명할 수 있다.

3) 포상금 지급

공단은 다음 각 항의 어느 하나에 해당하는 자 또는 재산을 신고한 사람에 대하여 포상금을 지급할 수 있다. 다만, 공무원이 그 직무와 관련하여 제4항에 따른 은닉재산을 신고한 경우에는 그러하지 아니한다.

① 속임수나 그 밖의 부당한 방법으로 보험급여를 받은 사람

② 속임수나 그 밖의 부당한 방법으로 다른 사람이 보험급여를 받도록 한 자

③ 속임수나 그 밖의 부당한 방법으로 보험급여 비용을 받은 요양기관 또는 보험급여를 받은 준요양기관 및 보조기기 판매업자

④ 법 제57조에 따라 징수금을 납부하여야 하는 자의 은닉재산("은닉재산"이란 징수금을 납부하여야 하는 자가 은닉한 현금, 예금, 주식, 그 밖에 재산적 가치가 있는 유형ㆍ무형의 재산을 말한다)

위 1항에서 4항까지 어느 하나에 해당하는 자 또는 은닉재산을 신고하려는 사람은 공단이 정하는 바에 따라 공단에 신고해야 한다. 이 경우 2명 이상이 공동명의로 신고할 때에는 대표자를 지정해야 한다.

공단은 신고를 받으면 그 내용을 확인한 후 포상금 지급 여부를 결정하여 신고인에게 통보하여야 한다. 포상금 지급 결정을 통보받은 신고인은 공단이 정하는 바에 따라 공단에 포상금 지급을 신청하여야 한다. 공단은 포상금 지급 신청을 받은 날부터 1개월 이내에 신고인에게 포상금 지급 기준에 따른 포상금을 지급하여야 한다.

공단은 또한 건강보험 재정을 효율적으로 운영하는 데에 이바지한 요양기관에 대하여 장려금을 지급할 수 있다.

● **포상금의 지급 기준(시행령 제75조제4항 관련)**

1. 속임수나 그 밖의 부당한 방법으로 보험급여를 받은 사람을 신고한 경우

징수금	포상금
1만원 이상 1천만원 이하	징수금 × 20/100
1천만원 초과 2천만원 이하	200만원 + [(징수금 − 1천만원) × 15/100]
2천만원 초과	350만원 + [(징수금 − 2천만원) × 10/100]. 다만, 500만원을 넘는 경우에는 500만원으로 한다.

2. 속임수나 그 밖의 부당한 방법으로 다른 사람이 보험급여를 받도록 한 준요양기관 · 보조기기 판매업자를 신고한 경우
 가. 준요양기관 · 보조기기 판매업자 관련자
  1) 준요양기관에 근무하고 있거나 근무했던 사람이 그 준요양기관을 신고한 경우
  2) 보조기기 판매업자에게 고용되어 있거나 고용되었던 사람이 그 보조기기 판매업자를 신고한 경우

징수금	포상금
15만원 이상 1천만원 이하	징수금 × 30/100
1천만원 초과 5천만원 이하	300만원 + [(징수금 − 1천만원) × 20/100]
5천만원 초과	1,100만원 + [(징수금 − 5천만원) × 10/100]. 다만, 20억원을 넘는 경우에는 20억원으로 한다.

 나. 준요양기관 · 보조기기 판매업소 이용자
  1) 준요양기관에서 요양을 받은 사람, 그 배우자 및 직계존비속이 해당 요양과 관련된 보험급여에 대하여 준요양기관을 신고한 경우
  2) 보조기기 판매업자에게 보조기기를 구매한 사람, 그 배우자 및 직계존비속이 해당 보조기기의 구매와 관련된 보험급여에 대하여 보조기기 판매업자를 신고한 경우

징수금	포상금
2천원 이상 2만5천원 이하	1만원
2만5천원 초과	징수금 × 40/100. 다만, 500만원을 넘는 경우에는 500만원으로 한다.

 다. 그 밖의 신고인: 가목 및 나목에 해당하지 않는 사람이 준요양기관 · 보조기기 판매업자를 신고한 경우

징수금	포상금
10만원 이상 1천만원 이하	징수금 × 20/100
1천만원 초과 2천만원 이하	200만원 + [(징수금 − 1천만원) × 15/100]
2천만원 초과	350만원 + [(징수금 − 2천만원) × 10/100)]. 다만, 500만원을 넘는 경우에는 500만원으로 한다.

3. 속임수나 그 밖의 부당한 방법으로 다른 사람이 보험급여를 받도록 한 자(준요양기관 · 보조기기 판매업자는 제외한다)를 신고한 경우

징수금	포상금
1만원 이상 1천만원 이하	징수금 × 20/100
1천만원 초과 2천만원 이하	200만원 + [(징수금 – 1천만원) × 15/100]
2천만원 초과	350만원 + [(징수금 – 2천만원) × 10/100]. 다만, 500만원을 넘는 경우에는 500만원으로 한다.

4. 속임수나 그 밖의 부당한 방법으로 보험급여 비용을 받은 요양기관 또는 보험급여를 받은 준요양기관 · 보조기기 판매업자를 신고한 경우

가. 요양기관 · 준요양기관 · 보조기기 판매업자 관련자

1) 요양기관 · 준요양기관에 근무하고 있거나 근무했던 의사, 약사, 간호사, 의료기사 및 그 밖의 직원 등이 그 요양기관 · 준요양기관을 신고한 경우

2) 약제 · 치료재료의 제조업자 · 판매업자에게 고용되어 있거나 고용되었던 사람이 요양기관 · 준요양기관을 신고한 경우

3) 보조기기 판매업자에게 고용되어 있거나 고용되었던 사람이 그 보조기기 판매업자를 신고한 경우

징수금	포상금
15만원 이상 1천만원 이하	징수금 × 30/100
1천만원 초과 5천만원 이하	300만원 + [(징수금 – 1천만원) × 20/100]
5천만원 초과	1,100만원 + [(징수금 – 5천만원) × 10/100]. 다만, 20억원을 넘는 경우에는 20억원으로 한다.

나. 요양기관 · 준요양기관 · 보조기기 판매업소 이용자

1) 요양기관에서 진료를 받은 사람, 그 배우자 및 직계존비속이 해당 진료와 관련된 요양급여비용에 대하여 요양기관을 신고한 경우

2) 준요양기관에서 요양을 받은 사람, 그 배우자 및 직계존비속이 해당 요양과 관련된 보험급여에 대하여 준요양기관을 신고한 경우

3) 보조기기 판매업자에게 보조기기를 구매한 사람, 그 배우자 및 직계존비속이 해당 보조기기의 구매와 관련된 보험급여에 대하여 보조기기 판매업자를 신고한 경우

징수금	포상금
2천원 이상 2만5천원 이하	1만원
2만5천원 초과	징수금 × 40/100. 다만, 500만원을 넘는 경우에는 500만원으로 한다.

다. 그 밖의 신고인: 가목 및 나목에 해당하지 않는 사람이 요양기관 · 준요양기관 · 보조기기 판매업자를 신고한 경우

징수금	포상금
10만원 이상 1천만원 이하	징수금 × 20/100
1천만원 초과 2천만원 이하	200만원 + [(징수금 – 1천만원) × 15/100]
2천만원 초과	350만원 + [(징수금 – 2천만원) × 10/100)]. 다만, 500만원을 넘는 경우에는 500만원으로 한다.

5. 법 제57조에 따라 징수금을 납부해야 하는 자의 은닉재산을 신고한 경우

징수금	포상금
100만원 이상 1억원 이하	징수금 × 30/100
1억원 초과 5억원 이하	3,000만원 + [(징수금 – 1억원) × 20/100]
5억원 초과 20억원 이하	1억1,000만원 + [(징수금 – 5억원) × 10/100]
20억원 초과	2억6,000만원 + [(징수금 – 20억원) × 5/100] 다만, 20억원을 넘는 경우에는 20억원으로 한다.

비고
1. "징수금"이란 공단이 신고인의 신고 사실과 관련하여 법 제104조제1항 각 호의 어느 하나에 해당하는 자 또는 은닉재산에 대하여 징수한 금액을 말한다.
2. 포상금으로 지급할 금액 중 1천원 미만의 금액은 지급하지 않는다.

4) 장려금의 지급

공단은 건강보험 재정을 효율적으로 운영하는 데에 이바지한 요양기관에 대하여 장려금을 지급할 수 있다. 공단은 다음 각 항의 어느 하나에 해당하는 방법으로 건강보험 재정 지출을 절감하는 데에 이바지한 요양기관에 장려금을 지급한다.

① 성분 또는 효능이 같아 대체사용이 가능한 약제 중 요양급여비용이 보다 저렴한 약제를 처방하거나 조제하였을 것

② 시행령 제70조의2제1항제1호에 따라 퇴장방지의약품으로 지정 · 고시된 약제 중에서 다른 약제에 비하여 저가이면서 약제의 특성상 다른 약제를 대체하는 효과가 있는 약제를 처방하거나 조제하였을 것

③ 보건복지부장관이 정하여 고시하는 기간 동안 의약품을 상한금액보다 저렴하게 구입하거나 전년도 약제 사용량보다 사용량을 줄였을 것

장려금은 처방 또는 조제로 인하여 건강보험 재정 지출에서 절감된 금액의 100분의

70을 넘지 아니하는 금액으로 한다. 장려금을 지급받으려는 요양기관은 심사평가원에 요양급여비용의 심사청구를 할 때 함께 장려금 지급을 청구하여야 한다. 장려금은 심사평가원이 그 금액을 산출하여 보건복지부장관의 승인을 받아 공단에 통보한다.

6. 권한위임 및 업무위탁

국민건강보험에 의한 보건복지부장관의 권한은 대통령령이 정하는 바에 의하여 그 일부를 특별시장 · 광역시장 · 특별자치시장 · 도지사 또는 특별자치도지사에게 위임할 수 있다. 또한 법 제97조 제2항에 따른 보건복지부장관의 권한은 대통령령이 정하는 바에 따라 공단이나 심사평가원에 위탁할 수 있다.

공단은 대통령령이 정하는 바에 의하여 ① 보험료의 수납 또는 보험료납부의 확인에 관한 업무, ② 보험급여비용의 지급에 관한 업무, ③ 징수위탁근거법의 위탁에 따라 징수하는 연금보험료, 고용보험료, 산업재해보상보험료, 부담금 및 분담금 등의 수납 또는 그 납부의 확인에 관한 업무 등을 체신관서, 금융기관 또는 그 밖에 자에게 위탁할 수 있다. 즉 업무를 체신관서 또는 금융기관 등에 위탁하고자 하는 때에는 위탁받을 기관의 선정 및 위탁계약의 내용에 관하여 공단 이사회의 의결을 거쳐야 한다.

공단은 그 업무의 일부를 국가기관 · 지방자치단체 또는 다른 법령에 따른 사회보험업무를 수행하는 법인이나 그 밖의 자에게 위탁할 수 있다. 공단이 업무를 위탁하고자 하는 때에는 그 위탁대상 및 위탁업무에 관하여 보건복지부장관의 승인을 얻어야 한다.

① 가입자의 자격취득 · 변경 및 상실신고의 접수 및 처리
② 건강보험증의 발급 및 가입자의 민원접수 및 처리
③ 요양급여비용의 지급에 관한 업무
④ 체납된 보험료등, 연체금 및 체납처분비의 조회 및 납부사실확인에 관한 업무

그리고 공단은 임신 · 출산 진료비의 신청과 지급에 관한 업무를 다음 각 항의 구분에 따라 위탁한다.

① 임신 · 출산 진료비의 신청 접수와 그에 따른 이용권 발급에 관한 업무: 보건복지부

장관이 정하여 고시하는 금융기관 또는 체신관서

② 임신 · 출산 진료비의 지급에 딸린 업무로서 이용권 사용금액에 대한 비용 처리 및 정산에 관한 업무 :「사회보장급여의 이용 · 제공 및 수급권자 발굴에 관한 법률」 제29조에 따른 사회보장정보원 및 보건복지부장관이 정하여 고시하는 기관 또는 단체

또한 공단은 부득이한 경우를 제외하고는 매년 임신 · 출산 진료비의 지급에 들 것으로 예상되는 비용을 2항에 따른 기관 또는 단체에 미리 예탁하여야 한다.

7. 소액처리, 끝수처리 및 국가재정지원

1) 소액처리

공단은 징수하여야 할 금액이나 반환하여야 할 금액이 건당 2천 원 미만인 경우에는(본인일부부담금 환급금 및 가입자나 피부양자에게 지급하여야 하는 금액은 제외) 이를 징수 또는 반환하지 아니한다.

2) 끝수처리

보험료등과 보험급여에 관한 비용의 계산에 있어서 국고금관리법 제47조(국고금의 끝수계산)에 따른 끝수는 이를 계산하지 아니한다. 즉 계산에 있어 10원 미만의 단수는 계산하지 않는다. 그러므로 건당 금액의 계산에 있어 1원부터 9원까지는 이를 계산에 포함시키지 않고 있다.

3) 보험재정에 대한 정부지원

국가는 매년 예산의 범위 안에서 해당 연도 보험료 예상수입액의 100분의 14에 상당하는 금액을 국고에서 공단에 지원한다. 이 경우 공단은 지원된 재원을 다음 각 항의 사업에 사용한다.

① 가입자 및 피부양자에 대한 보험급여

② 건강보험사업에 대한 운영비

③ 보험료 경감에 대한 지원

또한, 공단은 「국민건강증진법」이 정하는 바에 따라 동법에 따른 국민건강증진기금에서 자금을 지원받을 수 있다. 이 경우 공단은 지원된 재원을 다음 각 항의 사업에 사용한다.

① 건강검진 등 건강증진에 관한 사업

② 가입자와 피부양자의 흡연으로 인한 질병에 대한 보험급여

③ 가입자와 피부양자 중 65세 이상 노인에 대한 보험급여

8. 외국인 등에 대한 특례

정부는 외국 정부가 사용자인 사업장의 근로자의 건강보험에 관하여는 외국 정부와 한 합의에 따라 이를 따로 정할 수 있다.

1) 직장가입자 자격요건

국내에 체류하는 재외국민[3] 또는 외국인[4](이하 "국내체류 외국인등")이 적용대상사업장의 근로자, 공무원 또는 교직원이고 법 제6조제2항 각 호의 어느 하나에 해당하지 아니하면서 다음 각 항의 어느 하나에 해당하는 경우에는 법 제5조에도 불구하고 직장가입자가 된다.

① 「주민등록법」 제6조제1항제3호에 따라 등록한 사람

② 「재외동포의 출입국과 법적 지위에 관한 법률」 제6조에 따라 국내거소신고를 한 사람

③ 「출입국관리법」 제31조에 따라 외국인등록을 한 사람

3) 재외국민은 대한민국의 국민으로서 외국의 영주권을 취득한 자 또는 영주할 목적으로 외국에 거주하고 있는 자를 말한다.
4) 외국인은 우리나라 국적을 가지지 아니한 자를 말한다.

2) 지역가입자 자격요건

직장가입자에 해당하지 아니하는 국내체류 외국인등이 다음 각 항의 요건을 모두 갖춘 경우에는 법 제5조에도 불구하고 공단에 신청하면 지역가입자가 될 수 있다.

① 보건복지부령으로 정하는 기간(6개월 이상) 동안 국내에 거주하였거나 해당 기간 동안 국내에 지속적으로 거주할 것으로 예상할 수 있는 사유로서 보건복지부령으로 정하는 사유에 해당될 것

② 다음 각 목의 어느 하나에 해당할 것

가. 제2항제1호 또는 제2호에 해당하는 사람

나. 「출입국관리법」 제31조에 따라 외국인등록을 한 사람으로서 보건복지부령으로 정하는 체류자격이 있는 사람

3) 피부양자 자격요건

직장가입자 자격요건 각 항의 어느 하나에 해당하는 국내체류 외국인등이 다음 각 항의 요건을 모두 갖춘 경우에는 법 제5조에도 불구하고 공단에 신청하면 피부양자가 될 수 있다.

① 직장가입자와의 관계가 법 제5조제2항 각 호의 어느 하나에 해당할 것

② 법 제5조제3항에 따른 피부양자 자격의 인정 기준에 해당할 것

③ 국내 거주기간 또는 거주사유 기준에 해당할 것. 다만, 직장가입자의 배우자 및 19세 미만 자녀(배우자의 자녀를 포함)에 대해서는 그러하지 아니하다.

4) 가입자 및 피부양자가 될 수 없는 경우

① 국내체류가 법률에 위반되는 경우로서 다음의 사유가 있는 경우

- 체류기간 연장허가를 받지 아니하고 체류하는 경우
- 강제퇴거명령서를 발급받은 경우

② 국내체류 외국인등이 외국의 법령, 외국의 보험 또는 사용자와의 계약 등에 따라 법 제41조에 따른 요양급여에 상당하는 의료보장을 받을 수 있어 사용자 또는 가

입자가 보건복지부령으로 정하는 바에 따라 가입 제외를 신청한 경우

9. 실업자에 대한 특례

1) 임의계속가입자 자격

사용관계가 끝난 사람 중 직장가입자로서의 자격을 유지한 기간이 보건복지부령으로 정하는 기간(사용관계가 끝난 날 이전 18개월간을 말한다) 동안 통산 1년 이상인 사람은 지역가입자가 된 이후 최초로 지역가입자 보험료를 고지받은 날부터 그 납부기한에서 2개월이 지나기 이전까지 공단에 직장가입자로서의 자격을 유지할 것을 신청할 수 있다. 이 경우 공단에 신청한 가입자("임의계속가입자")는 법 제9조에도 불구하고 대통령령으로 정하는 기간 [5]동안 직장가입자의 자격을 유지한다. 다만, 신청 후 최초로 내야 할 직장가입자 보험료를 그 납부기한부터 2개월이 지난 날까지 내지 아니한 경우에는 그 자격을 유지할 수 없다.

임의계속가입자의 보수월액은 보수월액 보험료가 산정된 최근 12개월간의 보수월액을 평균한 금액으로 한다. 임의계속가입자의 보험료는 보건복지부장관이 정하여 고시하는 바에 따라 그 일부를 경감할 수 있다. 임의계속가입자의 보수월액보험료는 그 임의계속가입자가 전액을 부담하고 납부한다.

2) 임의계속가입자의 가입, 탈퇴 및 자격변동시기 등

임의계속가입자가 되려는 사람은 '임의계속가입 신청서'[6]에 다음 서류를 첨부하여 공단에 제출하여야 한다.

- 시행규칙 제2조제4항1호(주민등록표 등본으로 피부양자와 해당 임의계속가입자의 관계를 확인할 수 없는 경우만 해당한다)
- 시행규칙 제2조제4항제2호에 따른 서류(피부양자가 장애인, 국가유공자 등 또는 보훈

5) "대통령령이정하는기간"이란 사용관계가 끝난 날의 다음 날부터 기산하여 36개월이 되는 날을 넘지않는 범위를 말한다.
6) 국민건강보험법 시행규칙 별지 제39호 서식

보상대상자의 경우만 해당한다)

- 시행규칙 제2조제4항제3호에 따른 서류(피부양자가 별표 1의2 제1호 다목에 따른 인정을 받으려는 경우만 해당한다)
- 시행규칙제61조제1항제1호 또는 제2호에 따른 서류 1부(재외국민 또는 외국인인 경우만 해당한다)

임의계속가입자로서의 자격을 더 이상 유지하지 않으려는 사람은 '임의계속탈퇴 신청서'를 공단에 제출하여야 한다.

임의계속가입자는 다음 어느 하나에 해당하는 날에 지역가입자 또는 직장가입자로 그 자격이 변동된다.

① 영 제77조에 따른 기간이 끝나는 날의 다음 날
② 임의계속탈퇴 신청서가 접수된 날의 다음 날
② 직장가입자인 사용자, 근로자, 공무원 또는 교직원이 된 날

10. 서류의 보존

요양기관은 가입자 또는 피부양자에게 요양급여를 한 경우에는 다음 각 항의 서류를 해당 급여가 끝난 날부터 5년간 보존하여야 한다. 다만, 제3항의 서류 중 처방전은 요양급여비용을 청구한 날부터 3년간 보존하여야 한다.

① 요양급여비용심사청구서 및 요양급여비용명세서
② 약제 · 치료재료, 그 밖의 요양급여의 구성요소의 구입에 관한 서류
③ 개인별 투약기록 및 처방전(약국 및 한국희귀 · 필수의약품센터의 경우만 해당한다)
④ 그밖에 간호관리 등급료의 산정자료 등 요양급여비용 산정에 필요한 서류 및 이를 증명하는 서류
⑤ 제1항 부터 제4항까지의 서류 등을 디스켓, 마그네틱테이프 등 전산기록 장치를 이용하여 자기매체에 저장하고 있는 경우에는 해당 자료

사용자가 3년간 보존하여야 하는 서류는 다음과 같다.

① 사업장의 현황, 직장가입자의 자격 취득 · 변동 · 상실 및 보험료 산정과 관련하여

관련 규정에 따라 공단에 신고 또는 통보한 내용을 입증할 수 있는 서류
② 제1항의 서류를 디스켓, 마그네틱테이프 등 전산기록장치를 이용하여 자기매체에 저장하고 있는 경우에는 그 자료

제12장 보칙과 벌칙

제2절 벌칙

1. 벌칙

국민건강보험제도의 시행목적과 원활한 운영을 위해 그 목적에 위배되는 행위에 대하여 처벌하는 규정을 두고 있다. 이 법에 규정된 벌칙은 형법 및 형사특별법에 규정된 형사벌과 구분하여 행정벌이라 한다. 광의의 행정벌에는 행정형벌 외에 행정질서벌이 포함되지만 행정형벌과 행정질서벌은 그 성격을 달리하기 때문에 행정벌이라 하면 보통 행정형벌만을 의미한다. 행정형벌은 행정상의 의무위반에 대하여 형법상의 형벌을 과하는 것이다. 행정상의 질서유지를 위하여 과하는 행정질서벌(과태료)과 대비된다. 국민건강보험법에서 규정하고 있는 행정형벌의 규율사항은 다음과 같다.

1) 법 제115조(벌칙)

① 법 제102조제1호를 위반하여 가입자 및 피부양자의 개인정보를 누설하거나 직무상 목적 외의 용도로 이용 또는 정당한 사유 없이 제3자에게 제공한 자는 5년 이하의 징역 또는 5천만원 이하의 벌금에 처한다.
② 다음 각 호의 어느 하나에 해당하는 자는 3년 이하의 징역 또는 3천만원 이하의 벌금에 처한다.
1. 대행청구단체의 종사자로서 거짓이나 그 밖의 부정한 방법으로 요양급여비용

을 청구한 자

2. 법 제102조제2호를 위반하여 업무를 수행하면서 알게 된 정보를 누설하거나 직무상 목적 외의 용도로 이용 또는 제3자에게 제공한 자

③ 법 제96조의3제3항을 위반하여 공동이용하는 전산정보자료를 같은 조 제1항에 따른 목적 외의 용도로 이용하거나 활용한 자는 3년 이하의 징역 또는 1천만원 이하의 벌금에 처한다.

④ 거짓이나 그 밖의 부정한 방법으로 보험급여를 받거나 타인으로 하여금 보험급여를 받게 한 사람은 2년 이하의 징역 또는 2천만원 이하의 벌금에 처한다.

⑤ 다음 각 호의 어느 하나에 해당하는 자는 1년 이하의 징역 또는 1천만원 이하의 벌금에 처한다.

1. 법 제42조의2제1항 및 제3항을 위반하여 선별급여를 제공한 요양기관의 개설자
2. 법 제47조제7항을 위반하여 대행청구단체가 아닌 자로 하여금 대행하게 한 자
3. 법 제93조를 위반한 사용자
4. 법 제98조제2항을 위반한 요양기관의 개설자

2) 법 제116조(벌칙)

- 법 제97조제2항을 위반하여 보고 또는 서류 제출을 하지 아니한 자, 거짓으로 보고하거나 거짓 서류를 제출한 자, 검사나 질문을 거부 · 방해 또는 기피한 자는 1천만원 이하의 벌금에 처한다.

3) 법 제117조(벌칙)

- 법 제42조제5항을 위반한 자 또는 제49조제2항을 위반하여 요양비 명세서나 요양 명세를 적은 영수증을 내주지 아니한 자는 500만원 이하의 벌금에 처한다.

4) 법 제118조(양벌 규정)

- 법인의 대표자나 법인 또는 개인의 대리인, 사용인, 그 밖의 종사자가 그 법인 또는 개인의 업무에 관하여 법 제115조부터 법 제117조까지의 규정 중 어느 하나에 해당하는 위반행위를 하면 그 행위자를 벌하는 외에 그 법인 또는 개인에게도 해당 조문의 벌금형을 과(科)한다. 다만, 법인 또는 개인이 그 위반행위를 방지하기 위하여 해당 업무에 관하여 상당한 주의와 감독을 게을리하지 아니한 경우에는 그러하지 아니하다.

2. 과태료

1) 의의

과태료는 행정질서벌에 해당되고 금전벌의 일종으로 행정상의 질서문란행위에 대해서 부과된다. 건강보험법에서는 불법이익을 환수할 목적으로 과태료의 부과규정을 두고 있다.

가입자 · 피부양자 또는 가입자 · 피부양자이었던 사람이 그 자격을 잃은 후 자격을 증명하던 서류를 사용하여 보험급여를 받은 경우에는 그가 받은 보험급여에 상당하는 금액 이하의 과태료를 부과한다. 건강보험증 또는 신분증명서의 양도 · 대여, 그 밖의 부정한 사용을 통하여 보험급여를 받은 자에게는 그 보험급여에 상당하는 금액 이하의 과태료를 부과한다. 건강보험증 또는 신분증명서를 양도 · 대여하여 보험급여를 받게 한 자도 또한 같다.

- 다음 각 항의 어느 하나에 해당하는 자에게는 500만원 이하의 과태료를 부과한다.

① 법 제7조를 위반하여 신고를 하지 아니하거나 거짓으로 신고한 사용자

② 정당한 사유 없이 법 제94조제1항을 위반하여 신고 · 서류제출을 하지 아니하거나 거짓으로 고 · 서류제출을 한 자

③ 정당한 사유 없이 법 제97조제1항, 제3항, 제4항, 제5항을 위반하여 보고 · 서류

제출을 하지 아니하거나 거짓으로 보고 · 서류제출을 한 자

④ 법 제98조제4항을 위반하여 행정처분을 받은 사실 또는 행정처분절차가 진행 중인 사실을 지체 없이 알리지 아니한 자

⑤ 정당한 사유 없이 법 제101조제2항을 위반하여 서류를 제출하지 아니하거나 거짓으로 제출한 자

– 다음 각 항의 어느 하나에 해당하는 자에게는 100만원 이하의 과태료를 부과한다.

① 법 제96조의4를 위반하여 서류를 보존하지 아니한 자

② 법 제103조에 따른 명령을 위반한 자

③ 법 제105조를 위반한 자

④ 법 제12조제4항을 위반하여 정당한 사유 없이 건강보험증이나 신분증명서로 가입자 또는 피부양자의 본인 여부 및 그 자격을 확인하지 아니하고 요양급여를 실시한 자

●과태료 부과기준(시행령 제 82조관련)

1. 일반기준

가. 위반행위의 횟수에 따른 과태료의 부과기준은 최근 1년간 같은 위반행위로 과태료 부과처분을 받은 경우에 적용한다. 이 경우 기간의 계산은 위반행위에 대하여 과태료 부과처분을 받은 날과 그 처분 후 다시 같은 위반행위를 하여 적발된 날을 기준으로 한다.

나. 가목에 따라 가중된 부과처분을 하는 경우 가중처분의 적용 차수는 그 위반행위 전 부과처분 차수(가목에 따른 기간 내에 과태료 부과처분이 둘 이상 있었던 경우에는 높은 차수를 말한다)의 다음 차수로 한다.

다. 보건복지부장관은 다음의 어느 하나에 해당하는 경우에는 제2호의 개별기준에 따른 과태료 금액의 2분의 1 범위에서 그 금액을 줄일 수 있다. 다만, 과태료를 체납하고 있는 위반행위자에 대해서는 그렇지 않다.

1) 위반행위자가 「질서위반행위규제법 시행령」 제2조의2제1항 각 호의 어느 하나에 해당하는 경우
2) 위반행위가 사소한 부주의나 오류로 인한 것으로 인정되는 경우
3) 위반행위자가 스스로 신고하였거나 조사에 협조하였다고 인정되는 경우
4) 그 밖에 위반행위의 정도, 위반행위의 동기와 그 결과 등을 고려하여 과태료 금액을 줄일 필요가 있다고 인정되는 경우

라. 보건복지부장관은 다음의 어느 하나에 해당하는 경우에는 제2호에 따른 과태료 금액의 2분의 1 범위에서 그 금액을 늘릴 수 있다. 다만, 늘리는 경우에도 법 제119조에 따른 과태료 금액의 상한을 넘을 수 없다.

1) 위반행위가 고의나 중대한 과실로 인한 것으로 인정되는 경우
2) 법 위반상태의 기간이 6개월 이상인 경우
3) 그 밖에 위반행위의 정도, 위반행위의 동기ㅈ와 그 결과 등을 고려하여 과태료를 늘릴 필요가 있다고 인정되는 경우

2. 개별기준

(단위 : 만 원)

위반행위	근거 법조문	과태료 금액(단위: 만원)		
		1차 위반	2차 위반	3차 이상 위반
가. 법 제7조를 위반하여 신고를 하지 않거나 거짓으로 신고한 경우	법 제119조제3항제1호	150	300	500
나. 법 제12조제4항을 위반하여 정당한 사유 없이 건강보험증이나 신분증명서로 가입자 또는 피부양자의 본인 여부 및 그 자격을 확인하지 않고 요양급여를 실시한 경우	법 제119조제4항제3호	30	60	100
다. 정당한 사유 없이 법 제94조제1항을 위반하여 신고 · 서류제출을 하지 않거나 거짓으로 신고 · 서류제출을 한 경우	법 제119조제3항제2호	150	300	500
라. 법 제96조의3을 위반하여 서류를 보존하지 않은 경우	법 제119조제4항제4호	30	60	100
마. 정당한 사유 없이 법 제97조제1항, 제3항부터 제5항까지의 규정을 위반하여 보고 · 서류제출을 하지 않거나 거짓으로 보고 · 서류제출을 한 경우	법 제119조제3항제3호	150	300	500
바. 법 제98조제4항을 위반하여 행정처분을 받은 사실 또는 행정처분절차가 진행 중인 사실을 지체 없이 알리지 않은 경우	법 제119조제3항제4호	500	500	500
사. 정당한 사유 없이 법 제101조제2항을 위반하여 서류를 제출하지 않거나 거짓으로 제출한 경우	법 제119조제3항제5호	150	300	500
아. 법 제103조에 따른 명령을 위반한 경우	법 제119조제4항제5호	30	60	100
자. 법 제105조를 위반한 경우	법 제119조제4항제6호	30	60	100

제13장
노인장기요양보험제도

제1절 노인장기요양보험제도의 개요
제2절 장기요양인정 신청 및 등급판정
제3절 장기요양급여와 재원부담
제4절 관리운영체계

제1절 노인장기요양보험제도의 개요

1. 의의

노인장기요양보험 제도는 고령이나 치매, 중풍 등으로 인해 6개월 이상 동안 혼자서 일상생활을 수행하기 어려운 노인 등에게 신체활동 및 일상 활동 지원 등의 장기요양급여를 제공함으로써 노후의 건강증진 및 생활안정을 도모하고 그 가족의 부담을 덜어줌으로써 국민의 삶의 질을 향상하도록 하기 위한 제도이다.

우리나라 인구의 고령화가 세계에서 유례가 없을 정도로 빠르게 진행됨에 따라 치매 · 중풍 등 일상생활이 어려운 노인들의 수도 날로 증가하고 있다. 그러나 핵가족화, 여성의 사회참여 증가 등으로 장기요양이 필요한 노인을 가정에서 돌보는 것이 어렵고 또 그에 대한 가정의 비용부담이 과중하여 가정경제가 파괴되거나 요양이 필요한 노인 방치되는 사례가 늘고 있다.

따라서 노인장기요양 문제는 시급히 해결해야 할 심각한 서회적 문제로 대두되고 있는 실정이다. 이에 노인의 간병, 장기요양문제를 사회적연대 원리에 따라 정부와 사회가 공동으로 해결하는 노인장기요양보험 제도를 도입하게 되었다. 이의 보장을 위해 노인장기요양보험법이 제정(2007년 4월 27일)되어 2008년 7월 1일부터 노인장기요양보험 제도가 시행되고 있다.

노인장기요양보험 제도는 노인뿐만 아니라 장기요양보호를 직접 담당하던 중장년층과 자녀 등 모든 가족에게 도움을 주는 제도로서 지속적으로 증가할 노인의 보건 · 의료 · 요양 · 복지 등 복합적인 욕구에 효과적으로 대응하는 제도로서 그동안 우리나라 사회보험제도로 운영해온 4대 사회보험, 즉 건강보험, 연금보험, 산재보험 및 고용보험과 함께 노인장기요양보험 제도가 5대 사회보험으로 자리를 잡아가고 있다.

2. 추진경과

노인요양보장문제가 직접 논의된 시기는 의약분업실시로 건강보험재정의 안정대책을 수립하는 과정 중인 2000년으로 그 해「노인장기요양보호정책기획단」을 발족시키고, 2001년 2월에 노인장기요양보호종합대책의 수립과 함께 동년 8월 15일 고령화 시대에 대비한 노인요양보장제도 도입을 발표하였다.

2003년 3월「공적노인요양보장추진기획단」을 설치하고, 2004년「공적노인요양보장제도실행위원회」등을 구성 · 운영하여 노인요양보장제도 도입을 위한 방안 마련과 제도화 추진에 대한 논의가 있었다. 이를 바탕으로 2005년 5월 23일 당 · 정협의를 통해 노인요양보장제도를 사회보험 방식으로 도입하는 것을 골자로 한「노인요양보장제도 기본안」을 확정하게 되었다.

이후 수차례에 걸친 부처협의, 공청회 등을 통하여 2006년 2월 16일 정부는「노인수발법」안을 국회에 제출하였다. 동 법안은 2007년 2월 5일 법안심사소위원회의 심사를 거쳐 같은 해 2월 22일에 보건복지위원회의 전체회의에 상정 · 의결되었다.

이 때 그동안 사용하여왔던 정부안의 법안 명칭이「노인수발보험법」에서「노인장기요양보험법」으로 변경되었다.「노인장기요양보험법」은 2007년 4월 2일 국회 본회의에서 만장일치로 통과된 후, 같은 해 4월 17일 국무회의 의결을 거쳐 4월 27일에 공표되었다.

3. 가입자와 수급요건

1) 가입자

장기요양보험의 가입자는「국민건강보험법」제5조(적용대상 등) 및 제109조(외국인 등에 대한 특례)에 따른 가입자로 한다. 전 국민이 노인장기요양보험의 적용대상이 된다. 즉 국민건강보험의 가입자는 동시에 노인장기요양보험에 가입된다.

외국인의 경우 국민건강보험법 제109조에 따라 국민건강보험의 가입자가 되는 사람은 노인장기요양보험의 가입자도 된다. 다만「외국인근로자의 고용 등에 관한 법률」에 따른 외국인근로자 등 대통령령으로 정하는 외국인이 신청하는 경우 보건복지부령으로 정하는 바에 따라 장기요양보험가입자에서 제외할 수 있다.

2) 수급요건

장기요양인정을 신청할 수 있는 자는 장기요양보험가입자 또는 그 피부양자, 「의료급여법」따른 의료급여수급권자 중 65세 이상의 노인 또는 65세 미만의 자로서 치매 · 뇌혈관성 질환 등 대통령령으로 정하는 노인성 질환을 가진 자이다. 노인성질환은 노인장기요양보험법 시행령 별표1에 규정되어 있다.

노인장기요양보험은 일상생활의 불편함을 해소하기 위한 복지서비스이므로 이에 가입한 자는 기존 건강보험의 혜택을 그대로 누릴 수 있다. 즉 질병치료에 대한 사회보장제도로서의 건강보험과 요양서비스에 대한 노인장기요양보험을 동시에 적용받을 수 있다.

4. 노인장기요양보험제도의 주요 특징

우리나라 노인장기요양보험제도는 건강보험제도와는 별개의 제도로 도입 · 운영되고 있으며, 운영의 효율성을 도모하기 위하여 보험자 및 관리운영기관을 국민건강보험공단으로 일원화하고 있다. 또한 국고지원이 가미된 사회보험방식을 채택하고 있고 수급대상자에는 65세 미만의 장애인이 제외되어 노인을 중심으로 운영되고 있다.

1) 건강보험제도와 별도 운영

장기요양보험제도를 건강보험제도와 분리 운영하는 경우 노인 등에 대한 요양필요성 부각이 비교적 용이하여 새로운 제도도입에 용이하며, 건강보험 재정에 구속되지 않아 장기요양급여 운영, 장기요양제도의 특성을 살릴 수 있도록 「국민건강보험법」과는 별도로 「노인장기요양보험법」을 제정하였다.

2) 사회보험방식을 기본으로 한 국고지원 부가방식

우리나라 장기요양보장제도는 사회보험방식을 근간으로 일부는 공적부조방식을 가미한 형태로 설계 · 운영되고 있다.

① 국민건강보험법의 적용을 받는 건강보험가입자의 장기요양보험료

$$\text{장기요양보험료} = \text{건강보험료액} \times \frac{\text{장기요양보험료율}(0.9182\%)}{\text{건강보험료율}(7.09\%)}$$ (2024년도 보험료 기준)

② 국가 및 지방자치단체 부담

– 장기요양보험료 예상수입액의 20%+공적부조의 적용을 받는 의료급여수급권자의 장기요양급여비용

3) 보험자 및 관리운영기관의 일원화

우리나라 장기요양보험제도는 이를 관리 · 운영할 기관을 별도로 설치하지 않고「국민건강보험법」에 의하여 설립된 기존의 국민건강보험공단을 관리운영기관으로 하고 있다. 이는 도입과 정착을 원활하기 위하여 건강보험과 독립적인 형태로 설계하되, 그 운영에 있어서는 효율성 제고를 위하여 별도로 관리운영기관을 설치하지 않고 국민건강보험공단이 이를 함께 수행하도록 한 것이다.

4) 노인중심의 급여

우리나라 장기요양보험제도는 65세 이상의 노인 또는 65세 미만의 자로서 치매 · 뇌혈관성 질환 등 노인성질병을 가진자 중 6개월 이상 혼자서 일상생활을 수행하기 어렵다고 인정되는 자를 그 수급대상자로 하고 있다. 여기에는 65세 미만자의 노인성질병이 없는 일반적인 장애인은 제외되고 있다.

제2절 장기요양인정 신청 및 등급판정

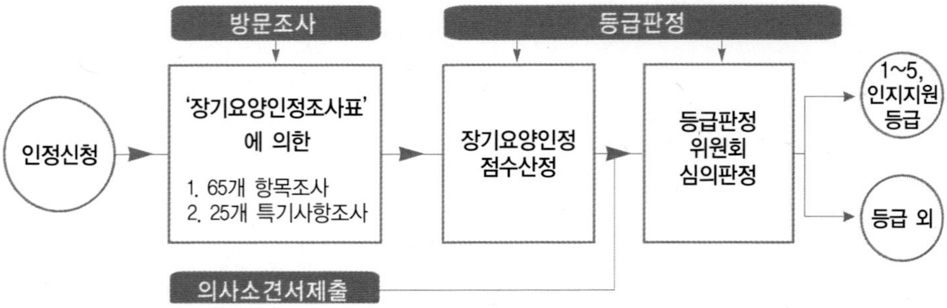

그림13-1 장기요양등급판정 절차

1. 장기요양인정 신청

신청은 수급자격을 가진 자 본인이나 그 대리인(가족, 친족 또는 이해관계인, 사회복지전담공무원, 시장 · 군수 · 구청장이 지정하는 자)이 국민건강보험공단지사 노인장기요양보험운영센터나 장기요양보험 홈페이지(www.longtermcare.or.kr)에 접수하면 된다. 장기요양인정을 신청하는 자는 공단에 보건복지부령으로 정하는 바에 따라 장기요양인정 신청서에 의사 또는 한의사가 발급하는 소견서("의사소견서")를 첨부하여 제출하여야 한다. 다만, 의사소견서는 공단이 등급판정위원회에 자료를 제출하기 전까지 제출할 수 있다. 그럼에도 불구하고 거동이 현저하게 불편하거나 도서 · 벽지 지역에 거주하여 의료기관을 방문하기 어려운 자 등 대통령령으로 정하는 자는 의사소견서를 제출하지 아니할 수 있다.

표 13-1 의사소견서 발급비용 부담률

부담률	일 반	저소득층, 생계곤란자 경감대상자	「의료급여법」 제3조제1항제1호 외의 규정에 따른 의료급여를 받는 사람	「의료급여법」 제3조제1항제1호의 규정에 따른 의료급여를 받는 사람
본인부담	20%	10%	10%	–
공단부담	80%	90%	–	–
국가 또는 지방자치단체 부담	–	–	90%	100%

2. 장기요양인정 신청의 조사

국민건강보험공단은 장기요양인정신청서를 접수한 때 소속 직원으로 하여금 다음 사항을 조사하되, 지리적 사정 등으로 직접 조사하기 어려운 경우는 시 · 군 · 구에 조사를 의뢰하거나 공동으로 조사할 것을 요청 할 수 있다.

① 조사자: 공단 직원(소정의 교육을 이수한 간호사, 사회복지사 등)

② 조사방법: 신청인 거주지 방문 조사

③ 조사내용: 기본적 일상생활활동(ADL), 수단적 일상생활활동(IADL), 인지기능, 행동변화, 간호처치, 재활영역 각 항목에 대한 신청인의 기능 상태와 질병 및 증상, 환경상태, 서비스욕구 등 12개 영역 90개 항목을 종합적으로 조사하고 이 중 52개 항목으로 요양인정점수를 산정에 이용하고 있다.

3. 등급판정 기준

1) 등급판정 기준

등급판정은 "건강이 매우 안좋다", "큰 병에 걸렸다" 등과 같은 주관적인 개념이 아닌 "심신의 기능 상태에 따라 일상생활에서 도움(장기요양)이 얼마나 필요한가?"를 지표화한 장기요양인정 점수를 기준으로 한다. 장기요양인정 점수를 기준으로 다음과 같은 6개 등급으로 판정한다.

표 13-2 장기요양 등급판정 기준

장기요양등급	심신의 기능상태
1등급	심신의 기능상태 장애로 일상생활에서 전적으로 다른 사람의 도움이 필요한 자로서 장기요양인정 점수가 95점 이상인자
2등급	심신의 기능상태 장애로 일상생활에서 상당 부분 다른 사람의 도움이 필요한 자로서 장기요양인정 점수가 75점 이상 95점 미만인 자
3등급	심신의 기능상태 장애로 일상생활에서 부분적으로 다른 사람의 도움이 필요한 자로서 장기요양인정 점수가 60점 이상 75점 미만인 자
4등급	심신의 기능상태 장애로 일상생활에서 일정 부분 다른 사람의 도움이 필요한 자로서 장기요양인정 점수가 51점 이상 60점 미만인 자
5등급	치매환자로서(노인장기요양보험법 시행령 제2조에 따른 노인성 질병으로 한정) 장기요양인정 점수가 45점 이상 51점 미만인 자
인지지원 등급	치매환자로서(노인장기요양보험법 시행령 제2조에 따른 노인성 질병으로 한정) 장기요양인정 점수가 45점 미만인 자

표 13-3 장기요양인정 52개 항목

영역	항목		
신체기능 (기본적 일상생활기능) (12항목)	• 옷 벗고 입기 • 식사하기 • 일어나 앉기 • 화장실 사용하기	• 세수하기 • 목욕하기 • 옮겨 앉기 • 대변 조절하기	• 양치질하기 • 체위변경하기 • 방밖으로 나오기 • 소변 조절하기
인지기능 (7항목)	• 단기 기억장애 • 날짜불인지 • 장소불인지 • 나이 · 생년월일 불인지	• 지시불인지 • 상황 판단력 감퇴 • 의사소통 · 전달 장애	
행동변화 (14항목)	• 망상 • 환각, 환청 • 슬픈상태, 울기도 함 • 불규칙수면, 주야혼돈 • 도움에 저항	• 서성거림, 안절부절 못함 • 길을 잃음 • 폭언, 위협행동 • 밖으로 나가려함 • 물건 망가트리기	• 의미 없거나 부적절한 행동 • 돈/물건 감추기 • 부적절한 옷입기 • 대/소변 불결행위
간호처치 (9항목)	• 기관지 절개관 간호 • 흡인 • 산소요법	• 경관 영양 • 욕창간호 • 암성통증간호	• 도뇨관리 • 장루간호 • 투석간호

	운동장애(4항목)	관절제한(6항목)	
재 활 (10항목)	• 우측상지 • 우측하지 • 좌측상지 • 좌측하지	• 어깨관절 • 팔꿈치관절 • 손목 및 수지관절	• 무릎관절 • 발목관절 • 고관절

2) 장기요양인정점수 산정

신청인의 심신상태를 나타내는 52개 항목의 조사 결과를 입력하여 「장기요양인정점수」를 산정한다.

4. 등급판정위원회의 심의·판정 등

① 공단은 조사가 완료된 때 조사결과서, 신청서, 의사소견서, 그 밖에 심의에 필요한 자료를 장기요양등급판정위원회(등급판정위원회)에 제출하여야 한다.

② 등급판정위원회는 신청인이 신청자격요건을 충족하고 6개월 이상 동안 혼자서 일상생활을 수행하기 어렵다고 인정하는 경우 심신상태 및 장기요양이 필요한 정도 등 대통령령으로 정하는 등급판정기준에 따라 장기요양급여를 받을 자(수급자)로 판정한다. 심의 · 판정을 하는 때 신청인과 그 가족, 의사소견서를 발급한 의사 등 관계인의 의견을 들을 수 있다.

③ 등급판정위원회는 신청인이 신청서를 제출한 날부터 30일 이내에 장기요양등급판정을 완료하여야 한다. 다만, 신청인에 대한 정밀조사가 필요한 경우 등 기간 이내에 등급판정을 완료할 수 없는 부득이한 사유가 있는 경우 30일 이내의 범위에서 이를 연장할 수 있는데, 이 경우 신청인 및 대리인에게 그 내용 · 사유 및 기간을 통보하여야 한다.

5. 장기요양인정, 갱신, 변경 등

공단은 등급판정위원회가 장기요양인정 및 등급판정의 심의를 완료한 경우 지체 없이 장기요양등급, 장기요양급여의 종류 및 내용 등 대한 사항이 포함된 장기요양인정서를 작성하여 수급자에게 송부하여야 한다.

표 13-4 **장기요양보험 인정 현황**

	2009	2011	2013	2015	2017	2019	2020	2021	2022
노인인구(A)	5,286,383	5,644,758	6,192,762	6,719,244	7,310,835	8,003,418	8,480,208	8,912,785	9,377,049
신청자	522,293	617,081	685,852	789,024	923,543	1,113,093	1,183,434	1,502,260	1,348,961
인정(수급)자(B)	286,907	324,412	378,493	467,752	585,287	772,206	857,984	953,511	1,019,130
비율(B/A)	(5.4%)	(5.7%)	(6.1%)	(7.0%)	(8.0%)	(9.65%)	(10.1%)	(10.7%)	(10.87%)

주 : 의료보장인구(건강보험 및 의료급여 가입자의 자격을 유지하고 있는 가입자)
자료 : 보건복지부(2023), 보건복지백서

공단은 등급판정위원회가 장기요양인정 및 등급판정의 심의를 완료한 경우 수급자로 판정받지 못한 신청인에게 그 내용 및 사유를 통보하여야 한다. 이 경우 특별자치시장 · 특별자치도지사 · 시장 · 군수 · 구청장은 공단에 대하여 이를 통보하도록 요청할 수 있고, 요청을 받은 공단은 이에 응하여야 한다.

공단은 장기요양인정서를 작성할 경우 장기요양급여의 종류 및 내용을 정하는 때 ① 수급자의 장기요양등급 및 생활환경, ② 수급자와 그 가족의 욕구 및 선택, ③ 시설급여를 제공하는 경우 장기요양기관이 운영하는 시설 현황 등을 고려하여 정하여야 한다.

장기요양인정의 유효기간은 최소 2년이상으로서(장기요양 1등급: 4년, 2~4등급: 3년, 5등급 및 인지지원등급: 2년) 대통령령으로 정하며, 수급자는 장기요양인정의 유효기간이 만료된 후 장기요양급여를 계속하여 받고자 하는 경우 공단에 장기요양인정의 갱신을 신청하여야 한다. 장기요양인정의 갱신 신청은 유효기간이 만료되기 전 30일까지 이를 완료하여야 한다.

또한 장기요양급여를 받고 있는 수급자가 장기요양등급, 장기요양급여의 종류 또는 내용을 변경하여 장기요양급여를 받고자 하는 경우 공단에 변경신청을 하여야 한다.

제3절 장기요양급여와 재원부담

◇ 장기요양급여제공의 기본 원칙

① 장기요양급여는 노인 등의 심신상태 · 생활환경과 노인 등 및 그 가족의 욕구 · 선택을 종합적으로 고려하여 필요한 범위 안에서 이를 적정하게 제공하여야 한다(개별성의 원칙).

② 장기요양급여는 노인 등이 가족과 함께 생활하면서 가정에서 장기요양을 받는 재가급여를 우선적으로 제공하여야 한다(재가급여 우선의 원칙).

③ 장기요양급여는 노인 등의 심신상태나 건강 등이 악화되지 아니하도록 의료서비스와 연계하여 이를 제공하여야 한다(종합적 보호의 원칙).

1. 급여의 종류

장기요양급여는 크게 재가급여, 시설급여 및 특별현금급여로 구분할 수 있다.

1) 재가급여

구분	재가급여 내용
방문요양 (방문당)	요양보호사가 수급자의 집을 방문해서 목욕, 배설, 화장실이용, 옷 갈아입기, 머리감기 취사, 생필품 구매, 청소, 주변정돈 등을 도와주는 급여
방문목욕 (방문당)	목욕설비를 갖춘 차량을 이용하여, 수급자의 가정을 방문하여 목욕을 제공하는 급여
방문간호 (방문당)	방문간호사는 의사, 한의사 또는 치과의사의 지시에 따라 가정 등을 방문하여 간호, 진료의 보조, 요양에 관한 상담 또는 구강위생을 제공하는 급여 ※ 방문간호를 이용하고자 하는 수급자는 사전에 의료기관에서 방문간호지시서를 발급받고, 이를 방문간호 급여이용시 기관에 제출
주 · 야간 보호 (1일당)	수급자를 하루 중 일정한 시간 동안 장기요양기관에 보호하여 목욕, 식사, 기본간호, 치매관리, 응급서비스 등 심신기능의 유지향상 위한 교육, 훈련 등을 제공하는 급여

단기보호 (1일당)	부득이한 사유로 일시적으로 가족의 보호를 받을 수 없는 수급자에게 일정기간 동안 단기보호시설에 보호하여 목욕, 식사, 기본간호, 치매관리, 응급 서비스 신체활동지원과 심신기능의 유지 · 향상을 위한 교육 · 훈련 등을 제공하는 급여 △ 월 10일 이내(다만, 가족의 여행, 병원치료 등의 사유로 수급자를 돌볼 가족이 없는 경우 등 1회 10일 이내의 범위에서 연간 4회까지 연장 가능)
기타재가급여 (복지용구대여 및 구입)	수급자의 일상생활 · 신체활동 지원에 필요한 용구를 제공하거나 가정을 방문하여 재활에 관한 지원 등을 제공하는 급여 – 구입품목: 이동변기, 목욕의자, 성인용 보행기, 안전손잡이, 미끄럼방지용품(미끄럼방지매트, 미끄럼방지액, 미끄럼방지양말), 간이변기(간이대변기 · 소변기), 지팡이, 욕창예방방석, 자세변환용구, 요실금팬티 – 대여품목: 수동휠체어, 전동침대, 수동침대, 이동욕조, 목욕리프트 등 – 구입 또는 대여품목 : 욕창예방매트리스, 경사로(실내용, 실외용) △ 복지용구 급여 1인당 연간 한도액 160만원

2) 시설급여

구분	시설급여 내용
노인요양시설	치매 · 중풍 등 노인성질환 등으로 심신에 상당한 장애가 발생하여 도움을 필요로 하는 자를 입소시켜 식사 · 요양과 그 밖에 일상생활에 필요한 편의를 제공하는 장기요양급여(입소정원 : 10명이상)
노인요양공동생활 가정(그룹홈)	치매 · 중풍 등 노인성질환 등으로 심신에 상당한 장애가 발생하여 도움을 필요로 하는 자에게 가정과 같은 주거 여건과 식사 · 요양과 그 밖에 일상생활에 필요한 편의를 제공하는 장기요양급여(입소정원 : 5~9명)

3) 복지용구 급여

복지용구 급여란 심신기능이 저하되어 일상생활을 영위하는데 지장이 있는 노인장기요양보험 대상자에게 일상생활 · 신체활동 지원 및 인지기능의 유지 · 기능 향상에 필요한 용구로써 보건복지부장관이 정하여 고시하는 것을 구입하거나 대여하여 주는 것을 말한다.

(1) 급여방식

① 구매방식: '구입품목 10종'에 대해 제품별 수가에서 본인 부담금을 부담하고 구입하여 사용하는 방식

② 대여방식: '대여품목 6종'을 일정기간 대여하여 사용하는 것으로 제품별 대여수가에서 본인부담금을 부담하고 사용하는 방식

③ 구매 또는 대여방식: '구입 또는 대여품목 2종'에 대해 수급자가 구입 또는 대여방식 중 선택 가능

(2) 급여품목

구분	구입품목(10종)	대여품목(6종)	구입 또는 대여품목(2종)
품목명	• 이동변기 • 목욕의자 • 성인용보행기 • 안전손잡이 • 미끄럼 방지용품(미끄럼방지매트, 미끄럼방지액, 미끄럼방지양말) • 간이변기(간이대변기 · 소변기) • 지팡이 • 욕창예방 방석 • 자세변환용구 • 요실금팬티	• 수동휠체어 • 전동침대 • 수동침대 • 이동욕조 • 목욕리프트 • 배회감지기	• 욕창예방 매트리스 • 경사로(실내용, 실외용)

(3) 급여비용 본인부담율

① 일반대상자: 15%

② 감경대상자

– 의료급여자, 차상위 감경대상자, 천재지변 등 생계곤란자, 보험료 감경대상자(보험료순위 25%이하인 자): 6%

– 보험료 감경대상자(보험료 순위 25% 초과 50%이하인 자): 9%

③ 기초생활수급자: 0%(본인부담금 없음)

(4) 급여비용 연간한도액

① 급여비용 연간한도액: 복지용구 연간 한도액 적용기간은 수급자의 유효기간 개시일로부터 1년간이며, 한도액은 보건복지부장관이 고시하는 금액(연간한도액 160만원)

② 연간한도액 계산방법: 복지용구급여비용(공단부담액+본인부담액)은 구입과 대여를 합산한 금액으로 총액이 연간 한도액(160만원)을 초과하면, 초과한 금액부터 전액 본인이 부담

4) 특별 현금급여(가족요양비)

특별현금급여(가족요양비)란 수급자가 섬 · 벽지에 거주하거나 천재지변, 신체 · 정신 또는 성격 등의 사유로 장기요양급여를 지정된 시설에서 받지 못하고 그 가족 등으로부터 방문요양에 상당하는 장기요양 급여를 받을 때 지급하는 현금급여를 말한다.

(1) 적용대상자

① 섬 · 벽지 등 장기요양기관이 현저히 부족한 지역에 거주하는 경우
 – 섬 · 벽지 등 장기요양기관이 현저히 부족한 지역: 보건복지부 고시참조

② 천재지변이나 그 밖에 이와 유사한 사유로 인하여 장기요양기관이 제공하는 장기 요양급여를 이용하기가 어렵다고 보건복지부 장관이 인정하는 경우

③ 신체 정신 또는 성격 등으로 인하여 가족 등으로부터 장기요양을 받아야 하는 경우
 –「감염병의 예방 및 관리에 관한 법률」에 의한 감염병환자로서 감염의 위험성이 있는 경우
 –「장애인복지법」제32조에 따라 등록된 장애인 중 같은 법 시행령 별표 1(장애인의 종류 및 기준)의 규정에 의한 정신장애인
 – 신체적 변형 등의 사유로 대인과의 접촉을 기피하는 경우 : 신체적 변형과 대인기피 사유를 충족하여야 하며 신체적 변형은 안면기형(변형), 안면화상, 한센병에 한하여 적용함

(2) 요양제공자

- 가족요양비 수급자의 주거에서 비직업적으로 방문요양에 상당한 서비스를 제공하는 자를 말하며 가족 및 친지, 이웃 등을 폭넓게 인정함
  ※ 요양제공자가 실제 수급자를 요양 할 수 있는지 고려

(3) 가족요양비 급여기준

- 수급자는 재가급여, 시설급여를 중복하여 받을 수 없으나, 기타 재가급여(복지용구)는 가족요양비와 중복수급 가능함.
- 가족요양비 지급액 : 매월 수급자에게 229,070원 지급

2. 급여의 실시와 제한

1) 급여의 실시

수급자는 장기요양인정서가 도달한 날부터 장기요양급여를 받을 수 있다. 그럼에도 불구하고 수급자가 돌볼 가족이 없는 경우 등 대통령령으로 정하는 사유가 있는 경우 신청서를 제출한 날부터 장기요양인정서가 도달되는 날까지의 기간 중에도 장기요양급여를 받을 수 있다.

장기요양급여는 월 한도액 범위 안에서 제공한다. 이 경우 월 한도액은 장기요양등급 및 장기요양급여의 종류 등을 고려하여 산정한다.

2) 급여의 제한

공단은 장기요양급여를 받고 있는 자가 정당한 사유 없이 등급판정위원회의 조사나 자료제출, 보고 및 검사 등의 요구에 응하지 아니하거나 답변을 거절한 경우 장기요양급여의 전부 또는 일부를 제공하지 아니하게 할 수 있다.

공단은 장기요양급여를 받고 있거나 받을 수 있는 자가 장기요양기관이 거짓이나 그 밖의 부정한 방법으로 장기요양급여비용을 받는 데에 가담한 경우 장기요양

급여를 중단하거나 1년의 범위에서 장기요양급여의 횟수 또는 제공 기간을 제한할 수 있다.

3. 재원부담

노인장기요양보험 운영에 소요되는 재원은 가입자가 납부하는 장기요양보험료 및 국가 지방자치단체 부담금, 장기요양급여 이용자가 부담하는 본인일부부담금으로 조달된다.

1) 장기요양보험료 징수 및 산정

장기요양보험 가입자는 건강보험 가입자와 동일하며, 장기요양보험료는 건강보험료액에 장기요양보험료율(0.9182%: 2024년 기준)을 곱하여 산정한다. 장기요양보험료율은 매년 재정상황 등을 고려하여 보건복지부장관 소속 장기요양위원회의 심의를 거쳐 대통령령으로 정하고 있다.

2) 국가의 부담

① 국고 지원금

국가는 매년 예산의 범위 안에서 당해 연도 장기요양보험료 예상 수입액의 100분의 20에 상당하는 금액을 공단에 지원한다.

② 국가 및 지방자치단체 부담

국가와 지방자치단체는 의료급여수급권자에 대한 장기요양급여비용, 의사소견서 발급비용, 방문간호지시서 발급비용 중 공단이 부담해야 할 비용 및 관리운영비의 전액을 부담한다.

3) 본인일부부담금(노인장기요양보험법 제40조)

(1) 급여비용에 대한 본인부담

① 재가급여 이용자는 장기요양 급여비용의 15%를 본인이 부담

② 시설급여 이용자는 장기요양 급여비용의 20%를 본인이 부담.

③「의료급여법」제3조제1항제1호 규정에 따른 수급권자는 본인부담이 없음.

④ 본인부담금의 60%를 감경하는 자

- 「의료급여법」 제3조제1항제2호부터 제9호까지의 규정에 따른 수급권자
- 「국민건강보험법 시행규칙」 제15조에 따라 국민건강보험공단으로부터 건강보험 본인부담액 경감 인정을 받은 자
- 천재지변 등 보건복지부령으로 정하는 사유로 인하여 생계가 곤란한 자
- 「국민건강보험법」 제69조제4항 및 제5항의 월별 보험료액이 국민건강보험 가입자 종류별 및 가입자수별(직장가입자의 경우 당해 피부양자 포함) 보험료 순위가 0~25%이하에 해당되며, 직장가입자는 재산이 일정기준 이하인자

⑤ 본인부담금의 40%를 감경하는 자

- 보험료액이 국민건강보험 가입자 종류별 및 가입자수별(직장가입자의 경우 당해 피부양자 포함) 보험료 순위 25%초과~50%이하에 해당되며, 직장가입자는 재산이 일정기준 이하인자

(2) 전액 본인부담

① 노인장기요양보험법 규정에 따른 급여범위 및 대상에 포함되지 아니하는 장기요양 급여비용

② 장기요양인정서에 기재된 장기요양급여의 종류 및 내용과 다르게 선택하여 장기요양급여를 받은 경우

③ 월 한도액을 초과하는 장기요양급여비용

④ 비급여 항목(시행규칙 제14조)

- 식사재료비
- 상급침실 이용에 따른 추가비용
- 이 · 미용비
- 그 외 일상생활에 통상 필요한 것과 관련된 비용으로 수급자에게 부담시키는 것이 적당하다고 보건복지부 장관이 정하여 고시한 비용

4) 월 한도액 및 급여비용

(1) 재가급여

① 재가급여(복지용구 제외)의 월 한도액

등급	월 한도액(원)
1등급	2,069,900
2등급	1,869,600
3등급	1,455,800
4등급	1,341,800
5등급	1,151,600
인지지원등급	643,700

② 방문요양 급여비용(방문당)

분류	급여비용(원)
30분 이상	16,630
60분 이상	24,120
90분 이상	32,510
120분 이상	41,380
150분 이상	48,250
180분 이상	54,320
210분 이상	60,530
240분 이상	66,770

③ 방문목욕 급여비용(방문당)

분류	급여비용(원)
방문목욕차량을 이용한 경우(차량 내 목욕)	84,670
방문목욕차량을 이용한 경우(가정 내 목욕)	76,340
방문목욕차량을 이용하지 아니한 경우	47,670

④ 방문간호 급여비용(방문당)

분류	급여비용(원)
15분 이상~30분 미만	0,760
30분 이상~60분 미만	51,110
60분 이상	61,490

⑤ 단기보호 급여비용(1일당)

등급	급여비용(원)
1등급	70,500
2등급	65,280
3등급	60,310
4등급	58,720
5등급	57,110

(2) 시설급여

① 노인요양시설 비용(1일당)

인력배치에 따른 분류	등급	급여비용(원)
요양보호사가 입소자 2.3명당 1명 이상인 시설	1등급	84,240
	2등급	78,150
	3~5등급	73,800
요양보호사가 입소자 2.3명당 1명 미만인 시설	1등급	80,630
	2등급	74,810
	3~5등급	68,990

② 노인요양공동생활가정 비용(1일당)

인력배치에 따른 분류	등급	급여비용(원)
노인요양공동생활가정	1등급	71,010
	2등급	65,890
	3~5등급	60,740

③ 치매전담형 시설급여 비용(1일당)

분류	등급	급여비용(원)	
		가형	나형
노인요양시설 내 치매전담실	2등급	92,260	83,040
	3등급~5등급	85,080	76,560
치매전담형 노인요양공동생활가정	2등급	81,670	
	3등급~5등급	75,300	

제4절 관리운영체계

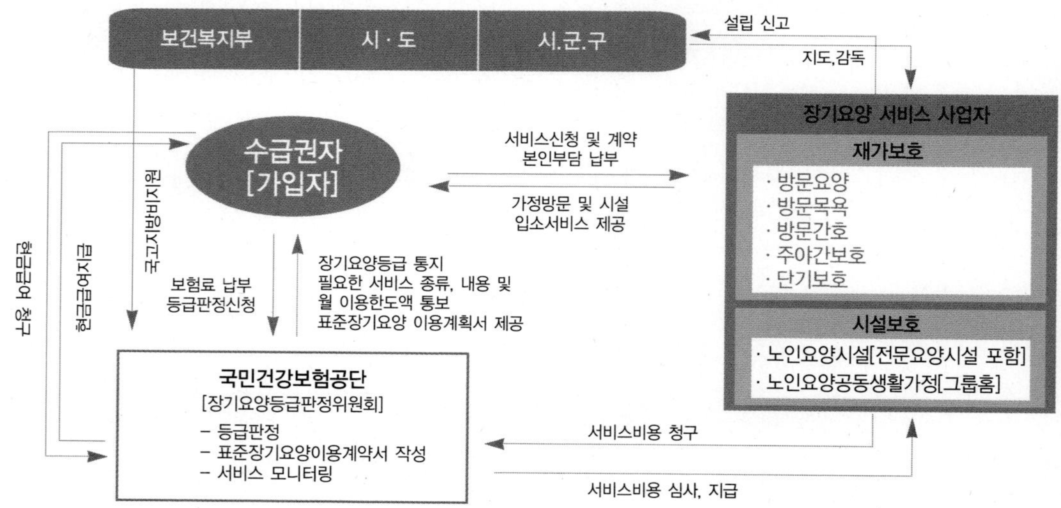

1. 관리운영기관

장기요양보험사업은 보건복지부장관이 관장하며, 장기요양보험사업의 보험자는 공단으로 한다. 장기요양사업의 관리운영기관인 공단의 주요 업무는 다음과 같다.

1. 장기요양보험가입자 및 그 피부양자와 의료급여수급권자의 자격관리
2. 장기요양보험료의 부과 · 징수
3. 신청인에 대한 조사
4. 등급판정위원회의 운영 및 장기요양등급 판정
5. 장기요양인정서의 작성 및 표준장기요양이용계획서의 제공
6. 장기요양급여의 관리 및 평가
7. 수급자 및 그 가족에 대한 정보제공 · 안내 · 상담 등 장기요양급여 관련 이용지원에 관한 사항
8. 재가 및 시설 급여비용의 심사 및 지급과 특별현금급여의 지급
9. 장기요양급여 제공내용 확인
10. 장기요양사업에 관한 조사 · 연구, 국제협력 및 홍보
11. 노인성질환예방사업
12. 이 법에 따른 부당이득금의 부과 · 징수 등
13. 장기요양급여의 제공기준을 개발하고 장기요양급여비용의 적정성을 검토하기 위한 장기요양기관의 설치 및 운영
14. 그 밖에 장기요양사업과 관련하여 보건복지부장관이 위탁한 업무

2. 장기요양위원회와 장기요양등급판정위원회 등

1) 장기요양위원회

장기요양보험료율, 가족요양비, 특례요양비 및 요양병원간병비의 지급기준, 재가 및 시설 급여비용 등의 사항을 심의하기 위하여 보건복지부장관 소속으로 장기요양위원회를 둔다.

장기요양위원회는 위원장 1인, 부위원장 1인을 포함한 16인 이상 22인 이하의 위원으로 구성한다. 위원장이 아닌 위원은 다음 각 항의 자 중에서 보건복지부장관이 임명 또는 위촉한 자로 하고, 각 항에 해당하는 자를 각각 동수로 구성하여야 한다.

① 근로자단체, 사용자단체, 시민단체(비영리민간단체), 노인단체, 농어업인단체 또는 자영자단체를 대표하는 자

② 장기요양기관 또는 의료계를 대표하는 자

③ 대통령령으로 정하는 관계 중앙행정기관의 고위공무원단 소속 공무원, 장기요양에 관한 학계 또는 연구계를 대표하는 자, 공단 이사장이 추천하는 자

위원장은 보건복지부차관이 되고, 부위원장은 위원 중에서 위원장이 지명한다. 장기요양위원회 위원의 임기는 3년으로 한다. 다만, 공무원인 위원의 임기는 재임기간으로 한다.

장기요양위원회 회의는 구성원 과반수의 출석으로 개의하고 출석위원 과반수의 찬성으로 의결한다. 장기요양위원회의 효율적 운영을 위하여 분야별로 실무위원회를 둘 수 있다.

2) 장기요양등급판정위원회

장기요양인정 및 장기요양등급 판정 등을 심의하기 위하여 공단에 장기요양등급판정위원회를 둔다. 등급판정위원회는 특별자치시 · 특별자치도 · 시 · 군 · 구 단위로 설치한다. 다만, 인구수 등을 고려하여 하나의 특별자치시 · 특별자치도 · 시 · 군 · 구에 2 이상의 등급판정위원회를 설치하거나 2 이상의 특별자치시 · 특별자치도 · 시 · 군 · 구를 통합하여 하나의 등급판정위원회를 설치할 수 있다. 등급판정위원회는 위원장 1인을 포함하여 15인의 위원으로 구성한다. 등급판정위원회 위원의 임기는 3년으로 한다. 다만, 공무원인 위원의 임기는 재임기간으로 한다.

등급판정위원회 위원은 다음 각 항의 자 중에서 공단 이사장이 위촉한다. 이 경우 특별자치시장 · 특별자치도지사 · 시장 · 군수 · 구청장이 추천한 위원은 7인, 의사 또는 한의사가 1인 이상 각각 포함되어야 한다.

① 「의료법」에 따른 의료인

② 「사회복지사업법」에 따른 사회복지사

③ 특별자치시 · 특별자치도 · 시 · 군 · 구 소속 공무원

④ 그 밖에 법학 또는 장기요양에 관한 학식과 경험이 풍부한 자

등급판정위원회 위원장은 위원 중에서 특별자치시장 · 특별자치도지사 · 시장 · 군수 · 구청장이 위촉한다. 등급판정위원회 회의는 구성원 과반수의 출석으로 개의하고 출석위원 과반수의 찬성으로 의결한다.

3) 장기요양심사위원회와 장기요양재심사위원회

(1) 장기요양심사위원회

장기요양인정 · 장기요양등급 또는 장기요양보험료 등에 관한 공단의 처분에 이의가 있는 자는 공단에 심사청구를 할 수 있다. 심사청구는 그 처분이 있음을 안 날부터 90일 이내에 문서전자문서 포함)로 하여야 하며, 처분이 있은 날부터 180일을 경과하면 이를 제기하지 못한다. 다만, 정당한 사유로 그 기간에 심사청구를 할 수 없었음을 증명하면 그 기간이 지난 후에도 심사청구를 할 수 있다.

심사청구 사항을 심사하기 위하여 공단에 장기요양심사위원회를 둔다. 장기요양심사위원회의 구성 · 운영 및 위원의 임기, 그 밖에 필요한 사항은 대통령령으로 정한다.

(2) 장기요양재심사위원회

심사청구에 대한 결정에 불복하는 사람은 그 결정통지를 받은 날부터 90일 이내에 장기요양재심사위원회에 재심사를 청구할 수 있다. 장기요양재심사위원회는 보건복지부장관 소속으로 두고, 위원장 1인을 포함한 20인 이내의 위원으로 구성한다. 장기요양재심사위원회의 위원은 관계 공무원, 법학, 그 밖에 장기요양사업 분야의 학식과 경험이 풍부한 자 중에서 보건복지부장관이 임명 또는 위촉한다. 이 경우 공무원이 아닌 위원이 전체 위원의 과반수가 되도록 하여야 한다. 장기요양재심사위원회의 구성 · 운영 및 위원의 임기, 그 밖에 필요한 사항은 대통령령으로 정한다.

3. 장기요양기관

노인장기요양보험법에 따라 장기요양 급여수급자에게 장기요양급여(시설급여, 재가급여)를 제공하는 기관을 장기요양기관이라고 한다. 장기요양기관은 시설급여제공기관과 재가급여제공기관으로 구분된다.

시설급여제공기관은 노인복지법상 노인요양시설, 노인요양공동생활가정이 특별자치시장, 특별자치도지사, 시 · 군 · 구청장의 지정을 받아 시설급여를 제공하는 장기요양기관이 되며, 재가급여제공기관은 ① 신규로 재가급여 제공 장기요양기관을 설치하는 경우 노인장기요양보험법의 재가장기요양기관의 시설 · 인력기준을 갖추어 특별자치시장, 특별자치도지사, 시 · 군 · 구청장에 설치 신고를 하면 재가급여를 제공하는 장기요양기관이 되고, ② 노인복지법상 재가노인복지시설을 장기요양기관으로 지정받는 경우 재가노인복지시설을 노인장기요양보험법상 재가장기요양기관의 시설 · 인력 기준을 갖추어 특별자치시장, 특별자치도지사, 시 · 군 · 구청장의 지정을 받아 장기요양기관이 될 수 있다.

<table>
<tr><th>장기요양기관</th><th>관련법령</th><th>시설유형</th><th>제공급여</th></tr>
<tr><td>시설급여제공기관</td><td>「노인복지법」에 따른
노인의료복지시설</td><td>– 노인요양시설
– 노인요양공동생활가정</td><td>시설급여</td></tr>
<tr><td rowspan="3">재가급여제공기관</td><td>「노인복지법」에 따른
재가노인복지시설</td><td>– 방문요양
– 주 · 야간보호
– 단기보호
– 방문목욕</td><td>– 방문요양
– 주 · 야간보호
– 단기보호
– 방문목욕</td></tr>
<tr><td>「노인장기요양보험법」에
따른 재가장기요양기관</td><td>– 방문요양
– 주 · 야간보호
– 단기보호
– 방문목욕
– 방문간호</td><td>– 방문요양
– 주 · 야간보호
– 단기보호
– 방문목욕
– 방문간호</td></tr>
<tr><td></td><td>복지용구사업소</td><td>기타급여</td></tr>
</table>

제14장 주요국의 건강보험제도

1. 독일
2. 일본
3. 프랑스
4. 영국
5. 대만
6. 네덜란드
7. 호주

제14장 주요국의 건강보험제도

1.독일 2.일본 3.프랑스 4.영국 5.대만 6.네덜란드 7.호주

1. 독일

(1) 근거법

- 현행법 : 사회법전 제5편 법정건강보험 (Sozialgesetzbuch Ⅴ, SGB Ⅴ)
- 최초법
  - 1883년 사회복지법 : 법정의료보장(Gesetzliche Krankenversi-cherung, GKV) 제도
  - 1994년 장기요양보험법(Pflegeversicherungsgesetz)통과, 1995년 장기요양보험법 발효

(2) 제도유형: 사회보험방식

(3) 재원

① 건강보험

- 보험료
  - 보험료율 14.6% (사회법전 제5편 제241조(일반보험료율)
  - 고용주 7.3%, 근로자 7.3% 부담

    * 상병수당 및 의치/틀니를 위한 특별 보험료 0.9%는 2015년 1월부터 폐지
  - 부과소득 : (근로자)근로소득(자영업자)자영업 수입 외 자본수입, 부동산소득, 연금소득 포함

1) 본 장은 국민건강보험공단(http://www.nhic.or.kr/)의 건강보험연구원 인터넷 웹사이트에 실린 내용을 일부 수정 · 보완한 것임(2024년 7월 현재).

- 부과상한선 : 2015년 기준 연 49,500 유로

– 연방보조금
- 부족한 건강보험 재정을 충당하기 위해 조세를 재원으로 하함.
- 건강기금 재원의 약 5.2%를 구성(2014년 기준)

– 추가보험료
- 건강보험조합별로 재정 상태에 따라 자율적으로 부과, 건강보험조합으로 직접 납부
- 정률제(소득에 연계시켜 각각의 조합이 부과)
- 정부에서 매년 평균추가보험료를 심사해 공지(강제력은 없음)

② 장기요양보험

– 보험료로 모든 재원을 충당
- 보험료율 2.05% (무자녀인 경우 2.3%)
- 근로자와 고용주가 50:50
- 부과상한선 : 건강보험과 동일

③ 건강기금

– 2009년부터 도입된 새로운 재정운영방식으로 건강보험조합(공적 건강보험자)은 징수한 보험료를 건강기금에 납부하고, 건강기금은 보험료와 연방보조금을 모아 위험균등화 프로그램을 통해 건강보험조합에 분배

– 목적
- 위험과 가입자 이환율에 따른 건강보험조합 간 불균형구조 완화
- 안정적인 재원 마련

(4) 적용대상

① 건강보험

– 전 국민 공적의료보험 가입(약 90% 인구 가입, 2019년 기준)
- 의무가입자(평균소득이 의료보험 의무가입한도를 초과하지 않는 자로, 한도는 2019년 기준 연 60,750유로)
- 임의가입자(의무가입한도를 초과한 자 중 공적의료보험 가입을 원하는 자)

- 피부양자: 의무가입자 및 임의가입자의 배우자 또는 자녀로 월평균 소득 일정액 이하
- 공공부조 대상자, 보훈대상자, 특수직 공무원(체신, 철도, 국방, 경찰 등)은 별도 건강보험 가입

② 장기요양보험

– 전 국민

- 공적건강보험 가입자는 공적 장기요양보험 자동 가입
- 민간건강보험 가입자는 민간 장기요양보험 자동 가입

(5) 수급요건

① 건강보험

– 현물급여: 공적의료보험 가입자

– 상병수당: 질병 및 입원으로 근로능력이 상실되거나 병원, 예방 또는 재활시설에 입원해서 건강보험조합의 비용으로 진료를 받을 때. 12세 미만 자녀가 장애/질병이 있는 경우 간병을 위해 근무할 수 없을 때

② 장기요양보험

– 장기요양보험 가입자(보험료 미납자는 제외) 중 인정조사 및 등급판정에 따라 장기요양 수급자 결정

(6) 현금급여

① 건강보험

– 상병수당

- 질병으로 근로능력상실, 재활시설 입원 진료를 받을 때 수급권 가짐
- 근로소득의 70% 보장(직장 유급병가 6주, 3년간 최대 78주)
- 12세 미만 자녀 질병/장애 시 피보험자가 보호를 위해 근무할 수 없을 때 한쪽 부모가 수급권을 가짐

② 장기요양보험

– 재가서비스

• 피보험자를 돌보는 가족, 이웃 등에 의해 서비스를 제공받은 경우 지급(현물급여의 50% 수준)

• 대체급여 : 재가서비스를 제공하는 요원이나 가족이 질병, 휴가 등의 사유로 서비스를 제공할 수 없는 경우 이를 대체하여 현금급여를지급(연간 최장 4주)

(7) 현물급여

① 건강보험

– 공적 건강보험에서 급여하는 의료행위

• 입원진료

• 외래진료(의사 및 치과의사 의료행위)

• 기타 비의료인력의 서비스

• 처방의약품

• 질병의 조기발견, 건강검진

• 간병인, 재활치료

• 임신 및 수유기 지원

② 장기요양보험

– 등급별로 급여 지급(2019년 기준)

(단위: 유로)

		1등급	2등급	3등급	4등급	5등급
현물급여	월 최고액	0	316	545	728	901
현물급여	월 최고액	0	689	1,298	1,612	1,995
단기보호	8주/연	0	1,612	1,612	1,612	1,612
주야간보호	월 최고액	0	689	1,298	1,612	1,995
주거시설	일괄/월	125	770	1,262	1,775	2,005
수발지원금(재가)	일괄/월	125	125	125	125	125

– 입소시설

• 장기요양보험조합과 계약을 맺은 시설에서 받는 장기요양서비스

• 부분시설보호, 단기보호

– 재가 서비스

• 주거공간에서 제공하는 기초 장기요양서비스 및 가사지원 서비스

• 요양보조도구

(8) 피부양자보험급여: 피보험자와 동일

(9) 관리기구

조직명	주요업무
연방보건부(Bundesministerium fur Gesundheit, BMG)	보건 · 예방 · 장기요양제도에 대한 총괄 및 기획, 정책수립 및 집행, 감독 기능을 담당
연방공동위원회(Gemeinsamer Bundesausschuss, G–BA)	최고 의사결정기구로서 외부의 부당한 간섭을 막고 자율성을 확립을 위한 독립기구. 의료서비스, 의료의 질을 보장하고 관리, 공적의료보험 계약의사 · 병원 · 보험가입자, 의료보험조합의 임무를 구체적으로 규정하며 새로운 진단법이나 기술 평가 또는 허가에 관한 사항을 결정
연방보험청(Bundesversicherungsamt)	연방 사회보험제도 (의료보험, 연금보험, 고용보험, 장기요양보험)의 관리 · 감독 기구로 연방보건부와 협력함
주(州)보건부(State Ministries of Health)	공공보건서비스, 전염성 질병, 환경위생, 재난 방지 및 민간 긴급 상황 계획

2. 일본

(1) 근거법

– 최초법 : 1922(직장건강보험: 1927년 시행) 및 1938(지역건강보험)

– 현행법 : 2013(직장건강보험), 2013(지역건강보험)(환율 : US 1$당 104.07엔, 2021년 1월 기준)

(2) 제도유형

– 사회보험방식(이원화) : 직장건강보험, 지역건강보험

• 75세 이상 노인 및 65~74세의 전기고령자 중 와상상태에 있는 자 등을 대상으로 한 후기고령자의료제도가 2008년 4월부터 시행되고 있음

(3) 재원

① 직장건강보험

- 피보험자: 피용자의 급여에 따라 고정비율 적용
  - 평균보험료율 : 협회건보 10.00%(2012년) / 조합건보 9.11%(2016년)
- 사용자 : 사용자와 피용자가 각각 절반씩 부담
- 국고 : 협회건보 : 급여비 16.4% + 사무비 전액 / 조합건보 : 사무비 일부

② 지역건강보험

- 피보험자 : 지역건강보험세 또는 개인 및 세대별 수입 · 재산에 따른 정액보험료
- 국고, 시정촌국보 : 급여비 등의 41% / 국보조합 : 급여비 등의 43.3%~47.1%(2016년)

③ 후기고령자의료제도

- 피보험자 : 피보험자 개인 단위로 산정 · 부과. 산정방법은 피보험자 균등부분(50%) + 소득비례부분(50%)으로 이루어짐
  - 전체 소요재정의 10%를 보험료를 통해 충당함
- 국고 : 급여비 등의 50%(중앙정부 2/3, 도도부현 1/6, 시정촌 1/6)
- 직장 · 지역 건강보험의 지원금 : 40%

(4) 적용대상 수급요건

① 직장건강보험

- 사업장에 고용된 근로자를 말하며, 건강보험, 선원보험, 공제조합이 있음
  - 전국건강보험협회관장건강보험(협회건보) : 건강보험조합이 설립되지 않은 소규모 사업장 근로자를 대상으로 함
  - 2008년 9월까지는 사회보험청이 정부관장건강보험(정관건보)으로 운영했지만, 현재는 전국건강보험협회가 운영하고 있음
  - 조합관장건강보험(조합건보) : 사업장 단독으로 설립하는 경우에 700명 이상, 공동으로 설립하는 경우에 3,000명 이상을 고용하면 건강보험조합 운영이 가능함(2017년 현재 1,394개의 건강보험조합 존재)

• 선원조합 : 선박의 선원을 대상으로 함. 사회보험청에서 운영했지만 2010년 부터 전국건강보험협회(선원보험부)가 운용하고 있음

• 공제조합 – 국가 및 지방공무원, 사립학교 교직원 등을 대상으로 함

② 지역건강보험

– 일반 지역거주자를 피보험자로 하는 시정촌(기초지자체)의 지역건강보험이 중심이 됨

③ 후기고령자의료제도

– 75세 이상 또는 일정한 장애가 있는 65세 이상 노인

3. 프랑스

(1) 근거법

– 최초법: 1928

– 현행법 : 2020

(2) 제도유형 : 사회보험방식(국가주도형)

(3) 재원

① 보험료

– 사용자 : 근로소득(임금총액) × 13.0%

* 2020년 최저임금의 2.5배 이하 사업장의 사용자 건강보험부담률은 7.0%임

– 근로자 : 근로소득(임금총액) × 0.00%

② 일반사회보장분담금

– 소득 종류별 세율(2020)

• 근로소득 : 9.2%

• 실업수당 : 6.2%

• 자본소득(재산소득, 투자 상품, 유산 등) : 9.2%

• 놀이상품(도박 이익 등) : 6.2%

• 연금소득 : 8.3%

③ 사회보장충당특별목적세

– 자동차보험세 15%

– 담배소비세 : 담배도매가의 10%

– 의약품 광고세 : 광고선전비의 5%

– 전문약품 판매이익 갹출금 : 매상의 2.5%

– 누적채무 변제갹출금 : 총수입의 0.5%

– 사회연대부담금 : 법인기업 연간 매출액의 1.3%

(4) 적용대상

– 일반제도(인구의 약 95.1%) : 민간부분 피용자, 학생, 자영업자

– 기타제도(인구의 약 4.9%)

• 농업제도 : 농업부문 종사자

• 특수제도 : 기타 직업범주별 다양한 특별제도(군인, 지하철 종사자, 국회, 재외국민 등 13개 특수제도)

– 인구의 100%가 가입(2016.1.1부터 시행된 보편적질병보호 Protection Universelle Maladie, PUMA와 함께)

(5) 수급요건

① 상병수당

– 상병수당은 원칙적으로 3년간 최대 360일에 한하여 지급하고 있으며, 장기고액질병(ALD)의 경우에는 3년간 계속하여 지급함

• 지난 12개월간 보험 가입자이면서, 그 기간 동안 800시간의 취업을 하고, 최초 3개월간 200시간의 취업을 한 경우(최초 3개월간 취업시간이 200시간 미만일 경우 상병수당을 받을 수 없음)

• 지난 12개월간 보험 가입자이면서, 그 기간 동안 최저시급기준 2,030시간급 상당의 소득에 대한 보험료를 납부하고, 질병 발생 전 6개월간 1,015시간급 상당의 보험료를 납부한 경우(질병 발생 전 6개월간 1,015시간급 상당의 보험료

를 납부하지 않으면 상병수당을 받을 수 없음)

* 법정최저시급 : 9.88유로

* 상병수당의 지급기간은 원칙적으로 3년간 360일이 상한임(단, 장기고액질병의 경우에는 3년간 계속하여 지급)

② 분만수당

– 분만예정일 10개월 전에 보험가입된 상태이면서 "상병수당" 6개월 이하 수급조건 충족하는 경우

③ 현물급여

– 1년간 급여자격부여:

• 전월 30일간 60시간 이상 취업하여 최저임금기준 60시간급에 상당하는 소득에 대한 보험료를 납부한 경우

• 지난 3개월간 120시간 이상 취업하여 최저임금기준 120시간급에 상당하는 소득에 대한 보험료를 납부한 경우

– 2년간 급여자격부여: 최근 1년 중 1,200시간 이상 취업하여 최저임금의 2,030시간급에 상당하는 소득에 대한 보험료를 납부한 경우

4. 영국

(1) 근거법

– 최초법: 1946년 국가보건서비스법(National Health Service Act 1946)

– 현행법: 2012년 보건과 사회적 돌봄법(Health and Social Care Act 2012)

(2) 제도유형

① 국가보건서비스방식

– 일차의료 제공 : 보건소(GP), NHS 다이렉트, NHS 상설진료소, 치과의원, 안과의원, 약국서비스

– 이차의료 제공 : NHS 트러스트, 돌봄 트러스트(Care trusts), 정신보건 트러

스트(Mental Health trusts), 응급트러스트(Ambulance trusts) 포괄

– 장기요양 제공

(3) 재원

① 정부 일반조세: 약 80%

② 국민보험기여금(NIC): 약 18~19%(연금, 상병수당, 출산수당의 재원–2020/21 기준)

– 근로소득자 : 소득의 12%

– 자영업자

• Class 2 : 주당 £3.05의 정액세율 적용

• Class 4 : 일정 소득범위 내 이윤의 9% + 초과이윤의 2%

– 고용주: 초과소득의 13.8%

③ 이용자 본인부담

– 약 1~2%(처방약, 안과 / 시력 테스트는 무료, 치과서비스에 대해 본인부담 부과)

(4) 적용대상

① 현물급여 : 모든 거주자

② 법정상병급여(Statutory Sick Pay) : 근로계약을 맺은 피고용인

③ 법정분만급여(Statutory Maternity Pay) : 근로계약을 맺은 피고용인

④ 근로 및 지원수당 : 모든 피고용인, 자영인, 실업자로서 법정상병급여 및 법정 분만급여 대상이 아닌 자

(5) 수급요건

① 현물급여 : 국적이나 세금 납부 여부와 무관하게 영국 내 거주 여부만으로 평가하여 제공

② 법정상병급여 : 피고용인으로서 최소 연속 4일의 병적 상태에 있어야 하며 주당 소득은 최소 주당 평균 임금 £120 이상이어야 함(2021년 1월 기준)

③ 법정분만급여

– 주당 최소 평균 £120의 임금을 받고 최소 26주 이상 한 회사에 근무한 피고용인으로 출산 최소 15주 전까지 고용주에게 출산시기와 출산휴가시기를 고

지해야 하며 임신사실을 증명해야 함(2021년 1월 기준)

④ 근로 및 지원수당

- 16세 이상 국가연금 수혜연령 이하로 법정질병급여 및 법정분만급여를 지급받지 않는 경우 신청가능

(6) 현물급여

① 국가보건의료서비스와 직접 계약 관계에 있는 공공병원, 의사, 치과의사들이 의료급여 제공

② 의료급여에는 일차의료, 전문의료서비스, 입원, 출산의료, 치과의료, 의학, 기기, 재가 · 간호, 가족계획 등이 포함하며 치료 내용에 따라 처방전 발행

③ 본인부담금

- 처방약에 대한 본인부담은 일률적으로 처방전 당 £9.15로 정액 부과함(2021년 1월 기준)
  - 특정 환자(60세 이상, 16세 미만, 16–18세 학생, 임산부, 저소득층 등)의 경우는 약제비 본인부담 면제
  - 정기적으로 처방약 비용을 지불하는 경우, 처방전 선불 증명서(PPC)를 구입하여 처방전 본인부담 절약 가능(3개월 : £29.65, 12개월 : £190.90)
- 안과 검사에 대해 정해진 가격은 없으나 본인부담이 존재함. 처방에 대한 후속조치(안경, 렌즈 등)도 본인부담
  - 특정환자(60세 이상, 16세 미만, 16~18세 학생, 시력감퇴자 및 맹인으로 등록된 자, 당뇨병 진단자 등)은 본인부담 없음
- 치과치료는 3단계의 부담 밴드(Band) 시스템으로 구분하여 정액제(£22.70/웨일즈: £14.7, £62.10/웨일즈: £47, £269.30/웨일즈: £203) 부담함.
  - 18세 이하, 19세 학생, 임산부, 저소득층은 치과치료 본인부담
- 잉글랜드에서 가발 및 기타 보조용구는 병원에서 제공할 경우 본인부담액 차이가 존재하며, 가발은 £74.15~£287.2, 복대 및 척추지지 보조용구는 £45.35로 정액 부과함. 16세 미만, 16~18세 학생, 저소득층 등은 본인부담 없음.

(7) 피부양자 보험급여: 세대주와 동일

(8) 관리기구

① 의료정책 관리

- 중앙정부: 재정 배정, 재원규모 결정
- 지역정부: 공중보건조직에 재원 배정
  - 잉글랜드, 북아일랜드: 의료 제공자와의 계약, 의료서비스 제공 중재
  - 웨일즈, 스코틀랜드: 건강서비스 제공 자체권한 보유

② 건강보험 관리 조직체계

- 의료제공자: 일반의 중심의 일차의료, 병원 중심의 이차의료
- 행정지원
  - 재무부(재정관리)
  - 보건사회부(전반적 보건의료체계 관리)
  - NHS England(국민건강서비스 최고 관리조직, 집행기관)
  - 임상위탁그룹(CCGs, 급여결정 및 의료서비스 구매) 등
- 의료제공자 감시 및 규제
  - 의료질관리위원회(Care Quality Commission, CQC): 안전 및 품질에 대한 기본표준 보장, 감독 기능
  - Health Watch
  - 국립임상개선위원회(National Institute for health and Clinical Excellence, NICE): 임상 가이드라인 제공, 의료기술 평가

5. 대만

(1) 근거법

- 최초법: 1950
- 현행법: 1958년, 1988년(현금급여), 1994년(국민건강보험, 1995년 3월 시행),

2001년(개정), 2011년(개정)

(2) 제도유형: 국민건강보험

(3) 재원

① 보험료(2020년 기준)

- 표준보험료: 등급별 표준소득월액×4.69%×보험료 분담률×(1+피부양자수)
- 제2세대 개혁 이후 보험료 부과체계
  - 4.25%(1995)→4.55%(2002)→5.17%(2010)→4.91%(2013)→4.69%(2016~)
    * 2013년 이후 추가보험료가 부과되었으니 전체 보험료 해석에 유의할 것
  - 전체 피부양률은 0.50명임(2018)

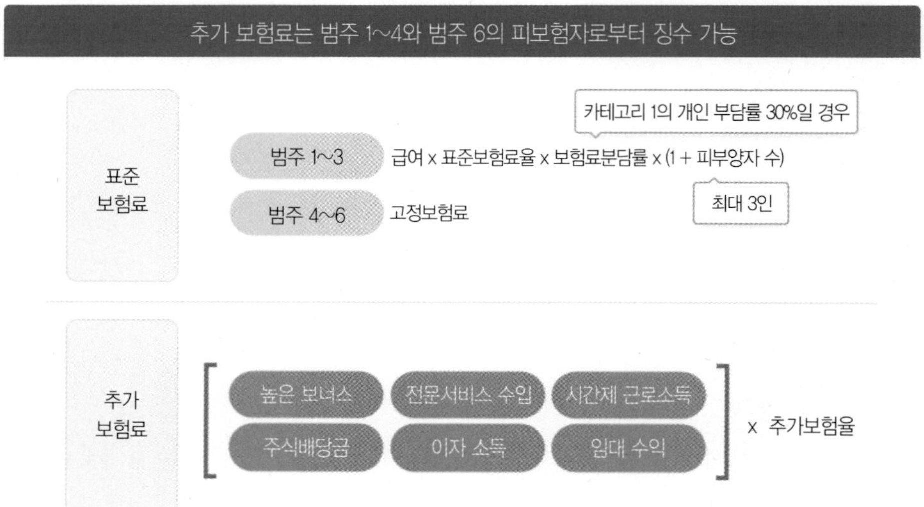

- 2018년 기준 보험료 재정부담 현황: 피보험자 38.0%+고용주 39.8%+정부 22.2%
- 추가보험료 : 월급의 4배를 초과하는 보너스 수입, 이자소득, 배당수익, 임대수익, Second Job, 전문서비스 수입에 대해 1.91%
- 표준보험료의 보험료 분담률은 가입자 구분(6개 카테고리별)에 따라 가입자/사용자/정부의 분담비율이 상이하게 규정되어 있음(정부는 군인, 저소득계층, 퇴역군인의 보험료 전액 부담)

– 피부양자수는 최대 3인까지 인정
– 정부는 전민건강보험법 제3조에 따라 전체 보험료 수입의 최소 36%를 부담해야 함
– 2017년 기준, 국고지원 비중은 약 26%(정부의 고용주 부담분 포함)

② 기타 재원
– 대부분 복권수입과 담배부담금(기타 재원의 84.9% 점유, 2016), 그 외 보험료 연체수수료, 투자수입 등
– 담배부가세 1갑당 20NT$(2014 이후~현재)

(4) 적용대상: 6개군(Category)으로 구분

① 공무원, 군인, 관공서근무자, 사립학교교직원, 공사 · 사기업 및 기관 근로자, 고용주 및 자영업자
② 직업공회(노조)회원, 원양어업선원
③ 농어민, 관개업 협회 구성원
④ 군인, 대체군복무자, 교정시설 수용자
⑤ 저소득계층
⑥ 퇴역군인 및 기타

(5) 수급요건

① 상병수당 : 업무와 관련 없는 사고 및 질병으로 인하여 근로불능인 경우
② 분만수당 : 분만 전 280일 이상 보험료 납부, 조산인 경우 180일간 보험료 납부
③ 현물급여 : 업무와 관련 없는 사고 및 질병

(6) 현금급여

① 상병수당
– 평균보수의 50%(최근 6개월 기준)
– 대기기간 3일, 6개월까지 지급(단, 1년 이상 보험료 납부자는 12개월까지 지급 가능)

② 분만수당 : 피보험여성 1개월분 소득

(7) 현물급여

① 보험자(중앙건강보험서)와 계약을 체결한 민간 또는 공공의료시설에서 의료서비스 제공

② 입원, 외래, 응급, 치과, 한방, 재활, 요양, 만성정신질환, 의약품 등 질병, 사고, 출산과 관련한 모든 필수의료서비스 제공

③ 급여기간 제한 없음

④ 본인부담

⑤ 장기요양보험(시범사업)의 경우 재가요양, 지역사회 요양, 시설요양 등

⑥ 본인부담

– 외래

• 외래 진료시 본인부담금(2019년)

(단위: NT$)

기관 유형	외래 치료		응급 치료		치과치료	한방치료
	이송체계 이용시	바로 방문시	위중도1,2	위중도3,4,5		
메디컬센터	170	420	450	500	50	50
구역병원	100	240	300		50	50
지구병원	50	80	150		50	50
의원	50	50	150		50	50

* (본인부담금 면제) 중증질환, 분만, 도서벽지, 퇴역군인 및 피부양자, 저소득가구, 3세 이하 아동, 대체군복무자, 결핵환자 등

• 입원 진료시 본인부담금(2018년)

본인부담률	5%	10%	20%	30%
급성 질환	–	30일 이하	31~60일	61일 이상
만성 질환	30일 이하	31~90일	91~180일	181일 이상

* (본인부담상한선) 동일질병에 대한 입원진료 시 본인부담 상한선은 39,000NT$, 누적 본인부담상한선 65,000NT$(2019)

(8) 피부양자 보험급여: 세대주와 동일

(9) 관리기구

① 상병 및 분만수당

- 노동보험부(Labor Insurance Department): 전반적인 감독
- 노동보험국(Taiwan Labor Insurance Bureau): 제도 운영

② 전민건강보험

- 위생복리부: 전반적 관리 감독
- 중앙건강보험서(National Health Insurance Adminstration): 제도운영

6. 네덜란드

(1) 근거법

- 1941년 : 의료보장 논의시작
  * 독일 점령군 주도
- 1964년 : 질병금고법(ZFW) 제정(현행 의료보장체계)
- 1968년 : 장기요양보험법(AWBZ) 제정
- 1980년 : 보건의료 수가법(WTG) 제정
- 1982년 : 병원 기획법(WZV) 제정
- 1986년 : 건강보험에 관한 접근성향상법(WTZ) 제정
- 1989년, 1991년 : 1, 2차 개혁법 제정
- 1995년 : 의약품 가격법 시작
  * 1991년 참조가격제 도입
- 2006년 : 공공질병금고와 민간건강보험제도 통합의무 건강보험(ZVW)

(2) 제도유형 : 사회보험방식(제한적 현금급여)

(3) 재원

① 제1영역 장기요양서비스(WIz)

- 보험료 : 소득의 9.65%(2015년)

– 장기요양보험제도 개혁 시행(2015년 1월)으로 특별의료보장비제도(AWBZ)가 대상자 및 영역을 구분하여 4개의 법에 의해 재구성됨
– 국세청으로 징수된 정률보험료의 41%를 재원으로 함

② 제2영역 건강보험(Health Insurance Act: Zvw)
– 재원은 정액보험료(50%), 정률보험료(45%), 정부지원금(5%) 등으로 구성
– 정액보험료
  • 의료비에 대한 비용인식을 높이기 위한 목적이 있으며, 보험가입자가 직접 민영보험사에 매달 납입
  • 선택한 보험상품에 따른 보험료 차이는 있을 수 있으나, 개인적 특성(연령, 질병력 등)에 따른 보험료 차이는 없음
  • 정부가 제시한 표준보험료(2015년 기준 평균 1,211 유로)범위 내에서 보험사가 결정, 단 25유로 이상 차이가 발생할 경우 정부가 재조정
– 정률보험료
  • 소득수준에 따라 차등 부과되며 고용주가 국가(중앙기금)에 납부
    * 2015년 기준 근로자의 경우 소득의 6.95%를 고용주가 부담, 자영업 · 연금소득자는 소득의 4.85%를 본인이 부담
  • 확보된 재원은 가입자의 위험 균등화(risk equalization) 지수에 따라 보험사에 분배하여 진료비로 의료기관에 지급

③ 정부 : 현물급여 보험료 매년 책정

(4) 적용대상

① 현물급여
– 사회민간보험(ZVW): 전 국민

② 현금급여(상병수당)
– 5년 이상 근무한 피용자는 고용주가 민법상 책임, 그 외 근로자는 공적보험인 상병급여법에 의해 보장

(5) 수급요건

① 현물급여 : 사회보험 가입자, 사회보험 운영은 각 민간의료보험사가 관리

② 상병수당 : 질병으로 인한 근로불능자

(6) 현금급여

① 상병수당

- 보장수준: 직전년도 평균소득의 70% 가량(70~100%)
  - 최소 최저임금 이상~최대 2년 동안 지급하는 총액이 발병 직전 년도 총 임금의 170%를 초과해서는 안됨
  - 보장최대기간: 단기(2년 이내) 소득보장은 상병급여법/민법에서 담당, 장기적(2년 초과) 소득보장(장애)는 장애보험에서 담당

(7) 현물급여

① 일차의료기관의 기본급여 항목은 본인부담금 없음

- 필수의료: 주치의 방문(18세 이상), 산과진료비용, 18세 이하의 치과 진료비용 등)

② 환자 1인당 인두제는 보건복지체육부 장관이 결정하고 일차의료인 협회와 계약을 통해 결정

③ 일차의료기관의 기본급여항목 외 병원 진료 및 수술의 경우 공제액까지 본인이 부담(2019년 기준£ 385)하고 그 이외 금액은 보험자가 의료제공자에게 지불

(8) 피부양자 보험급여

① 현물급여 : 피보험자와 동일

(9) 관리기구

정부부처	보건복지체육부(Ministry of Health, Welfare and Sport, VWS)	보건의료정책 총괄
	국세청(Dutch Tax and Customs Administration)	실직자분만수당 보험료 징수 및 특별의료비 보상보험료 징수

감독기관	건강보험감독기관(Dutch Health Care Authority, NZa)	보험자 및 의료공급자 관리 · 감독
	서비스 질 감시 기관(Health Care Inspectorate, IGZ)	보건의료서비스의 질 평가
	건강보험 경쟁규제감독기관(Dutch Competition Authority, NMa)	네덜란드 시장 전체 질서 유지
자문권고 기관	보건위원회(Health Council)	정부와 보건복지체육부에 자문 역할
	공중보건 위원회(Council for Public Health and Health Care, RVZ)	보건복지체육부 요청에 따라 현안에 대한 조언
	건강보험 위원회(Health Care Insurance Board, CVZ)	1. 정률보험료의 관리 및 배분 2. 급여 항목 적정성에 대한 평가 등

7. 호주

(1) 근거법

- 최초법: National Health ACT(1953년), Pharmaceutical Benefit ACT(1950년)
- 현행법: Health Insurance Act(1973년), Human Service(Medicare) Act(1973년), Health legislation Amendment(1983년)

(2) 제도유형

국가보건서비스(NHS)방식으로 전국민 건강보험제도 운영(National Health Insurance Scheme)

(3) 재원

- 공공재원 68.3%와 민간재원 31.7% 구성(2017 ~ 2018년 기준)
  - 공공재원 : 연방정부(41.6%), 주정부(26.7%)의 조세
    - * 메디케어 레비(과세소득의 2%)와 일반조세
  - 민간재원 : 본인부담금(16.5%)과 민간보험(8.9%) 등으로 구성

– 호주 보건의료재원 구성

① 의료급여

– 입원

- 공공병원: 메디케어 표준수가의 100%
- 민간병원: 의료수가의 25%와 갭(GAP)

– 외래

- 일반의 진료: 메디케어 표준수가의 100%
- 전문의 진료: 메디케어 표준수가의 85%
- 민간병원: 의료수가의 25%와 갭(GAP)

② 약제급여

– 처방전 당 최대 41.00 A$까지 본인부담(정부발급할인카드 소지자: 6.60 A$)

– 단, 2020년 기준 연간 약제비 1486.80 A$ 이상 사용한 경우, 본인부담금 6.60 A$(정부발급할인카드 소지자 : 2020년 기준 연간 약제비 316.80 A$ 이상 사용한 경우, 본인부담금 없음)

③ 본인부담상한제

– 메디케어 안전망에 의해 의료비용의 상한액 결정(소비자물가지수 반영하여 매년 1월 안전망 기준선 결정)

인용자료 출처

OECD, OECD Health Data, 2023

OECD, OECD Observer private Health Insurance in OECD countries, 2004

강공언등(2015), 건강보험론, 메디시언

강명근등(2007), 학습목표에 맞춘 보건의료관리, 보문각

강신묵 등(2016), 건강보험의 이론과 실제, 계축문화사

건강보험심사평가원(www.hira.or.kr)

건강보험심사평가원 · 국민건강보험(2023), 건강보험통계연보

국민건강보험공단(2004), 건강보험제도 개요(건강보험제도교육용교재)

국민건강보험(2023), 건강보험주요통계

국민건강보험(www.nhic.or.kr)

김민호등(2014), 국민건강보험론, 수문사

김수배(2011), 원무관리론, 군자출판사

김승희등(2011), 건강보험기초이론, 현문사

김태성 · 김진수(2014), 사회보장론, 청목출판사

대한병원행정관리자협회(2007), 원무 · 보험관리

문상식(2024), 보건행정학, 보문각

문옥륜등(2004), 건강보장론, 신광출판사

문재우 · 김기훈(2010), 보건행정학, 계축문화사

박석돈(2010), 사회보장론, 양서원

법제처(www.law.go.kr)

보건복지부(www.mohw.go.kr)

박웅섭 편저(2009), 보건관리, 보문각

보건복지부(2023), 보건복지백서

신영수 등(2017), 의료관리, 서울대학교출판문화원

양봉민 등(2013), 보건경제학, 나남출판사

엄영진(2008), 건강과 의료의 경제학, 계축문화사

원석조(2013), 사회복지개론, 양서원

유승흠등(2021), 예방의학과 공중보건학, 계축문화사

유승흠 · 박은철(2021), 의료보장론, 신광출판사

이규식(2008), 의료보장과 의료체계, 계축문화사

이두호 · 차흥봉 · 엄영진 · 배상수 · 오근식(1992), 국민의료보장론, 나남

이시백등(1998), 보건학개론, 서울대학교출판부

정영동(2006), 국민건강보험의 이해, 문영사

부록
건강보험관련 주요법령

1. 국민건강보험법
2. 국민건강보험법 시행령
3. 국민건강보험법 시행규칙
4. 국민건강보험요양급여의 기준에 관한 규칙
5. 국민건강보험공단정관
6. 요양비의 보험급여 기준 및 방법

국민건강보험법

[시행 2024. 8. 21.] [법률 제20324호, 2024. 2. 20., 일부개정]

제1장 총칙

제1조(목적)

이 법은 국민의 질병 · 부상에 대한 예방 · 진단 · 치료 · 재활과 출산 · 사망 및 건강증진에 대하여 보험급여를 실시함으로써 국민보건 향상과 사회보장 증진에 이바지함을 목적으로 한다.

제2조(관장)

이 법에 따른 건강보험사업은 보건복지부장관이 맡아 주관한다.

제3조(정의)

이 법에서 사용하는 용어의 뜻은 다음과 같다.

1. "근로자"란 직업의 종류와 관계없이 근로의 대가로 보수를 받아 생활하는 사람(법인의 이사와 그 밖의 임원을 포함한다)으로서 공무원 및 교직원을 제외한 사람을 말한다.
2. "사용자"란 다음 각 목의 어느 하나에 해당하는 자를 말한다.
   가. 근로자가 소속되어 있는 사업장의 사업주
   나. 공무원이 소속되어 있는 기관의 장으로서 대통령령으로 정하는 사람
   다. 교직원이 소속되어 있는 사립학교(「사립학교교직원 연금법」 제3조에 규정된 사립학교를 말한다. 이하 이 조에서 같다)를 설립 · 운영하는 자
3. "사업장"이란 사업소나 사무소를 말한다.
4. "공무원"이란 국가나 지방자치단체에서 상시 공무에 종사하는 사람을 말한다.
5. "교직원"이란 사립학교나 사립학교의 경영기관에서 근무하는 교원과 직원을 말한다.

제3조의2(국민건강보험종합계획의 수립 등)

① 보건복지부장관은 이 법에 따른 건강보험(이하 "건강보험"이라 한다)의 건전한 운영을 위하여 제4조에 따른 건강보험정책심의위원회(이하 이 조에서 "건강보험정책심의위원회"라 한다)의 심의를 거쳐 5년마다 국민건강보험종합계획(이하 "종합계획"이라 한다)을 수립하여야 한다. 수립된 종합계획을 변경할 때도 또한 같다.

② 종합계획에는 다음 각 호의 사항이 포함되어야 한다.

1. 건강보험정책의 기본목표 및 추진방향
2. 건강보험 보장성 강화의 추진계획 및 추진방법

3. 건강보험의 중장기 재정 전망 및 운영
4. 보험료 부과체계에 관한 사항
5. 요양급여비용에 관한 사항
6. 건강증진 사업에 관한 사항
7. 취약계층 지원에 관한 사항
8. 건강보험에 관한 통계 및 정보의 관리에 관한 사항
9. 그 밖에 건강보험의 개선을 위하여 필요한 사항으로 대통령령으로 정하는 사항

③ 보건복지부장관은 종합계획에 따라 매년 연도별 시행계획(이하 "시행계획"이라 한다)을 건강보험정책심의위원회의 심의를 거쳐 수립·시행하여야 한다.

④ 보건복지부장관은 매년 시행계획에 따른 추진실적을 평가하여야 한다.

⑤ 보건복지부장관은 다음 각 호의 사유가 발생한 경우 관련 사항에 대한 보고서를 작성하여 지체 없이 국회 소관 상임위원회에 보고하여야 한다.

1. 제1항에 따른 종합계획의 수립 및 변경
2. 제3항에 따른 시행계획의 수립
3. 제4항에 따른 시행계획에 따른 추진실적의 평가

⑥ 보건복지부장관은 종합계획의 수립, 시행계획의 수립·시행 및 시행계획에 따른 추진실적의 평가를 위하여 필요하다고 인정하는 경우 관계 기관의 장에게 자료의 제출을 요구할 수 있다. 이 경우 자료의 제출을 요구받은 자는 특별한 사유가 없으면 이에 따라야 한다.

⑦ 그 밖에 제1항에 따른 종합계획의 수립 및 변경, 제3항에 따른 시행계획의 수립·시행 및 제4항에 따른 시행계획에 따른 추진실적의 평가 등에 필요한 사항은 대통령령으로 정한다.

[본조신설 2016. 2. 3.]

제4조(건강보험정책심의위원회)

① 건강보험정책에 관한 다음 각 호의 사항을 심의·의결하기 위하여 보건복지부장관 소속으로 건강보험정책심의위원회(이하 "심의위원회"라 한다)를 둔다. 〈개정 2016. 2. 3., 2024. 1. 9., 2024. 2. 6.〉

1. 제3조의2제1항 및 제3항에 따른 종합계획 및 시행계획에 관한 사항(의결은 제외한다)
2. 제41조제3항에 따른 요양급여의 기준
3. 제45조제3항 및 제46조에 따른 요양급여비용에 관한 사항
4. 제73조제1항에 따른 직장가입자의 보험료율
5. 제73조제3항에 따른 지역가입자의 보험료율과 재산보험료부과점수당 금액

5의2. 보험료 부과 관련 제도 개선에 관한 다음 각 목의 사항(의결은 제외한다)

가. 건강보험 가입자(이하 "가입자"라 한다)의 소득 파악 실태에 관한 조사 및 연구에 관한 사항
나. 가입자의 소득 파악 및 소득에 대한 보험료 부과 강화를 위한 개선 방안에 관한 사항
다. 그 밖에 보험료 부과와 관련된 제도 개선 사항으로서 심의위원회 위원장이 회의에 부치는 사항

6. 그 밖에 건강보험에 관한 주요 사항으로서 대통령령으로 정하는 사항

② 심의위원회는 위원장 1명과 부위원장 1명을 포함하여 25명의 위원으로 구성한다.

③ 심의위원회의 위원장은 보건복지부차관이 되고, 부위원장은 제4항제4호의 위원 중에서 위원장이 지명하는 사람이 된다.

④ 심의위원회의 위원은 다음 각 호에 해당하는 사람을 보건복지부장관이 임명 또는 위촉한다.

1. 근로자단체 및 사용자단체가 추천하는 각 2명
2. 시민단체(「비영리민간단체지원법」 제2조에 따른 비영리민간단체를 말한다. 이하 같다), 소비자단체, 농어업인단체 및 자영업자단체가 추천하는 각 1명
3. 의료계를 대표하는 단체 및 약업계를 대표하는 단체가 추천하는 8명
4. 다음 각 목에 해당하는 8명
   가. 대통령령으로 정하는 중앙행정기관 소속 공무원 2명
   나. 국민건강보험공단의 이사장 및 건강보험심사평가원의 원장이 추천하는 각 1명
   다. 건강보험에 관한 학식과 경험이 풍부한 4명

⑤ 심의위원회 위원(제4항제4호가목에 따른 위원은 제외한다)의 임기는 3년으로 한다. 다만, 위원의 사임 등으로 새로 위촉된 위원의 임기는 전임위원 임기의 남은 기간으로 한다.

⑥ 보건복지부장관은 심의위원회가 제1항제5호의2에 따라 심의한 사항을 국회에 보고하여야 한다. 〈신설 2024. 1. 9.〉

⑦ 심의위원회의 운영 등에 필요한 사항은 대통령령으로 정한다. 〈개정 2024. 1. 9.〉

제2장 가입자

제5조(적용 대상 등)

① 국내에 거주하는 국민은 건강보험의 가입자 또는 피부양자가 된다. 다만, 다음 각 호의 어느 하나에 해당하는 사람은 제외한다. 〈개정 2016. 2. 3., 2024. 1. 9.〉

1. 「의료급여법」에 따라 의료급여를 받는 사람(이하 "수급권자"라 한다)
2. 「독립유공자예우에 관한 법률」 및 「국가유공자 등 예우 및 지원에 관한 법률」에 따라 의료보호를 받는 사람(이하 "유공자등 의료보호대상자"라 한다). 다만, 다음 각 목의 어느 하나에 해당하는 사람은 가입자 또는 피부양자가 된다.
   가. 유공자등 의료보호대상자 중 건강보험의 적용을 보험자에게 신청한 사람
   나. 건강보험을 적용받고 있던 사람이 유공자등 의료보호대상자로 되었으나 건강보험의 적용배제신청을 보험자에게 하지 아니한 사람

② 제1항의 피부양자는 다음 각 호의 어느 하나에 해당하는 사람 중 직장가입자에게 주로 생계를 의존하는 사람으로서 소득 및 재산이 보건복지부령으로 정하는 기준 이하에 해당하는 사람을 말한다. 〈개정 2017. 4. 18.〉

1. 직장가입자의 배우자
2. 직장가입자의 직계존속(배우자의 직계존속을 포함한다)
3. 직장가입자의 직계비속(배우자의 직계비속을 포함한다)과 그 배우자
4. 직장가입자의 형제 · 자매

③ 제2항에 따른 피부양자 자격의 인정 기

준, 취득 · 상실시기 및 그 밖에 필요한 사항은 보건복지부령으로 정한다.

제6조(가입자의 종류)

① 가입자는 직장가입자와 지역가입자로 구분한다.

② 모든 사업장의 근로자 및 사용자와 공무원 및 교직원은 직장가입자가 된다. 다만, 다음 각 호의 어느 하나에 해당하는 사람은 제외한다. 〈개정 2016. 5. 29.〉

1. 고용 기간이 1개월 미만인 일용근로자
2. 「병역법」에 따른 현역병(지원에 의하지 아니하고 임용된 하사를 포함한다), 전환복무된 사람 및 군간부후보생
3. 선거에 당선되어 취임하는 공무원으로서 매월 보수 또는 보수에 준하는 급료를 받지 아니하는 사람
4. 그 밖에 사업장의 특성, 고용 형태 및 사업의 종류 등을 고려하여 대통령령으로 정하는 사업장의 근로자 및 사용자와 공무원 및 교직원

③ 지역가입자는 직장가입자와 그 피부양자를 제외한 가입자를 말한다.

④ 삭제 〈2018. 12. 11.〉

제7조(사업장의 신고)

사업장의 사용자는 다음 각 호의 어느 하나에 해당하게 되면 그 때부터 14일 이내에 보건복지부령으로 정하는 바에 따라 보험자에게 신고하여야 한다. 제1호에 해당되어 보험자에게 신고한 내용이 변경된 경우에도 또한 같다.

1. 제6조제2항에 따라 직장가입자가 되는 근로자 · 공무원 및 교직원을 사용하는 사업장(이하 "적용대상사업장"이라 한다)이 된 경우
2. 휴업 · 폐업 등 보건복지부령으로 정하는 사유가 발생한 경우

제8조(자격의 취득 시기 등)

① 가입자는 국내에 거주하게 된 날에 직장가입자 또는 지역가입자의 자격을 얻는다. 다만, 다음 각 호의 어느 하나에 해당하는 사람은 그 해당되는 날에 각각 자격을 얻는다.

1. 수급권자이었던 사람은 그 대상자에서 제외된 날
2. 직장가입자의 피부양자이었던 사람은 그 자격을 잃은 날
3. 유공자등 의료보호대상자이었던 사람은 그 대상자에서 제외된 날
4. 제5조제1항제2호가목에 따라 보험자에게 건강보험의 적용을 신청한 유공자등 의료보호대상자는 그 신청한 날

② 제1항에 따라 자격을 얻은 경우 그 직장가입자의 사용자 및 지역가입자의 세대주는 그 명세를 보건복지부령으로 정하는 바에 따라 자격을 취득한 날부터 14일 이내에 보험자에게 신고하여야 한다.

제9조(자격의 변동 시기 등)

① 가입자는 다음 각 호의 어느 하나에 해당하게 된 날에 그 자격이 변동된다.

1. 지역가입자가 적용대상사업장의 사용자로 되거나, 근로자 · 공무원 또는 교직원(이하 "근로자등"이라 한다)으로 사용된 날
2. 직장가입자가 다른 적용대상사업장의 사용자로 되거나 근로자등으로 사용된 날
3. 직장가입자인 근로자등이 그 사용관계가 끝난 날의 다음 날
4. 적용대상사업장에 제7조제2호에 따른 사유가 발생한 날의 다음 날
5. 지역가입자가 다른 세대로 전입한 날

② 제1항에 따라 자격이 변동된 경우 직장

가입자의 사용자와 지역가입자의 세대주는 다음 각 호의 구분에 따라 그 명세를 보건복지부령으로 정하는 바에 따라 자격이 변동된 날부터 14일 이내에 보험자에게 신고하여야 한다.

1. 제1항제1호 및 제2호에 따라 자격이 변동된 경우: 직장가입자의 사용자
2. 제1항제3호부터 제5호까지의 규정에 따라 자격이 변동된 경우: 지역가입자의 세대주

③ 법무부장관 및 국방부장관은 직장가입자나 지역가입자가 제54조 제3호 또는 제4호에 해당하면 보건복지부령으로 정하는 바에 따라 그 사유에 해당된 날부터 1개월 이내에 보험자에게 알려야 한다.

제9조의2(자격 취득 · 변동 사항의 고지)
공단은 제96조제1항에 따라 제공받은 자료를 통하여 가입자 자격의 취득 또는 변동 여부를 확인하는 경우에는 자격 취득 또는 변동 후 최초로 제79조에 따른 납부의무자에게 보험료 납입 고지를 할 때 보건복지부령으로 정하는 바에 따라 자격 취득 또는 변동에 관한 사항을 알려야 한다.
[본조신설 2019. 1. 15.]

제10조(자격의 상실 시기 등)
① 가입자는 다음 각 호의 어느 하나에 해당하게 된 날에 그 자격을 잃는다.

1. 사망한 날의 다음 날
2. 국적을 잃은 날의 다음 날
3. 국내에 거주하지 아니하게 된 날의 다음 날
4. 직장가입자의 피부양자가 된 날
5. 수급권자가 된 날
6. 건강보험을 적용받고 있던 사람이 유공자등 의료보호대상자가 되어 건강보험의 적용배제신청을 한 날

② 제1항에 따라 자격을 잃은 경우 직장가입자의 사용자와 지역가입자의 세대주는 그 명세를 보건복지부령으로 정하는 바에 따라 자격을 잃은 날부터 14일 이내에 보험자에게 신고하여야 한다.

제11조(자격취득 등의 확인)
① 가입자 자격의 취득 · 변동 및 상실은 제8조부터 제10조까지의 규정에 따른 자격의 취득 · 변동 및 상실의 시기로 소급하여 효력을 발생한다. 이 경우 보험자는 그 사실을 확인할 수 있다.
② 가입자나 가입자이었던 사람 또는 피부양자나 피부양자이었던 사람은 제1항에 따른 확인을 청구할 수 있다.

제12조(건강보험증)
① 국민건강보험공단은 가입자 또는 피부양자가 신청하는 경우 건강보험증을 발급하여야 한다. 〈개정 2018. 12. 11.〉
② 가입자 또는 피부양자가 요양급여를 받을 때에는 제1항의 건강보험증을 제42조제1항에 따른 요양기관(이하 "요양기관"이라 한다)에 제출하여야 한다. 다만, 천재지변이나 그 밖의 부득이한 사유가 있으면 그러하지 아니하다.
③ 가입자 또는 피부양자는 제2항 본문에도 불구하고 주민등록증, 운전면허증, 여권, 그 밖에 보건복지부령으로 정하는 본인 여부를 확인할 수 있는 신분증명서(이하 "신분증명서"라 한다)로 요양기관이 그 자격을 확인할 수 있으면 건강보험증을 제출하지 아니할 수 있다.
④ 요양기관은 가입자 또는 피부양자에게 요양급여를 실시하는 경우 보건복지부령으로 정하는 바에 따라 건강보험증이나 신분증명서로 본인 여부 및 그 자격을 확인하여야 한다. 다만, 요양기관이 가입자 또는 피부양자의 본인 여부 및

그 자격을 확인하기 곤란한 경우로서 보건복지부령으로 정하는 정당한 사유가 있을 때에는 그러하지 아니하다. 〈신설 2023. 5. 19.〉

⑤ 가입자 · 피부양자는 제10조제1항에 따라 자격을 잃은 후 자격을 증명하던 서류를 사용하여 보험급여를 받아서는 아니 된다. 〈신설 2013. 5. 22., 2023. 5. 19.〉

⑥ 누구든지 건강보험증이나 신분증명서를 다른 사람에게 양도(讓渡)하거나 대여하여 보험급여를 받게 하여서는 아니 된다. 〈신설 2013. 5. 22., 2023. 5. 19.〉

⑦ 누구든지 건강보험증이나 신분증명서를 양도 또는 대여를 받거나 그 밖에 이를 부정하게 사용하여 보험급여를 받아서는 아니 된다. 〈개정 2013. 5. 22., 2023. 5. 19.〉

⑧ 제1항에 따른 건강보험증의 신청 절차와 방법, 서식과 그 교부 및 사용 등에 필요한 사항은 보건복지부령으로 정한다. 〈개정 2013. 5. 22., 2018. 12. 11., 2023. 5. 19.〉

제12조(건강보험증)

① 국민건강보험공단은 가입자 또는 피부양자가 신청하는 경우 건강보험증을 발급하여야 한다. 〈개정 2018. 12. 11.〉

② 가입자 또는 피부양자가 요양급여를 받을 때에는 제1항의 건강보험증을 제42조제1항에 따른 요양기관(이하 "요양기관"이라 한다)에 제출하여야 한다. 다만, 천재지변이나 그 밖의 부득이한 사유가 있으면 그러하지 아니하다.

③ 가입자 또는 피부양자는 제2항 본문에도 불구하고 주민등록증(모바일 주민등록증을 포함한다), 운전면허증, 여권, 그 밖에 보건복지부령으로 정하는 본인 여부를 확인할 수 있는 신분증명서(이하 "신분증명서"라 한다)로 요양기관이 그 자격을 확인할 수 있으면 건강보험증을 제출하지 아니할 수 있다. 〈개정 2023. 12. 26.〉

④ 요양기관은 가입자 또는 피부양자에게 요양급여를 실시하는 경우 보건복지부령으로 정하는 바에 따라 건강보험증이나 신분증명서로 본인 여부 및 그 자격을 확인하여야 한다. 다만, 요양기관이 가입자 또는 피부양자의 본인 여부 및 그 자격을 확인하기 곤란한 경우로서 보건복지부령으로 정하는 정당한 사유가 있을 때에는 그러하지 아니하다. 〈신설 2023. 5. 19.〉

⑤ 가입자 · 피부양자는 제10조제1항에 따라 자격을 잃은 후 자격을 증명하던 서류를 사용하여 보험급여를 받아서는 아니 된다. 〈신설 2013. 5. 22., 2023. 5. 19.〉

⑥ 누구든지 건강보험증이나 신분증명서를 다른 사람에게 양도(讓渡)하거나 대여하여 보험급여를 받게 하여서는 아니 된다. 〈신설 2013. 5. 22., 2023. 5. 19.〉

⑦ 누구든지 건강보험증이나 신분증명서를 양도 또는 대여를 받거나 그 밖에 이를 부정하게 사용하여 보험급여를 받아서는 아니 된다. 〈개정 2013. 5. 22., 2023. 5. 19.〉

⑧ 제1항에 따른 건강보험증의 신청 절차와 방법, 서식과 그 교부 및 사용 등에 필요한 사항은 보건복지부령으로 정한다. 〈개정 2013. 5. 22., 2018. 12. 11., 2023. 5. 19.〉

[시행일: 2024. 12. 27.] 제12조

제3장 국민건강보험공단

제13조(보험자)

건강보험의 보험자는 국민건강보험공단(이하 "공단"이라 한다)으로 한다.

제14조(업무 등)

① 공단은 다음 각 호의 업무를 관장한다. 〈개정 2017. 2. 8.〉

1. 가입자 및 피부양자의 자격 관리
2. 보험료와 그 밖에 이 법에 따른 징수금의 부과ㆍ징수
3. 보험급여의 관리
4. 가입자 및 피부양자의 질병의 조기발견ㆍ예방 및 건강관리를 위하여 요양급여 실시 현황과 건강검진 결과 등을 활용하여 실시하는 예방사업으로서 대통령령으로 정하는 사업
5. 보험급여 비용의 지급
6. 자산의 관리ㆍ운영 및 증식사업
7. 의료시설의 운영
8. 건강보험에 관한 교육훈련 및 홍보
9. 건강보험에 관한 조사연구 및 국제협력
10. 이 법에서 공단의 업무로 정하고 있는 사항
11. 「국민연금법」, 「고용보험 및 산업재해보상보험의 보험료징수 등에 관한 법률」, 「임금채권보장법」 및 「석면피해구제법」(이하 "징수위탁근거법"이라 한다)에 따라 위탁받은 업무
12. 그 밖에 이 법 또는 다른 법령에 따라 위탁받은 업무
13. 그 밖에 건강보험과 관련하여 보건복지부장관이 필요하다고 인정한 업무

② 제1항제6호에 따른 자산의 관리ㆍ운영 및 증식사업은 안정성과 수익성을 고려하여 다음 각 호의 방법에 따라야 한다.

1. 체신관서 또는 「은행법」에 따른 은행에의 예입 또는 신탁
2. 국가ㆍ지방자치단체 또는 「은행법」에 따른 은행이 직접 발행하거나 채무이행을 보증하는 유가증권의 매입
3. 특별법에 따라 설립된 법인이 발행하는 유가증권의 매입
4. 「자본시장과 금융투자업에 관한 법률」에 따른 신탁업자가 발행하거나 같은 법에 따른 집합투자업자가 발행하는 수익증권의 매입
5. 공단의 업무에 사용되는 부동산의 취득 및 일부 임대
6. 그 밖에 공단 자산의 증식을 위하여 대통령령으로 정하는 사업

③ 공단은 특정인을 위하여 업무를 제공하거나 공단 시설을 이용하게 할 경우 공단의 정관으로 정하는 바에 따라 그 업무의 제공 또는 시설의 이용에 대한 수수료와 사용료를 징수할 수 있다.

④ 공단은 「공공기관의 정보공개에 관한 법률」에 따라 건강보험과 관련하여 보유ㆍ관리하고 있는 정보를 공개한다.

제15조(법인격 등)

① 공단은 법인으로 한다.

② 공단은 주된 사무소의 소재지에서 설립등기를 함으로써 성립한다.

제16조(사무소)

① 공단의 주된 사무소의 소재지는 정관으로 정한다.

② 공단은 필요하면 정관으로 정하는 바에 따라 분사무소를 둘 수 있다.

제17조(정관)

① 공단의 정관에는 다음 각 호의 사항을 적어야 한다.

1. 목적
2. 명칭

3. 사무소의 소재지
4. 임직원에 관한 사항
5. 이사회의 운영
6. 재정운영위원회에 관한 사항
7. 보험료 및 보험급여에 관한 사항
8. 예산 및 결산에 관한 사항
9. 자산 및 회계에 관한 사항
10. 업무와 그 집행
11. 정관의 변경에 관한 사항
12. 공고에 관한 사항

② 공단은 정관을 변경하려면 보건복지부장관의 인가를 받아야 한다.

제18조(등기)
공단의 설립등기에는 다음 각 호의 사항을 포함하여야 한다.

1. 목적
2. 명칭
3. 주된 사무소 및 분사무소의 소재지
4. 이사장의 성명 · 주소 및 주민등록번호

제19조(해산)
공단의 해산에 관하여는 법률로 정한다.

제20조(임원)
① 공단은 임원으로서 이사장 1명, 이사 14명 및 감사 1명을 둔다. 이 경우 이사장, 이사 중 5명 및 감사는 상임으로 한다.
② 이사장은 「공공기관의 운영에 관한 법률」 제29조에 따른 임원추천위원회(이하 “임원추천위원회”라 한다)가 복수로 추천한 사람 중에서 보건복지부장관의 제청으로 대통령이 임명한다.
③ 상임이사는 보건복지부령으로 정하는 추천 절차를 거쳐 이사장이 임명한다.
④ 비상임이사는 다음 각 호의 사람을 보건복지부장관이 임명한다.

1. 노동조합 · 사용자단체 · 시민단체 · 소비자단체 · 농어업인단체 및 노인단체가 추천하는 각 1명
2. 대통령령으로 정하는 바에 따라 추천하는 관계 공무원 3명

⑤ 감사는 임원추천위원회가 복수로 추천한 사람 중에서 기획재정부장관의 제청으로 대통령이 임명한다.
⑥ 제4항에 따른 비상임이사는 정관으로 정하는 바에 따라 실비변상(實費辨償)을 받을 수 있다.
⑦ 이사장의 임기는 3년, 이사(공무원인 이사는 제외한다)와 감사의 임기는 각각 2년으로 한다.

제21조(징수이사)
① 상임이사 중 제14조제1항제2호 및 제11호의 업무를 담당하는 이사(이하 “징수이사”라 한다)는 경영, 경제 및 사회보험에 관한 학식과 경험이 풍부한 사람으로서 보건복지부령으로 정하는 자격을 갖춘 사람 중에서 선임한다.
② 징수이사 후보를 추천하기 위하여 공단에 이사를 위원으로 하는 징수이사추천위원회(이하 “추천위원회”라 한다)를 둔다. 이 경우 추천위원회의 위원장은 이사장이 지명하는 이사로 한다.
③ 추천위원회는 주요 일간신문에 징수이사 후보의 모집 공고를 하여야 하며, 이와 별도로 적임자로 판단되는 징수이사 후보를 조사하거나 전문단체에 조사를 의뢰할 수 있다.
④ 추천위원회는 제3항에 따라 모집한 사람을 보건복지부령으로 정하는 징수이사 후보 심사기준에 따라 심사하여야 하며, 징수이사 후보로 추천될 사람과 계약 조건에 관하여 협의하여야 한다.
⑤ 이사장은 제4항에 따른 심사와 협의 결과에 따라 징수이사 후보와 계약을 체결하여야 하며, 이 경우 제20조제3항에

따른 상임이사의 임명으로 본다.

⑥ 제4항에 따른 계약 조건에 관한 협의, 제5항에 따른 계약 체결 등에 필요한 사항은 보건복지부령으로 정한다.

제22조(임원의 직무)

① 이사장은 공단을 대표하고 업무를 총괄하며, 임기 중 공단의 경영성과에 대하여 책임을 진다.

② 상임이사는 이사장의 명을 받아 공단의 업무를 집행한다.

③ 이사장이 부득이한 사유로 그 직무를 수행할 수 없을 때에는 정관으로 정하는 바에 따라 상임이사 중 1명이 그 직무를 대행하고, 상임이사가 없거나 그 직무를 대행할 수 없을 때에는 정관으로 정하는 임원이 그 직무를 대행한다.

④ 감사는 공단의 업무, 회계 및 재산 상황을 감사한다.

제23조(임원 결격사유)

다음 각 호의 어느 하나에 해당하는 사람은 공단의 임원이 될 수 없다.

1. 대한민국 국민이 아닌 사람
2. 「공공기관의 운영에 관한 법률」 제34조제1항 각 호의 어느 하나에 해당하는 사람

제24조(임원의 당연퇴임 및 해임)

① 임원이 제23조 각 호의 어느 하나에 해당하게 되거나 임명 당시 그에 해당하는 사람으로 확인되면 그 임원은 당연퇴임한다.

② 임명권자는 임원이 다음 각 호의 어느 하나에 해당하면 그 임원을 해임할 수 있다.

1. 신체장애나 정신장애로 직무를 수행할 수 없다고 인정되는 경우
2. 직무상 의무를 위반한 경우
3. 고의나 중대한 과실로 공단에 손실이 생기게 한 경우
4. 직무 여부와 관계없이 품위를 손상하는 행위를 한 경우
5. 이 법에 따른 보건복지부장관의 명령을 위반한 경우

제25조(임원의 겸직 금지 등)

① 공단의 상임임원과 직원은 그 직무 외에 영리를 목적으로 하는 사업에 종사하지 못한다.

② 공단의 상임임원이 임명권자 또는 제청권자의 허가를 받거나 공단의 직원이 이사장의 허가를 받은 경우에는 비영리 목적의 업무를 겸할 수 있다.

제26조(이사회)

① 공단의 주요 사항(「공공기관의 운영에 관한 법률」 제17조제1항 각 호의 사항을 말한다)을 심의 · 의결하기 위하여 공단에 이사회를 둔다.

② 이사회는 이사장과 이사로 구성한다.

③ 감사는 이사회에 출석하여 발언할 수 있다.

④ 이사회의 의결 사항 및 운영 등에 필요한 사항은 대통령령으로 정한다.

제27조(직원의 임면)

이사장은 정관으로 정하는 바에 따라 직원을 임면(任免)한다.

제28조(벌칙 적용 시 공무원 의제)

공단의 임직원은 「형법」 제129조부터 제132조까지의 규정을 적용할 때 공무원으로 본다.

제29조(규정 등)

공단의 조직 · 인사 · 보수 및 회계에 관한 규정은 이사회의 의결을 거쳐 보건복지부장관의 승인을 받아 정한다.

제30조(대리인의 선임)

이사장은 공단 업무에 관한 모든 재판상의 행위 또는 재판 외의 행위를 대행하게 하기

위하여 공단의 이사 또는 직원 중에서 대리인을 선임할 수 있다.

제31조(대표권의 제한)

① 이사장은 공단의 이익과 자기의 이익이 상반되는 사항에 대하여는 공단을 대표하지 못한다. 이 경우 감사가 공단을 대표한다.

② 공단과 이사장 사이의 소송은 제1항을 준용한다.

제32조(이사장 권한의 위임)

이 법에 규정된 이사장의 권한 중 급여의 제한, 보험료의 납입고지 등 대통령령으로 정하는 사항은 정관으로 정하는 바에 따라 분사무소의 장에게 위임할 수 있다.

제33조(재정운영위원회)

① 제45조제1항에 따른 요양급여비용의 계약 및 제84조에 따른 결손처분 등 보험재정에 관련된 사항을 심의 · 의결하기 위하여 공단에 재정운영위원회를 둔다.

② 재정운영위원회의 위원장은 제34조제1항제3호에 따른 위원 중에서 호선(互選)한다.

제34조(재정운영위원회의 구성 등)

① 재정운영위원회는 다음 각 호의 위원으로 구성한다.

1. 직장가입자를 대표하는 위원 10명
2. 지역가입자를 대표하는 위원 10명
3. 공익을 대표하는 위원 10명

② 제1항에 따른 위원은 다음 각 호의 사람을 보건복지부장관이 임명하거나 위촉한다.

1. 제1항제1호의 위원은 노동조합과 사용자단체에서 추천하는 각 5명
2. 제1항제2호의 위원은 대통령령으로 정하는 바에 따라 농어업인 단체 · 도시자영업자단체 및 시민단체에서 추천하는 사람
3. 제1항제3호의 위원은 대통령령으로 정하는 관계 공무원 및 건강보험에 관한 학식과 경험이 풍부한 사람

③ 재정운영위원회 위원(공무원인 위원은 제외한다)의 임기는 2년으로 한다. 다만, 위원의 사임 등으로 새로 위촉된 위원의 임기는 전임위원 임기의 남은 기간으로 한다.

④ 재정운영위원회의 운영 등에 필요한 사항은 대통령령으로 정한다.

제35조(회계)

① 공단의 회계연도는 정부의 회계연도에 따른다.

② 공단은 직장가입자와 지역가입자의 재정을 통합하여 운영한다.

③ 공단은 건강보험사업 및 징수위탁근거법의 위탁에 따른 국민연금사업 · 고용보험사업 · 산업재해보상보험사업 · 임금채권보장사업에 관한 회계를 공단의 다른 회계와 구분하여 각각 회계처리하여야 한다. 〈개정 2018. 1. 16.〉

제36조(예산)

공단은 회계연도마다 예산안을 편성하여 이사회의 의결을 거친 후 보건복지부장관의 승인을 받아야 한다. 예산을 변경할 때에도 또한 같다. 〈개정 2016. 3. 22.〉

제37조(차입금)

공단은 지출할 현금이 부족한 경우에는 차입할 수 있다. 다만, 1년 이상 장기로 차입하려면 보건복지부장관의 승인을 받아야 한다.

제38조(준비금)

① 공단은 회계연도마다 결산상의 잉여금 중에서 그 연도의 보험급여에 든 비용의 100분의 5 이상에 상당하는 금액을 그 연도에 든 비용의 100분의 50에 이를 때까지 준비금으로 적립하여야 한다.

② 제1항에 따른 준비금은 부족한 보험급여 비용에 충당하거나 지출할 현금이 부족할 때 외에는 사용할 수 없으며, 현금 지출에 준비금을 사용한 경우에는 해당 회계연도 중에 이를 보전(補塡)하여야 한다.

③ 제1항에 따른 준비금의 관리 및 운영 방법 등에 필요한 사항은 보건복지부장관이 정한다.

제39조(결산)

① 공단은 회계연도마다 결산보고서와 사업보고서를 작성하여 다음해 2월 말일까지 보건복지부장관에게 보고하여야 한다.

② 공단은 제1항에 따라 결산보고서와 사업보고서를 보건복지부장관에게 보고하였을 때에는 보건복지부령으로 정하는 바에 따라 그 내용을 공고하여야 한다.

제39조의2(재난적의료비 지원사업에 대한 출연)

공단은 「재난적의료비 지원에 관한 법률」에 따른 재난적의료비 지원사업에 사용되는 비용에 충당하기 위하여 매년 예산의 범위에서 출연할 수 있다. 이 경우 출연 금액의 상한 등에 필요한 사항은 대통령령으로 정한다.

[본조신설 2018. 1. 16.]

제40조(「민법」의 준용)

공단에 관하여 이 법과 「공공기관의 운영에 관한 법률」에서 정한 사항 외에는 「민법」 중 재단법인에 관한 규정을 준용한다.

제4장 보험급여

제41조(요양급여)

① 가입자와 피부양자의 질병, 부상, 출산 등에 대하여 다음 각 호의 요양급여를 실시한다.

1. 진찰 · 검사
2. 약제(藥劑) · 치료재료의 지급
3. 처치 · 수술 및 그 밖의 치료
4. 예방 · 재활
5. 입원
6. 간호
7. 이송(移送)

② 제1항에 따른 요양급여(이하 "요양급여"라 한다)의 범위(이하 "요양급여대상"이라 한다)는 다음 각 호와 같다. 〈신설 2016. 2. 3.〉

1. 제1항 각 호의 요양급여(제1항제2호의 약제는 제외한다): 제4항에 따라 보건복지부장관이 비급여대상으로 정한 것을 제외한 일체의 것
2. 제1항제2호의 약제: 제41조의3에 따라 요양급여대상으로 보건복지부장관이 결정하여 고시한 것

③ 요양급여의 방법 · 절차 · 범위 · 상한 등의 기준은 보건복지부령으로 정한다. 〈개정 2016. 2. 3.〉

④ 보건복지부장관은 제3항에 따라 요양급여의 기준을 정할 때 업무나 일상생활에 지장이 없는 질환에 대한 치료 등 보건복지부령으로 정하는 사항은 요양급여대상에서 제외되는 사항(이하 "비급여대상"이라 한다)으로 정할 수 있다. 〈개정 2016. 2. 3.〉

제41조의2(약제에 대한 요양급여비용 상한금액의 감액 등)

① 보건복지부장관은 「약사법」 제47조제2항의 위반과 관련된 제41조제1항제2호의 약제에 대하여는 요양급여비용 상한금액(제41조제3항에 따라 약제별 요양급여비용의 상한으로 정한 금액을 말한다. 이하 같다)의 100분의 20을 넘지 아니하는 범위에서 그 금액의 일부를 감액할 수 있다. 〈신설 2018. 3. 27.〉

② 보건복지부장관은 제1항에 따라 요양급여비용의 상한금액이 감액된 약제가 감액된 날부터 5년의 범위에서 대통령령으로 정하는 기간 내에 다시 제1항에 따른 감액의 대상이 된 경우에는 요양급여비용 상한금액의 100분의 40을 넘지 아니하는 범위에서 요양급여비용 상한금액의 일부를 감액할 수 있다. 〈신설 2018. 3. 27.〉
③ 보건복지부장관은 제2항에 따라 요양급여비용의 상한금액이 감액된 약제가 감액된 날부터 5년의 범위에서 대통령령으로 정하는 기간 내에 다시 「약사법」 제47조제2항의 위반과 관련된 경우에는 해당 약제에 대하여 1년의 범위에서 기간을 정하여 요양급여의 적용을 정지할 수 있다. 〈개정 2018. 3. 27.〉
④ 제1항부터 제3항까지의 규정에 따른 요양급여비용 상한금액의 감액 및 요양급여 적용 정지의 기준, 절차, 그 밖에 필요한 사항은 대통령령으로 정한다. 〈개정 2018. 3. 27.〉

[본조신설 2014. 1. 1.]

[제목개정 2018. 3. 27.]

제41조의3(행위 · 치료재료 및 약제에 대한 요양급여대상 여부의 결정 및 조정)
① 제42조에 따른 요양기관, 치료재료의 제조업자 · 수입업자 등 보건복지부령으로 정하는 자는 요양급여대상 또는 비급여대상으로 결정되지 아니한 제41조제1항제1호 · 제3호 · 제4호의 요양급여에 관한 행위 및 제41조제1항제2호의 치료재료(이하 "행위 · 치료재료"라 한다)에 대하여 요양급여대상 여부의 결정을 보건복지부장관에게 신청하여야 한다.
② 「약사법」에 따른 약제의 제조업자 · 수입업자 등 보건복지부령으로 정하는 자(이하 "약제의 제조업자등"이라 한다)는 요양급여대상에 포함되지 아니한 제41조제1항제2호의 약제(이하 이 조에서 "약제"라 한다)에 대하여 보건복지부장관에게 요양급여대상 여부의 결정을 신청할 수 있다. 〈개정 2023. 5. 19.〉
③ 제1항 및 제2항에 따른 신청을 받은 보건복지부장관은 정당한 사유가 없으면 보건복지부령으로 정하는 기간 이내에 요양급여대상 또는 비급여대상의 여부를 결정하여 신청인에게 통보하여야 한다.
④ 보건복지부장관은 제1항 및 제2항에 따른 신청이 없는 경우에도 환자의 진료상 반드시 필요하다고 보건복지부령으로 정하는 경우에는 직권으로 행위 · 치료재료 및 약제의 요양급여대상의 여부를 결정할 수 있다.
⑤ 보건복지부장관은 제41조제2항제2호에 따라 요양급여대상으로 결정하여 고시한 약제에 대하여 보건복지부령으로 정하는 바에 따라 요양급여대상 여부, 범위, 요양급여비용 상한금액 등을 직권으로 조정할 수 있다. 〈신설 2023. 5. 19.〉
⑥ 제1항 및 제2항에 따른 요양급여대상 여부의 결정 신청의 시기, 절차, 방법 및 업무의 위탁 등에 필요한 사항, 제3항과 제4항에 따른 요양급여대상 여부의 결정 절차 및 방법, 제5항에 따른 직권 조정 사유 · 절차 및 방법 등에 관한 사항은 보건복지부령으로 정한다. 〈개정 2023. 5. 19.〉

[본조신설 2016. 2. 3.]

[제목개정 2023. 5. 19.]

제41조의4(선별급여)
① 요양급여를 결정함에 있어 경제성 또는

치료효과성 등이 불확실하여 그 검증을 위하여 추가적인 근거가 필요하거나, 경제성이 낮아도 가입자와 피부양자의 건강회복에 잠재적 이득이 있는 등 대통령령으로 정하는 경우에는 예비적인 요양급여인 선별급여로 지정하여 실시할 수 있다.

② 보건복지부장관은 대통령령으로 정하는 절차와 방법에 따라 제1항에 따른 선별급여(이하 "선별급여"라 한다)에 대하여 주기적으로 요양급여의 적합성을 평가하여 요양급여 여부를 다시 결정하고, 제41조제3항에 따른 요양급여의 기준을 조정하여야 한다.

[본조신설 2016. 3. 22.]

제41조의5(방문요양급여)

가입자 또는 피부양자가 질병이나 부상으로 거동이 불편한 경우 등 보건복지부령으로 정하는 사유에 해당하는 경우에는 가입자 또는 피부양자를 직접 방문하여 제41조에 따른 요양급여를 실시할 수 있다.

[본조신설 2018. 12. 11.]

제42조(요양기관)

① 요양급여(간호와 이송은 제외한다)는 다음 각 호의 요양기관에서 실시한다. 이 경우 보건복지부장관은 공익이나 국가정책에 비추어 요양기관으로 적합하지 아니한 대통령령으로 정하는 의료기관 등은 요양기관에서 제외할 수 있다. 〈개정 2018. 3. 27.〉

1. 「의료법」에 따라 개설된 의료기관
2. 「약사법」에 따라 등록된 약국
3. 「약사법」 제91조에 따라 설립된 한국희귀·필수의약품센터
4. 「지역보건법」에 따른 보건소·보건의료원 및 보건지소
5. 「농어촌 등 보건의료를 위한 특별조치법」에 따라 설치된 보건진료소

② 보건복지부장관은 효율적인 요양급여를 위하여 필요하면 보건복지부령으로 정하는 바에 따라 시설·장비·인력 및 진료과목 등 보건복지부령으로 정하는 기준에 해당하는 요양기관을 전문요양기관으로 인정할 수 있다. 이 경우 해당 전문요양기관에 인정서를 발급하여야 한다.

③ 보건복지부장관은 제2항에 따라 인정받은 요양기관이 다음 각 호의 어느 하나에 해당하는 경우에는 그 인정을 취소한다.

1. 제2항 전단에 따른 인정기준에 미달하게 된 경우
2. 제2항 후단에 따라 발급받은 인정서를 반납한 경우

④ 제2항에 따라 전문요양기관으로 인정된 요양기관 또는 「의료법」 제3조의4에 따른 상급종합병원에 대하여는 제41조제3항에 따른 요양급여의 절차 및 제45조에 따른 요양급여비용을 다른 요양기관과 달리 할 수 있다. 〈개정 2016. 2. 3.〉

⑤ 제1항·제2항 및 제4항에 따른 요양기관은 정당한 이유 없이 요양급여를 거부하지 못한다.

제42조의2(요양기관의 선별급여 실시에 대한 관리)

① 제42조제1항에도 불구하고, 선별급여 중 자료의 축적 또는 의료 이용의 관리가 필요한 경우에는 보건복지부장관이 해당 선별급여의 실시 조건을 사전에 정하여 이를 충족하는 요양기관만이 해당 선별급여를 실시할 수 있다.

② 제1항에 따라 선별급여를 실시하는 요양기관은 제41조의4제2항에 따른 해당 선별급여의 평가를 위하여 필요한 자료를 제출하여야 한다.

③ 보건복지부장관은 요양기관이 제1항에 따른 선별급여의 실시 조건을 충족하지 못하거나 제2항에 따른 자료를 제출하지 아니할 경우에는 해당 선별급여의 실시를 제한할 수 있다.

④ 제1항에 따른 선별급여의 실시 조건, 제2항에 따른 자료의 제출, 제3항에 따른 선별급여의 실시 제한 등에 필요한 사항은 보건복지부령으로 정한다.

[본조신설 2016. 3. 22.]

제43조(요양기관 현황에 대한 신고)

① 요양기관은 제47조에 따라 요양급여비용을 최초로 청구하는 때에 요양기관의 시설·장비 및 인력 등에 대한 현황을 제62조에 따른 건강보험심사평가원(이하 "심사평가원"이라 한다)에 신고하여야 한다.

② 요양기관은 제1항에 따라 신고한 내용(제45조에 따른 요양급여비용의 증감에 관련된 사항만 해당한다)이 변경된 경우에는 그 변경된 날부터 15일 이내에 보건복지부령으로 정하는 바에 따라 심사평가원에 신고하여야 한다.

③ 제1항 및 제2항에 따른 신고의 범위, 대상, 방법 및 절차 등에 필요한 사항은 보건복지부령으로 정한다.

제44조(비용의 일부부담)

① 요양급여를 받는 자는 대통령령으로 정하는 바에 따라 비용의 일부(이하 "본인일부부담금"이라 한다)를 본인이 부담한다. 이 경우 선별급여에 대해서는 다른 요양급여에 비하여 본인일부부담금을 상향 조정할 수 있다. 〈개정 2016. 3. 22.〉

② 본인이 연간 부담하는 다음 각 호의 금액의 합계액이 대통령령으로 정하는 금액(이하 이 조에서 "본인부담상한액"이라 한다)을 초과한 경우에는 공단이 그 초과 금액을 부담하여야 한다. 이 경우 공단은 당사자에게 그 초과 금액을 통보하고, 이를 지급하여야 한다. 〈신설 2016. 3. 22., 2023. 5. 19., 2024. 2. 20.〉

1. 본인일부부담금의 총액
2. 제49조제1항에 따른 요양이나 출산의 비용으로 부담한 금액(요양이나 출산의 비용으로 부담한 금액이 보건복지부장관이 정하여 고시한 금액보다 큰 경우에는 그 고시한 금액으로 한다)에서 같은 항에 따라 요양비로 지급받은 금액을 제외한 금액

③ 제2항에 따른 본인부담상한액은 가입자의 소득수준 등에 따라 정한다. 〈신설 2016. 3. 22.〉

④ 제2항 각 호에 따른 금액 및 합계액의 산정 방법, 본인부담상한액을 넘는 금액의 지급 방법 및 제3항에 따른 가입자의 소득수준 등에 따른 본인부담상한액 설정 등에 필요한 사항은 대통령령으로 정한다. 〈신설 2016. 3. 22., 2024. 2. 20.〉

제45조(요양급여비용의 산정 등)

① 요양급여비용은 공단의 이사장과 대통령령으로 정하는 의약계를 대표하는 사람들의 계약으로 정한다. 이 경우 계약기간은 1년으로 한다.

② 제1항에 따라 계약이 체결되면 그 계약은 공단과 각 요양기관 사이에 체결된 것으로 본다.

③ 제1항에 따른 계약은 그 직전 계약기간 만료일이 속하는 연도의 5월 31일까지 체결하여야 하며, 그 기한까지 계약이 체결되지 아니하는 경우 보건복지부장관이 그 직전 계약기간 만료일이 속하는

연도의 6월 30일까지 심의위원회의 의결을 거쳐 요양급여비용을 정한다. 이 경우 보건복지부장관이 정하는 요양급여비용은 제1항 및 제2항에 따라 계약으로 정한 요양급여비용으로 본다. 〈개정 2013. 5. 22.〉

④ 제1항 또는 제3항에 따라 요양급여비용이 정해지면 보건복지부장관은 그 요양급여비용의 명세를 지체 없이 고시하여야 한다.

⑤ 공단의 이사장은 제33조에 따른 재정운영위원회의 심의 · 의결을 거쳐 제1항에 따른 계약을 체결하여야 한다.

⑥ 심사평가원은 공단의 이사장이 제1항에 따른 계약을 체결하기 위하여 필요한 자료를 요청하면 그 요청에 성실히 따라야 한다.

⑦ 제1항에 따른 계약의 내용과 그 밖에 필요한 사항은 대통령령으로 정한다.

제46조(약제 · 치료재료에 대한 요양급여비용의 산정)

제41조제1항제2호의 약제 · 치료재료(이하 "약제 · 치료재료"라 한다)에 대한 요양급여비용은 제45조에도 불구하고 요양기관의 약제 · 치료재료 구입금액 등을 고려하여 대통령령으로 정하는 바에 따라 달리 산정할 수 있다.

제47조(요양급여비용의 청구와 지급 등)

① 요양기관은 공단에 요양급여비용의 지급을 청구할 수 있다. 이 경우 제2항에 따른 요양급여비용에 대한 심사청구는 공단에 대한 요양급여비용의 청구로 본다.

② 제1항에 따라 요양급여비용을 청구하려는 요양기관은 심사평가원에 요양급여비용의 심사청구를 하여야 하며, 심사청구를 받은 심사평가원은 이를 심사한 후 지체 없이 그 내용을 공단과 요양기관에 알려야 한다.

③ 제2항에 따라 심사 내용을 통보받은 공단은 지체 없이 그 내용에 따라 요양급여비용을 요양기관에 지급한다. 이 경우 이미 낸 본인일부부담금이 제2항에 따라 통보된 금액보다 더 많으면 요양기관에 지급할 금액에서 더 많이 낸 금액을 공제하여 해당 가입자에게 지급하여야 한다.

④ 공단은 제3항 전단에 따라 요양급여비용을 요양기관에 지급하는 경우 해당 요양기관이 제77조제1항제1호에 따라 공단에 납부하여야 하는 보험료 또는 그 밖에 이 법에 따른 징수금을 체납한 때에는 요양급여비용에서 이를 공제하고 지급할 수 있다. 〈신설 2022. 12. 27.〉

⑤ 공단은 제3항 후단에 따라 가입자에게 지급하여야 하는 금액을 그 가입자가 내야 하는 보험료와 그 밖에 이 법에 따른 징수금(이하 "보험료등"이라 한다)과 상계(相計)할 수 있다. 〈개정 2022. 12. 27.〉

⑥ 공단은 심사평가원이 제47조의4에 따라 요양급여의 적정성을 평가하여 공단에 통보하면 그 평가 결과에 따라 요양급여비용을 가산하거나 감액 조정하여 지급한다. 이 경우 평가 결과에 따라 요양급여비용을 가산하거나 감액하여 지급하는 기준은 보건복지부령으로 정한다. 〈개정 2022. 6. 10., 2022. 12. 27.〉

⑦ 요양기관은 제2항에 따른 심사청구를 다음 각 호의 단체가 대행하게 할 수 있다. 〈개정 2022. 12. 27.〉

1. 「의료법」 제28조제1항에 따른 의사회 · 치과의사회 · 한의사회 · 조산사

회 또는 같은 조 제6항에 따라 신고한 각각의 지부 및 분회

2. 「의료법」 제52조에 따른 의료기관 단체

3. 「약사법」 제11조에 따른 약사회 또는 같은 법 제14조에 따라 신고한 지부 및 분회

⑧ 제1항부터 제7항까지의 규정에 따른 요양급여비용의 청구 · 심사 · 지급 등의 방법과 절차에 필요한 사항은 보건복지부령으로 정한다. 〈개정 2022. 12. 27.〉

제47조의2(요양급여비용의 지급 보류)

① 제47조제3항에도 불구하고 공단은 요양급여비용의 지급을 청구한 요양기관이 「의료법」 제4조제2항, 제33조제2항 · 제8항 또는 「약사법」 제20조제1항, 제21조제1항을 위반하였거나, 「의료법」 제33조제10항 또는 「약사법」 제6조제3항 · 제4항을 위반하여 개설 · 운영되었다는 사실을 수사기관의 수사 결과로 확인한 경우에는 해당 요양기관이 청구한 요양급여비용의 지급을 보류할 수 있다. 이 경우 요양급여비용 지급 보류 처분의 효력은 해당 요양기관이 그 처분 이후 청구하는 요양급여비용에 대해서도 미친다. 〈개정 2020. 12. 29., 2023. 7. 11.〉

② 공단은 제1항에 따라 요양급여비용의 지급을 보류하기 전에 해당 요양기관에 의견 제출의 기회를 주어야 한다.

③ 공단은 요양기관이 「의료법」 제4조제2항, 제33조제2항 · 제8항 또는 「약사법」 제20조제1항, 제21조제1항을 위반한 혐의나 「의료법」 제33조제10항 또는 「약사법」 제6조제3항 · 제4항을 위반하여 개설 · 운영된 혐의에 대하여 법원에서 무죄 판결이 선고된 경우 그 선고 이후 실시한 요양급여에 한정하여 해당 요양기관이 청구하는 요양급여비용을 지급할 수 있다. 〈신설 2024. 2. 20.〉

④ 법원의 무죄 판결이 확정되는 등 대통령령으로 정하는 사유로 제1항에 따른 요양기관이 「의료법」 제4조제2항, 제33조제2항 · 제8항 또는 「약사법」 제20조제1항, 제21조제1항을 위반한 혐의나 「의료법」 제33조제10항 또는 「약사법」 제6조제3항 · 제4항을 위반하여 개설 · 운영된 혐의가 입증되지 아니한 경우에는 공단은 지급보류 처분을 취소하고, 지급 보류된 요양급여비용에 지급 보류된 기간 동안의 이자를 가산하여 해당 요양기관에 지급하여야 한다. 이 경우 이자는 「민법」 제379조에 따른 법정이율을 적용하여 계산한다. 〈개정 2020. 12. 29., 2023. 7. 11., 2024. 2. 20.〉

⑤ 제1항 및 제2항에 따른 지급 보류 절차 및 의견 제출의 절차 등에 필요한 사항, 제3항에 따른 지급 보류된 요양급여비용 및 이자의 지급 절차 등에 필요한 사항은 대통령령으로 정한다. 〈개정 2024. 2. 20.〉

[본조신설 2014. 5. 20.]

[헌법불합치, 2018헌바433, 2023.3.23, 1. 구 국민건강보험법(2014. 5. 20. 법률 제12615호로 개정되고, 2020. 12. 29. 법률 제17772호로 개정되기 전의 것) 제47조의2 제1항 중 '의료법 제33조 제2항'에 관한 부분은 헌법에 합치되지 아니한다. 법원 기타 국가기관 및 지방자치단체는 위 법률조항의 적용을 중지하여야 한다. 2. 국민건강보험법(2020. 12. 29. 법률 제17772호로 개정된 것) 제47조의2 제1항 전문 중 '의료법 제33조 제

2항'에 관한 부분은 헌법에 합치되지 아니한다. 위 법률조항은 2024. 12. 31.을 시한으로 개정될 때까지 계속 적용된다.]

제47조의3(요양급여비용의 차등 지급)
지역별 의료자원의 불균형 및 의료서비스 격차의 해소 등을 위하여 지역별로 요양급여비용을 달리 정하여 지급할 수 있다.

[본조신설 2020. 12. 29.]

제47조의4(요양급여의 적정성 평가)
① 심사평가원은 요양급여에 대한 의료의 질을 향상시키기 위하여 요양급여의 적정성 평가(이하 이 조에서 "평가"라 한다)를 실시할 수 있다.
② 심사평가원은 요양기관의 인력 · 시설 · 장비, 환자안전 등 요양급여와 관련된 사항을 포함하여 평가할 수 있다.
③ 심사평가원은 평가 결과를 평가대상 요양기관에 통보하여야 하며, 평가 결과에 따라 요양급여비용을 가산 또는 감산할 경우에는 그 결정사항이 포함된 평가 결과를 가감대상 요양기관 및 공단에 통보하여야 한다.
④ 제1항부터 제3항까지에 따른 평가의 기준 · 범위 · 절차 · 방법 등에 필요한 사항은 보건복지부령으로 정한다.

[본조신설 2022. 6. 10.]

제48조(요양급여 대상 여부의 확인 등)
① 가입자나 피부양자는 본인일부부담금 외에 자신이 부담한 비용이 제41조제4항에 따라 요양급여 대상에서 제외되는 비용인지 여부에 대하여 심사평가원에 확인을 요청할 수 있다. 〈개정 2016. 2. 3.〉
② 제1항에 따른 확인 요청을 받은 심사평가원은 그 결과를 요청한 사람에게 알려야 한다. 이 경우 확인을 요청한 비용이 요양급여 대상에 해당되는 비용으로 확인되면 그 내용을 공단 및 관련 요양기관에 알려야 한다.
③ 제2항 후단에 따라 통보받은 요양기관은 받아야 할 금액보다 더 많이 징수한 금액(이하 "과다본인부담금"이라 한다)을 지체 없이 확인을 요청한 사람에게 지급하여야 한다. 다만, 공단은 해당 요양기관이 과다본인부담금을 지급하지 아니하면 해당 요양기관에 지급할 요양급여비용에서 과다본인부담금을 공제하여 확인을 요청한 사람에게 지급할 수 있다.
④ 제1항부터 제3항까지에 따른 확인 요청의 범위, 방법, 절차, 처리기간 등 필요한 사항은 보건복지부령으로 정한다. 〈신설 2022. 6. 10.〉

제49조(요양비)
① 공단은 가입자나 피부양자가 보건복지부령으로 정하는 긴급하거나 그 밖의 부득이한 사유로 요양기관과 비슷한 기능을 하는 기관으로서 보건복지부령으로 정하는 기관(제98조제1항에 따라 업무정지기간 중인 요양기관을 포함한다. 이하 "준요양기관"이라 한다)에서 질병 · 부상 · 출산 등에 대하여 요양을 받거나 요양기관이 아닌 장소에서 출산한 경우에는 그 요양급여에 상당하는 금액을 보건복지부령으로 정하는 바에 따라 가입자나 피부양자에게 요양비로 지급한다. 〈개정 2020. 12. 29.〉
② 준요양기관은 보건복지부장관이 정하는 요양비 명세서나 요양 명세를 적은 영수증을 요양을 받은 사람에게 내주어야 하며, 요양을 받은 사람은 그 명세서나 영수증을 공단에 제출하여야 한다. 〈개정 2020. 12. 29.〉

③ 제1항 및 제2항에도 불구하고 준요양기관은 요양을 받은 가입자나 피부양자의 위임이 있는 경우 공단에 요양비의 지급을 직접 청구할 수 있다. 이 경우 공단은 지급이 청구된 내용의 적정성을 심사하여 준요양기관에 요양비를 지급할 수 있다. 〈신설 2020. 12. 29.〉

④ 제3항에 따른 준요양기관의 요양비 지급 청구, 공단의 적정성 심사 등에 필요한 사항은 보건복지부령으로 정한다. 〈신설 2020. 12. 29.〉

제50조(부가급여)

공단은 이 법에서 정한 요양급여 외에 대통령령으로 정하는 바에 따라 임신·출산 진료비, 장제비, 상병수당, 그 밖의 급여를 실시할 수 있다. 〈개정 2013. 5. 22.〉

제51조(장애인에 대한 특례)

① 공단은 「장애인복지법」에 따라 등록한 장애인인 가입자 및 피부양자에게는 「장애인·노인 등을 위한 보조기기 지원 및 활용촉진에 관한 법률」 제3조제2호에 따른 보조기기(이하 이 조에서 "보조기기"라 한다)에 대하여 보험급여를 할 수 있다. 〈개정 2019. 4. 23.〉

② 장애인인 가입자 또는 피부양자에게 보조기기를 판매한 자는 가입자나 피부양자의 위임이 있는 경우 공단에 보험급여를 직접 청구할 수 있다. 이 경우 공단은 지급이 청구된 내용의 적정성을 심사하여 보조기기를 판매한 자에게 보조기기에 대한 보험급여를 지급할 수 있다. 〈신설 2020. 12. 29.〉

③ 제1항에 따른 보조기기에 대한 보험급여의 범위·방법·절차, 제2항에 따른 보조기기 판매업자의 보험급여 청구, 공단의 적정성 심사 및 그 밖에 필요한 사항은 보건복지부령으로 정한다. 〈개정 2019. 4. 23., 2020. 12. 29.〉

제52조(건강검진)

① 공단은 가입자와 피부양자에 대하여 질병의 조기 발견과 그에 따른 요양급여를 하기 위하여 건강검진을 실시한다.

② 제1항에 따른 건강검진의 종류 및 대상은 다음 각 호와 같다. 〈신설 2018. 12. 11.〉

1. 일반건강검진: 직장가입자, 세대주인 지역가입자, 20세 이상인 지역가입자 및 20세 이상인 피부양자
2. 암검진: 「암관리법」 제11조제2항에 따른 암의 종류별 검진주기와 연령 기준 등에 해당하는 사람
3. 영유아건강검진: 6세 미만의 가입자 및 피부양자

③ 제1항에 따른 건강검진의 검진항목은 성별, 연령 등의 특성 및 생애 주기에 맞게 설계되어야 한다. 〈신설 2018. 12. 11.〉

④ 제1항에 따른 건강검진의 횟수·절차와 그 밖에 필요한 사항은 대통령령으로 정한다. 〈개정 2018. 12. 11.〉

제53조(급여의 제한)

① 공단은 보험급여를 받을 수 있는 사람이 다음 각 호의 어느 하나에 해당하면 보험급여를 하지 아니한다.

1. 고의 또는 중대한 과실로 인한 범죄행위에 그 원인이 있거나 고의로 사고를 일으킨 경우
2. 고의 또는 중대한 과실로 공단이나 요양기관의 요양에 관한 지시에 따르지 아니한 경우
3. 고의 또는 중대한 과실로 제55조에 따른 문서와 그 밖의 물건의 제출을 거부하거나 질문 또는 진단을 기피한 경우
4. 업무 또는 공무로 생긴 질병·부상·

재해로 다른 법령에 따른 보험급여나 보상(報償) 또는 보상(補償)을 받게 되는 경우

② 공단은 보험급여를 받을 수 있는 사람이 다른 법령에 따라 국가나 지방자치단체로부터 보험급여에 상당하는 급여를 받거나 보험급여에 상당하는 비용을 지급받게 되는 경우에는 그 한도에서 보험급여를 하지 아니한다.

③ 공단은 가입자가 대통령령으로 정하는 기간 이상 다음 각 호의 보험료를 체납한 경우 그 체납한 보험료를 완납할 때까지 그 가입자 및 피부양자에 대하여 보험급여를 실시하지 아니할 수 있다. 다만, 월별 보험료의 총체납횟수(이미 납부된 체납보험료는 총체납횟수에서 제외하며, 보험료의 체납기간은 고려하지 아니한다)가 대통령령으로 정하는 횟수 미만이거나 가입자 및 피부양자의 소득·재산 등이 대통령령으로 정하는 기준 미만인 경우에는 그러하지 아니하다. 〈개정 2018. 12. 11., 2024. 2. 6.〉

1. 제69조제4항제2호에 따른 보수 외 소득월액보험료
2. 제69조제5항에 따른 세대단위의 보험료

④ 공단은 제77조제1항제1호에 따라 납부의무를 부담하는 사용자가 제69조제4항제1호에 따른 보수월액보험료를 체납한 경우에는 그 체납에 대하여 직장가입자 본인에게 귀책사유가 있는 경우에 한하여 제3항의 규정을 적용한다. 이 경우 해당 직장가입자의 피부양자에게도 제3항의 규정을 적용한다. 〈개정 2019. 4. 23.〉

⑤ 제3항 및 제4항에도 불구하고 제82조에 따라 공단으로부터 분할납부 승인을 받고 그 승인된 보험료를 1회 이상 낸 경우에는 보험급여를 할 수 있다. 다만, 제82조에 따른 분할납부 승인을 받은 사람이 정당한 사유 없이 5회(같은 조 제1항에 따라 승인받은 분할납부 횟수가 5회 미만인 경우에는 해당 분할납부 횟수를 말한다. 이하 이 조에서 같다) 이상 그 승인된 보험료를 내지 아니한 경우에는 그러하지 아니하다. 〈개정 2019. 4. 23.〉

⑥ 제3항 및 제4항에 따라 보험급여를 하지 아니하는 기간(이하 이 항에서 "급여제한기간"이라 한다)에 받은 보험급여는 다음 각 호의 어느 하나에 해당하는 경우에만 보험급여로 인정한다. 〈개정 2019. 4. 23.〉

1. 공단이 급여제한기간에 보험급여를 받은 사실이 있음을 가입자에게 통지한 날부터 2개월이 지난 날이 속한 달의 납부기한 이내에 체납된 보험료를 완납한 경우
2. 공단이 급여제한기간에 보험급여를 받은 사실이 있음을 가입자에게 통지한 날부터 2개월이 지난 날이 속한 달의 납부기한 이내에 제82조에 따라 분할납부 승인을 받은 체납보험료를 1회 이상 낸 경우. 다만, 제82조에 따른 분할납부 승인을 받은 사람이 정당한 사유 없이 5회 이상 그 승인된 보험료를 내지 아니한 경우에는 그러하지 아니하다.

제54조(급여의 정지)
보험급여를 받을 수 있는 사람이 다음 각 호의 어느 하나에 해당하면 그 기간에는 보험급여를 하지 아니한다. 다만, 제3호 및 제4호의 경우에는 제60조에 따른 요양급여를 실시한다. 〈개정 2020. 4. 7.〉

1. 삭제 〈2020. 4. 7.〉
2. 국외에 체류하는 경우
3. 제6조제2항제2호에 해당하게 된 경우
4. 교도소, 그 밖에 이에 준하는 시설에 수용되어 있는 경우

제55조(급여의 확인)
공단은 보험급여를 할 때 필요하다고 인정되면 보험급여를 받는 사람에게 문서와 그 밖의 물건을 제출하도록 요구하거나 관계인을 시켜 질문 또는 진단하게 할 수 있다.

제56조(요양비 등의 지급)
공단은 이 법에 따라 지급의무가 있는 요양비 또는 부가급여의 청구를 받으면 지체 없이 이를 지급하여야 한다.

제56조의2(요양비등수급계좌)
① 공단은 이 법에 따른 보험급여로 지급되는 현금(이하 "요양비등"이라 한다)을 받는 수급자의 신청이 있는 경우에는 요양비등을 수급자 명의의 지정된 계좌(이하 "요양비등수급계좌"라 한다)로 입금하여야 한다. 다만, 정보통신장애나 그 밖에 대통령령으로 정하는 불가피한 사유로 요양비등수급계좌로 이체할 수 없을 때에는 직접 현금으로 지급하는 등 대통령령으로 정하는 바에 따라 요양비등을 지급할 수 있다.
② 요양비등수급계좌가 개설된 금융기관은 요양비등수급계좌에 요양비등만이 입금되도록 하고, 이를 관리하여야 한다.
③ 제1항 및 제2항에 따른 요양비등수급계좌의 신청 방법·절차와 관리에 필요한 사항은 대통령령으로 정한다.

[본조신설 2014. 5. 20.]

제57조(부당이득의 징수)
① 공단은 속임수나 그 밖의 부당한 방법으로 보험급여를 받은 사람·준요양기관 및 보조기기 판매업자나 보험급여 비용을 받은 요양기관에 대하여 그 보험급여나 보험급여 비용에 상당하는 금액을 징수한다. 〈개정 2020. 12. 29., 2023. 5. 19.〉
② 공단은 제1항에 따라 속임수나 그 밖의 부당한 방법으로 보험급여 비용을 받은 요양기관이 다음 각 호의 어느 하나에 해당하는 경우에는 해당 요양기관을 개설한 자에게 그 요양기관과 연대하여 같은 항에 따른 징수금을 납부하게 할 수 있다. 〈신설 2013. 5. 22., 2020. 12. 29., 2023. 7. 11.〉
1. 「의료법」 제33조제2항을 위반하여 의료기관을 개설할 수 없는 자가 의료인의 면허나 의료법인 등의 명의를 대여받아 개설·운영하는 의료기관
2. 「약사법」 제20조제1항을 위반하여 약국을 개설할 수 없는 자가 약사 등의 면허를 대여받아 개설·운영하는 약국
3. 「의료법」 제4조제2항 또는 제33조제8항·제10항을 위반하여 개설·운영하는 의료기관
4. 「약사법」 제21조제1항을 위반하여 개설·운영하는 약국
5. 「약사법」 제6조제3항·제4항을 위반하여 면허를 대여받아 개설·운영하는 약국
③ 사용자나 가입자의 거짓 보고나 거짓 증명(제12조제6항을 위반하여 건강보험증이나 신분증명서를 양도·대여하여 다른 사람이 보험급여를 받게 하는 것을 포함한다), 요양기관의 거짓 진단이나 거짓 확인(제12조제4항을 위반하여 건강보험증이나 신분증명서로 가입자 또는 피부양자의 본인 여부 및 그 자격을

확인하지 아니한 것을 포함한다) 또는 준요양기관이나 보조기기를 판매한 자의 속임수 및 그 밖의 부당한 방법으로 보험급여가 실시된 경우 공단은 이들에게 보험급여를 받은 사람과 연대하여 제1항에 따른 징수금을 내게 할 수 있다. 〈개정 2013. 5. 22., 2018. 12. 11., 2020. 12. 29., 2023. 5. 19.〉

④ 공단은 속임수나 그 밖의 부당한 방법으로 보험급여를 받은 사람과 같은 세대에 속한 가입자(속임수나 그 밖의 부당한 방법으로 보험급여를 받은 사람이 피부양자인 경우에는 그 직장가입자를 말한다)에게 속임수나 그 밖의 부당한 방법으로 보험급여를 받은 사람과 연대하여 제1항에 따른 징수금을 내게 할 수 있다. 〈개정 2013. 5. 22.〉

⑤ 요양기관이 가입자나 피부양자로부터 속임수나 그 밖의 부당한 방법으로 요양급여비용을 받은 경우 공단은 해당 요양기관으로부터 이를 징수하여 가입자나 피부양자에게 지체 없이 지급하여야 한다. 이 경우 공단은 가입자나 피부양자에게 지급하여야 하는 금액을 그 가입자 및 피부양자가 내야 하는 보험료등과 상계할 수 있다. 〈개정 2013. 5. 22.〉

제57조의2(부당이득 징수금 체납자의 인적사항 등 공개)

① 공단은 제57조제2항 각 호의 어느 하나에 해당하여 같은 조 제1항 및 제2항에 따라 징수금을 납부할 의무가 있는 요양기관 또는 요양기관을 개설한 자가 제79조제1항에 따라 납입 고지 문서에 기재된 납부기한의 다음 날부터 1년이 경과한 징수금을 1억원 이상 체납한 경우 징수금 발생의 원인이 되는 위반행위, 체납자의 인적사항 및 체납액 등 대통령령으로 정하는 사항(이하 이 조에서 "인적사항등"이라 한다)을 공개할 수 있다. 다만, 체납된 징수금과 관련하여 제87조에 따른 이의신청, 제88조에 따른 심판청구가 제기되거나 행정소송이 계류 중인 경우 또는 그 밖에 체납된 금액의 일부 납부 등 대통령령으로 정하는 사유가 있는 경우에는 그러하지 아니하다.

② 제1항에 따른 인적사항등의 공개 여부를 심의하기 위하여 공단에 부당이득징수금체납정보공개심의위원회를 둔다.

③ 공단은 부당이득징수금체납정보공개심의위원회의 심의를 거친 인적사항등의 공개대상자에게 공개대상자임을 서면으로 통지하여 소명의 기회를 부여하여야 하며, 통지일부터 6개월이 경과한 후 체납자의 납부이행 등을 고려하여 공개대상자를 선정한다.

④ 제1항에 따른 인적사항등의 공개는 관보에 게재하거나 공단 인터넷 홈페이지에 게시하는 방법으로 한다.

⑤ 제1항부터 제4항까지에서 규정한 사항 외에 인적사항등의 공개 절차 및 부당이득징수금체납정보공개심의위원회의 구성 · 운영 등에 필요한 사항은 대통령령으로 정한다.

[본조신설 2019. 12. 3.]

제58조(구상권)

① 공단은 제3자의 행위로 보험급여사유가 생겨 가입자 또는 피부양자에게 보험급여를 한 경우에는 그 급여에 들어간 비용 한도에서 그 제3자에게 손해배상을 청구할 권리를 얻는다.

② 제1항에 따라 보험급여를 받은 사람이 제3자로부터 이미 손해배상을 받은 경우에는 공단은 그 배상액 한도에서 보험급여를 하지 아니한다.

제59조(수급권 보호)

① 보험급여를 받을 권리는 양도하거나 압류할 수 없다. 〈개정 2014. 5. 20.〉

② 제56조의2제1항에 따라 요양비등수급계좌에 입금된 요양비등은 압류할 수 없다. 〈신설 2014. 5. 20.〉

제60조(현역병 등에 대한 요양급여비용 등의 지급)

① 공단은 제54조제3호 및 제4호에 해당하는 사람이 요양기관에서 대통령령으로 정하는 치료 등(이하 이 조에서 "요양급여"라 한다)을 받은 경우 그에 따라 공단이 부담하는 비용(이하 이 조에서 "요양급여비용"이라 한다)과 제49조에 따른 요양비를 법무부장관 · 국방부장관 · 경찰청장 · 소방청장 또는 해양경찰청장으로부터 예탁 받아 지급할 수 있다. 이 경우 법무부장관 · 국방부장관 · 경찰청장 · 소방청장 또는 해양경찰청장은 예산상 불가피한 경우 외에는 연간(年間) 들어갈 것으로 예상되는 요양급여비용과 요양비를 대통령령으로 정하는 바에 따라 미리 공단에 예탁하여야 한다. 〈개정 2014. 11. 19., 2017. 7. 26., 2018. 12. 11.〉

② 요양급여, 요양급여비용 및 요양비 등에 관한 사항은 제41조, 제41조의4, 제42조, 제42조의2, 제44조부터 제47조까지, 제47조의2, 제48조, 제49조, 제55조, 제56조, 제56조의2 및 제59조제2항을 준용한다. 〈개정 2016. 3. 22., 2018. 12. 11.〉

[제목개정 2018. 12. 11.]

제61조(요양급여비용의 정산)

공단은 「산업재해보상보험법」 제10조에 따른 근로복지공단이 이 법에 따라 요양급여를 받을 수 있는 사람에게 「산업재해보상보험법」 제40조에 따른 요양급여를 지급한 후 그 지급결정이 취소되어 해당 요양급여의 비용을 청구하는 경우에는 그 요양급여가 이 법에 따라 실시할 수 있는 요양급여에 상당한 것으로 인정되면 그 요양급여에 해당하는 금액을 지급할 수 있다.

제5장 건강보험심사평가원

제62조(설립)

요양급여비용을 심사하고 요양급여의 적정성을 평가하기 위하여 건강보험심사평가원을 설립한다.

제63조(업무 등)

① 심사평가원은 다음 각 호의 업무를 관장한다. 〈개정 2022. 6. 10.〉

1. 요양급여비용의 심사
2. 요양급여의 적정성 평가
3. 심사기준 및 평가기준의 개발
4. 제1호부터 제3호까지의 규정에 따른 업무와 관련된 조사연구 및 국제협력
5. 다른 법률에 따라 지급되는 급여비용의 심사 또는 의료의 적정성 평가에 관하여 위탁받은 업무
6. 그 밖에 이 법 또는 다른 법령에 따라 위탁받은 업무
7. 건강보험과 관련하여 보건복지부장관이 필요하다고 인정한 업무
8. 그 밖에 보험급여 비용의 심사와 보험급여의 적정성 평가와 관련하여 대통령령으로 정하는 업무

② 제1항제8호에 따른 보험급여의 적정성 평가의 기준 · 절차 · 방법 등에 필요한 사항은 보건복지부장관이 정하여 고시한다. 〈개정 2022. 6. 10.〉

제64조(법인격 등)

① 심사평가원은 법인으로 한다.

② 심사평가원은 주된 사무소의 소재지에서 설립등기를 함으로써 성립한다.

제65조(임원)
① 심사평가원에 임원으로서 원장, 이사 15명 및 감사 1명을 둔다. 이 경우 원장, 이사 중 4명 및 감사는 상임으로 한다. 〈개정 2016. 2. 3.〉
② 원장은 임원추천위원회가 복수로 추천한 사람 중에서 보건복지부장관의 제청으로 대통령이 임명한다.
③ 상임이사는 보건복지부령으로 정하는 추천 절차를 거쳐 원장이 임명한다.
④ 비상임이사는 다음 각 호의 사람 중에서 10명과 대통령령으로 정하는 바에 따라 추천한 관계 공무원 1명을 보건복지부장관이 임명한다.
1. 공단이 추천하는 1명
2. 의약관계단체가 추천하는 5명
3. 노동조합 · 사용자단체 · 소비자단체 및 농어업인단체가 추천하는 각 1명
⑤ 감사는 임원추천위원회가 복수로 추천한 사람 중에서 기획재정부장관의 제청으로 대통령이 임명한다.
⑥ 제4항에 따른 비상임이사는 정관으로 정하는 바에 따라 실비변상을 받을 수 있다.
⑦ 원장의 임기는 3년, 이사(공무원인 이사는 제외한다)와 감사의 임기는 각각 2년으로 한다.

제66조(진료심사평가위원회)
① 심사평가원의 업무를 효율적으로 수행하기 위하여 심사평가원에 진료심사평가위원회(이하 "심사위원회"라 한다)를 둔다.
② 심사위원회는 위원장을 포함하여 90명 이내의 상근 심사위원과 1천명 이내의 비상근 심사위원으로 구성하며, 진료과목별 분과위원회를 둘 수 있다. 〈개정 2016. 2. 3.〉
③ 제2항에 따른 상근 심사위원은 심사평가원의 원장이 보건복지부령으로 정하는 사람 중에서 임명한다.
④ 제2항에 따른 비상근 심사위원은 심사평가원의 원장이 보건복지부령으로 정하는 사람 중에서 위촉한다.
⑤ 심사평가원의 원장은 심사위원이 다음 각 호의 어느 하나에 해당하면 그 심사위원을 해임 또는 해촉할 수 있다.
1. 신체장애나 정신장애로 직무를 수행할 수 없다고 인정되는 경우
2. 직무상 의무를 위반하거나 직무를 게을리한 경우
3. 고의나 중대한 과실로 심사평가원에 손실이 생기게 한 경우
4. 직무 여부와 관계없이 품위를 손상하는 행위를 한 경우
⑥ 제1항부터 제5항까지에서 규정한 사항 외에 심사위원회 위원의 자격 · 임기 및 심사위원회의 구성 · 운영 등에 필요한 사항은 보건복지부령으로 정한다.

제66조의2(진료심사평가위원회 위원의 겸직)
① 「고등교육법」 제14조제2항에 따른 교원 중 교수 · 부교수 및 조교수는 「국가공무원법」 제64조 및 「사립학교법」 제55조제1항에도 불구하고 소속대학 총장의 허가를 받아 진료심사평가위원회 위원의 직무를 겸할 수 있다.
② 제1항에 따라 대학의 교원이 진료심사평가위원회 위원을 겸하는 경우 필요한 사항은 대통령령으로 정한다.

[본조신설 2023. 5. 19.]

제67조(자금의 조달 등)
① 심사평가원은 제63조제1항에 따른 업무(같은 항 제5호에 따른 업무는 제외한다)를 하기 위하여 공단으로부터 부담금을 징수할 수 있다.

② 심사평가원은 제63조제1항제5호에 따라 급여비용의 심사 또는 의료의 적정성 평가에 관한 업무를 위탁받은 경우에는 위탁자로부터 수수료를 받을 수 있다.
③ 제1항과 제2항에 따른 부담금 및 수수료의 금액 · 징수 방법 등에 필요한 사항은 보건복지부령으로 정한다.

제68조(준용 규정)
심사평가원에 관하여 제14조제3항 · 제4항, 제16조, 제17조(같은 조 제1항제6호 및 제7호는 제외한다), 제18조, 제19조, 제22조부터 제32조까지, 제35조제1항, 제36조, 제37조, 제39조 및 제40조를 준용한다. 이 경우 "공단"은 "심사평가원"으로, "이사장"은 "원장"으로 본다. 〈개정 2013. 5. 22.〉

제6장 보험료

제69조(보험료)
① 공단은 건강보험사업에 드는 비용에 충당하기 위하여 제77조에 따른 보험료의 납부의무자로부터 보험료를 징수한다.
② 제1항에 따른 보험료는 가입자의 자격을 취득한 날이 속하는 달의 다음 달부터 가입자의 자격을 잃은 날의 전날이 속하는 달까지 징수한다. 다만, 가입자의 자격을 매월 1일에 취득한 경우 또는 제5조제1항제2호가목에 따른 건강보험 적용 신청으로 가입자의 자격을 취득하는 경우에는 그 달부터 징수한다. 〈개정 2019. 12. 3.〉
③ 제1항 및 제2항에 따라 보험료를 징수할 때 가입자의 자격이 변동된 경우에는 변동된 날이 속하는 달의 보험료는 변동되기 전의 자격을 기준으로 징수한다. 다만, 가입자의 자격이 매월 1일에 변동된 경우에는 변동된 자격을 기준으로 징수한다.
④ 직장가입자의 월별 보험료액은 다음 각 호에 따라 산정한 금액으로 한다. 〈개정 2017. 4. 18., 2024. 2. 6.〉
1. 보수월액보험료: 제70조에 따라 산정한 보수월액에 제73조제1항 또는 제2항에 따른 보험료율을 곱하여 얻은 금액
2. 보수 외 소득월액보험료: 제71조제1항에 따라 산정한 보수 외 소득월액에 제73조제1항 또는 제2항에 따른 보험료율을 곱하여 얻은 금액

⑤ 지역가입자의 월별 보험료액은 다음 각 호의 구분에 따라 산정한 금액을 합산한 금액으로 한다. 이 경우 보험료액은 세대 단위로 산정한다. 〈개정 2024. 2. 6.〉
1. 소득: 제71조제2항에 따라 산정한 지역가입자의 소득월액에 제73조제3항에 따른 보험료율을 곱하여 얻은 금액
2. 재산: 제72조에 따라 산정한 재산보험료부과점수에 제73조제3항에 따른 재산보험료부과점수당 금액을 곱하여 얻은 금액

⑥ 제4항 및 제5항에 따른 월별 보험료액은 가입자의 보험료 평균액의 일정비율에 해당하는 금액을 고려하여 대통령령으로 정하는 기준에 따라 상한 및 하한을 정한다. 〈신설 2017. 4. 18.〉

제70조(보수월액)
① 제69조제4항제1호에 따른 직장가입자의 보수월액은 직장가입자가 지급받는 보수를 기준으로 하여 산정한다. 〈개정 2017. 4. 18.〉
② 휴직이나 그 밖의 사유로 보수의 전부 또는 일부가 지급되지 아니하는 가입자(이하 "휴직자등"이라 한다)의 보수월액

보험료는 해당 사유가 생기기 전 달의 보수월액을 기준으로 산정한다.

③ 제1항에 따른 보수는 근로자등이 근로를 제공하고 사용자 · 국가 또는 지방자치단체로부터 지급받는 금품(실비변상적인 성격을 갖는 금품은 제외한다)으로서 대통령령으로 정하는 것을 말한다. 이 경우 보수 관련 자료가 없거나 불명확한 경우 등 대통령령으로 정하는 사유에 해당하면 보건복지부장관이 정하여 고시하는 금액을 보수로 본다.

④ 제1항에 따른 보수월액의 산정 및 보수가 지급되지 아니하는 사용자의 보수월액의 산정 등에 필요한 사항은 대통령령으로 정한다.

제71조(소득월액)

① 직장가입자의 보수 외 소득월액은 제70조에 따른 보수월액의 산정에 포함된 보수를 제외한 직장가입자의 소득(이하 "보수 외 소득"이라 한다)이 대통령령으로 정하는 금액을 초과하는 경우 다음의 계산식에 따른 값을 보건복지부령으로 정하는 바에 따라 평가하여 산정한다. 〈개정 2017. 4. 18., 2024. 2. 6.〉

연간 보수외소득–대통령령으로 정하는 금액) x 1/12

② 지역가입자의 소득월액은 지역가입자의 연간 소득을 12개월로 나눈 값을 보건복지부령으로 정하는 바에 따라 평가하여 산정한다. 〈신설 2024. 2. 6.〉

③ 제1항 및 제2항에 따른 소득의 구체적인 범위, 소득월액을 산정하는 기준, 방법 등 소득월액의 산정에 필요한 사항은 대통령령으로 정한다. 〈개정 2024. 2. 6.〉

제72조(재산보험료부과점수)

① 제69조제5항제2호에 따른 재산보험료부과점수는 지역가입자의 재산을 기준으로 산정한다. 다만, 대통령령으로 정하는 지역가입자가 실제 거주를 목적으로 대통령령으로 정하는 기준 이하의 주택을 구입 또는 임차하기 위하여 다음 각 호의 어느 하나에 해당하는 대출을 받고 그 사실을 공단에 통보하는 경우에는 해당 대출금액을 대통령령으로 정하는 바에 따라 평가하여 재산보험료부과점수 산정 시 제외한다. 〈개정 2017. 4. 18., 2019. 12. 3., 2024. 2. 6., 2024. 2. 20.〉

1. 「금융실명거래 및 비밀보장에 관한 법률」 제2조제1호에 따른 금융회사등(이하 "금융회사등"이라 한다)으로부터 받은 대출
2. 「주택도시기금법」에 따른 주택도시기금을 재원으로 하는 대출 등 보건복지부장관이 정하여 고시하는 대출

② 제1항에 따라 재산보험료부과점수의 산정방법과 산정기준을 정할 때 법령에 따라 재산권의 행사가 제한되는 재산에 대하여는 다른 재산과 달리 정할 수 있다. 〈개정 2024. 2. 6.〉

③ 지역가입자는 제1항 단서에 따라 공단에 통보할 때 「신용정보의 이용 및 보호에 관한 법률」 제2조제1호에 따른 신용정보, 「금융실명거래 및 비밀보장에 관한 법률」 제2조제2호에 따른 금융자산, 같은 조 제3호에 따른 금융거래의 내용에 대한 자료 · 정보 중 대출금액 등 대통령령으로 정하는 자료 · 정보(이하 "금융정보등"이라 한다)를 공단에 제출하여야 하며, 제1항 단서에 따른 재산보험료부과점수 산정을 위하여 필요한 금융정보등을 공단에 제공하는 것에 대하여 동의한다는 서면을 함께 제출하여야 한다.

〈신설 2019. 12. 3., 2022. 6. 10., 2024. 2. 6.〉

④ 제1항 및 제2항에 따른 재산보험료부과점수의 산정방법·산정기준 등에 필요한 사항은 대통령령으로 정한다. 〈개정 2019. 12. 3., 2024. 2. 6.〉

[제목개정 2024. 2. 6.]

제72조의2 삭제 〈2024. 1. 9.〉

제72조의3(보험료 부과제도에 대한 적정성 평가)

① 보건복지부장관은 제5조에 따른 피부양자 인정기준(이하 이 조에서 "인정기준"이라 한다)과 제69조부터 제72조까지의 규정에 따른 보험료, 보수월액, 소득월액 및 재산보험료부과점수의 산정 기준 및 방법 등(이하 이 조에서 "산정기준"이라 한다)에 대하여 적정성을 평가하고, 이 법 시행일로부터 4년이 경과한 때 이를 조정하여야 한다. 〈개정 2024. 2. 6.〉

② 보건복지부장관은 제1항에 따른 적정성 평가를 하는 경우에는 다음 각 호를 종합적으로 고려하여야 한다. 〈개정 2024. 1. 9.〉

1. 제4조제1항제5호의2나목에 따라 심의위원회가 심의한 가입자의 소득 파악 현황 및 개선방안
2. 공단의 소득 관련 자료 보유 현황
3. 「소득세법」 제4조에 따른 종합소득(종합과세되는 종합소득과 분리과세되는 종합소득을 포함한다) 과세 현황
4. 직장가입자에게 부과되는 보험료와 지역가입자에게 부과되는 보험료 간 형평성
5. 제1항에 따른 인정기준 및 산정기준의 조정으로 인한 보험료 변동
6. 그 밖에 적정성 평가 대상이 될 수 있는 사항으로서 보건복지부장관이 정하는 사항

③ 제1항에 따른 적정성 평가의 절차, 방법 및 그 밖에 적정성 평가를 위하여 필요한 사항은 대통령령으로 정한다.

[본조신설 2017. 4. 18.]

제73조(보험료율 등)

① 직장가입자의 보험료율은 1천분의 80의 범위에서 심의위원회의 의결을 거쳐 대통령령으로 정한다.

② 국외에서 업무에 종사하고 있는 직장가입자에 대한 보험료율은 제1항에 따라 정해진 보험료율의 100분의 50으로 한다.

③ 지역가입자의 보험료율과 재산보험료부과점수당 금액은 심의위원회의 의결을 거쳐 대통령령으로 정한다. 〈개정 2024. 2. 6.〉

제74조(보험료의 면제)

① 공단은 직장가입자가 제54조제2호부터 제4호까지의 어느 하나에 해당하는 경우(같은 조 제2호에 해당하는 경우에는 1개월 이상의 기간으로서 대통령령으로 정하는 기간 이상 국외에 체류하는 경우에 한정한다. 이하 이 조에서 같다) 그 가입자의 보험료를 면제한다. 다만, 제54조제2호에 해당하는 직장가입자의 경우에는 국내에 거주하는 피부양자가 없을 때에만 보험료를 면제한다. 〈개정 2020. 4. 7.〉

② 지역가입자가 제54조제2호부터 제4호까지의 어느 하나에 해당하면 그 가입자가 속한 세대의 보험료를 산정할 때 그 가입자의 제71조제2항에 따른 소득월액 및 제72조에 따른 재산보험료부과점수를 제외한다. 〈개정 2024. 2. 6.〉

③ 제1항에 따른 보험료의 면제나 제2항에 따라 보험료의 산정에서 제외되는 소득

월액 및 재산보험료부과점수에 대하여는 제54조제2호부터 제4호까지의 어느 하나에 해당하는 급여정지 사유가 생긴 날이 속하는 달의 다음 달부터 사유가 없어진 날이 속하는 달까지 적용한다. 다만, 다음 각 호의 어느 하나에 해당하는 경우에는 그 달의 보험료를 면제하지 아니하거나 보험료의 산정에서 소득월액 및 재산보험료부과점수를 제외하지 아니한다. 〈개정 2020. 4. 7., 2024. 2. 6.〉

1. 급여정지 사유가 매월 1일에 없어진 경우
2. 제54조제2호에 해당하는 가입자 또는 그 피부양자가 국내에 입국하여 입국일이 속하는 달에 보험급여를 받고 그 달에 출국하는 경우

제75조(보험료의 경감 등)

① 다음 각 호의 어느 하나에 해당하는 가입자 중 보건복지부령으로 정하는 가입자에 대하여는 그 가입자 또는 그 가입자가 속한 세대의 보험료의 일부를 경감할 수 있다.

1. 섬 · 벽지(僻地) · 농어촌 등 대통령령으로 정하는 지역에 거주하는 사람
2. 65세 이상인 사람
3. 「장애인복지법」에 따라 등록한 장애인
4. 「국가유공자 등 예우 및 지원에 관한 법률」 제4조제1항제4호, 제6호, 제12호, 제15호 및 제17호에 따른 국가유공자
5. 휴직자
6. 그 밖에 생활이 어렵거나 천재지변 등의 사유로 보험료를 경감할 필요가 있다고 보건복지부장관이 정하여 고시하는 사람

② 제77조에 따른 보험료 납부의무자가 다음 각 호의 어느 하나에 해당하는 경우에는 대통령령으로 정하는 바에 따라 보험료를 감액하는 등 재산상의 이익을 제공할 수 있다. 〈신설 2013. 5. 22., 2019. 4. 23., 2023. 5. 19.〉

1. 제81조의6제1항에 따라 보험료의 납입 고지 또는 독촉을 전자문서로 받는 경우
2. 보험료를 계좌 또는 신용카드 자동이체의 방법으로 내는 경우

③ 제1항에 따른 보험료 경감의 방법 · 절차 등에 필요한 사항은 보건복지부장관이 정하여 고시한다. 〈개정 2013. 5. 22.〉

[제목개정 2013. 5. 22.]

제76조(보험료의 부담)

① 직장가입자의 보수월액보험료는 직장가입자와 다음 각 호의 구분에 따른 자가 각각 보험료액의 100분의 50씩 부담한다. 다만, 직장가입자가 교직원으로서 사립학교에 근무하는 교원이면 보험료액은 그 직장가입자가 100분의 50을, 제3조제2호다목에 해당하는 사용자가 100분의 30을, 국가가 100분의 20을 각각 부담한다. 〈개정 2014. 1. 1.〉

1. 직장가입자가 근로자인 경우에는 제3조제2호가목에 해당하는 사업주
2. 직장가입자가 공무원인 경우에는 그 공무원이 소속되어 있는 국가 또는 지방자치단체
3. 직장가입자가 교직원(사립학교에 근무하는 교원은 제외한다)인 경우에는 제3조제2호다목에 해당하는 사용자

② 직장가입자의 보수 외 소득월액보험료는 직장가입자가 부담한다. 〈개정 2024. 2. 6.〉

③ 지역가입자의 보험료는 그 가입자가 속한 세대의 지역가입자 전원이 연대하여 부담한다.

④ 직장가입자가 교직원인 경우 제3조제2호다목에 해당하는 사용자가 부담액 전부를 부담할 수 없으면 그 부족액을 학교에 속하는 회계에서 부담하게 할 수 있다. 〈신설 2014. 1. 1.〉

제77조(보험료 납부의무)

① 직장가입자의 보험료는 다음 각 호의 구분에 따라 그 각 호에서 정한 자가 납부한다. 〈개정 2024. 2. 6.〉

1. 보수월액보험료: 사용자. 이 경우 사업장의 사용자가 2명 이상인 때에는 그 사업장의 사용자는 해당 직장가입자의 보험료를 연대하여 납부한다.
2. 보수 외 소득월액보험료: 직장가입자

② 지역가입자의 보험료는 그 가입자가 속한 세대의 지역가입자 전원이 연대하여 납부한다. 다만, 소득 및 재산이 없는 미성년자와 소득 및 재산 등을 고려하여 대통령령으로 정하는 기준에 해당하는 미성년자는 납부의무를 부담하지 아니한다. 〈개정 2017. 4. 18.〉

③ 사용자는 보수월액보험료 중 직장가입자가 부담하여야 하는 그 달의 보험료액을 그 보수에서 공제하여 납부하여야 한다. 이 경우 직장가입자에게 공제액을 알려야 한다.

제77조의2(제2차 납부의무)

① 법인의 재산으로 그 법인이 납부하여야 하는 보험료, 연체금 및 체납처분비를 충당하여도 부족한 경우에는 해당 법인에게 보험료의 납부의무가 부과된 날 현재의 무한책임사원 또는 과점주주(「국세기본법」 제39조 각 호의 어느 하나에 해당하는 자를 말한다)가 그 부족한 금액에 대하여 제2차 납부의무를 진다. 다만, 과점주주의 경우에는 그 부족한 금액을 그 법인의 발행주식 총수(의결권이 없는 주식은 제외한다) 또는 출자총액으로 나눈 금액에 해당 과점주주가 실질적으로 권리를 행사하는 주식 수(의결권이 없는 주식은 제외한다) 또는 출자액을 곱하여 산출한 금액을 한도로 한다.

② 사업이 양도·양수된 경우에 양도일 이전에 양도인에게 납부의무가 부과된 보험료, 연체금 및 체납처분비를 양도인의 재산으로 충당하여도 부족한 경우에는 사업의 양수인이 그 부족한 금액에 대하여 양수한 재산의 가액을 한도로 제2차 납부의무를 진다. 이 경우 양수인의 범위 및 양수한 재산의 가액은 대통령령으로 정한다.

[본조신설 2016. 2. 3.]

제78조(보험료의 납부기한)

①제77조제1항 및 제2항에 따라 보험료 납부의무가 있는 자는 가입자에 대한 그 달의 보험료를 그 다음 달 10일까지 납부하여야 한다. 다만, 직장가입자의 보수 외 소득월액보험료 및 지역가입자의 보험료는 보건복지부령으로 정하는 바에 따라 분기별로 납부할 수 있다. 〈개정 2013. 5. 22., 2024. 2. 6.〉

② 공단은 제1항에도 불구하고 납입 고지의 송달 지연 등 보건복지부령으로 정하는 사유가 있는 경우 납부의무자의 신청에 따라 제1항에 따른 납부기한부터 1개월의 범위에서 납부기한을 연장할 수 있다. 이 경우 납부기한 연장을 신청하는 방법, 절차 등에 필요한 사항은 보건복지부령으로 정한다. 〈신설 2013. 5. 22.〉

제78조의2(가산금)

① 사업장의 사용자가 대통령령으로 정하는 사유에 해당되어 직장가입자가 될 수 없는 자를 제8조제2항 또는 제9조제2항

을 위반하여 거짓으로 보험자에게 직장가입자로 신고한 경우 공단은 제1호의 금액에서 제2호의 금액을 뺀 금액의 100분의 10에 상당하는 가산금을 그 사용자에게 부과하여 징수한다.

1. 사용자가 직장가입자로 신고한 사람이 직장가입자로 처리된 기간 동안 그 가입자가 제69조제5항에 따라 부담하여야 하는 보험료의 총액
2. 제1호의 기간 동안 공단이 해당 가입자에 대하여 제69조제4항에 따라 산정하여 부과한 보험료의 총액

② 제1항에도 불구하고, 공단은 가산금이 소액이거나 그 밖에 가산금을 징수하는 것이 적절하지 아니하다고 인정되는 등 대통령령으로 정하는 경우에는 징수하지 아니할 수 있다.

[본조신설 2016. 3. 22.]

제79조(보험료등의 납입 고지)

① 공단은 보험료등을 징수하려면 그 금액을 결정하여 납부의무자에게 다음 각 호의 사항을 적은 문서로 납입 고지를 하여야 한다.

1. 징수하려는 보험료등의 종류
2. 납부해야 하는 금액
3. 납부기한 및 장소

② 삭제 〈2023. 5. 19.〉

③ 삭제 〈2023. 5. 19.〉

④ 직장가입자의 사용자가 2명 이상인 경우 또는 지역가입자의 세대가 2명 이상으로 구성된 경우 그 중 1명에게 한 고지는 해당 사업장의 다른 사용자 또는 세대 구성원인 다른 지역가입자 모두에게 효력이 있는 것으로 본다.

⑤ 휴직자등의 보험료는 휴직 등의 사유가 끝날 때까지 보건복지부령으로 정하는 바에 따라 납입 고지를 유예할 수 있다.

⑥ 공단은 제77조의2에 따른 제2차 납부의무자에게 납입의 고지를 한 경우에는 해당 법인인 사용자 및 사업 양도인에게 그 사실을 통지하여야 한다. 〈개정 2016. 2. 3.〉

제79조의2(신용카드등으로 하는 보험료등의 납부)

① 공단이 납입 고지한 보험료등을 납부하는 자는 보험료등의 납부를 대행할 수 있도록 대통령령으로 정하는 기관 등(이하 이 조에서 "보험료등납부대행기관"이라 한다)을 통하여 신용카드, 직불카드 등(이하 이 조에서 "신용카드등"이라 한다)으로 납부할 수 있다. 〈개정 2017. 2. 8.〉

② 제1항에 따라 신용카드등으로 보험료등을 납부하는 경우에는 보험료등납부대행기관의 승인일을 납부일로 본다.

③ 보험료등납부대행기관은 보험료등의 납부자로부터 보험료등의 납부를 대행하는 대가로 수수료를 받을 수 있다.

④ 보험료등납부대행기관의 지정 및 운영, 수수료 등에 필요한 사항은 대통령령으로 정한다.

[본조신설 2014. 5. 20.]

제80조(연체금)

① 공단은 보험료등의 납부의무자가 납부기한까지 보험료등을 내지 아니하면 그 납부기한이 지난 날부터 매 1일이 경과할 때마다 다음 각 호에 해당하는 연체금을 징수한다. 〈개정 2016. 2. 3., 2019. 1. 15.〉

1. 제69조에 따른 보험료 또는 제53조제3항에 따른 보험급여 제한 기간 중 받은 보험급여에 대한 징수금을 체납한 경우: 해당 체납금액의 1천500분의 1에 해당하는 금액. 이 경우 연체금은 해당 체납금액의 1천분의 20을 넘지

못한다.

2. 제1호 외에 이 법에 따른 징수금을 체납한 경우: 해당 체납금액의 1천분의 1에 해당하는 금액. 이 경우 연체금은 해당 체납금액의 1천분의 30을 넘지 못한다.

② 공단은 보험료등의 납부의무자가 체납된 보험료등을 내지 아니하면 납부기한 후 30일이 지난 날부터 매 1일이 경과할 때마다 다음 각 호에 해당하는 연체금을 제1항에 따른 연체금에 더하여 징수한다. 〈개정 2016. 2. 3., 2019. 1. 15., 2024. 2. 6.〉

1. 제69조에 따른 보험료 또는 제53조제3항에 따른 보험급여 제한 기간 중 받은 보험급여에 대한 징수금을 체납한 경우: 해당 체납금액의 6천분의 1에 해당하는 금액. 이 경우 연체금(제1항제1호의 연체금을 포함한 금액을 말한다)은 해당 체납금액의 1천분의 50을 넘지 못한다.
2. 제1호 외에 이 법에 따른 징수금을 체납한 경우: 해당 체납금액의 3천분의 1에 해당하는 금액. 이 경우 연체금(제1항제2호의 연체금을 포함한 금액을 말한다)은 해당 체납금액의 1천분의 90을 넘지 못한다.

③ 공단은 제1항 및 제2항에도 불구하고 천재지변이나 그 밖에 보건복지부령으로 정하는 부득이한 사유가 있으면 제1항 및 제2항에 따른 연체금을 징수하지 아니할 수 있다.

제81조(보험료등의 독촉 및 체납처분)

① 공단은 제57조, 제77조, 제77조의2, 제78조의2, 제101조 및 제101조의2에 따라 보험료등을 내야 하는 자가 보험료등을 내지 아니하면 기한을 정하여 독촉할 수 있다. 이 경우 직장가입자의 사용자가 2명 이상인 경우 또는 지역가입자의 세대가 2명 이상으로 구성된 경우에는 그 중 1명에게 한 독촉은 해당 사업장의 다른 사용자 또는 세대 구성원인 다른 지역가입자 모두에게 효력이 있는 것으로 본다. 〈개정 2016. 2. 3., 2016. 3. 22., 2023. 5. 19.〉

② 제1항에 따라 독촉할 때에는 10일 이상 15일 이내의 납부기한을 정하여 독촉장을 발부하여야 한다.

③ 공단은 제1항에 따른 독촉을 받은 자가 그 납부기한까지 보험료등을 내지 아니하면 보건복지부장관의 승인을 받아 국세 체납처분의 예에 따라 이를 징수할 수 있다.

④ 공단은 제3항에 따라 체납처분을 하기 전에 보험료등의 체납 내역, 압류 가능한 재산의 종류, 압류 예정 사실 및 「국세징수법」 제41조제18호에 따른 소액금융재산에 대한 압류금지 사실 등이 포함된 통보서를 발송하여야 한다. 다만, 법인 해산 등 긴급히 체납처분을 할 필요가 있는 경우로서 대통령령으로 정하는 경우에는 그러하지 아니하다. 〈신설 2018. 3. 27., 2020. 12. 29.〉

⑤ 공단은 제3항에 따른 국세 체납처분의 예에 따라 압류하거나 제81조의2제1항에 따라 압류한 재산의 공매에 대하여 전문지식이 필요하거나 그 밖에 특수한 사정으로 직접 공매하는 것이 적당하지 아니하다고 인정하는 경우에는 「한국자산관리공사 설립 등에 관한 법률」에 따라 설립된 한국자산관리공사(이하 "한국자산관리공사"라 한다)에 공매를 대행하게 할 수 있다. 이 경우 공매는 공단이 한 것으로 본다. 〈개정 2018. 3. 27.,

2019. 11. 26., 2022. 12. 27.〉

⑥ 공단은 제5항에 따라 한국자산관리공사가 공매를 대행하면 보건복지부령으로 정하는 바에 따라 수수료를 지급할 수 있다. 〈개정 2018. 3. 27.〉

제81조의2(부당이득 징수금의 압류)

① 제81조에도 불구하고 공단은 보험급여 비용을 받은 요양기관이 다음 각 호의 요건을 모두 갖춘 경우에는 제57조제1항에 따른 징수금의 한도에서 해당 요양기관 또는 그 요양기관을 개설한 자(같은 조 제2항에 따라 해당 요양기관과 연대하여 징수금을 납부하여야 하는 자를 말한다. 이하 이 조에서 같다)의 재산을 보건복지부장관의 승인을 받아 압류할 수 있다.

1. 「의료법」 제33조제2항 또는 「약사법」 제20조제1항을 위반하였다는 사실로 기소된 경우
2. 요양기관 또는 요양기관을 개설한 자에게 강제집행, 국세 강제징수 등 대통령령으로 정하는 사유가 있어 그 재산을 압류할 필요가 있는 경우

② 공단은 제1항에 따라 재산을 압류하였을 때에는 해당 요양기관 또는 그 요양기관을 개설한 자에게 문서로 그 압류 사실을 통지하여야 한다.

③ 공단은 다음 각 호의 어느 하나에 해당할 때에는 제1항에 따른 압류를 즉시 해제하여야 한다.

1. 제2항에 따른 통지를 받은 자가 제57조제1항에 따른 징수금에 상당하는 다른 재산을 담보로 제공하고 압류 해제를 요구하는 경우
2. 법원의 무죄 판결이 확정되는 등 대통령령으로 정하는 사유로 해당 요양기관이 「의료법」 제33조제2항 또는 「약사법」 제20조제1항을 위반한 혐의가 입증되지 아니한 경우

④ 제1항에 따른 압류 및 제3항에 따른 압류 해제에 관하여 이 법에서 규정한 것 외에는 「국세징수법」을 준용한다.

[본조신설 2022. 12. 27.]

[종전 제81조의2는 제81조의3으로 이동 〈2022. 12. 27.〉]

제81조의3(체납 또는 결손처분 자료의 제공)

① 공단은 보험료 징수 및 제57조에 따른 징수금(같은 조 제2항 각 호의 어느 하나에 해당하여 같은 조 제1항 및 제2항에 따라 징수하는 금액에 한정한다. 이하 이 조에서 "부당이득금"이라 한다)의 징수 또는 공익목적을 위하여 필요한 경우에 「신용정보의 이용 및 보호에 관한 법률」 제25조제2항제1호의 종합신용정보집중기관에 다음 각 호의 어느 하나에 해당하는 체납자 또는 결손처분자의 인적사항·체납액 또는 결손처분액에 관한 자료(이하 이 조에서 "체납등 자료"라 한다)를 제공할 수 있다. 다만, 체납된 보험료나 부당이득금과 관련하여 행정심판 또는 행정소송이 계류 중인 경우, 제82조제1항에 따라 분할납부를 승인받은 경우 중 대통령령으로 정하는 경우, 그 밖에 대통령령으로 정하는 사유가 있을 때에는 그러하지 아니하다. 〈개정 2023. 5. 19., 2023. 7. 11.〉

1. 이 법에 따른 납부기한의 다음 날부터 1년이 지난 보험료 및 그에 따른 연체금과 체납처분비의 총액이 500만원 이상인 자
2. 이 법에 따른 납부기한의 다음 날부터 1년이 지난 부당이득금 및 그에 따른 연체금과 체납처분비의 총액이 1억원 이상인 자

3. 제84조에 따라 결손처분한 금액의 총액이 500만원 이상인 자

② 공단은 제1항에 따라 종합신용정보집중기관에 체납등 자료를 제공하기 전에 해당 체납자 또는 결손처분자에게 그 사실을 서면으로 통지하여야 한다. 이 경우 통지를 받은 체납자가 체납액을 납부하거나 체납액 납부계획서를 제출하는 경우 공단은 종합신용정보집중기관에 체납등 자료를 제공하지 아니하거나 체납등 자료의 제공을 유예할 수 있다. 〈신설 2023. 5. 19.〉

③ 체납등 자료의 제공절차에 필요한 사항은 대통령령으로 정한다. 〈개정 2023. 5. 19.〉

④ 제1항에 따라 체납등 자료를 제공받은 자는 이를 업무 외의 목적으로 누설하거나 이용하여서는 아니 된다. 〈개정 2023. 5. 19.〉

[본조신설 2013. 5. 22.]

[제81조의2에서 이동, 종전 제81조의3은 제81조의4로 이동 〈2022. 12. 27.〉]

제81조의4(보험료의 납부증명)

① 제77조에 따른 보험료의 납부의무자(이하 이 조에서 "납부의무자"라 한다)는 국가, 지방자치단체 또는 「공공기관의 운영에 관한 법률」 제4조에 따른 공공기관(이하 이 조에서 "공공기관"이라 한다)으로부터 공사·제조·구매·용역 등 대통령령으로 정하는 계약의 대가를 지급받는 경우에는 보험료와 그에 따른 연체금 및 체납처분비의 납부사실을 증명하여야 한다. 다만, 납부의무자가 계약대금의 전부 또는 일부를 체납한 보험료로 납부하려는 경우 등 대통령령으로 정하는 경우에는 그러하지 아니하다.

② 납부의무자가 제1항에 따라 납부사실을 증명하여야 할 경우 제1항의 계약을 담당하는 주무관서 또는 공공기관은 납부의무자의 동의를 받아 공단에 조회하여 보험료와 그에 따른 연체금 및 체납처분비의 납부여부를 확인하는 것으로 제1항에 따른 납부증명을 갈음할 수 있다.

[본조신설 2016. 2. 3.]

[제81조의3에서 이동, 종전 제81조의4는 제81조의5로 이동 〈2022. 12. 27.〉]

제81조의5(서류의 송달)

제79조 및 제81조에 관한 서류의 송달에 관한 사항과 전자문서에 의한 납입 고지 등에 관하여 제81조의6에서 정하지 아니한 사항에 관하여는 「국세기본법」 제8조(같은 조 제2항 단서는 제외한다)부터 제12조까지의 규정을 준용한다. 다만, 우편송달에 의하는 경우 그 방법은 대통령령으로 정하는 바에 따른다. 〈개정 2023. 5. 19.〉

[본조신설 2019. 4. 23.]

[제81조의4에서 이동 〈2022. 12. 27.〉]

제81조의6(전자문서에 의한 납입 고지 등)

① 납부의무자가 제79조제1항에 따른 납입 고지 또는 제81조제1항에 따른 독촉을 전자문서교환방식 등에 의한 전자문서로 해줄 것을 신청하는 경우에는 공단은 전자문서로 고지 또는 독촉할 수 있다. 이 경우 전자문서 고지 및 독촉에 대한 신청 방법·절차 등에 필요한 사항은 보건복지부령으로 정한다.

② 공단이 제1항에 따라 전자문서로 고지 또는 독촉하는 경우에는 전자문서가 보건복지부령으로 정하는 정보통신망에 저장되거나 납부의무자가 지정한 전자우편주소에 입력된 때에 납입 고지 또는 독촉이 그 납부의무자에게 도달된 것으로 본다.

[본조신설 2023. 5. 19.]

第82조(체납보험료의 분할납부)

① 공단은 보험료를 3회 이상 체납한 자가 신청하는 경우 보건복지부령으로 정하는 바에 따라 분할납부를 승인할 수 있다. 〈개정 2018. 3. 27.〉

② 공단은 보험료를 3회 이상 체납한 자에 대하여 제81조제3항에 따른 체납처분을 하기 전에 제1항에 따른 분할납부를 신청할 수 있음을 알리고, 보건복지부령으로 정하는 바에 따라 분할납부 신청의 절차 · 방법 등에 관한 사항을 안내하여야 한다. 〈신설 2018. 3. 27.〉

③ 공단은 제1항에 따라 분할납부 승인을 받은 자가 정당한 사유 없이 5회(제1항에 따라 승인받은 분할납부 횟수가 5회 미만인 경우에는 해당 분할납부 횟수를 말한다) 이상 그 승인된 보험료를 납부하지 아니하면 그 분할납부의 승인을 취소한다. 〈개정 2018. 3. 27., 2019. 4. 23.〉

④ 분할납부의 승인과 취소에 관한 절차 · 방법 · 기준 등에 필요한 사항은 보건복지부령으로 정한다. 〈개정 2018. 3. 27.〉

第83조(고액 · 상습체납자의 인적사항 공개)

① 공단은 이 법에 따른 납부기한의 다음 날부터 1년이 경과한 보험료, 연체금과 체납처분비(제84조에 따라 결손처분한 보험료, 연체금과 체납처분비로서 징수권 소멸시효가 완성되지 아니한 것을 포함한다)의 총액이 1천만원 이상인 체납자가 납부능력이 있음에도 불구하고 체납한 경우 그 인적사항 · 체납액 등(이하 이 조에서 "인적사항등"이라 한다)을 공개할 수 있다. 다만, 체납된 보험료, 연체금과 체납처분비와 관련하여 제87조에 따른 이의신청, 제88조에 따른 심판청구가 제기되거나 행정소송이 계류 중인 경우 또는 그 밖에 체납된 금액의 일부 납부 등 대통령령으로 정하는 사유가 있는 경우에는 그러하지 아니하다. 〈개정 2019. 4. 23.〉

② 제1항에 따른 체납자의 인적사항등에 대한 공개 여부를 심의하기 위하여 공단에 보험료정보공개심의위원회를 둔다.

③ 공단은 보험료정보공개심의위원회의 심의를 거친 인적사항등의 공개대상자에게 공개대상자임을 서면으로 통지하여 소명의 기회를 부여하여야 하며, 통지일부터 6개월이 경과한 후 체납액의 납부이행 등을 감안하여 공개대상자를 선정한다.

④ 제1항에 따른 체납자 인적사항등의 공개는 관보에 게재하거나 공단 인터넷 홈페이지에 게시하는 방법에 따른다.

⑤ 제1항부터 제4항까지의 규정에 따른 체납자 인적사항등의 공개와 관련한 납부능력의 기준, 공개절차 및 위원회의 구성 · 운영 등에 필요한 사항은 대통령령으로 정한다.

第84조(결손처분)

① 공단은 다음 각 호의 어느 하나에 해당하는 사유가 있으면 재정운영위원회의 의결을 받아 보험료등을 결손처분할 수 있다.

1. 체납처분이 끝나고 체납액에 충당될 배분금액이 그 체납액에 미치지 못하는 경우
2. 해당 권리에 대한 소멸시효가 완성된 경우
3. 그 밖에 징수할 가능성이 없다고 인정되는 경우로서 대통령령으로 정하는 경우

② 공단은 제1항제3호에 따라 결손처분을 한 후 압류할 수 있는 다른 재산이 있는

것을 발견한 때에는 지체 없이 그 처분을 취소하고 체납처분을 하여야 한다.

第85条(보험료등의 징수 순위)
보험료등은 국세와 지방세를 제외한 다른 채권에 우선하여 징수한다. 다만, 보험료등의 납부기한 전에 전세권 · 질권 · 저당권 또는 「동산 · 채권 등의 담보에 관한 법률」에 따른 담보권의 설정을 등기 또는 등록한 사실이 증명되는 재산을 매각할 때에 그 매각대금 중에서 보험료등을 징수하는 경우 그 전세권 · 질권 · 저당권 또는 「동산 · 채권 등의 담보에 관한 법률」에 따른 담보권으로 담보된 채권에 대하여는 그러하지 아니하다.

第86条(보험료등의 충당과 환급)
① 공단은 납부의무자가 보험료등 · 연체금 또는 체납처분비로 낸 금액 중 과오납부(過誤納付)한 금액이 있으면 대통령령으로 정하는 바에 따라 그 과오납금을 보험료등 · 연체금 또는 체납처분비에 우선 충당하여야 한다. 〈개정 2019. 12. 3.〉
② 공단은 제1항에 따라 충당하고 남은 금액이 있는 경우 대통령령으로 정하는 바에 따라 납부의무자에게 환급하여야 한다. 〈개정 2019. 12. 3.〉
③ 제1항 및 제2항의 경우 과오납금에 대통령령으로 정하는 이자를 가산하여야 한다. 〈신설 2019. 12. 3.〉

제7장 이의신청 및 심판청구 등

第87条(이의신청)
① 가입자 및 피부양자의 자격, 보험료등, 보험급여, 보험급여 비용에 관한 공단의 처분에 이의가 있는 자는 공단에 이의신청을 할 수 있다.
② 요양급여비용 및 요양급여의 적정성 평가 등에 관한 심사평가원의 처분에 이의가 있는 공단, 요양기관 또는 그 밖의 자는 심사평가원에 이의신청을 할 수 있다.
③ 제1항 및 제2항에 따른 이의신청(이하 "이의신청"이라 한다)은 처분이 있음을 안 날부터 90일 이내에 문서(전자문서를 포함한다)로 하여야 하며 처분이 있은 날부터 180일을 지나면 제기하지 못한다. 다만, 정당한 사유로 그 기간에 이의신청을 할 수 없었음을 소명한 경우에는 그러하지 아니하다.
④ 제3항 본문에도 불구하고 요양기관이 제48조에 따른 심사평가원의 확인에 대하여 이의신청을 하려면 같은 조 제2항에 따라 통보받은 날부터 30일 이내에 하여야 한다.
⑤ 제1항부터 제4항까지에서 규정한 사항 외에 이의신청의 방법 · 결정 및 그 결정의 통지 등에 필요한 사항은 대통령령으로 정한다.

第88条(심판청구)
① 이의신청에 대한 결정에 불복하는 자는 제89조에 따른 건강보험분쟁조정위원회에 심판청구를 할 수 있다. 이 경우 심판청구의 제기기간 및 제기방법에 관하여는 제87조제3항을 준용한다.
② 제1항에 따라 심판청구를 하려는 자는 대통령령으로 정하는 심판청구서를 제87조제1항 또는 제2항에 따른 처분을 한 공단 또는 심사평가원에 제출하거나 제89조에 따른 건강보험분쟁조정위원회에 제출하여야 한다.
③ 제1항 및 제2항에서 규정한 사항 외에 심판청구의 절차 · 방법 · 결정 및 그 결정의 통지 등에 필요한 사항은 대통령령으로 정한다.

제89조(건강보험분쟁조정위원회)

① 제88조에 따른 심판청구를 심리 · 의결하기 위하여 보건복지부에 건강보험분쟁조정위원회(이하 "분쟁조정위원회"라 한다)를 둔다.

② 분쟁조정위원회는 위원장을 포함하여 60명 이내의 위원으로 구성하고, 위원장을 제외한 위원 중 1명은 당연직위원으로 한다. 이 경우 공무원이 아닌 위원이 전체 위원의 과반수가 되도록 하여야 한다. 〈개정 2014. 1. 1., 2018. 12. 11.〉

③ 분쟁조정위원회의 회의는 위원장, 당연직위원 및 위원장이 매 회의마다 지정하는 7명의 위원을 포함하여 총 9명으로 구성하되, 공무원이 아닌 위원이 과반수가 되도록 하여야 한다. 〈개정 2018. 12. 11.〉

④ 분쟁조정위원회는 제3항에 따른 구성원 과반수의 출석과 출석위원 과반수의 찬성으로 의결한다.

⑤ 분쟁조정위원회를 실무적으로 지원하기 위하여 분쟁조정위원회에 사무국을 둔다. 〈신설 2014. 1. 1.〉

⑥ 제1항부터 제5항까지에서 규정한 사항 외에 분쟁조정위원회 및 사무국의 구성 및 운영 등에 필요한 사항은 대통령령으로 정한다. 〈개정 2014. 1. 1.〉

⑦ 분쟁조정위원회의 위원 중 공무원이 아닌 사람은 「형법」 제129조부터 제132조까지의 규정을 적용할 때 공무원으로 본다. 〈신설 2016. 2. 3.〉

제90조(행정소송)

공단 또는 심사평가원의 처분에 이의가 있는 자와 제87조에 따른 이의신청 또는 제88조에 따른 심판청구에 대한 결정에 불복하는 자는 「행정소송법」에서 정하는 바에 따라 행정소송을 제기할 수 있다.

제8장 보칙

제91조(시효)

① 다음 각 호의 권리는 3년 동안 행사하지 아니하면 소멸시효가 완성된다. 〈개정 2016. 3. 22.〉

1. 보험료, 연체금 및 가산금을 징수할 권리
2. 보험료, 연체금 및 가산금으로 과오납부한 금액을 환급받을 권리
3. 보험급여를 받을 권리
4. 보험급여 비용을 받을 권리
5. 제47조제3항 후단에 따라 과다납부된 본인일부부담금을 돌려받을 권리
6. 제61조에 따른 근로복지공단의 권리

② 제1항에 따른 시효는 다음 각 호의 어느 하나의 사유로 중단된다.

1. 보험료의 고지 또는 독촉
2. 보험급여 또는 보험급여 비용의 청구

③ 휴직자등의 보수월액보험료를 징수할 권리의 소멸시효는 제79조제5항에 따라 고지가 유예된 경우 휴직 등의 사유가 끝날 때까지 진행하지 아니한다.

④ 제1항에 따른 소멸시효기간, 제2항에 따른 시효 중단 및 제3항에 따른 시효 정지에 관하여 이 법에서 정한 사항 외에는 「민법」에 따른다.

제92조(기간 계산)

이 법이나 이 법에 따른 명령에 규정된 기간의 계산에 관하여 이 법에서 정한 사항 외에는 「민법」의 기간에 관한 규정을 준용한다.

제93조(근로자의 권익 보호)

제6조제2항 각 호의 어느 하나에 해당하지 아니하는 모든 사업장의 근로자를 고용하는 사용자는 그가 고용한 근로자가 이 법에

따른 직장가입자가 되는 것을 방해하거나 자신이 부담하는 부담금이 증가되는 것을 피할 목적으로 정당한 사유 없이 근로자의 승급 또는 임금 인상을 하지 아니하거나 해고나 그 밖의 불리한 조치를 할 수 없다.

제94조(신고 등)

① 공단은 사용자, 직장가입자 및 세대주에게 다음 각 호의 사항을 신고하게 하거나 관계 서류(전자적 방법으로 기록된 것을 포함한다. 이하 같다)를 제출하게 할 수 있다. 〈개정 2013. 5. 22.〉

1. 가입자의 거주지 변경
2. 가입자의 보수 · 소득
3. 그 밖에 건강보험사업을 위하여 필요한 사항

② 공단은 제1항에 따라 신고한 사항이나 제출받은 자료에 대하여 사실 여부를 확인할 필요가 있으면 소속 직원이 해당 사항에 관하여 조사하게 할 수 있다.

③ 제2항에 따라 조사를 하는 소속 직원은 그 권한을 표시하는 증표를 지니고 관계인에게 보여주어야 한다.

제95조(소득 축소 · 탈루 자료의 송부 등)

① 공단은 제94조제1항에 따라 신고한 보수 또는 소득 등에 축소 또는 탈루(脫漏)가 있다고 인정하는 경우에는 보건복지부장관을 거쳐 소득의 축소 또는 탈루에 관한 사항을 문서로 국세청장에게 송부할 수 있다.

② 국세청장은 제1항에 따라 송부받은 사항에 대하여 「국세기본법」 등 관련 법률에 따른 세무조사를 하면 그 조사 결과 중 보수 · 소득에 관한 사항을 공단에 송부하여야 한다.

③ 제1항 및 제2항에 따른 송부 절차 등에 필요한 사항은 대통령령으로 정한다.

제96조(자료의 제공)

① 공단은 국가, 지방자치단체, 요양기관, 「보험업법」에 따른 보험회사 및 보험료율 산출 기관, 「공공기관의 운영에 관한 법률」에 따른 공공기관, 그 밖의 공공단체 등에 대하여 다음 각 호의 업무를 수행하기 위하여 주민등록 · 가족관계등록 · 국세 · 지방세 · 토지 · 건물 · 출입국관리 등의 자료로서 대통령령으로 정하는 자료를 제공하도록 요청할 수 있다. 〈개정 2014. 5. 20.〉

1. 가입자 및 피부양자의 자격 관리, 보험료의 부과 · 징수, 보험급여의 관리 등 건강보험사업의 수행
2. 제14조제1항제11호에 따른 업무의 수행

② 심사평가원은 국가, 지방자치단체, 요양기관, 「보험업법」에 따른 보험회사 및 보험료율 산출 기관, 「공공기관의 운영에 관한 법률」에 따른 공공기관, 그 밖의 공공단체 등에 대하여 요양급여비용을 심사하고 요양급여의 적정성을 평가하기 위하여 주민등록 · 출입국관리 · 진료기록 · 의약품공급 등의 자료로서 대통령령으로 정하는 자료를 제공하도록 요청할 수 있다. 〈개정 2014. 5. 20.〉

③ 보건복지부장관은 관계 행정기관의 장에게 제41조의2에 따른 약제에 대한 요양급여비용 상한금액의 감액 및 요양급여의 적용 정지를 위하여 필요한 자료를 제공하도록 요청할 수 있다. 〈신설 2018. 3. 27.〉

④ 제1항부터 제3항까지의 규정에 따라 자료 제공을 요청받은 자는 성실히 이에 따라야 한다. 〈개정 2018. 3. 27.〉

⑤ 공단 또는 심사평가원은 요양기관, 「보험업법」에 따른 보험회사 및 보험료율 산출 기관에 제1항 또는 제2항에 따른

자료의 제공을 요청하는 경우 자료 제공 요청 근거 및 사유, 자료 제공 대상자, 대상기간, 자료 제공 기한, 제출 자료 등이 기재된 자료제공요청서를 발송하여야 한다. 〈신설 2016. 3. 22., 2018. 3. 27.〉

⑥ 제1항 및 제2항에 따른 국가, 지방자치단체, 요양기관, 「보험업법」에 따른 보험료율 산출 기관 그 밖의 공공기관 및 공공단체가 공단 또는 심사평가원에 제공하는 자료에 대하여는 사용료와 수수료 등을 면제한다. 〈개정 2016. 3. 22., 2018. 3. 27.〉

제96조의2(금융정보등의 제공 등)

① 공단은 제72조제1항 단서에 따른 지역가입자의 재산보험료부과점수 산정을 위하여 필요한 경우 「신용정보의 이용 및 보호에 관한 법률」 제32조 및 「금융실명거래 및 비밀보장에 관한 법률」 제4조제1항에도 불구하고 지역가입자가 제72조제3항에 따라 제출한 동의 서면을 전자적 형태로 바꾼 문서에 의하여 「신용정보의 이용 및 보호에 관한 법률」 제2조제6호에 따른 신용정보집중기관 또는 금융회사등(이하 이 조에서 "금융기관등"이라 한다)의 장에게 금융정보등을 제공하도록 요청할 수 있다. 〈개정 2022. 6. 10., 2024. 2. 6.〉

② 제1항에 따라 금융정보등의 제공을 요청받은 금융기관등의 장은 「신용정보의 이용 및 보호에 관한 법률」 제32조 및 「금융실명거래 및 비밀보장에 관한 법률」 제4조에도 불구하고 명의인의 금융정보등을 제공하여야 한다. 〈개정 2022. 6. 10.〉

③ 제2항에 따라 금융정보등을 제공한 금융기관등의 장은 금융정보등의 제공 사실을 명의인에게 통보하여야 한다. 다만, 명의인이 동의한 경우에는 「신용정보의 이용 및 보호에 관한 법률」 제32조제7항, 제35조제2항 및 「금융실명거래 및 비밀보장에 관한 법률」 제4조의2제1항에도 불구하고 통보하지 아니할 수 있다. 〈개정 2022. 6. 10.〉

④ 제1항부터 제3항까지에서 규정한 사항 외에 금융정보등의 제공 요청 및 제공 절차 등에 필요한 사항은 대통령령으로 정한다. 〈개정 2022. 6. 10.〉

[본조신설 2019. 12. 3.]

[제목개정 2022. 6. 10.]

[종전 제96조의2는 제96조의3으로 이동 〈2020. 12. 29.〉]

제96조의3(가족관계등록 전산정보의 공동이용)

① 공단은 제96조제1항 각 호의 업무를 수행하기 위하여 「전자정부법」에 따라 「가족관계의 등록 등에 관한 법률」 제9조에 따른 전산정보자료를 공동이용(「개인정보 보호법」 제2조제2호에 따른 처리를 포함한다)할 수 있다.

② 법원행정처장은 제1항에 따라 공단이 전산정보자료의 공동이용을 요청하는 경우 그 공동이용을 위하여 필요한 조치를 취하여야 한다.

③ 누구든지 제1항에 따라 공동이용하는 전산정보자료를 그 목적 외의 용도로 이용하거나 활용하여서는 아니 된다.

[본조신설 2020. 12. 29.]

[종전 제96조의3은 제96조의4로 이동 〈2020. 12. 29.〉]

제96조의4(서류의 보존)

① 요양기관은 요양급여가 끝난 날부터 5년간 보건복지부령으로 정하는 바에 따라 제47조에 따른 요양급여비용의 청구에 관한 서류를 보존하여야 한다. 다만,

약국 등 보건복지부령으로 정하는 요양기관은 처방전을 요양급여비용을 청구한 날부터 3년간 보존하여야 한다.

② 사용자는 3년간 보건복지부령으로 정하는 바에 따라 자격 관리 및 보험료 산정 등 건강보험에 관한 서류를 보존하여야 한다.

③ 제49조제3항에 따라 요양비를 청구한 준요양기관은 요양비를 지급받은 날부터 3년간 보건복지부령으로 정하는 바에 따라 요양비 청구에 관한 서류를 보존하여야 한다. 〈신설 2020. 12. 29.〉

④ 제51조제2항에 따라 보조기기에 대한 보험급여를 청구한 자는 보험급여를 지급받은 날부터 3년간 보건복지부령으로 정하는 바에 따라 보험급여 청구에 관한 서류를 보존하여야 한다. 〈신설 2020. 12. 29.〉

[본조신설 2013. 5. 22.]

[제96조의3에서 이동 〈2020. 12. 29.〉]

제97조(보고와 검사)

① 보건복지부장관은 사용자, 직장가입자 또는 세대주에게 가입자의 이동·보수·소득이나 그 밖에 필요한 사항에 관한 보고 또는 서류 제출을 명하거나, 소속 공무원이 관계인에게 질문하게 하거나 관계 서류를 검사하게 할 수 있다.

② 보건복지부장관은 요양기관(제49조에 따라 요양을 실시한 기관을 포함한다)에 대하여 요양·약제의 지급 등 보험급여에 관한 보고 또는 서류 제출을 명하거나, 소속 공무원이 관계인에게 질문하게 하거나 관계 서류를 검사하게 할 수 있다.

③ 보건복지부장관은 보험급여를 받은 자에게 해당 보험급여의 내용에 관하여 보고하게 하거나, 소속 공무원이 질문하게 할 수 있다.

④ 보건복지부장관은 제47조제7항에 따라 요양급여비용의 심사청구를 대행하는 단체(이하 "대행청구단체"라 한다)에 필요한 자료의 제출을 명하거나, 소속 공무원이 대행청구에 관한 자료 등을 조사·확인하게 할 수 있다. 〈개정 2022. 12. 27.〉

⑤ 보건복지부장관은 제41조의2에 따른 약제에 대한 요양급여비용 상한금액의 감액 및 요양급여의 적용 정지를 위하여 필요한 경우에는 「약사법」 제47조제2항에 따른 의약품공급자에 대하여 금전, 물품, 편익, 노무, 향응, 그 밖의 경제적 이익등 제공으로 인한 의약품 판매 질서 위반 행위에 관한 보고 또는 서류 제출을 명하거나, 소속 공무원이 관계인에게 질문하게 하거나 관계 서류를 검사하게 할 수 있다. 〈신설 2018. 3. 27.〉

⑥ 제1항부터 제5항까지의 규정에 따라 질문·검사·조사 또는 확인을 하는 소속 공무원은 그 권한을 표시하는 증표를 지니고 관계인에게 보여주어야 한다. 〈개정 2018. 3. 27.〉

⑦ 보건복지부장관은 제1항부터 제5항까지에 따른 질문·검사·조사 또는 확인 업무를 효율적으로 수행하기 위하여 대통령령으로 정하는 바에 따라 공단 또는 심사평가원으로 하여금 그 업무를 지원하게 할 수 있다. 〈개정 2024. 1. 23.〉

⑧ 제1항부터 제6항까지에 따른 질문·검사·조사 또는 확인의 내용·절차·방법 등에 관하여 이 법에서 정하는 사항을 제외하고는 「행정조사기본법」에서 정하는 바에 따른다. 〈신설 2024. 1. 23.〉

第98條(업무정지)

① 보건복지부장관은 요양기관이 다음 각 호의 어느 하나에 해당하면 그 요양기관에 대하여 1년의 범위에서 기간을 정하여 업무정지를 명할 수 있다. 이 경우 보건복지부장관은 그 사실을 공단 및 심사평가원에 알려야 한다. 〈개정 2016. 2. 3., 2024. 1. 23.〉

1. 속임수나 그 밖의 부당한 방법으로 보험자·가입자 및 피부양자에게 요양급여비용을 부담하게 한 경우
2. 제97조제2항에 따른 명령에 위반하거나 거짓 보고를 하거나 거짓 서류를 제출하거나, 소속 공무원의 검사 또는 질문을 거부·방해 또는 기피한 경우
3. 정당한 사유 없이 요양기관이 제41조의3제1항에 따른 결정을 신청하지 아니하고 속임수나 그 밖의 부당한 방법으로 행위·치료재료를 가입자 또는 피부양자에게 실시 또는 사용하고 비용을 부담시킨 경우

② 제1항에 따라 업무정지 처분을 받은 자는 해당 업무정지기간 중에는 요양급여를 하지 못한다.

③ 제1항에 따른 업무정지 처분의 효과는 그 처분이 확정된 요양기관을 양수한 자 또는 합병 후 존속하는 법인이나 합병으로 설립되는 법인에 승계되고, 업무정지 처분의 절차가 진행 중인 때에는 양수인 또는 합병 후 존속하는 법인이나 합병으로 설립되는 법인에 대하여 그 절차를 계속 진행할 수 있다. 다만, 양수인 또는 합병 후 존속하는 법인이나 합병으로 설립되는 법인이 그 처분 또는 위반사실을 알지 못하였음을 증명하는 경우에는 그러하지 아니하다.

④ 제1항에 따른 업무정지 처분을 받았거나 업무정지 처분의 절차가 진행 중인 자는 행정처분을 받은 사실 또는 행정처분절차가 진행 중인 사실을 보건복지부령으로 정하는 바에 따라 양수인 또는 합병 후 존속하는 법인이나 합병으로 설립되는 법인에 지체 없이 알려야 한다.

⑤ 제1항에 따른 업무정지를 부과하는 위반행위의 종류, 위반 정도 등에 따른 행정처분기준이나 그 밖에 필요한 사항은 대통령령으로 정한다.

第99條(과징금)

① 보건복지부장관은 요양기관이 제98조제1항제1호 또는 제3호에 해당하여 업무정지 처분을 하여야 하는 경우로서 그 업무정지 처분이 해당 요양기관을 이용하는 사람에게 심한 불편을 주거나 보건복지부장관이 정하는 특별한 사유가 있다고 인정되면 업무정지 처분을 갈음하여 속임수나 그 밖의 부당한 방법으로 부담하게 한 금액의 5배 이하의 금액을 과징금으로 부과·징수할 수 있다. 이 경우 보건복지부장관은 12개월의 범위에서 분할납부를 하게 할 수 있다. 〈개정 2016. 2. 3.〉

② 보건복지부장관은 제41조의2제3항에 따라 약제를 요양급여에서 적용 정지하는 경우 다음 각 호의 어느 하나에 해당하는 때에는 요양급여의 적용 정지에 갈음하여 대통령령으로 정하는 바에 따라 다음 각 호의 구분에 따른 범위에서 과징금을 부과·징수할 수 있다. 이 경우 보건복지부장관은 12개월의 범위에서 분할납부를 하게 할 수 있다. 〈신설 2014. 1. 1., 2018. 3. 27., 2021. 6. 8.〉

1. 환자 진료에 불편을 초래하는 등 공공

복리에 지장을 줄 것으로 예상되는 때: 해당 약제에 대한 요양급여비용 총액의 100분의 200을 넘지 아니하는 범위

2. 국민 건강에 심각한 위험을 초래할 것이 예상되는 등 특별한 사유가 있다고 인정되는 때: 해당 약제에 대한 요양급여비용 총액의 100분의 60을 넘지 아니하는 범위

③ 보건복지부장관은 제2항 전단에 따라 과징금 부과 대상이 된 약제가 과징금이 부과된 날부터 5년의 범위에서 대통령령으로 정하는 기간 내에 다시 제2항 전단에 따른 과징금 부과 대상이 되는 경우에는 대통령령으로 정하는 바에 따라 다음 각 호의 구분에 따른 범위에서 과징금을 부과·징수할 수 있다. 〈신설 2018. 3. 27., 2021. 6. 8.〉

1. 제2항제1호에서 정하는 사유로 과징금 부과대상이 되는 경우: 해당 약제에 대한 요양급여비용 총액의 100분의 350을 넘지 아니하는 범위
2. 제2항제2호에서 정하는 사유로 과징금 부과대상이 되는 경우: 해당 약제에 대한 요양급여비용 총액의 100분의 100을 넘지 아니하는 범위

④ 제2항 및 제3항에 따라 대통령령으로 해당 약제에 대한 요양급여비용 총액을 정할 때에는 그 약제의 과거 요양급여 실적 등을 고려하여 1년간의 요양급여 총액을 넘지 않는 범위에서 정하여야 한다. 〈신설 2014. 1. 1., 2018. 3. 27.〉

⑤ 보건복지부장관은 제1항에 따른 과징금을 납부하여야 할 자가 납부기한까지 이를 내지 아니하면 대통령령으로 정하는 절차에 따라 그 과징금 부과 처분을 취소하고 제98조제1항에 따른 업무정지 처분을 하거나 국세 체납처분의 예에 따라 이를 징수한다. 다만, 요양기관의 폐업 등으로 제98조제1항에 따른 업무정지 처분을 할 수 없으면 국세 체납처분의 예에 따라 징수한다. 〈개정 2016. 3. 22., 2018. 3. 27.〉

⑥ 보건복지부장관은 제2항 또는 제3항에 따른 과징금을 납부하여야 할 자가 납부기한까지 이를 내지 아니하면 국세 체납처분의 예에 따라 징수한다. 〈신설 2016. 3. 22., 2018. 3. 27.〉

⑦ 보건복지부장관은 과징금을 징수하기 위하여 필요하면 다음 각 호의 사항을 적은 문서로 관할 세무관서의 장 또는 지방자치단체의 장에게 과세정보의 제공을 요청할 수 있다. 〈개정 2014. 1. 1., 2016. 3. 22., 2018. 3. 27.〉

1. 납세자의 인적사항
2. 사용 목적
3. 과징금 부과 사유 및 부과 기준

⑧ 제1항부터 제3항까지의 규정에 따라 징수한 과징금은 다음 각 호 외의 용도로는 사용할 수 없다. 이 경우 제2항제1호 및 제3항제1호에 따라 징수한 과징금은 제3호의 용도로 사용하여야 한다. 〈개정 2014. 1. 1., 2016. 3. 22., 2018. 1. 16., 2018. 3. 27., 2021. 6. 8.〉

1. 제47조제3항에 따라 공단이 요양급여비용으로 지급하는 자금
2. 「응급의료에 관한 법률」에 따른 응급의료기금의 지원
3. 「재난적의료비 지원에 관한 법률」에 따른 재난적의료비 지원사업에 대한 지원

⑨ 제1항부터 제3항까지의 규정에 따른 과징금의 금액과 그 납부에 필요한 사항 및 제8항에 따른 과징금의 용도별 지원

규모, 사용 절차 등에 필요한 사항은 대통령령으로 정한다. 〈개정 2014. 1. 1., 2016. 3. 22., 2018. 3. 27.〉

제100조(위반사실의 공표)

① 보건복지부장관은 관련 서류의 위조·변조로 요양급여비용을 거짓으로 청구하여 제98조 또는 제99조에 따른 행정처분을 받은 요양기관이 다음 각 호의 어느 하나에 해당하면 그 위반 행위, 처분 내용, 해당 요양기관의 명칭·주소 및 대표자 성명, 그 밖에 다른 요양기관과의 구별에 필요한 사항으로서 대통령령으로 정하는 사항을 공표할 수 있다. 이 경우 공표 여부를 결정할 때에는 그 위반행위의 동기, 정도, 횟수 및 결과 등을 고려하여야 한다.

1. 거짓으로 청구한 금액이 1천 500만원 이상인 경우
2. 요양급여비용 총액 중 거짓으로 청구한 금액의 비율이 100분의 20 이상인 경우

② 보건복지부장관은 제1항에 따른 공표 여부 등을 심의하기 위하여 건강보험공표심의위원회(이하 이 조에서 "공표심의위원회"라 한다)를 설치·운영한다.

③ 보건복지부장관은 공표심의위원회의 심의를 거친 공표대상자에게 공표대상자인 사실을 알려 소명자료를 제출하거나 출석하여 의견을 진술할 기회를 주어야 한다.

④ 보건복지부장관은 공표심의위원회가 제3항에 따라 제출된 소명자료 또는 진술된 의견을 고려하여 공표대상자를 재심의한 후 공표대상자를 선정한다.

⑤ 제1항부터 제4항까지에서 규정한 사항 외에 공표의 절차·방법, 공표심의위원회의 구성·운영 등에 필요한 사항은 대통령령으로 정한다.

제101조(제조업자 등의 금지행위 등)

① 「약사법」에 따른 의약품의 제조업자·위탁제조판매업자·수입자·판매업자 및 「의료기기법」에 따른 의료기기 제조업자·수입업자·수리업자·판매업자·임대업자(이하 "제조업자등"이라 한다)는 약제·치료재료와 관련하여 제41조의3에 따라 요양급여대상 여부를 결정하거나 제46조에 따라 요양급여비용을 산정할 때에 다음 각 호의 행위를 하여 보험자·가입자 및 피부양자에게 손실을 주어서는 아니 된다. 〈개정 2016. 2. 3.〉

1. 제98조제1항제1호에 해당하는 요양기관의 행위에 개입
2. 보건복지부, 공단 또는 심사평가원에 거짓 자료의 제출
3. 그 밖에 속임수나 보건복지부령으로 정하는 부당한 방법으로 요양급여대상 여부의 결정과 요양급여비용의 산정에 영향을 미치는 행위

② 보건복지부장관은 제조업자등이 제1항에 위반한 사실이 있는지 여부를 확인하기 위하여 그 제조업자등에게 관련 서류의 제출을 명하거나, 소속 공무원이 관계인에게 질문을 하게 하거나 관계 서류를 검사하게 하는 등 필요한 조사를 할 수 있다. 이 경우 소속 공무원은 그 권한을 표시하는 증표를 지니고 이를 관계인에게 보여주어야 한다.

③ 공단은 제1항을 위반하여 보험자·가입자 및 피부양자에게 손실을 주는 행위를 한 제조업자등에 대하여 손실에 상당하는 금액(이하 이 조에서 "손실 상당액"이라 한다)을 징수한다. 〈신설 2016. 2. 3.〉

④ 공단은 제3항에 따라 징수한 손실 상당액 중 가입자 및 피부양자의 손실에 해당되는 금액을 그 가입자나 피부양자에게 지급하여야 한다. 이 경우 공단은 가입자나 피부양자에게 지급하여야 하는 금액을 그 가입자 및 피부양자가 내야하는 보험료등과 상계할 수 있다. 〈신설 2016. 2. 3.〉

⑤ 제3항에 따른 손실 상당액의 산정, 부과 · 징수절차 및 납부방법 등에 관하여 필요한 사항은 대통령령으로 정한다. 〈신설 2016. 2. 3.〉

제101조의2(약제에 대한 쟁송 시 손실상당액의 징수 및 지급)

① 공단은 제41조의2에 따른 요양급여비용 상한금액의 감액 및 요양급여의 적용 정지 또는 제41조의3에 따른 조정(이하 이 조에서 "조정등"이라 한다)에 대하여 약제의 제조업자등이 청구 또는 제기한 「행정심판법」에 따른 행정심판 또는 「행정소송법」에 따른 행정소송에 대하여 행정심판위원회 또는 법원의 결정이나 재결, 판결이 다음 각 호의 요건을 모두 충족하는 경우에는 조정등이 집행정지된 기간 동안 공단에 발생한 손실에 상당하는 금액을 약제의 제조업자등에게서 징수할 수 있다.

1. 행정심판위원회 또는 법원이 집행정지 결정을 한 경우
2. 행정심판이나 행정소송에 대한 각하 또는 기각(일부 기각을 포함한다) 재결 또는 판결이 확정되거나 청구취하 또는 소취하로 심판 또는 소송이 종결된 경우

② 공단은 제1항의 심판 또는 소송에 대한 결정이나 재결, 판결이 다음 각 호의 요건을 모두 충족하는 경우에는 조정등으로 인하여 약제의 제조업자등에게 발생한 손실에 상당하는 금액을 지급하여야 한다.

1. 행정심판위원회 또는 법원의 집행정지 결정이 없거나 집행정지 결정이 취소된 경우
2. 행정심판이나 행정소송에 대한 인용(일부 인용을 포함한다) 재결 또는 판결이 확정된 경우

③ 제1항에 따른 손실에 상당하는 금액은 집행정지 기간 동안 공단이 지급한 요양급여비용과 집행정지가 결정되지 않았다면 공단이 지급하여야 할 요양급여비용의 차액으로 산정한다. 다만, 요양급여대상에서 제외되거나 요양급여의 적용을 정지하는 내용의 조정등의 경우에는 요양급여비용 차액의 100분의 40을 초과할 수 없다.

④ 제2항에 따른 손실에 상당하는 금액은 해당 조정등이 없었다면 공단이 지급하여야 할 요양급여비용과 조정등에 따라 공단이 지급한 요양급여비용의 차액으로 산정한다. 다만, 요양급여대상에서 제외되거나 요양급여의 적용을 정지하는 내용의 조정등의 경우에는 요양급여비용 차액의 100분의 40을 초과할 수 없다.

⑤ 공단은 제1항 또는 제2항에 따라 손실에 상당하는 금액을 징수 또는 지급하는 경우 대통령령으로 정하는 이자를 가산하여야 한다.

⑥ 그 밖에 제1항에 따른 징수절차, 제2항에 따른 지급절차, 제3항 및 제4항에 따른 손실에 상당하는 금액의 산정기준 및 기간, 제5항에 따른 가산금 등 징수 및 지급에 필요한 세부사항은 보건복지부령으로 정한다.

[본조신설 2023. 5. 19.]

제102조(정보의 유지 등)

공단, 심사평가원 및 대행청구단체에 종사하였던 사람 또는 종사하는 사람은 다음 각 호의 행위를 하여서는 아니 된다. 〈개정 2016. 3. 22., 2019. 4. 23.〉

1. 가입자 및 피부양자의 개인정보(「개인정보 보호법」 제2조제1호의 개인정보를 말한다. 이하 "개인정보"라 한다)를 누설하거나 직무상 목적 외의 용도로 이용 또는 정당한 사유 없이 제3자에게 제공하는 행위
2. 업무를 수행하면서 알게 된 정보(제1호의 개인정보는 제외한다)를 누설하거나 직무상 목적 외의 용도로 이용 또는 제3자에게 제공하는 행위

[제목개정 2016. 3. 22.]

제103조(공단 등에 대한 감독 등)

① 보건복지부장관은 공단과 심사평가원의 경영목표를 달성하기 위하여 다음 각 호의 사업이나 업무에 대하여 보고를 명하거나 그 사업이나 업무 또는 재산상황을 검사하는 등 감독을 할 수 있다. 〈개정 2022. 6. 10.〉

1. 제14조제1항제1호부터 제13호까지의 규정에 따른 공단의 업무 및 제63조제1항제1호부터 제8호까지의 규정에 따른 심사평가원의 업무
2. 「공공기관의 운영에 관한 법률」 제50조에 따른 경영지침의 이행과 관련된 사업
3. 이 법 또는 다른 법령에서 공단과 심사평가원이 위탁받은 업무
4. 그 밖에 관계 법령에서 정하는 사항과 관련된 사업

② 보건복지부장관은 제1항에 따른 감독상 필요한 경우에는 정관이나 규정의 변경 또는 그 밖에 필요한 처분을 명할 수 있다.

제104조(포상금 등의 지급)

① 공단은 다음 각 호의 어느 하나에 해당하는 자 또는 재산을 신고한 사람에 대하여 포상금을 지급할 수 있다. 다만, 공무원이 그 직무와 관련하여 제4호에 따른 은닉재산을 신고한 경우에는 그러하지 아니한다. 〈개정 2020. 12. 29., 2022. 12. 27.〉

1. 속임수나 그 밖의 부당한 방법으로 보험급여를 받은 사람
2. 속임수나 그 밖의 부당한 방법으로 다른 사람이 보험급여를 받도록 한 자
3. 속임수나 그 밖의 부당한 방법으로 보험급여 비용을 받은 요양기관 또는 보험급여를 받은 준요양기관 및 보조기기 판매업자
4. 제57조에 따라 징수금을 납부하여야 하는 자의 은닉재산

② 공단은 건강보험 재정을 효율적으로 운영하는 데에 이바지한 요양기관에 대하여 장려금을 지급할 수 있다. 〈신설 2013. 5. 22.〉

③ 제1항제4호의 "은닉재산"이란 징수금을 납부하여야 하는 자가 은닉한 현금, 예금, 주식, 그 밖에 재산적 가치가 있는 유형·무형의 재산을 말한다. 다만, 다음 각 호의 어느 하나에 해당하는 재산은 제외한다. 〈신설 2022. 12. 27.〉

1. 「민법」 제406조 등 관계 법령에 따라 사해행위(詐害行爲) 취소소송의 대상이 되어 있는 재산
2. 공단이 은닉사실을 알고 조사 또는 강제징수 절차에 착수한 재산
3. 그 밖에 은닉재산 신고를 받을 필요가 없다고 인정되어 대통령령으로 정하는 재산

④ 제1항 및 제2항에 따른 포상금 및 장려금의 지급 기준과 범위, 절차 및 방법 등에 필요한 사항은 대통령령으로 정한다. 〈개정 2013. 5. 22., 2022. 12. 27.〉

[제목개정 2013. 5. 22.]

제105조(유사명칭의 사용금지)

① 공단이나 심사평가원이 아닌 자는 국민건강보험공단, 건강보험심사평가원 또는 이와 유사한 명칭을 사용하지 못한다.

② 이 법으로 정하는 건강보험사업을 수행하는 자가 아닌 자는 보험계약 또는 보험계약의 명칭에 국민건강보험이라는 용어를 사용하지 못한다.

제106조(소액 처리)

공단은 징수하여야 할 금액이나 반환하여야 할 금액이 1건당 2천원 미만인 경우(제47조제5항, 제57조제5항 후단 및 제101조제4항 후단에 따라 각각 상계 처리할 수 있는 본인일부부담금 환급금 및 가입자나 피부양자에게 지급하여야 하는 금액은 제외한다)에는 징수 또는 반환하지 아니한다. 〈개정 2013. 5. 22., 2016. 2. 3., 2022. 12. 27.〉

제107조(끝수 처리)

보험료등과 보험급여에 관한 비용을 계산할 때 「국고금관리법」 제47조에 따른 끝수는 계산하지 아니한다.

제108조 삭제 〈2023. 6. 13.〉

제108조의2(보험재정에 대한 정부지원)

① 국가는 매년 예산의 범위에서 해당 연도 보험료 예상 수입액의 100분의 14에 상당하는 금액을 국고에서 공단에 지원한다.

② 공단은 「국민건강증진법」에서 정하는 바에 따라 같은 법에 따른 국민건강증진기금에서 자금을 지원받을 수 있다.

③ 공단은 제1항에 따라 지원된 재원을 다음 각 호의 사업에 사용한다.

1. 가입자 및 피부양자에 대한 보험급여
2. 건강보험사업에 대한 운영비
3. 제75조 및 제110조제4항에 따른 보험료 경감에 대한 지원

④ 공단은 제2항에 따라 지원된 재원을 다음 각 호의 사업에 사용한다.

1. 건강검진 등 건강증진에 관한 사업
2. 가입자와 피부양자의 흡연으로 인한 질병에 대한 보험급여
3. 가입자와 피부양자 중 65세 이상 노인에 대한 보험급여

[본조신설 2023. 6. 13.]

[법률 제19445호(2023. 6. 13.) 제108조의2의 개정규정은 같은 법 부칙 제2조의 규정에 의하여 2027년 12월 31일까지 유효함]

제109조(외국인 등에 대한 특례)

① 정부는 외국 정부가 사용자인 사업장의 근로자의 건강보험에 관하여는 외국 정부와 한 합의에 따라 이를 따로 정할 수 있다.

② 국내에 체류하는 재외국민 또는 외국인(이하 "국내체류 외국인등"이라 한다)이 적용대상사업장의 근로자, 공무원 또는 교직원이고 제6조제2항 각 호의 어느 하나에 해당하지 아니하면서 다음 각 호의 어느 하나에 해당하는 경우에는 제5조에도 불구하고 직장가입자가 된다. 〈개정 2016. 3. 22.〉

1. 「주민등록법」 제6조제1항제3호에 따라 등록한 사람
2. 「재외동포의 출입국과 법적 지위에 관한 법률」 제6조에 따라 국내거소신고를 한 사람
3. 「출입국관리법」 제31조에 따라 외국

인등록을 한 사람

③ 제2항에 따른 직장가입자에 해당하지 아니하는 국내체류 외국인등이 다음 각 호의 요건을 모두 갖춘 경우에는 제5조에도 불구하고 지역가입자가 된다. 〈신설 2016. 3. 22., 2019. 1. 15.〉

1. 보건복지부령으로 정하는 기간 동안 국내에 거주하였거나 해당 기간 동안 국내에 지속적으로 거주할 것으로 예상할 수 있는 사유로서 보건복지부령으로 정하는 사유에 해당될 것
2. 다음 각 목의 어느 하나에 해당할 것
   가. 제2항제1호 또는 제2호에 해당하는 사람
   나. 「출입국관리법」 제31조에 따라 외국인등록을 한 사람으로서 보건복지부령으로 정하는 체류자격이 있는 사람

④ 제2항 각 호의 어느 하나에 해당하는 국내체류 외국인등이 다음 각 호의 요건을 모두 갖춘 경우에는 제5조에도 불구하고 공단에 신청하면 피부양자가 될 수 있다. 〈신설 2016. 3. 22., 2024. 1. 2.〉

1. 직장가입자와의 관계가 제5조제2항 각 호의 어느 하나에 해당할 것
2. 제5조제3항에 따른 피부양자 자격의 인정 기준에 해당할 것
3. 국내 거주기간 또는 거주사유가 제3항제1호에 따른 기준에 해당할 것. 다만, 직장가입자의 배우자 및 19세 미만 자녀(배우자의 자녀를 포함한다)에 대해서는 그러하지 아니하다.

⑤ 제2항부터 제4항까지의 규정에도 불구하고 다음 각 호에 해당되는 경우에는 가입자 및 피부양자가 될 수 없다. 〈신설 2016. 3. 22., 2019. 1. 15.〉

1. 국내체류가 법률에 위반되는 경우로서 대통령령으로 정하는 사유가 있는 경우
2. 국내체류 외국인등이 외국의 법령, 외국의 보험 또는 사용자와의 계약 등에 따라 제41조에 따른 요양급여에 상당하는 의료보장을 받을 수 있어 사용자 또는 가입자가 보건복지부령으로 정하는 바에 따라 가입 제외를 신청한 경우

⑥ 제2항부터 제5항까지의 규정에서 정한 사항 외에 국내체류 외국인등의 가입자 또는 피부양자 자격의 취득 및 상실에 관한 시기 · 절차 등에 필요한 사항은 제5조부터 제11조까지의 규정을 준용한다. 다만, 국내체류 외국인등의 특성을 고려하여 특별히 규정해야 할 사항은 대통령령으로 다르게 정할 수 있다. 〈신설 2016. 3. 22.〉

⑦ 가입자인 국내체류 외국인등이 매월 2일 이후 지역가입자의 자격을 취득하고 그 자격을 취득한 날이 속하는 달에 보건복지부장관이 고시하는 사유로 해당 자격을 상실한 경우에는 제69조제2항 본문에도 불구하고 그 자격을 취득한 날이 속하는 달의 보험료를 부과하여 징수한다. 〈신설 2016. 3. 22.〉

⑧ 국내체류 외국인등(제9항 단서의 적용을 받는 사람에 한정한다)에 해당하는 지역가입자의 보험료는 제78조제1항 본문에도 불구하고 그 직전 월 25일까지 납부하여야 한다. 다만, 다음 각 호에 해당되는 경우에는 공단이 정하는 바에 따라 납부하여야 한다. 〈신설 2016. 3. 22., 2019. 1. 15.〉

1. 자격을 취득한 날이 속하는 달의 보험료를 징수하는 경우

2. 매월 26일 이후부터 말일까지의 기간에 자격을 취득한 경우

⑨ 제7항과 제8항에서 정한 사항 외에 가입자인 국내체류 외국인등의 보험료 부과 · 징수에 관한 사항은 제69조부터 제86조까지의 규정을 준용한다. 다만, 대통령령으로 정하는 국내체류 외국인등의 보험료 부과 · 징수에 관한 사항은 그 특성을 고려하여 보건복지부장관이 다르게 정하여 고시할 수 있다. 〈신설 2016. 3. 22.〉

⑩ 공단은 지역가입자인 국내체류 외국인등(제9항 단서의 적용을 받는 사람에 한정한다)이 보험료를 체납한 경우에는 제53조제3항에도 불구하고 체납일부터 체납한 보험료를 완납할 때까지 보험급여를 하지 아니한다. 이 경우 제53조제3항 각 호 외의 부분 단서 및 같은 조 제5항 · 제6항은 적용하지 아니한다. 〈신설 2019. 1. 15.〉

[헌법불합치, 2019헌마1165, 2023.9.26, 국민건강보험법(2019. 1. 15. 법률 제16238호로 개정된 것) 제109조 제10항은 헌법에 합치되지 아니한다. 위 조항은 2025. 6. 30.을 시한으로 입법자가 개정할 때까지 계속 적용된다.]

제110조(실업자에 대한 특례)

① 사용관계가 끝난 사람 중 직장가입자로서의 자격을 유지한 기간이 보건복지부령으로 정하는 기간 동안 통산 1년 이상인 사람은 지역가입자가 된 이후 최초로 제79조에 따라 지역가입자 보험료를 고지받은 날부터 그 납부기한에서 2개월이 지나기 이전까지 공단에 직장가입자로서의 자격을 유지할 것을 신청할 수 있다. 〈개정 2013. 5. 22., 2018. 1. 16.〉

② 제1항에 따라 공단에 신청한 가입자(이하 "임의계속가입자"라 한다)는 제9조에도 불구하고 대통령령으로 정하는 기간 동안 직장가입자의 자격을 유지한다. 다만, 제1항에 따른 신청 후 최초로 내야 할 직장가입자 보험료를 그 납부기한부터 2개월이 지난 날까지 내지 아니한 경우에는 그 자격을 유지할 수 없다. 〈신설 2013. 5. 22.〉

③ 임의계속가입자의 보수월액은 보수월액보험료가 산정된 최근 12개월간의 보수월액을 평균한 금액으로 한다. 〈개정 2013. 5. 22., 2018. 1. 16.〉

④ 임의계속가입자의 보험료는 보건복지부장관이 정하여 고시하는 바에 따라 그 일부를 경감할 수 있다. 〈개정 2013. 5. 22.〉

⑤ 임의계속가입자의 보수월액보험료는 제76조제1항 및 제77조제1항제1호에도 불구하고 그 임의계속가입자가 전액을 부담하고 납부한다. 〈개정 2013. 5. 22.〉

⑥ 임의계속가입자가 보험료를 납부기한까지 내지 아니하는 경우 그 급여제한에 관하여는 제53조제3항 · 제5항 및 제6항을 준용한다. 이 경우 "제69조제5항에 따른 세대단위의 보험료"는 "제110조제5항에 따른 보험료"로 본다. 〈개정 2013. 5. 22.〉

⑦ 임의계속가입자의 신청 방법 · 절차 등에 필요한 사항은 보건복지부령으로 정한다. 〈개정 2013. 5. 22.〉

제111조(권한의 위임)

이 법에 따른 보건복지부장관의 권한은 대통령령으로 정하는 바에 따라 그 일부를 특별시장 · 광역시장 · 특별자치시장 · 도지사 또는 특별자치도지사에게 위임할 수 있다.

[전문개정 2024. 1. 2.]

제112조(업무의 위탁)

① 공단은 대통령령으로 정하는 바에 따라 다음 각 호의 업무를 체신관서, 금융기관 또는 그 밖의 자에게 위탁할 수 있다.

1. 보험료의 수납 또는 보험료납부의 확인에 관한 업무
2. 보험급여비용의 지급에 관한 업무
3. 징수위탁근거법의 위탁에 따라 징수하는 연금보험료, 고용보험료, 산업재해보상보험료, 부담금 및 분담금 등(이하 "징수위탁보험료등"이라 한다)의 수납 또는 그 납부의 확인에 관한 업무

② 공단은 그 업무의 일부를 국가기관, 지방자치단체 또는 다른 법령에 따른 사회보험 업무를 수행하는 법인이나 그 밖의 자에게 위탁할 수 있다. 다만, 보험료와 징수위탁보험료등의 징수 업무는 그러하지 아니하다. 〈개정 2016. 2. 3.〉

③ 제2항에 따라 공단이 위탁할 수 있는 업무 및 위탁받을 수 있는 자의 범위는 보건복지부령으로 정한다.

제113조(징수위탁보험료등의 배분 및 납입 등)

① 공단은 자신이 징수한 보험료와 그에 따른 징수금 또는 징수위탁보험료등의 금액이 징수하여야 할 총액에 부족한 경우에는 대통령령으로 정하는 기준, 방법에 따라 이를 배분하여 납부 처리하여야 한다. 다만, 납부의무자가 다른 의사를 표시한 때에는 그에 따른다.

② 공단은 징수위탁보험료등을 징수한 때에는 이를 지체 없이 해당 보험별 기금에 납입하여야 한다.

제114조(출연금의 용도 등)

① 공단은 「국민연금법」, 「산업재해보상보험법」, 「고용보험법」 및 「임금채권보장법」에 따라 국민연금기금, 산업재해보상보험및예방기금, 고용보험기금 및 임금채권보장기금으로부터 각각 지급받은 출연금을 제14조제1항제11호에 따른 업무에 소요되는 비용에 사용하여야 한다.

② 제1항에 따라 지급받은 출연금의 관리 및 운용 등에 필요한 사항은 대통령령으로 정한다.

제114조의2(벌칙 적용에서 공무원 의제)

제4조제1항에 따른 심의위원회 및 제100조제2항에 따른 건강보험공표심의위원회 위원 중 공무원이 아닌 사람은 「형법」 제127조 및 제129조부터 제132조까지의 규정을 적용할 때에는 공무원으로 본다.

[본조신설 2019. 1. 15.]

제9장 벌칙

제115조(벌칙)

① 제102조제1호를 위반하여 가입자 및 피부양자의 개인정보를 누설하거나 직무상 목적 외의 용도로 이용 또는 정당한 사유 없이 제3자에게 제공한 자는 5년 이하의 징역 또는 5천만원 이하의 벌금에 처한다. 〈신설 2016. 3. 22., 2019. 4. 23.〉

② 다음 각 호의 어느 하나에 해당하는 자는 3년 이하의 징역 또는 3천만원 이하의 벌금에 처한다. 〈개정 2016. 3. 22., 2019. 4. 23.〉

1. 대행청구단체의 종사자로서 거짓이나 그 밖의 부정한 방법으로 요양급여비용을 청구한 자
2. 제102조제2호를 위반하여 업무를 수행하면서 알게 된 정보를 누설하거나 직무상 목적 외의 용도로 이용 또는 제3자에게 제공한 자

③ 제96조의3제3항을 위반하여 공동이용

하는 전산정보자료를 같은 조 제1항에 따른 목적 외의 용도로 이용하거나 활용한 자는 3년 이하의 징역 또는 1천만원 이하의 벌금에 처한다. 〈개정 2020. 12. 29.〉

④ 거짓이나 그 밖의 부정한 방법으로 보험급여를 받거나 타인으로 하여금 보험급여를 받게 한 사람은 2년 이하의 징역 또는 2천만원 이하의 벌금에 처한다. 〈신설 2019. 4. 23., 2020. 12. 29.〉

⑤ 다음 각 호의 어느 하나에 해당하는 자는 1년 이하의 징역 또는 1천만원 이하의 벌금에 처한다. 〈개정 2013. 5. 22., 2016. 3. 22., 2019. 4. 23., 2020. 12. 29., 2022. 12. 27.〉

1. 제42조의2제1항 및 제3항을 위반하여 선별급여를 제공한 요양기관의 개설자
2. 제47조제7항을 위반하여 대행청구단체가 아닌 자로 하여금 대행하게 한 자
3. 제93조를 위반한 사용자
4. 제98조제2항을 위반한 요양기관의 개설자
5. 삭제 〈2019. 4. 23.〉

제116조(벌칙)

제97조제2항을 위반하여 보고 또는 서류제출을 하지 아니한 자, 거짓으로 보고하거나 거짓 서류를 제출한 자, 검사나 질문을 거부·방해 또는 기피한 자는 1천만원 이하의 벌금에 처한다.

제117조(벌칙)

제42조제5항을 위반한 자 또는 제49조제2항을 위반하여 요양비 명세서나 요양 명세를 적은 영수증을 내주지 아니한 자는 500만원 이하의 벌금에 처한다.

제118조(양벌 규정)

① 법인의 대표자나 법인 또는 개인의 대리인, 사용인, 그 밖의 종사자가 그 법인 또는 개인의 업무에 관하여 제115조부터 제117조까지의 규정 중 어느 하나에 해당하는 위반행위를 하면 그 행위자를 벌하는 외에 그 법인 또는 개인에게도 해당 조문의 벌금형을 과(科)한다. 다만, 법인 또는 개인이 그 위반행위를 방지하기 위하여 해당 업무에 관하여 상당한 주의와 감독을 게을리하지 아니한 경우에는 그러하지 아니하다.

제119조(과태료)

① 삭제 〈2013. 5. 22.〉

② 삭제 〈2013. 5. 22.〉

③ 다음 각 호의 어느 하나에 해당하는 자에게는 500만원 이하의 과태료를 부과한다. 〈개정 2016. 3. 22., 2018. 3. 27.〉

1. 제7조를 위반하여 신고를 하지 아니하거나 거짓으로 신고한 사용자
2. 정당한 사유 없이 제94조제1항을 위반하여 신고·서류제출을 하지 아니하거나 거짓으로 신고·서류제출을 한 자
3. 정당한 사유 없이 제97조제1항, 제3항, 제4항, 제5항을 위반하여 보고·서류제출을 하지 아니하거나 거짓으로 보고·서류제출을 한 자
4. 제98조제4항을 위반하여 행정처분을 받은 사실 또는 행정처분절차가 진행 중인 사실을 지체 없이 알리지 아니한 자
5. 정당한 사유 없이 제101조제2항을 위반하여 서류를 제출하지 아니하거나 거짓으로 제출한 자

④ 다음 각 호의 어느 하나에 해당하는 자에게는 100만원 이하의 과태료를 부과

한다. 〈개정 2013. 5. 22., 2016. 3. 22., 2019. 12. 3., 2020. 12. 29., 2023. 5. 19.〉

1. 삭제 〈2016. 3. 22.〉
2. 삭제 〈2018. 12. 11.〉
3. 제12조제4항을 위반하여 정당한 사유 없이 건강보험증이나 신분증명서로 가입자 또는 피부양자의 본인 여부 및 그 자격을 확인하지 아니하고 요양급여를 실시한 자
4. 제96조의4를 위반하여 서류를 보존하지 아니한 자
5. 제103조에 따른 명령을 위반한 자
6. 제105조를 위반한 자

⑤ 제3항 및 제4항에 따른 과태료는 대통령령으로 정하는 바에 따라 보건복지부장관이 부과·징수한다. 〈개정 2013. 5. 22.〉

부칙<제20324호, 2024. 2. 20.>

제1조(시행일)
이 법은 공포 후 6개월이 경과한 날부터 시행한다. 다만, 제72조제1항의 개정규정은 공포 후 3개월이 경과한 날부터 시행한다.

제2조(공단이 부담하는 본인부담상한액의 초과 금액에 관한 적용례)
제44조제2항의 개정규정은 이 법 시행일이 속하는 해에 공단이 부담하여야 하는 본인부담상한액의 초과 금액을 산정한 경우에도 적용한다.

제3조(무죄판결 선고에 따른 요양급여비용의 지급에 관한 적용례)
제47조의2제3항의 개정규정은 이 법 시행 전에 법원에서 무죄 판결이 선고되어 이 법 시행일까지 그 판결이 확정되지 아니한 경우에도 적용한다.

제4조(지역가입자의 보험료 부과점수 산정에 관한 적용례)
제72조제1항의 개정규정 시행일 전에 같은 항 제2호의 개정규정에 해당하는 대출을 받은 경우에 대해서는 같은 개정규정 시행일부터 6개월 내에 그 사실을 공단에 통보하면 2022년 9월 1일에 통보한 것으로 보아 같은 개정규정을 적용한다. 다만, 해당 대출일이 2022년 9월 2일 이후인 경우에는 대출일을 통보일로 본다.

국민건강보험법 시행령

[시행 2024. 7. 10.] [대통령령 제34497호, 2024. 5. 7., 일부개정]

제1장 총칙

제1조(목적)

이 영은 「국민건강보험법」에서 위임된 사항과 그 시행에 필요한 사항을 규정함을 목적으로 한다.

제2조(사용자인 기관장)

「국민건강보험법」(이하 "법"이라 한다) 제3조제2호나목에서 "대통령령으로 정하는 사람"이란 별표 1에 따른 기관장을 말한다. 다만, 법 제13조에 따른 국민건강보험공단(이하 "공단"이라 한다)은 소관 업무를 능률적으로 처리하기 위하여 필요하다고 인정할 때에는 기관의 소재지, 인원, 그 밖의 사정을 고려하여 별표 1에 따른 기관장에게 소속되어 있는 기관의 장을 사용자인 기관의 장으로 따로 지정할 수 있다.

제2조의2(국민건강보험종합계획의 수립 등)

① 보건복지부장관은 법 제3조의2제1항 전단에 따른 국민건강보험종합계획(이하 "종합계획"이라 한다) 및 같은 조 제3항에 따른 연도별 시행계획(이하 "시행계획"이라 한다)을 수립하는 경우에는 다음 각 호의 구분에 따른 시기까지 수립하여야 한다.

1. 종합계획: 시행 연도 전년도의 9월 30일까지
2. 시행계획: 시행 연도 전년도의 12월 31일까지

② 보건복지부장관은 종합계획 및 시행계획을 수립하거나 변경한 경우에는 다음 각 호의 구분에 따른 방법으로 공표하여야 한다.

1. 종합계획: 관보에 고시
2. 시행계획: 보건복지부 인터넷 홈페이지에 게시

③ 보건복지부장관은 종합계획 및 시행계획을 수립하거나 변경한 경우에는 관계 중앙행정기관의 장, 공단의 이사장 및 법 제62조에 따른 건강보험심사평가원(이하 "심사평가원"이라 한다)의 원장에게 그 내용을 알려야 한다.

④ 보건복지부장관은 법 제3조의2제4항에 따라 시행계획에 따른 추진실적을 평가한 경우에는 그 평가결과를 다음에 수립하는 종합계획 및 시행계획에 각각 반영하여야 한다.

⑤ 제1항부터 제4항까지에서 규정한 사항 외에 종합계획 또는 시행계획의 수립 · 시행 · 평가 등에 필요한 세부사항은 보건복지부장관이 정하여 고시한다.

[본조신설 2016. 8. 2.]

제2조의3(종합계획에 포함될 사항)
법 제3조의2제2항제9호에서 “대통령령으로 정하는 사항”이란 다음 각 호의 사항을 말한다.
1. 건강보험의 제도적 기반 조성에 관한 사항
2. 건강보험과 관련된 국제협력에 관한 사항
3. 그 밖에 건강보험의 개선을 위하여 보건복지부장관이 특히 필요하다고 인정하는 사항

[본조신설 2016. 8. 2.]

제3조(심의위원회의 심의 · 의결사항)
법 제4조제1항제6호에서 “대통령령으로 정하는 사항”이란 다음 각 호의 사항을 말한다. 〈개정 2016. 8. 2., 2024. 1. 2.〉
1. 제21조제2항에 따른 요양급여 각 항목에 대한 상대가치점수
2. 제22조에 따른 약제 · 치료재료별 요양급여비용의 상한
3. 그 밖에 제23조에 따른 부가급여에 관한 사항 등 건강보험에 관한 주요사항으로서 법 제4조에 따른 건강보험정책심의위원회(이하 “심의위원회”라 한다)의 위원장이 회의에 부치는 사항

제4조(공무원인 위원)
법 제4조제4항제4호가목에서 “대통령령으로 정하는 중앙행정기관 소속 공무원”이란 기획재정부와 보건복지부 소속의 3급 공무원 또는 고위공무원단에 속하는 일반직공무원 중에서 그 소속 기관의 장이 1명씩 지명하는 사람을 말한다.

제4조의2(심의위원회 위원의 해임 및 해촉)
보건복지부장관은 법 제4조제4항 각 호에 따른 심의위원회 위원이 다음 각 호의 어느 하나에 해당하는 경우에는 해당 심의위원회 위원을 해임하거나 해촉(解囑)할 수 있다.
1. 심신장애로 인하여 직무를 수행할 수 없게 된 경우
2. 직무와 관련된 비위사실이 있는 경우
3. 직무태만, 품위손상이나 그 밖의 사유로 인하여 위원으로 적합하지 아니하다고 인정되는 경우
4. 위원 스스로 직무를 수행하는 것이 곤란하다고 의사를 밝히는 경우

[본조신설 2015. 12. 31.]

제5조(심의위원회의 위원장 등)
① 심의위원회의 위원장은 심의위원회를 대표하며, 그 업무를 총괄한다.
② 심의위원회의 부위원장은 위원장을 보좌하며, 위원장이 부득이한 사유로 직무를 수행할 수 없을 때에는 그 직무를 대행한다.

제6조(심의위원회의 회의)
① 심의위원회의 위원장은 심의위원회의 회의를 소집하고, 그 의장이 된다.
② 심의위원회의 회의는 재적위원 3분의 1 이상이 요구할 때 또는 위원장이 필요하다고 인정할 때에 소집한다.
③ 심의위원회의 회의는 재적위원 과반수의 출석으로 개의(開議)하고, 출석위원 과반수의 찬성으로 의결한다.
④ 심의위원회의 위원장은 제3항에 따른 의결에 참여하지 아니한다. 다만, 가부동수(可否同數)일 때에는 위원장이 정한다.
⑤ 심의위원회는 효율적인 심의를 위하여 필요한 경우에는 분야별로 소위원회를 구성할 수 있다.
⑥ 제1항부터 제5항까지에서 규정한 사항 외에 심의위원회와 소위원회의 운영 등에 필요한 사항은 심의위원회의 의결을

거쳐 위원장이 정한다.

제7조(심의위원회의 간사) ① 심의위원회의 사무를 처리하기 위하여 심의위원회에 간사 1명을 둔다.

② 간사는 보건복지부 소속 4급 이상 공무원 또는 고위공무원단에 속하는 일반직 공무원 중에서 위원장이 지명한다.

제8조(심의위원회 위원의 수당 등)

심의위원회의 회의에 출석한 위원에 게는 예산의 범위에서 수당·여비, 그 밖에 필요한 경비를 지급할 수 있다. 다만, 공무원인 위원이 소관 업무와 직접 관련하여 출석하는 경우에는 그러하지 아니하다.

제2장 가입자

제9조(직장가입자에서 제외되는 사람)

법 제6조제2항제4호에서 "대통령령으로 정하는 사업장의 근로자 및 사용자와 공무원 및 교직원"이란 다음 각 호의 어느 하나에 해당하는 사람을 말한다.

1. 비상근 근로자 또는 1개월 동안의 소정(所定)근로시간이 60시간 미만인 단시간근로자
2. 비상근 교직원 또는 1개월 동안의 소정근로시간이 60시간 미만인 시간제 공무원 및 교직원
3. 소재지가 일정하지 아니한 사업장의 근로자 및 사용자
4. 근로자가 없거나 제1호에 해당하는 근로자만을 고용하고 있는 사업장의 사업주

제3장 국민건강보험공단

제9조의2(공단의 업무)

법 제14조제1항제4호에서 "대통령령으로 정하는 사업"이란 다음 각 호의 사업을 말한다.

1. 가입자 및 피부양자의 건강관리를 위한 전자적 건강정보시스템의 구축·운영
2. 생애주기별·사업장별·직능별 건강관리 프로그램 또는 서비스의 개발 및 제공
3. 연령별·성별·직업별 주요 질환에 대한 정보 수집, 분석·연구 및 관리방안 제공
4. 고혈압·당뇨 등 주요 만성질환에 대한 정보 제공 및 건강관리 지원
5. 「지역보건법」 제2조제1호에 따른 지역보건의료기관과의 연계·협력을 통한 지역별 건강관리 사업 지원
6. 그 밖에 제1호부터 제5호까지에 준하는 사업으로서 가입자 및 피부양자의 건강관리를 위하여 보건복지부장관이 특히 필요하다고 인정하는 사업

[본조신설 2017. 8. 1.]

제10조(공무원인 임원)

법 제20조제4항제2호에 따라 기획재정부장관, 보건복지부장관 및 인사혁신처장은 해당 기관 소속의 3급 공무원 또는 고위공무원단에 속하는 일반직공무원 중에서 각 1명씩을 지명하는 방법으로 공단의 비상임이사를 추천한다. 〈개정 2013. 3. 23., 2014. 11. 19., 2015. 6. 30.〉

제11조(이사회의 심의·의결사항)

법 제26조제4항에 따라 다음 각 호의 사항은 공단의 이사회(이하 "이사회"라 한다)의 심의·의결을 거쳐야 한다. 다만, 법 제4조제1항에 따른 심의위원회의 심의·의결사항 및 법 제33조에 따른 재정운영위원회(이하 "재정운영위원회"라 한다)의 심의·의결사항은 제외한다.

1. 사업운영계획 등 공단 운영의 기본방침에 관한 사항

2. 예산 및 결산에 관한 사항
3. 정관 변경에 관한 사항
4. 규정의 제정 · 개정 및 폐지에 관한 사항
5. 보험료와 그 밖의 법에 따른 징수금(이하 "보험료등"이라 한다) 및 보험급여에 관한 사항
6. 법 제37조에 따른 차입금에 관한 사항
7. 법 제38조에 따른 준비금, 그 밖에 중요재산의 취득 · 관리 및 처분에 관한 사항
8. 그 밖에 공단 운영에 관한 중요 사항

제12조(이사회의 회의)

① 이사회의 회의는 정기회의와 임시회의로 구분한다.

② 정기회의는 매년 2회 정관으로 정하는 시기에 이사회의 의장이 소집한다.

③ 임시회의는 재적이사(이사장을 포함한다. 이하 같다) 3분의 1 이상이 요구할 때 또는 이사장이 필요하다고 인정할 때에 이사회의 의장이 소집한다.

④ 이사회의 회의는 재적이사 과반수의 출석으로 개의하고, 재적이사 과반수의 찬성으로 의결한다.

⑤ 이사회의 의장은 이사장이 된다.

⑥ 이사회의 회의 소집 절차 등 이사회 운영에 필요한 그 밖의 사항은 공단의 정관으로 정한다.

제13조(이사장 권한의 위임)

법 제32조에서 "대통령령으로 정하는 사항"이란 다음 각 호의 권한을 말한다.

1. 법 제5조 및 제8조부터 제10조까지의 규정에 따른 자격 관리에 관한 권한
2. 법 제7조에 따른 사업장 관리에 관한 권한
3. 법 제53조에 따른 보험급여의 제한에 관한 권한
4. 법 제57조 · 제69조 · 제79조 및 제81조에 따른 보험료 등의 부과 · 징수, 납입 고지, 독촉 및 국세체납 처분의 예에 따른 징수에 관한 권한
5. 법 제58조에 따른 손해배상을 청구할 권리의 행사에 관한 권한
6. 법 제75조에 따른 보험료의 경감에 관한 권한
7. 법 제82조에 따른 분할납부 승인 및 승인취소에 관한 권한
8. 법 제109조 및 제110조에 따른 가입자 및 피부양자의 자격관리, 보험급여 제한 및 보험료의 부과 · 징수에 관한 권한
9. 「국민연금법」, 「고용보험 및 산업재해보상보험의 보험료징수 등에 관한 법률」, 「임금채권보장법」 및 「석면피해구제법」(이하 "징수위탁근거법"이라 한다)에 따라 위탁받은 연금보험료, 고용보험료, 산업재해보상보험료, 부담금 및 분담금 등(이하 "징수위탁보험료등"이라 한다)의 납입 고지 및 독촉 · 체납처분 등 징수에 관한 권한
10. 그 밖에 법에 따른 공단 업무의 효율적인 수행을 위하여 공단의 정관으로 정하는 권한

제14조(재정운영위원회의 구성)

① 법 제34조제2항제2호에 따라 농어업인단체, 도시자영업자단체 및 시민단체는 다음 각 호의 구분에 따라 같은 조 제1항제2호에 따른 위원을 추천한다.

1. 농어업인 단체 및 도시자영업자단체: 각각 3명씩 추천
2. 시민단체: 4명 추천

② 법 제34조제2항제3호에서 "대통령령으로 정하는 관계 공무원"이란 기획재정

부장관 및 보건복지부장관이 해당 기관 소속의 4급 이상 공무원 또는 고위공무원단에 속하는 일반직공무원 중에서 각각 1명씩 지명하는 사람을 말한다.

제15조(재정운영위원회의 운영)

① 재정운영위원회의 회의는 정기회의와 임시회의로 구분한다.

② 정기회의는 매년 1회 정관으로 정하는 시기에 재정운영위원회의 위원장이 소집한다.

③ 임시회의는 공단 이사장 또는 재적위원 3분의 1 이상이 요구할 때 또는 재정운영위원회의 위원장이 필요하다고 인정할 때에 위원장이 소집한다.

④ 재정운영위원회의 위원장은 재정운영위원회 회의의 의장이 되며, 회의는 재적위원 과반수의 출석으로 개의하고, 출석위원 과반수의 찬성으로 의결한다.

⑤ 재정운영위원회의 회의 소집 절차 등 재정운영위원회 운영에 필요한 그 밖의 사항은 공단의 정관으로 정한다.

제16조(재정운영위원회의 간사)

① 재정운영위원회의 사무를 처리하기 위하여 재정운영위원회에 간사 1명을 둔다.

② 간사는 공단 소속 직원 중에서 위원장이 지명한다.

제17조(재정운영위원회의 회의록)

① 위원장은 재정운영위원회의 회의록을 작성하여 보관하여야 한다.

② 제1항에 따른 회의록에는 회의 경과, 심의사항 및 의결사항을 기록하고 위원장과 출석한 위원이 서명하거나 날인하여야 한다.

제17조의2(재난적의료비 지원사업에 대한 출연금액의 상한)

법 제39조의2에 따라 공단이 「재난적의료비 지원에 관한 법률」에 따른 재난적의료비 지원사업에 출연하는 금액의 상한은 전전년도 보험료 수입액의 1천분의 1로 한다.

[본조신설 2021. 10. 14.]

제4장 보험급여

제18조(요양기관에서 제외되는 의료기관 등)

① 법 제42조제1항 각 호 외의 부분 후단에서 "대통령령으로 정하는 의료기관 등"이란 다음 각 호의 의료기관 또는 약국을 말한다. 〈개정 2017. 3. 20.〉

1. 「의료법」 제35조에 따라 개설된 부속 의료기관
2. 「사회복지사업법」 제34조에 따른 사회복지시설에 수용된 사람의 진료를 주된 목적으로 개설된 의료기관
3. 제19조제1항에 따른 본인일부부담금을 받지 아니하거나 경감하여 받는 등의 방법으로 가입자나 피부양자를 유인(誘引)하는 행위 또는 이와 관련하여 과잉 진료행위를 하거나 부당하게 많은 진료비를 요구하는 행위를 하여 다음 각 목의 어느 하나에 해당하는 업무정지 처분 등을 받은 의료기관
   가. 법 제98조에 따른 업무정지 또는 법 제99조에 따른 과징금 처분을 5년 동안 2회 이상 받은 의료기관
   나. 「의료법」 제66조에 따른 면허자격정지 처분을 5년 동안 2회 이상 받은 의료인이 개설·운영하는 의료기관
4. 법 제98조에 따른 업무정지 처분 절차가 진행 중이거나 업무정지 처분을 받은 요양기관의 개설자가 개설한 의

료기관 또는 약국

② 제1항제1호 및 제2호에 따른 의료기관은 요양기관에서 제외되려면 보건복지부장관이 정하는 바에 따라 요양기관 제외신청을 하여야 한다.

③ 의료기관 등이 요양기관에서 제외되는 기간은 제1항제3호의 경우에는 1년 이하로 하고, 제1항제4호의 경우에는 해당 업무정지기간이 끝나는 날까지로 한다.

제18조의2(약제에 대한 요양급여비용 상한금액의 감액 및 요양급여의 적용 정지 기준 등)

① 보건복지부장관은 법 제41조의2에 따라 약제에 대한 요양급여비용의 상한금액(법 제41조제3항에 따라 약제별 요양급여비용의 상한으로 정한 금액을 말한다. 이하 "상한금액"이라 한다)을 감액하거나 요양급여의 적용을 정지한 경우에는 그 사실을 공단과 심사평가원에 통보하여 상한금액 감액 및 요양급여의 적용 정지 내역을 기록 · 관리하도록 하여야 한다.

② 법 제41조의2제2항 및 제3항에서 "대통령령으로 정하는 기간"이란 각각 5년을 말한다. 〈개정 2019. 6. 11.〉

③ 보건복지부장관은 법 제41조의2제1항 또는 제2항에 따른 상한금액 감액의 대상이 되는 약제 중 다음 각 호의 어느 하나에 해당하는 약제에 대해서는 상한금액을 감액하지 아니할 수 있다.

1. 퇴장방지의약품(환자의 진료에 반드시 필요하나 경제성이 없어 「약사법」에 따른 제조업자 · 위탁제조판매업자 · 수입자가 생산 또는 수입을 기피하는 약제로서 보건복지부장관이 지정 · 고시하는 의약품을 말한다. 이하 같다)
2. 희귀의약품(적절한 대체의약품이 없어 긴급히 생산 또는 수입하여야 하는 약제로서 식품의약품안전처장이 정하는 의약품을 말한다. 이하 같다)
3. 저가의약품(상한금액이 보건복지부장관이 정하여 고시하는 기준금액 이하인 약제로서 보건복지부장관이 정하여 고시하는 의약품을 말한다)

④ 법 제41조의2제1항부터 제3항까지의 규정에 따른 약제에 대한 상한금액의 감액 및 요양급여의 적용 정지 기준은 별표 4의2와 같다.

[전문개정 2018. 9. 28.]

제18조의3 삭제 〈2018. 9. 28.〉

제18조의4(선별급여)

① 법 제41조의4제1항에 따른 선별급여(이하 "선별급여"라 한다)를 실시할 수 있는 경우는 다음 각 호와 같다.

1. 경제성 또는 치료효과성 등이 불확실하여 그 검증을 위하여 추가적인 근거가 필요한 경우
2. 경제성이 낮아도 가입자와 피부양자의 건강회복에 잠재적 이득이 있는 경우
3. 제1호 또는 제2호에 준하는 경우로서 요양급여에 대한 사회적 요구가 있거나 국민건강 증진의 강화를 위하여 보건복지부장관이 특히 필요하다고 인정하는 경우

② 법 제41조의4제2항에 따른 선별급여의 적합성평가(이하 "적합성평가"라 한다)는 다음 각 호의 구분에 따른다.

1. 평가주기: 선별급여를 실시한 날부터 5년마다 평가할 것. 다만, 보건복지부장관은 해당 선별급여의 내용 · 성격 또는 효과 등을 고려하여 신속한 평가가 필요하다고 인정하는 경우에는 그 평가주기를 달리 정할 수 있다.

2. 평가항목: 다음 각 목의 사항을 평가할 것
   가. 치료 효과 및 치료 과정의 개선에 관한 사항
   나. 비용 효과에 관한 사항
   다. 다른 요양급여와의 대체가능성에 관한 사항
   라. 국민건강에 대한 잠재적 이득에 관한 사항
   마. 그 밖에 가목부터 라목까지의 규정에 준하는 사항으로서 보건복지부장관이 적합성평가를 위하여 특히 필요하다고 인정하는 사항
3. 평가방법: 서면평가의 방법으로 실시할 것. 다만, 보건복지부장관이 필요하다고 인정하는 경우에는 현장조사 · 문헌조사 또는 설문조사 등의 방법을 추가하여 실시할 수 있다.

③ 보건복지부장관은 적합성평가와 관련하여 전문적 · 심층적 검토가 필요하다고 인정하는 경우에는 보건의료 관련 연구기관 · 단체 또는 전문가 등에게 그 평가를 의뢰하여 실시할 수 있다.

④ 보건복지부장관은 적합성평가를 위하여 필요하다고 인정하는 경우에는 관계 중앙행정기관, 지방자치단체, 「공공기관의 운영에 관한 법률」에 따른 공공기관 또는 보건의료 관련 법인 · 단체 · 전문가 등에게 필요한 자료 또는 의견의 제출을 요청할 수 있다.

⑤ 제2항부터 제4항까지에서 규정한 사항 외에 적합성평가의 절차 및 방법 등에 필요한 사항은 보건복지부장관이 정하여 고시한다.

[본조신설 2017. 3. 20.]

제19조(비용의 본인부담)

① 법 제44조제1항에 따른 본인일부부담금(이하 "본인일부부담금"이라 한다)의 부담률 및 부담액은 별표 2와 같다.

② 본인일부부담금은 요양기관의 청구에 따라 요양급여를 받는 사람이요양기관에 납부한다. 이 경우 요양기관은 법 제41조제3항 및 제4항에 따라 보건복지부령으로 정하는 요양급여사항 또는 비급여사항 외에 입원보증금 등 다른 명목으로 비용을 청구해서는 아니 된다.

③ 법 제44조제2항 전단에 따른 본인일부부담금의 총액은 요양급여를 받는 사람이 연간 부담하는 본인일부부담금을 모두 더한 금액으로 한다. 다만, 다음 각 호의 어느 하나에 해당하는 본인일부부담금은 더하지 않는다. 〈개정 2018. 6. 26., 2019. 4. 2., 2019. 6. 11., 2019. 10. 22., 2020. 10. 7., 2021. 6. 29., 2023. 6. 20., 2023. 11. 7., 2024. 4. 19.〉

1. 별표 2 제1호가목1)에 따라 상급종합병원 · 종합병원 · 병원 · 한방병원 · 요양병원(「장애인복지법」 제58조제1항제4호에 따른 장애인 의료재활시설로서 「의료법」 제3조의2의 요건을 갖춘 의료기관인 요양병원으로 한정한다) · 정신병원 일반입원실의 2인실 · 3인실 및 정신과 입원실의 2인실 · 3인실을 이용한 경우 그 입원료로 부담한 금액

1의2. 별표 2 제1호다목3)에 따라 보건복지부장관이 정하여 고시하는 질병을 주 질병 · 부상으로 상급종합병원에서 받은 외래진료에 대해 같은 표 제1호나목 또는 제3호너목에 따라 부담한 금액. 다만, 다음 각 목의 어느 하나에 해당하

는 사람이 부담한 금액은 제외한다.

가. 임신부

나. 6세 미만의 사람

다. 별표 2 제1호 나목에 따른 의약분업 예외환자

라. 별표 2 제3호카목에 따라 보건복지부장관이 정하여 고시하는 난임진료를 받은 사람

마. 다음 법률 규정에 따라 의료지원을 받는 의료지원 대상자

1) 「5 · 18민주유공자예우 및 단체설립에 관한 법률」 제33조

2) 「고엽제후유의증 등 환자지원 및 단체설립에 관한 법률」 제6조제2항

3) 「국가유공자 등 예우 및 지원에 관한 법률」 제41조

4) 「독립유공자예우에 관한 법률」 제17조

5) 「보훈보상대상자 지원에 관한 법률」 제50조

6) 「제대군인지원에 관한 법률」 제20조

7) 「참전유공자 예우 및 단체설립에 관한 법률」 제7조

8) 「특수임무유공자 예우 및 단체설립에 관한 법률」 제32조

2. 별표 2 제3호라목5) · 6) · 9) 및 10)에 따라 부담한 금액

3. 별표 2 제3호사목 및 거목에 따라 부담한 금액

4. 별표 2 제4호에 따라 부담한 금액

4의2. 별표 2 제5호의2에 따라 부담한 금액

5. 별표 2 제6호에 따라 부담한 금액

④ 법 제44조제2항 전단에 따른 본인부담상한액(이하 "본인부담상한액"이라 한다)은 별표 3의 산정방법에 따라 산정된 금액을 말한다. 〈개정 2023. 11. 7.〉

⑤ 법 제44조제2항 후단에 따라 공단이 본인부담상한액을 넘는 금액을 지급하는 경우에는 요양급여를 받은 사람이 지정하는 예금계좌(「우체국예금 · 보험에 관한 법률」에 따른 체신관서 및 「은행법」에 따른 은행에서 개설된 예금계좌 등 보건복지부장관이 정하는 예금계좌를 말한다)로 지급해야 한다. 다만, 해당 예금계좌로 입금할 수 없는 불가피한 사유가 있는 경우에는 보건복지부장관이 정하는 방법으로 지급할 수 있다. 〈개정 2019. 6. 11., 2023. 11. 7.〉

⑥ 제2항 및 제5항에서 정한 사항 외에 본인일부부담금의 납부방법이나 본인부담상한액을 넘는 금액의 지급방법 등에 필요한 사항은 보건복지부장관이 정하여 고시한다.

[전문개정 2017. 3. 20.]

제20조(요양급여비용계약의 당사자) 법 제45조제1항에 따른 요양급여비용의 계약 당사자인 의약계를 대표하는 사람은 다음 각 호와 같다. 〈개정 2018. 6. 26., 2021. 6. 29.〉

1. 「의료법」 제3조제2항제1호가목에 따른 의원에 대한 요양급여비용: 같은 법 제28조제1항에 따른 의사회의 장
2. 「의료법」 제3조제2항제1호나목 및 제3호나목에 따른 치과의원 및 치과병원에 대한 요양급여비용: 같은 법 제28조제1항에 따른 치과의사회의 장
3. 「의료법」 제3조제2항제1호다목 및 제3호다목에 따른 한의원 및 한방병원에 대한 요양급여비용: 같은 법 제28조제1항에 따른 한의사회의 장
4. 「의료법」 제3조제2항제2호에 따른 조

산원에 대한 요양급여비용: 같은 법 제28조제1항에 따른 조산사회 또는 간호사회의 장 중 1명

5.「의료법」 제3조제2항제3호가목 및 라목부터 바목까지의 규정에 따른 병원 · 요양병원 · 정신병원 및 종합병원에 대한 요양급여비용: 같은 법 제52조에 따른 단체의 장

6.「약사법」 제2조제3호에 따른 약국 및 같은 법 제91조에 따른 한국희귀 · 필수의약품센터에 대한 요양급여비용: 같은 법 제11조제1항에 따른 대한약사회의 장

7.「지역보건법」에 따른 보건소 · 보건의료원 및 보건지소와 「농어촌 등 보건의료를 위한 특별조치법」에 따라 설치된 보건진료소에 대한 요양급여비용: 보건복지부장관이 지정하는 사람

제21조(계약의 내용 등)

① 법 제45조제1항에 따른 계약은 공단의 이사장과 제20조 각 호에 따른 사람이 유형별 요양기관을 대표하여 체결하며, 계약의 내용은 요양급여의 각 항목에 대한 상대가치점수의 점수당 단가를 정하는 것으로 한다.

② 제1항에 따른 요양급여 각 항목에 대한 상대가치점수는 요양급여에 드는 시간 · 노력 등 업무량, 인력 · 시설 · 장비 등 자원의 양, 요양급여의 위험도 및 요양급여에 따른 사회적 편익 등을 고려하여 산정한 요양급여의 가치를 각 항목 사이에 상대적인 점수로 나타낸 것으로 하며, 보건복지부장관이 심의위원회의 심의 · 의결을 거쳐 보건복지부령으로 정하는 바에 따라 고시한다. 〈개정 2017. 3. 20.〉

③ 제2항에도 불구하고 다음 각 호의 경우에는 다음 각 호의 구분에 따른 방법으로 요양급여의 상대가치점수를 산정할 수 있다. 〈개정 2015. 6. 30., 2015. 11. 18., 2017. 7. 24., 2019. 7. 2., 2021. 6. 29.〉

1.「의료법」 제3조제2항제3호라목에 따른 요양병원(「장애인복지법」 제58조제1항제4호에 따른 장애인 의료재활시설로서 「의료법」 제3조의2의 요건을 갖춘 의료기관인 요양병원은 제외한다)에서 입원진료를 받는 경우: 해당 진료에 필요한 요양급여 각 항목의 점수와 약제 · 치료재료의 비용을 합산하여 증세의 경중도(輕重度)의 구분에 따른 1일당 상대가치점수로 산정

2.「의료법」 제3조제2항제1호가목에 따른 의원, 같은 항 제3호가목 및 라목부터 바목까지의 규정에 따른 병원 · 요양병원 · 정신병원 · 종합병원, 같은 법 제3조의4에 따른 상급종합병원 또는 「지역보건법」 제12조에 따른 보건의료원에서 보건복지부장관이 정하여 고시하는 질병군[진단명, 시술명, 중증도(重症度), 나이 등을 기준으로 분류한 환자집단을 말한다]에 대하여 입원진료를 받는 경우: 해당 진료에 필요한 요양급여 각 항목의 점수와 약제 · 치료재료의 비용을 포괄하여 입원 건당 하나의 상대가치점수로 산정

3.「호스피스 · 완화의료 및 임종과정에 있는 환자의 연명의료결정에 관한 법률」 제28조에 따라 호스피스 · 완화의료를 받는 경우: 해당 진료에 필요한 요양급여 각 항목의 점수와 약제 · 치료재료의 비용을 합산하여 1일당 상대

가치점수로 산정

④ 제1항에 따라 계약을 체결할 때 상대가치점수가 고시되지 아니한 새로운 요양급여 항목의 비용에 대한 계약은 제2항에 따라 보건복지부장관이 같은 항목의 상대가치점수를 고시하는 날에 체결된 것으로 본다. 이 경우 그 계약은 그 고시일 이후 최초로 실시된 해당 항목의 요양급여부터 적용한다.

제22조(약제 · 치료재료의 요양급여비용)

① 법 제46조에 따라 법 제41조제1항제2호의 약제 · 치료재료(제21조제2항 및 제3항에 따른 상대가치점수가 적용되는 약제 · 치료재료는 제외한다. 이하 이 조에서 같다)에 대한 요양급여비용은 다음 각 호의 구분에 따라 결정한다. 이 경우 구입금액(요양기관이 해당 약제 및 치료재료를 구입한 금액을 말한다. 이하 이 조에서 같다)이 상한금액(보건복지부장관이 심의위원회의 심의를 거쳐 해당 약제 및 치료재료별 요양급여비용의 상한으로 고시하는 금액을 말한다. 이하 같다)보다 많을 때에는 구입금액은 상한금액과 같은 금액으로 한다. 〈개정 2013. 1. 28., 2013. 3. 23., 2014. 8. 29.〉

1. 한약제: 상한금액
2. 한약제 외의 약제: 구입금액
3. 삭제 〈2014. 8. 29.〉
4. 치료재료: 구입금액

② 제1항에 따른 약제 및 치료재료에 대한 요양급여비용의 결정 기준 · 절차, 그 밖에 필요한 사항은 보건복지부장관이 정하여 고시한다.

제22조의2(요양급여비용의 지급 보류 등)

① 공단은 법 제47조의2제1항 전단에 따라 요양급여비용의 지급을 보류하려는 경우에는 해당 요양기관에 미리 다음 각 호의 사항을 적은 문서로 통지해야 한다. 〈개정 2021. 6. 29.〉

1. 해당 요양기관의 명칭, 대표자 및 주소
2. 지급 보류의 원인이 되는 사실과 지급 보류의 대상이 되는 요양급여비용 및 법적 근거
3. 제2호의 사항에 대하여 의견을 제출할 수 있다는 뜻과 의견을 제출하지 아니하는 경우의 처리방법

② 제1항에 따라 통지를 받은 요양기관은 지급 보류에 이의가 있는 경우에는 통지를 받은 날부터 7일 이내에 요양급여비용의 지급 보류에 대한 의견서에 이의 신청의 취지와 이유를 적고 필요한 자료를 첨부하여 공단에 제출하여야 한다.

③ 공단은 제2항에 따라 요양기관이 제출한 의견서를 검토한 후 그 결과를 문서로 통보하여야 한다.

④ 법 제47조의2제3항에서 “법원의 무죄 판결이 확정되는 등 대통령령으로 정하는 사유”란 다음 각 호의 어느 하나에 해당하는 사유를 말한다. 다만, 제2호 또는 제3호의 경우 불송치 또는 불기소를 받은 이후 해당 사건이 다시 수사 및 기소되어 법원의 판결에 따라 유죄가 확정된 경우는 제외한다. 〈개정 2020. 12. 29.〉

1. 무죄 판결의 확정
2. 불송치(혐의없음 또는 죄가안됨으로 한정한다. 이하 같다)
3. 불기소(혐의없음 또는 죄가안됨으로 한정한다. 이하 같다)

⑤ 법 제47조의2제1항 전단에 따라 요양급여비용의 지급 보류 결정을 받은 요양기관은 무죄 판결이나 불송치 또는 불기소를 받은 경우 그 사실을 공단에 통

지해야 한다. 〈개정 2020. 12. 29., 2021. 6. 29.〉

⑥ 제5항에 따라 통지를 받은 공단은 지체 없이 지급 보류된 요양급여비용과 지급 보류된 기간 동안의 이자를 지급하여야 한다. 이 경우 이자는 지급 보류된 요양급여비용에 지급 보류한 날부터 지급하는 날까지의 기간에 대한 「국세기본법 시행령」 제43조의3제2항에 따른 국세환급가산금의 이자율을 곱하여 산정한 금액으로 한다.

⑦ 제1항부터 제6항까지에서 규정한 사항 외에 요양급여비용의 지급 보류 등에 필요한 해당 요양기관에 통지할 의견서 서식과 의견이 제출된 경우의 처리방법 등 세부사항은 공단이 정한다.

[본조신설 2014. 11. 20.]

제23조(부가급여)

① 법 제50조에 따른 부가급여는 임신 · 출산(유산 및 사산을 포함한다. 이하 같다) 진료비로 한다. 〈개정 2017. 9. 19.〉

② 제1항에 따른 임신 · 출산 진료비 지원 대상은 다음 각 호와 같다. 〈개정 2018. 12. 24., 2021. 6. 29.〉

1. 임신 · 출산한 가입자 또는 피부양자
2. 2세 미만인 가입자 또는 피부양자(이하 "2세 미만 영유아"라 한다)의 법정대리인(출산한 가입자 또는 피부양자가 사망한 경우에 한정한다)

③ 공단은 제2항 각 호의 어느 하나에 해당하는 사람에게 다음 각 호의 구분에 따른 비용을 결제할 수 있는 임신 · 출산 진료비 이용권(이하 "이용권"이라 한다)을 발급할 수 있다. 〈개정 2018. 12. 24., 2020. 6. 2., 2021. 6. 29.〉

1. 임신 · 출산한 가입자 또는 피부양자의 진료에 드는 비용
2. 임신 · 출산한 가입자 또는 피부양자의 약제 · 치료재료의 구입에 드는 비용
3. 2세 미만 영유아의 진료에 드는 비용
4. 2세 미만 영유아에게 처방된 약제 · 치료재료의 구입에 드는 비용

④ 이용권을 발급받으려는 사람(이하 이 조에서 "신청인"이라 한다)은 보건복지부령으로 정하는 발급 신청서에 제2항 각 호의 어느 하나에 해당한다는 사실을 확인할 수 있는 증명서를 첨부해 공단에 제출해야 한다. 〈개정 2018. 12. 24.〉

⑤ 제4항에 따라 이용권 발급 신청을 받은 공단은 신청인이 제2항 각 호의 어느 하나에 해당하는지를 확인한 후 신청인에게 이용권을 발급해야 한다. 〈개정 2018. 12. 24.〉

⑥ 이용권을 사용할 수 있는 기간은 제5항에 따라 이용권을 발급받은 날부터 다음 각 호의 구분에 따른 날까지로 한다. 〈개정 2018. 12. 24., 2021. 6. 29.〉

1. 임신 · 출산한 가입자 또는 피부양자: 출산일(유산 및 사산의 경우 그 해당일)부터 2년이 되는 날
2. 2세 미만 영유아의 법정대리인: 2세 미만 영유아의 출생일부터 2년이 되는 날

⑦ 이용권으로 결제할 수 있는 금액의 상한은 다음 각 호의 구분에 따른다. 다만, 보건복지부장관이 필요하다고 인정하여 고시하는 경우에는 다음 각 호의 상한을 초과하여 결제할 수 있다. 〈개정 2018. 12. 24., 2021. 6. 29.〉

1. 하나의 태아를 임신 · 출산한 경우: 100만원
2. 둘 이상의 태아를 임신 · 출산한 경

우: 140만원

⑧ 제2항부터 제7항까지에서 규정한 사항 외에 임신 · 출산 진료비의 지급 절차와 방법, 이용권의 발급과 사용 등에 필요한 사항은 보건복지부령으로 정한다. 〈개정 2016. 6. 30.〉

제24조 삭제 〈2018. 12. 24.〉

제25조(건강검진)

① 법 제52조에 따른 건강검진(이하 "건강검진"이라 한다)은 2년마다 1회 이상 실시하되, 사무직에 종사하지 않는 직장가입자에 대해서는 1년에 1회 실시한다. 다만, 암검진은 「암관리법 시행령」에서 정한 바에 따르며, 영유아건강검진은 영유아의 나이 등을 고려하여 보건복지부장관이 정하여 고시하는 바에 따라 검진주기와 검진횟수를 다르게 할 수 있다.

② 건강검진은 「건강검진기본법」 제14조에 따라 지정된 건강검진기관(이하 "검진기관"이라 한다)에서 실시해야 한다.

③ 공단은 건강검진을 실시하려면 건강검진의 실시에 관한 사항을 다음 각 호의 구분에 따라 통보해야 한다.

1. 일반건강검진 및 암검진: 직장가입자에게 실시하는 건강검진의 경우에는 해당 사용자에게, 직장가입자의 피부양자 및 지역가입자에게 실시하는 건강검진의 경우에는 검진을 받는 사람에게 통보
2. 영유아건강검진: 직장가입자의 피부양자인 영유아에게 실시하는 건강검진의 경우에는 그 직장가입자에게, 지역가입자인 영유아에게 실시하는 건강검진의 경우에는 해당 세대주에게 통보

④ 건강검진을 실시한 검진기관은 공단에 건강검진의 결과를 통보해야 하며, 공단은 이를 건강검진을 받은 사람에게 통보해야 한다. 다만, 검진기관이 건강검진을 받은 사람에게 직접 통보한 경우에는 공단은 그 통보를 생략할 수 있다.

⑤ 건강검진의 검사항목, 방법, 그에 드는 비용, 건강검진 결과 등의 통보 절차, 그 밖에 건강검진을 실시하는 데 필요한 사항은 보건복지부장관이 정하여 고시한다.

[전문개정 2018. 12. 24.]

제26조(급여의 제한)

① 법 제53조제3항 각 호 외의 부분 본문에서 "대통령령으로 정하는 기간"이란 1개월을 말한다.

② 법 제53조제3항 각 호 외의 부분 단서에서 "대통령령으로 정하는 횟수"란 6회를 말한다.

③ 법 제53조제3항 각 호 외의 부분 단서에서 "대통령령으로 정하는 기준 미만인 경우"란 다음 각 호의 요건을 모두 충족한 경우를 말한다. 이 경우 소득은 제41조제1항에 따른 소득을 말하고, 재산은 제42조제1항제1호에 따른 재산을 말한다. 〈신설 2019. 6. 11., 2021. 12. 31., 2024. 5. 7.〉

1. 법 제53조제3항제2호의 보험료를 체납한 가입자가 속한 세대의 소득이 336만원 미만이고, 그 세대의 재산에 대한 「지방세법」 제10조의2부터 제10조의6까지의 규정에 따른 과세표준(이하 "과세표준"이라 한다)이 450만원 미만일 것. 다만, 가입자가 미성년자, 65세 이상인 사람 또는 「장애인복지법」에 따라 등록한 장애인인 경우에는 그 소득 및 재산에 대한 과세표

준이 각각 공단이 정하는 금액 미만일 것

2. 법 제53조제3항제2호의 보험료를 체납한 가입자가 「소득세법」 제168조제1항에 따른 사업자등록을 한 사업에서 발생하는 소득이 없을 것

④ 제3항에 따른 소득 및 재산의 확인 절차, 방법 및 시기 등에 관한 구체적인 사항은 공단이 정한다. 〈신설 2019. 6. 11.〉

[제목개정 2019. 6. 11.]

제26조의2(요양비등수급계좌의 신청 방법 및 절차 등)

① 법 제56조의2제1항 본문에 따라 요양비등을 수급자 명의의 지정된 계좌(이하 "요양비등수급계좌"라 한다)로 받으려는 사람은 요양비 지급청구서와 보조기기 급여 지급청구서 등에 요양비등수급계좌의 계좌번호를 기재하고, 예금통장(계좌번호가 기록되어 있는 면을 말한다) 사본을 첨부하여 공단에 제출해야 한다. 요양비등수급계좌를 변경하는 경우에도 또한 같다. 〈개정 2019. 6. 11., 2022. 8. 31.〉

② 공단은 법 제56조의2제1항 단서에 따라 수급자가 요양비등수급계좌를 개설한 금융기관이 폐업 또는 업무정지나 정보통신장애 등으로 정상영업이 불가능하거나 이에 준하는 불가피한 사유로 이체할 수 없을 때에는 직접 현금으로 지급한다.

[본조신설 2014. 11. 20.]

제26조의3(부당이득 징수금 체납자의 인적사항 공개 및 공개 제외 사유 등)

① 법 제57조의2제1항 본문에서 "대통령령으로 정하는 사항"이란 징수금 발생의 원인이 되는 위반행위, 체납자의 성명(법인의 대표자 성명을 포함한다), 상호(법인의 명칭을 포함한다), 나이, 주소, 체납액(체납된 징수금, 연체금 및 체납처분비를 말한다. 이하 이 조에서 같다)의 종류 · 납부기한 · 금액 및 체납요지 등을 말한다.

② 법 제57조의2제1항 단서에서 "체납된 금액의 일부 납부 등 대통령령으로 정하는 사유가 있는 경우"란 다음 각 호의 어느 하나에 해당하는 경우를 말한다.

1. 법 제57조의2제3항에 따른 통지 당시 체납액의 100분의 10 이상을 그 통지일부터 6개월 이내에 납부한 경우
2. 「채무자 회생 및 파산에 관한 법률」 제243조에 따른 회생계획인가의 결정에 따라 체납액의 징수를 유예받고 그 유예기간 중에 있거나 체납액을 회생계획의 납부일정에 따라 납부하고 있는 경우
3. 징수금 발생의 원인이 되는 위반행위로 인하여 수사가 진행 중이거나 형사재판이 계속 중인 경우
4. 재해 등으로 재산에 심한 손실을 입은 경우 등으로서 법 제57조의2제2항에 따른 부당이득징수금체납정보공개심의위원회(이하 "부당이득징수금체납정보공개심의위원회"라 한다)가 같은 조 제1항에 따른 인적사항등을 공개할 실익이 없다고 인정하는 경우

③ 공단은 법 제57조의2제3항에 따른 통지를 할 때에는 체납액의 납부를 촉구하고, 같은 조 제1항 단서에 따른 경우에 해당하면 그에 관한 소명자료를 제출하도록 안내해야 한다.

[본조신설 2020. 6. 2.]

제26조의4(부당이득징수금체납정보공개심의위원회의 구성 및 운영)

① 부당이득징수금체납정보공개심의위원회는 위원장 1명을 포함한 9명의 위원으로 구성한다.

② 부당이득징수금체납정보공개심의위원회의 위원장은 공단의 임원 중 해당 업무를 담당하는 상임이사가 되고, 위원은 공단의 이사장이 임명하거나 위촉하는 다음 각 호의 사람으로 한다.

1. 공단 소속 직원 3명
2. 보험급여 비용의 부당이득 징수에 관한 사무를 담당하는 보건복지부 소속 4급 또는 5급 공무원 1명
3. 법률, 회계 또는 사회보험에 관한 학식과 경험이 풍부한 사람 4명

③ 제2항제3호에 따른 위원의 임기는 2년으로 하며, 한 차례만 연임할 수 있다.

④ 부당이득징수금체납정보공개심의위원회의 회의는 위원장을 포함한 재적위원 과반수의 출석으로 개의하고, 출석위원 과반수의 찬성으로 의결한다.

⑤ 제1항부터 제4항까지에서 규정한 사항 외에 부당이득징수금체납정보공개심의위원회의 구성 및 운영에 필요한 사항은 공단이 정한다.

[본조신설 2020. 6. 2.]

제27조(현역병 등에 대한 요양급여비용 등의 지급)

① 법 제60조제1항 전단에서 "대통령령으로 정하는 치료 등"이란 법 제41조제1항제1호부터 제3호까지 및 제5호에 따른 요양급여를 말한다.

② 법 제60조제1항 후단에 따라 법무부장관 · 국방부장관 · 경찰청장 · 소방청장 또는 해양경찰청장(이하 이 조에서 "기관장"이라 한다)은 해당 기관에서 연간 들어갈 것으로 예상되는 요양급여비용과 법 제49조에 따른 요양비(이하 "요양비"라 한다)를 공단이 지정한 계좌에 예탁해야 한다. 〈개정 2014. 11. 19., 2017. 7. 26., 2019. 6. 11.〉

③ 공단은 예탁금 집행 현황을 분기별로 보건복지부장관 및 해당 기관장에게 통보하여야 한다.

④ 공단은 제2항에 따라 기관장이 예탁한 요양급여비용과 요양비가 공단이 부담해야 할 요양급여비용과 요양비에 미치지 못할 때에는 기관장에게 이를 즉시 청구하고, 기관장은 공단의 청구에 따라 요양급여비용과 요양비를 공단에 지급해야 한다. 〈개정 2019. 6. 11.〉

⑤ 공단은 제2항에 따라 기관장이 예탁한 요양급여비용과 요양비에서 발생한 이자를 공단이 부담해야 할 요양급여비용에 사용할 수 있다. 〈개정 2019. 6. 11.〉

[제목개정 2019. 6. 11.]

제5장 건강보험심사평가원

제28조(업무)

① 법 제63조제1항제8호에서 "대통령령으로 정하는 업무"란 다음 각 호의 업무를 말한다. 〈개정 2013. 1. 28., 2022. 12. 27.〉

1. 법 제47조에 따른 요양급여비용의 심사청구와 관련된 소프트웨어의 개발 · 공급 · 검사 등 전산 관리
2. 법 제47조의4에 따른 요양급여의 적정성 평가 결과의 공개
3. 법 제49조제1항에 따라 지급되는 요양비 중 보건복지부령으로 정하는 기관에서 받은 요양비에 대한 심사
4. 법 제63조제1항제1호부터 제7호까지

및 이 항 제1호부터 제3호까지의 업무를 수행하기 위한 환자 분류체계 및 요양급여 관련 질병 · 부상 분류체계의 개발 · 관리
5. 법 제63조제1항제1호부터 제7호까지 및 이 항 제1호부터 제4호까지의 업무와 관련된 교육 · 홍보

② 제1항제1호 · 제2호 · 제4호에 따른 전산 관리, 적정성 평가 결과의 공개, 환자 분류체계 및 요양급여 관련 질병 · 부상 분류체계의 개발 · 관리의 절차 · 기준 · 방법과 그 밖에 필요한 사항은 보건복지부장관이 정하여 고시한다. 〈개정 2013. 1. 28., 2022. 12. 27.〉

제29조(공무원인 임원)
법 제65조제4항에 따라 보건복지부장관은 보건복지부의 3급 공무원 또는 고위공무원단에 속하는 공무원 중에서 1명을 지명하는 방법으로 심사평가원의 비상임이사를 추천한다. 〈개정 2016. 8. 2.〉

제29조의2(진료심사평가위원회 위원의 겸직)
① 법 제66조의2제1항에 따라 진료심사평가위원회(이하 이 조에서 "심사위원회"라 한다) 위원의 직무를 겸하려는 교수 · 부교수 및 조교수(이하 "교수등"이라 한다)는 소속대학 총장에게 겸직 허가를 신청해야 한다. 이 경우 신청을 받은 소속대학 총장은 지체 없이 허가 여부를 해당 교수등에게 통보해야 한다.

② 제1항에서 규정한 사항 외에 근무조건, 보수 등 교수등이 심사위원회의 위원을 겸하기 위하여 필요한 세부 사항은 심사평가원의 정관으로 정한다.

[본조신설 2023. 11. 7.]

제30조(원장 권한의 위임)
법 제68조에 따라 준용되는 법 제32조에 따라 심사평가원의 원장이 분사무소의 장에게 위임할 수 있는 사항은 다음 각 호의 요양기관을 제외한 요양기관의 법 제47조제2항에 따른 요양급여비용에 대한 심사권한과 법 제87조제2항에 따른 이의신청에 대한 결정 권한으로 한다.
1. 「의료법」 제3조의4에 따른 상급종합병원
2. 그 밖에 심사평가원의 정관으로 정하는 요양기관

제31조(준용 규정)
심사평가원 이사회의 심의 · 의결사항 및 회의에 관하여는 제11조(제5호는 제외한다) 및 제12조를 준용한다. 이 경우 "공단"은 "심사평가원"으로, "이사장"은 "원장"으로 본다.

제6장 보험료

제32조(월별 보험료액의 상한과 하한)
법 제69조제6항에 따른 월별 보험료액의 상한 및 하한은 다음 각 호의 구분에 따른다. 〈개정 2022. 8. 31., 2022. 12. 27., 2024. 1. 2., 2024. 5. 7.〉
1. 월별 보험료액의 상한은 다음 각 목과 같다.
   가. 직장가입자의 보수월액보험료: 보험료가 부과되는 연도의 전전년도 직장가입자 평균 보수월액보험료(이하 이 조에서 "전전년도 평균 보수월액보험료"라 한다)의 30배에 해당하는 금액을 고려하여 보건복지부장관이 정하여 고시하는 금액
   나. 직장가입자의 보수 외 소득월액보험료 및 지역가입자의 월별 보험료액: 보험료가 부과되는 연도의 전전년도 평균 보수월액보험료의 15배에 해당하는 금액을 고

려하여 보건복지부장관이 정하여 고시하는 금액

2. 월별 보험료액의 하한은 다음 각 목과 같다.

가. 직장가입자의 보수월액보험료: 보험료가 부과되는 연도의 전전년도 평균 보수월액보험료의 1천분의 50 이상 1천분의 85 미만의 범위에서 보건복지부장관이 정하여 고시하는 금액

나. 지역가입자의 월별 보험료액: 가목에 따른 보수월액보험료의 100분의 90 이상 100분의 100 이하의 범위에서 보건복지부장관이 정하여 고시하는 금액

[전문개정 2018. 3. 6.]

제33조(보수에 포함되는 금품 등)

① 법 제70조제3항 전단에서 "대통령령으로 정하는 것"이란 근로의 대가로 받은 봉급, 급료, 보수, 세비(歲費), 임금, 상여, 수당, 그 밖에 이와 유사한 성질의 금품으로서 다음 각 호의 것을 제외한 것을 말한다. 〈개정 2015. 6. 30.〉

1. 퇴직금
2. 현상금, 번역료 및 원고료
3. 「소득세법」에 따른 비과세근로소득. 다만, 「소득세법」 제12조제3호차목 · 파목 및 거목에 따라 비과세되는 소득은 제외한다.

② 법 제70조제3항 후단에서 "보수 관련 자료가 없거나 불명확한 경우 등 대통령령으로 정하는 사유"란 다음 각 호의 어느 하나에 해당하는 경우를 말한다.

1. 보수 관련 자료가 없거나 불명확한 경우
2. 「최저임금법」 제5조에 따른 최저임금액 등을 고려할 때 보수 관련 자료의 신뢰성이 없다고 공단이 인정하는 경우

③ 보수의 전부 또는 일부가 현물(現物)로 지급되는 경우에는 그 지역의 시가(時價)를 기준으로 공단이 정하는 가액(價額)을 그에 해당하는 보수로 본다.

④ 법 제70조제3항 후단에 따라 보건복지부장관이 고시하는 금액이 적용되는 기간 중에 사업장 근로자의 보수가 확인되는 경우에는 공단이 확인한 날이 속하는 달의 다음 달부터 그 고시 금액을 적용하지 아니한다.

제34조(직장가입자에 대한 보수월액보험료 부과의 원칙)

① 법 제70조제1항에 따라 직장가입자에 대한 보수월액보험료는 매년 다음 각 호의 구분에 따라 산정된 보수월액을 기준으로 하여 부과하고, 다음 해에 확정되는 해당 연도의 보수 총액을 기준으로 제39조에 따라 보수월액을 다시 산정하여 정산한다. 다만, 법 제70조제3항 후단에 따라 보건복지부장관이 고시하는 금액이 적용되는 직장가입자에 대해서는 그 고시하는 금액이 적용되는 기간 동안 부과한 보수월액보험료의 정산을 생략할 수 있다.

1. 직장가입자의 자격을 취득하거나, 다른 직장가입자로 자격이 변동되거나, 지역가입자에서 직장가입자로 자격이 변동된 사람: 제37조에 따른 자격 취득 또는 변동 시의 보수월액
2. 제1호에 해당하지 아니하는 직장가입자: 전년도에 받은 보수의 총액을 기준으로 제36조에 따라 산정한 보수월액

② 제1항 각 호에 따른 보수월액의 적용기간은 다음 각 호와 같다. 〈개정 2013.

9. 26.〉

1. 제1항제1호의 가입자: 자격 취득 또는 변동일이 속하는 달(매월 2일 이후에 자격이 변동된 경우에는 그 자격 변동일이 속한 달의 다음 달을 말한다)부터 다음 해 3월까지
2. 제1항제2호의 가입자: 매년 4월부터 다음 해 3월까지

제35조(보수월액 산정을 위한 보수 등의 통보)

① 사용자는 법 제70조제1항에 따른 보수월액의 산정을 위하여 매년 3월 10일까지 전년도 직장가입자에게 지급한 보수의 총액(법 제70조 및 이 영 제33조에 따라 산정된 금액으로서 가입자별로 1월부터 12월까지 지급한 보수의 총액을 말한다. 이하 같다)과 직장가입자가 해당 사업장·국가·지방자치단체·사립학교 또는 그 학교경영기관(이하 "사업장등"이라 한다)에 종사한 기간 등 보수월액 산정에 필요한 사항을 공단에 통보하여야 한다. 이 경우 법 제70조제3항 후단의 적용을 받는 직장가입자에 대해서는 통보를 생략할 수 있다. 〈개정 2013. 9. 26.〉

② 사용자는 법 제70조제1항에 따른 보수월액 산정을 위하여 그 사업장이 다음 각 호의 어느 하나에 해당하면 그때까지 사용·임용 또는 채용한 모든 직장가입자(제3호의 경우에는 해당 직장가입자를 말한다)에게 지급한 보수의 총액 등 보수월액 산정에 필요한 사항을 공단에 통보하여야 한다.

1. 사업장이 폐업·도산하거나 이에 준하는 사유가 발생한 경우
2. 사립학교가 폐교된 경우
3. 일부 직장가입자가 퇴직한 경우

제36조(보수월액의 결정 등)

① 공단은 제35조에 따라 통보받은 보수의 총액을 전년도 중 직장가입자가 그 사업장등에 종사한 기간의 개월수로 나눈 금액을 매년 보수월액으로 결정한다. 다만, 사용자가 그 사업장등의 해당 연도 보수의 평균 인상률 또는 인하율을 공단에 통보한 경우에는 본문에 따라 계산한 금액에 그 평균 인상률 또는 인하율을 반영하여 산정한 금액을 매년 보수월액으로 결정한다.

② 사용자는 해당 직장가입자의 보수가 인상되거나 인하되었을 때에는 공단에 보수월액의 변경을 신청할 수 있다. 다만, 상시 100명 이상의 근로자가 소속되어 있는 사업장의 사용자는 다음 각 호에 따라 공단에 그 보수월액의 변경을 신청하여야 한다. 〈개정 2015. 12. 22.〉

1. 해당 월의 보수가 14일 이전에 변경된 경우: 해당 월의 15일까지
2. 해당 월의 보수가 15일 이후에 변경된 경우: 해당 월의 다음 달 15일까지

③ 공단은 사용자가 제35조에 따른 통보를 하지 아니하거나 통보 내용이 사실과 다른 경우에는 법 제94조에 따라 그 사실을 조사하여 보수월액을 산정·변경할 수 있으며, 제2항에 따른 보수월액의 변경신청을 받은 경우에는 보수가 인상된 달 또는 인하된 달부터 보수월액을 변경할 수 있다.

④ 직장가입자가 둘 이상의 건강보험 적용 사업장에서 보수를 받고 있는 경우에는 각 사업장에서 받고 있는 보수를 기준으로 각각 보수월액을 결정한다.

⑤ 직장가입자의 보수월액을 제33조부터 제38조까지의 규정에 따라 산정하기 곤란하거나 보수를 확인할 수 있는 자료가 없는 경우 보수월액의 산정방법과 보수의 인상·인하 시 보수월액의 변경

신청 등 필요한 사항은 재정운영위원회의 의결을 거쳐 공단의 정관으로 정한다.

제37조(직장가입자의 자격 취득 · 변동 시 보수월액의 결정)

공단은 직장가입자의 자격을 취득하거나, 다른 직장가입자로 자격이 변동되거나, 지역가입자에서 직장가입자로 자격이 변동된 사람이 있을 때에는 다음 각 호의 구분에 따른 금액을 해당 직장가입자의 보수월액으로 결정한다.

1. 연 · 분기 · 월 · 주 또는 그 밖의 일정 기간으로 보수가 정해지는 경우: 그 보수액을 그 기간의 총 일수로 나눈 금액의 30배에 상당하는 금액
2. 일(日) · 시간 · 생산량 또는 도급(都給)으로 보수가 정해지는 경우: 직장가입자의 자격을 취득하거나 자격이 변동된 달의 전 1개월 동안에 그 사업장에서 해당 직장가입자와 같은 업무에 종사하고 같은 보수를 받는 사람의 보수액을 평균한 금액
3. 제1호 및 제2호에 따라 보수월액을 산정하기 곤란한 경우: 직장가입자의 자격을 취득하거나 자격이 변동된 달의 전 1개월 동안 같은 업무에 종사하고 있는 사람이 받는 보수액을 평균한 금액

제38조(보수가 지급되지 않는 사용자의 보수월액 결정)

① 법 제70조제4항에 따른 보수가 지급되지 아니하는 사용자의 보수월액은 다음 각 호의 방법으로 산정한다. 이 경우 사용자는 매년 5월 31일까지[「소득세법」 제70조의2에 따라 세무서장에게 성실신고확인서를 제출한 사용자(이하 이 항에서 "성실신고사용자"라 한다)인 경우에는 6월 30일까지] 수입을 증명할 수 있는 자료를 제출하거나 수입금액을 공단에 통보하여야 하며, 산정된 보수월액은 매년 6월부터 다음 해 5월까지(성실신고사용자의 경우에는 매년 7월부터 다음 해 6월까지) 적용한다. 〈개정 2013. 9. 26.〉

1. 해당 연도 중 해당 사업장에서 발생한 보건복지부령으로 정하는 수입으로서 객관적인 자료를 통하여 확인된 금액
2. 수입을 확인할 수 있는 객관적인 자료가 없는 경우에는 사용자의 신고금액

② 보수가 지급되지 아니하는 사용자의 보수월액을 결정하거나 변경하는 절차 등에 관하여는 제34조제1항, 제35조제2항 및 제36조를 준용한다. 〈신설 2013. 9. 26.〉

③ 제1항 및 제2항에도 불구하고 다음 각 호의 어느 하나에 해당하는 경우 사용자의 보수월액은 그 각 호에서 정하는 금액으로 한다. 〈개정 2020. 12. 29.〉

1. 제1항제1호 및 제2호에 따른 확인금액 또는 신고금액을 기준으로 산정한 보수월액이 해당 사업장에서 가장 높은 보수월액을 적용받는 근로자의 보수월액보다 낮은 경우(제2호나목에 해당하는 경우는 제외한다): 해당 사업장에서 가장 높은 보수월액을 적용받는 근로자의 보수월액
2. 다음 각 목의 어느 하나에 해당하는 경우: 해당 사업장 근로자의 보수월액을 평균한 금액
   가. 사용자가 제1항 각 호 외의 부분 후단에 따른 자료 제출과 수입금액 통보를 하지 않고, 같은 항 제

1호에 따른 수입을 확인할 수 있는 객관적인 자료도 없는 경우
나. 제1항제1호에 따른 확인금액이 0원 이하인 경우

[제목개정 2020. 12. 29.]

제39조(보수월액보험료의 정산 및 분할납부)
① 공단은 원래 산정ㆍ징수한 보수월액보험료의 금액이 제34조부터 제38조까지의 규정에 따라 다시 산정한 보수월액보험료의 금액을 초과하는 경우에는 그 초과액을 사용자에게 반환하여야 하며, 부족한 경우에는 그 부족액을 사용자로부터 추가로 징수하여야 한다.
② 사용자는 직장가입자의 사용ㆍ임용ㆍ채용 관계가 끝난 경우에는 해당 직장가입자가 납부한 보수월액보험료를 다시 산정하여 근로자와 정산한 후 공단과 정산 절차를 거쳐야 한다. 다만, 법 제70조제3항 후단에 따라 보건복지부장관이 고시하는 금액이 적용되는 직장가입자에 대해서는 그 고시하는 금액이 적용되는 기간에 부과한 보수월액보험료의 정산을 생략할 수 있다.
③ 사용자는 제1항에 따라 반환받은 금액 또는 추가 납부한 금액 중 직장가입자가 반환받을 금액 및 부담하여야 할 금액에 대해서는 해당 직장가입자와 정산하여야 한다.
④ 공단은 제1항에 따라 추가로 징수해야 할 금액(이하 "추가징수금액"이라 한다) 중 직장가입자가 부담하는 금액이 해당 직장가입자가 부담하는 보수월액보험료(추가징수금액을 고지하는 날이 속하는 달의 보수월액보험료를 말한다) 이상인 경우에는 사용자의 신청에 따라 12회 이내의 범위에서 분할하여 납부하게 할 수 있다. 〈개정 2024. 5. 7.〉
⑤ 제1항부터 제4항까지에서 규정한 사항 외에 보수월액보험료의 정산 및 분할납부에 필요한 세부 사항은 공단의 정관으로 정한다. 〈신설 2018. 3. 20.〉

제40조(공무원의 전출 시의 보수월액보험료 납부) 공무원인 직장가입자가 다른 기관으로 전출된 경우 전출된 날이 속하는 달의 보수월액보험료는 전출 전 기관의 장이 전출된 공무원에게 지급할 보수에서 이를 공제하여 납부한다. 다만, 전출한 기관의 장이 전출한 날이 속하는 달의 보수를 지급하지 아니한 경우에는 전입받은 기관의 장이 보수에서 공제하여 납부한다.

제41조(소득월액)
① 소득월액(직장가입자의 경우에는 법 제71조제1항에 따른 보수 외 소득월액을 말하고, 지역가입자의 경우에는 같은 조 제2항에 따른 소득월액을 말한다. 이하 같다) 산정에 포함되는 소득은 다음 각 호와 같다. 이 경우 「소득세법」에 따른 비과세소득은 제외한다. 〈개정 2020. 10. 7., 2022. 6. 30., 2024. 5. 7.〉
1. 이자소득: 「소득세법」 제16조에 따른 소득
2. 배당소득: 「소득세법」 제17조에 따른 소득
3. 사업소득: 「소득세법」 제19조에 따른 소득
4. 근로소득: 「소득세법」 제20조에 따른 소득
5. 연금소득: 「소득세법」 제20조의3에 따른 소득. 다만, 같은 조 제1항제1호의 공적연금소득의 경우에는 같은 조 제2항을 적용하지 않고 해당 과세기간에 발생한 연금소득 전부를 연금소득으로 한다.
6. 기타소득: 「소득세법」 제21조에 따른

소득

② 제1항 각 호의 소득의 구체적인 산정방법은 보건복지부령으로 정한다. 〈신설 2020. 10. 7.〉

③ 제1항 각 호의 소득 자료의 반영시기는 다음 각 호의 구분에 따른다. 다만, 천재지변 등 부득이한 사유가 발생한 경우에는 공단의 정관으로 정하는 바에 따라 반영시기를 조정할 수 있다. 〈신설 2022. 8. 31., 2024. 5. 7.〉

1. 매년 1월부터 10월까지의 소득월액 산정 시: 소득월액보험료(직장가입자의 경우에는 보수 외 소득월액보험료를 말하고, 지역가입자의 경우에는 소득에 대한 월별 보험료를 말한다. 이하 같다)가 부과되는 연도의 전전년도 자료. 다만, 제1항제5호의 연금소득 자료는 소득월액보험료가 부과되는 연도의 전년도 자료로 한다.
2. 매년 11월 및 12월의 소득월액 산정 시: 소득월액보험료가 부과되는 연도의 전년도 자료

④ 법 제71조제1항 계산식 외의 부분 및 같은 항의 계산식에서 "대통령령으로 정하는 금액"이란 각각 연간 2천만원을 말한다. 〈개정 2018. 3. 6., 2020. 10. 7., 2022. 8. 31.〉

⑤ 제1항부터 제4항까지에서 규정한 사항 외에 소득 자료의 구체적인 종류 등 소득월액의 산정에 필요한 세부 사항은 공단의 정관으로 정한다. 〈신설 2022. 8. 31., 2024. 5. 7.〉

제41조의2(소득월액의 조정 등)

① 가입자는 폐업 등 공단의 정관으로 정하는 사유로 제41조제1항제3호 및 제4호의 소득(이하 이 조에서 "사업소득등"이라 한다)이 감소한 경우 그 사유에 해당함을 증명하는 서류를 첨부하여 소득월액보험료가 부과되는 시점의 사업소득등 자료를 소득월액 산정에 반영하여 조정해 줄 것을 공단에 신청할 수 있다. 〈개정 2024. 5. 7.〉

② 제1항의 조정 신청을 받은 공단은 제41조제3항에도 불구하고 소득월액보험료 부과 시점의 사업소득등 자료를 소득월액 산정에 반영하여 소득월액을 조정할 수 있으며, 이후 부과하는 해당 연도의 소득월액보험료는 조정된 소득월액을 기준으로 산정한다.

③ 제1항의 조정 신청을 한 가입자는 제2항에 따라 소득월액을 조정한 이후에 해당 연도의 사업소득등이 발생한 경우에는 그 사업소득등이 발생한 날이 속하는 달의 다음 달 1일부터 1개월 이내에 사업소득등의 발생 사실과 그 금액을 공단에 신고해야 하며, 그 이후 공단이 부과하는 해당 연도의 소득월액보험료는 신고한 사업소득등을 반영하여 조정된 소득월액을 기준으로 산정한다. 〈신설 2023. 6. 20., 2024. 5. 7.〉

④ 공단은 제2항 또는 제3항에 따라 소득월액을 조정한 이후에 해당 연도의 사업소득등이 확인된 경우에는 그 확인된 사업소득등을 기준으로 해당 연도의 소득월액을 다시 산정하여 소득월액보험료를 정산할 수 있다. 〈개정 2023. 6. 20.〉

⑤ 공단은 제2항 또는 제3항에 따라 소득월액을 조정하여 산정한 소득월액보험료의 금액이 제4항에 따라 다시 정산한 소득월액보험료의 금액보다 적은 경우에는 그 부족액을 가입자로부터 추가로 징수해야 한다. 〈개정 2023. 6. 20., 2024. 5. 7.〉

⑥ 공단은 제5항에 따라 추가로 징수하는 소득월액보험료를 12회 이내의 범위에서 분할하여 납부하게 할 수 있다. 〈개정 2023. 6. 20., 2024. 5. 7.〉

⑦ 제1항부터 제6항까지에서 규정한 사항 외에 소득월액의 조정 신청 절차, 소득월액의 조정 이후 사업소득등의 발생 신고 절차, 소득월액보험료의 산정 · 정산 및 분할 납부 등에 필요한 세부 사항은 공단의 정관으로 정한다. 〈개정 2023. 6. 20.〉

[본조신설 2022. 8. 31.]

제42조(재산보험료부과점수의 산정기준)

① 법 제72조제1항에 따른 재산보험료부과점수(이하 "재산보험료부과점수"라 한다)는 다음 각 호의 재산을 고려하여 산정하되, 구체적인 산정방법은 별표 4와 같다.

1. 「지방세법」 제105조에 따른 재산세의 과세대상이 되는 토지, 건축물, 주택, 선박 및 항공기. 다만, 종중재산(宗中財産), 마을 공동재산, 그 밖에 이에 준하는 공동의 목적으로 사용하는 건축물 및 토지는 제외한다.
2. 주택을 소유하지 않은 지역가입자의 경우에는 임차주택에 대한 보증금 및 월세금액

② 제1항에서 규정한 사항 외에 재산보험료부과점수의 산정에 필요한 세부 사항은 공단의 정관으로 정한다.

[전문개정 2024. 5. 7.]

제42조의2(주택 관련 대출금액의 재산보험료부과점수 제외)

① 법 제72조제1항 단서에서 "대통령령으로 정하는 지역가입자"란 다음 각 호의 어느 하나에 해당하는 지역가입자를 말한다. 〈개정 2022. 12. 27., 2023. 11. 7.〉

1. 보건복지부장관이 정하여 고시하는 1세대 1주택 세대에 속하는 지역가입자로서 다음 각 목의 요건을 모두 갖춘 지역가입자(이하 "1세대1주택자"라 한다)
   가. 해당 세대가 소유한 주택에 거주하기 위하여 소유자(소유자와 주민등록상 동일 세대를 구성하는 배우자나 직계존비속을 포함한다)가 「금융실명거래 및 비밀보장에 관한 법률」에 따른 금융회사등(이하 "금융회사등"이라 한다)으로부터 주택을 담보로 하는 대출 등 보건복지부장관이 정하여 고시하는 대출[대출 이자율을 낮추거나 대출 기간을 연장하기 위하여 해당 주택을 담보로 새로 대출을 받아 대출일과 같은 날 종전의 대출을 상환한 경우 새로 받은 대출(이하 이 조에서 "주택담보전환대출"이라 한다)을 포함한다. 이하 이 조에서 "주택담보대출등"이라 한다]을 받을 것
   나. 해당 세대가 주택에 대하여 최초로 주택담보대출등(주택담보전환대출은 제외한다)을 받은 날이 주택 소유권을 취득한 날의 전후 3개월 이내일 것
2. 보건복지부장관이 정하여 고시하는 1세대 무주택 세대에 속하는 지역가입자로서 다음 각 목의 요건을 모두 갖춘 지역가입자(이하 "1세대무주택자"라 한다)
   가. 해당 세대가 임차한 주택에 거주하기 위하여 임차인(임차인과 주민등록상 동일 세대를 구성하는

배우자나 직계존비속을 포함한다)이 금융회사등으로부터 임차주택의 보증금을 담보로 하는 대출 등 보건복지부장관이 정하여 고시하는 대출[대출 이자율을 낮추거나 대출 기간을 연장하기 위하여 해당 임차주택의 보증금을 담보로 새로 대출을 받아 대출일과 같은 날 종전의 대출을 상환한 경우 새로 받은 대출(이하 이 조에서 "보증금담보전환대출"이라 한다)을 포함한다. 이하 이 조에서 "보증금담보대출등"이라 한다]을 받을 것

나. 해당 세대가 주택에 대하여 최초로 보증금담보대출등(보증금담보전환대출은 제외한다)을 받은 날이 「주택임대차보호법」 제3조의2제2항에 따른 임대차계약증서의 입주일과 전입일(외국인의 경우에는 「출입국관리법」에 따른 외국인등록표의 체류지 등록일 또는 변경신고일, 「재외동포의 출입국과 법적 지위에 관한 법률」에 따른 국내거소신고일 또는 이전신고일을 말한다) 중 빠른 날부터 전후 3개월(임대차계약을 변경·연장 또는 갱신하면서 대출받는 경우에는 임대차계약 변경일, 연장일 또는 갱신일부터 전후 3개월을 말한다) 이내일 것

② 법 제72조제1항 단서에서 "대통령령으로 정하는 기준 이하의 주택"이란 다음 각 호의 구분에 따른 요건을 충족하는 주택을 말한다. 〈개정 2022. 8. 31.〉

1. 1세대1주택자의 경우: 주택담보대출등을 받아 구입한 주택의 재산세 과세표준금액이 「소득세법」 제52조제5항 본문에 따른 주택 기준시가에 「지방세법 시행령」 제109조의 공정시장가액비율을 곱한 금액 이하일 것
2. 1세대무주택자의 경우: 보증금담보대출등을 받아 임차한 임차주택의 보증금 및 월세금액을 보건복지부령으로 정하는 기준에 따라 평가한 금액이 「소득세법」 제52조제5항 본문에 따른 주택 기준시가의 30퍼센트 이하인 주택일 것

③ 법 제72조제1항 단서에 따라 대출금액을 평가한 금액은 다음 각 호의 구분에 따른 금액으로 한다. 이 경우 주택담보전환대출 금액이나 보증금담보전환대출 금액이 종전의 대출금액보다 큰 경우에는 그 차액을 제외한 대출금액을 기준으로 평가한다. 〈개정 2022. 8. 31., 2022. 12. 27.〉

1. 1세대1주택자의 경우: 주택담보대출등 금액의 합산액(상환한 금액은 제외한다)에 「지방세법 시행령」 제109조의 공정시장가액비율을 곱한 금액. 이 경우 그 금액이 해당 주택의 재산세 과세표준금액보다 큰 경우에는 재산세 과세표준금액으로 하며, 그 금액이 5천만원을 넘는 경우에는 5천만원으로 한다.
2. 1세대무주택자의 경우: 보증금담보대출등 금액의 합산액(상환한 금액은 제외한다)의 30퍼센트. 이 경우 그 금액이 보증금의 30퍼센트에 해당하는 금액보다 큰 경우에는 보증금의 30퍼센트로 한다.

④ 법 제72조제3항에서 "대출금액 등 대통령령으로 정하는 자료·정보"란 다음 각 호의 자료·정보를 말한다. 〈개정

2024. 5. 7.〉
1. 주택담보대출등 또는 보증금담보대출등을 받은 사람의 성명과 주민등록번호
2. 주택담보대출등 또는 보증금담보대출등의 종류, 기간, 금액, 담보 등 현황에 관한 정보
3. 그 밖에 재산보험료부과점수 산정에 필요한 자료·정보로서 보건복지부장관이 정하여 고시하는 자료·정보

⑤ 제1항부터 제4항까지에서 규정한 사항 외에 법 제72조제1항 단서에 따른 대출금액 평가에 필요한 세부 사항은 보건복지부장관이 정하여 고시한다.

[본조신설 2022. 6. 30.]
[제목개정 2024. 5. 7.]
[종전 제42조의2는 제42조의3으로 이동 〈2022. 6. 30.〉]

제42조의3 삭제 〈2024. 5. 7.〉

제42조의4 삭제 〈2024. 5. 7.〉

제42조의5 삭제 〈2024. 5. 7.〉

제42조의6 삭제 〈2024. 5. 7.〉

제42조의7(보험료 부과제도에 대한 적정성 평가)

① 보건복지부장관은 법 제72조의3제1항에 따른 적정성 평가(이하 "적정성 평가"라 한다)를 위한 조사 및 연구를 실시할 수 있다.

② 보건복지부장관은 제1항에 따라 실시하는 조사 및 연구를 보험료 부과제도에 관한 전문성을 갖춘 연구기관, 대학, 비영리법인 또는 단체 등에 의뢰하여 실시할 수 있다.

③ 보건복지부장관은 관계 중앙행정기관, 지방자치단체 및 「공공기관의 운영에 관한 법률」에 따른 공공기관 등에 대하여 적정성 평가에 관한 의견 또는 자료의 제출을 요청할 수 있다.

④ 보건복지부장관은 제1항에 따른 적정성 평가를 실시한 경우 그 결과를 심의위원회에 알려야 한다. 〈개정 2024. 5. 7.〉

[본조신설 2018. 3. 6.]
[제42조의6에서 이동 〈2022. 6. 30.〉]

제43조(지역가입자의 세대 분리)

공단은 지역가입자가 다음 각 호의 어느 하나의 사람에 해당하는 경우에는 그 가입자를 해당 세대에서 분리하여 별도 세대로 구성할 수 있다. 〈개정 2013. 9. 26., 2017. 3. 20., 2020. 6. 30., 2020. 10. 7.〉
1. 해당 세대와 가계단위 및 생계를 달리하여 공단에 세대 분리를 신청한 사람
2. 별표 2 제3호라목에 따른 희귀난치성질환자등으로서 본인부담액을 경감받는 사람
3. 「병역법」 제21조 또는 제26조에 따라 소집되어 상근예비역 또는 사회복무요원으로 복무하는 사람
4. 「대체역의 편입 및 복무 등에 관한 법률」 제17조에 따라 소집되어 대체복무요원으로 복무하는 사람

제44조(보험료율 및 재산보험료부과점수당 금액)

① 법 제73조제1항에 따른 직장가입자의 보험료율 및 같은 조 제3항에 따른 지역가입자의 보험료율은 각각 1만분의 709로 한다. 〈개정 2012. 12. 27., 2013. 9. 26., 2014. 11. 20., 2015. 12. 22., 2017. 12. 29., 2018. 12. 24., 2019. 12. 31., 2020. 12. 29., 2021. 12. 7., 2022. 12. 27., 2024. 5. 7.〉

② 법 제73조제3항에 따른 지역가입자의 재산보험료부과점수당 금액은 208.4원으로 한다. 〈개정 2012. 12. 27.,

2013. 9. 26., 2014. 11. 20., 2015. 12. 22., 2017. 12. 29., 2018. 12. 24., 2019. 12. 31., 2020. 12. 29., 2021. 12. 7., 2022. 12. 27., 2024. 5. 7.〉

[제목개정 2024. 5. 7.]

제44조의2(보험료가 면제되는 국외 체류기간) 법 제74조제1항 본문에서 "대통령령으로 정하는 기간"이란 3개월을 말한다. 다만, 업무에 종사하기 위해 국외에 체류하는 경우라고 공단이 인정하는 경우에는 1개월을 말한다. 〈개정 2021. 10. 14.〉

[본조신설 2020. 7. 7.]

제45조(보험료 경감 대상지역) 법 제75조제1항제1호에서 "섬·벽지(僻地)·농어촌 등 대통령령으로 정하는 지역"이란 다음 각 호의 어느 하나에 해당하는 지역을 말한다. 〈개정 2015. 6. 30.〉

1. 요양기관까지의 거리가 멀거나 대중교통으로 이동하는 시간이 오래 걸리는 지역으로서 보건복지부장관이 정하여 고시하는 섬·벽지 지역
2. 다음 각 목의 어느 하나에 해당하는 농어촌지역
   가. 군 및 도농복합 형태 시의 읍·면 지역
   나. 「지방자치법」 제2조제1항제2호에 따른 시와 군의 지역 중 동(洞) 지역으로서 「국토의 계획 및 이용에 관한 법률」 제36조제1항제1호에 따라 지정된 주거지역·상업지역 및 공업지역을 제외한 지역
   다. 「농어촌주민의 보건복지 증진을 위한 특별법」 제33조에 해당하는 지역
3. 요양기관의 이용이 제한되는 근무지의 특성을 고려하여 보건복지부장관이 인정하는 지역

제45조의2(계좌이체자 등에 대한 보험료 감액 등) 공단은 법 제75조제2항에 따라 전자문서로 납입 고지를 받거나 계좌 또는 신용카드 자동이체의 방법으로 보험료를 내는 납부의무자에 대해서는 그에 따라 절감되는 우편요금 등 행정비용의 범위에서 공단의 정관으로 정하는 바에 따라 보험료를 감액하거나 감액하는 금액에 상당하는 금품을 제공할 수 있다. 〈개정 2013. 9. 26., 2019. 10. 22.〉

[제47조에서 이동 〈2013. 9. 26.〉]

제46조(지역가입자의 보험료 연대납부의무 면제 대상 미성년자) 법 제77조제2항 단서에서 "대통령령으로 정하는 기준에 해당하는 미성년자"란 다음 각 호의 어느 하나에 해당하는 미성년자를 말한다. 다만, 제41조제1항제2호의 배당소득 또는 같은 항 제3호의 사업소득으로서 「소득세법」 제168조제1항에 따른 사업자등록을 한 사업에서 발생하는 소득이 있는 미성년자는 제외한다. 〈개정 2015. 12. 22., 2018. 12. 24., 2024. 2. 13., 2024. 5. 7.〉

1. 다음 각 목의 요건을 모두 갖춘 미성년자
   가. 제41조제1항에 따른 소득의 합이 연간 100만원 이하일 것
   나. 제42조제1항제1호에 해당하는 재산이 없을 것
2. 부모가 모두 사망한 미성년자로서 제1호가목의 요건을 갖춘 미성년자

제46조의2(사업의 양도·양수에 따른 제2차 납부의무)

① 법 제77조의2제2항 후단에 따라 제2차 납부의무를 지는 사업의 양수인은 사업

장별로 그 사업에 관한 모든 권리(미수금에 관한 것은 제외한다)와 모든 의무(미지급금에 관한 것은 제외한다)를 포괄적으로 승계한 자로 한다.

② 법 제77조의2제2항 후단에 따라 제2차 납부의무의 한도가 되는 사업양수 재산의 가액은 다음 각 호의 금액으로 한다. 다만, 제2호에 따른 금액은 제1호에 따른 금액이 없거나 불분명한 경우에 한정하여 적용한다.

1. 양수인이 양도인에게 지급하였거나 지급하여야 할 금액이 있는 경우에는 그 금액
2. 양수한 자산 및 부채를 공단이 「상속세 및 증여세법」 제60조부터 제66조까지의 규정을 준용하여 평가한 후 그 자산총액에서 부채총액을 뺀 가액

③ 제2항에도 불구하고 다음 각 호의 어느 하나에 해당하는 경우에 사업양수 재산의 가액은 같은 항 제1호의 방법에 따라 산정한 금액과 제2호의 방법에 따라 산정한 금액 중 큰 금액으로 한다.

1. 제2항제1호에 따른 금액과 「상속세 및 증여세법」 제60조에 따른 시가의 차액이 3억원 이상인 경우
2. 제2항제1호에 따른 금액과 「상속세 및 증여세법」 제60조에 따른 시가의 차액이 그 시가의 100분의 30에 상당하는 금액 이상인 경우

[본조신설 2016. 8. 2.]

[종전 제46조의2는 제46조의3으로 이동 〈2016. 8. 2.〉]

제46조의3(가산금)

① 법 제78조의2제1항 각 호 외의 부분에서 "대통령령으로 정하는 사유"란 다음 각 호의 어느 하나에 해당하는 경우를 말한다.

1. 근로자, 공무원 또는 교직원이 아닌 경우
2. 법 제6조제2항 각 호의 어느 하나에 해당하는 경우

② 법 제78조의2제2항에서 "가산금이 소액이거나 그 밖에 가산금을 징수하는 것이 적절하지 아니하다고 인정되는 등 대통령령으로 정하는 경우"란 다음 각 호의 어느 하나에 해당하는 경우를 말한다.

1. 가산금(법 제78조의2제1항에 따른 가산금을 말한다. 이하 같다)이 3천원 미만인 경우
2. 가산금을 징수하는 것이 적절하지 아니하다고 공단이 인정하는 부득이한 사유가 있는 경우

[본조신설 2016. 9. 22.]

[종전 제46조의3은 제46조의4로 이동 〈2016. 9. 22.〉]

제46조의4(신용카드등에 의한 보험료등의 납부)

① 삭제 〈2017. 3. 20.〉

② 법 제79조의2제1항에서 "대통령령으로 정하는 기관 등"이란 다음 각 호의 기관을 말한다.

1. 「민법」 제32조에 따라 금융위원회의 허가를 받아 설립된 금융결제원
2. 정보통신망을 이용하여 신용카드, 직불카드 등(이하 이 조에서 "신용카드등"이라 한다)에 의한 결제를 수행하는 기관 중 시설, 업무수행능력 및 자본금 규모 등을 고려하여 공단이 지정하는 기관

③ 법 제79조의2제3항에 따른 납부대행 수수료는 공단이 납부대행기관의 운영경비 등을 종합적으로 고려하여 승인한다. 이 경우 납부대행 수수료는 해당 보험료등 납부금액의 1천분의 10을 초과

할 수 없다.

④ 공단은 신용카드등에 의한 보험료등의 납부에 필요한 사항을 정할 수 있다.

[본조신설 2014. 8. 29.]

[제46조의3에서 이동 〈2016. 9. 22.〉]

제46조의5(보험료등의 체납처분 전 통보 예외) 법 제81조제4항 단서에서 "대통령령으로 정하는 경우"란 보험료등을 체납한 자가 다음 각 호의 어느 하나에 해당하는 경우를 말한다. 〈개정 2023. 6. 20.〉

1. 국세의 체납으로 체납처분을 받는 경우
2. 지방세 또는 공과금(「국세기본법」 제2조제8호 또는 「지방세기본법」 제2조제1항제26호에 따른 공과금을 말한다. 이하 같다)의 체납으로 체납처분을 받는 경우
3. 강제집행을 받는 경우
4. 「어음법」 및 「수표법」에 따른 어음교환소에서 거래정지처분을 받는 경우
5. 경매가 시작된 경우
6. 법인이 해산한 경우
7. 재산의 은닉·탈루, 거짓 계약이나 그 밖의 부정한 방법으로 체납처분의 집행을 면하려는 행위가 있다고 인정되는 경우

[본조신설 2018. 9. 28.]

제46조의6(부당이득 징수금의 압류 등)

① 법 제81조의2제1항제2호에서 "강제집행, 국세 강제징수 등 대통령령으로 정하는 사유"란 다음 각 호의 어느 하나에 해당하는 경우를 말한다.

1. 국세, 지방세 또는 공과금의 체납으로 강제징수 또는 체납처분이 시작된 경우
2. 강제집행이 시작된 경우
3. 「어음법」 및 「수표법」에 따른 어음교환소에서 거래정지처분을 받은 경우
4. 경매가 시작된 경우
5. 법인이 해산한 경우
6. 재산의 은닉·탈루, 거짓 계약이나 그 밖의 부정한 방법으로 징수금을 면탈하려는 행위가 있다고 인정되는 경우
7. 「채무자 회생 및 파산에 관한 법률」에 따른 회생절차개시, 간이회생절차개시 또는 파산선고의 결정이 있는 경우
8. 국내에 주소 또는 거소를 두지 않게 된 경우
9. 법 제57조제1항 또는 제2항에 따른 징수금이 5억원 이상인 경우

② 법 제81조의2제3항제2호에서 "법원의 무죄 판결이 확정되는 등 대통령령으로 정하는 사유"란 다음 각 호의 어느 하나에 해당하는 경우를 말한다.

1. 법원의 무죄 판결이 확정된 경우
2. 검사가 공소를 취소한 경우

[본조신설 2023. 6. 20.]

제47조(체납 또는 결손처분 자료 제공의 제외 사유)

① 법 제81조의3제1항 각 호 외의 부분 단서에서 "대통령령으로 정하는 경우"란 법 제82조제1항에 따라 공단의 분할납부 승인을 받고 1회 이상 승인된 보험료를 납부하는 경우를 말한다. 다만, 법 제82조제3항에 따라 분할납부의 승인이 취소된 경우는 제외한다. 〈신설 2024. 1. 2.〉

② 법 제81조의3제1항 각 호 외의 부분 단서에서 "대통령령으로 정하는 사유가 있을 때"란 다음 각 호의 어느 하나에 해당하는 때를 말한다. 〈개정 2023. 6. 20., 2024. 1. 2.〉

1. 체납자가 「채무자 회생 및 파산에 관

한 법률」 제243조에 따른 회생계획인가의 결정에 따라 체납액의 징수를 유예받고 그 유예기간 중에 있거나 체납액을 회생계획의 납부일정에 따라 내고 있는 때

2. 체납자가 다음 각 목의 어느 하나에 해당하는 사유로 체납액을 낼 수 없다고 공단이 인정하는 때
   가. 재해 또는 도난으로 재산이 심하게 손실되었을 때
   나. 사업이 현저하게 손실을 입거나 중대한 위기에 처하였을 때

[본조신설 2013. 9. 26.]

[종전 제47조는 제45조의2로 이동 〈2013. 9. 26.〉]

제47조의2(체납 또는 결손처분 자료의 제공절차)

① 삭제 〈2023. 11. 7.〉

② 공단은 법 제81조의3제1항에 따라 「신용정보의 이용 및 보호에 관한 법률」 제25조제2항제1호의 종합신용정보집중기관(이하 "신용정보집중기관"이라 한다)에 체납등 자료(법 제81조의3제1항 각 호 외의 부분 본문에 따른 체납등 자료를 말한다. 이하 이 조에서 같다)를 제공할 때에는 문서로 제공하거나 정보통신망을 이용하여 전자적인 형태의 파일(자기테이프, 자기디스크, 그 밖에 이와 유사한 매체에 체납등 자료가 기록·보관된 것을 말한다)로 제공할 수 있다. 〈개정 2023. 11. 7.〉

③ 공단은 제2항에 따라 체납등 자료를 제공한 후 체납액의 납부, 결손처분의 취소 등의 사유가 발생한 경우에는 해당 사실을 그 사유가 발생한 날부터 15일 이내에 해당 체납등 자료를 제공한 신용정보집중기관에 알려야 한다.

④ 제2항 및 제3항에서 규정한 사항 외에 체납등 자료의 제공에 필요한 사항은 공단이 정한다. 〈개정 2023. 11. 7.〉

[본조신설 2013. 9. 26.]

제47조의3(보험료의 납부증명 등)

① 법 제81조의4제1항 본문에서 "공사·제조·구매·용역 등 대통령령으로 정하는 계약"이란 다음 각 호의 어느 하나에 해당하는 계약을 말한다. 〈개정 2016. 11. 29., 2023. 6. 20.〉

1. 「국가를 당사자로 하는 계약에 관한 법률」 제2조에 따른 계약. 다만, 「국고금 관리법 시행령」 제31조에 따른 관서운영경비로 그 대가를 지급받는 계약은 제외한다.
2. 「지방자치단체를 당사자로 하는 계약에 관한 법률」 제2조에 따른 계약. 다만, 「지방회계법 시행령」 제38조에 따른 일상경비로 그 대가를 지급받는 계약은 제외한다.
3. 「공공기관의 운영에 관한 법률」에 따른 공공기관이 체결하는 계약. 다만, 일상경비적 성격의 자금으로서 보건복지부장관이 정하여 고시하는 자금으로 그 대가를 지급받는 계약은 제외한다.

② 법 제81조의4제1항 단서에서 "납부의무자가 계약대금의 전부 또는 일부를 체납한 보험료로 납부하려는 경우 등 대통령령으로 정하는 경우"란 다음 각 호의 어느 하나에 해당하는 경우를 말한다. 〈개정 2023. 6. 20.〉

1. 납부의무자가 지급받는 대가의 전부를 보험료와 그에 따른 연체금 및 체납처분비로 납부하거나 그 대가의 일부를 보험료와 그에 따른 연체금 및 체납처분비 전액으로 납부하려는 경우
2. 법 제81조에 따른 체납처분에 따라 공단이 그 계약 대가를 지급받는 경우
3. 「채무자 회생 및 파산에 관한 법률」에 따른 파산관재인이 납부증명을 하지

못하여 관할법원이 파산절차를 원활하게 진행하기 곤란하다고 인정하는 경우로서 파산관재인이 공단에 납부증명의 예외를 요청하는 경우

4. 「채무자 회생 및 파산에 관한 법률」에 따른 회생계획에서 보험료와 그에 따른 연체금 및 체납처분비의 징수를 유예하거나 체납처분에 의한 재산의 환가를 유예하는 내용을 정한 경우. 이 경우 납부사실을 증명하지 아니하여도 되는 보험료와 그에 따른 연체금 및 체납처분비는 해당 징수유예 또는 환가유예된 금액만 해당한다.

③ 법 제77조에 따른 보험료 납부의무자가 법 제81조의4제1항 본문에 따라 보험료와 그에 따른 연체금 및 체납처분비 납부사실의 증명을 받으려는 경우에는 보건복지부장관이 정하여 고시하는 바에 따라 공단에 그 증명을 요청해야 한다. 다만, 계약 대가를 지급받는 자가 원래의 계약자가 아닌 경우에는 다음 각 호의 구분에 따른 자가 납부사실의 증명을 요청해야 한다. 〈개정 2023. 6. 20.〉

1. 채권양도로 인한 경우: 양도인과 양수인
2. 법원의 전부명령(轉付命令)에 따르는 경우: 압류채권자
3. 「하도급거래 공정화에 관한 법률」 제14조제1항제1호 및 제2호에 따라 건설공사의 하도급대금을 직접 지급받는 경우: 수급사업자

[본조신설 2016. 8. 2.]

제47조의4(우편송달)

공단이 법 제81조의5 단서에 따라 법 제79조 및 제81조에 따른 서류를 우편으로 송달할 때에는 일반우편으로 송달할 수 있다. 〈개정 2023. 6. 20.〉

[본조신설 2019. 10. 22.]

제48조(고액 · 상습체납자의 인적사항 공개 및 공개 제외 사유 등)

① 법 제83조제1항 단서에서 “체납된 금액의 일부 납부 등 대통령령으로 정하는 사유가 있는 경우”란 다음 각 호의 어느 하나에 해당하는 경우를 말한다. 〈개정 2020. 6. 2.〉

1. 법 제83조제3항에 따른 통지 당시 체납된 보험료, 연체금 및 체납처분비(이하 이 조에서 “체납액”이라 한다)의 100분의 30 이상을 그 통지일부터 6개월 이내에 납부한 경우
2. 「채무자 회생 및 파산에 관한 법률」 제243조에 따른 회생계획인가의 결정에 따라 체납액의 징수를 유예받고 그 유예기간 중에 있거나 체납액을 회생계획의 납부일정에 따라 내고 있는 경우
3. 재해 등으로 재산에 심한 손실을 입었거나 사업이 중대한 위기에 처한 경우 등으로서 법 제83조제2항에 따른 보험료정보공개심의위원회(이하 “보험료정보공개심의위원회”라 한다)가 체납자의 인적사항 · 체납액 등(이하 “인적사항등”이라 한다)을 공개할 실익이 없다고 인정하는 경우

② 공단과 보험료정보공개심의위원회는 법 제83조제3항에 따른 인적사항등의 공개대상자를 선정할 때에는 체납자의 재산상태, 소득수준, 미성년자 여부, 그 밖의 사정을 종합적으로 고려하여 납부능력이 있는지를 판단하여야 한다.

③ 공단은 법 제83조제3항에 따라 인적사항등 공개대상자임을 통지할 때에는 체납액의 납부를 촉구하고, 같은 조 제1항

단서에 따른 인적사항등의 공개 제외 사유에 해당하면 그에 관한 소명자료를 제출하도록 안내하여야 한다.

④ 공단은 법 제83조제4항에 따라 인적사항등을 공개할 때에는 체납자의 성명, 상호(법인의 명칭을 포함한다), 나이, 업종·직종, 주소, 체납액의 종류·납부기한·금액, 체납요지 등을 공개해야 하고, 체납자가 법인인 경우에는 법인의 대표자를 함께 공개해야 한다. 〈개정 2023. 6. 20.〉

제49조(보험료정보공개심의위원회의 구성 및 운영)

① 위원회는 위원장 1명을 포함한 11명의 위원으로 구성한다.

② 보험료정보공개심의위원회의 위원장은 공단의 임원 중 해당 업무를 담당하는 상임이사가 되고, 위원은 공단의 이사장이 임명하거나 위촉하는 다음 각 호의 사람으로 한다.

1. 공단 소속 직원 4명
2. 보험료 징수에 관한 사무를 담당하는 보건복지부 소속 3급 또는 4급 공무원 1명
3. 국세청의 3급 또는 4급 공무원 1명
4. 법률, 회계 또는 사회보험에 관한 학식과 경험이 풍부한 사람 4명

③ 제2항제4호에 따른 위원의 임기는 2년으로 한다.

④ 보험료정보공개심의위원회의 회의는 재적위원 과반수의 출석으로 개의하고, 출석위원 과반수의 찬성으로 의결한다.

⑤ 제1항부터 제4항까지에서 규정한 사항 외에 보험료정보공개심의위원회의 구성 및 운영에 필요한 사항은 공단이 정한다.

제50조(결손처분)

법 제84조제1항제3호에서 "대통령령으로 정하는 경우"란 다음 각 호의 경우를 말한다.

1. 체납자의 재산이 없거나 체납처분의 목적물인 총재산의 견적가격이 체납처분비에 충당하고 나면 남을 여지가 없음이 확인된 경우
2. 체납처분의 목적물인 총재산이 보험료등보다 우선하는 국세, 지방세, 전세권·질권·저당권 또는 「동산·채권 등의 담보에 관한 법률」에 따른 담보권에 따라 담보된 채권 등의 변제에 충당하고 나면 남을 여지가 없음이 확인된 경우
3. 그 밖에 징수할 가능성이 없다고 재정운영위원회에서 의결한 경우

제51조(과오납금의 충당 순서)

① 공단은 법 제86조제1항에 따라 같은 항에 따른 과오납금(이하 "과오납금"이라 한다)을 다음 각 호의 구분에 따라 각 목의 순서대로 충당해야 한다. 〈개정 2016. 9. 22., 2020. 6. 2.〉

1. 보험료와 그에 따른 연체금을 과오납부(過誤納付)한 경우
   가. 체납처분비
   나. 체납된 보험료와 그에 따른 연체금
   다. 앞으로 내야 할 1개월분의 보험료(납부의무자가 동의한 경우만 해당한다)
2. 법 제57조에 따른 징수금(이하 이 호에서 "징수금"이라 한다)과 그에 따른 연체금을 과오납부한 경우
   가. 체납처분비
   나. 체납된 징수금과 그에 따른 연체금
3. 가산금과 그에 따른 연체금을 과오납부한 경우

가. 체납처분비
나. 체납된 가산금과 그에 따른 연체금

② 공단은 제1항제1호부터 제3호까지의 규정에 따라 충당한 후 남은 금액이 있는 경우에는 다음 각 호의 구분에 따라 충당할 수 있다. 〈개정 2016. 9. 22.〉
1. 제1항제1호에 따라 충당하고 남은 금액이 있는 경우: 같은 항 제2호 각 목의 순서에 따라 충당하고, 그 다음에 같은 항 제3호 각 목의 순서에 따라 충당할 것
2. 제1항제2호에 따라 충당하고 남은 금액이 있는 경우: 같은 항 제1호 각 목의 순서에 따라 충당하고, 그 다음에 같은 항 제3호 각 목의 순서에 따라 충당할 것
3. 제1항제3호에 따라 충당하고 남은 금액이 있는 경우: 같은 항 제1호 각 목의 순서에 따라 충당하고, 그 다음에 같은 항 제2호 각 목의 순서에 따라 충당할 것

[제목개정 2020. 6. 2.]

제52조(과오납금의 충당 · 지급 시 가산 이자 등)

① 공단은 법 제86조제1항에 따라 과오납금을 보험료등 · 연체금 또는 체납처분비에 충당하거나 같은 조 제2항에 따라 충당하고 남은 금액을 환급하려는 경우에는 그 사실을 문서로 납부의무자에게 알려야 한다. 〈신설 2020. 6. 2.〉

② 법 제86조제3항에서 “대통령령으로 정하는 이자”란 다음 각 호의 구분에 따른 날부터 과오납금을 보험료등 · 연체금 또는 체납처분비에 충당하는 날(환급의 경우에는 환급통지서를 발송한 날을 말한다)까지의 기간에 대하여 과오납금에 「국세기본법 시행령」 제43조의3제2항 본문에 따른 국세환급가산금의 이자율을 곱하여 산정한 금액을 말한다. 〈개정 2013. 9. 26., 2020. 6. 2.〉
1. 보험료등, 연체금 또는 체납처분비가 2회 이상 분할 납부된 경우에는 다음 각 목의 구분에 따른 분할납부일의 다음 날
   가. 해당 환급금이 최종 분할납부된 금액보다 적거나 같은 경우: 최종 분할납부일
   나. 해당 환급금이 최종 분할납부된 금액보다 많은 경우: 해당 환급금이 가목의 경우에 해당될 때까지 최근 분할납부일의 순서로 소급하여 산정한 각 분할납부일
2. 공단이 제39조제1항에 따라 그 초과액을 사용자에게 반환하는 경우에는 다음 각 목의 구분에 따른 날
   가. 사용자가 제35조 및 제38조에 따라 직장가입자에게 지급한 보수의 총액 등을 그 통보기한까지 공단에 통보한 경우 그 통보기한일부터 7일이 지난 날. 다만, 그 통보기한을 지나서 통보한 경우에는 통보일부터 7일이 지난 날
   나. 사용자가 제36조제2항(제38조제2항에서 준용하는 경우를 포함한다)에 따라 공단에 보수월액 변경을 신청한 경우 그 신청일부터 7일이 지난 날
3. 제38조제2항에서 준용하는 제35조제2항 각 호의 사유로 사용자의 보수월액보험료를 정산하는 경우나 직장가입자의 사용 · 임용 · 채용 관계가 끝나 공단이 제39조제2항에 따라 사용자와 보수월액보험료를 다시 정산하여 반환하는 경우에는 다음 각 목의 구분에 따른 날

가. 법 제9조제1항에 따른 자격 변동이 있는 경우: 자격 변동 신고를 한 날부터 7일이 지난 날
나. 법 제10조제1항에 따른 자격 상실이 있는 경우: 자격 상실 신고를 한 날부터 7일이 지난 날
4. 제1호부터 제3호까지의 규정 외의 경우에는 과오납부한 날의 다음 날

[제목개정 2020. 6. 2.]

제7장 이의신청 및 심판청구 등

제53조(이의신청위원회)
법 제87조제1항 및 제2항에 따른 이의신청을 효율적으로 처리하기 위하여 공단 및 심사평가원에 각각 이의신청위원회를 설치한다.

제54조(이의신청위원회의 구성 등)
① 제53조에 따른 이의신청위원회(이하 "이의신청위원회"라 한다)는 각각 위원장 1명을 포함한 25명의 위원으로 구성한다.
② 공단에 설치하는 이의신청위원회의 위원장은 공단의 이사장이 지명하는 공단의 상임이사가 되고, 위원은 공단의 이사장이 임명하거나 위촉하는 다음 각 호의 사람으로 한다.
1. 공단의 임직원 1명
2. 사용자단체 및 근로자단체가 각각 4명씩 추천하는 8명
3. 시민단체, 소비자단체, 농어업인단체 및 자영업자단체가 각각 2명씩 추천하는 8명
4. 변호사, 사회보험 및 의료에 관한 학식과 경험이 풍부한 사람 7명
③ 심사평가원에 설치하는 이의신청위원회의 위원장은 심사평가원의 원장이 지명하는 심사평가원의 상임이사가 되고, 위원은 심사평가원의 원장이 임명하거나 위촉하는 다음 각 호의 사람으로 한다.
1. 심사평가원의 임직원 1명
2. 가입자를 대표하는 단체(시민단체를 포함한다)가 추천하는 사람 5명
3. 변호사, 사회보험에 관한 학식과 경험이 풍부한 사람 4명
4. 의약 관련 단체가 추천하는 사람 14명
④ 제2항과 제3항에 따라 위촉된 위원의 임기는 3년으로 한다.

제55조(이의신청위원회의 운영)
① 이의신청위원회의 위원장은 이의신청위원회 회의를 소집하고, 그 의장이 된다. 이 경우 위원장이 부득이한 사유로 직무를 수행할 수 없을 때에는 위원장이 지명하는 위원이 그 직무를 대행한다.
② 이의신청위원회의 회의는 위원장과 위원장이 회의마다 지명하는 6명의 위원으로 구성한다.
③ 이의신청위원회의 회의는 제2항에 따른 구성원 과반수의 출석으로 개의하고, 출석위원 과반수의 찬성으로 의결한다.
④ 이의신청위원회의 회의에 출석한 위원장 및 소속 임직원을 제외한 나머지 위원에게는 예산의 범위에서 수당과 여비, 그 밖에 필요한 경비를 지급할 수 있다.
⑤ 이의신청위원회의 회의에 부치는 안건의 범위, 그 밖에 이의신청위원회의 운영에 필요한 사항은 이의신청위원회의 의결을 거쳐 위원장이 정한다.

제56조(이의신청 등의 방식)
법 제87조제1항 및 제2항에 따른 이의신청 및 그에 대한 결정은 보건복지부령으로 정하는 서식에 따른다.

제57조(이의신청 결정의 통지)
공단과 심사평가원은 이의신청에 대한 결정을 하였을 때에는 지체 없이 신청인에게 결정서의 정본(正本)을 보내고, 이해관계인에게는 그 사본을 보내야 한다.

제58조(이의신청 결정기간)
① 공단과 심사평가원은 이의신청을 받은 날부터 60일 이내에 결정을 하여야 한다. 다만, 부득이한 사정이 있는 경우에는 30일의 범위에서 그 기간을 연장할 수 있다.
② 공단과 심사평가원은 제1항 단서에 따라 결정기간을 연장하려면 결정기간이 끝나기 7일 전까지 이의신청을 한 자에게 그 사실을 알려야 한다.

제59조(심판청구서의 제출 등)
① 법 제88조제1항에 따라 심판청구를 하려는 자는 다음 각 호의 사항을 적은 심판청구서를 공단, 심사평가원 또는 법 제89조에 따른 건강보험분쟁조정위원회(이하 "분쟁조정위원회"라 한다)에 제출하여야 한다. 이 경우 정당한 권한이 없는 자에게 심판청구서가 제출되었을 때에는 심판청구서를 받은 자는 그 심판청구서를 정당한 권한이 있는 자에게 보내야 한다.
1. 청구인과 처분을 받은 자의 성명 · 주민등록번호 및 주소(법인인 경우에는 법인의 명칭, 법인등록번호 및 주사무소의 소재지를 말한다. 이하 제60조제1호에서 같다)
2. 처분을 한 자(공단 이사장 또는 심사평가원 원장의 위임을 받아 분사무소의 장이 처분을 한 경우에는 그 분사무소의 장을 말한다. 이하 같다)
3. 처분의 요지 및 처분이 있음을 안 날
4. 심판청구의 취지 및 이유
5. 청구인이 처분을 받은 자가 아닌 경우에는 처분을 받은 자와의 관계
6. 첨부서류의 표시
7. 심판청구에 관한 고지의 유무 및 그 내용

② 공단과 심사평가원은 제1항에 따라 심판청구서를 받으면 그 심판청구서를 받은 날부터 10일 이내에 그 심판청구서에 처분을 한 자의 답변서 및 이의신청 결정서 사본을 첨부하여 분쟁조정위원회에 제출하여야 한다.
③ 분쟁조정위원회는 제1항에 따라 심판청구서를 받으면 지체 없이 그 사본 또는 부본(副本)을 공단 또는 심사평가원 및 이해관계인에게 보내고, 공단 또는 심사평가원은 그 사본 또는 부본을 받은 날부터 10일 이내에 처분을 한 자의 답변서 및 이의신청 결정서 사본을 분쟁조정위원회에 제출하여야 한다.
④ 제1항 후단에 따라 심판청구서를 정당한 권한이 있는 자에게 보냈을 때에는 지체 없이 그 사실을 청구인에게 알려야 한다.
⑤ 법 제88조제1항 후단에 따른 심판청구 제기기간을 계산할 때에는 제1항에 따라 공단, 심사평가원, 분쟁조정위원회 또는 정당한 권한이 없는 자에게 심판청구서가 제출된 때에 심판청구가 제기된 것으로 본다.

제60조(심판청구 결정의 통지)
분쟁조정위원회의 위원장은 심판청구에 대하여 결정을 하였을 때에는 다음 각 호의 사항을 적은 결정서에 서명 또는 기명날인하여 지체 없이 청구인에게는 결정서의 정본을 보내고, 처분을 한 자 및 이해관계인에게는 그 사본을 보내야 한다.

1. 청구인의 성명 · 주민등록번호 및 주소
2. 처분을 한 자
3. 결정의 주문(主文)
4. 심판청구의 취지
5. 결정 이유
6. 결정 연월일

제61조(심판청구 결정기간)
① 분쟁조정위원회는 제59조제1항에 따라 심판청구서가 제출된 날부터 60일 이내에 결정을 하여야 한다. 다만, 부득이한 사정이 있는 경우에는 30일의 범위에서 그 기간을 연장할 수 있다.
② 제1항 단서에 따라 결정기간을 연장하려면 결정기간이 끝나기 7일 전까지 청구인에게 그 사실을 알려야 한다.

제62조(분쟁조정위원회의 구성 등)
① 분쟁조정위원회의 위원장은 보건복지부장관의 제청으로 대통령이 임명하고, 위원은 다음 각 호의 사람 중에서 보건복지부장관이 임명하거나 위촉한다. 〈개정 2014. 6. 30.〉

1. 4급 이상 공무원 또는 고위공무원단에 속하는 일반직공무원으로 재직 중이거나 재직하였던 사람
2. 판사 · 검사 또는 변호사 자격이 있는 사람
3. 「고등교육법」 제2조제1호부터 제3호까지의 규정에 따른 학교에서 사회보험 또는 의료와 관련된 분야에 부교수 이상으로 재직하고 있는 사람
4. 사회보험 또는 의료에 관한 학식과 경험이 풍부한 사람

② 법 제89조제2항에 따른 당연직위원은 제1항제1호의 위원 중 법 제88조에 따른 심판청구에 관한 업무를 담당하는 공무원으로 한다.

제62조의2(분쟁조정위원회 위원의 해임 및 해촉)
보건복지부장관은 제62조제1항 각 호에 따른 분쟁조정위원회 위원이 다음 각 호의 어느 하나에 해당하는 경우에는 해당 분쟁조정위원회 위원을 해임하거나 해촉할 수 있다.

1. 심신장애로 인하여 직무를 수행할 수 없게 된 경우
2. 직무와 관련된 비위사실이 있는 경우
3. 직무태만, 품위손상이나 그 밖의 사유로 인하여 위원으로 적합하지 아니하다고 인정되는 경우
4. 제65조의2제1항 각 호의 어느 하나에 해당하는 데에도 불구하고 회피하지 아니한 경우
5. 위원 스스로 직무를 수행하는 것이 곤란하다고 의사를 밝히는 경우

[본조신설 2015. 12. 31.]

제63조(분쟁조정위원회 위원장의 직무)
① 분쟁조정위원회의 위원장은 분쟁조정위원회를 대표하고, 분쟁조정위원회의 사무를 총괄한다.
②분쟁조정위원회의 위원장이 부득이한 사유로 직무를 수행할 수 없을 때에는 위원장이 지명하는 위원이 그 직무를 대행한다.

제64조(분쟁조정위원회 위원의 임기)
분쟁조정위원회 위원의 임기는 3년으로 한다. 다만, 제62조제1항제1호에 따른 위원 중 공무원인 위원의 임기는 그 직위에 재임하는 기간으로 한다.

제65조(분쟁조정위원회의 회의)
① 분쟁조정위원회의 위원장은 분쟁조정위원회의 회의를 소집하고, 그 의장이 된다.
② 이 영에서 규정한 사항 외에 분쟁조정위원회 운영에 필요한 사항은 분쟁조정

위원회의 의결을 거쳐 위원장이 정한다.

제65조의2(분쟁조정위원회 위원의 제척 · 기피 · 회피)

① 분쟁조정위원회의 위원(이하 이 조에서 "위원"이라 한다)이 다음 각 호의 어느 하나에 해당하는 경우에는 분쟁조정위원회의 심리 · 의결에서 제척(除斥)된다.

1. 위원 또는 그 배우자나 배우자였던 사람이 해당 안건의 당사자가 되거나 그 안건의 당사자와 공동권리자 또는 공동의무자인 경우
2. 위원이 해당 안건의 당사자와 친족이거나 친족이었던 경우
3. 위원이 해당 안건에 대하여 증언 · 진술 · 자문 · 연구 또는 용역을 한 경우
4. 위원이나 위원이 속한 법인이 해당 안건의 당사자의 대리인이거나 대리인이었던 경우
5. 위원이 해당 안건의 원인이 된 처분이나 부작위에 관여하거나 관여하였던 경우

② 당사자는 위원에게 공정한 심리 · 의결을 기대하기 어려운 사정이 있는 경우에는 분쟁조정위원회에 기피(忌避) 신청을 할 수 있고, 분쟁조정위원회는 의결로 이를 결정한다. 이 경우 기피 신청의 대상인 위원은 그 의결에 참여하지 못한다.

③ 위원은 제1항 각 호에 따른 제척 사유에 해당하는 경우에는 스스로 해당 안건의 심리 · 의결에서 회피(回避)하여야 한다.

[본조신설 2014. 6. 30.]

제66조(분쟁조정위원회의 간사)

① 분쟁조정위원회의 사무를 처리하기 위하여 분쟁조정위원회에 간사 1명을 둔다.

② 간사는 보건복지부 소속 공무원 중에서 보건복지부장관이 지명한다.

제67조(분쟁조정위원회 위원의 수당)

분쟁조정위원회에 출석한 위원에게는 예산의 범위에서 수당과 여비, 그 밖에 필요한 경비를 지급할 수 있다. 다만, 공무원인 위원이 소관 업무와 직접 관련하여 출석하는 경우에는 그러하지 아니하다.

제8장 보칙

제68조(소득 축소 · 탈루 자료의 송부 절차)

① 공단은 법 제95조제1항에 따라 다음 각 호의 어느 하나에 해당하는 경우에는 제2항에 따른 소득축소탈루심사위원회의 심사를 거쳐 관련 자료를 보건복지부장관에게 제출하고 국세청장에게 송부하여야 한다.

1. 법 제94조제1항에 따라 사용자, 직장가입자 및 세대주가 신고한 보수 또는 소득 등(이하 "소득등"이라 한다)이 다음 각 목의 어느 하나에 해당하는 경우
   가. 국세청에 신고한 소득등과 차이가 있는 경우
   나. 해당 업종 · 직종별 평균 소득등보다 낮은 경우
   다. 임금대장이나 그 밖의 소득 관련 서류 또는 장부 등의 내용과 다른 경우
2. 다음 각 목의 어느 하나에 해당하는 경우로서 소득등의 축소 또는 탈루가 있다고 인정되는 경우
   가. 법 제94조제1항에 따른 자료 제출을 하지 아니하거나 3개월 이상 늦게 제출한 경우
   나. 법 제94조제2항에 따른 조사를 3회 이상 거부 · 방해 · 기피한 경우

② 법 제95조제1항에 따른 소득등의 축소 또는 탈루 여부에 관한 사항을 심사하

기 위하여 공단에 소득축소탈루심사위원회(이하 "소득축소탈루심사위원회"라 한다)를 둔다.

③ 소득축소탈루심사위원회는 위원장 1명을 포함한 5명의 위원으로 구성한다.

④ 소득축소탈루심사위원회의 위원장은 공단 소속 임직원 중에서 공단의 이사장이 임명한다.

⑤ 소득축소탈루심사위원회의 위원은 공단의 이사장이 임명하거나 위촉하는 다음 각 호의 사람으로 한다.

1. 공단의 직원 1명
2. 보건복지부 및 국세청 소속의 5급 이상 공무원 또는 고위공무원단에 속하는 일반직공무원 중에서 소속 기관의 장이 각각 1명씩 지명하는 사람 2명
3. 세무사 또는 공인회계사 1명

⑥ 제3항부터 제5항까지에서 규정한 사항 외에 소득축소탈루심사위원회 운영에 필요한 사항은 공단의 이사장이 정한다.

제69조(국세청 회신자료의 반영)
법 제95조제2항에 따라 국세청장으로부터 보수·소득에 관한 사항을 송부받은 공단은 그 결과를 해당 가입자의 보수 또는 소득에 반영하여야 한다.

제69조의2(제공 요청 자료 등)
① 법 제96조제1항에서 "대통령령으로 정하는 자료"란 별표 4의3 제1호에 따른 자료를 말한다.

② 법 제96조제2항에서 "대통령령으로 정하는 자료"란 별표 4의3 제2호에 따른 자료를 말한다.

③ 법 제96조제1항 또는 제2항에 따라 자료의 제공을 요청받은 국가, 지방자치단체, 요양기관, 「보험업법」에 따른 보험회사 및 보험료율 산출 기관, 「공공기관의 운영에 관한 법률」에 따른 공공기관, 그 밖의 공공단체 등은 제1항 또는 제2항의 자료가 디스켓, 자기테이프, 마이크로필름, 광디스크 등 전산기록장치 또는 전산프로그램을 이용하여 저장되어 있는 경우에는 해당 형태로 자료를 제공할 수 있다.

[본조신설 2014. 11. 20.]

제69조의3(질문·검사·조사·확인 업무의 지원)
보건복지부장관은 법 제97조제7항에 따라 공단 또는 심사평가원으로 하여금 같은 조 제1항부터 제5항까지의 규정에 따른 질문·검사·조사·확인 업무를 지원하게 하려는 경우에는 공단 또는 심사평가원에 다음 각 호의 사항을 미리 통보해야 한다.

1. 해당 업무를 수행하는 공무원의 성명 및 직위
2. 공단 또는 심사평가원의 업무지원 내용 및 방법
3. 공단 또는 심사평가원의 업무지원 인력의 편성 규모 및 운영 계획
4. 그 밖에 공단 또는 심사평가원의 업무지원을 위해 보건복지부장관이 필요하다고 인정하는 사항

[본조신설 2024. 5. 7.]

제70조(행정처분기준)
① 법 제98조제1항 및 제99조제1항에 따른 요양기관에 대한 업무정지 처분 및 과징금 부과의 기준은 별표 5와 같다.

② 제1항에 따른 과징금의 징수 절차는 보건복지부령으로 정한다.

제70조의2(과징금의 부과기준)
① 보건복지부장관은 법 제41조의2제3항에 따른 요양급여의 적용 정지 대상인 약제가 요양급여의 적용 정지 처분을 한 날이 속한 연도 또는 그 전년도에 요

양기관으로부터 요양급여비용이 청구된 약제(제2항 각 호에 해당하는 약제는 제외한다)인 경우에는 법 제99조제2항제1호 또는 같은 조 제3항제1호에 따라 요양급여의 적용 정지를 갈음하여 과징금을 부과할 수 있다. 〈신설 2021. 12. 7.〉

② 보건복지부장관은 법 제41조의2제3항에 따른 요양급여의 적용 정지 대상인 약제가 다음 각 호의 어느 하나에 해당하는 경우에는 법 제99조제2항제2호 또는 같은 조 제3항제2호에 따라 요양급여의 적용 정지를 갈음하여 과징금을 부과할 수 있다. 〈개정 2014. 8. 29., 2016. 8. 2., 2018. 9. 28., 2021. 12. 7.〉

1. 퇴장방지의약품
2. 희귀의약품
3. 법 제41조제3항에 따라 요양급여의 대상으로 고시한 약제가 단일 품목으로서 동일제제(투여경로 · 성분 · 함량 및 제형이 동일한 제품을 말한다)가 없는 의약품
4. 그 밖에 보건복지부장관이 특별한 사유가 있다고 인정한 약제

③ 법 제99조제3항에서 "대통령령으로 정하는 기간"이란 5년을 말한다. 〈신설 2018. 9. 28., 2021. 12. 7.〉

④ 제1항 및 제2항에 따른 과징금의 부과기준은 별표 4의2와 같다. 〈개정 2018. 9. 28., 2021. 12. 7.〉

[본조신설 2014. 6. 30.]

제70조의3(과징금의 부과 및 납부)

① 보건복지부장관은 법 제99조제1항부터 제3항까지의 규정에 따라 과징금을 부과하려는 때에는 과징금 부과대상이 되는 위반행위, 과징금의 금액, 납부기한 및 수납기관 등을 명시하여 이를 납부할 것을 서면으로 통지하여야 한다. 〈개정 2018. 9. 28.〉

② 제1항에 따라 통지를 받은 자는 과징금 납입고지서에 기재된 납부기한까지 과징금을 수납기관에 납부해야 한다. 〈개정 2023. 12. 12.〉

③ 제2항에 따른 수납기관은 과징금을 받은 경우 납부자에게 영수증을 내어주고, 지체 없이 납부사실을 보건복지부장관에게 통보하여야 한다.

[본조신설 2014. 6. 30.]

제70조의4(과징금 미납자에 대한 처분)

① 보건복지부장관은 법 제99조제1항에 따라 과징금을 납부하여야 할 자가 납부기한까지 과징금을 내지 아니하면 같은 조 제5항 본문에 따라 납부기한이 지난 후 15일 이내에 독촉장을 발급하여야 한다. 이 경우 납부기한은 독촉장을 발급하는 날부터 10일 이내로 하여야 한다. 〈개정 2018. 9. 28.〉

② 보건복지부장관은 과징금을 납부하여야 할 자가 제1항에 따른 독촉장을 받고도 그 납부기한까지 과징금을 내지 아니하면 법 제99조제5항 본문에 따라 과징금 부과처분을 취소하고 법 제98조제1항에 따른 업무정지 처분을 하거나 국세 체납처분의 예에 따라 징수하여야 한다. 〈개정 2018. 9. 28.〉

③ 보건복지부장관은 법 제99조제5항 본문에 따라 과징금 부과처분을 취소하고 법 제98조제1항에 따른 업무정지 처분을 하는 경우에는 처분대상자에게 서면으로 그 내용을 통지하여야 한다. 이 경우 그 서면에는 처분의 변경사유와 업무정지 처분의 기간 등 업무정지 처분에 필요한 사항이 포함되어야 한다. 〈

개정 2018. 9. 28.〉

[본조신설 2016. 9. 22.]

제71조(과징금의 지원 규모 등)

① 법 제99조제1항, 같은 조 제2항제2호 또는 같은 조 제3항제2호에 따라 징수한 과징금의 용도별 지원 규모는 다음 각 호와 같다. 〈개정 2014. 6. 30., 2016. 9. 22., 2018. 5. 1., 2018. 9. 28., 2021. 12. 7., 2023. 11. 7.〉

1. 「재난적의료비 지원에 관한 법률」에 따른 재난적의료비 지원사업에 대한 지원: 과징금 수입의 100분의 65
2. 「응급의료에 관한 법률」에 따른 응급의료기금 지원: 과징금 수입의 100분의 35

② 공단의 이사장과 「응급의료에 관한 법률」 제19조제2항에 따라 응급의료기금의 관리 · 운용을 위탁받은 자는 제1항에 따라 지원받은 과징금의 다음 해 운용계획서와 전년도 사용실적을 매년 4월 30일까지 보건복지부장관에게 제출하여야 한다.

③ 보건복지부장관은 제2항에 따라 제출받은 과징금 운용계획서와 과징금 사용실적을 고려하여 다음 해 과징금 지원액을 정한 후 이를 국가재정법령에서 정하는 바에 따라 예산에 반영하여야 한다.

제72조(공표 사항)

법 제100조제1항 각 호 외의 부분 전단에서 “대통령령으로 정하는 사항”이란 다음 각 호의 사항을 말한다. 〈개정 2024. 1. 2.〉

1. 해당 요양기관의 종류와 그 요양기관 대표자의 면허번호
2. 의료기관의 개설자가 법인인 경우에는 의료기관의 장의 성명
3. 그 밖에 다른 요양기관과의 구별을 위하여 법 제100조제2항에 따른 건강보험공표심의위원회(이하 “공표심의위원회”라 한다)가 필요하다고 인정하는 사항

제73조(공표심의위원회의 구성 · 운영 등)

① 공표심의위원회는 위원장 1명을 포함한 9명의 위원으로 구성한다.

② 공표심의위원회의 위원장은 제1호부터 제4호까지의 위원 중에서 호선(互選)하고, 위원은 보건복지부장관이 임명하거나 위촉하는 다음 각 호의 사람으로 한다.

1. 소비자단체가 추천하는 사람 1명
2. 언론인 1명
3. 변호사 등 법률 전문가 1명
4. 건강보험에 관한 학식과 경험이 풍부한 사람으로서 의약계를 대표하는 단체가 추천하는 사람 3명
5. 보건복지부의 고위공무원단에 속하는 일반직공무원 1명
6. 공단의 이사장 및 심사평가원의 원장이 각각 1명씩 추천하는 사람 2명

③ 공표심의위원회 위원(제2항제5호의 위원은 제외한다)의 임기는 2년으로 한다.

④ 공표심의위원회의 위원장은 공표심의위원회를 대표하고, 공표심의위원회의 업무를 총괄한다.

⑤ 공표심의위원회의 위원장이 부득이한 사유로 직무를 수행할 수 없을 때에는 위원장이 지명하는 위원이 그 직무를 대행한다.

⑥ 공표심의위원회의 회의는 재적위원 과반수의 출석으로 개의하고, 출석위원 과반수의 찬성으로 의결한다.

⑦ 제1항부터 제6항까지에서 규정한 사항 외에 공표심의위원회의 구성 · 운영 등에 필요한 사항은 공표심의위원회의 의

결을 거쳐 위원장이 정한다.

제73조의2(공표심의위원회 위원의 해임 및 해촉) 보건복지부장관은 제73조제2항 각 호에 따른 공표심의위원회 위원이 다음 각 호의 어느 하나에 해당하는 경우에는 해당 공표심의위원회 위원을 해임하거나 해촉할 수 있다.

1. 심신장애로 인하여 직무를 수행할 수 없게 된 경우
2. 직무와 관련된 비위사실이 있는 경우
3. 직무태만, 품위손상이나 그 밖의 사유로 인하여 위원으로 적합하지 아니하다고 인정되는 경우
4. 위원 스스로 직무를 수행하는 것이 곤란하다고 의사를 밝히는 경우

[본조신설 2015. 12. 31.]

제74조(공표 절차 및 방법 등)
① 보건복지부장관은 법 제100조제3항에 따라 공표대상자인 사실을 통지받은 요양기관에 대하여 그 통지를 받은 날부터 20일 동안 소명자료를 제출하거나 출석하여 의견을 진술할 기회를 주어야 한다.
② 보건복지부장관은 법 제100조제4항에 따라 공표대상자로 선정된 요양기관에 대하여 보건복지부, 공단, 심사평가원, 관할 특별시·광역시·특별자치시·도·특별자치도와 시·군·자치구 및 보건소의 홈페이지에 6개월 동안 같은 조 제1항에 따른 공표 사항을 공고해야 하며, 추가로 게시판 등에도 공고할 수 있다. 〈개정 2020. 6. 2.〉
③ 보건복지부장관은 법 제100조제4항에 따라 공표대상자로 선정된 요양기관이 같은 조 제1항 각 호에 해당하는 거짓 청구를 반복적으로 하거나 그 거짓 청구가 중대한 위반행위에 해당하는 경우 등 추가 공표가 필요하다고 인정하는 경우에는 제2항에 따른 공고 외에 「신문 등의 진흥에 관한 법률」에 따른 신문 또는 「방송법」에 따른 방송에 추가로 공표할 수 있다.
④ 제2항에 따른 공고 대상인 요양기관을 관할하는 특별시장·광역시장·특별자치시장·도지사·특별자치도지사, 시장·군수·구청장 또는 보건소의 장은 「의료법」 제33조제5항에 따른 변경허가·변경신고 등으로 제2항에 따른 공고기간 중 법 제100조제1항에 따른 공표 사항이 변경된 사실이 확인되었을 때에는 지체 없이 보건복지부장관에게 그 사실을 알려야 한다. 이 경우 보건복지부장관은 그 변경 사항이 제2항에 따른 공고 내용에 즉시 반영되도록 필요한 조치를 해야 한다. 〈개정 2020. 6. 2.〉
⑤ 제1항부터 제4항까지에서 규정한 사항 외에 공표 절차 및 방법, 공표 사항의 변경 등에 필요한 사항은 보건복지부장관이 정한다.

제74조의2(손실 상당액 산정기준 등)
① 법 제101조제3항에 따라 공단이 「약사법」에 따른 의약품의 제조업자·위탁제조판매업자·수입자·판매업자 및 「의료기기법」에 따른 의료기기 제조업자·수입업자·수리업자·판매업자·임대업자(이하 "제조업자등"이라 한다)에 대하여 징수하는 손실에 상당하는 금액(이하 이 조에서 "손실 상당액"이라 한다)은 같은 조 제1항제1호부터 제3호까지의 위반행위로 보험자·가입자 및 피부양자가 부당하게 부담하게 된 요양급여비용 전액으로 한다.
② 공단은 제조업자등이 동일한 약제·치

료재료에 대하여 법 제101조제1항제1호부터 제3호까지의 위반행위 중 둘 이상의 위반행위를 한 경우에는 각 위반행위에 따른 손실 상당액 중 가장 큰 금액을 손실 상당액으로 징수한다.

③ 공단은 법 제101조제3항에 따라 손실 상당액을 징수하려는 경우에는 다음 각 호의 사항을 포함한 문서로 약제 · 치료재료의 제조업자등에게 알려야 한다.

1. 위반행위의 내용 및 법적근거에 관한 사항
2. 징수금액 및 산정내역 등에 관한 사항
3. 납부기한, 납부방법 및 납부장소 등 납부에 필요한 사항

[본조신설 2016. 8. 2.]

제74조의3(약제에 대한 쟁송 시 가산금 산정)
법 제101조의2제5항에서 "대통령령으로 정하는 이자"란 법 제101조의2제3항 또는 제4항에 따라 산정된 금액에 「국세기본법 시행령」 제43조의3제2항 본문에 따른 이자율을 곱하여 산정한 금액을 말한다.

[본조신설 2023. 11. 7.]

제75조(포상금의 지급 기준 등)
① 법 제104조제1항 각 호의 어느 하나에 해당하는 자 또는 은닉재산을 신고하려는 사람은 공단이 정하는 바에 따라 공단에 신고해야 한다. 이 경우 2명 이상이 공동명의로 신고할 때에는 대표자를 지정해야 한다. 〈개정 2023. 6. 20.〉

② 공단은 제1항에 따라 신고를 받으면 그 내용을 확인한 후 포상금 지급 여부를 결정하여 신고인(2명 이상이 공동명의로 신고한 경우에는 제1항 후단에 따른 대표자를 말한다. 이하 이조에서 같다)에게 통보하여야 한다.

③ 제2항에 따라 포상금 지급 결정을 통보받은 신고인은 공단이 정하는 바에 따라 공단에 포상금 지급을 신청하여야 한다.

④ 공단은 제3항에 따라 포상금 지급 신청을 받은 날부터 1개월 이내에 신고인에게 별표 6의 포상금 지급 기준에 따른 포상금을 지급하여야 한다.

⑤ 제1항에 따른 신고를 받은 후에 신고된 내용과 같은 내용의 신고를 한 사람에게는 포상금을 지급하지 아니한다.

⑥ 법 제104조제3항제3호에서 "대통령령으로 정하는 재산"이란 법 제57조에 따른 징수금을 납부해야 하는 자의 명의로 등기 또는 등록된 재산으로서 국내에 있는 재산을 말한다. 〈신설 2023. 6. 20.〉

⑦ 제1항부터 제6항까지에서 규정한 사항 외에 포상금의 지급 기준과 방법 · 절차 등에 관하여 필요한 사항은 공단이 정한다. 〈개정 2023. 6. 20.〉

제75조의2(장려금의 지급 등)
① 공단은 법 제104조제2항에 따라 다음 각 호의 어느 하나에 해당하는 방법으로 건강보험 재정 지출을 절감하는 데에 이바지한 요양기관에 장려금을 지급한다. 〈개정 2014. 8. 29., 2021. 12. 7.〉

1. 성분 또는 효능이 같아 대체사용이 가능한 약제 중 요양급여비용이 보다 저렴한 약제를 처방하거나 조제하였을 것
2. 제70조의2제2항제1호에 따라 퇴장방지의약품으로 지정 · 고시된 약제 중에서 다른 약제에 비하여 저가이면서 약제의 특성상 다른 약제를 대체하는 효과가 있는 약제를 처방하거나 조제하였을 것

3. 보건복지부장관이 정하여 고시하는 기간 동안 의약품을 상한금액보다 저렴하게 구입하거나 전년도 약제 사용량보다 사용량을 줄였을 것

② 장려금은 제1항에 따른 처방 또는 조제로 인하여 건강보험 재정 지출에서 절감된 금액의 100분의 70을 넘지 아니하는 금액으로 한다.

③ 제1항제1호 및 제2호에 따라 장려금을 지급받으려는 요양기관은법 제47조제2항에 따라 심사평가원에 요양급여비용의 심사청구를 할 때 함께 장려금 지급을 청구하여야 한다. 〈신설 2014. 8. 29.〉

④ 제1항제3호에 따라 지급하는 장려금은 심사평가원이 그 금액을 산출하여 보건복지부장관의 승인을 받아 공단에 통보한다. 〈신설 2014. 8. 29.〉

⑤ 제1항부터 제4항까지에서 규정한 사항 외에 장려금의 지급 기준과 방법 · 절차 등에 관하여 필요한 사항은 보건복지부장관이 정하여 고시한다. 〈개정 2014. 8. 29.〉

[본조신설 2013. 9. 26.]

제76조(외국인 등의 가입자 및 피부양자 자격취득 제한)

법 제109조제5항제1호에서 "대통령령으로 정하는 사유"란 다음 각 호의 어느 하나에 해당하는 경우를 말한다.

1. 「출입국관리법」 제25조 및 「재외동포의 출입국과 법적 지위에 관한 법률」 제10조제2항에 따라 체류기간 연장허가를 받지 아니하고 체류하는 경우
2. 「출입국관리법」 제59조제3항에 따라 강제퇴거명령서를 발급받은 경우

[전문개정 2016. 9. 22.]

제76조의2(외국인 등의 가입자 자격취득 시기 등)

① 국내에 체류하는 재외국민 또는 외국인(이하 "국내체류 외국인등"이라 한다)은 법 제109조제6항 단서에 따라 다음 각 호의 구분에 따른 날에 가입자의 자격을 얻는다. 〈개정 2019. 7. 16.〉

1. 법 제109조제3항제2호에 해당하는 사람으로서 같은 항 제1호에 따른 기간 동안 국내에 거주한 경우: 해당 기간이 경과한 날
2. 법 제109조제3항제2호에 해당하는 사람으로서 같은 항 제1호에 따라 국내에 지속적으로 거주할 것으로 예상할 수 있는 사유에 해당하는 경우: 국내에 입국한 날
3. 그 밖에 보건복지부장관이 체류자격, 체류기간 및 체류경위 등을 고려하여 그 자격취득 시기를 국내거주 국민과 다르게 정할 필요가 있다고 인정하여 고시하는 경우: 해당 고시에서 정하는 날

② 국내체류 외국인등은 법 제109조제6항 본문에서 준용하는 법 제10조에 따라 같은 조 제1항제1호 · 제4호 및 제5호에 따른 날에 가입자의 자격을 잃는다. 다만, 법 제109조제6항 단서에 따라 다음 각 호의 구분에 따른 날에도 그 자격을 잃는다. 〈개정 2019. 6. 11., 2019. 7. 16.〉

1. 직장가입자: 다음 각 목의 어느 하나에 해당하는 날
   가. 「출입국관리법」 제10조의2제1항제2호 및 「재외동포의 출입국과 법적 지위에 관한 법률」 제10조제1항에 따른 체류기간이 종료된 날의 다음 날
   나. 「출입국관리법」 제59조제3항에

따른 강제퇴거명령서를 발급받은 날의 다음 날

다. 법 제109조제5항제2호에 따라 사용자가 직장가입자의 가입 제외를 신청한 날. 다만, 법 제8조제2항에 따라 직장가입자 자격취득 신고를 한 날부터 14일 이내에 가입 제외를 신청한 경우에는 그 자격취득일로 한다.

라. 그 밖에 보건복지부장관이 체류자격, 체류기간 및 체류경위 등을 고려하여 그 자격상실 시기를 국내거주 국민과 다르게 정할 필요가 있다고 인정하여 고시하는 경우: 해당 고시에서 정하는 날

2. 지역가입자: 다음 각 목의 어느 하나에 해당하는 날

가. 제1호가목 및 나목에 따른 날

나. 재외국민 또는 체류기간이 종료되지 아니한 외국인이 출국 후 1개월이 지난 경우: 그 출국한 날의 다음 날

다. 법 제109조제5항제2호에 따라 지역가입자가 가입 제외를 신청한 날. 다만, 보험료를 납부하지 않은 지역가입자 또는 최초로 보험료를 납부한 날부터 14일이 지나지 않은 지역가입자가 보건복지부장관이 정하여 고시하는 요건을 갖추고 가입 제외를 신청하는 경우에는 그 자격을 취득한 날로 한다.

라. 그 밖에 보건복지부장관이 체류자격, 체류기간 및 체류경위 등을 고려하여 그 자격상실 시기를 국내 거주 국민과 다르게 정할 필요가 있다고 인정하여 고시하는 경우: 해당 고시에서 정하는 날

[본조신설 2016. 9. 22.]

제76조의3(외국인 등의 피부양자 자격취득 시기 등)

① 국내체류 외국인등은 법 제109조제6항 단서에 따라 다음 각 호의 구분에 따른 날에 피부양자의 자격을 얻는다. 〈개정 2024. 4. 19.〉

1. 직장가입자의 자녀(배우자의 자녀를 포함한다)인 「모자보건법」 제2조제4호에 따른 신생아의 경우: 출생한 날

2. 법 제109조제2항 각 호에 따른 주민등록, 국내거소신고 또는 외국인등록(이하 이 조에서 "주민등록등"이라 한다)을 한 날부터 90일 이내에 피부양자 자격취득을 신청한 경우

가. 피부양자 자격취득 신청일 기준으로 법 제109조제4항 각 호에 따른 요건을 모두 충족한 경우: 해당 주민등록등을 한 날. 다만, 주민등록등을 한 이후에 직장가입이 된 경우에는 해당 직장가입이 된 날로 한다.

나. 피부양자 자격취득 신청일 기준으로 법 제109조제4항제3호에 따른 요건만을 충족하지 못한 경우: 법 제109조제4항제3호에 따른 요건을 충족하게 된 날

3. 주민등록등을 한 날부터 90일이 경과하여 피부양자 자격취득을 신청한 경우

가. 피부양자 자격취득 신청일 기준으로 법 제109조제4항 각 호에 따른 요건을 모두 충족한 경우: 자격취득 신청일. 다만, 주민등록등을 한 이후에 직장가입이 된 경우로서 해당 직장가입이 된 날부터 90일 이내에 피부양자 자격취득을 신청한 경우에는 그 직장

가입이 된 날로 한다.

나. 피부양자 자격취득 신청일 기준으로 법 제109조제4항제3호에 따른 요건만을 충족하지 못한 경우: 법 제109조제4항제3호에 따른 요건을 충족하게 된 날

4. 그 밖에 보건복지부장관이 체류자격, 체류기간 및 체류경위 등을 고려하여 그 자격취득 시기를 국내거주 국민과 다르게 정할 필요가 있다고 인정하여 고시하는 경우: 해당 고시에서 정하는 날

② 국내체류 외국인등은 법 제109조제6항 본문에서 준용하는 법 제5조에 따라 같은 조 제3항에서 정한 날(사망, 부양자의 직장가입자 자격상실 또는 의료급여를 받는 경우만 해당한다)에 피부양자의 자격을 잃는다. 다만, 법 제109조제6항 단서에 따라 다음 각 호의 어느 하나에 해당하는 날에도 그 자격을 잃는다. 〈개정 2019. 6. 11.〉

1. 「출입국관리법」 제10조의2제1항제2호 및 「재외동포의 출입국과 법적 지위에 관한 법률」 제10조제1항에 따른 체류기간이 종료된 날의 다음 날
2. 「출입국관리법」 제59조제3항에 따른 강제퇴거명령서를 발급받은 날의 다음 날
3. 그 밖에 보건복지부장관이 체류자격, 체류기간 및 체류경위 등을 고려하여 그 자격상실 시기를 국내거주 국민과 다르게 정할 필요가 있다고 인정하여 고시하는 경우: 해당 고시에서 정하는 날

[본조신설 2016. 9. 22.]

제76조의4(보험료 부과 · 징수 특례 대상 외국인) 법 제109조제9항 단서에서 "대통령령으로 정하는 국내체류 외국인등"이란 지역가입자인 국내체류 외국인등 중에서 다음 각 호의 어느 하나에 해당하지 않는 사람을 말한다.

1. 「출입국관리법 시행령」 별표 1의2에 따른 결혼이민(F-6)의 체류자격이 있는 사람
2. 「출입국관리법 시행령」 별표 1의3에 따른 영주(F-5)의 체류자격이 있는 사람
3. 그 밖에 보건복지부장관이 체류경위, 체류목적 및 체류기간 등을 고려하여 국내거주 국민과 같은 보험료 부과 · 징수 기준을 적용할 필요가 있다고 인정하여 고시하는 체류자격이 있는 사람

[전문개정 2018. 12. 24.]

제77조(임의계속가입자 적용기간)

① 법 제110조제2항 본문에서 "대통령령으로 정하는 기간"이란 사용관계가 끝난 날의 다음 날부터 기산(起算)하여 36개월이 되는 날을 넘지 아니하는 범위에서 다음 각 호의 구분에 따른 기간을 말한다.

1. 법 제110조제1항에 따라 공단에 신청한 가입자(이하 "임의계속가입자"라 한다)가 법 제9조제1항제2호에 따라 자격이 변동되기 전날까지의 기간
2. 임의계속가입자가 법 제10조제1항에 따라 그 자격을 잃기 전날까지의 기간

② 「의료급여법」 제3조제1항제2호에 따른 수급권자가 되어 법 제10조제1항제5호에 따라 가입자의 자격이 상실된 임의계속가입자가 법 제8조제1항제1호에 따라 가입자의 자격을 다시 취득한 경우로서 다시 취득한 날이 제1항에 따른

사용관계가 끝난 날의 다음 날부터 36개월 이내이면 공단이 정하는 기간 안에 임의계속가입의 재적용을 신청할 수 있다. 이 경우 신청자는 가입자의 자격을 다시 취득한 날부터 제1항에 따른 기간 동안 임의계속가입자로서의 자격을 유지한다.

③ 제2항에서 규정한 사항 외에 임의계속가입의 재적용 신청에 필요한 신청기간, 절차, 방법 등은 공단이 정하는 바에 따른다.

[전문개정 2018. 6. 26.]

제78조(업무의 위탁)

공단은 법 제112조제1항에 따라 같은 항 각 호의 업무를 체신관서, 금융기관 또는 그 밖의 자에게 위탁하려면 위탁받을 기관의 선정 및 위탁계약의 내용에 관하여 공단 이사회의 의결을 거쳐야 한다.

제79조(보험료 및 징수위탁보험료등의 배분 등)

공단이 납부의무자의 신청에 따라 보험료 및 징수위탁보험료등을 1개의 납입고지서로 통합하여 징수한 경우(법 제81조 및 징수위탁근거법에 따라 체납처분의 방법으로 징수한 경우는 제외한다)에 징수한 보험료와 그에 따른 징수금 또는 징수위탁보험료등의 금액이 징수하여야 할 총액에 미치지 못하는 경우로서 납부의무자가 이를 납부하는 날까지 특별한 의사를 표시하지 아니한 경우에는 법 제113조제1항 본문에 따라 공단이 징수하려는 각 보험별 금액(법 및 징수위탁근거법에 따른 연체금 및 가산금을 제외한 금액을 말한다)의 비율로 배분하여 납부 처리하여야 한다.

제80조(출연금의 관리)

공단은 법 제114조제1항에 따른 출연금을 각각 별도의 계정을 설정하여 관리하여야 한다.

제81조(민감정보 및 고유식별정보의 처리)

① 공단(법 제112조에 따라 공단의 업무를 위탁받은 자를 포함한다)은 다음 각 호의 사무를 수행하기 위하여 불가피한 경우 「개인정보 보호법」 제23조에 따른 건강에 관한 정보, 같은 법 시행령 제18조제2호에 따른 범죄경력자료에 해당하는 정보, 같은 영 제19조 각 호에 따른 주민등록번호, 여권번호, 운전면허의 면허번호 또는 외국인등록번호가 포함된 자료를 처리할 수 있다. 〈개정 2013. 9. 26., 2014. 11. 20., 2022. 6. 30., 2023. 6. 20.〉

1. 법 제7조에 따른 사업장의 신고에 관한 사무
2. 법 제14조제1항에 따른 업무에 관한 사무
3. 법 제60조에 따른 현역병 등에 대한 요양급여비용 지급에 관한 사무
4. 법 제61조에 따른 요양급여비용의 정산에 관한 사무

4의2. 법 제72조 및 제96조의2에 따른 금융정보등의 제공 요청에 관한 사무

4의3. 법 제81조의3에 따른 자료의 제공에 관한 사무

5. 법 제83조에 따른 체납자 인적사항등의 공개에 관한 사무
6. 법 제87조 및 제90조에 따른 이의신청 및 행정소송에 관한 사무
7. 법 제94조에 따른 신고 등에 관한 사무
8. 법 제95조에 따른 소득 축소·탈루 자료의 송부에 관한 사무

8의2. 법 제96조에 따른 자료의 제공 요청에 관한 사무

9. 법 제104조에 따른 포상금 지급에 관한 사무

10. 법 제112조에 따른 업무의 위탁에 관한 사무

② 심사평가원은 다음 각 호의 사무를 수행하기 위하여 불가피한 경우 「개인정보 보호법」 제23조에 따른 건강에 관한 정보, 같은 법 시행령 제19조에 따른 주민등록번호, 여권번호, 운전면허의 면허번호 또는 외국인등록번호가 포함된 자료를 처리할 수 있다. 〈개정 2013. 9. 26., 2014. 11. 20., 2017. 3. 27.〉

1. 법 제43조에 따른 요양기관의 시설·장비 및 인력 등의 현황 신고에 관한 사무

1의2. 법 제48조에 따른 요양급여 대상 여부의 확인 등에 관한 사무

2. 법 제63조제1항에 따른 업무에 관한 사무

3.법 제87조 및 제90조에 따른 이의신청 및 행정소송에 관한 사무

4. 법 제96조에 따른 자료의 제공 요청에 관한 사무

③ 요양기관(제2호의 경우에는 법 제47조제7항에 따라 요양기관을 대행하는 단체를 포함한다)은 다음 각 호의 사무를 수행하기 위하여 불가피한 경우 「개인정보 보호법」 제23조에 따른 건강에 관한 정보나 같은 법 시행령 제19조에 따른 주민등록번호, 여권번호, 운전면허의 면허번호 또는 외국인등록번호가 포함된 자료를 처리할 수 있다. 〈신설 2017. 3. 27., 2023. 6. 20.〉

1. 법 제41조제1항에 따른 요양급여의 실시에 관한 사무

2. 법 제47조제1항 또는 제2항에 따른 요양급여비용의 청구에 관한 사무

④ 법 제49조제1항에 따른 준요양기관(이하 "준요양기관"이라 한다)은 법 제49조제3항에 따른 요양비 지급 청구에 관한 사무를 수행하기 위하여 불가피한 경우에는 「개인정보 보호법」 제23조에 따른 건강에 관한 정보나 같은 법 시행령 제19조에 따른 주민등록번호, 여권번호, 운전면허의 면허번호 또는 외국인등록번호가 포함된 자료를 처리할 수 있다. 〈신설 2021. 6. 29., 2023. 6. 20.〉

⑤ 법 제51조제2항에 따른 보조기기를 판매한 자(이하 "보조기기 판매업자"라 한다)는 법 제51조제2항 전단에 따른 보험급여 지급 청구에 관한 사무를 수행하기 위하여 불가피한 경우에는 「개인정보 보호법」 제23조에 따른 건강에 관한 정보나 같은 법 시행령 제19조에 따른 주민등록번호, 여권번호, 운전면허의 면허번호 또는 외국인등록번호가 포함된 자료를 처리할 수 있다. 〈신설 2021. 6. 29., 2023. 6. 20.〉

⑥ 보건복지부장관(법 제111조에 따라 보건복지부장관의 권한을 위임받거나 위탁받은 자를 포함한다)은 다음 각 호의 사무를 수행하기 위하여 불가피한 경우 제1항에 따른 자료를 처리할 수 있다. 〈개정 2017. 3. 27., 2021. 6. 29.〉

1. 법 제81조제3항에 따른 체납처분 승인에 관한 사무

2. 법 제88조에 따른 심판청구에 관한 사무

3. 법 제97조에 따른 보고와 검사 등에 관한 사무

4. 법 제98조에 따른 업무정지 처분에 관한 사무

5. 법 제99조에 따른 과징금 부과·징수에 관한 사무

6. 법 제100조에 따른 위반사실 공표에 관한 사무

제81조의2(규제의 재검토)
① 보건복지부장관은 제18조의2제4항 및 별표 4의2 제2호에 따른 약제의 상한금액 감액 및 요양급여의 적용 정지 기준에 대하여 2019년 7월 1일을 기준으로 5년마다(매 5년이 되는 해의 기준일과 같은 날 전까지를 말한다) 그 타당성을 검토하여 개선 등의 조치를 해야 한다.
② 보건복지부장관은 제19조제1항 및 별표 2에 따른 본인일부부담금의 부담률 및 부담액에 대하여2022년 1월 1일을 기준으로 3년마다(매 3년이 되는 해의 1월 1일 전까지를 말한다) 그 타당성을 검토하여 개선 등의 조치를 해야 한다.

[전문개정 2022. 3. 8.]

제9장 벌칙

제82조(과태료의 부과기준) 법 제119조에 따른 과태료의 부과기준은 별표 7과 같다.

부칙 <제34497호, 2024. 5. 7.>

제1조(시행일)
이 영은 공포한 날부터 시행한다. 다만, 별표 7의 개정규정은 2024년 5월 20일부터 시행하고, 제69조의3의 개정규정은 2024년 7월 3일부터 시행하며, 제42조의3부터 제42조의7까지의 개정규정은 2024년 7월 10일부터 시행한다.

제2조(보험급여 제한의 예외기준에 관한 적용례)
제26조제3항제1호 본문의 개정규정은 종전의 규정에 따른 보험급여 제한 기준에 따라 이 영 시행 당시 보험급여가 제한되고 있는 사람에 대해서도 적용한다.

제3조(보수월액보험료 추가징수금액의 분할납부에 관한 적용례)
제39조제4항의 개정규정은 이 영 시행 이후 공단이 제34조부터 제38조까지의 규정에 따라 보수월액보험료의 금액을 다시 산정하여 그 부족액을 추가로 징수하는 경우부터 적용한다.

제4조(지역가입자의 소득월액 산정방법 등에 관한 적용례)
제41조의 개정규정 중 지역가입자의 소득월액 산정에 관한 부분은 지역가입자의 2024년 5월분 보험료를 산정하는 경우부터 적용한다.

제5조(소득월액보험료 추가징수금액의 분할납부에 관한 적용례)
제41조의2제6항의 개정규정은 이 영 시행 이후 공단이 같은 조 제4항에 따라 소득월액보험료를 다시 산정하여 그 부족액을 추가로 징수하는 경우부터 적용한다.

제6조(다른 법령의 개정)
농어촌주민의 보건복지 증진을 위한 특별법 시행령 일부를 다음과 같이 개정한다.
제8조제1호 중 "제42조제2항"을 "제41조제1항"으로 하고, 같은 조 제2호 중 "제42조제3항제1호"를 "제42조제1항제1호"로 한다.

[별표 1]<개정 2013.3.23.>

사용자인 기관장(제2조 관련)

구분	기관장
1. 입법부	국회사무총장, 국회도서관장
2. 행정부	가. 감사원장, 대통령비서실장, 국가정보원장, 방송통신위원회위원장 나. 국무조정실장, 공정거래위원회 위원장, 금융위원회 위원장, 국민권익위원회 위원장 다. 중앙행정기관의 장 라. 특별시장, 광역시장, 도지사, 특별자치도지사, 시장, 군수, 구청장(자치구의 구청장을 말한다) 마. 대학교 및 대학의 장, 전문대학의 장 바. 교육감, 교육장
3. 사법부	법원행정처장, 각급 법원 및 법원 지원(支院)의 장
4. 헌법재판소	사무처장
5. 선거관리위원회	중앙선거관리위원회 사무총장, 특별시 · 광역시 · 도선거관리위원회, 선거관리위원회 사무처장

[별표 2] <개정 2024. 4. 19.>

본인일부부담금의 부담률 및 부담액(제19조제1항 관련)

1. 가입자 또는 피부양자는 요양급여비용 중 다음 각 목의 어느 하나에 해당하는 금액(100원 미만은 제외한다)을 부담한다. 다만, 입원진료의 경우에는 100원 미만의 금액도 부담한다.
  가. 입원진료(나목의 표 중 보건복지부장관이 정하는 의료장비를 이용한 진료의 경우는 제외한다) 및 보건복지부장관이 정하는 요양급여를 받은 경우(약국 또는 한국희귀 · 필수의약품센터인 요양기관에서 처방전에 따라 의약품을 조제받는 경우를 포함한다)는 다음의 구분에 따라 계산한 금액
    1) 요양급여비용 총액(보건복지부장관이 정하여 고시하는 식대와 장애인 치과진료에 대한 가산금액은 제외한다)의 100분의 20에 입원기간 중 식대[입원환자의 식사의 질과 서비스에 영향을 미치는 부가적 요소에 드는 비용에 해당하는 가산금액(이하 "식대가산금액"이라 한다)을 포함한다. 이하 이 호, 제2호 및 제3호가목 · 나목 · 아목에서 같다]의 100분의 50을 더한 금액. 다만, 상급종합병원에서 법 제43조에 따라 신고한 입원병실 중 일반입원실의 2인실 · 3인실 · 4인실 및 정신과 입원실의 2인실 · 3인실 · 4인실을 이용한 경우에는 그 입원료에 한정하여 각각 100분의 50 · 100분의 40 · 100분의 30으로 하고, 종합병원 · 병원 · 한방병원 · 요양병원(「장애인복지법」 제58조제1항제4호에 따른 장애인 의료재활시설로서 「의료법」 제3조의2의 요건을 갖춘 의료기관인 요양병원으로 한정한다) · 정신병원에서 법 제43조에 따라 신고한 입원병실 중 일반입원실의 2인실 · 3인실 및 정신과 입원실의 2인실 · 3인실을 이용한 경우에는 그 입원료에 한정하여 각각 100분의 40 · 100분

의 30으로 하며, 보건복지부장관이 정하여 고시하는 격리 입원에 대해서는 그 입원료에 한정하여 100분의 10으로

2) 「의료법」 제3조제2항제3호라목에 따른 요양병원(「장애인복지법」 제58조제1항제4호에 따른 장애인 의료재활시설로서 「의료법」 제3조의2의 요건을 갖춘 의료기관인 요양병원은 제외한다)에서 입원진료를 받는 사람 중 입원치료보다는 요양시설이나 외래진료를 받는 것이 적합한 환자로서 보건복지부장관이 정하여 고시하는 환자군에 해당하는 경우에는 요양급여비용 총액의 100분의 40에 입원기간 중 식대의 100분의 50을 더한 금액

나. 외래진료의 경우 및 보건복지부장관이 정하는 의료장비 · 치료재료를 이용한 진료의 경우에는 다음 표의 구분에 따라 계산한 금액

기관 종류	소재지	환자 구분	본인일부부담금
상급 종합병원	모든 지역	일반환자	진찰료 총액 + (요양급여비용 총액 − 진찰료총액) × 60/100. 다만, 임신부 외래진료의 경우에는 요양급여비용 총액의 40/100, 1세 미만 영유아 외래진료의 경우에는 요양급여비용 총액의 20/100으로 한다.
		의약분업 예외환자	진찰료 총액 + (요양급여비용 총액 − 약값 총액 − 진찰료 총액) × 60/100 + 약값 총액 × 30/100. 다만, 임신부 외래진료의 경우에는 (요양급여비용 총액 − 약값 총액) × 40/100 + 약값 총액 × 30/100, 1세 미만 영유아 외래진료의 경우에는 (요양급여비용 총액 − 약값 총액) × 20/100 + 약값 총액 × 21/100로 한다.
종합병원	동 지역	일반환자	요양급여비용 총액 × 50/100(임신부 외래진료의 경우에는 30/100, 1세 미만 영유아 외래진료의 경우에는 15/100)
		의약분업 예외환자	(요양급여비용 총액 − 약값 총액) × 50/100(임신부 외래진료의 경우에는 30/100, 1세 미만 영유아 외래진료의 경우에는 15/100) + 약값 총액 × 30/100(1세 미만 영유아의 경우에는 21/100)
	읍 · 면 지역	일반환자	요양급여비용 총액 × 45/100(임신부 외래진료의 경우에는 30/100, 1세 미만 영유아 외래진료의 경우에는 15/100)
		의약분업 예외환자	(요양급여비용 총액 − 약값 총액) × 45/100(임신부 외래진료의 경우에는 30/100, 1세 미만 영유아 외래진료의 경우에는 15/100) + 약값 총액 × 30/100(1세 미만 영유아의 경우에는 21/100)

<table>
<tr><td rowspan="4">병원,
치과병원,
한방병원,
요양병원,
정신병원</td><td rowspan="2">동
지역</td><td>일반환자</td><td>요양급여비용 총액 × 40/100(임신부 외래진료의 경우에는 20/100, 1세 미만 영유아 외래진료의 경우에는 10/100)</td></tr>
<tr><td>의약분업
예외환자</td><td>(요양급여비용 총액 - 약값 총액) × 40/100(임신부 외래진료의 경우에는 20/100, 1세 미만 영유아 외래진료의 경우에는 10/100) + 약값 총액 × 30/100(1세 미만 영유아의 경우에는 21/100)</td></tr>
<tr><td rowspan="2">읍 · 면
지역</td><td>일반환자</td><td>요양급여비용 총액 × 35/100(임신부 외래진료의 경우에는 20/100, 1세 미만 영유아 외래진료의 경우에는 10/100)</td></tr>
<tr><td>의약분업
예외환자</td><td>(요양급여비용 총액 - 약값 총액) × 35/100(임신부 외래진료의 경우에는 20/100, 1세 미만 영유아 외래진료의 경우에는 10/100) + 약값 총액 × 30/100(1세 미만 영유아의 경우에는 21/100)</td></tr>
<tr><td rowspan="2">의원,
치과의원,
한의원,
보건의료원</td><td rowspan="2">모든
지역</td><td>일반환자</td><td>요양급여비용 총액 × 30/100(임신부 외래진료의 경우에는 10/100, 1세 미만 영유아 외래진료의 경우에는 5/100).
다만, 요양급여를 받는 사람이 65세 이상이면서 해당 요양급여비용 총액이 보건복지부령으로 정하는 금액을 넘지 않으면 보건복지부령으로 정하는 금액을 본인일부부담금으로 한다.</td></tr>
<tr><td>의약분업
예외환자</td><td>(요양급여비용 총액 - 약값 총액) × 30/100(임신부 외래진료의 경우에는 10/100, 1세 미만 영유아 외래진료의 경우에는 5/100) + 약값 총액 × 30/100(1세 미만 영유아의 경우에는 21/100).
다만, 요양급여를 받는 사람이 65세 이상이면서 해당 요양급여비용 총액이 보건복지부령으로 정하는 금액을 넘지 않으면 보건복지부령으로 정하는 금액을 본인일부부담금으로 한다.</td></tr>
<tr><td>보건소,
보건지소,
보건진료소</td><td>모든
지역</td><td></td><td></td></tr>
</table>

비고 : 1. 위 표에서 "의약분업 예외환자"란 「약사법」 제23조제4항제3호 중 조현병(調絃病) 또는 조울증 등으로 자신 또는 타인을 해칠 우려가 있는 정신질환자, 같은 항 제4호 중 「감염병의 예방 및 관리에 관한 법률」에 따른 제1군감염병환자 및 같은 항 제8호 · 제9호에 해당하는 환자를 말한다. 다만, 제1호가목에 따라 요양급여비용 총액의 100분의 20을 적용받는 사람은 제외한다.

2. 위 표에서 "약값 총액"이란 요양기관이 해당 약제를 구입한 금액의 총액을 말한다.

3. 보건복지부장관이 정하는 의료장비를 이용한 입원진료인 경우의 요양급여비용 총액은 의료장비를 이용한 비용의 총액으로 한정한다.

4. 요양기관의 외래진료를 통하여 주기적으로 의사의 처방에 따라 구입(사용)하여야 하는 치료재료 중 보건복지부장관이 정하여 고시하는 치료재료의 경우에는 해당 치료재료 비용 및 관련 행위(교체를 위한 직접적 행위에 한정한다. 이하 같다) 비용을 제외한 요양급여비용 총액을 위 표의 요양급여비용 총액으로 하여 위 표에 따라 산정한 금액에 해당 치료재료 비용 및 관련 행위 비용의 100분의 20(1세 미만 영유아의 경우에는 14/100)을 더한 금액을 본인일부부담금으로 한다. 다만, 제3호마목이 적용되는 중증질환자는 제외한다.

5. 보건복지부장관이 정하는 질병의 환자가 요양기관(의원으로 한정한다)에 보건복지부장관이 정하는 절차 또는 방법에 따라 외래진료를 지속적으로 받겠다는 의사를 표시한 경우에는 해당 질병에 대하여 그 다음 진료부터 (진찰료 총액 × 20/100) + [(요양급여비용 총액 - 진찰료 총액) × 30/100]에 해당하는 금액을 본인일부부담금으로 한다. 다만, 요양급여를 받

는 사람이 65세 이상인 경우에는 요양급여비용 총액이 보건복지부령으로 정하는 금액을 넘지 않으면 보건복지부령으로 정하는 금액을 본인일부부담금으로 한다.
6. 임신부가 유산 또는 사산을 한 경우 해당 유산 또는 사산에 따른 외래진료는 위 표에 따른 임신부 외래진료에 포함한다.

다. 약국 또는 한국희귀 · 필수의약품센터의 경우
1) 진료를 담당한 의사 또는 치과의사가 발행한 처방전에 따라 의약품을 조제받은 경우에는 요양급여비용 총액의 100분의 30(요양급여를 받는 사람이 65세 이상인 경우 요양급여비용 총액이 보건복지부령으로 정하는 금액을 넘지 않으면 보건복지부령으로 정하는 금액). 다만, 제1호가목 중 보건복지부장관이 정하는 요양급여를 받은 경우(약국 또는 한국희귀 · 필수의약품센터인 요양기관에서 처방전에 따라 의약품을 조제받는 경우를 포함한다)는 제외한다.
2) 「약사법」 제23조제3항제1호에 따라 의료기관이 없는 지역에서 조제하는 경우로서 진료를 담당한 의사 또는 치과의사가 발행한 처방전에 따르지 않고 의약품을 조제받은 경우에는 다음의 구분에 따라 산정한 금액
가) 요양급여비용 총액이 보건복지부령으로 정하는 금액을 넘는 경우에는 요양급여비용 총액의 100분의 40
나) 요양급여비용 총액이 보건복지부령으로 정하는 금액을 넘지 않는 경우에는 보건복지부령으로 정하는 금액
3) 1)에도 불구하고 상급종합병원 또는 종합병원의 의사가 발행한 처방전에 따라 질병의 중증도를 고려하여 보건복지부장관이 정하여 고시하는 질병에 대한 의약품을 조제받은 경우[읍 · 면 지역 소재 종합병원의 의사가 발행한 처방전에 따라 의약품을 조제받거나 「한국보훈복지의료공단법」에 따른 보훈병원의 의사나 「독립유공자예우에 관한 법률」, 「국가유공자 등 예우 및 지원에 관한 법률」, 「보훈보상대상자 지원에 관한 법률」, 「5 · 18민주유공자예우 및 단체설립에 관한 법률」, 「참전유공자예우 및 단체설립에 관한 법률」, 「고엽제후유의증 등 환자지원 및 단체설립에 관한 법률」, 「특수임무유공자 예우 및 단체설립에 관한 법률」 및 「제대군인지원에 관한 법률」에 따라 국가보훈부장관이 진료를 위탁한 상급종합병원 또는 종합병원의 의사가 해당 법률에서 정한 의료지원대상자에게 발행한 처방전에 따라 의약품을 조제받은 경우는 제외한다]에는 다음의 금액
가) 상급종합병원의 의사가 발행한 처방전에 따라 의약품을 조제받은 경우: 요양급여비용 총액의 100분의 50
나) 종합병원의 의사가 발행한 처방전에 따라 의약품을 조제받은 경우: 요양급여비용 총액의 100분의 40

2. 제1호에도 불구하고 제21조제3항제2호에 따라 보건복지부장관이 정하여 고시하는 질병군에 대하여 입원진료를 받는 경우에는 다음 각 목의 구분에 따라 계산한 금액에 입원기간 중 식대의 100분의 50을 더한 금액을 부담한다. 이 경우 질병군 분류번호 결정 요령, 평균 입원 일수, 입원실 이용 비용 등 해당 질병군의 본인일부부담금 산정에

필요한 사항은 보건복지부장관이 정하여 고시한다.

가. 다음 계산식에 따라 계산한 금액과 보건복지부장관이 정하여 고시하는 추가 산정액을 합한 금액의 100분의 20

[질병군별 기준 상대가치점수 + (입원 일수 - 질병군별 평균 입원 일수) × 질병군별 일당 상대가치점수] × 제21조제1항에 따라 정해진 상대가치점수의 점수당 단가

비고 : 1. 위 표에서 "질병군별 기준 상대가치점수"란 질병군별 평균 입원 일수만큼 입원했을 때 발생하는 입원 건당 상대가치점수를 말한다.

2. 위 표에서 "질병군별 일당 상대가치점수"란 입원 일수가 1일 증가함에 따라 추가되는 질병군별 상대가치점수를 말한다.

나. 가목에도 불구하고 보건복지부장관이 정하여 고시하는 입원실을 이용한 경우에는 가목에 따라 계산한 금액에 보건복지부장관이 정하여 고시하는 입원료 계산식에 따라 계산한 금액을 더한 금액

다. 삭제 〈2021. 11. 1.〉

라. 가목 및 나목에도 불구하고 제1호나목에 따라 보건복지부장관이 정하는 의료장비를 이용한 진료의 경우에는 가목 또는 나목에 따라 계산한 금액에 제1호나목 표의 구분에 따라 계산한 금액을 더한 금액

3. 제1호와 제2호에도 불구하고 다음 각 목의 어느 하나에 해당하는 경우에는 그 각 목에서 정하는 금액을 부담한다. 다만, 상급종합병원 · 종합병원 · 병원 · 한방병원 · 요양병원(「장애인복지법」 제58조제1항제4호에 따른 장애인 의료재활시설로서 「의료법」 제3조의2의 요건을 갖춘 의료기관인 요양병원으로 한정한다) · 정신병원에서 법 제43조에 따라 신고한 입원병실 중 일반입원실의 2인실 · 3인실 및 정신과 입원실의 2인실 · 3인실을 이용한 경우는 그 입원료에 한정하여 제1호가목1) 단서에서 정하는 금액을 부담한다.

가. 다음의 경우에는 입원기간 중 식대의 100분의 50

1) 자연분만에 대한 요양급여

2) 2세 미만 영유아 및 보건복지부장관이 정하여 고시하는 기준에 해당하는 2세 이상 영유아에 대한 입원진료로서 보건복지부장관이 정하는 요양급여

3) 보건복지부장관이 정하여 고시하는 결핵 질환을 가진 사람에 대하여 보건복지부장관이 정하는 요양급여

4) 「장기등 이식에 관한 법률」 제4조제2호에 따른 장기등기증자(뇌사자 또는 사망한 사람만 해당한다)의 장기등(같은 법 제4조제1호에 따른 장기등을 말한다) 적출에 대하여 보건복지부장관이 정하는 요양급여

나. 다음의 경우(라목에 해당하는 사람에 대한 요양급여는 제외한다)에는 요양급여비용 총액의 100분의 10에 입원기간 중 식대의 100분의 50을 더한 금액

1) 삭제 〈2017. 9. 29.〉

2) 보건복지부장관이 정하여 고시하는 희귀난치성 질환을 가진 사람에 대하여 보건복지부장관이 정하는 요양급여

3) 보건복지부장관이 정하여 고시하는 고위험 임신부에 대한 입원진료로서 보건복지부장관이 정하는 요양급여

4) 삭제 〈2018. 12. 24.〉

다. 다음의 경우에는 본인이 부담할 비용의 부담률의 100분의 70에 해당하는 금액

1) 1세 이상 6세 미만인 가입자 또는 피부양자가 상급종합병원, 종합병원, 병원, 치과병원, 한방병원, 요양병원, 정신병원, 의원, 치과의원, 한의원 및 보건의료원에서 외래진료를 받는 경우

2) 6세 미만인 가입자 또는 피부양자가 보건소, 보건지소 및 보건진료소에서 외래진료를 받는 경우로서 요양급여비용 총액이 보건복지부령으로 정하는 금액을 넘는 경우. 다만, 요양급여비용 총액이 보건복지부령으로 정하는 금액을 넘지 않는 경우에는 제1호 나목 표에 따른 금액을 부담한다.

3) 6세 미만인 가입자 또는 피부양자가 약국 또는 한국희귀 · 필수의약품센터인 요양기관에서 처방전에 따라 의약품을 조제받는 경우

라. 보건복지부장관이 정하여 고시하는 희귀난치성질환 또는 중증질환(이하 "희귀난치성질환등"이라 한다)을 가진 사람, 희귀난치성질환등 외의 질환으로 6개월 이상 치료를 받고 있거나 6개월 이상 치료가 필요한 사람 또는 18세 미만의 아동(이하 "희귀난치성질환자등"이라 한다) 중 희귀난치성질환자등이 속한 세대(배우자를 포함한다)의 소득 및 재산을 더하여 계산한 가액(이하 "소득인정액"이라 한다)이 「국민기초생활 보장법」 제2조제11호에 따른 기준 중위소득의 100분의 50 이하이고, 희귀난치성질환자등의 1촌의 직계혈족 및 그 배우자(이하 "부양의무자"라 한다)가 없거나 부양의무자가 있어도 부양능력이 없거나 부양을 받을 수 없는 사람으로서 보건복지부령으로 정하는 바에 따라 공단의 본인일부부담금 경감 인정 신청(이하 "경감인정신청"이라 한다)을 하여 그 경감 인정을 받은 사람 또는 희귀난치성질환자등 중 본인일부부담금의 경감이 필요하다고 보건복지부장관이 정하는 사람으로서 경감인정신청을 한 사람에 대한 요양급여의 경우에는 다음의 구분에 따라 계산한 금액. 이 경우 소득인정액 산정의 기준이 되는 세대의 범위, 소득 및 재산의 범위, 소득인정액 산정방법 등 소득인정액의 산정에 필요한 사항 및 부양의무자가 부양능력이 없거나 부양을 받을 수 없는 경우의 구체적인 기준은 보건복지부령으로 정한다.

1) 희귀난치성질환등을 가진 사람인 경우에는 입원기간 중 식대(식대가산금액은 제외한다. 이하 이 목에서 같다)의 100분의 20

2) 희귀난치성질환등 외의 질환으로 6개월 이상 치료를 받고 있거나 6개월 이상 치료가 필요한 사람 또는 18세 미만의 아동인 경우에는 다음 표에 해당하는 금액에 입원기간 중 식대의 100분의 20을 더한 금액. 다만, 가목에 해당하거나 6세 미만 아동의 입원진료 또는 보건복지부장관이 정하여 고시하는 중증질환으로 요양급여를 받는 경우에는 입원기간 중 식대의 100분의 20만을 부담한다.

<table>
<tr><th>기관 종류</th><th colspan="2">구분</th><th>본인일부부담금</th></tr>
<tr><td>상급종합병원</td><td colspan="2">외래진료 및 입원진료</td><td>요양급여비용 총액의 100분의 14에 해당하는 금액. 다만, 다음의 어느 하나에 해당하는 경우에는 그 다음의 구분에 따라 계산한 금액을 부담한다.
가) 정신건강의학과 입원진료 또는 나목2)(치매는 제외한다)에 따라 보건복지부장관이 정하는 요양급여를 받는 경우에는 해당 요양급여비용 총액의 100분의 10
나) 제1호나목(임신부 외래진료만 해당한다), 이 호 나목2)(치매만 해당한다) · 3), 마목, 차목 또는 하목에 따라 보건복지부장관이 정하는 요양급여를 받는 경우에는 해당 요양급여비용 총액의 100분의 5
다) 자목(6세 이상 15세 이하 아동의 입원진료만 해당한다)에 따라 보건복지부장관이 정하는 요양급여를 받는 경우에는 해당 요양급여비용 총액의 100분의 3
라) 1세 미만 영유아 외래진료의 경우에는 요양급여비용 총액의 100분의 5</td></tr>
<tr><td rowspan="3">종합병원, 병원, 치과병원, 한방병원, 요양병원, 정신병원</td><td rowspan="2">「의료급여법 시행령」 별표 1 제2호가목2)가)에 따른 만성질환자에 해당하는 사람이 그 만성질환에 대하여 외래진료를 받거나 해당 만성질환자가 나목2)(치매를 제외한다) 또는 마목에 따른 외래진료에 대하여 보건복지부장관이 정하는 요양급여를 받는 경우</td><td>「약사법」 제23조제4항에 따라 의사 또는 치과의사가 의약품을 직접 조제하는 경우와 법률 제8365호 약사법 전부개정법률 부칙 제8조에 따라 한의사가 한약 및 한약제제를 직접 조제하는 경우</td><td>1,500원. 다만, 1세 미만 영유아 외래진료의 경우에는 본인일부부담금 없음</td></tr>
<tr><td>그 밖의 외래진료</td><td>1,000원. 다만, 1세 미만 영유아 외래진료의 경우에는 본인일부부담금 없음</td></tr>
<tr><td colspan="2">그 밖의 외래진료 및 입원진료</td><td>요양급여비용 총액의 100분의 14에 해당하는 금액. 다만, 다음의 어느 하나에 해당하는 경우에는 그 다음의 구분에 따라 계산한 금액을 부담한다.
가) 정신건강의학과 입원진료 또는 나목2)(치매는 제외한다)에 따라 보건복지부장관이 정하는 요양급여를 받는 경우에는 해당 요양급여비용 총액의 100분의 10</td></tr>
</table>

<table>
<tr><td>종합병원,
병원,
치과병원,
한방병원,
요양병원,
정신병원</td><td colspan="2"></td><td>나) 제1호나목(임신부 외래진료만 해당한다), 이 호 나목2)(치매만 해당한다) · 3), 마목, 차목 또는 하목에 따라 보건복지부장관이 정하는 요양급여를 받는 경우에는 해당 요양급여비용 총액의 100분의 5
다) 자목(6세 이상 15세 이하 아동의 입원진료만 해당한다)에 따라 보건복지부장관이 정하는 요양급여를 받는 경우에는 해당 요양급여비용 총액의 100분의 3
라) 1세 미만 영유아 외래진료의 경우에는 요양급여비용 총액의 100분의 5</td></tr>
<tr><td rowspan="3">의원,
치과의원,
한의원,
보건
의료원</td><td rowspan="2">외래진료</td><td>「약사법」 제23조제4항에 따라 의사 또는 치과의사가 의약품을 직접 조제하는 경우와 법률 제8365호 약사법 전부개정법률 부칙 제8조에 따라 한의사가 한약 및 한약제제를 직접 조제하는 경우</td><td>1,500원. 다만, 1세 미만 영유아 외래진료의 경우에는 본인일부부담금 없음</td></tr>
<tr><td>그 밖의 외래진료</td><td>1,000원. 다만, 1세 미만 영유아 외래진료의 경우에는 본인일부부담금 없음</td></tr>
<tr><td colspan="2">입원진료</td><td>요양급여비용 총액의 100분의 14에 해당하는 금액. 다만, 다음의 어느 하나에 해당하는 경우에는 그 다음의 구분에 따라 계산한 금액을 부담한다.
가) 정신건강의학과 입원진료 또는 나목2)(치매는 제외한다)에 따라 보건복지부장관이 정하는 요양급여를 받는 경우에는 해당 요양급여비용 총액의 100분의 10
나) 나목2)(치매만 해당한다) · 3), 마목 또는 차목(입원진료만 해당한다)에 따라 보건복지부장관이 정하는 요양급여를 받는 경우에는 해당 요양급여비용 총액의 100분의 5
다) 자목(6세 이상 15세 이하 아동의 입원진료만 해당한다)에 따라 보건복지부장관이 정하는 요양급여를 받는 경우에는 해당 요양급여비용 총액의 100분의 3</td></tr>
<tr><td>보건소,
보건지소,
보건
진료소</td><td colspan="2">외래진료 및 입원진료</td><td>없음</td></tr>
</table>

약국, 한국 희귀·필수 의약품 센터	「약사법」 제23조제3항 단서에 따라 처방전에 따르지 않고 직접 조제한 경우	900원
	보건소, 보건지소 및 보건진료소를 제외한 요양기관에서 발급한 처방전에 따라 조제한 경우	500원
	보건소, 보건지소 및 보건진료소에서 발급한 처방전에 따라 조제한 경우	없음

비고 : 1. 「약사법」 제23조제4항에 따라 의사 또는 치과의사가 의약품을 직접 조제하거나 법률 제8365호 약사법 전부개정법률 부칙 제8조에 따라 한의사가 한약 및 한약제제를 직접 조제하고 처방전을 함께 발급하는 경우에는 1,000원을 부담한다.

2. 외래진료로서 전산화단층촬영(CT), 자기공명영상진단(MRI) 등 보건복지부장관이 정하여 고시하는 장비를 이용한 진료에 대해서는 그 의료장비를 이용한 비용 총액의 100분의 14[나목2)(치매는 제외한다)에 따른 환자의 경우에는 100분의 10, 나목2)(치매만 해당한다), 마목, 하목 또는 제1호나목(임신부 외래진료만 해당한다)에 따른 환자 및 1세 미만 영유아 외래진료의 경우에는 100분의 5]를 부담한다.

3. 제21조제3항제2호에 따른 질병군에 대한 입원 진료의 경우 본인일부부담금은 제2호가목, 나목 또는 라목에 따라 계산한 금액에 위 표의 해당 기관 종류별 입원진료에 해당하는 본인부담률을 곱한 금액으로 한다.

4. 보건복지부장관이 정하여 고시하는 격리 입원에 대해서는 그 입원료에 한정하여 해당 입원료의 100분의 5를 부담한다.

5. 임신부가 유산 또는 사산을 한 경우 해당 유산 또는 사산에 따른 외래진료는 위 표에 따른 임신부 외래진료에 포함한다.

3) 희귀난치성질환등을 가진 사람 중 65세 이상인 사람이 틀니 요양급여를 받는 경우에는 해당 요양급여비용 총액의 100분의 5

4) 희귀난치성질환등 외의 질환으로 6개월 이상 치료를 받고 있거나 6개월 이상 치료가 필요한 사람 중 65세 이상인 사람이 틀니 요양급여를 받는 경우에는 해당 요양급여비용 총액의 100분의 15

5) 희귀난치성질환등을 가진 사람 중 65세 이상인 사람이 치과임플란트 요양급여를 받는 경우에는 해당 요양급여비용 총액의 100분의 10

6) 희귀난치성질환등 외의 질환으로 6개월 이상 치료를 받고 있거나 6개월 이상 치료가 필요한 사람 중 65세 이상인 사람이 치과임플란트 요양급여를 받는 경우에는 해당 요양급여비용 총액의 100분의 20

7) 2)에도 불구하고 희귀난치성질환등 외의 질환으로 6개월 이상 치료를 받고 있거나 6개월 이상 치료가 필요한 사람 또는 18세 미만의 아동이 상급종합병원 또는 종합병원의 의사가 발행한 처방전에 따라 질병의 중증도를 고려하여 보건복지부장관이 정하여 고시하는 질병에 대한 의약품을 조제받은 경우[읍·면 지역 소재 종합병원의 의사가 발행한 처방전에 따라 의약품을 조제받거나 「한국보훈복지의료공단법」에 따른 보훈병원의 의사나 「독립유공자예우에 관한 법률」, 「국가유공자 등 예우 및 지원에 관한 법률」, 「보훈보상대상자 지원에 관한 법률」, 「5·18민주유공자예우 및 단체설립에 관한 법률」, 「참전유공자예우 및 단체설립에 관한 법

률」, 「고엽제후유의증 등 환자지원 및 단체설립에 관한 법률」, 「특수임무유공자 예우 및 단체설립에 관한 법률」 및 「제대군인지원에 관한 법률」에 따라 국가보훈부장관이 진료를 위탁한 상급종합병원 또는 종합병원의 의사가 해당 법률에서 정한 의료지원대상자에게 발행한 처방전에 따라 의약품을 조제받은 경우는 제외한다]에는 요양급여비용 총액의 100분의 3. 다만, 본인일부부담금이 500원 미만이 되는 경우에는 500원을 본인일부부담금으로 한다.

8) 2)에도 불구하고 희귀난치성질환등 외의 질환으로 6개월 이상 치료를 받고 있거나 6개월 이상 치료가 필요한 사람 또는 18세 미만 아동의 입원진료로서 제왕절개분만에 대한 요양급여를 받는 경우에는 입원기간 중 식대의 100분의 20

9) 희귀난치성질환등을 가진 사람이 보건복지부장관이 정하여 고시하는 추나요법에 대하여 보건복지부장관이 정하는 요양급여를 받는 경우에는 해당 요양급여비용의 100분의 30. 다만, 보건복지부장관이 따로 정하여 고시하는 추나요법에 대하여 요양급여를 받는 경우에는 해당 요양급여비용의 100분의 80으로 한다.

10) 희귀난치성질환등 외의 질환으로 6개월 이상 치료를 받고 있거나 6개월 이상 치료가 필요한 사람 또는 18세 미만 아동이 보건복지부장관이 정하여 고시하는 추나요법에 대하여 보건복지부장관이 정하는 요양급여를 받는 경우에는 해당 요양급여비용의 100분의 40. 다만, 보건복지부장관이 따로 정하여 고시하는 추나요법에 대하여 요양급여를 받는 경우에는 해당 요양급여비용의 100분의 80으로 한다.

마. 보건복지부장관이 정하여 고시하는 중증질환자에 대하여 보건복지부장관이 정하는 요양급여(라목에 해당하는 사람에 대한 요양급여는 제외한다)의 경우에는 요양급여비용 총액의 100분의 5에 입원기간 중 식대의 100분의 50을 더한 금액

바. 65세 이상인 사람이 틀니 요양급여(라목에 해당하는 사람에 대한 요양급여는 제외한다)를 받는 경우에는 그 요양급여비용 총액의 100분의 30

사. 65세 이상인 사람이 치과임플란트 요양급여(라목에 해당하는 사람에 대한 요양급여는 제외한다)를 받는 경우에는 해당 요양급여비용 총액의 100분의 30

아. 제왕절개분만을 위한 입원진료에 대하여 요양급여[라목8)에 해당하는 사람에 대한 요양급여는 제외한다]를 받는 경우에는 요양급여비용 총액의 100분의 5에 입원기간 중 식대의 100분의 50을 더한 금액

자. 15세 이하 아동의 입원진료에 대하여 보건복지부장관이 정하는 요양급여[가목2) 및 라목에 해당하는 사람에 대한 요양급여는 제외한다]를 받는 경우에는 해당 요양급여비용 총액의 100분의 5에 입원기간 중 식대의 100분의 50을 더한 금액

차. 18세 이하 아동의 치아홈메우기 외래진료 또는 16세 이상 18세 이하 아동의 치아홈메우기 입원진료에 대하여 보건복지부장관이 정하는 요양급여(라목에 해당하는 사람에 대한 요양급여는 제외한다)를 받는 경우에는 해당 요양급여비용 총액의 100분의 10

카. 보건복지부장관이 정하여 고시하는 난임진료(인공수정 및 체외수정시술을 포함한

다)에 대하여 보건복지부장관이 정하는 요양급여(라목에 해당하는 사람에 대한 요양급여는 제외한다)를 받는 경우에는 해당 요양급여비용 총액의 100분의 30

타. 다음의 경우에는 본인일부부담금은 없는 것으로 한다.

1) 제25조제3항제1호에 따른 일반건강검진 결과에 따라 보건복지부장관이 정하여 고시하는 질환이나 질병에 대하여 추가적인 진료 또는 검사의 필요성이 인정되는 사람이 그 질환이나 질병에 대하여 일반건강검진을 받은 날이 속하는 연도의 다음 연도 1월 31일까지 보건복지부장관이 정하여 고시하는 요양급여(의원 및 병원만 해당하되, 결핵에 대한 진료 또는 검사의 경우에는 종합병원 및 상급종합병원도 해당한다)를 받는 경우

2) 「의료법」 제34조에 따른 원격의료에 대하여 보건복지부장관이 정하여 고시하는 요양급여를 받는 경우

3) 요양급여를 의뢰받은 요양기관이 환자의 상태가 호전됨에 따라 요양급여를 의뢰한 요양기관 등으로 환자를 회송(回送)하는 경우로서 해당 환자가 회송과 관련하여 보건복지부장관이 정하여 고시하는 요양급여를 받는 경우

파. 보건복지부장관이 정하여 고시하는 항목에 대해 정신건강의학과 외래진료를 받은 경우(라목에 해당하는 사람에 대한 요양급여는 제외한다)에는 다음 표에 따라 계산한 금액에 제1호나목에 따라 계산한 금액(다음 표에 따라 보건복지부장관이 정하여 고시하는 항목에 대한 요양급여비용을 계산한 금액은 제외한다)을 더한 금액. 다만, 6세 미만의 경우에는 본인이 부담할 비용의 부담률(제1호나목 및 다음 표에 따른 부담률을 말한다)의 100분의 70에 해당하는 금액으로 하고, 65세 이상인 경우에는 요양급여비용 총액이 보건복지부령으로 정하는 금액을 넘지 않으면 보건복지부령으로 정하는 금액으로 한다.

기관 종류	본인일부부담금
상급종합병원	보건복지부장관이 정하여 고시하는 항목에 대한 요양급여비용 × 40/100
종합병원	보건복지부장관이 정하여 고시하는 항목에 대한 요양급여비용 × 30/100
병원, 치과병원, 한방병원, 요양병원, 정신병원	보건복지부장관이 정하여 고시하는 항목에 대한 요양급여비용 × 20/100
의원, 치과의원, 한의원, 보건의료원	보건복지부장관이 정하여 고시하는 항목에 대한 요양급여비용 × 10/100

하. 보건복지부장관이 정하여 고시하는 조산아(早産兒)와 저체중 출생아의 외래진료(출생일부터 5년이 되는 날까지의 외래진료를 말한다)에 대한 요양급여로서 보건복지부장관이 정하는 요양급여의 경우에는 요양급여비용 총액의 100분의 5

1) 삭제 〈2019. 10. 22.〉

2) 삭제 〈2019. 10. 22.〉

3) 삭제 〈2019. 10. 22.〉

거. 가목1) · 2) · 3), 나목, 다목1), 마목, 자목 및 하목에도 불구하고 보건복지부장관이

정하여 고시하는 추나요법에 대하여 보건복지부장관이 정하는 요양급여를 받는 경우에는 해당 요양급여비용의 100분의 50. 다만, 보건복지부장관이 따로 정하여 고시하는 추나요법에 대하여 요양급여를 받는 경우에는 해당 요양급여비용의 100분의 80으로 한다.

너. 보건복지부장관이 정하여 고시하는 경증질환자가 상급종합병원에서 외래진료를 받는 경우에는 요양급여비용 총액에 보건복지부장관이 정하여 고시하는 본인부담률을 곱한 금액

4. 제1호부터 제3호까지의 규정에도 불구하고 법 제41조의4 및 이 영 제18조의4에 따른 선별급여 항목의 경우에는 요양급여비용의 100분의 100의 범위에서 보건복지부장관이 정하여 고시하는 금액을 부담한다.

5. 제1호 및 제3호에도 불구하고 「의료법」 제3조제2항제3호라목에 따른 요양병원 및 같은 호 마목에 따른 정신병원 외의 요양기관에서 입원진료를 받는 경우로서 법 제43조에 따라 신고한 입원병실 중 일반입원실에 16일 이상 연속하여 입원하는 환자의 경우에는 요양급여비용 총액 중 입원료에 한정하여 다음 표의 구분에 따라 계산한 금액을 부담한다. 다만, 제21조제3항제2호에 따라 보건복지부장관이 정하여 고시하는 질병군에 대하여 입원진료를 받는 경우 및 질병 또는 환자 특성상 16일 이상 장기입원이 불가피한 경우로 보건복지부장관이 정하여 고시하는 경우는 제외한다.

구분	본인일부부담금	
	입원일수 16일 이상 30일 이하	입원일수 31일 이상
가. 상급종합병원의 5인실 이상, 요양기관의 4인실 이상	16일째 입원일부터 30일째 입원일까지의 입원료 × 25/100	31일째 입원일부터의 입원료 × 30/100
나. 상급종합병원의 4인실, 종합병원 · 병원 · 한방병원의 3인실	16일째 입원일부터 30일째 입원일까지의 입원료 × 35/100	31일째 입원일부터의 입원료 × 40/100
다. 상급종합병원의 3인실, 종합병원 · 병원 · 한방병원의 2인실	16일째 입원일부터 30일째 입원일까지의 입원료 × 45/100	31일째 입원일부터의 입원료 × 50/100
라. 상급종합병원의 2인실	16일째 입원일부터 30일째 입원일까지의 입원료 × 55/100	31일째 입원일부터의 입원료 × 60/100

5의2. 제1호, 제3호(너목은 제외한다) 및 제4호에도 불구하고 연간 외래진료 횟수가 365회를 초과하는 사람은 그 초과 외래진료에 대한 요양급여비용 총액의 100분의 90을 부담한다. 다만, 다음 각 목의 어느 하나에 해당하는 경우에는 그렇지 않다.

가. 「아동복지법」에 따른 아동

나. 「모자보건법」에 따른 임산부

다. 다음의 사람 중에서 보건복지부장관이 정하여 고시하는 사람

1) 「장애인복지법」 제2조제2항에 따른 장애인

2) 희귀난치성질환등을 가진 사람
3) 제3호마목에 따른 중증질환자
4) 그 밖에 1)부터 3)까지의 규정에 준하는 사람으로서 불가피하게 연간 365회를 초과하는 외래진료가 필요한 사람

6. 제1호부터 제5호까지의 규정에도 불구하고 다음 각 목의 어느 하나에 해당하는 경우에는 보건복지부령으로 정하는 항목의 요양급여비용의 100분의 100의 범위에서 보건복지부령으로 정하는 금액을 부담한다.
가. 법 제53조제3항에 따라 급여가 제한되는 경우
나. 법 제54조제3호 및 제4호에 따라 급여가 정지되는 경우
다. 법 제109조제10항에 따라 공단이 보험급여를 하지 않는 경우
라. 「학교폭력 예방 및 대책에 관한 법률」 제2조제1호에 따른 학교폭력 중 학생 간의 폭행에 의한 경우
마. 보험재정에 상당한 부담을 준다고 인정되는 경우
바. 그 밖에 보건복지부령으로 정하는 경우

[별표 3] <개정 2023. 6. 20>

본인부담상한액의 산정방법(제19조제4항 관련)

1. 본인부담상한액은 지역가입자의 세대별 보험료 부담수준 또는 직장가입자의 개인별 보험료 부담수준(이하 "상한액기준보험료"라 한다)을 구간으로 구분하여 다음 각 목의 구분에 따른 금액으로 한다.
가. 2023년 본인부담상한액: 다음 표에 따른 금액

구분	상한액기준보험료 구간	120일 초과 입원	그 밖의 경우
지역가입자, 직장가입자 및 피부양자	1구간	134만원	87만원
	2구간	168만원	108만원
	3구간	227만원	162만원
	4구간	375만원	303만원
	5구간	538만원	414만원
	6구간	646만원	497만원
	7구간	1,014만원	780만원

비고: 위 표에서 "120일 초과 입원"이란 「의료법」 제3조제2항제3호라목에 따른 요양병원(「장애인복지법」 제58조제1항제4호에 따른 장애인 의료재활시설로서 「의료법」 제3조의2의 요건을 갖춘 의료기관인 요양병원은 제외한다)에 입원한 기간이 같은 연도에 120일을 초과하는 경우를 말한다.

나. 2024년 이후 본인부담상한액: 다음 계산식에 따른 금액

해당 연도 본인부담상한액 = 전년도 본인부담상한액 × (1 + 전국소비자물가변동률)

비고: 1. 위 계산식에서 "본인부담상한액"이란 상한액기준보험료 구간별 금액을 말한다.
2. 위 계산식에서 "전국소비자물가변동률"이란 「통계법」에 따라 통계청장이 매년 고시하는 전전년도와 대비한 전년도 전국소비자물가변동률을 말하며, 전국소비자물가변동률이 100분의 5를 넘는 경우에는 100분의 5로 한다.
3. 위 계산식에 따라 산정한 금액 중 1만원 미만의 금액은 버린다.

2. 제1호의 상한액기준보험료 구간은 다음 표와 같다. 이 경우 상한액기준보험료의 구체적인 산정 기준 · 방법 등에 관하여 필요한 사항은 보건복지부장관이 정하여 고시한다.

구분	상한액기준보험료 구간	
지역가입자	1구간	상한액기준보험료가 전체 지역가입자의 하위 100분의 10에 상당하는 금액으로서 보건복지부장관이 정하여 고시하는 금액을 넘지 않는 경우
	2구간	상한액기준보험료가 전체 지역가입자의 하위 100분의 10에 상당하는 금액으로서 보건복지부장관이 정하여 고시하는 금액을 넘고 하위 100분의 30에 상당하는 금액으로서 보건복지부장관이 고시하는 금액을 넘지 않는 경우
	3구간	상한액기준보험료가 전체 지역가입자의 하위 100분의 30에 상당하는 금액으로서 보건복지부장관이 정하여 고시하는 금액을 넘고 하위 100분의 50에 상당하는 금액으로서 보건복지부장관이 고시하는 금액을 넘지 않는 경우
	4구간	상한액기준보험료가 전체 지역가입자의 하위 100분의 50에 상당하는 금액으로서 보건복지부장관이 정하여 고시하는 금액을 넘고 하위 100분의 70에 상당하는 금액으로서 보건복지부장관이 고시하는 금액을 넘지 않는 경우
	5구간	상한액기준보험료가 전체 지역가입자의 하위 100분의 70에 상당하는 금액으로서 보건복지부장관이 정하여 고시하는 금액을 넘고 하위 100분의 80에 상당하는 금액으로서 보건복지부장관이 고시하는 금액을 넘지 않는 경우
	6구간	상한액기준보험료가 전체 지역가입자의 하위 100분의 80에 상당하는 금액으로서 보건복지부장관이 정하여 고시하는 금액을 넘고 하위 100분의 90에 상당하는 금액으로서 보건복지부장관이 고시하는 금액을 넘지 않는 경우
	7구간	상한액기준보험료가 전체 지역가입자의 하위 100분의 90에 상당하는 금액으로서 보건복지부장관이 정하여 고시하는 금액을 넘는 경우

직장가입자 및 피부양자	1구간	상한액기준보험료가 전체 직장가입자의 하위 100분의 10에 상당하는 금액으로서 보건복지부장관이 정하여 고시하는 금액을 넘지 않는 경우
	2구간	상한액기준보험료가 전체 직장가입자의 하위 100분의 10에 상당하는 금액으로서 보건복지부장관이 정하여 고시하는 금액을 넘고 하위 100분의 30에 상당하는 금액으로서 보건복지부장관이 고시하는 금액을 넘지 않는 경우
	3구간	상한액기준보험료가 전체 직장가입자의 하위 100분의 30에 상당하는 금액으로서 보건복지부장관이 정하여 고시하는 금액을 넘고 하위 100분의 50에 상당하는 금액으로서 보건복지부장관이 고시하는 금액을 넘지 않는 경우
	4구간	상한액기준보험료가 전체 직장가입자의 하위 100분의 50에 상당하는 금액으로서 보건복지부장관이 정하여 고시하는 금액을 넘고 하위 100분의 70에 상당하는 금액으로서 보건복지부장관이 고시하는 금액을 넘지 않는 경우
	5구간	상한액기준보험료가 전체 직장가입자의 하위 100분의 70에 상당하는 금액으로서 보건복지부장관이 정하여 고시하는 금액을 넘고 하위 100분의 80에 상당하는 금액으로서 보건복지부장관이 고시하는 금액을 넘지 않는 경우
	6구간	상한액기준보험료가 전체 직장가입자의 하위 100분의 80에 상당하는 금액으로서 보건복지부장관이 정하여 고시하는 금액을 넘고 하위 100분의 90에 상당하는 금액으로서 보건복지부장관이 고시하는 금액을 넘지 않는 경우
	7구간	상한액기준보험료가 전체 직장가입자의 하위 100분의 90에 상당하는 금액으로서 보건복지부장관이 정하여 고시하는 금액을 넘는 경우

비고: 상한액기준보험료가 제32조제2호나목에 따른 월별 보험료액 하한 금액 이하인 지역가입자는 위 표에도 불구하고 1구간에 해당하는 것으로 본다.

[별표 4] <개정 2024. 5. 7..>

재산보험료부과점수의 산정방법(제42조제1항 관련)

1. 재산보험료부과점수는 지역가입자가 속한 세대의 재산보험료 부담능력을 표시하는 점수로서 다음 각 목의 금액을 합산한 금액에서 1억원 및 제42조의2제3항 각 호의 구분에 따른 금액을 뺀 금액을 등급별로 구분하여 산정한다. 이 경우 재산의 등급별 점수는 제3호의 표에 따른다.
   가. 제42조제1항제1호에 따른 토지, 건축물, 주택, 선박 및 항공기의 재산세 과세표준금액
   나. 제42조제1항제2호에 따른 임차주택에 대한 보증금 및 월세금액을 보건복지부령으로 정하는 기준에 따라 평가한 금액
2. 삭제 〈2022. 8. 31.〉
3. 재산등급별 점수

등급	재산금액(만원)	점수	등급	재산금액(만원)	점수
1	450 이하	22	31	38,800 초과 ~ 43,200 이하	757
2	450 초과 ~ 900 이하	44	32	43,200 초과 ~ 48,100 이하	785
3	900 초과 ~ 1,350 이하	66	33	48,100 초과 ~ 53,600 이하	812
4	1,350 초과 ~ 1,800 이하	97	34	53,600 초과 ~ 59,700 이하	841
5	1,800 초과 ~ 2,250 이하	122	35	59,700 초과 ~ 66,500 이하	881
6	2,250 초과 ~ 2,700 이하	146	36	66,500 초과 ~ 74,000 이하	921
7	2,700 초과 ~ 3,150 이하	171	37	74,000 초과 ~ 82,400 이하	961
8	3,150 초과 ~ 3,600 이하	195	38	82,400 초과 ~ 91,800 이하	1,001
9	3,600 초과 ~ 4,050 이하	219	39	91,800 초과 ~ 103,000 이하	1,041
10	4,050 초과 ~ 4,500 이하	244	40	103,000 초과 ~ 114,000 이하	1,091
11	4,500 초과 ~ 5,020 이하	268	41	114,000 초과 ~ 127,000 이하	1,141
12	5,020 초과 ~ 5,590 이하	294	42	127,000 초과 ~ 142,000 이하	1,191
13	5,590 초과 ~ 6,220 이하	320	43	142,000 초과 ~ 158,000 이하	1,241
14	6,220 초과 ~ 6,930 이하	344	44	158,000 초과 ~ 176,000 이하	1,291
15	6,930 초과 ~ 7,710 이하	365	45	176,000 초과 ~ 196,000 이하	1,341
16	7,710 초과 ~ 8,590 이하	386	46	196,000 초과 ~ 218,000 이하	1,391
17	8,590 초과 ~ 9,570 이하	412	47	218,000 초과 ~ 242,000 이하	1,451
18	9,570 초과 ~ 10,700 이하	439	48	242,000 초과 ~ 270,000 이하	1,511
19	10,700 초과 ~ 11,900 이하	465	49	270,000 초과 ~ 300,000 이하	1,571
20	11,900 초과 ~ 13,300 이하	490	50	300,000 초과 ~ 330,000 이하	1,641
21	13,300 초과 ~ 14,800 이하	516	51	330,000 초과 ~ 363,000 이하	1,711
22	14,800 초과 ~ 16,400 이하	535	52	363,000 초과 ~ 399,300 이하	1,781
23	16,400 초과 ~ 18,300 이하	559	53	399,300 초과 ~ 439,230 이하	1,851
24	18,300 초과 ~ 20,400 이하	586	54	439,230 초과 ~ 483,153 이하	1,921
25	20,400 초과 ~ 22,700 이하	611	55	483,153 초과 ~ 531,468 이하	1,991
26	22,700 초과 ~ 25,300 이하	637	56	531,468 초과 ~ 584,615 이하	2,061
27	25,300 초과 ~ 28,100 이하	659	57	584,615 초과 ~ 643,077 이하	2,131
28	28,100 초과 ~ 31,300 이하	681	58	643,077 초과 ~ 707,385 이하	2,201
29	31,300 초과 ~ 34,900 이하	706	59	707,385 초과 ~ 778,124 이하	2,271
30	34,900 초과 ~ 38,800 이하	731	60	778,124 초과	2,341

4. 삭제 〈2024. 2. 13.〉

[별표 4의2] <개정 2022. 8. 31.>

약제의 상한금액의 감액, 요양급여의 적용 정지 및 과징금 부과 기준

(제18조의2제4항 및 제70조의2제3항 관련)

1. 일반기준

가. 「약사법」 제47조제2항에 따른 의약품공급자가 같은 법 제76조제1항제5호의7에 따라 행정처분을 받았거나, 같은 법 제94조제1항제5호의2에 따라 벌금 이상의 형(집행유예를 포함한다)을 선고 받은 경우에 적용한다. 다만, 「약사법」 제45조제1항에 따라 허가를 받은 의약품 도매상은 같은 법 제31조제2항에 따라 품목허가를 받은 자 또는 같은 법 제42조제1항에 따라 허가를 받거나 신고를 한 수입자와 공동으로 같은 법 제47조제2항을 위반한 경우로 한정한다.

나. 위반행위의 횟수에 따른 약제의 상한금액의 감액 및 요양급여의 적용 정지 기준은 약제의 상한금액이 감액된 날 또는 요양급여의 적용이 정지된 날(과징금이 부과된 날을 포함한다)부터 5년간 동일한 약제에 대한 위반행위로 약제의 상한금액의 감액 또는 요양급여의 적용 정지 처분이나 그에 갈음하는 과징금을 부과(이하 "상한금액 감액처분등"이라 한다)받은 경우에 적용한다. 이 경우 기간의 계산은 상한금액 감액처분등을 한 날(약제의 상한금액의 감액 및 요양급여 적용 정지 처분일 또는 과징금 부과일)과 그 상한금액 감액처분등 후 다시 동일한 약제에 대한 위반행위를 하여 적발된 날을 기준으로 한다.

다. 나목에 따라 상한금액 감액처분등을 하는 경우 적용 차수는 그 위반 행위 전 상한금액 감액처분등 차수(나목에 따른 기간 내에 상한금액 감액처분등이 둘 이상 있었던 경우에는 높은 차수를 말한다)의 다음 차수로 한다.

라. 동일한 약제에 대한 위반행위가 둘 이상인 경우에는 각각의 위반행위에 대한 처분기준에 따른 상한금액의 감액 및 요양급여의 적용 정지기간을 합산하여 처분한다.

2. 약제의 상한금액의 감액 및 요양급여의 적용 정지 기준

<table>
<tr><th rowspan="2">부당금액</th><th colspan="2">상한금액의 감액(%)</th><th colspan="2">요양급여의 적용 정지</th></tr>
<tr><th>1차 위반</th><th>2차 위반</th><th>3차 위반</th><th>4차 위반 이상</th></tr>
<tr><td>500만원 미만</td><td>경고</td><td rowspan="2">2</td><td rowspan="2">15일</td><td>1개월</td></tr>
<tr><td>500만원 이상 1,000만원 미만</td><td>1</td><td>2개월</td></tr>
<tr><td>1,000만원 이상 2,000만원 미만</td><td>2</td><td>4</td><td>1개월</td><td>3개월</td></tr>
<tr><td>2,000만원 이상 3,000만원 미만</td><td>4</td><td>8</td><td>2개월</td><td>4개월</td></tr>
<tr><td>3,000만원 이상 4,000만원 미만</td><td>6</td><td>12</td><td>3개월</td><td>5개월</td></tr>
<tr><td>4,000만원 이상 5,000만원 미만</td><td>8</td><td>16</td><td>4개월</td><td>6개월</td></tr>
<tr><td>5,000만원 이상 6,000만원 미만</td><td>10</td><td>20</td><td>5개월</td><td>7개월</td></tr>
<tr><td>6,000만원 이상 7,000만원 미만</td><td>12</td><td>24</td><td>6개월</td><td>8개월</td></tr>
<tr><td>7,000만원 이상 8,000만원 미만</td><td>14</td><td>28</td><td>7개월</td><td>9개월</td></tr>
<tr><td>8,000만원 이상 9,000만원 미만</td><td>16</td><td>32</td><td>8개월</td><td>10개월</td></tr>
<tr><td>9,000만원 이상 1억원 미만</td><td>18</td><td>36</td><td>9개월</td><td>11개월</td></tr>
<tr><td>1억원 이상</td><td>20</td><td>40</td><td>10개월</td><td>12개월</td></tr>
</table>

비고 : 1. "부당금액"이란 「약사법」 제47조제2항을 위반하여 해당 품목의 판매촉진을 목적으로 제공된 금전, 물품, 편익, 노무, 향응, 그 밖의 경제적 이익을 보건복지부장관이 정하는 방법에 따라 환산한 금액을 말한다.

2. 「약사법」 제47조제2항의 위반과 관련된 약제에 대한 부당금액이 약제의 품목별로 구분되지 않고 총부당금액만 확인되는 경우 약제의 품목별 부당금액은 다음 각 목의 구분에 따라 계산한다.

가. 위반 약제가 모두 요양급여 대상인 경우: 총부당금액을 위반 약제의 품목 수로 나눈 금액

나. 위반 약제에 비급여대상 약제(법 제41조제1항제2호에 따른 요양급여 대상이 아닌 약제를 말한다. 이하 같다)가 포함되어 있는 경우: 총부당금액에서 전체 약제의 품목 수에 대한 비급여대상 약제 품목의 비율에 해당하는 금액을 빼고 요양급여 대상 약제의 품목 수로 나눈 금액

3. 약제의 상한금액의 감액은 처분 당시 상한금액(저가의약품의 기준금액을 포함한다)을 기준으로 감액한다. 다만, 약제별 상한금액이 보건복지부장관이 정하여 고시하는 저가의약품의 기준금액 이하로 감액되는 경우 저가의약품의 기준금액까지만 감액한다.

4. 1차 위반에 대한 약제의 상한금액 감액처분 이후 1차 위반의 경우와 동일한 약제에 대하여 부당금액을 달리하는 위반 행위가 있는 경우에는 해당 약제의 부당금액에 대한 2차 위반으로 본다. 2차 위반 후의 위반행위에 대한 경우에도 같다.

5. 3차 위반에 대한 요양급여의 적용 정지 처분 이후 3차 위반의 경우와 동일한 약제에 대하여 부당금액을 달리하는 위반행위가 있는 경우에는 해당 약제의 부당금액에 대한 4차 위반으로 본다. 4차 위반 후의 위반행위에 대한 경우에도 같다.

3. 과징금 부과기준

과징금은 약제의 요양급여의 적용 정지 처분을 결정한 날의 전년도 1년간 해당 약제로 인해 발생한 요양급여비용의 심사결정 총액에 다음 각 목의 구분에 따른 적용 정지 기간별 과징금 부과 비율을 곱한 금액으로 한다. 이 경우 해당 약제에 대한 요양급여의 적용 기간이 1년 미만인 경우에는 해당 약제를 법 제41조제2항에 따라 요양급여의 대상으로 보건복지부장관이 정하여 고시한 날(고시한 날이 2개 이상인 경우에는 최근 고시한 날을 말한다)부터 약제의 요양급여 적용 정지 처분을 결정한 날까지 요양급여로 제공하여 발생한 요양급여비용의 심사결정액을 연 요양급여비용으로 환산한 금액을 요양급여비용의 심사결정 총액으로 한다.

가. 제70조의2제1항에 따른 과징금

적용 정지 기간	부과 비율(%)	
	3차 위반	4차 위반 이상
15일	37	
1개월	50	193
2개월	63	207
3개월	77	221
4개월	90	235
5개월	103	249
6개월	117	263

7개월	130	277
8개월	143	291
9개월	157	305
10개월	170	319
11개월		333
12개월		340

나. 제70조의2제2항에 따른 과징금

적용 정지 기간	부과 비율(%)	
	3차 위반	4차 위반 이상
15일	11	
1개월	15	55
2개월	19	59
3개월	23	63
4개월	27	67
5개월	31	71
6개월	35	75
7개월	39	79
8개월	43	83
9개월	47	87
10개월	51	91
11개월		95
12개월		97

[별표 4의3] <개정 2023. 6. 27.>

제공 요청 자료(제69조의2제1항 및 제2항 관련)

1. 법 제96조제1항에서 "대통령령으로 정하는 자료"란 다음 각 목의 자료를 말한다.
   가. 「주민등록법」에 따른 주민등록자료
   나. 「가족관계의 등록 등에 관한 법률」에 따른 가족관계등록 전산정보자료와 가족관계 기록사항에 관한 증명서
   다. 「출입국관리법」에 따른 외국인등록자료 및 국민 · 외국인의 출입국자료
   라. 「재외동포의 출입국과 법적 지위에 관한 법률」에 따른 재외국민 및 외국국적동포의 국내거소신고자료

마. 「병역법」에 따른 병역 복무자료
바. 「형의 집행 및 수용자의 처우에 관한 법률」, 「보호소년 등의 처우에 관한 법률」, 「치료감호 등에 관한 법률」에 따른 시설의 입 · 출소(원)자 성명 및 주민등록번호, 입 · 출소(원)일, 수용여부 자료
사. 「관세법」, 「국세기본법」, 「국세징수법」, 「소득세법」, 「법인세법」, 「상속세 및 증여세법」, 「부가가치세법」, 「지방세기본법」, 「지방세징수법」, 「지방세법」, 「수출용 원재료에 대한 관세 등 환급에 관한 특례법」에 따른 과세 · 환급자료 및 「장애인고용촉진 및 직업재활법」에 따른 환급자료
아. 「부동산등기법」에 따른 토지등기사항증명서 · 건물등기사항증명서, 「선박등기법」에 따른 선박등기사항증명서, 「동산 · 채권 등의 담보에 관한 법률」에 따른 담보등기부 및 「상업등기법」, 「비송사건절차법」 등에 따른 법인등기사항증명서
자. 「농지법」에 따른 농지대장, 「자동차관리법」에 따른 자동차등록원부, 「건설기계관리법」에 따른 건설기계등록원부, 「선박법」에 따른 선박원부, 「항공법」에 따른 항공기등록원부 및 「특허권 등의 등록령」에 따른 등록원부
차. 「공간정보의 구축 및 관리 등에 관한 법률」에 따른 지적공부, 부동산종합공부
카. 「의료법」 제22조에 따른 진료기록부등과 처방전
타. 「약사법」에 따른 조제기록부
파. 법 제41조에 따른 요양급여비용 계산서 · 영수증과 본인부담금수납대장, 약제 · 치료재료 · 의료기기 등 요양급여 구성요소의 구입에 관한 자료
하. 「도로교통법 시행령」 제32조 본문에 따른 교통사고의 조사에 관한 서류 등 경찰청, 해양경찰청 등이 사건사고 내역을 확인할 수 있도록 발급하는 자료
거. 요양기관, 「의료급여법」에 따른 의료급여기관, 「의료법」에 따른 의료기관, 「건강검진기본법」에 따른 건강검진기관, 「약사법」에 따른 의약품도매상, 의약품 · 의약외품의 제조업자 · 품목허가를 받은 자 · 수입자 · 판매업자, 「의료기기법」에 따른 의료기기 취급자, 「식품위생법」에 따른 집단급식소 운영자, 「마약류 관리에 관한 법률」에 따른 마약류취급자 등에 대한 업무정지 · 허가취소 등 처분에 대한 자료
너. 「119구조 · 구급에 관한 법률」에 따른 구조 · 구급활동자료 등 화재 · 재난 · 재해 관련 자료
더. 법 제51조에 따른 보조기기의 기준액 · 가격의 결정 및 조정, 신청 · 지급내역 등 관련자료
러. 노인틀니, 임플란트 및 치석제거 등록자료 등 치과분야 관련 자료
머. 본인일부부담산정특례 등록자료
버. 임신 · 출산 진료비, 희귀난치성질환자 의료비 관련 자료
서. 「건강검진기본법」에 따른 건강검진기관의 지정 · 승인 · 평가 관련 자료, 「지역보건법」에 따른 건강진단등 신고서 접수내역
어. 「국민연금법」에 따른 가입자에 관한 자료, 「고용보험 및 산업재해보상보험의 보험료징수 등에 관한 법률」에 따른 보험가입자에 관한 자료, 「임금채권보장법」에 따른 체

불임금에 관한 자료, 「석면피해구제법」에 따른 석면피해구제분담금에 관한 자료
저. 「사회복지사업법」 제2조제1호 각 목의 법률, 「국가유공자 등 예우 및 지원에 관한 법률」 등 다른 법령에 따라 받는 급여, 보상 또는 지원 관련 자료
처. 요양기관 및 「노인장기요양보험법」에 따른 장기요양기관의 시설 · 장비 · 인력 등 요양기관 현황 자료
커. 「약사법」, 「의료기기법」 및 「장애인 · 노인 등을 위한 보조기기 지원 및 활용촉진에 관한 법률」에 따른 약제 · 치료재료 · 의료기기 · 보조기기의 제조 · 수입 · 판매 · 도매 업무를 하는 자의 제조 · 수입 · 판매 · 도매 현황 및 관련 서류, 원가 관련 자료 등 보험급여비용의 결정 · 조정과 관련한 자료
터. 「근로기준법」, 「고용보험법」,「산업재해보상보험법」,「선원법」,「어선원 및 어선 재해보상보험법」,「국민연금법」, 「공무원연금법」,「군인연금법」,「사립학교교직원 연금법」, 「별정우체국법」 등 다른 법령에 의하여 받는 급여나 보상(報償) 또는 보상(補償) 관련 자료
퍼. 「의료급여법」등 다른 법령에 따라 공단이 수탁한 사업 또는 건강보험과 관련하여 보건복지부장관이 필요하다고 인정한 업무 수행에 필요한 자료
허. 「여신전문금융업법」 제64조제6호에 따라 관리하는 신용카드 가맹점 여부의 확인에 관한 자료
고. 「공익사업을 위한 토지 등의 취득 및 보상에 관한 법률」 제40조에 따라 지급하는 보상금에 관한 자료
노. 「국세징수법」 제25조, 「지방세징수법」 제39조, 「지방행정제재 · 부과금의 징수 등에 관한 법률」 제18조 또는 「민법」 제406조에 따른 사해행위(詐害行爲) 취소 및 원상회복에 관한 소송에 관한 자료와 「공탁법」 제4조에 따른 법원공탁금 및 이에 관련된 소송에 관한 자료
도. 「산업재해보상보험법」 제91조의15제1호에 따른 노무제공자에 관한 자료
로. 「노인장기요양보험법 시행령」 제9조에 따라 수급자의 일상생활 · 신체활동 지원 및 인지기능의 유지 · 향상에 필요한 용구로서 보건복지부장관이 정하여 고시하는 것의 제조 · 수입 · 판매 · 도매 업무를 하는 자의 제조 · 수입 · 판매 · 도매 현황 및 관련 서류, 원가 관련 자료 등 보험급여 비용의 결정 · 조정과 관련한 자료
모. 「주택임대차보호법」 제3조의6에 따른 확정일자 부여에 관한 자료
보. 「민간임대주택에 관한 특별법」에 따른 임대사업자 등록자료 및 임대주택 관련 통계자료
소. 「외국인근로자의 고용 등에 관한 법률」 제17조에 따른 외국인근로자와의 근로계약 해지 및 그 밖에 고용과 관련된 중요 사항 등에 관한 자료와 「출입국관리법」 제19조에 따른 외국인 해고, 퇴직 및 고용계약의 중요한 변경 내용 등에 관한 자료
오. 「국적법」에 따른 국적 취득 및 국적 상실 등에 관한 자료
조. 「산업안전보건법」 제57조제3항에 따른 산업재해 발생 보고 여부의 확인 및 해당 산업재해의 발생일에 관한 자료(공단이 요양급여 내역을 근거로 산업재해의 발생 여부

를 확인할 필요가 있다고 인정하는 경우로 한정한다), 같은 법 제175조제3항제2호에 따른 과태료 부과 관련 자료(같은 법 제57조제3항에 따른 보고를 하지 않거나 거짓으로 보고한 자에게 부과한 경우로 한정한다), 같은 법 제175조제6항제18호에 따른 과태료 부과 관련 자료(같은 법 제164조제1항제4호를 위반하여 같은 법 제57조제2항에 따른 산업재해의 발생 원인 등을 기록한 자료를 보존하지 않은 자에게 부과한 경우로 한정한다)

초. 법 제49조의 요양비 및 제51조의 보조기기 보험급여 지급과 관련된 「소득세법」 제163조 및 「법인세법」 제121조의 전자계산서, 「부가가치세법」 제32조의 전자세금계산서 및 「조세특례제한법」 제126조의3의 현금영수증을 확인할 수 있는 자료

코. 「감염병 예방 및 관리에 관한 법률」 제76조제2항에 따라 위탁받은 업무를 위해 필요한 자료로서 같은 법 제18조, 제28조 및 제29조의 역학조사 및 예방접종 기록에 관한 자료

토. 그 밖에 국가, 지방자치단체, 요양기관, 「보험업법」에 따른 보험회사 및 보험료율 산출 기관, 「공공기관의 운영에 관한 법률」에 따른 공공기관, 그 밖의 공공단체 등이 보유한 자료로서 법 제14조제1항 각 호의 업무를 위해 필요한 자료

2. 법 제96조제2항에서 "대통령령으로 정하는 자료"란 다음 각 목의 자료를 말한다.

가. 법 제96조의3에 따라 요양기관이 보존하여야 하는 서류

나. 「의료법」 제22조에 따라 보존하여야 하는 진료에 관한 기록

다. 「약사법」 제29조 및 제30조에 따라 보존하여야 하는 처방전 및 조제기록부

라. 가목부터 다목까지에서 규정한 사항 외에 요양급여의 내용에 관한 자료 및 이를 증명하는 서류

마. 법 제43조에 따른 신고사항 등 요양기관의 현황과 관련한 사실을 확인하기 위해 필요한 자료

바. 「약사법」 및 「의료기기법」에 따른 약제 · 치료재료(「인체조직안전 및 관리 등에 관한 법률」에 따른 인체조직을 포함한다) · 의료기기의 제조 · 수입 · 판매 · 도매 업무를 하는 자의 제조 · 수입 · 판매 · 도매 현황 및 관련 서류, 원가 관련 자료 등 요양급여 비용의 결정 · 조정과 관련한 자료

사. 「주민등록법」에 따른 주민등록자료

아. 「출입국관리법」에 따른 출입국자료

자. 「국세기본법」, 「지방세기본법」 또는 「관세법」에 따른 과세자료

차. 「국민건강보험법」, 「의료급여법」, 「보훈보상대상자 지원에 관한 법률」, 「산업재해보상보험법」 등에 따른 자격, 급여제공 또는 비용지원, 급여의 제한 · 정지에 대한 자료

카. 다음 각 목의 자에 대한 면허, 자격 및 행정처분 등에 대한 자료

1) 「의료법」에 따른 의사, 치과의사, 한의사, 조산사, 간호사 및 간호조무사

2) 「약사법」에 따른 약사 및 한약사

3) 「의료기사 등에 관한 법률」에 따른 임상병리사, 방사선사, 물리치료 사, 작업치

료사, 치과기공사, 치과위생사 및 보건의료정보관리사
4) 「사회복지사업법」에 따른 사회복지사
5) 「국민영양관리법」에 따른 영양사
6) 「식품위생법」에 따른 조리사
7) 「정신건강증진 및 정신질환자 복지서비스 지원에 관한 법률」에 따른 정신건강전문요원
8) 「원자력안전법」에 따른 방사성동위원소취급자 및 방사선취급감독자
9) 그 밖에 다른 법령에 따라 면허를 받거나 자격을 인정받은 자로서 요양급여 관련 업무에 종사하는 자

타. 요양기관, 「의료급여법」에 따른 의료급여기관, 「의료법」에 따른 의료기관, 「약사법」에 따른 의약품도매상, 의약품 · 의약외품의 제조업자 · 품목허가를 받은 자 · 수입자 · 판매업자, 「의료기기법」에 따른 의료기기취급자, 「식품위생법」에 따른 집단급식소 운영자, 「마약류 관리에 관한 법률」에 따른 마약류취급자 등에 대한 업무정지 · 허가취소 등 처분에 대한 자료

파. 그 밖에 국가, 지방자치단체, 요양기관, 「보험업법」에 따른 보험회사 및 보험료율 산출 기관, 「공공기관의 운영에 관한 법률」에 따른 공공기관, 그 밖의 공공단체 등이 보유한 자료로서 법 제63조제1항 각 호의 업무를 위해 필요한 자료

[별표 5] <개정 2021. 12. 7.>

업무정지 처분 및 과징금 부과의 기준(제70조제1항 관련)

1. 업무정지 처분기준

가. 요양기관이 법 제98조제1항제1호 또는 제3호에 해당하는 경우의 업무정지기간은 다음 표와 같다.

(단위 : 일)

월평균 부당금액	부당비율					
	0.1% 이상 0.5% 미만	0.5% 이상 1% 미만	1% 이상 2% 미만	2% 이상 3% 미만	3% 이상 4% 미만	4% 이상 5% 미만
40만원 이상 ~ 80만원 미만	5	10	20	30	40	50
80만원 이상 ~ 160만원 미만	10	15	25	35	45	55
160만원 이상 ~ 320만원 미만	15	20	30	40	50	60
320만원 이상 ~ 640만원 미만	20	25	35	45	55	65
640만원 이상 ~ 1,000만원 미만	25	30	40	50	60	70
1,000만원 이상 ~ 2,000만원 미만	30	35	45	55	65	75
2,000만원 이상 ~ 3,000만원 미만	35	40	50	60	70	80

3,000만원 이상 ~ 4,000만원 미만	40	45	55	65	75	85
4,000만원 이상 ~ 5,000만원 미만	45	50	60	70	80	90
5,000만원 이상 ~ 1억원 미만	50	55	65	75	85	95
1억원 이상	55	60	70	80	90	100

비고 : 1. 월평균 부당금액은 조사대상 기간(요양기관이 속임수나 그 밖의 부당한 방법으로 요양급여비용을 청구하였는지 확인하기 위하여 6개월부터 36개월까지의 범위에서 보건복지부장관이 정하는 기간을 말한다. 이하 같다) 동안 요양기관이 속임수나 그 밖의 부당한 방법으로 공단에 요양급여비용을 부담하게 한 금액과 가입자 또는 피부양자에게 본인부담액을 부담하게 한 금액을 합산한 금액(이하 "총부당금액"이라 한다)을 조사대상 기간의 개월 수로 나눈 금액으로 한다.

2. 부당비율은 (총부당금액/요양급여비용 총액 + 요양급여비용 총액에 포함되지 않은 부당금액) × 100으로 산출한다.
3. "요양급여비용 총액"이란 조사대상 기간에 해당되는 심사결정된 요양급여비용(법 제47조제2항에 따라 심사청구된 요양급여비용에 대하여 심사평가원이 심사결정한 요양급여비용을 말한다)을 합산한 금액을 말한다.
4. "요양급여비용 총액에 포함되지 않은 부당금액"이란 조사대상 기간 동안 해당 요양기관의 요양급여비용 총액에는 포함되지 않으나 속임수나 그 밖의 부당한 방법으로 공단에 요양급여비용을 부담하게 한 금액과 가입자 또는 피부양자에게 본인부담액을 부담하게 한 금액을 말한다.
5. 부당비율이 5% 이상인 경우에는 초과 1%마다 업무정지기간을 3일씩 가산하되, 소수점 이하의 부당비율은 올림한다.
6. 위 표에 따라 계산한 업무정지기간이 365일을 초과하는 경우에는 365일로 본다.

나. 요양기관이 법 제97조제2항에 따른 관계 서류(컴퓨터 등 전산기록장치로 저장 · 보존하는 경우에는 그 전산기록을 포함한다. 이하 같다)의 제출명령을 위반하거나 거짓 보고를 하거나 거짓 서류를 제출하거나, 관계 공무원의 검사 또는 질문을 거부 · 방해 또는 기피하였을 때에는 업무정지기간을 1년으로 한다. 다만, 관계 서류 중 진료기록부, 투약기록, 진료비계산서 및 본인부담액 수납대장을 제외한 서류의 전부 또는 일부의 제출명령에 위반한 경우에는 업무정지기간을 180일로 한다.

다. 가목과 나목 모두에 해당되는 요양기관의 업무정지기간은 해당 기간을 합한 기간으로 한다. 다만, 업무정지기간을 합하는 경우에도 법 제98조제1항에 따른 기간을 넘을 수 없다.

2. 과징금 부과기준

가. 과징금은 업무정지기간이 10일 이하인 경우에는 총부당금액의 2배, 업무정지기간이 10일을 초과하여 30일까지에 해당하는 경우에는 총부당금액의 3배, 30일을 초과하여 50일까지에 해당하는 경우에는 총부당금액의 4배, 업무정지기간이 50일을 초과하는 경우에는 총부당금액의 5배로 한다.

나. 요양기관이 과징금의 분할납부를 신청하는 경우 보건복지부장관은 12개월의 범위에서 과징금의 분할납부를 허용할 수 있다.

3. 가중처분

가. 요양기관이 법 제98조제1항 · 제5항 및 제99조제1항 · 제9항에 따른 업무정지 또는 과징금 처분을 받은 이후 5년 이내에 법 제98조제1항 각 호의 위반행위를 하였을 경우에는 해당 위반행위에 대한 업무정지기간 또는 과징금(같은 항 제2호의 위반행위를 한 경우는 제외한다. 이하 이 목에서 같다)의 2배에 해당하는 처분을 할 수 있다. 이 경우 업무정지기간은 1년을 넘을 수 없으며 과징금은 총부당금액의 5배를 넘을 수 없다.

나. 가목에 따른 5년 이내의 기간 산정은 위반사실이 확인된 날부터 그 직전에 업무정지 또는 과징금 처분서를 송달받은 날까지로 한다.

4. 감면처분

다음 각 목의 어느 하나에 해당하는 경우에는 업무정지기간 또는 과징금 금액을 2분의 1의 범위에서 줄이거나 면제할 수 있다. 다만, 속임수를 사용하여 공단 · 가입자 및 피부양자에게 요양급여비용을 부담하게 하였을 때에는 그러하지 아니하다.

가. 요양급여비용을 부당청구한 요양기관이 그 부당청구 사실이 적발되기 전에 보건복지부장관 등의 감독관청에 부당청구 사실을 자진하여 신고한 경우

나. 요양기관의 대표자가 인지할 수 없었던 불가항력적인 사유로 요양급여비용 부당청구가 발생한 사실이 객관적으로 증명된 경우

다. 그 밖에 위반행위의 동기 · 목적 · 정도 및 위반횟수 등을 고려하여 보건복지부장관이 정하여 고시하는 감면기준에 해당하는 경우

[별표 6] <개정 2023.6.20.>

포상금 지급 기준(제75조제4항 관련)

1. 속임수나 그 밖의 부당한 방법으로 보험급여를 받은 사람을 신고한 경우

징수금	포상금
1만원 이상 1천만원 이하	징수금 × 20/100
1천만원 초과 2천만원 이하	200만원 + [(징수금 – 1천만원) × 15/100]
2천만원 초과	350만원 + [(징수금 – 2천만원) × 10/100] 다만, 500만원을 넘는 경우에는 500만원으로 한다.

2. 속임수나 그 밖의 부당한 방법으로 다른 사람이 보험급여를 받도록 한 준요양기관 · 보조기기 판매업자를 신고한 경우

가. 준요양기관 · 보조기기 판매업자 관련자

1) 준요양기관에 근무하고 있거나 근무했던 사람이 그 준요양기관을 신고한 경우

2) 보조기기 판매업자에게 고용되어 있거나 고용되었던 사람이 그 보조기기 판매업자를 신고한 경우

징수금	포상금
15만원 이상 1천만원 이하	징수금 × 30/100
1천만원 초과 5천만원 이하	300만원 + [(징수금 − 1천만원) × 20/100]
5천만원 초과	1,100만원 + [(징수금 − 5천만원) × 10/100] 다만, 20억원을 넘는 경우에는 20억원으로 한다.

나. 준요양기관 · 보조기기 판매업소 이용자
1) 준요양기관에서 요양을 받은 사람, 그 배우자 및 직계존비속이 해당 요양과 관련된 보험급여에 대하여 준요양기관을 신고한 경우
2) 보조기기 판매업자에게 보조기기를 구매한 사람, 그 배우자 및 직계존비속이 해당 보조기기의 구매와 관련된 보험급여에 대하여 보조기기 판매업자를 신고한 경우

징수금	포상금
2천원 이상 2만5천원 이하	1만원
2만5천원 초과	징수금 × 40/100] 다만, 500만원을 넘는 경우에는 500만원으로 한다.

다. 그 밖의 신고인: 가목 및 나목에 해당하지 않는 사람이 준요양기관 · 보조기기 판매업자를 신고한 경우

징수금	포상금
10만원 이상 1천만원 이하	징수금 × 20/100
1천만원 초과 2천만원 이하	200만원 + [(징수금 − 2천만원) × 10/100]
2천만원 초과	350만원 + [(징수금 − 2천만원) × 10/100] 다만, 500만원을 넘는 경우에는 500만원으로 한다.

3. 속임수나 그 밖의 부당한 방법으로 다른 사람이 보험급여를 받도록 한 자(준요양기관 · 보조기기 판매업자는 제외한다)를 신고한 경우

징수금	포상금
1만원 이상 1천만원 이하	징수금 × 20/100
1천만원 초과 2천만원 이하	200만원 + [(징수금 − 2천만원) × 15/100]
2천만원 초과	350만원 + [(징수금 − 2천만원) × 10/100] 다만, 500만원을 넘는 경우에는 500만원으로 한다.

4. 속임수나 그 밖의 부당한 방법으로 보험급여 비용을 받은 요양기관 또는 보험급여를 받은 준요양기관 · 보조기기 판매업자를 신고한 경우

가. 요양기관 · 준요양기관 · 보조기기 판매업자 관련자
1) 요양기관 · 준요양기관에 근무하고 있거나 근무했던 의사, 약사, 간호사, 의료기사 및 그 밖의 직원 등이 그 요양기관 · 준요양기관을 신고한 경우
2) 약제 · 치료재료의 제조업자 · 판매업자에게 고용되어 있거나 고용되었던 사람이 요양기관 · 준요양기관을 신고한 경우
3) 보조기기 판매업자에게 고용되어 있거나 고용되었던 사람이 그 보조기기 판매업자를 신고한 경우

징수금	포상금
15만원 이상 1천만원 이하	징수금 × 30/100
1천만원 초과 5천만원 이하	300만원 + [(징수금 – 1천만원) × 20/100]
5천만원 초과	1,100만원 + [(징수금 – 5천만원) × 10/100] 다만, 20억원을 넘는 경우에는 20억원으로 한다.

나. 요양기관 · 준요양기관 · 보조기기 판매업소 이용자
1) 요양기관에서 진료를 받은 사람, 그 배우자 및 직계존비속이 해당 진료와 관련된 요양급여비용에 대하여 요양기관을 신고한 경우
2) 준요양기관에서 요양을 받은 사람, 그 배우자 및 직계존비속이 해당 요양과 관련된 보험급여에 대하여 준요양기관을 신고한 경우
3) 보조기기 판매업자에게 보조기기를 구매한 사람, 그 배우자 및 직계존비속이 해당 보조기기의 구매와 관련된 보험급여에 대하여 보조기기 판매업자를 신고한 경우

징수금	포상금
2천원 이상 2만5천원 이하	1만원
2만5천원 초과	징수금 × 40/100] 다만, 500만원을 넘는 경우에는 500만원으로 한다.

다. 그 밖의 신고인: 가목 및 나목에 해당하지 않는 사람이 요양기관 · 준요양기관 · 보조기기 판매업자를 신고한 경우

징수금	포상금
10만원 이상 1천만원 이하	징수금 × 20/100
1천만원 초과 2천만원 이하	200만원 + [(징수금 – 1천만원) × 15/100]
2천만원 초과	350만원 + [(징수금 – 2천만원) × 10/100] 다만, 500만원을 넘는 경우에는 500만원으로 한다.

5. 법 제57조에 따라 징수금을 납부해야 하는 자의 은닉재산을 신고한 경우

징수금	포상금
100만원 이상 1억원 이하	징수금 × 30/100
1억원 초과 5억원 이하	3,000만원 + [(징수금 − 1억원) × 20/100]
5억원 초과 20억원 이하	1억1,000만원 + [(징수금 − 5억원) × 10/100]
20억원 초과	2억6,000만원 + [(징수금 − 20억원) × 5/100] 다만, 20억원을 넘는 경우에는 20억원으로 한다.

비고: 1. "징수금"이란 공단이 신고인의 신고 사실과 관련하여 법 제104조제1항 각 호의 어느 하나에 해당하는 자 또는 은닉재산에 대하여 징수한 금액을 말한다.
2. 포상금으로 지급할 금액 중 1천원 미만의 금액은 지급하지 않는다.

[별표 7] <개정 2024. 5. 7>

과태료 부과기준(제82조 관련)

1. 일반기준

가. 위반행위의 횟수에 따른 과태료의 부과기준은 최근 1년간 같은 위반행위로 과태료 부과처분을 받은 경우에 적용한다. 이 경우 기간의 계산은 위반행위에 대하여 과태료 부과처분을 받은 날과 그 처분 후 다시 같은 위반행위를 하여 적발된 날을 기준으로 한다.

나. 가목에 따라 가중된 부과처분을 하는 경우 가중처분의 적용 차수는 그 위반행위 전 부과처분 차수(가목에 따른 기간 내에 과태료 부과처분이 둘 이상 있었던 경우에는 높은 차수를 말한다)의 다음 차수로 한다.

다. 보건복지부장관은 다음의 어느 하나에 해당하는 경우에는 제2호의 개별기준에 따른 과태료 금액의 2분의 1 범위에서 그 금액을 줄일 수 있다. 다만, 과태료를 체납하고 있는 위반행위자에 대해서는 그렇지 않다.

1) 위반행위자가 「질서위반행위규제법 시행령」 제2조의2제1항 각 호의 어느 하나에 해당하는 경우
2) 위반행위가 사소한 부주의나 오류로 인한 것으로 인정되는 경우
3) 위반행위자가 스스로 신고하였거나 조사에 협조하였다고 인정되는 경우
4) 그 밖에 위반행위의 정도, 위반행위의 동기와 그 결과 등을 고려하여 과태료 금액을 줄일 필요가 있다고 인정되는 경우

라. 보건복지부장관은 다음의 어느 하나에 해당하는 경우에는 제2호에 따른 과태료 금액의 2분의 1 범위에서 그 금액을 늘릴 수 있다. 다만, 늘리는 경우에도 법 제119조에 따른 과태료 금액의 상한을 넘을 수 없다.

1) 위반행위가 고의나 중대한 과실로 인한 것으로 인정되는 경우
2) 법 위반상태의 기간이 6개월 이상인 경우
3) 그 밖에 위반행위의 정도, 위반행위의 동기와 그 결과 등을 고려하여 과태료를 늘

릴 필요가 있다고 인정되는 경우

2. 개별기준

(단위 : 만 원)

위반행위	근거 법조문	과태료 금액(단위: 만원)		
		1차 위반	2차 위반	3차 이상 위반
가. 법 제7조를 위반하여 신고를 하지 않거나 거짓으로 신고한 경우	법 제119조제3항제1호	150	300	500
나. 법 제12조제4항을 위반하여 정당한 사유 없이 건강보험증이나 신분증명서로 가입자 또는 피부양자의 본인 여부 및 그 자격을 확인하지 않고 요양급여를 실시한 경우	법 제119조제4항제3호	30	60	100
다. 정당한 사유 없이 법 제94조제1항을 위반하여 신고 · 서류제출을 하지 않거나 거짓으로 신고 · 서류제출을 한 경우	법 제119조제3항제2호	150	300	500
라. 법 제96조의3을 위반하여 서류를 보존하지 않은 경우	법 제119조제4항제4호	30	60	100
마. 정당한 사유 없이 법 제97조제1항, 제3항부터 제5항까지의 규정을 위반하여 보고 · 서류제출을 하지 않거나 거짓으로 보고 · 서류제출을 한 경우	법 제119조제3항제3호	150	300	500
바. 법 제98조제4항을 위반하여 행정처분을 받은 사실 또는 행정처분절차가 진행 중인 사실을 지체 없이 알리지 않은 경우	법 제119조제3항제4호	500	500	500
사. 정당한 사유 없이 법 제101조제2항을 위반하여 서류를 제출하지 않거나 거짓으로 제출한 경우	법 제119조제3항제5호	150	300	500
아. 법 제103조에 따른 명령을 위반한 경우	법 제119조제4항제5호	30	60	100
자. 법 제105조를 위반한 경우	법 제119조제4항제6호	30	60	100

국민건강보험법 시행규칙

[시행 2024. 7. 29.] [보건복지부령 제1015호, 2024. 5. 28., 일부개정]

제1조(목적)
이 규칙은 「국민건강보험법」 및 같은 법 시행령에서 위임된 사항과 그 시행에 필요한 사항을 규정함을 목적으로 한다. 〈개정 2015. 7. 24.〉

제2조(피부양자 자격의 인정기준 등)
① 「국민건강보험법」(이하 "법"이라 한다) 제5조제2항에 따른 피부양자 자격의 인정기준은 다음 각 호의 요건을 모두 충족하는 것으로 한다. 〈개정 2013. 6. 28., 2018. 3. 6.〉

1. 별표 1에 따른 부양요건에 해당할 것
2. 별표 1의2에 따른 소득 및 재산요건에 해당할 것

② 피부양자는 다음 각 호의 어느 하나에 해당하는 날에 그 자격을 취득한다.

1. 신생아의 경우: 출생한 날
2. 직장가입자의 자격 취득일 또는 가입자의 자격 변동일부터 90일 이내에 피부양자의 자격취득 신고를 한 경우: 직장가입자의 자격 취득일 또는 해당 가입자의 자격 변동일
3. 직장가입자의 자격 취득일 또는 가입자의 자격 변동일부터 90일을 넘겨 피부양자 자격취득 신고를 한 경우: 법 제13조에 따른 국민건강보험공단(이하 "공단"이라 한다)에 별지 제1호 서식의 피부양자 자격(취득 · 상실) 신고서를 제출한 날. 다만, 천재지변, 질병 · 사고 등 공단이 정하는 본인의 책임이 없는 부득이한 사유로 90일을 넘겨 피부양자 자격취득 신고를 한 경우에는 직장가입자의 자격 취득일 또는 가입자의 자격 변동일로 한다.

③ 피부양자는 다음 각 호의 어느 하나에 해당하게 된 날에 그 자격을 상실한다. 〈개정 2023. 9. 11., 2024. 5. 13.〉

1. 사망한 날의 다음 날
2. 대한민국의 국적을 잃은 날의 다음 날
3. 국내에 거주하지 아니하게 된 날의 다음 날
4. 직장가입자가 자격을 상실한 날
5. 법 제5조제1항제1호에 따른 수급권자가 된 날
6. 법 제5조제1항제2호에 따른 유공자 등 의료보호대상자인 피부양자가 공단에 건강보험의 적용배제 신청을 한 날의 다음 날
7. 직장가입자 또는 다른 직장가입자의 피부양자 자격을 취득한 경우에는 그 자격을 취득한 날
8. 피부양자 자격을 취득한 사람이 본인의 신고에 따라 피부양자 자격 상실

신고를 한 경우에는 신고한 날의 다음 날

9. 제1항에 따른 요건을 충족하지 아니하는 경우에는 공단이 그 요건을 충족하지 아니한다고 확인한 날의 다음 날
10. 제9호에도 불구하고 「국민건강보험법 시행령」(이하 "영"이라 한다) 제41조의2제3항에 따라 영 제41조제1항제3호 및 제4호의 소득(이하 "사업소득등"이라 한다)의 발생 사실과 그 금액을 신고하여 공단이 제1항제2호에 따른 소득요건을 충족하지 않는다고 확인한 경우에는 그 사업소득등이 발생한 날이 속하는 달의 다음 달 말일
11. 제9호에도 불구하고 영 제41조의2제3항에 따라 사업소득등의 발생 사실과 그 금액을 신고하지 않았으나 공단이 제1항제2호에 따른 소득요건을 충족하지 않음을 확인한 경우에는 그 사업소득등이 발생한 날이 속하는 달의 말일
12. 제9호부터 제11호까지의 규정에도 불구하고 거짓이나 그 밖의 부정한 방법으로 영 제41조의2제1항에 따른 소득월액의 조정 신청 또는 이 규칙에 따른 피부양자 자격 취득 신고를 하여 피부양자 자격을 취득한 것을 공단이 확인한 경우에는 그 자격을 취득한 날

④ 직장가입자가 피부양자 자격 취득 또는 상실 신고를 하거나 피부양자가 제3항제8호에 따른 자격 상실 신고를 하려면 별지 제1호서식의 피부양자 자격(취득 · 상실) 신고서에 다음 각 호의 서류(자격 취득 신고의 경우만 해당한다)를 첨부하여 공단에 제출하여야 한다. 다만, 공단이 법 제96조에 따라 국가 등으로부터 제공받은 자료로 피부양자 자격 취득 또는 상실 대상자를 확인할 수 있는 경우에는 신고서를 제출하지 아니한다. 〈개정 2013. 6. 28., 2018. 3. 6., 2018. 6. 29., 2023. 9. 11.〉

1. 가족관계등록부의 증명서 1부(주민등록표 등본으로 제1항 각 호의 요건 충족 여부를 확인할 수 없는 경우만 해당한다)
2. 「장애인복지법」 제32조에 따라 등록된 장애인, 「국가유공자 등 예우 및 지원에 관한 법률」 제4조 · 제73조 및 제74조에 따른 국가유공자 등(법률 제11041호로 개정되기 전의 「국가유공자 등 예우 및 지원에 관한 법률」 제73조의2에 따른 국가유공자 등을 포함한다)으로서 같은 법 제6조의4에 따른 상이등급 판정을 받은 사람과 「보훈보상대상자 지원에 관한 법률」 제2조에 따른 보훈보상대상자로서 같은 법 제6조에 따른 상이등급 판정을 받은 사람임을 증명할 수 있는 서류 1부(장애인, 국가유공자 등 또는 보훈보상대상자의 경우만 해당한다)
3. 「도시 및 주거환경정비법」에 따른 주택재건축사업의 사업자등록증 사본 등 별표 1의2 제1호다목에 해당하는 사실을 확인하기 위하여 공단이 요구하는 서류(피부양자가 되려는 사람이 별표 1의2 제1호다목에 따른 인정을 받으려는 경우만 해당한다)

⑤ 삭제 〈2013. 6. 28.〉

제3조(사업장의 적용 · 변경 · 탈퇴 신고)

① 사용자는 해당 사업장이 법 제6조제2항에 따라 직장가입자가 되는 근로자 · 공무원 및 교직원을 사용하는 사업장이 된 경우에는 그 때부터 14일 이내에 별지 제2호서식의 사업장(기관) 적용신고

서에 통장 사본 1부(자동이체를 신청하는 경우만 해당한다)를 첨부하여 공단에 제출하여야 한다. 이 경우 공단은 「전자정부법」 제36조제2항에 따른 행정정보의 공동이용을 통하여 사업자등록증 및 법인 등기사항증명서를 확인하여야 하며, 신고인이 사업자등록증을 확인하는 것에 동의하지 아니하는 경우에는 그 사본을 첨부하도록 하여야 한다.

② 사용자는 제1항에 따라 공단에 신고한 내용이 변경된 경우에는 변경된 날부터 14일 이내에 별지 제3호서식의 사업장(기관)변경신고서를 공단에 제출하여야 한다. 이 경우 공단은 「전자정부법」 제36조제2항에 따른 행정정보의 공동이용을 통하여 사업자등록증 및 법인 등기사항증명서를 확인하여야 하며, 신고인이 사업자등록증을 확인하는 것에 동의하지 아니하는 경우에는 그 사본을 첨부하도록 하여야 한다.

③ 사용자는 사업장이 다음 각 호의 어느 하나에 해당하게 된 경우에는 그 날부터 14일 이내에 별지 제4호서식의 사업장 탈퇴신고서에 사업장 탈퇴 사실을 증명할 수 있는 서류를 첨부하여 공단에 제출하여야 한다. 이 경우 공단은 「전자정부법」 제36조제2항에 따른 행정정보의 공동이용을 통하여 휴업·폐업 사실 증명원(사업장이 휴업·폐업한 경우만 해당한다) 및 법인 등기사항증명서를 확인하여야 하며, 신고인이 휴업·폐업 사실 증명원을 확인하는 것에 동의하지 아니하는 경우에는 이를 첨부하도록 하여야 한다. 〈개정 2023. 9. 11.〉

1. 사업장이 휴업·폐업되는 경우
2. 사업장이 합병되는 경우
3. 사업장이 폐쇄되는 경우
4. 사업장에 근로자가 없게 되거나 영 제9조제1호에 따른 근로자만을 고용하게 되는 경우

제4조(가입자 자격의 취득·변동·상실의 신고)

① 세대주는 그 세대의 구성원이 법 제6조제3항·제8조제1항 및 제9조제1항에 따라 지역가입자의 자격을 취득한 경우 또는 지역가입자로 자격이 변동된 경우에는 별지 제5호서식의 지역가입자 자격 취득·변동 신고서에 보험료 감면 증명자료를 첨부(법 제74조 및 제75조에 따라 보험료가 면제되거나 일부를 경감받는 사람만 해당하며, 공단이 법 제96조에 따라 국가 등으로부터 제공받은 자료로 보험료 감면 대상자임을 확인할 수 있는 경우에는 첨부하지 않는다)해 공단에 제출해야 한다. 다만, 제4항제2호에 따라 사용자가 별지 제8호서식의 직장가입자 자격상실 신고서를 공단에 제출한 경우에는 별지 제5호서식의 지역가입자자격취득·변동신고서를 제출한 것으로 본다. 〈개정 2018. 12. 18.〉

② 사용자는 법 제6조제2항·제4항, 제8조제1항 및 제9조제1항에 따라 근로자·공무원 및 교직원이 다음 각 호의 어느 하나에 해당하는 경우에는 별지 제6호서식의 직장가입자 자격취득 신고서를 공단에 제출해야 한다. 이 경우 제2조제1항 각 호의 요건을 갖추었는지 여부를 주민등록표 등본으로 확인할 수 없을 때에는 가족관계등록부의 증명서 1부를 첨부해야 한다. 〈개정 2018. 12. 18.〉

1. 직장가입자가 아닌 사람이 직장가입자인 근로자·사용자·공무원 및 교직원이 된 경우
2. 직장가입자인 근로자·사용자가 다

른 사업장의 직장가입자가 되거나 직장가입자인 공무원·교직원이 된 경우
3. 직장가입자인 공무원·교직원이 직장가입자인 근로자·사용자가 되거나 소속 기관장을 달리하는 기관으로 전출된 경우

③ 법 제9조제3항에 따라 국방부장관 또는 법무부장관이 공단에 통지해야 할 사항은 다음 각 호와 같다. 〈개정 2018. 12. 18.〉
1. 국방부장관: 법 제54조제3호에 해당하는 사람의 성명·주민등록번호·입대일·전역일 및 전환복무일
2. 법무부장관: 법 제54조제4호에 해당하는 사람의 성명·주민등록번호·입소일·출소일·수용기관명칭·코드 및 신분 구분

④ 법 제10조제2항에 따른 자격상실의 신고는 다음 각 호의 구분에 따라 해야 한다. 〈개정 2018. 12. 18.〉
1. 지역가입자: 세대주가 별지 제7호서식의 지역가입자 자격상실 신고서를 공단에 제출
2. 직장가입자: 사용자가 별지 제8호서식의 직장가입자 자격상실 신고서를 공단에 제출

⑤ 사용자는 제2항에 따라 공단에 신고한 직장가입자의 내용이 변경된 경우에는 변경된 날부터 14일 이내에 별지 제9호서식의 직장가입자 내용변경 신고서를 공단에 제출해야 한다. 〈개정 2018. 12. 18.〉

제4조의2(가입자 자격의 취득·변동의 고지사항) 공단은 법 제9조의2에 따라 자격 취득 또는 변동에 관한 사항을 알리는 경우에는 제48조에 따른 납입고지서에 다음 각 호의 사항을 명시해야 한다.
1. 가입자 자격의 취득 또는 변동이 발생한 가입자의 성명
2. 취득 또는 변동이 발생한 자격

[본조신설 2019. 6. 12.]

제5조(건강보험증의 발급 신청 등)
① 가입자 또는 피부양자는 법 제12조제1항에 따른 건강보험증을 발급받으려면 별지 제10호서식의 건강보험증 발급 신청서를 공단에 제출해야 한다. 이 경우 「정보통신망 이용촉진 및 정보보호 등에 관한 법률」 제2조제1항제1호에 따른 정보통신망(이하 "정보통신망"이라 한다)을 통하여 해당 서류를 제출할 수 있다.

② 공단은 제1항에 따른 신청을 받으면 지체 없이 별지 제11호서식 또는 별지 제11호의2서식의 건강보험증을 신청인에게 발급해야 한다. 〈개정 2020. 10. 30.〉

③ 공단은 법 제96조에 따라 제공받은 자료를 이용하여 가입자 또는 피부양자의 자격 취득·변동 사실을 확인한 경우에는 제2항에도 불구하고 가입자 또는 피부양자의 신청 없이 건강보험증을 발급할 수 있다. 〈개정 2024. 5. 28.〉

④ 제2항 또는 제3항에 따라 건강보험증을 발급받은 가입자 또는 피부양자는 건강보험증에 기재된 내용이 변경된 경우에는 변경된 날부터30일 이내에 별지 제10호서식의 건강보험증 기재사항 변경 신청서를 공단에 제출해야 한다.

[전문개정 2019. 6. 12.]

제6조 삭제 〈2019. 6. 12.〉

제7조(건강보험증을 대체하는 신분증명서) 법 제12조제3항에서 "보건복지부령으로 정하는 본인 여부를 확인할 수 있는 신분증명서"란 다음 각 호의 증명서 또는 서류

(관계 법령에서 인정하고 있는 전자적 방식의 증명서 또는 전자문서를 포함한다. 이하 이 조에서 같다)를 말한다. 이 경우 그 증명서 또는 서류에 유효기간이 적혀 있는 경우에는 그 유효기간이 지나지 않아야 한다. 〈개정 2020. 10. 30., 2023. 11. 14., 2024. 5. 28.〉

1. 행정기관이나 공공기관이 발행한 증명서로서 사진이 붙어 있고, 주민등록번호 또는 외국인등록번호가 포함되어 본인임을 확인할 수 있는 국가보훈등록증, 장애인 등록증, 외국인 등록증, 그 밖에 신분을 확인할 수 있는 증명서
2. 행정기관이나 공공기관이 기록·관리하는 것으로서 사진이 붙어 있고, 주민등록번호 또는 외국인등록번호가 포함되어 본인임을 확인할 수 있는 서류
3. 「전자서명법」 제2조제2호에 따른 전자서명(서명자의 실지명의를 확인할 수 있는 것을 말한다)이 첨부되어 있거나 「정보통신망 이용촉진 및 정보보호 등에 관한 법률」 제23조의3에 따른 본인확인기관이 제공하는 등 보건복지부장관이 정하여 고시하는 방법에 따라 본인 여부를 확인할 수 있는 증명서 또는 서류

제7조의2(본인 여부 및 자격 확인 등)

① 법 제12조제4항 본문에 따라 요양기관이 가입자 또는 피부양자의 본인 여부 및 그 자격을 확인하는 경우에는 공단이 운영하는 정보시스템(공단이 가입자 또는 피부양자 자격 및 보험급여 관리를 위하여 구축·운영하는 정보시스템을 말한다. 이하 이 조에서 같다)을 통하여 그 자격을 확인해야 한다. 다만, 불가피한 사유로 정보시스템을 통한 자격 확인이 불가능한 경우에는 공단의 이사장이 정하는 방법으로 그 자격을 확인해야 한다.

② 법 제12조제4항 단서에서 "보건복지부령으로 정하는 정당한 사유"란 다음 각 호의 어느 하나에 해당하는 경우를 말한다.

1. 「응급의료에 관한 법률」 제2조제1호에 따른 응급환자에게 요양급여를 실시하는 경우 등 요양급여 실시가 지체되면 가입자 또는 피부양자의 생명 또는 신체에 위해가 발생할 우려가 있거나 그 밖에 이에 준하는 사유로 건강보험증이나 신분증명서를 제출하기 곤란한 경우
2. 그 밖에 가입자 또는 피부양자에 대한 본인 여부 및 자격 확인이 환자 진료에 심각한 불편이나 지장을 초래하는 부득이한 경우로서 보건복지부장관이 정하여 고시하는 경우

[본조신설 2024. 5. 28.]

제8조(상임이사 후보 추천 절차 등)

① 법 제20조제3항에 따른 상임이사 후보를 추천하기 위하여 공단에 상임이사추천위원회(이하 "상임이사추천위원회"라 한다)를 둔다.

② 상임이사추천위원회는 위원장을 포함한 5명의 위원으로 구성한다. 이 경우 위원장은 공단의 인사업무를 담당하는 상임이사(인사업무를 담당하는 상임이사 후보를 추천하는 경우에는 이사장이 지명하는 이사)로 하고, 위원은 이사장이 위촉하는 다음 각 호의 사람으로 한다.

1. 공단의 비상임이사 2명
2. 공단의 업무에 관한 전문지식과 경험이 풍부한 사람으로서 공단의 임직원이 아닌 사람 2명

③ 제1항과 제2항에서 규정한 사항 외에 후보자 심사 및 추천 방법, 위원의 제척(除斥)·기피·회피 등 상임이사추천위원회 운영 등에 필요한 사항은 공단의 정관 또는 내규(內規)로 정한다.

제9조(징수이사 후보의 자격기준 및 심사기준 등)

① 법 제21조제1항에서 "보건복지부령으로 정하는 자격을 갖춘 사람"이란 법 제21조제2항에 따른 징수이사추천위원회(이하 "징수이사추천위원회"라 한다)가 정하는 단위 부서장 이상의 경력이 있는 사람으로서 법 제14조제1항제2호 및 제11호에 따른 업무에 관한 전문지식 및 경험을 갖추고 경영혁신을 추진할 수 있는 사람을 말한다.

② 법 제21조제4항에 따른 심사는 징수이사추천위원회가 징수이사 후보가 다음 각 호의 요소를 갖추고 있는지를 평가하여 이를 점수로 환산하는 방법으로 한다. 이 경우 각 호의 요소별 배점이나 그 밖에 심사에 필요한 사항은 징수이사추천위원회가 정한다.

1. 경영, 경제 및 사회보험에 관한 학식
2. 문제에 대한 예측 및 예방조치 능력
3. 조직관리 능력
4. 그 밖에 징수이사로서의 자질과 능력을 평가할 수 있는 것으로서 징수이사추천위원회가 정하는 요소

③ 징수이사추천위원회는 법 제21조제4항에 따라 징수이사 후보로 추천될 사람과 다음 각 호의 계약 조건에 대하여 협의하여야 한다.

1. 법에 따라 징수하는 보험료, 「국민연금법」, 「고용보험 및 산업재해보상보험의 보험료징수 등에 관한 법률」, 「임금채권보장법」, 「석면피해구제법」의 위탁에 따라 징수하는 연금보험료, 고용보험료, 산업재해보상보험료, 부담금 및 분담금 등의 징수 목표 및 민원관리에 관한 사항
2. 보수와 상벌 등 근로 조건에 관한 사항
3. 해임 사유에 관한 사항
4. 그 밖에 고용관계의 성립·소멸 등에 필요한 사항

④ 징수이사추천위원회의 회의는 재적위원 과반수의 출석으로 개의(開議)하고, 출석위원 과반수의 찬성으로 의결한다.

제10조(결산보고서 등의 공고)

공단은 법 제39조제2항에 따라 결산보고서 및 사업보고서를 작성하여 보건복지부장관에게 보고한 경우에는 그 개요를 「신문 등의 진흥에 관한 법률」 제9조제1항에 따라 전국을 보급지역으로 등록한 일반일간신문, 인터넷 홈페이지나 그 밖의 효과적인 방법으로 공고해야 한다. 〈개정 2021. 1. 7.〉

제11조(요양기관의 인정 등)

① 법 제42조제2항에 따른 전문요양기관의 인정기준은 별표 2와 같다.

② 법 제42조제2항에 따라 전문요양기관으로 인정받으려는 요양기관은 별지 제12호서식의 전문요양기관 인정신청서에 다음 각 호의 서류를 첨부하여 보건복지부장관에게 제출하여야 한다.

1. 시설, 장비 및 진료과목별 인력 현황 1부
2. 최근 6개월 동안의 입원환자 진료실적 1부

③ 보건복지부장관은 요양기관을 전문요양기관으로 인정한 경우에는 별지 제13호서식의 전문요양기관 인정서를 발급하여야 한다.

④ 제1항부터 제3항까지의 규정에 따른 인

정기준의 세부 내용, 그 밖에 전문요양기관의 인정에 필요한 사항은 보건복지부장관이 정하여 고시한다.

제12조(요양기관 현황 신고 등)

① 요양기관은 법 제43조제1항에 따라 시설·장비 및 인력 등에 대한 현황을 신고하려면 별지 제14호서식의 요양기관 현황신고서[약국 및 「약사법」 제91조제1항에 따라 설립된 한국희귀·필수의약품센터(이하 "한국희귀·필수의약품센터"라 한다)의 경우에는 별지 제15호서식의 요양기관 현황 신고서(약국 및 한국희귀·필수의약품센터용)를 말한다] 및 별지 제16호서식의 의료장비 현황(변경) 신고서에 다음 각 호의 구분에 따른 서류를 첨부하여 건강보험심사평가원(이하 "심사평가원"이라 한다)에 제출하여야 한다. 다만, 법 제42조제1항제4호 및 제5호에 따른 요양기관은 다음 각 호의 구분에 따른 서류를 첨부하지 아니한다. 〈개정 2018. 6. 29.〉

1. 요양기관 현황 신고서의 경우에는 다음 각 목의 서류
   가. 의료기관 개설신고증, 의료기관 개설허가증, 약국 개설등록증 또는 한국희귀의약품센터 설립허가증 사본 1부
   나. 삭제 〈2018. 9. 28.〉
   다. 요양기관의 인력에 관한 면허나 자격을 확인할 수 있는 서류
   라. 통장 사본 1부
2. 의료장비 현황 신고서의 경우에는 다음 각 목의 서류
   가. 장비의 허가·신고·등록을 확인할 수 있는 서류
   나. 장비의 검사나 검사면제에 관한 사항을 확인할 수 있는 서류
   다. 장비를 구입하였거나 임차한 사실을 확인할 수 있는 서류

② 요양기관은 법 제43조제2항에 따라 요양기관의 인력·시설·장비 등의 내용이 변경된 경우에는 별지 16호서식의 의료장비 현황(변경) 신고서 및 별지 제17호서식의 요양기관 현황 변경신고서에 변경된 사항을 증명하는 서류를 첨부하여 심사평가원에 제출하여야 한다. 다만, 요양급여비용 수령 계좌를 변경하려는 경우에는 개설자나 대표자의 인감증명서(법인인 경우에는 법인 인감증명서를 말한다) 또는 「본인서명사실 확인 등에 관한 법률」 제2조제3호에 따른 본인서명사실확인서를 첨부하여야 하며, 별지 제17호서식의 요양기관 현황 변경신고서에 그 등록된 인감을 날인하거나 본인서명사실확인서와 동일한 서명을 하여야 한다. 〈개정 2018. 6. 29.〉

③ 제1항 및 제2항에 따른 신고서를 제출받은 심사평가원은 「전자정부법」 제36조제2항에 따른 행정정보의 공동이용을 통하여 사업자등록증(신고인이 법 제42조제1항제4호 및 제5호에 따른 요양기관인 경우는 제외한다) 및 법인 등기사항증명서(법인인 경우만 해당한다)를 확인하여야 하며, 신고인이 사업자등록증을 확인하는 것에 동의하지 아니하는 경우에는 그 사본을 첨부하도록 하여야 한다. 〈신설 2018. 9. 28.〉

④ 제1항 및 제2항에도 불구하고 심사평가원은 특별시장·광역시장·특별자치시장·도지사·특별자치도지사(이하 "시·도지사"라 한다) 또는 시장·군수·구청장(자치구의 구청장을 말한다. 이하 같다)으로부터 다음 각 호의 사항을 통보받은 경우에는 요양기관이 별표 2의2

각 호의 구분에 따라 요양기관 현황(변경) 신고서 또는 의료장비 현황(변경) 신고서 및 첨부 서류를 심사평가원에 제출한 것으로 본다. 〈신설 2015. 7. 24., 2018. 6. 29., 2018. 9. 28., 2020. 10. 30.〉

1. 「의료법 시행규칙」 제30조의2제2항에 따라 처리한 사항
2. 「약사법 시행규칙」 제9조의2제2항에 따라 처리한 사항
3. 「진단용 방사선 발생장치의 안전관리에 관한 규칙」 제3조의2제2항에 따라 처리한 사항
4. 「특수의료장비의 설치 및 운영에 관한 규칙」 제4조의2제2항에 따라 처리한 사항
5. 「약사법」 제23조제5항에 따라 보건복지부장관이 정하는 의료기관이 없는 지역 또는 약국이 없는 지역에 해당한다는 사실

⑤ 심사평가원은 제2항에 따라 제출받은 요양기관 현황 변경 신고사항 중 다음 각 호의 사항을 소관 시 · 도지사 또는 시장 · 군수 · 구청장에게 통보하여야 한다. 〈신설 2015. 7. 24., 2018. 9. 28.〉

1. 「의료법」 제33조제5항 및 같은 법 시행규칙 제26조제1항제2호에 따른 의료기관 개설자가 입원, 해외 출장 등으로 다른 의사 · 치과의사 · 한의사 또는 조산사에게 진료하게 할 경우 그 기간 및 해당 의사 등의 인적 사항
2. 「의료법」 제33조제5항 및 같은 법 시행규칙 제26조제1항제6호에 따른 의료기관의 의료인 수
3. 「의료법」 제33조제5항 및 같은 법 시행규칙 제28조제1항제5호에 따른 의료기관의 의료인 수

⑥ 심사평가원은 제1항과 제2항에 따라 신고받은 사항 중 요양급여비용 지급을 위하여 필요한 다음 각 호의 사항을 공단에 통보하여야 한다. 〈개정 2015. 7. 24., 2018. 9. 28.〉

1. 요양기관의 명칭, 기호 및 소재지
2. 대표자의 성명 및 주민등록번호
3. 개설 신고(허가 · 등록)일, 폐업일
4. 사업자등록번호
5. 금융기관의 계좌명세 등

⑦ 요양기관이 제1항 및 제2항에 따라 심사평가원에 신고하여야 하는 장비 등 요양기관의 현황을 관리하는 데에 필요한 사항은 보건복지부장관이 정하여 고시한다. 〈개정 2015. 7. 24., 2018. 9. 28.〉

제12조의2(보건의료자원 통합신고포털의 설치 · 운영)

① 심사평가원은 제12조에 따른 요양기관 현황신고 등과 관련된 업무를 처리하기 위하여 「전자정부법」 제9조제2항에 따른 전자민원창구(이하 "보건의료자원 통합신고포털"이라 한다)를 설치하여 운영할 수 있다.

② 요양기관은 보건의료자원 통합신고포털을 통하여 제12조제1항부터 제4항까지의 규정에 따른 요양기관 현황 등에 대하여 신고하거나 그 내역 등을 확인할 수 있다. 〈개정 2020. 9. 8.〉

③ 보건복지부장관, 시 · 도지사, 시장 · 군수 · 구청장 및 심사평가원은 보건의료자원 통합신고포털과 보건복지부장관 및 각 지방자치단체가 운영하는 정보시스템을 연계하여 다음 각 호의 업무를 처리할 수 있다. 〈개정 2020. 9. 8.〉

1. 시 · 도지사 및 시장 · 군수 · 구청장이

제12조제4항에 따라 심사평가원에 하는 통보
2. 심사평가원이 제12조제5항에 따라 시·도지사 및 시장·군수·구청장에 하는 통보
3. 심사평가원이 법 제96조제2항 및 영 제69조의2에 따라 요청하는 영 별표 4의3 제2호마목·카목 및 타목에 해당하는 자료의 제공
4. 그 밖에 요양기관의 시설·장비 및 인력 등 보건의료자원의 통합신고를 위하여 필요하다고 심사평가원이 보건복지부장관의 승인을 받아 정한 사항

④ 보건복지부장관, 시·도지사, 시장·군수·구청장 및 심사평가원은 제3항 각 호의 업무를 위하여 불가피한 경우 「개인정보 보호법 시행령」 제19조제1호 또는 제4호에 따른 주민등록번호 또는 외국인등록번호가 포함된 자료를 처리할 수 있다.

⑤ 보건의료자원 통합신고포털의 설치·운영 방법, 정보시스템의 연계 운영 방법, 그 밖에 보건의료자원 통합신고포털을 관리하는 데에 필요한 사항은 보건복지부장관이 정하여 고시한다.

[본조신설 2015. 7. 24.]

제13조(외래진료 등의 경우 요양급여비용 총액에 관한 조건 등)

① 외래진료 및 고가(高價)의 특수 의료장비를 이용한 진료의 경우에 영 별표 2 제1호나목 및 제3호파목에 따른 요양급여비용 총액에 관한 조건 및 본인부담액은 별표 3과 같다. 〈개정 2018. 6. 29.〉

② 약국 또는 한국희귀·필수의약품센터를 이용한 경우에 영 별표 2 제1호다목에 따른 요양급여비용 총액에 관한 조건 및 본인부담액은 별표 4와 같다. 〈개정 2018. 6. 29.〉

제14조(본인부담액 경감 인정)

① 영 별표 2 제3호라목에 따라 본인부담액을 경감받을 수 있는 요건을 갖춘 희귀난치성질환자등은 본인부담액 경감 인정을 받으려면 경감 인정 신청서(전자문서를 포함한다)에 다음 각 호의 서류(전자문서를 포함한다)를 첨부하여 특별자치도지사·시장·군수·구청장에게 제출하여야 한다. 〈개정 2013. 9. 30., 2015. 7. 24., 2015. 12. 31.〉
1. 영 별표 2 제3호라목에 따른 부양의무자(이하 "부양의무자"라 한다)와의 관계를 확인할 수 있는 가족관계등록부의 증명서(세대별 주민등록표 등본으로 부양의무자와의 관계를 확인할 수 없는 경우만 해당한다)
2. 임대차계약서(주택을 임대하거나 임차하고 있는 사람만 해당한다)
3. 요양기관이 발급한 진단서 1부(6개월 이상 치료를 받고 있거나 6개월 이상 치료가 필요한 사람만 해당한다)

② 제1항에 따른 신청인의 가족, 친족, 이해관계인 또는 「사회보장급여의 이용·제공 및 수급권자 발굴에 관한 법률」 제43조에 따른 사회복지전담공무원은 신청인이 신체적·정신적인 이유로 신청을 할 수 없는 경우에는 신청인을 대신하여 제1항에 따른 신청을 할 수 있다. 이 경우 다음 각 호의 구분에 따른 서류를 제시하거나 제출해야 한다. 〈개정 2023. 11. 14.〉
1. 신청인의 가족·친족 또는 이해관계인: 신청인과의 관계를 증명하는 서류
2. 사회복지 전담공무원: 공무원임을 증

명하는 신분증

③ 제1항과 제2항에 따른 신청을 받은 특별자치도지사·시장·군수·구청장은 신청인이 제15조에 따른 기준에 해당하는지를 확인하여 부득이한 사유가 없으면 그 결과를 신청일부터 30일 이내에 공단에 통보하여야 한다. 다만, 다음 각 호의 어느 하나에 해당하는 경우에는 신청일부터 60일 이내에 통보할 수 있다. 〈개정 2015. 12. 31.〉

1. 부양의무자의 소득 조사에 시간이 걸리는 특별한 사유가 있는 경우
2. 제1항에 따른 경감 인정 신청서를 제출한 희귀난치성질환자등 또는 부양의무자가 같은 항 또는 관계 법령에 따른 조사나 자료제출 요구를 거부·방해 또는 기피하는 경우

④ 공단은 제3항에 따른 확인 결과를 통보받았을 때에는 부득이한 사유가 없으면 통보를 받은 날부터 7일 이내에 영 별표 2 제3호라목에 따른 인정 여부를 결정하여 그 결과를 신청인에게 통보하여야 한다. 〈개정 2015. 12. 31.〉

⑤ 제1항부터 제4항까지에서 규정한 사항 외에 본인부담액의 경감 인정 절차 등에 관하여 필요한 사항은 보건복지부장관이 정한다.

제15조(본인부담액 경감 대상자의 기준)
영 별표 2 제3호라목에 따른 소득인정액 산정의 기준이 되는 세대의 범위, 소득 및 재산의 범위, 소득인정액 산정방법 및 부양의무자가 부양능력이 없거나 부양을 받을 수 없는 경우의 구체적인 기준은 별표 5와 같다.

제16조(요양급여비용의 본인부담)
영 별표 2 제6호에 따라 본인이 요양급여비용을 부담하는 항목 및 부담률은 별표 6과 같다. 〈개정 2013. 12. 18., 2016. 12. 30.〉

제17조(본인부담액 경감 적용 시기)
공단은 제14조제4항에 따라 본인부담액 경감 인정 결정을 한 사람에 대해서는 경감 인정 결정을 한 날부터 발생하는 본인부담액부터 경감한다.

제18조(요양급여비용의 가감지급 기준)
법 제47조제5항 후단에 따라 요양급여의 적정성 평가 결과에 따라 요양급여비용을 가산하거나 감액하여 지급하는 금액은 평가대상 요양기관의 평가대상기간에 대한 심사결정 공단부담액의 100분의 10 범위에서 보건복지부장관이 정하여 고시한 기준에 따라 산정한 금액으로 한다. 〈개정 2016. 9. 23., 2022. 12. 9.〉

제19조(요양급여비용의 청구)
① 법 제47조제1항에 따라 요양기관 또는 같은 조 제6항에 따른 대행청구단체가 요양급여비용을 청구하려면 요양급여비용 심사청구서에 급여를 받은 사람에 대한 요양급여비용 명세서를 첨부하여 심사평가원에 제출하여야 한다.

② 요양기관 또는 대행청구단체는 제1항에 따른 요양급여비용 명세서에 다음 각 호의 사항을 적어야 한다.

1. 가입자(지역가입자의 경우에는 세대주를 말한다)의 성명 및 건강보험증 번호
2. 요양급여를 받은 사람의 성명 및 주민등록번호
3. 질병명 또는 부상명
4. 요양 개시 연월일 및 요양 일수
5. 요양급여비용의 내용
6. 본인부담금 및 비용청구액
7. 처방전 내용 등

③ 요양급여비용의 청구방법, 요양급여비

용 심사청구서 및 요양급여비용 명세서의 서식 · 작성요령, 그 밖에 요양급여비용의 청구에 필요한 사항은 보건복지부장관이 정하여 고시한다.

제20조(요양급여비용의 심사 · 지급)

① 심사평가원은 요양급여비용에 대한 심사청구를 받으면 그 심사청구 내용이 법 제41조제2항부터 제4항까지에 따른 요양급여의 기준 및 법 제45조제4항에 따라 보건복지부장관이 고시한 요양급여비용의 명세에 적합한지를 보건복지부장관이 정하여 고시한 바에 따라 심사한다. 이 경우 심사평가원의 원장은 제12조, 제19조 및 법 제96조에 따라 제공받은 자료의 사실 여부를 확인할 필요가 있으면 소속 직원으로 하여금 현장 조사를 통하여 해당 사항을 확인하게 할 수 있다. 〈개정 2016. 7. 27., 2019. 10. 24.〉

② 심사평가원의 원장은 제1항에 따라 심사를 하는 경우에는 요양급여비용에 대한 심사청구를 받은 날부터 40일(정보통신망을 통하여 통보하는 경우에는 15일) 이내에 심사하여 그 내용이 기재된 요양급여비용 심사결과통보서를 공단 및 해당 요양기관에 각각 송부해야 하며, 요양급여비용 심사결과통보서를 받은 공단은 지체 없이 요양급여비용 지급명세가 기재된 요양급여비용 지급통보서에 따른 요양급여비용을 해당 요양기관에 지급해야 한다. 이 경우 심사기간을 산정할 때 심사평가원의 원장이 요양급여비용에 대한 심사를 청구한 요양기관에 심사에 필요한 자료를 요청한 경우 등 특별한 사유가 있는 경우에는 그에 걸리는 기간은 제외한다. 〈개정 2019. 6. 12.〉

③ 공단은 법 제47조제3항에 따라 요양기관에 지급할 요양급여비용에서 과다하게 납부된 본인부담액을 공제한 경우에는 그 공제 내용을 요양기관에 통보하여야 한다.

④ 요양급여비용 심사결과통보서 및 요양급여비용 지급통보서의 서식과 요양급여비용의 심사 · 지급에 필요한 사항은 보건복지부장관이 정하여 고시한다.

제21조(요양급여비용 지급 등의 특례)

① 보건복지부장관은 제19조제1항에 따른 요양기관 또는 대행청구단체의 요양급여비용 청구가 있음에도 불구하고 천재지변 · 파업 등 특별한 사유로 심사평가원이 제20조제2항에 따른 기간 내에 요양급여비용 심사를 하는 것이 불가능하거나 현저히 곤란하다고 판단하는 경우에는 공단으로 하여금 요양급여비용의 전부 또는 일부를 요양기관에 우선 지급하게 할 수 있다.

② 심사평가원은 공단이 제1항에 따라 요양급여비용을 요양기관에 우선 지급한 후 그 요양급여비용에 대하여 심사한 경우에는 요양급여비용 심사결과통보서를 공단 및 해당 요양기관에 각각 송부하여야 한다. 이 경우 공단은 심사평가원의 심사결과에 따라 제1항에 따라 요양기관에 지급한 요양급여비용을 정산하여야 한다.

③ 제1항과 제2항에 따른 요양급여비용의 청구, 지급 및 정산의 방법 · 절차 등에 관하여 필요한 사항은 보건복지부장관이 정하여 고시한다.

제22조(정보통신망 등에 의한 통보)

① 요양기관은 요양급여비용 심사청구서 및 명세서 등의 서류를 전산매체 또는 정보통신망을 통하여 공단 또는 심사평

가원에 제출할 수 있다. 이 경우 영 제28조제2항에 따라 전산 관리에 관하여 보건복지부장관이 고시한 기준에 따라 적정하다고 결정된 소프트웨어를 사용해야 한다. 〈개정 2017. 9. 7., 2019. 6. 12.〉

② 심사평가원은 요양급여비용 심사결과 통보서 등을, 공단은 요양급여비용 지급통보서 등을 전산매체 또는 정보통신망을 이용하여 요양기관에 송부할 수 있다.

제22조의2(요양급여의 적정성 평가 기준 등)

① 법 제47조의4에 따른 요양급여의 적정성 평가(이하 "적정성평가"라 한다)는 의료의 안전성 · 효과성 · 효율성 · 환자중심성 등을 기준으로 하며, 세부적인 기준은 의약학적 타당성 및 계량화 가능성 등을 고려하여 심사평가원이 정하여 인터넷 홈페이지에 공개한다.

② 심사평가원은 요양기관별, 진료과목별, 지역별 및 질병 · 부상별로 구분하여 적정성평가를 실시한다.

③ 심사평가원의 원장은 적정성평가를 위하여 법 제96조제2항에 따라 제공받은 자료의 사실 여부를 확인할 필요가 있으면 소속 직원으로 하여금 해당 사항을 확인하게 할 수 있다. 〈신설 2024. 5. 28.〉

④ 심사평가원은 매년 법 제66조제1항에 따른 진료심사평가위원회(이하 "심사위원회"라 한다)의 심의를 거쳐 다음 해의 적정성평가 계획을 수립해야 한다. 〈개정 2024. 5. 28.〉

⑤ 제1항부터 제4항까지에서 규정한 사항 외에 적정성평가에 필요한 세부적인 사항은 보건복지부장관이 정하여 고시한다. 〈개정 2024. 5. 28.〉

[본조신설 2022. 12. 9.]

제22조의3(요양급여 대상 여부의 확인 방법 · 절차 등)

① 가입자나 피부양자는 법 제48조제1항에 따라 요양급여 대상에서 제외되는 비용인지 여부에 대한 확인을 요청하려면 별지 제17호의2서식의 요양급여 대상 여부 확인 요청서에 진료비 또는 약제비 계산서 · 영수증을 첨부하여 심사평가원에 제출해야 한다.

② 제1항에 따라 확인 요청을 받은 심사평가원은 요청을 받은 날부터 15일 이내에 제1항에 따른 확인 요청인(이하 이 조에서 "요청인"이라 한다)에게 그 결과를 알려야 한다.

③ 법 제48조제2항 후단에 따라 과다본인부담금(요양기관이 요청인으로부터 받아야 할 금액보다 더 많이 징수한 금액을 말한다. 이하 이 조에서 같다)이 있다는 통보를 받은 요양기관은 그 과다본인부담금을 요청인에게 지급할지 여부를 지체 없이 심사평가원에 알려야 한다.

④ 심사평가원은 요양기관이 과다본인부담금을 지급하지 않겠다는 사실을 통보하거나 지급 여부에 대한 통보를 하지 않은 경우에는 그 사실을 공단에 알려야 한다.

⑤ 제4항에 따른 통보를 받은 공단은 지체 없이 해당 요양기관에 지급할 요양급여비용에서 과다본인부담금을 공제하여 이를 요청인에게 지급하고, 그 결과를 관련 요양기관에 알려야 한다.

⑥ 제1항부터 제5항까지에서 규정한 사항 외에 요양급여 대상 여부 확인 요청 및 처리에 필요한 세부적인 사항은 보건복지부장관이 정하여 고시한다.

[본조신설 2022. 12. 9.]

제23조(요양비)

① 법 제49조제1항에서 "보건복지부령으로 정하는 긴급하거나 그 밖의 부득이한 사유"란 다음 각 호의 어느 하나에 해당하는 경우를 말한다. 〈개정 2013. 6. 26., 2015. 11. 13., 2016. 12. 30., 2018. 6. 29., 2019. 12. 31., 2022. 10. 26.〉

1. 요양기관을 이용할 수 없거나 요양기관이 없는 경우
2. 만성신부전증 환자가 의사의 요양비처방전(의사의 소견이나 처방기간 등을 적은 서류로서 보건복지부장관이 정하여 고시하는 서류를 말한다. 이하 같다)에 따라 복막관류액 또는 자동복막투석에 사용되는 소모성 재료를 요양기관 외의 의약품판매업소에서 구입·사용한 경우
3. 산소치료를 필요로 하는 환자가 의사의 산소치료 요양비처방전에 따라 보건복지부장관이 정하여 고시하는 방법으로 산소치료를 받는 경우
4. 당뇨병 환자가 의사의 요양비처방전에 따라 혈당검사 또는 인슐린주사에 사용되는 소모성 재료나 당뇨병 관리기기를 요양기관 외의 의료기기판매업소에서 구입·사용한 경우
5. 신경인성 방광환자가 의사의 요양비처방전에 따라 자가도뇨에 사용되는 소모성 재료를 요양기관 외의 의료기기판매업소에서 구입·사용한 경우
6. 보건복지부장관이 정하여 고시하는 질환이 있는 사람으로서 인공호흡기 또는 기침유발기를 필요로 하는 환자가 의사의 요양비처방전에 따라 인공호흡기 또는 기침유발기를 대여받아 사용하는 경우
7. 수면무호흡증 환자가 의사의 요양비처방전에 따라 양압기(수면 중 좁아진 기도에 지속적으로 공기를 불어넣어 기도를 확보해 주는 기구를 말한다)를 대여받아 사용하는 경우

② 법 제49조제1항에서 "보건복지부령으로 정하는 기관"(이하 "준요양기관"이라 한다)이란 다음 각 호의 어느 하나에 해당하는 기관을 말한다. 〈개정 2013. 6. 26., 2015. 11. 13., 2016. 12. 30., 2018. 6. 29., 2019. 12. 31., 2021. 6. 30.〉

1. 법 제42조제1항 후단에 따라 요양기관에서 제외된 의료기관 등
2. 만성신부전증 환자 중 복막투석으로 요양급여를 받고 있는 사람에게 다음 각 목의 물품을 판매하는 요양기관 외의 의약품판매업소(나목의 경우 공단에 등록한 의약품판매업소만 해당한다)
   가. 복막관류액
   나. 자동복막투석에 사용되는 소모성 재료
3. 산소치료를 필요로 하는 환자에게 의료용 산소발생기 등으로 산소치료 서비스를 제공하는 요양기관 외의 기관으로서 공단에 등록한 기관(해당 환자가 제공받는 경우만 해당한다)
4. 당뇨병 환자에게 혈당검사 또는 인슐린주사에 사용되는 소모성 재료나 당뇨병 관리기기를 판매하는 요양기관 외의 의료기기판매업소로서 공단에 등록한 업소
5. 신경인성 방광환자에게 자가도뇨에 사용되는 소모성 재료를 판매하는 요양기관 외의 의료기기판매업소로서 공단에 등록한 업소

6. 인공호흡기 또는 기침유발기를 필요로 하는 환자에게 이를 대여하는 요양기관 외의 기관으로서 공단에 등록한 기관
7. 양압기를 필요로 하는 환자에게 이를 대여하는 요양기관 외의 기관으로서 공단에 등록한 기관

③ 가입자나 피부양자가 법 제49조제1항에 따른 요양비를 지급받으려면 다음 각 호의 서류를 공단에 제출해야 한다. 〈개정 2013. 6. 26., 2015. 11. 13., 2016. 12. 30., 2018. 6. 29., 2019. 6. 12., 2019. 12. 31., 2021. 2. 26., 2022. 10. 26., 2022. 12. 9., 2023. 11. 14.〉

1. 제1항제1호에 해당하는 사유로 질병 · 부상 · 출산[사산(死産)의 경우에는 임신 16주 이상인 경우를 말한다]에 대하여 요양을 받은 경우에는 별지 제18호서식의 요양비 지급청구서와 다음 각 목의 서류
   가. 요양비 명세서(약국의 경우에는 요양비처방전을 말한다) 또는 세금계산서[「부가가치세법」 제32조제2항에 따른 전자세금계산서(이하 "전자세금계산서"라 한다)를 포함한다. 이하 같다] 사본 1부
   나. 요양기관에서 요양을 받을 수 없었던 사유를 증명할 수 있는 서류 1부
2. 제1항제2호 또는 제5호에 해당하는 경우에는 별지 제18호서식의 요양비 지급청구서와 다음 각 목의 서류
   가. 의사의 요양비처방전 1부
   나. 세금계산서, 현금영수증 등 가입자나 피부양자가 지출한 금액 명세를 확인할 수 있는 서류 각 1부
3. 제1항제3호에 해당하는 경우에는 별지 제19호서식의 요양비 지급청구서와 다음 각 목의 서류
   가. 의사의 요양비처방전 1부
   나. 산소치료를 하였음을 증명할 수 있는 서류 1부
   다. 세금계산서, 현금영수증 등 가입자나 피부양자가 지출한 금액 명세를 확인할 수 있는 서류 각 1부
4. 제1항제4호에 해당하는 경우에는 별지 제19호의2서식 또는 별지 제19호의3서식의 요양비 지급청구서와 다음 각 목의 서류
   가. 의사의 요양비처방전 1부
   나. 세금계산서, 현금영수증 등 가입자나 피부양자가 지출한 금액 명세를 확인할 수 있는 서류 각 1부
   다. 연속혈당측정용 전극을 구입한 경우에는 해당 전극의 고유식별번호를 확인할 수 있는 서류 1부
5. 제1항제6호에 해당하는 경우에는 별지 제19호의4서식의 요양비지급청구서와 다음 각 목의 서류
   가. 의사의 요양비처방전 1부
   나. 인공호흡기 또는 기침유발기를 대여하였음을 증명할 수 있는 서류 1부
   다. 세금계산서, 현금영수증 등 가입자나 피부양자가 지출한 금액 명세를 확인할 수 있는 서류 각 1부
6. 제1항제7호에 해당하는 경우에는 별지 제19호의5서식의 요양비 지급청구서와 다음 각 목의 서류
   가. 의사의 요양비처방전 1부
   나. 양압기를 대여하였음을 증명할 수 있는 서류 1부

다. 세금계산서, 현금영수증 등 가입자나 피부양자가 지출한 금액 명세를 확인할 수 있는 서류 각 1부

7. 요양기관 외의 장소에서 출산한 경우에는 별지 제18호서식의 요양비 지급청구서와 출산 사실을 증명할 수 있는 서류 1부

④ 준요양기관이 법 제49조제3항에 따라 공단에 요양비의 지급을 직접 청구하는 경우에는 다음 각 호의 서류를 공단에 제출해야 한다. 〈신설 2021. 6. 30., 2022. 10. 26.〉

1. 제3항 각 호의 구분에 따른 서류
2. 별지 제19호의6서식의 요양비 지급청구 위임장 1부
3. 가입자나 피부양자의 신분증 사본 1부
4. 삭제 〈2022. 10. 26.〉

⑤ 제3항 및 제4항에도 불구하고 다음 각 호의 어느 하나에 해당하는 경우에는 해당 서류의 제출을 생략한다. 〈신설 2022. 10. 26., 2023. 11. 14.〉

1. 다음 각 목의 어느 하나에 해당하는 경우: 요양비처방전

가. 요양비처방전을 발행한 의사가 그 요양비처방전을 요양비 관련 정보통신망(요양비 지급 청구 업무를 수행하기 위하여 공단이 관리·운영하는 정보통신망을 말한다. 이하 같다)을 통해 전송한 경우. 다만, 제1항제1호 및 제2호에 해당하는 경우는 제외한다.

나. 제1항제3호, 제6호 또는 제7호에 해당하여 요양비를 지급받은 가입자나 피부양자가 같은 종류의 요양비를 지급받으려는 경우로서 이미 제출한 요양비처방전의 처방기간이 지나지 않은 경우

2. 별지 제18호서식, 별지 제19호서식 및 별지 제19호의2서식부터 별지 제19호의5서식까지의 요양비 지급청구서에 전자세금계산서 또는 현금영수증의 승인번호, 작성·거래일 및 합계금액을 모두 기재하여 공단에 제출한 경우: 요양비 지급청구서에 기재된 승인번호에 해당하는 전자세금계산서 및 현금영수증

⑥ 공단은 제3항 또는 제4항에 따라 요양비의 지급청구를 받은 경우에는 청구를 받은 날부터 40일(요양비 관련 정보통신망을 통하여 제출받은 경우에는 15일) 이내에 그 내용의 적정성을 확인한 후 요양비를 지급해야 한다. 다만, 부득이한 사유가 있는 경우에는 30일의 범위에서 그 기한을 연장할 수 있다. 〈개정 2022. 10. 26.〉

⑦ 제6항에도 불구하고 공단은 제2항제1호에 해당하는 요양기관 등 또는 법 제98조제1항에 따라 업무정지 중인 요양기관에서 요양을 받은 경우의 요양비 지급청구에 대해서는 심사평가원의 심사를 거쳐 요양비를 지급해야 한다. 〈신설 2022. 10. 26.〉

⑧ 요양비의 지급금액은 보건복지부장관이 정하여 고시하는 금액으로 한다. 〈개정 2021. 6. 30., 2022. 10. 26.〉

⑨ 제1항부터 제8항까지에서 규정한 사항 외에 요양비의 지급 기준·절차·방법 및 의약품판매업소 등의 등록 기준·절차·취소와 그 밖에 요양비 지급청구 등에 관하여 필요한 사항은 보건복지부장관이 정하여 고시한다. 〈개정 2022. 10. 26.〉

제24조(임신 · 출산 진료비 이용권의 신청 및 발급 등)

① 영 제23조제4항에 따라 임신 · 출산 진료비 이용권(이하 "이용권"이라 한다)의 발급을 신청하려는 사람은 산부인과전문의 또는 「의료법」 제6조에 따른 조산사가 임신 · 출산 사실을 확인한 신청서를 공단에 제출해야 한다. 이 경우 임신 사실은 산부인과전문의만 확인할 수 있다.

② 영 제23조제5항에 따라 이용권을 발급받은 사람은 영 제23조제3항 각 호의 비용을 결제하려는 경우 요양기관에 이용권을 제시해야 한다.

③ 공단은 임신 · 출산과 관련된 진료 등의 사실을 확인한 후 지체 없이 요양기관에게 제2항에 따라 결제된 비용을 지급해야 한다.

④ 제1항부터 제3항까지에서 규정한 사항 외에 이용권의 신청 및 발급 등에 필요한 세부적인 사항은 보건복지부장관이 정하여 고시한다.

[전문개정 2018. 12. 31.]

제25조 삭제 〈2019. 6. 12.〉

제26조(장애인 보조기기에 대한 보험급여기준 등)

① 법 제51조제1항에 따른 보조기기(소모품을 포함하며, 이하 "보조기기"라 한다)에 대한 보험급여의 범위 및 공단의 부담금액 등은 별표 7과 같다. 〈개정 2019. 10. 24., 2024. 5. 28.〉

② 보조기기[제3항에 따른 활동형 수동휠체어, 틸팅형 수동휠체어(등받이 및 좌석경사 조절형 수동휠체어를 말한다), 리클라이닝형 수동휠체어(등받이 경사 조절형 수동휠체어를 말한다), 전동휠체어, 의료용 스쿠터, 자세보조용구 및 이동식전동리프트는 제외한다]에 대한 보험급여를 받으려는 사람은 별지 제21호서식의 보조기기 급여 지급청구서에 다음 각 호의 서류를 첨부하여 공단에 제출해야 한다. 〈개정 2013. 9. 30., 2015. 11. 13., 2018. 6. 29., 2018. 12. 31., 2019. 10. 24., 2021. 2. 26., 2021. 6. 30., 2023. 11. 14.〉

1. 「의료법」 제77조제4항 및 「전문의의 수련 및 자격 인정 등에 관한 규정」 제3조에 따른 전문과목 중 보조기기 유형별로 보건복지부장관이 정하여 고시하는 과목의 전문의가 발행한 별지 제22호서식 및 별지 제22호의2서식부터 별지 제22호의4서식까지에 따른 보조기기 처방전과 해당 검사 결과 관련 서류 1부. 다만, 지팡이 · 목발 · 흰지팡이 또는 보조기기의 소모품[전동휠체어 및 의료용 스쿠터용 전지(電池)로 한정한다]에 대한 보험급여를 받으려는 경우에는 제외한다.

1의2. 별지 제23호서식의 보조기기 검수확인서 1부. 다만, 지팡이 · 목발 · 흰지팡이 또는 보조기기의 소모품(전동휠체어 및 의료용 스쿠터용 전지로 한정한다), 일반형 수동휠체어, 욕창예방방석, 욕창예방매트리스, 전 · 후방보행차, 돋보기 또는 망원경에 대한 보험급여를 받으려는 경우에는 제외한다.

2. 요양기관 또는 보조기기 제조 · 판매자가 발행한 세금계산서, 현금영수증 등 가입자나 피부양자가 지출한 금액명세를 확인할 수 있는 서류 각 1부

3. 별표 7 제1호나목 전단에 따른 보조기기에 대한 보험급여를 받으려는 경우에는 표준코드와 바코드를 확인할 수 있는 보조기기 사진 1장

③ 보조기기 중 활동형 수동휠체어, 틸팅

형 수동휠체어, 리클라이닝형 수동휠체어, 전동휠체어, 의료용 스쿠터, 자세보조용구 및 이동식전동리프트에 대한 보험급여를 받으려는 사람은 별지 제24호서식의 보조기기 급여 사전 승인 신청서에 별지 제22호서식 및 별지 제22호의2서식부터 별지 제22호의4서식까지에 따른 보조기기 처방전과 해당 검사 결과 관련 서류를 첨부하여 공단에 보조기기 급여 사전 승인을 신청해야 한다. 〈신설 2013. 9. 30., 2015. 11. 13., 2018. 6. 29., 2019. 10. 24., 2021. 6. 30., 2023. 11. 14.〉

④ 공단은 제3항에 따른 신청을 받으면 해당 처방전에 적힌 장애상태 등을 확인하여 신청인이 급여 대상에 해당하는지를 결정·통보해야 하고, 급여 대상으로 통보받은 신청인은 별지 제21호서식의 보조기기 급여비 지급청구서에 다음 각 호의 서류를 첨부하여 공단에 제출해야 한다. 〈신설 2013. 9. 30., 2018. 12. 31., 2019. 10. 24., 2021. 2. 26.〉

1. 별지 제23호서식의 보조기기 검수확인서(자세보조용구만 해당한다)
2. 별표 7 제1호나목 전단에 따른 보조기기에 대한 보험급여를 받으려는 경우에는 표준코드와 바코드를 확인할 수 있는 보조기기 사진 1장
3. 별표 7 제1호다목에 따라 공단에 등록한 보조기기 업소에서 발행한 세금계산서, 현금영수증 등 가입자나 피부양자가 지출한 금액 명세를 확인할 수 있는 서류 각 1부

⑤ 보조기기 판매업자가 법 제51조제2항 전단에 따라 공단에 보조기기 보험급여의 지급을 직접 청구하는 경우에는 다음 각 호의 서류를 공단에 제출해야 한다. 〈개정 2021. 6. 30., 2023. 11. 14.〉

1. 제2항 각 호의 서류 또는 제4항 각 호의 서류 1부
2. 별지 제21호의2서식의 보조기기 급여 지급청구 위임장 1부
3. 가입자나 피부양자의 신분증 사본 1부
4. 삭제 〈2022. 12. 9.〉
5. 「장애인복지법」에 따라 개설된 의지(義肢)·보조기 제조·수리업자이거나 「의료기기법」에 따라 허가받은 수입·제조·판매업자(보조기기 소모품 중 전동휠체어 및 의료용 스쿠터용 전지의 경우는 「의료기기법」에 따라 신고한 수리업자를 말한다)임을 증명하는 서류 1부. 다만, 다음 각 목의 어느 하나에 해당하는 경우에는 제외한다.
   가. 별표 7 제1호다목에 따라 공단에 등록한 보조기기 판매업자
   나. 지팡이, 목발 또는 흰지팡이를 판매한 경우
   다. 보조기기를 제조·수입한 자로서 해당 보조기기의 소모품 중 전동휠체어 및 의료용 스쿠터용 전지를 판매한 경우

⑥ 공단은 제2항, 제4항 및 제5항에 따른 지급청구를 받으면 청구된 내용의 적정성을 지체 없이 확인한 후 지급청구를 한 사람 또는 보조기기 판매업자에게 제1항에 따른 공단의 부담금액을 지급해야 한다. 〈개정 2013. 9. 30., 2019. 10. 24., 2021. 6. 30.〉

⑦ 제1항부터 제6항까지에서 규정한 사항 외에 보조기기의 급여 기준 및 방법에 관한 세부적인 사항은 보건복지부장관

이 정하여 고시한다. 〈개정 2013. 9. 30., 2019. 10. 24.〉

[제목개정 2019. 10. 24.]

제27조(급여 제한에 관한 통지)

① 공단은 법 제53조에 따라 보험급여를 제한하는 경우에는 문서로 그 내용과 사유를 가입자에게 알려야 한다.

② 공단은 법 제79조에 따라 보험료의 납입고지를 할 때에는 법 제53조제3항에 따른 급여 제한의 내용을 안내하여야 한다.

제28조(제3자의 행위로 인한 급여 통보)

법 제58조에 따라 가입자(지역가입자의 경우에는 세대주를 포함한다)는 자신이나 피부양자에 대한 보험급여 사유가 제3자의 행위로 인한 것인 경우에는 별지 제25호서식의 제3자의 행위로 인한 급여 통보서를 지체 없이 공단에 제출하여야 한다.

제29조 삭제 〈2022. 12. 9.〉

제30조(요양비의 심사 대상)

영 제28조제1항제2호에서 "보건복지부령으로 정하는 기관"이란 법 제98조제1항에 따라 업무정지 중인 요양기관 및 영 제18조제1항에 따라 요양기관에서 제외된 의료기관을 말한다.

제31조(상임이사 후보의 추천 절차 등)

법 제65조제3항에 따른 심사평가원의 상임이사 추천 등에 관하여는 제8조를 준용한다. 이 경우 "공단"은 "심사평가원"으로, "이사장"은 "원장"으로 본다.

제32조(심사위원회 위원의 자격)

심사위원회의 위원은 다음 각 호의 어느 하나에 해당하는 사람이어야 한다. 다만, 법 제23조에 따른 결격사유에 해당하는 사람은 제외한다. 〈개정 2018. 6. 29., 2022. 12. 9.〉

1. 의사 면허를 취득한 후 10년이 지난 사람으로서 의과대학 또는 의료기관에서 종사한 사람
2. 치과의사 면허를 취득한 후 10년이 지난 사람으로서 치과대학 또는 의료기관에서 종사한 사람
3. 한의사 면허를 취득한 후 10년이 지난 사람으로서 한의과대학 또는 의료기관에서 종사한 사람
4. 약사 면허를 취득한 후 10년이 지난 사람으로서 약학대학 · 의료기관 · 약국 또는 한국희귀 · 필수의약품센터에서 종사한 사람
5. 「고등교육법」 제2조제1호부터 제3호까지의 학교에서 전임강사 이상의 경력을 가진 사람으로서 보건의약관련 분야에 10년 이상 종사한 사람
6. 보건의약 또는 건강보험과 관련된 분야에 10년 이상 종사한 사람 중 보건복지부장관이 심사위원 자격이 있다고 인정하는 사람

제33조(심사위원의 임명 및 위촉)

① 법 제66조제3항에서 "보건복지부령으로 정하는 사람"이란 다음 각 호의 사람을 말한다.

1. 심사평가원 원장이 공개경쟁의 방법으로 선발한 사람
2. 공단 또는 의약계단체가 추천한 사람

② 법 제66조제4항에서 "보건복지부령으로 정하는 사람"이란 관련 의약분야별 전문학회 또는 의약계단체, 공단, 소비자단체 및 심사평가원 이사회가 추천하는 사람을 말한다.

③ 제1항제1호에 따라 공개경쟁의 방법으로 상근 심사위원을 임명하는 절차 · 방법 등은 심사평가원의 정관으로 정한다.

제34조(심사위원의 임기)

법 제66조제6항에 따라 심사위원의 임기

는 2년으로 한다.

제35조(심사위원회의 위원장)

① 심사위원회에는 위원장 1명을 둔다.

② 심사위원회의 위원장은 심사평가원의 원장이 임명한다.

③ 심사위원회의 위원장이 부득이한 사유로 그 직무를 수행할 수 없을 때에는 심사평가원의 원장이 지명하는 위원이 그 직무를 대행한다.

④ 심사위원회 위원장의 임기는 2년으로 한다. 〈신설 2017. 4. 10.〉

제36조(심사위원회의 회의 등)

① 심사위원회와 법 제66조제2항에 따른 진료과목별 분과위원회의 회의는 재적위원 3분의 1 이상이 요구할 때 또는 심사평가원 원장이나 심사위원회 위원장이 요구할 때에 소집한다.

② 위원장 및 분과위원회의 위원장은 제1항에 따른 각 회의의 의장이 되며, 각 회의는 재적위원 과반수의 출석으로 개의하고, 출석위원 과반수의 찬성으로 의결한다.

③ 제1항과 제2항에서 규정한 사항 외에 심사위원회와 분과위원회의 구성 · 운영 등에 필요한 사항은 심사평가원의 정관으로 정한다.

제37조(심사위원의 보수 등)

심사위원에게는 예산의 범위에서 보수 · 수당 · 여비, 그 밖에 필요한 경비를 지급할 수 있다.

제38조(부담금 등)

① 법 제67조제1항에 따른 부담금(이하 이 조에서 "부담금"이라 한다)은 법 제36조 및 제68조에 따라 보건복지부장관이 승인한 심사평가원의 예산에 계상(計上)된 금액으로 하되, 공단의 전전년도 보험료 수입의 1천분의 30을 넘을 수 없다.

② 법 제67조제2항에 따른 수수료는 심사평가원 원장이 업무를 위탁한 자와 계약으로 정하는 금액으로 하되, 의료급여비용 심사에 관한 비용은 보건복지부장관이 정하는 바에 따른다.

③ 심사평가원은 부담금이 회계연도가 시작되기 전까지 확정되지 아니한 경우에는 전년도 부담금에 준하여 해당 연도 부담금을 징수하고 부담금 확정 후 정산한다.

④ 심사평가원은 부담금을 분기별로 징수하고, 제2항에 따른 수수료는 월별로 징수한다.

⑤ 부담금 및 수수료의 징수 · 납부 절차 및 방법 등에 관하여 필요한 사항은 보건복지부장관이 정하는 바에 따른다.

제39조(준용 규정)

심사평가원의 결산보고서 등의 공고에 관하여는 제10조를 준용한다. 이 경우 "공단"은 "심사평가원"으로 본다.

제40조(보수 총액 등의 통보)

사용자는 영 제35조에 따라 직장가입자의 보수 총액 및 종사기간 등을 공단에 통보할 때에는 다음 각 호의 구분에 따른 서류를 공단에 제출하여야 한다.

1. 사용관계가 계속되는 경우: 별지 제26호서식의 직장가입자 보수 총액 통보서
2. 연도 중 영 제35조제2항 각 호의 어느 하나에 해당하게 된 경우: 별지 제8호서식의 직장가입자 자격상실 신고서

제41조(보수월액의 변경신청)

사용자는 영 제36조에 따라 직장가입자의 보수월액 변경을 신청하려면 별지 제27호서식의 직장가입자 보수월액 변경신청서를 공단에 제출하여야 한다.

제42조(보수월액의 결정 · 변경 등의 통지) 공단은 영 제36조부터 제40조까지의 규정에 따라 가입자의 보수월액을 결정 · 변경한 경우 또는 보수월액보험료의 초과액을 반환하거나 보수월액보험료의 부족액을 추가 징수하는 경우에는 지체 없이 그 사실을 문서로 사용자에게 알려야 하며, 통지를 받은 사용자는 지체 없이 직장가입자에게 알려야 한다.

제43조(보수가 지급되지 아니하는 사용자의 소득) 영 제38조제1항제1호에서 "보건복지부령으로 정하는 수입"이란 「소득세법」 제19조에 따른 사업소득을 말한다.

제44조(소득 산정방법 및 평가기준)
① 영 제41조제2항에 따라 소득월액(직장가입자의 경우에는 법 제71조제1항에 따른 보수 외 소득월액을 말하고, 지역가입자의 경우에는 같은 조 제2항에 따른 소득월액을 말한다) 산정에 포함되는 소득은 다음 각 호의 구분에 따른 금액을 합산한 금액으로 한다. 다만, 제1호 및 제2호에도 불구하고 「소득세법」 제14조제3항제6호에 따른 소득이 1천만원 이하인 경우에는 해당 이자소득과 배당소득은 합산하지 않는다. 〈신설 2020. 10. 30., 2022. 7. 1., 2024. 5. 13.〉
1. 영 제41조제1항제1호의 이자소득: 「소득세법」 제16조제2항에 따라 산정한 이자소득금액
2. 영 제41조제1항제2호의 배당소득: 「소득세법」 제17조제3항에 따라 산정한 배당소득금액
3. 영 제41조제1항제3호의 사업소득: 「소득세법」 제19조제2항에 따라 산정한 사업소득금액. 다만, 「소득세법」 제64조의2제1항제2호의 세액이 적용되는 같은 법 제14조제3항제7호에 따른 분리과세 주택임대소득에 대한 사업소득금액은 같은 법 제64조의2 제2항에 따라 산정한다.
4. 영 제41조제1항제4호의 근로소득: 「소득세법」 제20조제1항 각 호에 따른 소득의 금액의 합계액
5. 영 제41조제1항제5호의 연금소득: 「소득세법」 제20조의3제1항 각 호에 따른 소득의 금액의 합계액
6. 영 제41조제1항제6호의 기타소득: 「소득세법」 제21조제3항에 따라 산정한 기타소득금액

② 법 제71조제1항에 따른 직장가입자의 보수 외 소득월액은 다음 각 호의 구분에 따라 평가한 금액을 합산하여 산정한다. 이 경우 각 호의 구분에 따른 소득은 법 제71조제1항의 계산식을 적용하여 산출한 금액에 법 제71조제1항에 따른 연간 보수 외 소득에서 각 호의 구분에 따른 소득이 차지하는 비율을 곱하여 산출한다. 〈개정 2018. 3. 6., 2020. 10. 30., 2022. 9. 1., 2024. 5. 13.〉
1. 영 제41조제1항제1호부터 제3호까지 및 제6호의 소득: 해당 소득 전액
2. 영 제41조제1항제4호 및 제5호의 소득: 해당 소득의 100분의 50

③ 법 제71조제2항에 따른 지역가입자의 소득월액 산정방법에 관하여는 제2항 전단을 준용한다. 다만, 지역가입자의 소득월액이 28만원 이하인 경우에는 영 제32조제2호나목에 따른 월별 보험료액의 하한액을 영 제44조제1항에 따른 보험료율로 나누어 얻은 값을 해당 지역가입자의 소득월액으로 한다. 〈개정 2024. 5. 13.〉

[제목개정 2020. 10. 30.]

제45조(보증금 및 월세금액의 평가방법) 영 별표 4 제1호나목2)에서 "보건복지부령으로 정하는 기준"이란 별표 8에 따른 보증금 및 월세금액의 평가방법을 말한다.

제46조(보험료 경감 대상자) 법 제75조제1항 각 호 외의 부분에서 "보건복지부령으로 정하는 가입자"란 다음 각 호의 어느 하나에 해당하는 사람을 말한다. 〈개정 2015. 6. 30.〉

1. 영 제45조제1호에 해당하는 지역에 거주하는 가입자
2. 영 제45조제2호에 해당하는 지역에 거주하는 지역가입자로서 다음 각 목의 어느 하나에 해당하는 사람. 다만, 영 제45조제2호나목 및 다목에 해당하는 지역의 경우 라목에 해당하는 사람은 제외한다.
   가. 「농어업·농어촌 및 식품산업 기본법」 제3조제2호에 따른 농어업인
   나. 「수산업법」 제2조제12호에 따른 어업인
   다. 「광업법」 제3조제2호에 따른 광업에 종사하는 사람
   라. 「소득세법」 제19조에 따른 사업소득이 연간 500만원 이하인 사람
3. 영 제45조제3호에 해당하는 지역에 거주하는 직장가입자로서 보건복지부장관이 정하여 고시하는 사람
4. 법 제75조제1항제2호부터 제4호까지에 해당하는 지역가입자
5. 법 제75조제1항제5호에 해당하는 직장가입자 중 휴직기간이 1개월 이상인 사람
6. 법 제75조제1항제6호에 해당하는 가입자

제47조(보험료의 분기별 납부) ① 법 제78조제1항 단서에 따라 보험료(직장가입자의 경우에는 보수 외 소득월액보험료를 말한다. 이하 이 조에서 같다)를 분기별로 납부하려는 직장가입자 및 지역가입자는 분기가 시작되는 달의 전달 말일까지 별지 제28호서식의 건강보험료 분기납부 신청서를 공단에 제출하여야 한다. 〈개정 2013. 9. 30., 2024. 5. 13.〉

② 법 제78조제1항 단서에 따라 분기별로 납부하는 보험료의 납부기한은 해당 분기가 끝나는 달의 다음 달 10일로 한다. 〈개정 2013. 9. 30.〉

③ 공단은 분기별로 납부하는 보험료의 납부의무자가 제2항에 따른 납부기한까지 보험료를 내지 아니하면 공단의 정관으로 정하는 절차에 따라 납부 의사를 확인한 후 분기별 납부를 제한할 수 있다.

제48조(보험료등의 납입고지 기한) 공단은 법 제79조에 따라 보험료와 그 밖에 법에 따른 징수금(이하 "보험료등"이라 한다)의 납입고지를 할 때에는 납부의무자에게 보험료등의 납부기한 10일 전까지 납입고지서를 발급하여야 한다.

제48조의2(납부기한의 연장) ① 법 제78조제2항 전단에서 "납입 고지의 송달 지연 등 보건복지부령으로 정하는 사유가 있는 경우"란 다음 각 호의 어느 하나에 해당하는 경우를 말한다.

1. 납부의무자의 책임 없는 사유로 납입고지서가 납부기한이 지나서 송달된 경우
2. 자동 계좌이체의 방법으로 보험료를 내는 경우로서 정보통신망의 장애 등 납부의무자의 책임 없는 사유로 납부

기한까지 이체되지 아니한 경우
3. 그 밖에 보건복지부장관이 인정하는 부득이한 사유가 있는 경우

② 제1항 각 호의 사유로 납부기한의 연장을 신청하려는 사람은 해당 보험료의 납부기한으로부터 1개월 이내에 별지 제28호의2서식의 보험료 납부기한 연장신청서를 공단에 제출하여야 한다.

③ 공단은 제2항에 따른 납부기한 연장 신청을 받으면 그 연장 여부를 결정하여 지체 없이 납부의무자에게 문서 등으로 통지하여야 한다.

[본조신설 2013. 9. 30.]

제49조

[종전 제49조는 제54조의2로 이동 〈2023. 11. 14.〉]

제50조(보수월액보험료 납입고지 유예와 그 해지 신청 등)

① 사용자는 법 제79조제5항에 따라 휴직이나 그 밖의 사유로 보수의 전부 또는 일부가 지급되지 아니하는 직장가입자(이하 "휴직자등"이라 한다)의 보수월액보험료에 대한 납입고지를 유예받으려면 휴직 등의 사유가 발생한 날부터 14일 이내에 별지 제30호서식의 휴직자등 직장가입자 보험료 납입고지 유예(유예 해지) 신청서를 공단에 제출하여야 한다.

② 사용자는 제1항에 따른 신청서가 제출된 후 납입 고지 유예 사유가 없어진 경우에는 그 사유가 없어진 날부터 14일 이내에 별지 제30호서식의 휴직자등 직장가입자 보험료 납입고지 유예(유예 해지) 신청서를 공단에 제출하여야 한다.

③ 제1항의 신청에 따라 납입고지가 유예되는 보수월액보험료는 그 사유가 발생한 날이 속하는 달의 다음 달(사유가 발생한 날이 매월 1일인 경우에는 그 사유가 발생한 날이 속하는 달을 말한다)부터 그 사유가 없어진 날이 속하는 달(사유가 없어진 날이 매월 1일인 경우에는 그 사유가 없어진 날이 속하는 달의 직전 달을 말한다)까지에 해당하는 보수월액보험료 및 그 기간 중 영 제39조제1항에 따른 추가 징수 보수월액보험료로 한다.

④ 공단은 제3항에 따라 납입고지가 유예된 보수월액보험료를 법 제70조제2항에 따른 보수월액과 납입고지 유예기간 중의 보험료율을 적용하여 산정한다.

⑤ 사용자는 제3항에 따라 납입고지가 유예된 보수월액보험료를 그 사유가 없어진 후 보수가 지급되는 최초의 달의 보수에서 공제하여 납부하여야 한다. 다만, 납입고지가 유예된 보수월액보험료가 해당 직장가입자의 월 보수월액보험료의 3배 이상이고 해당 직장가입자가 원하는 경우에는 제2항에 따른 납입 고지 유예 해지 신청을 할 때에 해당 보수월액보험료의 분할납부를 함께 신청하여야 한다.

⑥ 사용자가 제5항 단서에 따라 분할납부를 신청한 경우에는 10회의 범위에서 해당 보수월액보험료를 균등하게 분할하여 납부할 수 있다. 이 경우 매월 분할납부하는 금액은 해당 직장가입자의 월 보수월액보험료 이상이어야 한다.

제51조(연체금 징수의 예외)

법 제80조제3항에서 "보건복지부령으로 정하는 부득이한 사유"란 다음 각 호의 어느 하나에 해당하는 경우를 말한다. 〈개정 2018. 12. 18.〉

1. 전쟁 또는 사변으로 인하여 체납한 경우
2. 연체금의 금액이 공단의 정관으로 정하는 금액 이하인 경우
3. 사업장 또는 사립학교의 폐업 · 폐쇄 또는 폐교로 체납액을 징수할 수 없

는 경우

4. 화재로 피해가 발생해 체납한 경우
5. 그 밖에 보건복지부장관이 연체금을 징수하기 곤란한 부득이한 사유가 있다고 인정하는 경우

제52조(체납자에 대한 공매대행의 통지 등)

① 공단은 법 제81조제5항에 따라 압류재산의 공매를 대행하게 하는 경우에는 다음 각 호의 사항을 적어 「금융회사부실자산 등의 효율적 처리 및 한국자산관리공사의 설립에 관한 법률」에 따라 설립된 한국자산관리공사(이하 "한국자산관리공사"라 한다)에 공매대행을 의뢰하여야 한다. 〈개정 2018. 9. 28.〉

1. 체납자의 성명, 주소 또는 거소
2. 공매할 재산의 종류 · 수량 · 품질 및 소재지
3. 압류에 관계되는 보험료등의 납부 연도 · 금액 및 납부기한
4. 그 밖에 공매대행에 필요한 사항

② 공단은 제1항에 따라 공매대행을 의뢰한 경우에는 그 사실을 체납자, 담보물 소유자 및 그 재산에 전세권 · 질권 · 저당권 또는 그 밖의 권리를 가진 자와 압류한 재산을 보관하고 있는 자에게 알려야 한다.

③ 공단이 점유하고 있거나 제3자로 하여금 보관하게 한 압류재산은 한국자산관리공사에 인도할 수 있으며, 이를 인수한 한국자산관리공사는 인계 · 인수서를 작성하여야 한다. 다만, 제3자로 하여금 보관하게 한 재산에 대해서는 그 제3자가 발행하는 그 재산의 보관증을 인도함으로써 압류재산의 인도를 갈음할 수 있다.

제53조(공매대행 수수료)

법 제81조제6항에 따른 수수료 산정에 관하여는 「국세징수법 시행규칙」 제41조의5를 준용한다. 〈개정 2018. 9. 28.〉

제54조(공매대행의 세부 사항)

이 규칙에서 규정한 사항 외에 한국자산관리공사가 공매를 대행하는 데에 필요한 사항은 공단이 한국자산관리공사와 협의하여 정한다.

제54조의2(납입고지서의 전자고지 등)

① 법 제81조의6에 따른 전자문서에 의한 납입 고지 및 독촉(이하 "전자고지"라 한다)을 신청 · 변경 · 해지하려는 사람은 별지 제30호의2서식의 전자고지 서비스 신규 · 변경 · 해지 신청서를 공단에 제출해야 한다. 다만, 다음 각 호의 신고 또는 신청을 할 때에 전자고지를 신청한 경우에는 신청서를 제출한 것으로 본다. 〈개정 2023. 11. 14.〉

1. 제3조제1항에 따른 사업장 적용신고
2. 제4조제1항에 따른 지역가입자의 자격 취득 또는 변동 신고
3. 제63조에 따른 임의계속가입 신청

② 공단은 제1항에 따라 전자고지 신청을 접수한 경우에는 그 신청에 따라 전자우편, 휴대전화, 공단이 관리하는 전자문서교환시스템 또는 건강보험 업무를 수행하기 위하여 공단이 관리 · 운영하는 정보통신망을 통해 전자고지를 해야 한다. 다만, 공단은 정보통신망의 장애 등으로 전자고지가 불가능한 경우에는 문서로 보험료등에 대한 납입고지 또는 독촉을 할 수 있다. 〈개정 2015. 12. 31., 2022. 10. 26., 2023. 11. 14.〉

③ 전자고지의 개시 및 해지는 제1항에 따른 신청서를 접수한 날의 다음 날부터 적용한다.

④ 전자고지의 신청을 해지한 사람은 해지한 날부터 30일이 지난 날 이후에 전자

고지를 다시 신청할 수 있다.

⑤ 법 제81조의6제2항에서 "보건복지부령으로 정하는 정보통신망"이란 공단이 관리하는 전자문서교환시스템 또는 건강보험 업무를 수행하기 위하여 공단이 관리 · 운영하는 정보통신망을 말한다. 〈개정 2022. 10. 26., 2023. 11. 14.〉

[제49조에서 이동 〈2023. 11. 14.〉]

제55조(체납보험료 분할납부의 승인 등)

① 법 제82조에 따라 보험료를 3회 이상 체납한 자가 보험료 분할납부의 승인을 받으려는 경우에는 별지 제31호서식의 건강보험 체납보험료 분할납부 신청서를 공단에 제출하여야 한다.

② 공단은 법 제82조제2항에 따라 체납 보험료 분할납부 신청의 절차 · 방법 등에 관한 사항을 법 제79조에 따라 보험료 등을 징수할 때 납입 고지하는 문서와 법 제81조제4항에 따라 체납처분을 하기 전에 발송하는 통보서에 적어 안내하여야 하며, 필요한 경우에는 별도의 문서에 적거나 전화 통화, 휴대전화 문자전송 등의 방법으로 추가 안내할 수 있다. 〈신설 2018. 9. 28.〉

③ 공단은 제1항에 따라 분할납부를 신청한 자가 법 제82조제3항에 따라 승인이 취소된 적이 있으면 분할납부의 승인을 하지 아니할 수 있다. 〈개정 2018. 9. 28.〉

④ 공단은 제1항에 따라 분할납부를 신청한 자가 제3항에 해당하지 않는 경우에는 특별한 사유가 없으면 분할납부를 승인해야 한다. 이 경우 분할납부하는 횟수는 24회 이내로 정하고, 매월 납부할 금액(이하 "분할보험료"라 한다)은 해당 월별로 고지된 보험료 및 연체금 이상[제1항에 따라 분할납부를 신청한 달에 고지된 보험료가 영 제32조제2호에 따른 월별 보험료액의 하한액에 해당하는 가입자가 보험료를 체납한 경우(직장가입자가 보수월액보험료를 체납한 경우는 제외한다)에는 해당 월별로 고지된 보험료 및 연체금의 100분의 50 이상]으로 정하여 신청인에게 통보해야 한다. 〈개정 2018. 9. 28., 2024. 5. 28.〉

⑤ 공단은 제4항에 따라 분할납부 승인을 받은 자(이하 "분할납부자"라 한다)에게 매회 납부기일 10일 전까지 분할보험료 납입고지서를 발급하여야 한다. 다만, 분할납부자가 분할납부 승인을 신청할 때에 분할횟수에 해당하는 납입고지서를 모두 발급해 줄 것을 요청하면 이를 한꺼번에 발급할 수 있다. 〈개정 2018. 9. 28.〉

⑥ 공단은 법 제82조제3항에 따라 분할납부의 승인을 취소한 경우에는 지체 없이 그 사실을 해당 분할납부자에게 통보하여야 한다. 〈개정 2018. 9. 28.〉

제56조(이의신청의 서식 등)

법 제87조제1항 · 제2항 및 영 제56조에 따라 공단의 처분에 대한 이의신청과 그 결정은 별지 제32호서식 및 별지 제33호서식에 따르고, 심사평가원의 처분 중 요양급여비용의 심사에 대한 이의신청과 그 결정은 별지 제34호서식 및 별지 제35호서식, 적정성평가에 대한 이의신청과 그 결정은 별지 제36호서식 및 별지 제37호서식에 따른다. 〈개정 2022. 12. 9.〉

제57조(소득 축소 · 탈루 자료 송부의 서식 등)

공단이 법 제95조제1항에 따라 국세청장에게 소득 축소 · 탈루 자료를 송부할 때에는 별지 제38호서식의 소득 축소 · 탈루 혐의자료 통보서에 따른다. 이 경우 사용자나 세대주가 공단에 신고하거나 제출한 보수 또는 소득에 관한 자료와 공단이 조사한 증명자료를 첨부하여야 한다.

제58조(서류의 보존)

① 요양기관이 법 제96조의4제1항에 따라 보존해야 하는 서류는 다음 각 호와 같다. 〈개정 2013. 9. 30., 2018. 6. 29., 2021. 6. 30., 2022. 10. 26.〉

1. 요양급여비용 심사청구서 및 요양급여비용 명세서
2. 약제 · 치료재료, 그 밖의 요양급여의 구성 요소의 구입에 관한 서류
3. 개인별 투약기록 및 처방전(약국 및 한국희귀 · 필수의약품센터의 경우만 해당한다)
4. 그 밖에 간호관리 등급료의 산정자료 등 요양급여비용 산정에 필요한 서류 및 이를 증명하는 서류
5. 제1호부터 제4호까지의 서류 등을 디스켓, 마그네틱테이프 등 전산기록장치를 이용하여 자기매체에 저장하고 있는 경우에는 해당 자료

② 법 제96조의4제1항 단서에서 "약국 등 보건복지부령으로 정하는 요양기관"이란 약국 및 한국희귀 · 필수의약품센터를 말한다. 〈개정 2013. 9. 30., 2018. 6. 29., 2021. 6. 30., 2022. 10. 26.〉

③ 사용자가 법 제96조의4제2항에 따라 보존해야 하는 서류는 다음 각 호와 같다. 〈신설 2013. 9. 30., 2021. 6. 30., 2022. 10. 26.〉

1. 사업장의 현황, 직장가입자의 자격 취득 · 변동 · 상실 및 보험료 산정과 관련하여 관련 규정에 따라 공단에 신고 또는 통보한 내용을 입증할 수 있는 서류
2. 제1호의 서류를 디스켓, 마그네틱테이프 등 전산기록장치를 이용하여 자기매체에 저장하고 있는 경우에는 그 자료

④ 준요양기관(법 제49조제3항에 따라 요양비의 지급을 직접 청구한 경우만 해당한다)이 법 제96조의4제3항에 따라 보존해야 하는 서류는 다음 각 호와 같다. 다만, 요양비 관련 정보통신망을 통하여 제출한 서류와 제23조제5항제1호가목 및 같은 항 제2호에 따라 제출이 생략되는 서류는 제외한다. 〈신설 2021. 6. 30., 2022. 10. 26., 2023. 11. 14.〉

1. 가입자나 피부양자에 대한 의사의 요양비처방전(제23조제5항제1호가목에 따라 제출을 생략한 경우는 제외한다), 요양을 실시하였음을 증명하는 서류, 세금계산서, 현금영수증 등 요양비 청구에 관한 서류
2. 제1호의 서류를 디스켓, 마그네틱테이프 등 전산기록장치를 이용하여 자기매체에 저장하고 있는 경우에는 해당 자료

⑤ 보조기기 판매업자(법 제51조제2항에 따라 보조기기 보험급여의 지급을 직접 청구한 경우만 해당한다)가 법 제96조의4제4항에 따라 보존해야 하는 서류는 다음 각 호와 같다. 〈신설 2021. 6. 30., 2022. 10. 26.〉

1. 가입자나 피부양자에 대한 보조기기 처방전, 보조기기 검수확인서, 세금계산서, 현금영수증 등 보조기기에 대한 보험급여 청구에 관한 서류
2. 제1호의 서류를 디스켓, 마그네틱테이프 등 전산기록장치를 이용하여 자기매체에 저장하고 있는 경우에는 해당 자료

제59조(과징금의 징수 절차)

영 제70조제2항에 따른 과징금의 징수 절

차에 관하여는 「국고금 관리법 시행규칙」을 준용한다.

제60조(행정처분 사실 등의 통지)
법 제98조제4항에 따라 업무정지 처분을 받았거나 업무정지 처분의 절차가 진행 중인 자는 행정처분을 받은 사실 또는 행정처분절차가 진행 중인 사실을 「우편법 시행규칙」 제25조제1항제4호가목에 따른 내용증명으로 양수인 또는 합병 후 존속하는 법인이나 합병으로 설립되는 법인에 지체 없이 알려야 한다.

제60조의2(약제에 대한 쟁송 시 손실상당액 징수·지급절차 등)
① 공단은 법 제101조의2제1항 또는 제2항에 따라 손실에 상당하는 금액을 징수하거나 지급할 경우에는 미리 다음 각 호의 사항을 법 제41조의3제2항에 따른 약제의 제조업자등(이하 이 조에서 "약제의 제조업자등"이라 한다)에게 통지해야 한다.
1. 법 제41조의2에 따른 요양급여비용 상한금액의 감액 및 요양급여의 적용 정지 또는 법 제41조의3에 따른 조정(이하 "조정등"이라 한다)의 제목 및 조정등의 대상이 된 약제
2. 약제의 제조업자등의 성명(법인인 경우 명칭 또는 상호를 말한다) 및 주소
3. 법 제101조의2제3항 또는 제4항에 따른 손실에 상당하는 금액 및 같은 조 제5항에 따른 가산금의 산정 내역
4. 제3호에 따른 금액의 납부 또는 지급 방법 및 그 기한에 관한 사항
5. 제3호 및 제4호에 대하여 의견을 제출할 수 있다는 뜻과 의견을 제출하지 않는 경우의 처리방법
6. 제5호에 따른 의견제출 기한

② 공단은 제1항제6호에 따른 의견제출 기간을 제1항에 따른 통지를 받은 날부터 10일 이상으로 정해야 한다.
③ 공단은 제1항제6호에 따른 의견제출 기간 내에 정당한 이유 없이 의견 제출이 없거나 제출된 의견에 상당한 이유가 없는 경우에는 약제의 제조업자등에게 지체 없이 다음 각 호의 구분에 따른 문서를 송부해야 한다.
1. 법 제101조의2제1항에 따라 손실에 상당하는 금액을 징수하는 경우: 법 제79조제1항에 따른 납입고지서
2. 법 제101조의2제2항에 따라 손실에 상당하는 금액을 지급하는 경우: 지급이유, 지급액, 지급방법 및 지급예정일이 기재된 문서

④ 공단은 법 제101조의2제2항에 따라 행정심판이나 행정소송에 대한 인용 재결 또는 판결이 확정된 날부터 1년 이내에 손실에 상당하는 금액을 약제의 제조업자등에게 지급해야 한다.
⑤ 법 제101조의2제3항 및 제4항에 따른 손실에 상당하는 금액 및 같은 법 제5항에 따른 가산금의 산정 기준은 별표 8의2에 따른다.
⑥ 제1항부터 제5항까지에서 규정한 사항 외에 손실에 상당하는 금액 및 가산금의 징수·지급절차, 산정기준 및 기간 등 징수 및 지급에 필요한 세부사항은 보건복지부장관의 승인을 받아 공단의 이사장이 정한다.

[본조신설 2023. 11. 14.]

제61조(외국인 등의 직장가입자 자격취득 신고 등)
① 사용자는 법 제109조제2항에 따라 국내에 체류하는 재외국민 또는 외국인(이하 "국내체류 외국인등"이라 한다)이 직장가입자가 되는 경우에는 그 직장가입자가 된 날부터 14일 이내에 별지 제6

호서식의 건강보험 직장가입자 자격취득 신고서에 다음 각 호의 구분에 따른 서류를 첨부하여 공단에 제출하여야 한다. 다만, 공단이 법 제96조에 따라 국가 등으로부터 제공받은 자료로 주민등록, 국내거소신고 및 외국인등록 사실을 확인할 수 있는 경우에는 해당 서류를 첨부하지 아니한다.

1. 재외국민: 주민등록표 등본 1부
2. 외국인: 다음 각 목의 구분에 따른 서류
   가. 「재외동포의 출입국과 법적지위에 관한 법률」 제2조제2호에 따른 외국국적동포: 국내거소신고증 사본 또는 국내거소신고 사실증명 1부
   나. 그 밖의 외국인: 외국인등록증 사본 또는 외국인등록 사실증명 1부

② 사용자는 법 제109조제2항에 따라 직장가입자가 된 국내체류 외국인등이 직장가입자의 자격을 잃은 경우에는 그 자격을 잃은 날부터 14일 이내에 별지 제8호서식의 건강보험 직장가입자 자격상실 신고서를 공단에 제출하여야 한다.

③ 제1항 및 제2항에 따른 국내체류 외국인등의 직장가입자 자격 취득 및 상실 신고의 절차 및 방법 등에 필요한 세부사항은 보건복지부장관이 정하여 고시한다.

[전문개정 2016. 9. 23.]

제61조의2(외국인 등의 지역가입자 자격취득 신고 등)

① 법 제109조제3항제1호에서 "보건복지부령으로 정하는 기간"이란 6개월 이상의 기간을 말하고, "보건복지부령으로 정하는 사유"란 다음 각 호의 어느 하나에 해당하는 경우를 말한다. 〈개정 2018. 12. 18., 2019. 7. 16., 2021. 2. 26., 2021. 10. 14.〉

1. 「출입국관리법」 제10조제2호에 따른 영주자격을 받은 경우
2. 「출입국관리법 시행령」 별표 1의2 제21호에 따른 비전문취업(E-9)의 체류자격을 받은 경우
3. 「출입국관리법 시행령」 별표 1의2 제27호에 따른 결혼이민의 체류자격을 받은 경우
4. 보건복지부장관이 정하여 고시하는 유학 또는 일반연수의 체류자격을 받은 경우

② 법 제109조제3항제2호나목에서 "보건복지부령으로 정하는 체류자격"이란 별표 9에 따른 체류자격을 말한다.

③ 법 제109조제3항에 따라 국내체류 외국인등이 지역가입자가 된 경우에는 별지 제5호서식의 건강보험 지역가입자 자격취득신고서에 다음 각 호의 구분에 따른 서류를 첨부하여 공단에 제출해야 한다. 다만, 공단이 법 제96조에 따라 국가 등으로부터 제공받은 자료로 주민등록, 국내거소신고, 외국인등록 사실 및 보험료 부과에 필요한 사항을 확인할 수 있는 경우에는 그 확인으로 제출을 갈음한다. 〈개정 2018. 12. 31., 2019. 10. 24.〉

1. 재외국민: 다음 각 목의 서류
   가. 주민등록표 등본 1부
   나. 소득명세서 등 보험료 부과에 필요한 서류로서 보건복지부장관이 정하여 고시하는 서류 각 1부
2. 외국인: 다음 각 목의 서류
   가. 제61조제1항제2호의 서류 1부

나. 소득명세서 등 보험료 부과에 필요한 서류로서 보건복지부장관이 정하여 고시하는 서류 각 1부

④ 법 제109조제3항에 따라 지역가입자가 된 국내체류 외국인등이 지역가입자의 자격을 잃은 경우에는 그 자격을 잃은 날부터 14일 이내에 별지 제7호서식의 건강보험 지역가입자 자격상실 신고서를 공단에 제출해야 한다. 〈개정 2019. 7. 16.〉

⑤ 제1항부터 제4항까지에서 규정한 사항 외에 외국인등의 지역가입자 자격 취득 및 상실의 신청에 필요한 세부적인 사항은 보건복지부장관이 정해 고시한다. 〈개정 2018. 12. 18.〉

[본조신설 2016. 9. 23.]

제61조의3(외국인 등의 피부양자 자격취득 신고 등)

① 법 제109조제4항에 따라 국내체류 외국인등이 피부양자의 자격을 얻으려는 경우에는별지 제1호서식의 건강보험 피부양자 자격(취득·상실)신고서에 다음 각 호의 서류를 첨부하여 공단에 제출하여야 한다. 다만, 공단이 법 제96조에 따라 국가 등으로부터 제공받은 자료로 주민등록, 국내거소신고 및 외국인등록 사실을 확인할 수 있는 경우에는 해당 서류를 첨부하지 아니한다.

1. 제61조제1항 각 호의 구분에 따른 서류 1부
2. 직장가입자와의 관계를 확인할 수 있는 서류로서 보건복지부장관이 정하여 고시하는 서류 1부

② 법 제109조제4항에 따라 피부양자의 자격을 얻은 국내체류 외국인등이 그 자격을 잃은 경우에는 별지 제1호서식의 건강보험 피부양자 자격(취득·상실) 신고서에 그 상실 사유를 입증하는 서류를 첨부하여 공단에 제출하여야 한다.

③ 제1항 및 제2항에 따른 국내체류 외국인등의 피부양자 자격취득 및 상실의 신고 절차 및 방법 등에 필요한 세부 사항은 보건복지부장관이 정하여 고시한다.

[본조신설 2016. 9. 23.]

제61조의4(외국인등의 가입 제외 신청 등)

① 법 제109조제5항제2호에 해당되는 지역가입자가 가입 제외를 신청하려면 지역가입자가 별지 제7호서식의 지역가입자 자격상실 신고서에 제3항 각 호의 구분에 따른 서류를 첨부하여 공단에 제출해야 한다.

② 법 제109조제5항제2호에 해당되는 직장가입자가 가입 제외를 신청하려면 사용자가 별지 제8호서식의 직장가입자 자격상실 신고서에 제3항 각 호의 구분에 따른 서류를 첨부하여 공단에 제출해야 한다.

③ 제1항 또는 제2항에 따라 지역가입자 또는 사용자가 공단에 제출해야 하는 서류는 다음 각 호의 구분에 따른다.

1. 외국의 법령에 따라 의료보장을 받는 경우: 다음 각 목의 서류
   가. 외국 법령의 적용 대상 여부에 대한 확인서 등 의료보장을 받을 수 있음을 증명하는 서류
   나. 국내체류 외국인등이 건강보험에 가입하지 않겠다는 취지를 적은 서류
2. 외국의 보험(법 제109조제2항 각 호에 따른 등록 또는 신고를 하기 전에 가입한 보험으로 한정한다)에 따라 의료보장을 받는 경우: 다음 각 목의 서류
   가. 보험계약서 등 의료보장을 받을 수 있음을 증명하는 서류

나. 국내체류 외국인등이 건강보험에 가입하지 않겠다는 취지를 적은 서류
3. 사용자와의 계약 등에 따라 의료보장을 받는 경우: 다음 각 목의 서류
가. 근로계약서 등 의료보장을 받을 수 있음을 증명하는 서류
나. 사용자가 의료비를 지급한 사실을 증명하는 서류
다. 국내체류 외국인등이 건강보험에 가입하지 않겠다는 취지를 적은 서류

④ 제1항 또는 제2항에 따라 가입 제외를 신청한 사람은 보건복지부장관이 정하여 고시하는 기간 동안 가입이 제외되며, 그 기간이 경과한 후 다시 법 제109조제5항제2호에 해당되는 경우에는 제1항 또는 제2항에 따른 가입 제외 신청을 다시 할 수 있다.

⑤ 제1항부터 제4항까지에서 규정한 사항 외에 국내체류 외국인등의 가입 제외 신청의 절차 및 방법 등에 필요한 세부 사항은 보건복지부장관이 정하여 고시한다.

[전문개정 2019. 7. 16.]

제62조(임의계속가입을 위한 직장가입자 자격 유지 기간)

법 제110조제1항에서 "보건복지부령으로 정하는 기간"이란 사용관계가 끝난 날 이전 18개월간을 말한다.

[전문개정 2018. 6. 29.]

제63조(임의계속가입 · 탈퇴 및 자격 변동 시기 등)

① 법 제110조제2항에 따른 임의계속가입자(이하 "임의계속가입자"라 한다)가 되려는 사람은 별지 제39호서식의 임의계속가입 신청서에 다음 각 호의 서류를 첨부하여 공단에 제출하여야 한다. 〈개정 2013. 6. 28., 2013. 9. 30., 2018. 3. 6.〉
1. 제2조제4항제1호에 따른 서류(주민등록표 등본으로 피부양자와 해당 임의계속가입자의 관계를 확인할 수 없는 경우만 해당한다)
2. 제2조제4항제2호에 따른 서류(피부양자가 장애인, 국가유공자 등 또는 보훈보상대상자의 경우만 해당한다)
3. 제2조제4항제3호에 따른 서류(피부양자가 별표 1의2 제1호다목에 따른 인정을 받으려는 경우만 해당한다)
4. 제61조제1항제1호 또는 제2호에 따른 서류 1부(재외국민 또는 외국인인 경우만 해당한다)

② 임의계속가입자로서의 자격을 더 이상 유지하지 않으려는 사람은 별지 제39호서식의 임의계속탈퇴 신청서를 공단에 제출하여야 한다. 〈신설 2013. 9. 30.〉

③ 임의계속가입자는 다음 각 호의 어느 하나에 해당하는 날에 지역가입자 또는 직장가입자로 그 자격이 변동된다. 〈개정 2013. 9. 30.〉
1. 영 제77조에 따른 기간이 끝나는 날의 다음 날
2. 제2항에 따른 임의계속탈퇴 신청서가 접수된 날의 다음 날
3. 직장가입자인 사용자, 근로자, 공무원 또는 교직원이 된 날

[제목개정 2013. 9. 30.]

제64조(업무의 위탁)

① 공단은 법 제112조제2항에 따라 국가기관 · 지방자치단체 · 심사평가원 및 「국민연금법」에 따른 국민연금공단에 다음 각 호의 업무를 위탁할 수 있다. 〈개정 2016. 7. 27., 2018. 12. 18.〉
1. 가입자의 자격 취득 · 변경 및 상실 신

고의 접수 및 처리
2. 건강보험증의 발급 및 가입자의 민원 접수 및 처리
3. 요양급여비용의 지급에 관한 업무
4. 체납된 보험료등, 연체금 및 체납처분비의 조회 및 납부 사실 확인에 관한 업무

② 공단은 제1항에 따라 업무를 위탁하려면 수탁 기관 및 위탁 업무에 대하여 보건복지부장관의 승인을 받아야 한다.

③ 공단은 법 제112조제2항에 따라 임신 · 출산 진료비의 신청과 지급에 관한 업무를 다음 각 호의 구분에 따라 위탁한다. 〈개정 2015. 6. 30., 2017. 9. 19., 2018. 12. 31.〉
1. 영 제23조제4항 및 제5항에 따른 이용권의 발급 신청 접수 및 발급에 관한 업무: 「금융산업의 구조개선에 관한 법률」 제2조제1호에 따른 금융기관 또는 「우체국예금 · 보험에 관한 법률」에 따른 체신관서
2. 제24조제3항에 따른 비용의 지급 및 정산에 관한 업무: 「사회보장급여의 이용 · 제공 및 수급권자 발굴에 관한 법률」 제29조에 따른 사회보장정보원 및 보건복지부장관이 정하여 고시하는 기관 또는 단체

④ 공단은 부득이한 경우를 제외하고는 매년 임신 · 출산 진료비의 지급에 들어갈 것으로 예상되는 비용을 제3항제2호에 따른 기관 또는 단체에 미리 예탁(預託)하여야 한다.

제65조(전자문서를 이용한 업무 처리 등)

① 공단 및 심사평가원은 법 · 영 및 이 규칙에 따른 청구 · 신청 · 신고 등을 전자문서로 하도록 할 수 있고, 통지 등의 업무를 전산매체 또는 정보통신망을 이용하여 전자문서로 처리할 수 있다.

② 제1항에 따라 전자문서로 처리하는 경우에는 「전자정부법」 제2조제7호 및 제7조를 준용한다.

제66조(규제의 재검토)

① 삭제 〈2022. 12. 30.〉

② 보건복지부장관은 제5조에 따른 건강보험증 발급(기재사항 변경) 신청서의 내용에 대하여 2015년 1월 1일을 기준으로 2년마다(매 2년이 되는 해의 기준일과 같은 날 전까지를 말한다) 그 타당성을 검토하여 개선 등의 조치를 해야 한다. 〈개정 2019. 6. 12.〉

[본조신설 2013. 12. 31.]

부칙 <제1015호, 2024. 5. 28.>

제1조(시행일)

이 규칙은 공포한 날부터 시행한다. 다만, 별표 7의 개정규정은 공포 후 2개월이 경과한 날부터 시행한다.

제2조(분할보험료 금액에 관한 적용례)

제55조제4항 후단의 개정규정은 이 규칙 시행 이후 최초로 체납보험료의 분할납부를 승인하는 경우부터 적용한다.

제3조(지역가입자로 전환되는 직장가입자 피부양자의 보험료 산정 특례에 관한 적용례)

보건복지부령 제907호 국민건강보험법 시행규칙 일부개정령 부칙 제3조제2항제3호의 개정규정은 전환자를 부양하던 직장가입자가 이 규칙 시행 전에 그 직장가입자의 자격을 상실하게 된 경우에도 적용한다. 이 경우 해당 전환자가 속한 세대에 부과하는 지역가입자 보험료는 이 규칙 시행 이후 최초로 보험료를 부과하는 경우부터 같은 조 제1항에 따라 감액한다.

별표 / 서식

[별표 1] 피부양자 자격의 인정기준 중 부양요건(제2조제1항제1호 관련)

[별표 1의2] 피부양자 자격의 인정기준 중 소득 및 재산요건(제2조제1항제2호 관련)

[별표 2] 전문요양기관의 인정기준(제11조제1항 관련)

[별표 2의2] 요양기관 및 의료장비 현황(변경) 신고 관련 신고서 및 서류를 제출한 것으로 보는 기준(제12조제3항 관련)

[별표 3] 외래진료 등의 요양급여비용 총액에 관한 조건 및 본인부담액(제13조제1항 관련)

[별표 4] 약국 또는 한국희귀 · 필수의약품센터를 이용한 경우의 요양급여비용 총액에 관한 조건 및 본인부담액(제13조제2항 관련)

[별표 5] 본인부담액 경감 대상자 기준(제15조 관련)

[별표 6] 요양급여비용의 본인부담 항목 및 부담률(제16조 관련)

[별표 7] 보조기기에 대한 보험급여기준(제26조제1항 관련)

[별표 8] 보증금 및 월세금액의 평가방법(제45조 관련)

[별표 8의2] 손실에 상당하는 금액 및 가산금의 산정 기준(제60조의2제5항 관련)

[별표 9] 체류자격(제61조의2제2항 관련)

[별표 10] 삭제 〈2019. 7. 16.〉

[별표 1] <개정 2018. 3. 6.>

피부양자 자격의 인정기준 중 부양요건(제2조제1항제1호 관련)

가입자와의 관계	부양요건	
	동거 시	비동거 시
1. 배우자	ㅇ부양 인정	ㅇ부양 인정
2. 부모인 직계존속 가. 부모(아버지 또는 어머니와 재혼한 배우자 포함)	ㅇ부양 인정	ㅇ부모(아버지 또는 어머니와 재혼한 배우자 포함)와 동거하고 있는 형제자매가 없거나, 있어도 보수 또는 소득이 없는 경우 부양 인정
나. 법률상의 부모가 아닌 친생부모(이하 "친생부모"라 한다)	ㅇ부양 인정	ㅇ친생부모의 배우자 또는 동거하고 있는 직계비속이 없거나, 있어도 보수 또는 소득이 없는 경우 부양 인정
3. 자녀(법률상의 자녀가 아닌 친생자녀 포함)인 직계비속	ㅇ부양 인정	ㅇ미혼(이혼 · 사별한 경우 포함)인 경우 부양 인정. 다만, 이혼 · 사별한 경우 자녀인 직계비속이 없거나, 있어도 보수 또는 소득이 없는 경우 부양 인정
4. 조부모 · 외조부모 이상인 직계존속	ㅇ부양 인정	ㅇ조부모 · 외조부모 이상인 직계존속과 동거하고 있는 직계비속이 없거나, 있어도 보수 또는 소득이 없는 경우 부양 인정
5. 손 · 외손 이하인 직계비속	ㅇ부모가 없거나, 아버지 또는 어머니가 있어도 보수 또는 소득이 없는 경우 부양 인정	ㅇ미혼(이혼 · 사별한 경우 포함)으로서 부모가 없는 경우 부양 인정. 다만, 이혼 · 사별한 경우 자녀인 직계비속이 없거나, 있어도 보수 또는 소득이 없는 경우 부양 인정
6. 직계비속의 배우자	ㅇ부양 인정	ㅇ부양 불인정
7. 배우자의 부모인 직계존속(배우자의 아버지 또는 어머니와 재혼한 배우자 포함)	ㅇ부양 인정	ㅇ배우자의 부모(아버지 또는 어머니와 재혼한 배우자 포함)와 동거하고 있는 배우자의 형제자매가 없거나, 있어도 보수 또는 소득이 없는 경우 부양 인정
8. 배우자의 조부모 · 외조부모 이상인 직계존속	ㅇ부양 인정	ㅇ배우자의 조부모 · 외조부모 이상인 직계존속과 동거하고 있는 직계비속이 없거나, 있어도 보수 또는 소득이 없는 경우 부양 인정

9. 배우자의 직계비속	ㅇ미혼(이혼 · 사별한 경우 포함)인 경우 부양 인정. 다만, 이혼 · 사별한 경우 자녀인 직계비속이 없거나, 있어도 보수 또는 소득이 없는 경우 부양 인정	ㅇ부양 불인정
10. 다음 각 목의 어느 하나에 해당하는 형제 · 자매 가. 30세 미만 나. 65세 이상 다. 「장애인복지법」 제32조에 따라 등록한 장애인 라. 「국가유공자 등 예우 및 지원에 관한 법률」 제4조 · 제73조 및 제74조에 따른 국가유공자 등(법률 제11041호로 개정되기 전의 「국가유공자 등 예우 및 지원에 관한 법률」 제73조의2에 따른 국가유공자 등을 포함한다)으로서 같은 법 제6조의4에 따른 상이등급 판정을 받은 사람 마. 「보훈보상대상자 지원에 관한 법률」 제2조에 따른 보훈보상대상자로서 같은 법 제6조에 따른 상이등급 판정을 받은 사람	ㅇ미혼(이혼 · 사별한 경우 포함)으로 부모가 없거나, 있어도 부모가 보수 또는 소득이 없는 경우 부양 인정. 다만, 이혼 · 사별한 경우 자녀인 직계비속이 없거나, 있어도 보수 또는 소득이 없는 경우 부양 인정	ㅇ미혼(이혼 · 사별한 경우 포함)으로 부모 및 직장가입자 외의 다른 형제 · 자매가 없거나, 있어도 부모 및 동거하고 있는 형제 · 자매가 보수 또는 소득이 없는 경우 부양 인정. 다만, 이혼 · 사별한 경우 자녀인 직계비속이 없거나, 있어도 보수 또는 소득이 없는 경우 부양 인정

[별표 1의2] <개정 2023. 9. 11.>

피부양자 자격의 인정기준 중 소득 및 재산요건(제2조제1항제2호 관련)

1. 직장가입자의 피부양자가 되려는 사람은 다음 각 목에서 정하는 소득요건을 모두 충족하여야 한다.
   가. 영 제41조제1항 각 호에 따른 소득의 합계액이 연간 2천만원 이하일 것
   나. 영 제41조제1항제3호의 사업소득(이하 이 표에서 "사업소득"이라 한다)이 없을 것. 다만, 피부양자가 되려는 사람이 다음의 어느 하나에 해당하고, 사업소득의 합계액이 연간 500만원 이하인 경우에는 사업소득이 없는 것으로 본다.
      1) 사업자등록이 되어 있지 않은 경우(「소득세법」 제19조제1항제12호에 따른 부동산업에서 발생하는 소득 중 주택임대소득이 있는 경우는 제외한다)
      2) 「장애인복지법」 제32조에 따라 장애인으로 등록한 경우
      3) 「국가유공자 등 예우 및 지원에 관한 법률」 제4조 · 제73조 및 제74조에 따른 국가유공자 등(법률 제11041호로 개정되기 전의 「국가유공자 등 예우 및 지원에 관한 법률」 제73조의2에 따른 국가유공자 등을 포함한다)으로서 같은 법 제6조의4

에 따른 상이등급 판정을 받은 경우

4) 「보훈보상대상자 지원에 관한 법률」 제2조에 따른 보훈보상대상자로서 같은 법 제6조에 따른 상이등급 판정을 받은 경우

다. 피부양자가 되려는 사람이 「도시 및 주거환경정비법」에 따른 주택재건축사업으로 발생한 사업소득을 제외하면 가목 및 나목의 요건을 충족하는 경우 등 관계 자료에 의하여 공단이 인정한 경우에는 가목 및 나목의 요건을 충족하는 것으로 본다.

라. 피부양자가 되려는 사람이 기혼자인 경우에는 부부 모두 가목부터 다목까지의 요건을 충족하여야 한다.

2. 직장가입자의 피부양자가 되려는 사람은 각 목에서 정하는 재산요건 중 어느 하나에 해당하여야 한다.

가. 별표 1의 제1호부터 제9호까지에 해당하는 경우: 다음의 어느 하나에 해당할 것

1) 영 제42조제3항제1호에 따른 재산에 대한 「지방세법」 제110조에 따른 재산세 과세표준의 합이 5억 4천만원을 초과하면서 9억원 이하이고, 영 제41조제1항 각 호에 따른 소득의 합계액이 연간 1천만원 이하일 것

2) 영 제42조제3항제1호에 따른 재산에 대한 「지방세법」 제110조에 따른 재산세 과세표준의 합이 5억4천만원 이하일 것

나. 별표 1의 제10호에 해당하는 경우: 영 제42조제3항제1호에 따른 재산에 대한 「지방세법」 제110조에 따른 재산세 과세표준의 합이 1억8천만원 이하일 것

[별표 2]

전문요양기관의 인정기준(제11조제1항 관련)

전문요양기관은 다음 각 호의 어느 하나에 해당하는 요건을 갖추어야 한다.

1. 「의료법」 제3조 · 제36조에 따른 병원급 이상의 시설 · 장비 · 인력 등을 갖추고 결핵, 한센병, 정신질환, 심장질환, 재활치료, 그 밖에 보건복지부장관이 정하는 감염성 질환 및 만성질환 중 1개의 질환을 전문적으로 진료하는 의료기관으로서 해당 특정질환의 진료실적이 총 진료실적의 100분의 80 이상(심장질환을 전문적으로 진료하는 의료기관의 경우에는 심장수술 실적이 연간 300건 이상)이어야 한다.
2. 「전문의의 수련 및 자격 인정 등에 관한 규정 시행규칙」 제7조제1항 · 제2항 및 제4항에 따른 인턴 수련병원 지정기준 또는 레지던트 수련병원 지정기준을 충족하는 의료기관으로서 해당 과목의 진료실적이 총 진료실적의 100분의 50 이상이어야 한다.

[별표 2의2] <개정 2018. 6. 29.>

요양기관 및 의료장비 현황(변경) 신고 관련 신고서 및 서류를 제출한 것으로 보는 기준
(제12조제3항 관련)

1. 요양기관이 제12조제1항제1호가목에 따른 의료기관(또는 부속 의료기관) 개설신고증, 의료기관(또는 부속 의료기관) 개설허가증 또는 약국 개설등록증을 심사평가원에 제출한

것으로 보는 경우는 다음 각 목과 같다.

가. 의료기관 개설신고증을 제출한 것으로 보는 경우: 심사평가원이 시장 · 군수 · 구청장으로부터 「의료법」 제33조제3항 및 같은 법 시행규칙 제25조제1항에 따른 별지 제14호서식의 의료기관 개설신고서와 같은 조 제3항에 따른 별지 제15호서식의 의료기관 개설신고증명서를 통보받은 경우

나. 의료기관 개설허가증을 제출한 것으로 보는 경우: 심사평가원이 시 · 도지사로부터 「의료법」 제33조제4항 및 같은 법 시행규칙 제27조제1항에 따른 별지 제16호서식의 의료기관 개설허가신청서와 같은 조 제3항에 따른 별지 제17호서식의 의료기관 개설허가증을 통보받은 경우

다. 부속 의료기관 개설신고증을 제출한 것으로 보는 경우: 심사평가원이 시장 · 군수 · 구청장으로부터 「의료법」 제35조제1항 및 같은 법 시행규칙 제32조제1항에 따른 별지 제20호서식의 부속 의료기관 개설신고서와 같은 조 제2항에 따른 별지 제15호의2서식의 부속 의료기관 개설신고증명서를 통보받은 경우

라. 부속 의료기관 개설허가증을 제출한 것으로 보는 경우: 심사평가원이 시 · 도지사로부터 「의료법」 제35조제1항 및 같은 법 시행규칙 제32조제1항에 따른 별지 제20호서식의 부속 의료기관 개설허가신청서와 같은 조 제2항에 따른 별지 제17호의2서식의 부속 의료기관 개설허가증을 통보받은 경우

마. 약국 개설등록증을 제출한 것으로 보는 경우: 심사평가원이 시장 · 군수 · 구청장으로부터 「약사법」 제20조제2항 및 같은 법 시행규칙 제7조제1항에 따른 별지 제5호서식의 약국개설등록 신청서(신규등록인 경우에 한정한다)와 「약사법」 제20조제2항 및 같은 법 시행규칙 제8조에 따른 별지 제6호서식의 약국개설등록증을 통보받은 경우

2. 요양기관이 제12조제2항에 따른 별지 제17호서식의 요양기관 현황 변경신고서 및 변경된 사항을 증명하는 서류(개설 장소의 이전, 의료기관의 종류 또는 개설자 변경의 경우에는 제12조제1항에 따른 별지 제14호서식의 요양기관 현황신고서를 포함한다)를 심사평가원에 제출한 것으로 보는 경우는 다음 각 목과 같다.

가. 심사평가원이 시장 · 군수 · 구청장으로부터 「의료법」 제33조제5항 및 같은 법 시행규칙 제26조제1항에 따른 별지 제14호서식의 신고사항 변경신고서(「의료법 시행규칙」 제26조제1항 각 호 외의 부분에 따른 개설 장소의 이전 또는 같은 항 제1호 · 제3호 · 제4호 및 제5호 중 하나 이상에 해당하는 개설신고사항에 대하여 변경 사항이 있는 경우에 한정한다)와 같은 조 제3항에 따른 별지 제15호서식의 의료기관 개설신고증명서를 통보받은 경우

나. 심사평가원이 시 · 도지사로부터 「의료법」 제33조제5항 및 같은 법 시행규칙 제28조제1항에 따른 별지 제16호서식의 허가사항 변경신청서(「의료법 시행규칙」 제28조제1항 각 호 외의 부분에 따른 개설 장소의 이전 또는 같은 항 제1호 · 제2호 · 제3호 및 제4호 중 하나 이상에 해당하는 개설허가 사항에 대하여 변경 사항이 있는 경우에 한정한다)와 같은 조 제3항에 따른 별지 제17호서식의 의료기관 개설허가증을 통

보받은 경우

다. 심사평가원이 시장 · 군수 · 구청장으로부터 「의료법」 제35조제1항 및 같은 법 시행규칙 제32조제1항에 따른 별지 제20호서식의 부속 의료기관(「의료법」 제35조제1항에 따른 부속 의료기관 중 「국민건강보험법 시행령」 제18조제1항에 따라 요양기관에서 제외되지 아니한 것을 말한다. 이하 같다) 개설 변경신고서와 같은 조 제2항에 따른 별지 제15호의2서식의 부속 의료기관 개설신고증명서를 통보받은 경우. 이 경우 개설신고사항에 대한 변경사항에 대해서는 가목을 준용한다.

라. 심사평가원이 시 · 도지사로부터 「의료법」 제35조제1항 및 같은 법 시행규칙 제32조제1항에 따른 별지 제20호서식의 부속 의료기관 개설 변경허가신청과 같은 조 제2항에 따른 제17호의2서식의 부속 의료기관 개설허가증을 통보받은 경우. 이 경우 개설허가사항에 대한 변경사항에 대해서는 나목을 준용한다.

마. 심사평가원이 시장 · 군수 · 구청장으로부터 「약사법」 제20조제2항 및 같은 법 시행규칙 제7조제1항에 따른 별지 제5호서식의 약국개설등록 신청서(개설자 변경인 경우에 한정한다)와 「약사법」 제20조제2항 및 같은 법 시행규칙 제8조에 따른 별지 제6호서식의 약국개설등록증을 통보받은 경우

바. 심사평가원이 시장 · 군수 · 구청장으로부터 「약사법」 제20조제2항 및 같은 법 시행규칙 제9조제1항에 따른 별지 제7호서식의 약국등록사항 변경신청서(「약사법 시행규칙」제9조제1항제1호 또는 제2호의 어느 하나에 해당하는 등록사항을 변경등록 하는 경우에 한정한다)와 같은 조 제3항에 따른 별지 제6호서식의 약국개설등록증을 통보받은 경우

사. 심사평가원이 시장 · 군수 · 구청장으로부터 「의료법」 제40조제1항 및 같은 법 시행규칙 제30조제1항에 따른 별지 제18호서식의 의료기관 폐업 또는 휴업 신고서를 통보받은 경우

아. 심사평가원이 시장 · 군수 · 구청장으로부터「약사법」 제22조 및 같은 법 시행규칙 제12조제1항에 따른 별지 제8호서식의 약국 폐업, 휴업 또는 업무재개 신고서를 통보받은 경우

자. 심사평가원이 시장 · 군수 · 구청장으로부터 「약사법」 제23조제5항에 따라 보건복지부장관이 정하는 의료기관이 없는 지역 또는 약국이 없는 지역에 해당한다는 사실을 통보받은 경우

3. 요양기관이 제12조제1항 본문에 따른 별지 제16호서식의 의료장비 현황(변경) 신고서 및 같은 항 제2호 각 목의 서류(「원자력안전법」 제56조제1항에 따른 검사 결과는 제외한다)를 심사평가원에 제출한 것으로 보는 경우는 다음 각 목과 같다.

가. 심사평가원이 시장 · 군수 · 구청장으로부터 「의료법」 제37조제1항 및 「진단용 방사선 발생장치의 안전관리에 관한 규칙」 제3조제1항에 따른 별지 제1호서식의 설치, 사용, 또는 재사용 신고서와 같은 조 제2항에 따른 별지 제3호서식의 신고증명서를 통보받은 경우

나. 「의료법」 제38조제1항 및 「특수의료장비의 설치 및 운영에 관한 규칙」 제2조제2항에

따른 별지 제1호서식의 특수의료장비 등록신청서와 같은 조 제3항에 따른 별지 제3호서식의 특수의료장비 등록증명서를 통보 받은 경우

4. 요양기관이 제12조제2항 본문에 따른 별지 제16호서식의 의료장비 현황(변경) 신고서 및 변경된 사항을 증명하는 서류를 심사평가원에 제출한 것으로 보는 경우는 다음 각 목과 같다.
   가. 심사평가원이 시장 · 군수 · 구청장으로부터 「의료법」 제37조제1항 및 「진단용 방사선 발생장치의 안전관리에 관한 규칙」 제3조제1항에 따른 별지 제2호서식의 사용중지, 양도, 이전 또는 폐기 신고서와 같은 조 제2항에 따른 별지 제3호서식의 신고증명서를 통보받은 경우
   나. 심사평가원이 시장 · 군수 · 구청장으로부터 「의료법」 제37조제1항 및 「진단용 방사선 발생장치의 안전관리에 관한 규칙」 제3조제4항에 따른 별지 제5호서식의 진단용 방사선 발생장치의 신고사항 변경신고서와 같은 조 제5항에 따른 별지 제3호서식의 신고증명서를 통보받은 경우
   다. 심사평가원이 시장 · 군수 · 구청장으로부터 「의료법」 제38조제1항 및 「특수의료장비의 설치 및 운영에 관한 규칙」 제4조제1항에 따른 별지 제6호서식의 특수의료장비 시설등록사항, 개설자/의료기관명칭 또는 용도/설치장소(주소) 변경통보서, 같은 조 제2항에 따른 별지 제3호서식의 특수의료장비 등록증명서를 통보받은 경우
   라. 심사평가원이 시장 · 군수 · 구청장으로부터 「의료법」 제38조제1항 및 「특수의료장비의 설치 및 운영에 관한 규칙」 제4조제3항에 따른 별지 제7호서식의 특수의료장비 양도, 폐기 또는 사용중지 통보서를 통보받은 경우

[별표 3] <개정 2018. 6. 29.>

외래진료 등의 요양급여비용 총액에 관한 조건 및 본인부담액(제13조제1항 관련)

1. 영 별표 2 제1호나목 및 제3호파목에 따라 65세 이상인 가입자 및 피부양자가 의원, 치과의원, 한의원 및 보건의료원에서 요양급여를 받는 경우의 본인부담액은 다음과 같다.

기관 종류	요양급여비용 총액에 관한 조건	본인부담액
의원 · 치과의원(의약분업 예외지역은 제외한다) 및 보건의료원(한방과는 제외한다)	요양급여비용 총액이 15,000원을 넘지 않는 경우	1,500원
	요양급여비용 총액이 15,000원을 넘고 20,000원을 넘지 않는 경우	요양급여비용 총액 × 10/100
	요양급여비용 총액이 20,000원을 넘고 25,000원을 넘지 않는 경우	요양급여비용 총액 × 20/100

<table>
<tr><td rowspan="6">의원 · 치과의원(의약 분업 예외지역만 해당한다), 보건의료원(한방과만 해당한다) 및 한의원</td><td rowspan="3">투약 처방을 하는 경우</td><td>요양급여비용 총액이 15,000원을 넘지 않는 경우</td><td>1,500원</td></tr>
<tr><td>요양급여비용 총액이 15,000원을 넘고 25,000원을 넘지 않는 경우</td><td>요양급여비용 총액 × 10/100</td></tr>
<tr><td>요양급여비용 총액이 25,000원을 넘고 30,000원을 넘지 않는 경우</td><td>요양급여비용 총액 × 20/100</td></tr>
<tr><td rowspan="3">투약 처방을 하지 않는 경우</td><td>요양급여비용 총액이 15,000원을 넘지 않는 경우</td><td>1,500원</td></tr>
<tr><td>요양급여비용 총액이 15,000원을 넘고 20,000원을 넘지 않는 경우</td><td>요양급여비용 총액 × 10/100</td></tr>
<tr><td>요양급여비용 총액이 20,000원을 넘고 25,000원을 넘지 않는 경우</td><td>요양급여비용 총액 × 20/100</td></tr>
</table>

비고 : 위 표 중 본인부담액이 "요양급여비용 총액 × 20/100"에 해당하는 경우로서, 영 별표 2 제3호 파목에 따라 보건복지부장관이 정하여 고시하는 항목(이하 이 비고에서 "고시항목"이라 한다)에 대해 요양급여를 하는 경우 본인부담액은 (요양급여비용 총액 – 고시항목에 대한 요양급여비용) × 20/100 + 고시항목에 대한 요양급여비용 × 10/100으로 한다.

2. 영 별표 2 제1호나목에 따라 보건소, 보건지소, 보건진료소에서 요양급여를 받는 경우 해당 요양급여비용 총액이 12,000원을 넘지 않을 때의 본인부담액은 다음과 같다.

<table>
<tr><th>기관 종류</th><th colspan="2">진료내용 또는 투약일수</th><th>본인부담액</th></tr>
<tr><td rowspan="13">보건소</td><td rowspan="4">의과 · 치과</td><td>처방전만을 발급한 경우</td><td>500원</td></tr>
<tr><td>1일분 이상 3일분 이하의 투약을 한 경우</td><td>1,100원</td></tr>
<tr><td>4일분 이상 6일분 이하의 투약을 한 경우</td><td>1,300원</td></tr>
<tr><td>7일분 이상 투약을 한 경우</td><td>1,600원</td></tr>
<tr><td rowspan="9">한방과</td><td>침 · 뜸(灸) · 부항 등의 시술만 한 경우</td><td>1,100원</td></tr>
<tr><td>1일분 투약만 한 경우</td><td>1,100원</td></tr>
<tr><td>2일분 투약만 한 경우</td><td>1,300원</td></tr>
<tr><td>3일분 투약만 한 경우</td><td>1,600원</td></tr>
<tr><td>4일분 이상 투약만 한 경우</td><td>2,000원</td></tr>
<tr><td>침 · 뜸(灸) · 부항 등의 시술과 1일분 투약을 한 경우</td><td>1,300원</td></tr>
<tr><td>침 · 뜸 · 부항 등의 시술과 2일분 투약을 한 경우</td><td>1,600원</td></tr>
<tr><td>침 · 뜸 · 부항 등의 시술과 3일분 투약을 한 경우</td><td>1,800원</td></tr>
<tr><td>침 · 뜸 · 부항 등의 시술과 4일분 이상 투약을 한 경우</td><td>2,200원</td></tr>
</table>

<table>
<tr><td rowspan="13">보건지소</td><td rowspan="4">의과 · 치과</td><td>처방전만을 발급한 경우</td><td>500원</td></tr>
<tr><td>1일분 이상 3일분 이하 투약을 한 경우</td><td>900원</td></tr>
<tr><td>4일분 이상 6일분 이하 투약을 한 경우</td><td>1,100원</td></tr>
<tr><td>7일분 이상 투약을 한 경우</td><td>1,400원</td></tr>
<tr><td rowspan="9">한방과</td><td>침 · 뜸 · 부항 등의 시술만 한 경우</td><td>1,100원</td></tr>
<tr><td>1일분 투약만 한 경우</td><td>1,100원</td></tr>
<tr><td>2일분 투약만 한 경우</td><td>1,300원</td></tr>
<tr><td>3일분 투약만 한 경우</td><td>1,600원</td></tr>
<tr><td>4일분 이상 투약만 한 경우</td><td>2,000원</td></tr>
<tr><td>침 · 뜸 · 부항 등의 시술과 1일분 투약을 한 경우</td><td>1,300원</td></tr>
<tr><td>침 · 뜸 · 부항 등의 시술과 2일분 투약을 한 경우</td><td>1,600원</td></tr>
<tr><td>침 · 뜸 · 부항 등의 시술과 3일분 투약을 한 경우</td><td>1,800원</td></tr>
<tr><td>침 · 뜸 · 부항 등의 시술과 4일분 이상 투약을 한 경우</td><td>2,200원</td></tr>
<tr><td>보건 진료소</td><td colspan="2">모든 경우</td><td>900원</td></tr>
</table>

비고 : 보건소 또는 보건지소의 의과 및 치과에서 재활 및 물리치료를 받고 요양급여비용 총액이 12,000원을 넘지 않는 경우의 본인부담액은 위 표의 진료내용 또는 투약일수에 따른 본인부담액에 1일당 500원(재활 및 물리치료 본인부담액)을 더한 금액으로 한다.

[별표 4] <개정 2018. 6. 29.>

약국 또는 한국희귀 · 필수의약품센터를 이용한 경우의 요양급여비용 총액에 관한 조건 및 본인부담액(제13조제2항 관련)

<table>
<tr><th colspan="3">요양급여비용 총액에 관한 조건</th><th>본인부담액</th></tr>
<tr><td rowspan="2">1. 65세 이상인 가입자 또는 피부양자가 처방전에 따라 의약품을 조제받는 경우</td><td colspan="2">요양급여비용 총액이 10,000원을 넘지 않는 경우</td><td>1,000원</td></tr>
<tr><td colspan="2">요양급여비용 총액이 10,000원을 넘고 12,000원을 넘지 않는 경우</td><td>요양급여비용 총액 × 20/100</td></tr>
<tr><td rowspan="4">2. 처방전 없이 의약품을 조제받는 경우</td><td>요양급여비용 총액이 4,000원을 넘는 경우</td><td></td><td>요양급여비용 총액 × 40/100</td></tr>
<tr><td rowspan="3">요양급여비용 총액이 4,000원을 넘지 않는 경우</td><td>투약일수 1일</td><td>1,400원</td></tr>
<tr><td>투약일수 2일</td><td>1,600원</td></tr>
<tr><td>투약일수 3일 이상</td><td>2,000원</td></tr>
</table>

[별표 5] <개정 2015.12.31.>

본인부담액 경감 대상자 기준(제15조 관련)

1. 소득인정액 기준

영 별표 2 제3호라목에 따른 소득인정액은 영 별표 2 제3호라목에 따른 희귀난치성질환자등이 속한 세대(이하 "소득인정액 산정기준세대"라 한다)의 소득평가액과 재산의 소득환산액을 더하여 산정한다.

가. 소득인정액 산정기준세대의 범위

구 분	구체적 범위
소득인정액 산정 기준세대에 포함되는 사람	1)「주민등록법」 제6조제1항제1호에 따른 거주자 중 같은 법 시행령 제6조제1항에 따른 세대별 주민등록표에 기재된 사람(동거인은 제외한다) 2) 1) 외의 사람으로서 다음 각 항목의 어느 하나에 해당하는 사람 가) 1)에 해당하는 사람의 배우자(사실상 혼인관계에 있는 사람을 포함한다) 나) 1)에 해당하는 사람의 미혼자녀 중 30세 미만인 사람
소득인정액 산정 기준세대에서 제외되는 사람	1) 현역군인 등 법률상 의무를 이행하기 위하여 다른 곳에서 거주하면서 의무 이행과 관련하여 생계를 보장받고 있는 사람 2) 외국에 3개월 이상 체류하는 사람 3)「형의 집행 및 수용자의 처우에 관한 법률」 및 「치료감호법」 등에 따른 교도소 · 구치소 · 치료감호시설 등에 수용 중인 사람 4)「국민기초생활 보장법」 제32조에 따른 보장시설에서 급여를 받고 있는 사람 5) 실종선고 절차가 진행 중인 사람 6) 가출 또는 행방불명의 사유로 경찰서 등 행정관청에 신고되어 1개월이 지난 사람

나. 소득평가액의 범위 및 산정기준은 「국민기초생활 보장법 시행령」 제5조의2를 준용한다. 이 경우 실제소득의 구체적인 범위는 같은 법 시행령 제5조에서 정하는 바에 따르되, 같은 조 제1항제4호나목에 해당하는 금액은 포함하지 아니한다.

다. 재산의 소득환산액은 지원세대의 재산(일반재산, 금융재산, 자동차) 가액(價額)에 소득환산율을 곱하여 산정하되, 소득환산의 대상이 되는 재산의 구체적인 범위, 소득환산액 산정방법, 재산가액 산정기준 및 소득환산율은 각각 다음 항목과 같다.

1) 소득환산의 대상이 되는 재산의 구체적인 범위는 「국민기초생활 보장법 시행령」 제5조의3제1항 각 호에서 정하는 바에 따른다. 다만, 「지방세법」 제124조에 따른 자동차 중 배기량 2,000cc 미만인 차령(車齡) 10년 이상의 자동차는 「국민기초생활 보장법 시행령」 제5조의3제1항제1호에 따른 일반재산에 포함시키고, 제1호가목의 소득인정액 산정기준세대에서 제외되는 사람의 재산을 소득인정액 산정기준세대에 포함되는 사람이 사용 · 수익하는 경우에는 이를 그 소득인정액 산정기준세대의 재산으로 본다.

2) 재산의 종류에 따른 구체적인 소득환산액 산정방법은 「국민기초생활 보장법 시행령」 제5조의4제1항에서 정하는 바에 따른다. 다만, 일반재산의 소득환산액을 산정하는 경우 같은 항 제1호가목의 경우에는 그 금액의 100분의 250에 해당하는 금액을 뺀다.

3) 재산가액 산정기준 및 소득환산율은 「국민기초생활 보장법 시행령」 제5조의3제3

항 및 제5조의4제2항에서 정하는 바에 따른다.

2. 부양의무자 기준

가. 부양의무자가 있어도 부양능력이 없는 경우

1) 부양의무자가 부양해야 하는 본인부담액 경감 대상자가 1명인 경우: 부양의무자의 제1호나목에 따른 실제소득이 「국민기초생활 보장법」 제2조제11호에 따른 기준 중위소득의 100분의 120에 해당하는 금액 미만일 것

2) 부양의무자가 부양해야 하는 본인부담액 경감 대상자가 2명 이상인 경우: 부양의무자의 제1호나목에 따른 실제소득이 「국민기초생활 보장법」 제2조제11호에 따른 기준 중위소득의 100분의 120에 해당하는 금액에 본인부담액 경감 대상자 1명을 초과하는 인원당 기준 중위소득의 100분의 10에 해당하는 금액을 합한 금액 미만일 것

나. 부양의무자가 있어도 부양을 받을 수 없는 경우

1) 「병역법」에 따라 징집되거나 소집된 경우

2) 「해외이주법」 제2조에 따른 해외이주자에 해당하는 경우

3) 제1호가목의 소득인정액 산정기준세대에서 제외되는 자에 해당하는 경우

[별표 6]<개정 개정 2021. 6. 30.>

요양급여비용의 본인부담 항목 및 부담률(제16조 관련)

1. 요양급여비용의 본인부담 항목

가. 다음에 해당하는 경우에는 그에 든 비용 총액(나목 및 라목부터 사목까지의 규정에 해당하는 비용이 있는 경우에는 그 비용을 포함한다)

1) 가입자 또는 피부양자가 「국민건강보험 요양급여의 기준에 관한 규칙」 제2조에 따른 요양급여의 절차에 따르지 않고 요양기관을 이용한 경우

2) 「병역법」에 따른 현역병(지원에 의하지 않고 임용된 하사를 포함한다), 전환복무된 사람 또는 무관후보생으로 군에 복무 중인 가입자 또는 피부양자 및 교도소 또는 그 밖에 이에 준하는 시설에 수용되어 있는 가입자 또는 피부양자가 요양기관을 이용한 경우

3) 법 제53조제3항 및 제4항에 따라 가입자 또는 피부양자가 보험료 체납으로 급여제한을 받은 기간에 요양기관을 이용한 경우

4) 「학교폭력 예방 및 대책에 관한 법률」 제2조제1호에 따른 학교폭력 중 학생 간의 폭행에 의한 부상 또는 질병으로 요양기관을 이용한 경우

5) 「의료법」 제3조제2항제3호라목의 요양병원 중 「장애인복지법」 제58조제1항제4호의 장애인 의료재활시설을 제외한 요양병원에서 입원진료를 받는 가입자 또는 피부양자가 「국민건강보험 요양급여의 기준에 관한 규칙」 제6조제1항에 따라 요양급여를 의뢰하지 않고 다른 요양기관에서 진료를 받는 경우

6) 법 제109조제10항에 따라 보험급여를 하지 않는 기간에 요양기관을 이용한 경우

나. 다음에 해당하는 경우에는 보건복지부장관이 정하여 고시하는 공단이 부담하는 요양급여비용의 상한금액을 초과하는 비용
  1) 요양급여의 필요성이 의학적으로 인정되는 약제 · 치료재료로서 해당 약제 · 치료재료의 상한금액이 대체 가능한 약제 · 치료재료의 상한금액의 2배 이상인 경우
  2) 약제 · 치료재료에 대한 요양급여비용이 연간 200억원 이상 들어 보험재정에 상당한 부담을 줄 우려가 있는 약제 · 치료재료의 경우

다. 다음의 어느 하나에 해당하는 보험급여 항목의 경우에는 해당 보험급여 항목의 성격, 유형 및 빈도 등을 고려하여 보건복지부장관이 정하여 고시하는 비용
  1) 보건복지부장관이 정하여 고시하는 고가의 의료장비 또는 의료용품 등을 사용하는 보험급여 항목으로서 해당 항목의 요양급여 비용이 보험재정에 상당한 부담을 준다고 인정되는 경우
  2)대체가능한 다른 요양급여 항목에 비하여 상대적으로 보험급여 비용이 높아 보험재정에 상당한 부담을 준다고 인정되는 경우

라. 삭제 〈2018. 6. 29.〉

마. 혈액성분 채집술을 위한 혈액 제공 적합성 검사에서 부적합으로 판정되어 혈액성분 채집술을 하지 않은 경우 든 검사비용

바. 요양기관의 과실이 없는 상태에서 가입자 또는 피부양자가 기피하여 준비된 혈액을 폐기하였을 경우의 혈액비용과 미리 채혈한 자기혈소판을 수혈하지 못한 경우 이에 든 비용

사. 「응급의료에 관한 법률」에 따라 요양기관의 구급차를 이용하여 이송되었을 경우의 이송처치료 및 응급의료수가(應急醫療酬價) 기준에서 정한 응급의료관리료 산정 대상이 아닌 환자의 응급의료관리료. 다만, 본문에 따른 응급의료관리료 산정 대상이 아닌 환자가 「공공보건의료에 관한 법률」 제12조제2항에 따라 보건복지부장관이 정하여 고시하는 의료취약지에 위치한 「응급의료에 관한 법률」 제31조에 따라 지정된 지역응급의료기관에 내원하는 경우에는 요양급여비용 중 「국민건강보험법」 제44조에 따른 본인일부부담금을 말한다.

아. 삭제 〈2016. 12. 30.〉

자. 영 별표 2 제2호에 따라 보건복지부장관이 정하여 고시하는 질병군에 대한 입원진료의 경우에는 가목에 해당하는 비용 및 사목 중 이송처치료에 해당하는 비용

차. 「호스피스 · 완화의료 및 임종과정에 있는 환자의 연명의료결정에 관한 법률」 제28조에 따라 호스피스전문기관으로 지정된 요양기관에서 호스피스 · 완화의료의 입원진료를 받는 경우에는 가목에 해당하는 비용 및 사목 중 이송처치료에 해당하는 비용

2. 요양급여비용의 본인부담률: 요양급여비용의 100분의 100. 다만, 제1호다목의 경우에는 100분의 70에서 100분의 100 범위에서 보건복지부장관이 정하여 고시하는 부담률을 적용한다.

[별표 7] <개정 2024. 5. 28.>

보조기기에 대한 보험급여기준(제26조제1항 관련)

1. 일반원칙

가. 보조기기 중 의지(義肢) · 보조기는 「장애인복지법」에 따라 의지 · 보조기 기사가 제조 · 수리한 것(팔보조기는 「의료기사 등에 관한 법률」에 따라 의사의 지도를 받아 작업치료사가 제조한 것을 포함한다)이어야 하고, 의료기기는 「의료기기법」에 따라 신고하거나 허가받은 것이어야 하며, 자세보조용구 및 후방보행차는 공단이 정하는 품질 및 안전에 관한 기준을 충족하는 것이어야 하고, 그 밖의 보조기기는 관련 법령 등에 따라 제조 · 수입 또는 판매된 것이어야 한다.

나. 수동휠체어, 보청기, 전동휠체어, 의료용 스쿠터, 자세보조용구, 욕창예방방석, 욕창예방매트리스, 이동식전동리프트, 전 · 후방보행차 및 그 밖에 이에 준하는 것으로서 보건복지부장관이 정하여 고시하는 보조기기는 공단에 등록된 제품으로서 공단이 부여한 제품을 식별하기 위하여 각 제품마다 부여된 코드로서 표준화된 체계에 따라 표기된 영문자와 숫자(이하 "표준코드"라 한다)와 바코드가 표시된 것이어야 한다. 이 경우 해당 제품을 등록하려면 보험급여 대상으로서의 적정성, 적정가격 등에 대한 평가(이하 이 표에서 "제품평가"라 한다)를 거쳐야 하며, 제품 등록의 기준 · 절차, 제품평가, 등록취소 등에 필요한 사항은 보건복지부장관이 정하여 고시한다.

다. 의지 · 보조기, 맞춤형 교정용 신발, 수동휠체어, 보청기, 전동휠체어, 의료용 스쿠터, 자세보조용구, 욕창예방방석, 욕창예방매트리스, 이동식전동리프트, 전 · 후방보행차 및 의안(義眼)에 대해서는 공단에 등록한 보조기기 판매업자에게 구입한 경우에만 보험급여를 한다. 이 경우 보조기기 판매업자의 등록기준, 등록절차 및 등록취소 등에 필요한 사항은 보건복지부장관이 정하여 고시한다.

라. 보조기기는 보조기기의 유형별로 각 보조기기의 기능, 형태 등을 고려하여 보건복지부장관이 정하여 고시하는 내구연한 내에 1인당 한 번만 보험급여를 한다. 다만, 다음의 어느 하나에 해당하는 경우에는 각각을 1회로 본다.

1) 같은 유형의 팔 의지, 다리 의지, 팔 보조기, 다리 보조기, 의안 또는 보청기를 양쪽에 장착하는 경우

2) 손가락 의지를 2개 이상 장착하는 경우

3) 몸통 및 골반 지지대를 다음 자세보조용구 중 하나 이상과 동시에 장착한 경우나 몸통 및 골반 지지대를 장착한 후 그 내구연한 내에서 다음 자세보조용구의 하나 이상을 추가로 장착한 경우

가) 머리 및 목 지지대

나) 팔 지지대 및 랩트레이(lap tray)

다) 다리 및 발 지지대

4) 보청기를 구입한 후 판매자로부터 보청기의 청력개선 효과를 높이기 위한 성능유지 · 관리 서비스(이하 "적합관리서비스"라 한다)를 받는 경우

마. 내구연한이 지나지 않은 보조기기[보조기기의 소모품(이하 "소모품"이라 한다)은 제외한다]에 대해 진료담당 의사가 훼손, 마모 또는 장애인의 성장 · 신체변형 등으로 계속 장착하기 부적절하거나 그 밖의 부득이한 사유로 교체해야 할 필요가 있다고 판단하여 별지 제22호서식 및 별지 제22호의2서식부터 별지 제22호의4서식까지에 따른 처방전을 발행한 경우에는 라목에도 불구하고 보험급여를 할 수 있다.

바. 실리콘형 다리 의지는 절단 후 남아 있는 신체부분(stump)이 불안정하여 실리콘형 소켓이 필요하다는 진료담당의사의 의학적 소견이 있는 경우에만 보험급여를 한다.

사. 뇌병변장애인, 심장 및 호흡기 장애인에 대한 수동휠체어는 보행이 불가능하거나 현저하게 제한된 경우에만 보험급여를 한다.

아. 수동휠체어, 보청기, 전동휠체어, 의료용 스쿠터, 자세보조용구, 욕창예방방석, 욕창예방매트리스, 이동식전동리프트 및 전 · 후방보행차의 보험급여 대상자 및 진료과목 등 급여기준에 관한 세부적인 사항은 보건복지부장관이 정하여 고시한다.

자. 소모품에 대한 보험급여는 장애인인 가입자 · 피부양자 또는 「의료급여법」 제13조제1항에 따른 급여를 받은 사람이 해당 보조기기를 지속적으로 사용하는 경우 다음의 구분에 따라 지급한다.

1) 전동휠체어 및 의료용 스쿠터용 전지: 전동휠체어 또는 의료용 스쿠터를 구입한 날부터 1년 6개월이 지난 때부터 지급

2) 다리 의지 소켓 및 실리콘라이너: 다리 의지를 구입한 날부터 1년이 지난 때부터 지급하되, 해당 다리 의지의 내구연한 내에 1회에 한하여 지급

차. 「장애인복지법」에 따라 장애인 등록을 한 가입자 및 피부양자가 그 장애인 등록 전 6개월 이내에 구입한 보조기기(해당 장애와 관련하여 해당 과목 전문의가 발행한 보조기기 처방전에 따라 구입한 것으로 한정한다)에 대해서도 보험급여를 한다. 다만, 활동형 수동휠체어, 틸팅형 수동휠체어, 리클라이닝형 수동휠체어, 전동휠체어, 의료용 스쿠터, 자세보조용구 및 이동식전동리프트는 제외한다.

카. 앉기형 자세보조용구에 대한 보험급여는 스스로 앉기 어렵고 독립적으로 앉은 자세를 유지하지 못하는 장애인의 앉은 자세를 고정하거나 유지하기 위하여 해당 장애인의 체형에 맞게 제작된 몸통 및 골반 지지대에 대하여 실시한다. 이 경우 앉은 자세를 고정하거나 유지하기 위하여 머리, 팔 또는 다리를 고정할 필요가 있는 경우에는 다음의 자세보조용구에 대하여도 추가로 보험급여를 실시할 수 있다.

1) 머리 및 목 지지대

2) 팔 지지대 및 랩트레이(lap tray)

3) 다리 및 발 지지대

타. 보청기에 대한 보험급여는 다음의 구분에 따라 실시한다.

1) 제품급여: 보청기 제품에 대하여 다음의 구분에 따른 경우에 실시한다.

가) 2019년 1월 1일부터 12월 31일까지 처방되는 보청기: 보청기 구입 후 1개월이 경과한 날 이후에 그 보청기를 착용한 상태에서 청력개선 효과가 있다고 의사가 검수확인한 경우

나) 2020년 1월 1일부터 처방되는 보청기: 보청기 구입 후 1개월이 경과한 날 이후에 그 보청기를 착용한 상태에서 음장검사한 결과 청력개선 효과가 있다고 의사가 검수확인한 경우

2) 적합관리급여: 적합관리서비스에 대하여 실시한다. 이 경우 적합관리급여의 지급 방법 · 시기 등 세부적인 사항은 보건복지부장관이 정하여 고시한다.

2. 보조기기의 분류 및 유형 등

분류	유형	용도	구분
가. 팔 의지	1) 어깨가슴 의지 (forequarter amputationprosthesis)	어깨뼈 및 어깨관절을 포함한 팔 전체가 상실된 경우 사용	미관형 기능형
	2) 어깨관절 의지 (shoulder disarticulation amputation prosthesis)	어깨뼈를 제외하고 어깨관절부터 팔 전체가 상실된 경우 또는 어깨관절부터 위팔뼈 길이의 30% 이하를 남기고 팔이 상실된 경우 사용	미관형 기능형
	3) 위팔 의지 (Trans-humeral prostheses)	어깨관절부터 위팔뼈 길이의 30% ~ 90%를 남기고 팔이 상실된 경우 사용	미관형 기능형
	4) 팔꿈치관절 의지 (Elbow disarticulation prostheses)	어깨관절부터 위팔뼈 길이가 90% 이상 남았거나 팔꿈치관절이 절단된 경우 사용	미관형 기능형
	5) 아래팔 의지 (Trans-radial prostheses)	팔꿈치관절부터 아래팔뼈가 상실되거나 손목관절 바로 위 부위를 남기고(손목관절은 상실) 팔이 상실된 경우 사용	미관형 기능형
	6) 손목관절 의지 (Wrist disarticulation prostheses)	손목관절면을 남기고 손 전체가 상실된 경우 사용	미관형 기능형
	7) 손 의지 (Partial hand prostheses)	손목뼈 또는 손바닥뼈 이하의 일부 또는 전부가 상실된 경우 사용	미관형 기능형
	8) 손가락 의지 (Cosmetic thumb or fingers prostheses)	엄지손가락 또는 그 밖의 손가락의 근위지골 이하가 상실된 경우 사용	미관형 기능형
나. 다리 의지	1) 골반 의지 (Transpelvic prostheses)	골반 한쪽 및 엉덩이관절을 포함하여 다리 전체가 상실된 경우 사용	
	2) 엉덩이관절 의지 (Hip disarticulation prostheses)	골반을 제외하고 엉덩이관절부터 다리 전체가 상실된 경우 또는 엉덩이관절부터 넓적다리뼈 길이의 25% 미만을 남기고 다리가 상실된 경우 사용	
	3) 넓적다리 의지 (Trans-femoral prostheses)	엉덩이관절부터 넓적다리뼈 길이의 25% 이상을 남기고 다리가 상실된 경우 사용	일반형 실리콘형
	4) 무릎관절 의지 (Knee disarticulation prostheses)	무릎관절이 절단된 경우 사용	일반형 실리콘형
	5) 종아리 의지 (Trans-tibial prostheses)	하퇴부에서 절단되어 다리가 상실된 경우 사용	일반형 실리콘형
	6) 발목 의지 (Ankle disarticulation prostheses)	발목관절 바로 위 정강뼈와 종아리뼈 부위를 남기고(발목관절은 상실) 다리가 상실된 경우 사용	일반형 실리콘형
	7) 발 의지 (Foot prostheses)	발이 상실된 경우 사용	일반형 실리콘형

다. 팔 보조기	1) 어깨 보조기 (Shoulder orthoses)	어깨 부위의 뼈나 근육이 손상되어 어깨관절과 위팔을 받쳐 주어 손상 부위를 보호하기 위한 경우 사용	
	2) 팔꿈치-손목-손 보조기 (Elbow-wrist-hand orthoses)	가) 팔꿈치관절 운동을 제한하거나 고정하는 경우 또는 팔꿈치관절과 손목관절을 동시에 고정하는 경우(팔꿈치 및 손목관절 고정 목적) 사용	일반형
		나) 손목의 관절운동을 제한하거나 고정하는 경우 또는 팔꿈치관절과 손목관절을 동시에 고정하는 경우(팔꿈치관절 조절형) 사용	각도 조절형
	3) 손목-손 보조기 (Wrist-hand orthoses)	손목과 손가락관절의 운동을 제한하거나 고정 및 가동하는 경우 사용	
	4) 손가락 보조기 (Finger orthoses)	손가락이 마비, 관절구축, 변형된 경우 사용	
라. 척추 보조기	1) 목 보조기(Cervical orthoses)	가) 머리와 목뼈의 회전 또는 굽히는 것을 제한하는 경우에 중등도 환자에게 사용하는 소형 칼라식 보조기	필라델피아 (Philadelphia)
		나) 목을 굽히고 펼 수 있는 경증 환자에 사용하는 소형 칼라식 보조기	토머스 소프트 칼라 (Thomas soft collar)
	2) 등 - 허리 보조기 (Thoraco-lumbar orthoses)	등 · 허리뼈의 관절운동을 모두 제한하거나 고정하는 경우 사용	나이트- 테일러식 (Knighttaylor type
	3) 허리-엉치 보조기 (Lumbo-sacral orthoses)	허리 · 엉치뼈의 관절운동을 제한하거나 고정하는 경우 사용	윌리엄식 (William type)
	4) 등-허리-엉치 보조기 (Thoraco-lumbo-sacral orthoses)	등 · 허리 또는 허리 · 엉치뼈의 관절운동을 모두 제한하거나 고정하는 경우 사용하는 플라스틱으로 성형된 보조기	TLSO식 재킷 (Jacket)
	5) 허리 보조기 (Lumbar orthoses)	천이나 망사로 허리뼈 및 골반부의 관절운동을 제한하거나 고정하는 경우 사용	코르셋 (Corset)
마. 골반 보조기	골반 보조기 (Pelvic orthoses)	골반운동, 특히 엉덩뼈 · 엉치뼈의 관절운동을 제한하거나 고정하는 경우 사용	

<table>
<tr><td rowspan="12">바. 다리보조기</td><td>1) 엉덩-무릎-발목-발 보조기
(Hip-knee-ankle-foot orthoses)</td><td>엉덩이관절을 포함하여 무릎 및 발목의 관절운동을 제한하거나 고정하는 경우 사용</td><td>한쪽</td></tr>
<tr><td>2) 무릎-발목-발 보조기
(Knee-ankle-foot orthoses)</td><td>엉덩이관절을 제외한 무릎 및 발목의 관절운동을 제한하거나 고정하는 경우 사용</td><td>한쪽</td></tr>
<tr><td rowspan="3">3) 무릎 보조기
(Knee orthoses)</td><td>가) 무릎관절 또는 넓적다리 무릎뼈관절의 운동을 견고하게 제한하거나 고정하는 경우 사용</td><td>관절운동
제한장치
부착형</td></tr>
<tr><td>나) 무릎인대 손상 시 무릎관절 축 회전운동을 방지하기 위한 경우 사용</td><td>레녹스힐
(Lenox-hill)</td></tr>
<tr><td>다) 무릎 안쪽 및 바깥쪽 곁인대 손상 및 앞 십자인대 손상 시 무릎관절축의 회전운동을 방지하기 위하여 경증 환자에게 사용</td><td>인대
손상용</td></tr>
<tr><td rowspan="6">4) 발목-발 보조기(Ankle-foot orthoses)</td><td>가) 플라스틱형 테두리(brim)를 사용한 체중부하장치가 포함된 보조기로 종아리 및 발뼈 또는 발목관절의 안정과 보호를 위한 경우 사용</td><td>체중
부하식</td></tr>
<tr><td>나) 발목관절 없이 전체가 하나로 연결된 보조기로 발목관절의 발등 굽힘 근육과 발바닥 굽힘 근육의 안정 또는 발목의 관절운동 제한을 위한 경우 사용</td><td>일체형
(플라스틱)</td></tr>
<tr><td rowspan="2">다) 발목관절이 있고 전체가 2개의 부분품으로 연결된 보조기로 발목관절의 발등 굽힘 근육과 발바닥 굽힘 근육의 안정 또는 발목의 관절운동 제한을 위한 경우 사용</td><td>관절형
(플라스틱)</td></tr>
<tr><td>관절형
(금속형)</td></tr>
<tr><td rowspan="2">라) 스프링이 들어있는 금속 발목관절인 크렌자크 발목관절 장치를 사용한 보조기로 근력이 약한 발목관절을 보조하는 경우 사용</td><td>크렌자크식
(플라스틱)</td></tr>
<tr><td>크렌자크식
(금속형)</td></tr>
<tr><td>5) 발 보조기
(Foot orthoses)</td><td>18세 이하인 사람으로서 발 변형으로 인한 보행장애를 개선하기 위해 단단한 재질로 발 뒤꿈치를 감싸고, 발 중간부분(발허리뼈몸통)부터 발 뒷부분까지 받쳐주는 보조기가 필요한 경우 사용</td><td>양쪽</td></tr>
<tr><td rowspan="2">사. 교정용 신발류</td><td rowspan="2">맞춤형 교정용 신발
(Orthopedic shoes)</td><td>가) 19세 이상인 사람으로서 발에 기능장애가 있거나(발에 변형이 없는 사람은 제외) 다리 길이의 차이가 있어 맞춤형 교정용 신발이 필요한 경우 사용</td><td></td></tr>
<tr><td>나) 18세 이하인 사람으로서 발에 기능장애가 있거나(발에 변형이 없는 사람은 제외) 다리 길이의 차이가 있어 맞춤형 교정용 신발이 필요한 경우 사용</td><td></td></tr>
</table>

아. 그 밖의 보장구	1) 수동휠체어	가) 의지, 보조기, 지팡이 등 다른 보조기기를 사용해도 실외 보행이 곤란한 경우 사용	일반형
		나) 양팔 및 자세균형 제어기능이 양호하여 다른 사람의 도움 없이 휠체어를 안전하게 작동할 수 있는 경우 사용	활동형
		다) 스스로 앉기가 어렵고, 독립적으로 앉은 자세를 유지하지 못하여 압박과 자세관리가 필요한 경우 사용	틸팅형, 리클라이닝형
	2) 지팡이	지체장애 및 뇌병변장애에 대한 보행 보조를 위한 보조기구	
	3) 목발(Crutches)		
	4) 의안(Ocular prostheses)	실명 시각장애인의 미관 개선을 위한 보조기구	
	5) 저시력 보조안경	시각장애에 대한 시력개선이나 보행 보조를 위한 보조기구	
	6) 콘택트렌즈		
	7) 돋보기		
	8) 망원경		
	9) 흰지팡이		
	10) 보청기(Hearing aid)	청각장애에 대한 청력 개선을 위한 보조기구	
	11) 개인용 음성 증폭기	언어장애에 대한 음성기능 개선을 위한 보조기구	
	12) 전동휠체어	보행이 불가능한 사람으로서 팔기능이 약화되거나 완전히 상실되어 수동휠체어를 혼자서 조작할 수 없는 사람이 다른 사람의 도움 없이 전동휠체어를 안전하게 작동할 수 있는 경우 사용	가군
		가군 전동휠체어 사용자로서 사용자가 스스로 앉은 자세를 변경하기 어려워 전동식 자세변경장치를 이용해 자세관리가 필요한 경우 사용	나군
	13) 의료용 스쿠터	보행이 불가능한 사람으로서 팔 기능에 이상이 있거나, 이상이 없는 경우에도 수동휠체어를 완전하게 조작하기 어렵거나 불가능한 사람이 다른 사람의 도움 없이 의료용 스쿠터를 안전하게 작동할 수 있는 경우 사용	
	14) 자세보조용구		
	가) 앉기형	(1) 앉은 자세를 유지하기 위하여 척추, 골반 또는 엉덩관절을 고정하는 데 사용	몸통 및 골반 지지대
		(2) 앉은 자세를 유지하기 위하여 가눌 수 없거나 흔들림이 심한 머리를 고정할 필요가 있는 경우에 사용	머리 및 목 지지대
		(3) 앉은 자세를 유지하기 위하여 팔을 일정한 자세로 유지하거나 일정한 위치에 고정할 필요가 있는 경우에 사용	팔 지지대 및 랩트레이(Lap tray)
		(4) 앉은 자세를 유지하기 위하여 다리를 일정한 자세로 유지하거나 일정한 위치에 고정할 필요가 있는 경우에 사용	다리 및 발 지지대
	나) 서기형	18세 이하인 사람이 스스로 서기 어렵거나 기립자세를 유지할 필요가 있는 경우에 사용	기립훈련기

	15) 욕창예방방석	휠체어 사용자가 신경손상, 근 약화 등의 사유로 스스로 체위변환을 할 수 없는 경우 욕창을 예방하기 위하여 사용하는 기구	
	16) 욕창예방매트리스	신경손상, 근 약화 등의 사유로 스스로 체위변환을 할 수 없는 경우 욕창을 예방하기 위하여 사용하는 기구	
	17) 이동식전동리프트	신경손상, 근 약화 등의 사유로 스스로 체위변환 및 이동을 할 수 없어 타인에 의하여 이동을 해야 하는 사람에게 사용하는 이동 보조기구	
	18) 보행차		
	가) 전방	지체장애인 및 뇌병변장애인 중 하지근력 저하 및 강직이 있으나 상지의 보조로 보행이 가능한 경우에 사용하는 보조기구	
	나) 후방	뇌성마비로 인한 뇌병변장애인 중 상지의 보조로 보행이 가능한 경우에 사용하는 보행 보조기구	
자. 소모품	1) 전동휠체어 및 의료용 스쿠터용 전지 (2개 1세트)	전동휠체어 · 의료용 스쿠터의 전력 공급용 장치	
	2) 넓적다리 의지 소켓	절단부위를 연결하는 부품	일반형
			실리콘형
	3) 무릎관절 의지 소켓	절단부위를 연결하는 부품	일반형
			실리콘형
	4) 종아리 의지 소켓	절단부위를 연결하는 부품	일반형
			실리콘형
	5) 발목 의지 소켓	절단부위를 연결하는 부품	실리콘형
	6) 넓적다리 의지 실리콘라이너	절단면의 피부를 감싸는 부분품	
	7) 무릎관절 의지 실리콘라이너	절단면의 피부를 감싸는 부분품	
	8) 종아리 의지 실리콘라이너	절단면의 피부를 감싸는 부분품	
	9) 발목 의지 실리콘라이너	절단면의 피부를 감싸는 부분품	

3. 보조기기에 대한 보험급여는 다음 각 목의 금액 중 가장 낮은 금액(이하 이 호에서 "지급기준금액"이라 한다)의 100분의 90에 해당하는 금액을 가입자 · 피부양자에게 지급하는 방식으로 실시한다. 다만, 영 별표 2 제3호라목에 해당하는 사람이 구입한 보조기기에 대해서는 지급기준금액의 100분의 100에 해당하는 금액을 지급한다.
   가. 보조기기의 유형 및 구분 항목별로 보건복지부장관이 정하여 고시하는 금액
   나. 보건복지부장관이 제품평가 결과를 고려하여 제품별로 고시하는 금액(제1호나목 후단에 따라 제품평가를 거쳐야 하는 보조기기에 대하여 보험급여를 실시하는 경우에 한정한다)
   다. 가입자 · 피부양자가 해당 보조기기를 구입한 금액
4. 그 밖의 사항

가. 보조기기의 제작 또는 장착 등을 위하여 요양기관에서 한 진찰 · 검사 · 처치 등은 법 제41조제3항에 따른 요양급여로 본다.

나. 「의료급여법」 제3조에 따른 의료급여 수급권자였던 가입자 또는 피부양자에게 보조기기에 대한 보험급여를 하는 경우 내구연한은 제1호라목에도 불구하고 「의료급여법」 제13조에 따라 지급받은 보조기기의 급여내용과 연계하여 산정한다.

[별표 8] <개정 2022. 7. 1>

보증금 및 월세금액의 평가방법(제45조 관련)

1. 영 별표 4 제1호나목2)에 따른 임차주택에 대한 보증금 및 월세금액의 평가방법은 다음과 같다.

[보증금 + (월세금액에 40을 곱한 금액)] × 평가 비율

2. 제1호에서 평가 비율은 100분의 30으로 한다.
3. 제1호에서 {보증금 + (월세금액에 40을 곱한 금액)}(이하 "기준액"이라 한다)이 임대차 계약의 변경 또는 갱신으로 인상된 경우(임대차목적물이 변경되어 기준액이 인상된 경우는 제외한다)로서 인상된 금액이 인상 전 기준액의 100분의 10을 초과한 경우에는 그 변경되거나 갱신된 계약기간 동안의 기준액은 인상 후 기준액에서 그 초과 금액을 뺀 금액으로 한다.

[별표 8의2] <신설 2023. 11. 14>

손실에 상당하는 금액 및 가산금의 산정 기준(제60조의2제5항 관련)

1. 법 제101조의2제3항 및 제4항에 따른 손실에 상당하는 금액의 산정 기준은 다음 표와 같다.

구분	조정등	산정 기준
가. 법 제101조의2 제3항에 따른 손실에 상당하는 금액	1) 법 제41조의2제1항 또는 제2항에 따른 약제의 요양급여비용 상한금액 감액, 법 제41조의3제5항에 따른 약제의 요양급여비용 상한금액에 대한 직권 조정	(산정기간 동안 공단이 해당 약제에 대해 지급한 요양급여비용) - (집행정지 결정이 없었다면 산정기간 동안 공단이 해당 약제에 대해 지급해야 할 요양급여비용)
	2) 법 제41조의2제3항에 따른 약제의 요양급여 적용 정지, 법 제41조의3제5항에 따른 약제의 요양급여 적용정지 또는 요양급여대상 제외의 직권 조정	산정기간 동안 공단이 해당 약제에 대해 지급한 요양급여비용의 100분의 40
	3) 법 제41조의3제5항에 따른 약제의 요양급여대상 범위 축소의 직권 조정	[(산정기간 동안 공단이 해당 약제에 대해 지급한 요양급여비용) - (집행정지 결정이 없었다면 산정기간 동안 공단이 해당 약제에 대해 지급해야 할 요양급여비용)]의 100분의 40

나. 법 제101조의2제4항에 따른 손실에 상당하는 금액	1) 법 제41조의2제1항 또는 제2항에 따른 약제의 요양급여비용 상한금액 감액, 법 제41조의3제5항에 따른 약제의 요양급여비용 상한금액 감액의 직권 조정	(조정등이 없었다면 산정기간 동안 공단이 해당 약제에 대해 지급해야 할 요양급여비용) − (산정기간 동안 공단이 해당 약제에 대해 지급한 요양급여비용)
	2) 법 제41조의2제3항에 따른 약제의 요양급여 적용정지, 법 제41조의3제5항에 따른 약제의 요양급여 적용정지 또는 요양급여대상 제외의 직권 조정	조정등이 없었다면 산정기간 동안 공단이 해당 약제에 대해 지급해야 할 요양급여비용의 100분의 40
	3) 법 제41조의3제5항에 따른 약제의 요양급여대상 범위 축소의 직권 조정	[(조정등이 없었다면 산정기간 동안 공단이 해당 약제에 대해 지급해야 할 요양급여비용) − (산정기간 동안 공단이 해당 약제에 대해 지급한 요양급여비용)]의 100분의 40

비고: 1. 위 표에서 "산정기간"이란 다음 표와 같다.

구분	산정기간
가목의 경우	행정심판위원회 또는 법원의 집행정지 결정에 따라 조정등의 효력이 정지된 기간
나목의 경우	조정등의 효력이 발생한 날부터 행정심판 또는 행정소송에 대한 인용(일부 인용을 포함한다) 재결 또는 판결이 확정되는 날까지의 기간

2. 약제의 제조업자등의 다음의 계산식에 따른 비율이 100분의 40 미만인 경우에는 가목 2)부터 3)까지 및 나목 2)부터 3)까지의 규정에도 불구하고 위 표에서 "100분의 40"을 갈음하여 다음의 계산식에 따른 비율을 적용할 수 있다.

1 − (매출원가율)

3. "매출원가율"은 약제의 제조업자등이 「주식회사 등의 외부감사에 관한 법률」 제23조제5항에 따라 공시하는 감사보고서 또는 「자본시장과 금융투자업에 관한 법률」 제159조에 따라 공시하는 사업보고서상 조정등의 직전 회계연도의 매출액 중 매출원가의 비율로 산정한다. 다만, 약제의 제조업자등이 본문에 따른 감사보고서 또는 사업보고서를 공시하지 않은 경우에는 「한국은행법」 제86조에 따라 한국은행이 조사하여 공표하는 기업경영분석상 조정등의 직전년도 "C21. 의료용물질 및 의약품 산업(종합)"의 매출액 중 매출원가의 비율로 한다.
4. 위 표의 나목 2) 및 3)에서 "조정등이 없었다면 산정기간 동안 공단이 해당 약제에 대해 지급해야 할 요양급여비용"이란 다음 계산식에 따른 금액으로 한다.

(조정등의 직전 3년 동안 공단이 해당 약제에 대해 지급한 요양급여비용의 일평균액) × (산정기간)
※ 다만, 해당 약제가 요양급여대상으로 등재된 날부터 조정등이 있었던 날까지의 기간이 3년이 되지 않는 경우에는 해당 약제가 요양급여대상으로 등재된 날부터 조정등이 있었던 날까지 공단이 해당 약제에 대해 지급한 요양급여비용의 일평균액을 기준으로 산정한다.

2. 법 제101조의2제5항에 따른 가산금의 산정 기준
제1호에 따라 산정된 손실에 상당하는 금액에 영 제74조의3에 따라 정하는 이자를 적용하여 산정한다.

[별표 9] <개정 2021. 2. 26..>

체류자격(제61조의2제2항 관련)

외국인의 체류자격(기호)
1. 문화예술(D-1), 유학(D-2), 산업연수(D-3), 일반연수(D-4), 취재(D-5), 종교(D-6), 주재(D-7), 기업투자(D-8), 무역경영(D-9), 구직(D-10)
2. 교수(E-1), 회화지도(E-2), 연구(E-3), 기술지도(E-4), 전문직업(E-5), 예술흥행(E-6), 특정활동(E-7), 비전문취업(E-9), 선원취업(E-10)
3. 방문동거(F-1), 거주(F-2), 동반(F-3), 재외동포(F-4), 영주(F-5), 결혼이민(F-6)
4. 기타(G-1)(「난민법」에 따라 인도적 체류 허가를 받은 사람과 공단이 정하는 사람으로 한정한다)
5. 관광취업(H-1), 방문취업(H-2)

국민건강보험 요양급여의 기준에 관한 규칙

[시행 2024. 3. 29.] [보건복지부령 제988호, 2023. 12. 28., 일부개정]

제1조(목적)

이 규칙은 「국민건강보험법」 제41조제3항 및 제4항에 따라 요양급여의 방법 · 절차 · 범위 · 상한 및 제외대상 등 요양급여 기준에 관하여 필요한 사항을 규정함을 목적으로 한다. 〈개정 2005. 10. 11., 2012. 8. 31., 2016. 8. 4.〉

제1조의2(요양급여 대상의 여부 결정에 관한 원칙)

보건복지부장관은 의학적 타당성, 의료적 중대성, 치료효과성 등 임상적 유용성, 비용효과성, 환자의 비용부담 정도, 사회적 편익 및 건강보험 재정상황 등을 고려하여 요양급여대상의 여부를 결정해야 한다. 〈개정 2020. 10. 8.〉

[본조신설 2018. 12. 31.]

제2조(요양급여의 절차)

① 요양급여는 1단계 요양급여와 2단계 요양급여로 구분하며, 가입자 또는 피부양자(이하 "가입자등"이라 한다)는 1단계 요양급여를 받은 후 2단계 요양급여를 받아야 한다.

② 제1항의 규정에 의한 1단계 요양급여는 「의료법」제3조의4에 따른 상급종합병원(이하 "상급종합병원"이라 한다)을 제외한 요양기관에서 받는 요양급여(건강진단 또는 건강검진을 포함한다)를 말하며, 2단계 요양급여는 상급종합병원에서 받는 요양급여를 말한다. 〈개정 2005. 10. 11., 2010. 12. 23.〉

③ 제1항 및 제2항의 규정에 불구하고 가입자등이 다음 각호의 1에 해당하는 경우에는 상급종합병원에서 1단계 요양급여를 받을 수 있다. 〈개정 2005. 10. 11., 2007. 12. 28., 2010. 12. 23.〉

1. 「응급의료에 관한 법률」 제2조제1호에 해당하는 응급환자인 경우
2. 분만의 경우
3. 치과에서 요양급여를 받는 경우
4. 「장애인복지법」 제32조에 따른 등록 장애인 또는 단순 물리치료가 아닌 작업치료 · 운동치료 등의 재활치료가 필요하다고 인정되는 자가 재활의학과에서 요양급여를 받는 경우
5. 가정의학과에서 요양급여를 받는 경우
6. 당해 요양기관에서 근무하는 가입자가 요양급여를 받는 경우
7. 혈우병환자가 요양급여를 받는 경우

④ 가입자등이 상급종합병원에서 2단계 요양급여를 받고자 하는 때에는 상급종합병원에서의 요양급여가 필요하다는 의사소견이 기재된 건강진단 · 건강검진결과서 또는 별지 제4호서식의 요양급여의뢰서를 건강보험증 또는 신분증명서(주민등록증, 운전면허증 및 여권을 말한다. 이하 같다)와 함께 제출하여야 한다. 〈개정 2009. 7. 31., 2010. 12.

23.〉

제3조(요양급여의 신청)

① 가입자등이 요양기관에 요양급여를 신청하는 때에는 건강보험증 또는 신분증명서를 제출하여야 한다. 이 경우 가입자등이 요양급여를 신청한 날(가입자등이 의식불명 등 자신의 귀책사유 없이 건강보험증 또는 신분증명서를 제시하지 못한 경우에는 가입자등임이 확인된 날로 한다)부터 14일 이내에 건강보험증 또는 신분증명서를 제출하는 경우에는 요양급여를 신청한 때에 건강보험증 또는 신분증명서를 제출한 것으로 본다. 〈개정 2009. 7. 31., 2015. 5. 29.〉

② 제1항에도 불구하고 가입자등이 건강보험증 또는 신분증명서를 제출하지 못하는 경우에는 가입자등 또는 요양기관은 「국민건강보험법」(이하 "법"이라 한다) 제13조에 따른 국민건강보험공단(이하 "공단"이라 한다)에 자격확인을 요청할 수 있으며, 요청을 받은 공단은 자격이 있는지의 여부를 확인하여 이를 별지 제1호서식의 건강보험자격확인통보서에 의하거나 전화, 팩스 또는 정보통신망을 이용하여 지체없이 해당 가입자등 또는 요양기관에 통보하여야 한다. 〈개정 2009. 7. 31., 2010. 12. 23., 2012. 8. 31.〉

③ 제2항에 따라 자격확인을 통보받은 경우에는 자격확인을 요청한 때에 건강보험증 또는 신분증명서를 제출한 것으로 본다. 〈개정 2009. 7. 31.〉

④ 요양기관은 건강보험증 또는 신분증명서를 제출하지 못하는 가입자등이 손쉽게 공단에 자격확인을 요청할 수 있도록 공단의 전화번호 등을 안내하거나 요양기관의 진료접수창구에 이를 게시하여야 한다. 〈개정 2009. 7. 31.〉

제3조의2(요양병원 입원진료 현황의 고지)

① 보건복지부장관은 「의료법」 제3조제2항제3호라목에 따른 요양병원(「장애인복지법」 제58조제1항제4호에 따른 의료재활시설로서 「의료법」 제3조의2의 요건을 갖춘 의료기관인 요양병원은 제외한다. 이하 이 조에서 같다)의 장에게 해당 요양병원에서 입원진료를 받는 가입자등의 입원·퇴원 일시 등 입원진료 현황을 공단에 알리도록 요구할 수 있다. 〈개정 2021. 3. 26.〉

② 제1항에 따른 입원진료 현황의 내용, 고지 방법 및 절차 등에 관한 구체적인 사항은 보건복지부장관이 정하여 고시한다.

[본조신설 2019. 10. 28.]

제4조(급여의 제한여부의 조회 등)

① 요양기관은 가입자등이 법 제53조제1항·제2항 또는 법 제58조제2항에 해당되는 것으로 판단되는 경우에도 요양급여를 실시하되, 지체없이 별지 제2호서식에 의한 급여제한여부조회서에 의하여 공단에 급여제한 여부를 조회하여야 한다. 〈개정 2012. 8. 31.〉

② 제1항에 따라 조회 요청을 받은 공단은 7일(공휴일을 제외한다. 이하 같다) 이내에 급여제한 여부를 결정한 후 요양기관에 별지 제2호의2서식의 급여제한 여부 결정통보서로 회신하여야 하며, 회신을 받은 요양기관은 공단의 결정내용을 요양급여를 개시한 날부터 소급하여 적용하여야 한다. 〈개정 2014. 7. 1., 2015. 5. 29.〉

③ 제2항의 규정에 불구하고 회신이 있기 전에 요양급여가 종료되거나 회신 없이 7일이 경과된 때에는 공단이 당해 요양

기관에 대하여 요양급여를 인정한 것으로 본다. 다만, 공단이 7일이 경과된 후에 급여제한을 결정하여 회신한 때에는 요양기관은 회신을 받은 날부터 공단의 결정에 따라야 한다.

④ 공단은 법 제53조제1항 · 제2항 또는 법 제58조제2항에 따라 요양급여를 제한하여야 함에도 불구하고 제3항의 규정에 의하여 요양급여를 받은 가입자등에 대하여는 법 제57조에 따라 부당이득에 해당되는 금액을 징수한다. 〈개정 2012. 8. 31.〉

⑤ 요양기관은 법 제53조제2항의 한도를 초과하여 요양급여를 행한 경우에는 그 날부터 7일 이내에 별지 제3호서식에 의한 요양급여적용통보서에 의하여 그 사실을 공단에 알려야 한다. 〈개정 2012. 8. 31.〉

제4조의2(요양급여일수의 확인)

가입자등은 요양급여일수에 대한 확인을 공단에 요청할 수 있으며, 요청을 받은 공단은 요양급여비용이 청구되어 지급된 요양급여내역별 요양급여일수를 문서, 팩스 또는 정보통신망 등을 이용하여 지체 없이 해당가입자등에게 통보하여야 한다. 〈개정 2009. 7. 31.〉

[전문개정 2006. 1. 16.]

제5조(요양급여의 적용기준 및 방법)

① 요양기관은 가입자등에 대한 요양급여를 별표 1의 요양급여의 적용기준 및 방법에 의하여 실시하여야 한다.

② 제1항에 따른 요양급여의 적용기준 및 방법에 관한 세부사항은 의약계 · 공단 및 건강보험심사평가원의 의견을 들어 보건복지부장관이 정하여 고시한다. 〈개정 2008. 3. 3., 2010. 3. 19., 2010. 12. 23., 2018. 9. 28.〉

③ 조혈모세포이식 및 심실 보조장치 치료술의 요양급여의 적용기준 및 방법에 관한 세부사항은 의약계 · 공단 및 건강보험심사평가원의 의견을 들어 보건복지부장관이 따로 정하여 각각 고시한다. 〈신설 2018. 9. 28.〉

④ 제2항에도 불구하고 「국민건강보험법 시행령」(이하 "영"이라 한다) 별표 2 제3호마목에 따른 중증질환자(이하 "중증환자"라 한다)에게 처방 · 투여하는 약제중 보건복지부장관이 정하여 고시하는 약제에 대한 요양급여의 적용기준 및 방법에 관한 세부사항은 제5조의2에 따른 중증질환심의위원회의 심의를 거쳐 건강보험심사평가원장이 정하여 공고한다. 이 경우 건강보험심사평가원장은 요양기관 및 가입자등이 해당 공고의 내용을 언제든지 열람할 수 있도록 관리하여야 한다. 〈신설 2005. 10. 11., 2008. 3. 3., 2010. 3. 19., 2012. 8. 31., 2018. 9. 28.〉

⑤ 제2항부터 제4항까지의 규정에도 불구하고 다음 각 호의 어느 하나에 해당하는 경우로서 환자나 질병의 특성을 고려하여 요양급여의 적용기준 및 방법을 달리 적용할 필요가 있다고 보건복지부장관이 인정하여 고시하는 대상의 요양급여의 적용기준 및 방법에 관한 세부사항은 제5조의4에 따른 심사제도운영위원회의 심의를 거쳐 건강보험심사평가원장이 정하여 공고한다. 이 경우 건강보험심사평가원장은 요양기관 및 가입자등이 해당 공고의 내용을 언제든지 열람할 수 있도록 관리해야 한다. 〈신설 2023. 12. 28.〉

1. 고혈압, 당뇨병 등 지속적인 관리가 필요한 만성질환(慢性疾患)의 경우

2. 감염성 또는 근골격계 질환 등 진료를 위한 의료자원의 효율적 활용이 요구되는 경우
3. 뇌졸중, 급성심근경색증 등 초기 적극적 치료가 필요한 의료적 중대성이 인정되는 경우

제5조의2(중증질환심의위원회)

① 중증환자에게 처방·투여되는 약제에 대한 요양급여 적용기준 및 방법에 대하여 심의하기 위하여 건강보험심사평가원에 중증질환심의위원회를 둔다.

② 중증질환심의위원회는 보건의료분야에 관한 학식과 경험이 풍부한 45인 이내의 위원으로 구성하되, 중증질환심의위원회의 구성 및 운영 등에 관하여 필요한 사항은 건강보험심사평가원의 정관으로 정한다.

[본조신설 2005. 10. 11.]

제5조의3(동일성분 의약품의 중복 처방·조제 제한)

가입자등이 3개 이상의 요양기관을 방문하여 동일한 상병(傷病)으로 동일성분 의약품을 처방·조제 받을 수 있는 일수는 6개월 동안 215일 미만으로 한다. 이 경우 구체적인 인정기준과 관리 등 필요한 사항은 보건복지부장관이 정하여 고시한다. 〈개정 2010. 3. 19.〉

[본조신설 2009. 7. 31.]

제5조의4(심사제도운영위원회)

① 제5조제5항에 따른 요양급여 적용기준 및 방법에 대하여 심의하기 위하여 건강보험심사평가원에 심사제도운영위원회를 둔다.

② 심사제도운영위원회는 보건의료 분야에 학식과 경험이 풍부한 18명 이내의 위원으로 구성하되, 심사제도운영위원회의 구성 및 운영 등에 필요한 사항은 건강보험심사평가원장이 정한다.

[본조신설 2023. 12. 28.]

제6조(요양급여의 의뢰 및 가입자등의 회송 등)

① 요양기관은 가입자등에게 적절한 요양급여를 행하기 위하여 필요한 경우에는 다른 요양기관에게 요양급여를 의뢰할 수 있다.

② 제1항의 규정에 의하여 요양급여를 의뢰받은 요양기관은 가입자 등의 상태가 호전되었을 때에는 요양급여를 의뢰한 요양기관이나 1단계 요양급여를 담당하는 요양기관으로 가입자등을 회송할 수 있다.

③ 요양기관이 제1항에 따라 요양급여를 의뢰하는 경우에는 별지 제4호서식에 따른 요양급여의뢰서를, 제2항에 따라 가입자등을 회송하는 경우에는 별지 제5호서식에 따른 요양급여회송서를 가입자등에게 발급해야 한다. 이 경우 요양급여를 의뢰하거나 가입자등을 회송하는 요양기관은 가입자등의 동의를 받아 진료기록의 사본 등 요양급여에 관한 자료를 요양급여를 의뢰받거나 가입자등을 회송받는 요양기관에 제공해야 한다. 〈개정 2020. 6. 29.〉

④ 건강보험심사평가원은 요양급여의 의뢰 및 가입자등의 회송이 효율적으로 이루어질 수 있도록 진료 의뢰·회송 중계시스템을 설치하여 운영할 수 있다. 〈신설 2020. 6. 29.〉

⑤ 제1항부터 제4항까지에서 규정한 사항 외에 요양급여의 의뢰, 가입자등의 회송, 진료 의뢰·회송 중계시스템의 운영 방법 등에 필요한 사항은 보건복지부장관이 정하여 고시한다. 〈신설 2020. 6. 29.〉

[제목개정 2020. 6. 29.]

제7조(요양급여비용 계산서 · 영수증의 발급 및 보존)

① 요양기관이 요양급여를 실시한 때에는 가입자등에게 다음 각호의 구분에 의한 계산서 · 영수증을 발급하여야 한다. 다만, 요양기관중 종합병원 · 병원 · 치과병원 · 한방병원 및 요양병원을 제외한 요양기관이 외래진료를 한 경우에는 별지 제12호서식의 간이 외래 진료비계산서 · 영수증을 발급할 수 있다. 〈개정 2003. 11. 10., 2004. 3. 30.〉

1. 입원 및 외래진료의 경우(한방의 경우를 제외한다) : 별지 제6호서식 또는 별지 제7호서식의 진료비 계산서 · 영수증
2. 한방입원 및 한방외래진료의 경우 : 별지 제8호서식 또는 별지 제9호서식의 한방진료비 계산서 · 영수증
3. 약국 및 한국희귀의약품센터의 경우 : 별지 제10호서식 또는 별지 제11호서식의 약제비 계산서 · 영수증

② 요양기관은 가입자등이 「소득세법」 제59조의4제2항에 따른 의료비공제를 받기 위하여 당해 연도의 진료비 또는 약제비 납입내역의 확인을 요청한 경우에는 별지 제12호의2서식의 진료비(약제비) 납입확인서를 발급하여야 한다. 〈신설 2003. 11. 10., 2005. 10. 11., 2014. 9. 1.〉

③ 요양기관은 가입자등이 제1항의 규정에 의한 계산서 · 영수증에 대하여 세부산정내역을 요구하는 경우에는 이를 제공하여야 한다. 이 경우 요양기관은 보건복지부장관이 정하여 고시하는 바에 따라 급여대상 및 비급여대상의 세부 항목별로 비용 단가, 실시 · 사용 횟수, 실시 · 사용기간 및 비용 총액 등을 산정하여 제공하되, 급여대상의 경우에는 세부 항목별로 본인부담금액과 공단부담금액을 구분하여 제공하여야 한다. 〈개정 2001. 12. 31., 2002. 10. 24., 2003. 11. 10., 2005. 10. 11., 2012. 8. 31., 2015. 6. 30., 2017. 9. 1.〉

④ 요양기관은 제3항에도 불구하고 가입자등이 제8조제3항에 따라 질병군별로 하나의 포괄적인 행위로 고시된 요양급여를 받거나 제8조제4항에 따라 1일당 행위로 고시된 요양급여를 받는 경우에는 다음 각 호에 한정하여 세부내역을 제공하여야 한다. 이 경우 세부내역의 제공 방법에 관하여는 제3항 후단을 준용한다. 〈신설 2015. 6. 30., 2017. 9. 1., 2023. 12. 28.〉

1. 별표 2 제6호 또는 제6호의2에 따른 비급여대상
2. 「국민건강보험법 시행규칙」(이하 "건강보험규칙"이라 한다) 별표 6 제1호 자목 또는 차목에 따른 요양급여비용의 본인부담항목
3. 제8조제3항 후단 또는 제4항 후단에 따라 보건복지부장관이 정하여 고시하는 포괄적인 행위 또는 1일당 행위에서 제외되는 항목

⑤ 요양기관이 요양급여를 행한 경우에는 제1항의 규정에 의한 계산서 · 영수증 부본을 당해 요양급여가 종료된 날부터 5년간 보존하여야 한다. 다만, 요양기관이 별지 제13호서식에 의한 본인부담금수납대장을 작성하여 보존하는 경우에는 이를 계산서 · 영수증 부본에 갈음한다. 〈개정 2001. 12. 31., 2002. 10. 24., 2003. 11. 10., 2015. 6. 30.〉

⑥ 제5항에 따른 계산서 · 영수증 부본 및 본인부담금수납대장은 「전자문서 및 전자거래 기본법」 제2조제1호에 따른 전

자문서로 작성 · 보존할 수 있다. 〈신설 2003. 11. 10., 2005. 10. 11., 2015. 5. 29., 2015. 6. 30.〉

[제목개정 2002. 10. 24.]

제8조(요양급여대상의 고시)

① 삭제 〈2016. 8. 4.〉

② 보건복지부장관은 법 제41조제2항에 따른 요양급여대상(이하 "요양급여대상"이라 한다)을 급여목록표로 정하여 고시하되, 법 제41조제1항 각 호에 규정된 요양급여행위(이하 "행위"라 한다), 약제 및 치료재료(법 제41조제1항제2호에 따라 지급되는 약제 및 치료재료를 말한다. 이하 같다)로 구분하여 고시한다. 다만, 보건복지부장관이 정하여 고시하는 요양기관의 진료에 대하여는 행위 · 약제 및 치료재료를 묶어 1회 방문에 따른 행위로 정하여 고시할 수 있다. 〈개정 2001. 12. 31., 2008. 3. 3., 2010. 3. 19., 2012. 8. 31., 2016. 8. 4.〉

③ 보건복지부장관은 제2항에도 불구하고 영 제21조제3항제2호에 따라 보건복지부장관이 정하여 고시하는 질병군에 대한 입원진료의 경우에는 해당 질병군별로 별표 2 제6호에 따른 비급여대상, 건강보험규칙 별표 6 제1호다목에 따른 요양급여비용의 본인부담 항목 및 같은 표 제1호사목에 따른 이송처치료를 제외한 모든 행위 · 약제 및 치료재료를 묶어 하나의 포괄적인 행위로 정하여 고시할 수 있다. 이 경우 하나의 포괄적인 행위에서 제외되는 항목은 보건복지부장관이 정하여 고시할 수 있다. 〈개정 2001. 12. 31., 2005. 10. 11., 2008. 3. 3., 2010. 3. 19., 2012. 8. 31., 2014. 9. 1., 2015. 5. 29., 2015. 6. 30., 2017. 6. 29., 2023. 12. 28.〉

④ 보건복지부장관은 제2항에도 불구하고 영 제21조제3항제1호에 따른 요양병원의 입원진료나 같은 항 제3호에 따른 호스피스 · 완화의료의 입원진료의 경우에는 제2항의 행위 · 약제 및 치료재료를 묶어 1일당 행위로 정하여 고시할 수 있다. 이 경우 1일당 행위에서 제외되는 항목은 보건복지부장관이 정하여 고시할 수 있다. 〈신설 2007. 12. 28., 2008. 3. 3., 2010. 3. 19., 2012. 8. 31., 2015. 6. 30., 2017. 8. 4.〉

⑤ 보건복지부장관은 제2항부터 제4항까지의 규정에 따라 요양급여대상을 고시함에 있어 행위 또는 하나의 포괄적인 행위의 경우에는 영 제21조제1항부터 제3항까지의 규정에 따른 요양급여의 상대가치점수(이하 "상대가치점수"라 한다)를 함께 정하여 고시해야 한다. 〈개정 2007. 12. 28., 2008. 3. 3., 2010. 3. 19., 2012. 8. 31., 2021. 3. 26.〉

[제목개정 2016. 8. 4.]

제8조의2(의료연구개발기관의 임상연구에 대한 특례)

① 「첨단의료복합단지 육성에 관한 특별법」 제22조제1항에 따라 보건복지부장관이 지정한 의료연구개발기관(의료기관만 해당하며, 이하 이 조에서 "지정 의료연구개발기관"이라 한다)이 의료연구개발을 위하여 의약품, 의료기기 및 의료기술을 임상연구 대상자에게 사용하는 경우에는 이 규칙이 정하는 바에 따라 다음 각 호의 요양급여를 실시한다. 〈개정 2019. 11. 1.〉

1. 진찰 · 검사
2. 약제(藥劑) · 치료재료의 지급
3. 처치 · 수술 및 그 밖의 치료
4. 재활

5. 입원
6. 간호

② 제1항에도 불구하고 다음 각 호의 어느 하나에 해당하는 경우에는 요양급여 대상에서 제외할 수 있다. 다만, 제1호 및 제2호에 해당하는 경우에는 요양급여 대상에서 제외하여야 한다.

1. 별표 2에 따른 비급여대상에 해당하는 경우
2. 임상연구로 인한 후유증에 해당한다고 보건복지부장관이 인정하는 경우
3. 임상연구 대상자의 질병 및 질환의 특성·상태, 그 밖에 임상연구 대상자에게 행하는 행위·약제 또는 치료재료의 성격이나 내용 등에 비추어 요양급여를 실시하는 것이 현저히 곤란하다고 보건복지부장관이 인정하는 경우

③ 보건복지부장관은 제1항 및 제2항에 따른 요양급여 또는 비급여의 적정성 여부 등을 판단하기 위하여 지정 의료연구개발기관이나 그 밖의 관계 기관·단체에 필요한 자료나 의견의 제출을 요청할 수 있다.

[본조신설 2016. 6. 3.]

제8조의3(방문요양급여 실시 사유)

법 제41조의5에서 "질병이나 부상으로 거동이 불편한 경우 등 보건복지부령으로 정하는 사유에 해당하는 경우"란 다음 각 호의 어느 하나에 해당하여 의료기관을 방문하기 어려운 경우를 말한다.

1. 「장애인 건강권 및 의료접근성 보장에 관한 법률」 제16조제1항에 따른 장애인 건강 주치의 제도의 대상이 되는 중증장애인
2. 「호스피스·완화의료 및 임종과정에 있는 환자의 연명의료결정에 관한 법률」 제2조제3호에 따른 말기환자(末期患者)
3. 가정형 인공호흡기를 사용하는 등 일정 수준 이상의 의료적 요구가 있어 방문요양급여를 제공받을 필요가 있는 18세 미만 환자
4. 그 밖에 질병, 부상, 출산 등으로 거동이 불편하여 방문요양급여가 필요하다고 보건복지부장관이 정하여 고시하는 경우에 해당하는 사람

[본조신설 2019. 6. 12.]

제9조(비급여대상)

① 법 제41조제4항에 따라 요양급여의 대상에서 제외되는 사항(이하 "비급여대상"이라 한다)은 별표 2와 같다. 〈개정 2012. 8. 31., 2016. 8. 4.〉

② 삭제 〈2001. 12. 31.〉

제9조의2(요양급여대상·비급여대상 여부 확인)

① 요양기관, 「의료법」 또는 「약사법」에 따른 의료인 단체, 의료기관 단체, 대한약사회 또는 대한한약사회(이하 "의약관련 단체"라 한다), 치료재료의 제조업자·수입업자(치료재료가 「인체조직안전 및 관리 등에 관한 법률」 제3조제1호에 따른 인체조직인 경우에는 같은 법 제13조에 따른 조직은행의 장을 말하며, 「의료기기법」 제15조의2 제1항 각 호 외의 부분에 따른 희소·긴급도입 필요 의료기기인 경우에는 같은 법 제42조에 따른 한국의료기기안전정보원의 장을 말한다. 이하 같다)는 보건복지부장관에게 요양급여대상 또는 비급여대상 여부가 불분명한 행위에 대하여 「의료법」 제53조에 따른 신의료기술평가(이하 "신의료기술평가"라 한다) 및 「신의료기술평가에 관한 규칙」 제3조에 따른 신의료기술평가 유예 신청 전에 요양급여대상 또는 비급여대상 여부의 확인을 신청할

수 있다. 다만, 「의료기기법」 제6조제1항 및 제15조제1항에 따른 의료기기의 제조업자 · 수입업자가 「신의료기술평가에 관한 규칙」 제3조의2제1항 및 제2항에 따라 신의료기술평가를 신청하는 경우에는 요양급여대상 또는 비급여대상 여부의 확인도 함께 신청할 수 있다. 〈개정 2016. 7. 29., 2016. 8. 4., 2019. 6. 12., 2020. 4. 3.〉

② 제1항에 따른 확인 신청은 그 확인을 신청하려는 자가 별지 제13호의2서식의 요양급여대상 · 비급여대상 여부 확인 신청서에 다음 각 호의 서류를 첨부하여 건강보험심사평가원장(제1항 단서에 따른 확인 신청은 식품의약품안전처장을 거쳐야 한다)에게 요양급여대상 · 비급여대상 여부의 확인 신청을 함으로써 이를 갈음한다. 〈개정 2016. 7. 29.〉

1. 다음 각 목 중 해당 서류(제1항 본문에 따른 확인 신청만 해당한다)
   가. 소요 장비 · 재료 · 약제의 제조(수입) 허가증 · 인증서 · 신고증 및 관련 자료
   나. 「의료기기법 시행규칙」 제64조에 따라 자료 제공 협조를 요청한 경우 제조(수입)허가 · 인증 신청서 및 접수증
2. 요양급여대상 · 비급여대상 여부에 대한 의견서
3. 국내 · 국외의 연구논문 등 그 밖의 참고자료

③ 보건복지부장관은 제1항 및 제2항에 따라 확인 신청을 받은 경우에는 요양급여대상 · 비급여대상 여부를 확인하고, 정당한 사유가 없는 한 확인 신청을 접수한 날부터 30일 이내에 신청인(제1항 단서에 따른 확인 신청에 대해서는 식품의약품안전처장을 거쳐야 한다)과 「의료법」 제54조에 따른 신의료기술평가위원회에 그 결과를 통보해야 한다. 다만, 기존 결정 사례 등에 근거한 확인이 곤란하여 심층적 검토가 필요한 경우에는 30일의 범위에서 그 통보기간을 한 차례 연장할 수 있다. 〈개정 2016. 7. 29., 2017. 1. 24., 2019. 6. 12.〉

④ 신청인은 제3항에 따른 결과에 이의가 있는 경우 통보받은 날부터 30일 이내에 보건복지부장관(제1항 단서에 따른 확인 신청 결과에 대해서는 식품의약품안전처장을 거쳐야 한다)에게 이의신청을 하여야 하며, 이 경우 제3항의 절차를 준용한다. 〈개정 2016. 7. 29.〉

⑤ 보건복지부장관은 제3항에 따른 요양급여대상 · 비급여대상의 확인 또는 제4항에 따른 이의신청의 처리를 위하여 전문적 검토가 필요하다고 인정하는 경우에는 제11조제8항에 따른 전문평가위원회로 하여금 검토하게 할 수 있다. 〈신설 2017. 9. 1., 2018. 12. 31.〉

[본조신설 2015. 9. 21.]

제10조(행위 · 치료재료의 요양급여 결정신청)

① 요양기관, 의약관련 단체 또는 치료재료의 제조업자 · 수입업자는 법 제41조의3제1항에 따른 행위 · 치료재료(이하 "행위 · 치료재료"라 한다)에 대한 요양급여대상 여부의 결정신청을 하려는 경우에는 다음 각 호의 구분에 따른 날부터 30일 이내에 보건복지부장관에게 신청해야 한다. 〈개정 2001. 12. 31., 2005. 10. 11., 2006. 12. 29., 2007. 7. 25., 2008. 3. 3., 2009. 7. 31., 2010. 3. 19., 2013. 3. 23., 2015. 9. 21., 2016. 8. 4., 2019. 6. 12., 2020. 4. 3.〉

1. 행위의 경우에는 다음 각 목에서 정한 날
   가. 「신의료기술평가에 관한 규칙」 제3조제5항에 따른 신의료기술평가의 유예 고시(이하 "평가 유예 고시"라 한다) 이후 가입자등에게 최초로 실시한 날
   나. 「신의료기술평가에 관한 규칙」제4조제2항에 따른 신의료기술의 안전성 · 유효성 등의 평가결과 고시(이하 "평가결과 고시"라 한다) 이후 가입자등에게 최초로 실시한 날
   다. 「신의료기술평가에 관한 규칙」 제4조제2항에 따른 혁신의료기술의 안전성 등의 평가결과 고시(이하 " 혁신의료기술 고시"라 한다) 이후 가입자등에게 최초로 실시한 날
2. 치료재료의 경우에는 다음 각 목에서 정한 날
   가. 「약사법」 또는 「의료기기법」에 따른 품목허가 · 인증 또는 품목신고 대상인 치료재료인 경우에는 식품의약품안전처장으로부터 품목허가 · 인증을 받거나 품목신고를 한 날. 다만, 품목허가 · 인증 또는 품목신고 대상이 아닌 치료재료의 경우에는 해당 치료재료를 가입자등에게 최초로 사용한 날
   나. 「인체조직안전 및 관리 등에 관한 법률」 제3조제1호에 따른 인체조직(이하 "인체조직"이라 한다)의 경우에는 식품의약품안전처장으로부터 조직은행 설립허가를 받은 날. 다만, 다음의 어느 하나의 경우에는 그 해당하는 날
      1) 수입인체조직의 경우에는 식품의약품안전처장이 정하는 바에 따라 안전성에 문제가 없다는 통지를 받은 날
      2) 조직은행 설립허가 당시의 취급품목이 변경된 경우에는 식품의약품안전처장이 그 변경사실을 확인한 날
   다. 「의료기기법」 제15조의2제1항 각 호 외의 부분에 따른 희소 · 긴급도입 필요 의료기기(이하 "희소 · 긴급도입 필요 의료기기"라 한다)의 경우에는 식품의약품안전처장으로부터 공급 결정에 관한 통보를 받은 날
   라. 가목부터 다목까지의 규정에도 불구하고 신의료기술평가 대상이 되는 치료재료의 경우에는 제1호가목부터 다목까지에 따른 고시 이후 해당 치료재료를 가입자등에게 최초로 사용한 날
   마. 가목부터 다목까지의 규정에도 불구하고 제9조의2제1항 및 제2항에 따라 요양급여대상 또는 비급여대상 여부의 확인을 신청한 경우에는 같은 조 제3항에 따라 결과를 통보받은 날

3. 삭제 〈2006. 12. 29.〉

② 제1항에 따른 결정신청은 그 결정을 신청하려는 자가 다음 각 호의 구분에 따른 평가신청서에 해당 각 목의 서류를 첨부하여 건강보험심사평가원장에게 요양급여대상여부의 평가신청을 함으로써 이를 갈음한다. 다만, 치료재료에 대하여 「의료기기법」 제42조에 따른 한국의료기기안전정보원의 장이 결정신청을 하려는 경우에는 제3호다목부터 사목까지의 서류를 첨부하지 않아도 된

다. 〈개정 2001. 12. 31., 2005. 10. 11., 2007. 7. 25., 2008. 3. 3., 2009. 7. 31., 2010. 3. 19., 2010. 4. 30., 2015. 5. 29., 2015. 9. 21., 2016. 8. 4., 2019. 6. 12., 2020. 4. 3., 2021. 3. 26.〉

1. 행위의 경우 : 별지 제14호서식의 요양급여행위평가신청서
   가. 신의료기술의 안전성 · 유효성 등의 평가 유예 고시, 평가결과 고시 또는 혁신의료기술 고시
   나. 상대가치점수의 산출근거 및 내역에 관한 자료
   다. 비용효과에 관한 자료(동일 또는 유사 행위와의 장 · 단점, 상대가치점수의 비교 등을 포함한다)
   라. 국내외의 실시현황에 관한 자료(최초실시연도 · 실시기관명 및 실시건수 등을 포함한다)
   마. 소요장비 · 소요재료 · 약제의 제조(수입) 허가증 · 인증서 · 신고증 및 관련 자료
   바. 국내외의 연구논문 등 그 밖의 참고자료
2. 삭제 〈2006. 12. 29.〉
3. 치료재료의 경우: 별지 제16호서식의 치료재료평가신청서
   가. 제조(수입) 허가증 · 인증서 · 신고증 사본(품목허가 · 인증을 받거나 품목신고를 한 치료재료만 해당한다)
   나. 판매예정가 산출근거 및 내역에 관한 자료
   다. 비용효과에 관한 자료(동일 또는 유사목적의 치료재료와의 장 · 단점, 판매가의 비교 등을 포함한다)
   라. 국내외의 사용현황에 관한 자료(최초사용연도 · 사용기관명 및 사용건수 등을 포함한다)
   마. 구성 및 부품내역에 관한 자료 및 제품설명서
   바. 국내외의 연구논문 등 그 밖의 참고자료
   사. 임상적 유용성, 기술 혁신성 등을 증명할 수 있는 평가 근거 자료
   아. 희소 · 긴급도입 필요 의료기기에 해당하는 치료재료의 경우 의료기기의 사용목적 및 식품의약품안전처장의 공급 결정사유에 관한 자료
   자. 신의료기술평가 대상이 되는 치료재료의 경우 신의료기술의 안전성 · 유효성 등의 평가 유예 고시, 평가결과 고시 또는 혁신의료기술 고시
4. 인체조직의 경우: 별지 제16호의2서식의 인체조직평가신청서
   가. 조직은행설립허가증 사본(기재사항 변경내역을 포함한다). 다만, 수입인체조직의 경우에는 식품의약품안전처장이 정하는 바에 따라 안전성에 문제가 없다는 사실을 증명하는 서류를 함께 첨부하여야 한다.
   나. 인체조직가격 산출근거 및 내역에 관한 자료
   다. 비용효과에 관한 자료(동일 또는 유사목적의 인체조직과의 장 · 단점, 가격 비교 등을 포함한다)
   라. 국내외의 사용현황에 관한 자료(최초 사용연도, 사용기관명 및 사용건수 등을 포함한다)
   마. 인체조직에 대한 설명서

바. 국내외의 연구논문 등 그 밖의 참고자료

사. 신의료기술평가 대상이 되는 치료재료의 경우 신의료기술의 안전성 · 유효성 등의 평가 유예 고시, 평가결과 고시 또는 혁신의료기술 고시

③ 제1항에도 불구하고 「신의료기술평가에 관한 규칙」 제3조제2항에 따라 신의료기술평가를 신청하려는 자가 이 조 제2항 각 호의 구분에 따른 평가신청서 및 해당 서류를 함께 제출하는 경우에는 신의료기술평가의 신청과 요양급여대상 여부의 결정신청을 함께 하는 것으로 본다. 다만, 해당 의료기술이 체외진단 검사 또는 유전자 검사가 아닌 경우에는 신의료기술평가 신청에 필요한 서류를 제출한 날부터 90일 이내에 이 조 제2항 각 호의 구분에 따른 평가신청서 및 해당 서류를 제출할 수 있다. 〈신설 2019. 7. 4.〉

[제목개정 2016. 8. 4.]

제10조의2(약제 요양급여의 결정신청 등)

① 법 제41조의3제2항에서 "「약사법」에 따른 제조업자 · 수입업자 등 보건복지부령으로 정하는 자"란 다음 각 호의 어느 하나에 해당하는 자를 말한다. 〈개정 2016. 8. 4., 2020. 10. 8.〉

1. 「약사법」 제31조제1항에 따른 약제의 제조업자
2. 「약사법」 제31조제3항에 따른 약제의 위탁제조판매업자
3. 「약사법」 제42조제1항에 따른 약제의 수입자
4. 「약사법」 제91조에 따른 한국희귀 · 필수의약품센터의 장(같은 조 제1항 각 호의 의약품으로서 「의약품 등의 안전에 관한 규칙」 제57조제1항제1호에 따라 식품의약품안전처장이 환자의 치료를 위하여 긴급한 도입이 필요하다고 인정한 품목만 해당한다)

② 삭제 〈2016. 8. 4.〉

③ 법 제41조의3제2항에 따라 요양급여대상 여부의 결정신청을 하려는 자는 별지 제17호서식의 약제평가신청서에 다음 각 호의 구분에 따른 해당 서류를 첨부하여 건강보험심사평가원장에게 해당 약제의 경제성, 요양급여의 적정성 및 기준 등에 관한 평가신청을 함으로써 이를 갈음한다. 〈개정 2010. 4. 30., 2013. 3. 23., 2013. 12. 31., 2014. 9. 1., 2016. 8. 4., 2020. 4. 3., 2020. 10. 8.〉

1. 제1항제1호부터 제3호까지의 규정에 따른 약제의 제조업자 · 위탁제조판매업자 · 수입자(이하 "약제의 제조업자 · 위탁제조판매업자 · 수입자"라 한다)의 경우

가. 제조(수입)품목 허가증(신고서) 사본 또는 「의약품등의 안전에 관한 규칙」 제12조의2에 따른 식품의약품안전처장의 안전성 · 유효성 검토결과 통보서(보건복지부장관이 따로 공고하는 약제만 해당한다)(품목허가를 받거나 품목신고를 한 약제만 해당한다)

나. 판매예정가 산출근거 및 내역에 관한 자료

다. 비용과 효과에 대한 자료(동일하거나 유사한 약제와의 장점 · 단점 및 판매가의 비교 등을 포함한다)

라. 국내외의 사용현황에 관한 자료(

개발국, 허가국가, 최초허가연도, 국내 사용건수 및 금액 등을 포함한다)

마. 해당 약제의 예상 사용량, 요양급여비용의 예상 청구금액 및 그 근거에 관한 자료

바. 국내외의 연구논문 등 그 밖의 참고자료

2. 제1항제4호에 따른한국희귀 · 필수의약품센터의 장(이하 " 한국희귀 · 필수의약품센터의 장"이라 한다)의 경우

가. 식품의약품안전처장의 인정에 관한 서류

나. 판매예정가 산출근거 및 내역에 관한 자료

④ 건강보험심사평가원장은 법 제41조의2제1항 및 제2항에 따라 요양급여비용 상한금액이 감액되거나 이 규칙 제13조제4항에 따라 요양급여대상 여부 또는 상한금액이 조정된 약제의 제조업자 · 위탁제조판매업자 · 수입자의 계열회사(「독점규제 및 공정거래에 관한 법률」에 따른 계열회사를 말한다)가 그 요양급여비용이 감액되거나 요양급여대상 여부 또는 상한금액이 조정된 약제와 투여경로 · 성분 · 제형이 동일한 약제에 대하여 제3항에 따른 평가신청을 한 경우에는 그 신청을 반려할 수 있다. 〈신설 2020. 10. 8., 2022. 10. 13.〉

⑤ 건강보험심사평가원장은 제14조에 따라 보건복지부장관이 정하여 고시하는 약제 산정기준에 따라 상한금액이 정해지는 약제(이하 "산정대상약제"라 한다)에 대하여 제3항에 따른 평가신청을 받은 경우에는 그 신청받은 내용을 보건복지부장관에게 보고하고, 공단 이사장에게 통보해야 한다. 〈신설 2020. 10. 8.〉

⑥ 공단 이사장은 제5항에 따라 통보를 받은 경우에는 제11조의2제7항에 따라 협상을 명받기 전에 해당 약제의 평가 신청인과 같은 항 제2호부터 제4호까지의 규정에 해당하는 사항을 사전 협의할 수 있다. 〈신설 2020. 10. 8.〉

[본조신설 2006. 12. 29.]

[제목개정 2020. 10. 8.]

제11조(행위 · 치료재료에 대한 요양급여의 결정)

① 제10조에 따라 요양급여대상 여부의 결정신청을 받은 보건복지부장관은 정당한 사유가 없는 한 결정신청일부터 100일(「신의료기술평가에 관한 규칙」 제3조제3항에 따라 서류를 송부받은 경우에는 평가결과 고시 이후 30일) 이내에 법 제4조에 따른 건강보험정책심의위원회(이하 "심의위원회"라 한다)의 심의를 거쳐 요양급여대상 또는 비급여대상에의 해당여부를 결정하여 고시해야 한다. 이 경우 요양급여대상으로 결정한 행위 · 치료재료에 대해서는 상대가치점수 또는 영 제22조제1항에 따른 상한금액(이하 "상한금액"이라 한다)과 법 제41조의4제1항에 따른 선별급여(이하 "선별급여"라 한다) 본인부담률(선별급여의 요양급여비용 중 선별급여를 받는 사람이 부담하는 비율을 말한다. 이하 같다)을 함께 정하여 고시해야 한다. 〈개정 2001. 12. 31., 2006. 12. 29., 2008. 3. 3., 2010. 3. 19., 2012. 8. 31., 2016. 8. 4., 2017. 1. 9., 2018. 12. 31., 2019. 7. 4., 2021. 3. 26.〉

② 보건복지부장관은 행위 · 치료재료의 경제성 및 급여의 적정성 등에 대하여 제8항에 따른 전문평가위원회(이하 "전문평가위원회"라 한다)의 평가를 거쳐, 행위 · 치료재료의 요양급여대상 여부를 결정한다. 이 경우 보건복지부장관은

법 제42조의2제1항에 따른 선별급여의 실시 조건(이하 "선별급여실시조건"이라 한다)을 정하는 때에는 전문평가위원회의 평가 외에 제14조의2제1항에 따른 적합성평가위원회(이하 "적합성평가위원회"라 한다)의 평가를 거치도록 할 수 있다. 〈개정 2001. 12. 31., 2008. 3. 3., 2010. 3. 19., 2011. 12. 2., 2013. 12. 18., 2016. 8. 4., 2017. 3. 23., 2019. 6. 12., 2021. 3. 26.〉

③ 건강보험심사평가원장은 제2항에 따라 전문평가위원회에서 치료재료(인체조직은 제외한다)에 대하여 평가한 경우에 평가가 끝난 날부터 15일 이내에 다음 각 호의 사항을 신청인에게 서면 또는 전자문서로 통보해야 한다. 〈신설 2011. 12. 2., 2018. 12. 31.〉

1. 평가결과(평가 시 원용된 전문가 의견, 학술연구 내용 등 평가근거에 관한 정보를 포함한다)
2. 평가결과에 이견이 있으면 30일 이내에 재평가 또는 제13조의3에 따른 검토(이하 "독립적 검토"라 한다)를 거친 재평가를 신청할 수 있다는 내용

④ 제3항에 따른 통보를 받은 신청인은 통보받은 날부터 30일 이내에 재평가 또는 독립적 검토를 거친 재평가를 건강보험심사평가원장에게 신청할 수 있다. 이 경우 재평가(독립적 검토를 거친 재평가는 제외한다)는 다음 각 호의 어느 하나에 해당하는 경우에 신청할 수 있다. 〈신설 2011. 12. 2., 2018. 12. 31.〉

1. 치료재료에 관한 결정신청을 한 자가 전문평가위원회의 평가결과에 이견이 있는 경우로서 제10조제2항제3호 및 제4호에 따른 서류를 보완하여 제출하거나 그 밖의 자료를 제출하는 경우
2. 직권결정 대상 치료재료의 제조업자·수입업자가 전문평가위원회의 평가결과에 이견이 있는 경우로서 제10조제2항제3호 및 제4호에 따른 서류를 보완하여 제출하거나 그 밖의 자료를 제출하는 경우

⑤ 제4항에 따라 재평가의 신청을 받은 건강보험심사평가원장은 신청 받은 날부터 60일 이내에 전문평가위원회의 재심의를 거쳐 재평가하고 재평가가 끝난 날부터 15일 이내에 그 결과를 신청인에게 통보해야 한다. 〈개정 2018. 12. 31.〉

⑥ 제4항에 따라 독립적 검토를 거친 재평가의 신청을 받은 건강보험심사평가원장은 독립적 검토에 따른 보고서와 신청인의 의견(신청인이 의견을 제출한 경우만 해당한다)을 제출받아 전문평가위원회의 재심의를 거쳐 재평가하고 재평가가 끝난 날부터 15일 이내에 그 결과를 신청인에게 통보해야 한다. 〈신설 2018. 12. 31.〉

⑦ 제2항 후단 및 제3항부터 제6항까지의 절차에 걸리는 기간은 제1항 전단에 따른 처리기한의 산정에 포함하지 않는다. 〈신설 2011. 12. 2., 2013. 12. 18., 2018. 12. 31.〉

⑧ 제2항에 따른 행위·치료재료에 대한 평가를 효율적으로 수행하기 위하여 건강보험심사평가원에 행위 및 치료재료별로 전문평가위원회를 둔다. 〈개정 2001. 12. 31., 2006. 12. 29., 2011. 12. 2., 2016. 8. 4., 2018. 12. 31.〉

⑨ 제1항에 따른 행위·치료재료가 요양급여대상으로 결정되어 고시된 경우에 제10조제1항의 규정에 의한 신청기간 내에 신청하지 않은 요양기관에 대해서는 제10조제1항 각 호의 어느 하나에 해당

하는 날부터 소급하여 요양급여대상으로 적용한다. 〈개정 2001. 12. 31., 2011. 12. 2., 2016. 8. 4., 2018. 12. 31.〉

⑩ 제1항에도 불구하고 평가 유예 신의료기술의 경우에는 「신의료기술평가에 관한 규칙」 제3조의4에 따른 신의료기술평가 결과 안전성 · 유효성을 고시한 이후 행위 · 치료재료에 대한 요양급여의 결정 절차를 진행한다. 〈신설 2015. 9. 21., 2016. 7. 29., 2016. 8. 4., 2018. 12. 31.〉

[제목개정 2016. 8. 4.]

제11조의2(약제에 대한 요양급여의 결정)

① 제10조의2제3항에 따라 약제에 대한 평가를 신청 받은 건강보험심사평가원장은 150일 이내(진료상 필수성, 대체약제의 유무 등을 고려하여 보건복지부장관이 정하는 약제는 해당하지 않는다)에 제14항에 따른 약제급여평가위원회(이하 "약제급여평가위원회"라 한다)의 심의를 거쳐 평가(산정대상약제는 전문적 검토가 필요한 경우를 제외하고는 약제급여평가위원회의 심의를 거치지 않고 평가한다)하고 평가가 끝난 날부터 15일 이내에 다음 각 호의 사항을 신청인에게 서면 또는 전자문서로 통보해야 한다. 〈개정 2010. 4. 30., 2011. 12. 2., 2013. 12. 18., 2015. 5. 29., 2017. 3. 23., 2017. 9. 1., 2020. 10. 8., 2021. 3. 26.〉

1. 평가결과(평가 시 원용된 전문가 의견, 학술연구 내용 등 평가근거에 관한 정보를 포함한다)
2. 평가결과에 이견이 있으면 30일 이내에 재평가 또는 독립적 검토를 거친 재평가를 신청할 수 있다는 내용
3. 약제급여평가위원회가 평가한 금액 이하를 경제성 있는 가격으로 하여 공단 이사장과의 협상절차를 진행할 수 있다는 내용(임상적 유용성은 있으나 판매예정가의 비용효과성을 입증하지 못한 경우만 해당한다)
4. 보건복지부장관이 정하여 고시하는 약가 협상의 생략을 위한 기준 금액(이하 "약가협상생략기준금액"이라 한다)을 상한금액으로 하는 것에 동의하는 경우 상한금액 협상절차를 생략하여 진행할 수 있다는 내용(임상적 유용성은 있으나 판매예정가가 약가협상생략기준금액 보다 높은 경우만 해당한다)

② 제1항에 따른 통보를 받은 신청인은 통보받은 날부터 30일 이내에 건강보험심사평가원장에게 재평가 또는 독립적 검토를 거친 재평가를 신청하거나 다음 각 호의 어느 하나에 해당하는 통지를 할 수 있다. 〈개정 2010. 4. 30., 2011. 12. 2., 2015. 5. 29.〉

1. 제1항제3호에 따라 약제급여평가위원회가 평가한 금액 이하를 경제성 있는 가격으로 하여 공단 이사장과의 협상절차를 진행하는 것에 동의한다는 내용의 통지
2. 제1항제4호에 따라 약가협상생략기준금액을 상한금액으로 하여 상한금액 협상절차를 생략하여 진행하는 것에 동의한다는 내용의 통지

③ 제2항에 따라 재평가신청을 받은 건강보험심사평가원장은 120일 이내에 약제급여평가위원회의 재심의를 거쳐 재평가(산정대상약제는 전문적 검토가 필요한 경우를 제외하고는 약제급여평가위원회의 재심의를 거치지 않고 재평가한다)하고 재평가가 끝난 날부터 15일 이내에 다음

각 호의 사항을 신청인에게 통보해야 한다. 〈개정 2010. 4. 30., 2011. 12. 2., 2015. 5. 29., 2017. 9. 1., 2020. 10. 8.〉

1. 재평가결과
2. 약제급여평가위원회가 평가한 금액 이하를 경제성 있는 가격으로 하여 공단 이사장과의 협상절차를 진행할 수 있다는 내용(임상적 유용성은 있으나 판매예정가의 비용효과성을 입증하지 못한 경우만 해당한다)
3. 약가협상생략기준금액을 상한금액으로 하는 것에 동의하는 경우 상한금액 협상절차를 생략할 수 있다는 내용(임상적 유용성은 있으나 판매예정가가 약가협상생략기준금액 보다 높은 경우만 해당한다)

④ 제2항에 따라 독립적 검토를 거친 재평가의 신청을 받은 건강보험심사평가원장은 독립적 검토에 따른 보고서와 신청인의 의견(신청인이 의견을 제출한 경우만 해당한다)을 제출받아 약제급여평가위원회의 재심의를 거쳐 재평가하고 재평가가 끝난 날부터 15일 이내에 다음 각 호의 사항을 신청인에게 통보하여야 한다. 〈신설 2011. 12. 2., 2015. 5. 29.〉

1. 재평가결과
2. 약제급여평가위원회가 평가한 금액 이하를 경제성 있는 가격으로 하여 공단 이사장과의 협상절차를 진행할 수 있다는 내용(임상적 유용성은 있으나 판매예정가의 비용효과성을 입증하지 못한 경우만 해당한다)
3. 약가협상생략기준금액을 상한금액으로 하는 것에 동의하는 경우 상한금액 협상절차를 생략할 수 있다는 내용(임상적 유용성은 있으나 판매예정가가 약가협상생략기준금액 보다 높은 경우만 해당한다)

⑤ 제3항제2호ㆍ제3호 또는 제4항제2호ㆍ제3호에 따른 통보를 받은 신청인은 통보받은 날부터 7일 이내에 건강보험심사평가원장에게 다음 각 호의 어느 하나에 해당하는 통지를 할 수 있다. 〈개정 2010. 4. 30., 2011. 12. 2., 2015. 5. 29.〉

1. 제3항제2호 또는 제4항제2호에 따라 약제급여평가위원회가 평가한 금액 이하를 경제성 있는 가격으로 하여 공단 이사장과의 협상절차를 진행하는 것에 동의한다는 내용의 통지
2. 제3항제3호 또는 제4항제3호에 따라 약가협상생략기준금액을 상한금액으로 하여 상한금액 협상절차를 생략하여 진행하는 것에 동의한다는 내용의 통지

⑥ 건강보험심사평가원장은 제1항제1호에 따른 평가결과, 제3항제1호 또는 제4항제1호에 따른 재평가결과 및 제2항 또는 제5항에 따른 통지 사실을 보건복지부장관에게 보고하고, 공단 이사장에게 통보해야 한다. 이 경우 다음 각 호의 어느 하나에 해당하는 때에는 해당 약제에 대하여 제1항에 따라 약제급여평가위원회의 심의를 거쳐 평가를 마친 후 지체없이 그 평가결과를 보건복지부장관에게 보고하고, 공단 이사장에게 통보해야 한다. 〈개정 2020. 10. 8., 2022. 10. 13.〉

1. 신청인이 제2항제2호 또는 제5항제2호에 따른 통지를 하기 전에 약가협상생략기준금액을 상한금액으로 하여 상한금액 협상절차를 생략하는 것에 동의한 경우

2. 신청인의 판매예정가가 약가협상생략기준금액 이하인 경우

⑦ 보건복지부장관은 제6항에 따라 보고받은 약제 중 요양급여대상으로 하는 것이 적정하다고 평가 또는 재평가된 약제에 대하여 공단 이사장에게 다음 각 호의 어느 하나에 해당하는 사항을 해당 약제의 평가 또는 재평가 신청인과 60일의 범위에서 협상하도록 명해야 한다. 이 경우 협상이 지연되는 등의 사유로 공단 이사장이 요청할 때에는 추가로 60일의 범위에서 협상 기한을 연기하거나 협상을 일시적으로 정지하도록 명할 수 있다. 〈개정 2020. 10. 8.〉

1. 약제의 상한금액안(산정대상약제는 제외한다)
2. 요양급여비용의 예상 청구금액안
3. 해당 약제의 제조업자 · 위탁제조판매업자 · 수입자가 이행할 조건
4. 그 밖에 약제의 안정적인 공급 및 품질관리 등에 관한 사항

⑧ 제7항에 따라 협상을 명받은 공단 이사장은 건강보험 재정에 미치는 영향 및 약제급여평가위원회의 평가결과 · 재평가결과 등을 고려하여 약제의 평가 또는 재평가 신청인과 협상하고, 그 협상결과를 보건복지부장관에게 보고해야 한다. 이 경우 공단 이사장은 신청인별로 협상할 수 있다. 〈개정 2020. 10. 8.〉

⑨ 보건복지부장관은 제8항에 따라 보고받은 사항에 대하여 다음 각 호에 정하는 바에 따라 조치해야 한다. 〈개정 2008. 3. 3., 2010. 3. 19., 2011. 12. 2., 2015. 5. 29., 2020. 10. 8., 2020. 11. 2.〉

1. 제8항에 따른 협상 결과 합의가 이루어진 약제는 30일 이내에 심의위원회의 심의를 거쳐 요양급여대상여부 및 약제의 상한금액을 결정하여 고시해야 한다. 이 경우 심의위원회 심의 사항 · 예정일 등 심의 관련 사항 및 고시 예정일 · 시행일 등을 신청인에게 서면 또는 전자문서로 통보할 수 있다.
2. 제8항에 따른 협상 결과 합의가 이루어지지 않은 약제 중 환자의 진료에 반드시 필요하다고 인정되는 약제는 협상결과를 보고받은 날부터 60일 이내에 제15항에 따른 약제급여조정위원회(이하 "약제급여조정위원회"라 한다)의 조정을 거친 후 심의위원회의 심의를 거쳐 요양급여대상 여부 및 약제의 상한금액을 결정하여 고시해야 한다.
3. 삭제 〈2020. 10. 8.〉

⑩ 보건복지부장관은 제9항제2호에 따라 약제급여조정위원회에서 조정한 경우에 조정이 끝난 날부터 15일 이내에 다음 각 호의 사항을 신청인에게 서면 또는 전자문서로 통보하여야 한다. 〈신설 2011. 12. 2.〉

1. 조정결과 및 그 근거
2. 조정결과에 이견이 있으면 30일 이내에 독립적 검토를 거친 재조정을 신청할 수 있다는 내용

⑪ 제10항에 따른 통보를 받은 신청인은 통보받은 날부터 30일 이내에 독립적 검토를 거친 재조정을 보건복지부장관에게 신청할 수 있다. 〈신설 2011. 12. 2.〉

⑫ 제11항에 따른 신청을 받은 보건복지부장관은 독립적 검토에 따른 보고서와 신청인의 의견(신청인이 의견을 제출한 경

우만 해당한다)을 제출받아 약제급여조정위원회의 재조정을 거쳐야 한다. 〈신설 2011. 12. 2.〉

⑬ 제10항부터 제12항까지의 절차에 걸리는 기간은 제9항제2호에 따른 처리기한의 산정에 포함하지 아니한다. 〈신설 2011. 12. 2.〉

⑭ 약제에 대한 요양급여의 적정성 등을 효율적으로 평가하기 위하여 건강보험심사평가원에 약제급여평가위원회를 둔다. 이 경우 약제급여평가위원회의 구성, 운영, 평가기준 및 절차 등에 관하여 필요한 사항은 건강보험심사평가원장이 정한다. 〈개정 2011. 12. 2.〉

⑮ 약제에 대한 요양급여의 결정, 상한금액의 조정에 관한 사항을 심의하기 위하여 보건복지부에 약제급여조정위원회를 둔다. 이 경우 약제급여조정위원회의 구성, 운영 그 밖에 필요한 사항은 보건복지부장관이 정한다. 〈개정 2008. 3. 3., 2010. 3. 19., 2011. 12. 2.〉

[본조신설 2006. 12. 29.]

[제목개정 2013. 12. 18.]

제12조(상대가치점수등의 조정 등)

① 제10조제1항 및 제10조의2제1항에 따른 요양기관, 의약관련 단체, 약제·치료재료의 제조업자·위탁제조판매업자(약제의 경우만 해당한다)·수입자(치료재료가 인체조직인 경우에는 「인체조직 안전 및 관리 등에 관한 법률」 제13조에 따른 조직은행의 장을 말한다) 또는 가입자등은 이미 고시된 요양급여대상의 상대가치점수·상한금액, 요양급여대상·비급여대상의 조정을 보건복지부장관이 정하여 고시하는 바에 따라 보건복지부장관에게 신청할 수 있다. 〈개정 2001. 12. 31., 2006. 12. 29., 2008. 3. 3., 2009. 7. 31., 2010. 3. 19., 2010. 4. 30.〉

② 제1항에 따라 조정신청을 받은 보건복지부장관은 행위 및 치료재료의 경우에는 제11조(행위 및 인체조직의 경우에는 제11조제3항부터 제6항까지의 규정은 제외한다)의 절차를 준용하고, 약제의 경우에는 제11조의2의 절차를 준용하여 상대가치점수·상한금액, 요양급여대상·비급여대상을 조정하여 고시할 수 있다. 〈개정 2001. 12. 31., 2006. 12. 29., 2008. 3. 3., 2010. 3. 19., 2011. 12. 2., 2018. 12. 31., 2021. 3. 26.〉

③ 삭제 〈2001. 12. 31.〉

제13조(직권결정 및 조정 등)

① 보건복지부장관은 법 제41조의3제4항에 따라 다음 각 호의 어느 하나에 해당하는 행위·치료재료에 대해서는 직권으로 제11조(행위 및 인체조직의 경우에는 제11조제3항부터 제6항까지의 규정은 제외한다)의 절차를 준용하여 요양급여대상 또는 비급여대상으로 결정하여 고시하며, 요양급여대상으로 결정한 경우에는 상대가치점수 또는 상한금액과 선별급여 본인부담률을 함께 정하여 고시해야 한다. 이 경우 결정·고시된 요양급여대상은 제10조제1항 각 호의 어느 하나에 해당되는 날부터 소급하여 요양급여대상으로 적용한다. 〈개정 2001. 12. 31., 2006. 12. 29., 2007. 7. 25., 2008. 3. 3., 2010. 3. 19., 2011. 12. 2., 2016. 8. 4., 2018. 12. 31., 2019. 6. 12., 2021. 3. 26.〉

1. 대체가능한 진료·치료 방법이 없는 경우
2. 환자의 진료·치료를 위하여 긴급한 도입이 필요한 경우
3. 「의료기기법 시행령」 제13조의2제4항제1호에 따른 의료기기 중 보건복지부장관이 필요하다고 인정하는 의

료기기

4. 그 밖에 행위 · 치료재료의 내용 · 금액과 환자에 대한 진료 · 치료 의 성격 · 경위 등에 비추어 보건복지부장관이 직권으로 요양급여대상 여부를 결정하는 것이 필요하다고 인정하는 경우

② 보건복지부장관은 법 제41조의3제4항에 따라 다음 각 호의 어느 하나에 해당하는 약제에 대해서는 직권으로 제11조의2의 절차를 준용하여 요양급여대상 여부 및 약제의 상한금액을 결정하고 고시한다. 〈개정 2016. 8. 4., 2017. 9. 1., 2020. 10. 8.〉

1. 다음 각 목의 요건을 모두 충족하는 경우
   가. 대체가능한 다른 약제 또는 치료법이 없는 경우
   나. 생명에 심각한 위해를 초래하는 질환에 사용되는 경우
   다. 임상적으로 유의미한 치료효과가 입증된 경우
2. 건강보험심사평가원장이 환자의 진료상 반드시 필요하다고 보건복지부장관에게 요청하는 경우

③ 보건복지부장관은 이미 고시된 행위 및 치료재료에 대한 상대가치점수 · 상한금액 · 선별급여 본인부담률, 요양급여대상 · 비급여대상에 대해서는 직권으로 제11조(행위 및 인체조직의 경우에는 제11조제3항부터 제6항까지의 규정은 제외한다)의 절차를 준용하여 조정하여 고시할 수 있다. 〈개정 2001. 12. 31., 2006. 12. 29., 2008. 3. 3., 2010. 3. 19., 2011. 12. 2., 2018. 12. 31., 2021. 3. 26.〉

④ 보건복지부장관은 법 제41조의3제5항에 따라 다음 각 호의 어느 하나에 해당하면 이미 고시된 약제의 요양급여대상 여부, 범위 및 요양급여비용 상한금액을 직권으로 조정하여 고시할 수 있다. 〈신설 2006. 12. 29., 2008. 3. 3., 2009. 1. 13., 2010. 3. 19., 2010. 4. 30., 2011. 12. 2., 2011. 12. 30., 2013. 12. 31., 2014. 9. 1., 2015. 5. 29., 2016. 8. 4., 2017. 6. 29., 2017. 9. 1., 2018. 9. 28., 2020. 10. 8., 2022. 10. 13., 2023. 10. 30.〉

1. 협상 결과 합의된 요양급여비용 예상청구금액을 초과하여 사용된 경우
2. 직전년도 요양급여비용 청구금액과 비교하여 보건복지부장관이 정하는 비율이나 금액 이상 증가된 경우
3. 제5조제2항 및 제4항에 따른 요양급여의 적용기준 및 방법에 관한 세부사항의 개정 등으로 약제의 사용범위의 확대가 예상되는 경우
4. 제14조에 따라 보건복지부장관이 정하여 고시하는 약제 상한금액의 결정 · 조정 기준이 변경됨에 따라 보건복지부장관이 상한금액을 재평가할 필요가 있다고 인정하는 경우
5. 제11조의2에 따라 요양급여대상으로 결정된 약제와 투여경로 · 성분 · 제형이 동일한 약제가 제10조의2에 따라 결정신청된 경우

5의2. 제11조의2에 따라 요양급여대상으로 결정된 복합제(해당 복합제와 조성이 유사한 복합제로서 보건복지부장관이 고시하는 약제도 포함한다)의 가격산정의 기준이 되었던 품목(기준이 되었던 품목이 복합제인 경우에는 해당 복합제를 구성하는 개별 약제를 포함한다)과 투여경로 · 성분 · 제형이 동일한 약제가 제10조의2에 따라 결정신청된 경우

6. 제11조의2에 따라 요양급여대상으로

결정된 약제에 대한 개발목표제품(해당 약제의 품목허가를 위한 시험에서 비교대상으로 선택된 제품 중 주 약리작용을 나타내는 성분이 해당 약제와 같은 제품으로서 그 제품과 투여경로 · 성분 · 제형이 동일한 제제 중 가격산정의 기준이 되었던 품목을 말한다)과 투여경로 · 성분 · 제형이 동일한 약제가 제10조의2에 따라 결정신청된 경우

7. 환자의 진료에 반드시 필요하나 경제성이 없어 약제의 제조업자 · 위탁제조판매업자 · 수입자가 생산 또는 수입을 기피하는 약제로서 생산 또는 수입 원가의 보전이 필요한 경우
8. 최근 2년간 보험급여 청구실적이 없는 약제

8의2. 최근 3년간 생산실적 또는 수입실적이 없는 약제로서 그 유효기한 또는 사용기한이 도과된 경우

9. 건강보험심사평가원장이 경제성 또는 요양급여 적정성이 없거나 현저히 낮은 것으로 평가한 약제에 대하여 보건복지부장관에게 요청하는 경우
10. 약제의 제조업자 · 위탁제조판매업자 · 수입자 또는 한국희귀 · 필수의약품센터의 장이 급여목록표에서 삭제되기를 희망하는 약제. 다만, 보건복지부장관이 환자의 진료상 반드시 필요하다고 판단하는 약제는 예외로 한다.
11. 보건복지부장관이 정하여 고시한 바에 따른 약제 실거래가 조사결과 약제 상한금액 조정 대상이 된 약제
12. 「약사법」 제31조 또는 제41조에 따라 의약품의 품목허가 또는 품목신고를 받은 자가 보건복지부장관이 정하여 고시하는 행정처분(「약사법」 제76조에 따른 행정처분을 말한다)을 받은 경우

12의2. 「약사법」 제31조 또는 제41조에 따라 의약품의 품목허가 또는 품목신고를 받은 자가 스스로 그 허가증 또는 신고증을 반납한 경우

13. 약사법령에 따른 일반의약품으로서 건강증진, 건강유지 및 치료를 목적으로 하며, 의사 또는 치과의사의 처방에 의하지 아니하더라도 인체에 미치는 부작용이 적어 안전성 및 유효성을 기대할 수 있는 약제
14. 제11조의2제8항에 따라 약제의 제조업자 · 위탁제조판매업자 · 수입자가 공단 이사장과 협상한 조건을 이행하지 아니하는 경우나 협상한 조건에서 정한 조정사유에 해당하는 경우
15. 약제의 주성분 등 「약사법」 제31조에 따라 품목허가를 받은 사항이 변경되어 보건복지부장관이 요양급여대상 여부 또는 상한금액을 조정할 필요가 있다고 인정하는 경우
16. 「약사법」 제31조제9항 및 제42조제1항에 따른 변경허가 또는 변경신고, 같은 법 제50조의6 및 제50조의9에 따른 의약품 판매금지와 관련하여 보건복지부장관이 요양급여대상 여부 및 상한금액을 조정할 필요가 있다고 인정하는 경우
17. 그 밖에 외국의 의약품 허가사항, 가격 및 보험등재 현황, 임상연구 관련 자료 등을 고려하여 보건복지부장관이 요양급여대상 여부 및 상한금액을 조정할 필요가 있다고 인정하는 경우

⑤ 제4항에 따른 직권 조정에는 다음 각 호의 구분에 따른 절차를 준용한다. 〈신설 2011. 12. 2., 2013. 12. 31., 2014. 9. 1., 2016. 7. 1., 2017. 9. 1., 2018. 12. 31., 2020. 10. 8., 2022. 10. 13.〉

1. 제4항제1호 및 제2호의 경우: 제11조의2제7항부터 제9항까지의 절차
2. 제4항제3호 및 제4호의 경우: 제11조의2제1항부터 제3항까지, 제6항부터 제9항까지의 절차. 다만, 이 조 제4항제3호의 경우로서 다음 각 목의 어느 하나에 해당하는 경우에는 제11조의2제1항부터 제9항까지의 절차를 준용한다.
   가. 제11조의2제8항에 따라 약제의 제조업자 · 위탁제조판매업자 · 수입자가 이행할 조건을 고려하여 상한 금액이 정해진 약제로서 해당 약제의 사용범위가 확대될 것으로 충분히 예상되는 경우
   나. 제4항제3호에 따른 약제의 사용범위 확대 예상에 따른 요양급여비용 예상 청구금액이 그 사용범위 확대 예상 이전의 요양급여비용 예상 청구금액보다 100억원 이상 증가할 것으로 예상되는 경우

2의2. 제4항제5호, 제5호의2 및 제6호의 경우: 제11조의2제1항부터 제3항까지, 제6항부터 제9항까지의 절차. 이 경우 제11조의2제7항 각 호 외의 부분 전단 및 후단 중 “60일”은 각각 “20일”로 본다.

3. 제4항제7호의 경우: 제11조의2제1항부터 제9항까지의 절차
4. 제4항제8호, 제8호의2, 제10호부터 제12호까지 및 제12호의2의 경우: 제11조의2제1항부터 제3항까지, 제6항 및 같은 조 제9항제1호의 절차
5. 제4항제9호 및 제13호의 경우: 제11조의2제1항부터 제6항까지 및 같은 조 제9항제1호의 절차
6. 제4항제14호의 경우: 다음 각 목의 구분에 따른 절차
   가. 제11조의2제8항에 따라 약제의 제조업자 · 위탁제조판매업자 · 수입자가 공단 이사장과 협상한 조건을 이행하지 않은 경우: 제11조의2제1항부터 제3항까지, 제6항 및 같은 조 제9항제1호의 절차
   나. 제11조의2제8항에 따라 약제의 제조업자 · 위탁제조판매업자 · 수입자가 공단 이사장과 협상한 조건에서 정한 조정사유에 해당하는 경우: 제11조의2제1항부터 제3항까지 및 제6항부터 제9항까지의 절차
7. 제4항제15호부터 제17호까지의 경우: 제11조의2제1항부터 제3항까지 및 제6항부터 제9항까지의 절차. 다만, 보건복지부장관이 직권 조정을 하기 위하여 필요하다고 인정하는 경우에는 제11조의2제1항부터 제3항까지, 제6항 및 같은 조 제9항제1호의 절차를 준용한다.

⑥ 제5항(같은 항 제4호, 제5호 및 제6호가목은 제외한다)에 따라 준용되는 제11조의2제6항에 따라 건강보험심사평가원장으로부터 평가결과 또는 재평가결과를 통보받은 공단 이사장은 보건복지부장관으로부터 같은 조 제7항에 따른 협상명령을 받기 전부터 미리 조정 대상 약제의 제조업자 · 위탁제조판매업자 · 수

입자 또는 한국희귀·필수의약품센터의 장과 같은 항 제4호의 사항에 관하여 협상에 필요한 사항을 협의할 수 있다. 〈신설 2022. 10. 13.〉

⑦ 보건복지부장관은 이미 요양급여대상 여부 및 상한금액이 고시된 약제의 안정적인 공급 등을 위해 필요하다고 인정하는 경우에는 공단 이사장에게 해당 약제의 제조업자·위탁제조판매업자·수입자와 제11조의2제7항제4호의 사항에 대하여 협상하도록 명할 수 있다. 이 경우 제11조의2제7항부터 제9항까지를 준용한다. 〈신설 2020. 10. 8., 2022. 10. 13.〉

⑧ 보건복지부장관은 제11조의2제7항제4호의 사항에 관한 협상이 필요한 경우로서 공단 이사장이 조정 대상 약제의 제조업자·위탁제조판매업자·수입자 또는 한국희귀·필수의약품센터의 장과 이미 같은 호의 사항에 관한 합의가 이루어져 있는 경우에는 제5항 및 제7항에도 불구하고 제11조의2제7항 및 제8항의 절차를 생략할 수 있다. 이 경우 제11조의2제9항제1호를 준용한다. 〈신설 2022. 10. 13.〉

⑨ 보건복지부장관은 제5항(제4항제3호, 제5호, 제5호의2, 제6호 및 제7호는 제외한다) 또는 제7항에 따라 준용되는 제11조의2제9항에 따른 조치를 하기 전에 필요하다고 인정되는 경우 1회에 한정하여 공단 이사장에게 같은 조 제7항 및 제8항에 따라 재협상을 하게 할 수 있다. 〈신설 2022. 10. 13.〉

⑩ 보건복지부장관은 제9항에 따라 재협상을 하게 하기 전에 재협상의 필요 여부에 관하여 약제급여평가위원회의 심의를 거칠 수 있다. 이 경우 건강보험심사평가원장은 약제급여평가위원회의 심의 결과를 보건복지부장관에게 보고해야 한다. 〈신설 2022. 10. 13.〉

⑪ 보건복지부장관은 제5항 또는 제7항에 따라 준용되는 제11조의2제8항에 따른 협상(이 조 제9항에 따른 재협상을 한 경우에는 재협상을 말한다)의 결과 합의가 이루어지지 않은 약제 중 환자의 진료에 반드시 필요하다고 인정되는 약제가 아닌 약제에 대해서는 심의위원회의 심의를 거쳐 요양급여대상에서 제외할 수 있다. 〈신설 2022. 10. 13.〉

[제목개정 2020. 10. 8.]

제13조의2(독립적 검토절차)

① 보건복지부장관은 치료재료(인체조직은 제외한다. 이하 이 조와 제13조의3에서 같다) 및 약제의 요양급여대상 여부 및 상한금액에 관하여 보건복지부, 국민건강보험공단 및 건강보험심사평가원으로부터 독립적으로 검토할 수 있는 절차를 마련하여야 한다.

② 보건복지부장관은 독립적 검토를 수행하게 하기 위하여 검토 절차를 총괄하는 1명의 책임자와 검토를 담당하는 30명 이내의 검토자를 위촉하여야 한다.

③ 책임자와 검토자는 치료재료 및 약제 분야의 학식과 경험이 풍부하고 보건복지부, 국민건강보험공단 및 건강보험심사평가원으로부터 독립적으로 검토를 할 수 있는 사람 중에서 위촉한다.

④ 책임자와 검토자의 자격, 임기, 위촉방법 등에 관한 사항은 보건복지부장관이 정한다.

[본조신설 2011. 12. 2.]

제13조의3(독립적 검토)

① 독립적 검토는 다음 각 호의 경우에 제11조제4항 및 제11조의2제2항·제11항

(제12조 및 제13조에 따라 준용되는 경우를 포함한다)에 따라 신청할 수 있다.

1. 치료재료에 관한 결정신청을 한 자가 전문평가위원회의 평가결과에 이견이 있는 경우
2. 약제에 관한 결정신청을 한 자가 다음 각 목의 어느 하나의 결과에 이견이 있는 경우
   가. 약제급여평가위원회의 심의에 따른 평가결과
   나. 약제급여조정위원회의 조정결과
3. 치료재료에 관한 조정신청을 한 자가 전문평가위원회의 평가결과에 이견이 있는 경우
4. 약제에 관한 조정신청을 한 자가 다음 각 목의 어느 하나의 결과에 이견이 있는 경우
   가. 약제급여평가위원회의 심의에 따른 평가결과
   나. 약제급여조정위원회의 조정결과
5. 직권결정 대상 치료재료의 제조업자 · 수입업자가 전문평가위원회의 평가결과에 이견이 있는 경우
6. 직권결정 대상 약제의 제조업자 · 위탁제조판매업자 · 수입자가 다음 각 목의 어느 하나의 결과에 이견이 있는 경우
   가. 약제급여평가위원회의 심의에 따른 평가결과
   나. 약제급여조정위원회의 조정결과
7. 직권조정 대상 치료재료의 제조업자 · 수입업자가 전문평가위원회의 평가결과에 이견이 있는 경우
8. 직권조정 대상 약제(제13조제4항제7호, 제9호, 제10호 및 제13호의 경우만 해당한다)의 제조업자 · 위탁제조판매업자 · 수입자가 약제급여평가위원회의 심의에 따른 평가결과에 이견이 있는 경우

② 보건복지부장관 또는 건강보험심사평가원장은 제1항에 따른 신청을 받으면 지체 없이 다음 각 호의 구분에 따른 자료를 책임자에게 송부하여야 한다.

1. 제1항제1호 및 제2호의 경우: 결정신청 시 제출된 자료(같은 항 제2호나목의 경우에는 약제급여조정위원회의 조정 시 검토된 자료를 포함한다)
2. 제1항제3호 및 제4호의 경우: 조정신청 시 제출된 자료(같은 항 제4호나목의 경우에는 약제급여조정위원회의 조정 시 검토된 자료를 포함한다)
3. 제1항제5호부터 제8호까지의 경우: 직권 결정 · 조정을 위하여 검토된 자료(같은 항 제6호나목의 경우에는 약제급여조정위원회의 조정 시 검토된 자료를 포함한다)

③ 제2항에 따라 자료를 송부받은 책임자는 검토자 중 1명을 선정하여 검토를 의뢰하고 지체 없이 검토자를 보건복지부장관 또는 건강보험심사평가원장에게 알려야 한다.

④ 제3항에 따라 검토를 의뢰받은 검토자는 제2항에 따른 자료의 범위에서 검토를 수행하여야 하고, 그 결과를 보고서로 작성하여 책임자에게 제출하여야 한다.

⑤ 제4항에 따라 보고서를 제출받은 책임자는 이를 지체 없이 보건복지부장관 또는 건강보험심사평가원장에게 제출하여야 한다.

⑥ 제1항에 따른 신청부터 제5항에 따른 보고서 제출에 걸리는 기간은 다음 각 호의 구분에 따른 기간을 넘어서는 아니 된다.

1. 제1항제1호, 제3호 및 제5호의 경우: 100일

2. 제1항제2호, 제4호 및 제6호의 경우: 150일
3. 제1항제7호 및 제8호의 경우: 45일

[본조신설 2011. 12. 2.]

제13조의4(신청인의 의견 제출)

① 제13조의3제5항에 따라 보고서를 제출받은 보건복지부장관 또는 건강보험심사평가원장은 제출받은 날부터 7일 이내에 보고서를 신청인에게 송부하여야 한다.

② 제1항에 따라 보고서를 송부받은 신청인은 보고서의 내용에 의견이 있으면 송부받은 날부터 30일 이내에 보건복지부장관 또는 건강보험심사평가원장에게 의견을 제출할 수 있다.

[본조신설 2011. 12. 2.]

제13조의5(재평가 등)

① 제13조의4제2항에 따른 의견을 제출받거나 의견이 없음을 확인한 보건복지부장관 또는 건강보험심사평가원장은 50일 이내에 제11조제6항 또는 제11조의2제4항 · 제12항에 따라 전문평가위원회의 재평가, 약제급여평가위원회의 재심의를 거친 재평가 또는 약제급여조정위원회의 재조정을 거쳐야 한다. 〈개정 2018. 12. 31.〉

② 전문평가위원회, 약제급여평가위원회 또는 약제급여조정위원회는 재평가, 재심의 또는 재조정할 때에 독립적 검토에 따른 보고서와 신청인의 의견에 구속되지 아니한다.

③ 이 규칙에서 정한 사항 외에 독립적 검토절차의 운영에 필요한 사항은 보건복지부장관이 정한다.

[본조신설 2011. 12. 2.]

제14조(결정 및 조정 등의 세부사항)

상대가치점수 · 상한금액, 요양급여대상 · 비급여대상의 결정 · 조정, 요양급여대상 · 비급여대상 여부 확인 등에 필요한 세부사항과 제11조제8항에 따른 전문평가위원회의 종류 · 구성 · 운영, 평가의 내용 · 절차 · 방법 등에 관하여는 보건복지부장관이 정하여 고시한다. 〈개정 2008. 3. 3., 2010. 3. 19., 2011. 12. 2., 2015. 9. 21., 2018. 12. 31.〉

[전문개정 2001. 12. 31.]

제14조의2(적합성평가위원회의 설치 등)

① 선별급여의 적합성 평가 및 선별급여실시조건 등에 필요한 사항을 심의하기 위하여 보건복지부장관 소속으로 적합성평가위원회를 둔다. 〈개정 2017. 3. 23., 2021. 3. 26.〉

② 적합성평가위원회는 위원장 1명을 포함하여 20명 이내의 위원으로 구성한다. 〈개정 2021. 3. 26.〉

③ 제1항 및 제2항에서 규정한 사항 외에 적합성평가위원회의 구성 및 운영 등에 필요한 사항은 보건복지부장관이 정하여 고시한다. 〈개정 2017. 3. 23., 2021. 3. 26.〉

[본조신설 2013. 12. 18.]

[제목개정 2021. 3. 26.]

[제11조의3에서 이동 〈2017. 3. 23.〉]

제14조의3(선별급여의 실시조건)

① 선별급여실시조건의 내용은 다음 각 호의 사항을 고려하여 보건복지부장관이 정한다. 〈개정 2021. 3. 26.〉

1. 진료과목의 범위 및 종류 등에 관한 사항
2. 의료인의 정원 및 자격 등에 관한 사항
3. 의료시설 및 의료장비 등에 관한 사항
4. 환자의 요건 및 기준 등에 관한 사항
5. 선별급여의 실시에 따른 요양기관의 준수사항
6. 선별급여를 받는 사람이 요양급여비

용 외에 추가로 부담하는 비용

7. 그 밖에 제1호부터 제6호까지의 규정에 준하는 사항으로서 선별급여의 실시를 위하여 보건복지부장관이 특히 필요하다고 인정하는 사항

② 보건복지부장관은 선별급여실시조건을 정하거나 변경하기 위하여 필요하다고 인정하는 경우에는 보건의료 관련 법인·단체 또는 전문가 등에게 자료 또는 의견의 제출을 요청할 수 있다. 〈개정 2021. 3. 26.〉

③ 보건복지부장관은 선별급여실시조건을 정하거나 변경한 경우에는 보건복지부 인터넷 홈페이지에 게재하고, 의약관련 단체에 그 내용을 통보해야 한다. 〈개정 2021. 3. 26.〉

④ 법 제42조의2제1항에 따라 선별급여를 실시하려는 요양기관은 해당 선별급여를 실시하기 전에 선별급여실시조건의 충족 여부를 입증하는 서류를 건강보험심사평가원장을 거쳐 보건복지부장관에게 제출해야 한다. 〈개정 2021. 3. 26.〉

⑤ 제1항부터 제4항까지의 규정에 따른 선별급여실시조건의 내용, 협조 요청, 내용 통보 또는 입증서류 제출 등에 필요한 세부 사항은 보건복지부장관이 정하여 고시한다. 〈개정 2021. 3. 26.〉

[본조신설 2017. 3. 23.]

제14조의4(선별급여의 적합성평가를 위한 자료제출)

① 법 제42조의2제1항에 따라 선별급여를 실시하는 요양기관(이하 "선별급여 실시기관"이라 한다)이 같은 조 제2항에 따라 제출하는 자료의 범위는 다음 각 호와 같다. 〈개정 2021. 3. 26.〉

1. 선별급여의 실시 현황에 관한 자료
2. 해당 선별급여와 대체가능한 요양급여로서 보건복지부장관이 정하여 고시하는 요양급여의 실시 현황에 관한 자료
3. 선별급여의 실시에 따른 요양급여비용의 청구에 관한 자료
4. 선별급여실시조건에 대한 현황자료 및 변경자료(변경자료는 변경이 있는 경우만 해당한다)
5. 그 밖에 제1호부터 제4호까지의 규정에 준하는 자료로서 보건복지부장관이 선별급여의 적합성평가를 위하여 특히 필요하다고 인정하는 자료

② 법 제42조의2제2항에 따라 선별급여 실시기관이 관련 자료를 제출하는 경우에는 보건복지부장관이 정하는 기준 및 절차에 따라 연 1회 이상 제출하여야 한다. 이 경우 선별급여 실시기관은 건강보험심사평가원장을 거쳐 보건복지부장관에게 제출하여야 한다.

③ 보건복지부장관은 법 제41조의4제2항에 따른 선별급여의 적합성평가를 위하여 필요하다고 인정하는 경우에는 선별급여 실시기관에 대하여 자료의 보완 또는 추가 자료의 제출 등을 요청할 수 있다.

④ 제1항부터 제3항까지의 규정에 따른 자료의 범위, 작성 방법, 제출 방법 또는 보완 요청 등에 필요한 세부 사항은 보건복지부장관이 정하여 고시한다.

[본조신설 2017. 3. 23.]

제14조의5(선별급여의 실시 제한)

① 보건복지부장관은 법 제42조의2제3항에 따라 선별급여의 실시 제한을 위하여 필요하다고 인정하는 경우에는 선별급여 실시기관에 대하여 관련 자료를 요구하거나 선별급여의 실시 현황을 확

인 · 점검할 수 있다.

② 보건복지부장관은 선별급여 실시기관이 법 제42조의2제3항에 따른 선별급여의 실시 제한사유에 해당하는 경우에는 보건복지부장관이 정하는 바에 따라 일정한 기간을 정하여 그 시정을 명할 수 있다.

③ 보건복지부장관은 선별급여 실시기관이 제2항에 따른 시정명령을 이행하지 않는 경우에는 3개월의 범위에서 선별급여의 실시를 제한할 수 있다. 이 경우 위반행위의 내용 · 성격 · 결과 및 환자의 보호 등에 관한 사항을 종합적으로 고려하여 선별급여의 실시 제한기간을 정해야 한다. 〈개정 2021. 3. 26.〉

④ 선별급여 실시기관이 제3항에 따른 선별급여 실시 제한기간이 끝난 후에 다시 선별급여를 실시하려는 경우에는 선별급여실시조건의 충족 여부를 입증하는 서류를 건강보험심사평가원장을 거쳐 보건복지부장관에게 제출해야 한다. 〈개정 2021. 3. 26.〉

⑤ 제1항부터 제4항까지의 규정에 따른 자료요구, 확인 · 점검, 시정명령, 선별급여 실시 제한의 절차 및 방법 등에 필요한 세부 사항은 보건복지부장관이 정하여 고시한다.

[본조신설 2017. 3. 23.]

제15조(규제의 재검토)

① 보건복지부장관은 별표 2 제4호가목 및 나목에 따른 비급여대상 기준에 대하여 2014년 7월 1일을 기준으로 3년마다(매 3년이 되는 해의 기준일과 같은 날 전까지를 말한다) 그 타당성을 검토하여 개선 등의 조치를 하여야 한다. 〈개정 2015. 1. 5.〉

② 보건복지부장관은 제2조에 따른 요양급여의 절차에 대하여 2021년 1월 1일을 기준으로 2년마다(매 2년이 되는 해의 1월 1일 전까지를 말한다) 그 타당성을 검토하여 개선 등의 조치를 해야 한다. 〈신설 2015. 1. 5., 2015. 6. 30., 2018. 12. 28., 2020. 12. 31.〉

1. 삭제 〈2020. 12. 31.〉
2. 삭제 〈2020. 12. 31.〉

[본조신설 2014. 9. 1.]

부칙<제988호, 2023. 12. 28.>

제1조(시행일)
이 규칙은 공포한 날부터 시행한다. 다만, 별표 2 제4호가목(1)(가) 및 (나)의 개정규정은 공포 후 3개월이 경과한 날부터 시행한다.

제2조(요양급여의 적용기준 및 방법의 세부사항에 관한 특례)
이 규칙 시행 이후 보건복지부장관이 인정하여 고시하는 대상의 요양급여의 적용기준 및 방법에 관한 세부사항에 대해서는 제5조제5항의 개정규정에 따라 건강보험심사평가원장이 공고하기 전까지는 종전의 규정에 따른다.

제3조(다른 법령의 개정)
의료급여법 시행규칙 일부를 다음과 같이 개정한다.
제6조제1항 중 "「국민건강보험 요양급여의 기준에 관한 규칙」 제5조제2항부터 제4항까지"를 "「국민건강보험 요양급여의 기준에 관한 규칙」 제5조제2항부터 제5항까지"로 한다.

[별표 1] 〈개정 2021. 3. 26.〉

요양급여의 적용기준 및 방법(제5조제1항관련)

1. 요양급여의 일반원칙

가. 요양급여는 가입자 등의 연령 · 성별 · 직업 및 심신상태 등의 특성을 고려하여 진료의 필요가 있다고 인정되는 경우에 정확한 진단을 토대로 하여 환자의 건강증진을 위하여 의학적으로 인정되는 범위 안에서 최적의 방법으로 실시하여야 한다.

나. 요양급여를 담당하는 의료인은 의학적 윤리를 견지하여 환자에게 심리적 건강효과를 주도록 노력하여야 하며, 요양상 필요한 사항이나 예방의학 및 공중보건에 관한 지식을 환자 또는 보호자에게 이해하기 쉽도록 적절하게 설명하고 지도하여야 한다.

다. 삭제 〈2018. 12. 31.〉

라. 요양기관은 가입자 등의 요양급여에 필요한 적정한 인력 · 시설 및 장비를 유지하여야 한다. 이 경우 보건복지부장관은 인력 · 시설 및 장비의 적정기준을 정하여 고시할 수 있다.

마. 라목의 규정에 불구하고 가입자 등에 대한 최적의 요양급여를 실시하기 위하여 필요한 경우, 보건복지부장관이 정하여 고시하는 바에 따라 다른 기관에 검사를 위탁하거나, 당해 요양기관에 소속되지 아니한 전문성이 뛰어난 의료인을 초빙하거나, 다른 요양기관에서 보유하고 있는 양질의 시설 · 인력 및 장비를 공동 활용할 수 있다.

바. 요양기관은 요양급여에 필요한 약제 · 치료재료를 직접 구입하여 가입자 등에게 지급하여야 한다. 다만, 다음의 1에 해당하는 경우에는 그러하지 아니하다.

(1) 「약사법」 제23조제1항 본문에 따라 의사 또는 치과의사가 직접 약제를 조제할 수 없는 경우

(2) 「약사법」 제23조제4항에 따라 의사 또는 치과의사가 직접 약제를 조제할 수 있는 경우 중 보건복지부장관이 정하는 경우

사. 개설자가 동일한 요양기관은 동일가입자 등의 동일상병에 대하여 같은 날 외래로 요양급여를 중복하여 실시하여서는 아니된다. 이 경우 요양급여 중복의 범위는 보건복지부장관이 정하여 고시한다.

아. 「의료급여법」에 따라 의료급여를 받는 자가 건강보험의 가입자 또는 피부양자로 자격이 변동된 경우 제5조제2항 및 제3항에 따라 요양급여의 기간 또는 인정개수 등을 정하고 있는 행위 · 약제 및 치료재료에 대하여는 건강보험의 요양급여 내용과 의료급여의 수급 내용을 연계하여 적용한다.

자. 요양급여는 연구 또는 시험(제8조의2에 따른 임상연구는 제외한다)의 목적으로 이루어지는 의료행위 등에는 실시해서는 아니된다. 다만, 보건복지부장관이 정하여 고시하는 기준 및 절차 등에 따라 이루어지는 임상연구 또는 임상시험과 관련하여 해당 연구 또는 시험에 참여하는 환자의 질병이나 부상 등을 위한 진료 및 치료 등의 통상적 요양급여로서 보건복지부장관이 정하는 요양급여는 그렇지 않다.

2. 진찰 · 검사, 처치 · 수술 기타의 치료
   가. 각종 검사를 포함한 진단 및 치료행위는 진료상 필요하다고 인정되는 경우에 한하여야 한다.
   나. 영 제21조제3항제2호에 따라 보건복지부장관이 정하여 고시하는 질병군에 대한 입원진료의 경우 그 입원진료 기간동안 행하는 것이 의학적으로 타당한 검사 · 처치 등의 진료행위는 당해 입원진료에 포함하여 행하여야 한다.

3. 약제의 지급
   가. 처방 · 조제
      (1) 영양공급 · 안정 · 운동 그 밖에 요양상 주의를 함으로써 치료효과를 얻을 수 있다고 인정되는 경우에는 의약품을 처방 · 투여하여서는 아니되며, 이에 관하여 적절하게 설명하고 지도하여야 한다.
      (2) 의약품은 약사법령에 의하여 허가 또는 신고된 사항(효능 · 효과 및 용법 · 용량 등)의 범위 안에서 환자의 증상 등에 따라 필요 · 적절하게 처방 · 투여하여야 한다. 다만, 안전성 · 유효성 등에 관한 사항이 정하여져 있는 의약품 중 진료상 반드시 필요하다고 보건복지부장관이 정하여 고시하는 의약품의 경우에는 허가 또는 신고된 사항의 범위를 초과하여 처방 · 투여할 수 있으며, 중증환자에게 처방 · 투여하는 약제로서 보건복지부장관이 정하여 고시하는 약제의 경우에는 건강보험심사평가원장이 공고한 범위 안에서 처방 · 투여할 수 있다.
      (3) 요양기관은 중증환자에 대한 약제의 처방 · 투여시 해당약제 및 처방 · 투여의 범위가 (2)의 허용범위에는 해당하지 아니하나 해당환자의 치료를 위하여 특히 필요한 경우에는 해당약제의 품목명 및 처방 · 투여의 범위 등에 대하여 건강보험심사평가원장이 인정하는 범위 안에서 처방 · 투여할 수 있다. 이 경우 건강보험심사평가원장은 해당약제의 품목명 및 처방 · 투여의 범위를 심의하기에 적절하다고 판단되는 관련 단체 또는 중증질환심의위원회의 심의를 거쳐 해당약제의 품목명 및 처방 · 투여의 범위를 인정해야 한다.
      (4) 제10조의2제2항에 따라 식품의약품안전처장이 긴급한 도입이 필요하다고 인정한 품목의 경우에는 식품의약품안전처장이 인정한 범위 안에서 처방 · 투여하여야 한다.
      (5) 항생제 · 스테로이드제제 등 오남용의 폐해가 우려되는 의약품은 환자의 병력 · 투약력 등을 고려하여 신중하게 처방 · 투여하여야 한다.
      (6) 진료상 2품목 이상의 의약품을 병용하여 처방 · 투여하는 경우에는 1품목의 처방 · 투여로는 치료효과를 기대하기 어렵다고 의학적으로 인정되는 경우에 한한다.
   나. 주사
      (1) 주사는 경구투약을 할 수 없는 경우, 경구투약시 위장장애 등의 부작용을 일

으킬 염려가 있는 경우, 경구투약으로 치료효과를 기대할 수 없는 경우 또는 응급환자에게 신속한 치료효과를 기대할 필요가 있는 경우에 한한다.

(2) 동일 효능의 먹는 약과 주사제는 병용하여 처방 · 투여하여서는 아니된다. 다만, 경구투약만으로는 치료효과를 기대할 수 없는 불가피한 경우에 한하여 병용하여 처방 · 투여할 수 있다.

(3) 혼합주사는 치료효과를 높일 수 있다고 의학적으로 인정되는 경우에 한한다.

(4) 당류제제 · 전해질제제 · 복합아미노산제제 · 혈액대용제 · 혈액 및 혈액성분제제의 주사는 의학적으로 특히 필요하다고 인정되는 경우에 한한다.

4. 치료재료의 지급

치료재료는 약사법 기타 다른 관계법령에 의하여 허가 · 신고 또는 인정된 사항(효능 · 효과 및 사용방법)의 범위 안에서 환자의 증상에 따라 의학적 판단에 의하여 필요 · 적절하게 사용한다. 다만, 안전성 · 유효성 등에 관한 사항이 정하여져 있는 치료재료 중 진료에 반드시 필요하다고 보건복지부장관이 정한 치료재료의 경우에는 보건복지부장관이 정하여 고시하는 바에 따라 전문평가위원회의 평가를 거쳐 허가 · 신고 또는 인정된 사항(효능 · 효과 및 사용방법)의 범위를 초과하여 사용할 수 있다.

5. 예방 · 재활

재활 및 물리치료(이학요법)는 약물투여 또는 처치 및 수술 등에 의하여 치료효과를 얻기 곤란한 경우로서 재활 및 물리치료(이학요법)가 보다 효과가 있다고 인정되는 경우에 행한다.

6. 입원

가. 입원은 진료상 필요하다고 인정되는 경우에 한하며 단순한 피로회복 · 통원불편 등을 이유로 입원지시를 하여서는 아니된다.

나. 퇴원은 의학적 타당성과 퇴원계획의 충분성 등을 신중하게 고려하여 적절한 시기에 행하여져야 한다.

다. 입원환자에 대한 식사는 환자의 치료에 적합한 수준에서 의료법령 및 식품위생법령에서 정하는 기준에 맞게 위생적인 방법으로 제공하여야 한다.

7. 가정간호

가정간호는 진료상 퇴원 후 계속적인 치료와 관리가 필요한 경우에 의사 또는 한의사의 진단과 처방에 의하여 가정전문간호사가 실시하여야 한다.

8. 의료장비

가. 요양기관은 「의료기기법」 제2조제1항에 따른 의료기기를 사용할 경우 같은 법 제6조 및 제15조에 따라 식품의약품안전처장의 제조 또는 수입 허가를 받거나 신

고한 것에 한하여 그 허가 또는 신고된 범위에서 사용하여야 한다.

나. 요양기관은 진단용 방사선 발생장치를 사용할 경우 「의료법」 제37조제1항과 「진단용 방사선 발생장치의 안전관리에 관한 규칙」 제3조에 따라 시장 · 군수 · 구청장(자치구의 구청장을 말한다)에게 신고한 것에 한하여 사용하여야 하며, 「의료법」 제37조제2항과 「진단용 방사선 발생장치의 안전관리에 관한 규칙」 제4조 및 제8조에 따라 검사를 받지 아니하거나 검사결과 부적합 판정을 받은 진단용 방사선 발생장치를 사용하여서는 아니 된다.

다. 요양기관은 치료용 방사선 발생장치를 사용할 경우 「원자력안전법」 제53조에 따라 원자력안전위원회의 사용허가를 받거나 신고 후 사용하여야 하며, 같은 법 제56조 및 제61조에 따른 검사를 받지 아니하거나 검사결과 부적합 판정을 받은 치료용 방사선 발생장치를 사용하여서는 아니 된다.

라. 요양기관은 특수의료장비를 사용할 경우 「의료법」 제38조제1항 및 「특수의료장비의 설치 및 운영에 관한 규칙」 제2조에 따라 시장 · 군수 · 구청장(자치구의 구청장을 말한다. 이하 같다)에게 등록한 것만을 사용해야 하고, 같은 규칙 제3조에 따른 설치인정기준에 맞게 설치 · 운영해야 하며, 「의료법」 제38조제2항 및 「특수의료장비의 설치 및 운영에 관한 규칙」 제5조에 따른 품질관리검사를 받지 않거나 품질관리검사에서 부적합하다고 판정을 받은 특수의료장비를 사용해서는 안 된다.

마. 요양기관은 그 밖에 다른 법령에서 정하고 있는 의료장비를 사용할 경우 해당 법령에서 정하고 있는 의료장비의 사용기준에 맞게 사용하여야 한다.

바. 가목부터 라목까지의 규정에도 불구하고 안전성 · 유효성 등에 관한 사항이 정하여져 있는 의료장비 중 진료에 반드시 필요하다고 보건복지부장관이 정하여 고시하는 의료장비의 경우에는 관계 법령상의 허가 또는 신고된 범위를 초과하여 사용할 수 있다.

사. 「국민건강보험법 시행규칙」 제12조제1항 및 제2항에 따라 의료장비의 현황을 신고받은 건강보험심사평가원장은 해당 의료장비의 제조 · 수입업체, 품목, 제조연월 등 의료장비의 품질 관리 및 이력 관리에 필요한 사항을 식별부호화하여 관리할 수 있다. 이 경우 식별부호화의 방법 및 절차에 필요한 사항은 보건복지부장관이 정하여 고시한다.

[별표 2] 〈개정 2023. 12. 28.〉

비급여대상(제9조제1항관련)

1. 다음 각목의 질환으로서 업무 또는 일상생활에 지장이 없는 경우에 실시 또는 사용되는 행위 · 약제 및 치료재료

가. 단순한 피로 또는 권태

나. 주근깨 · 다모(多毛) · 무모(無毛) · 백모증(白毛症) · 딸기코(주사비) · 점(모반) · 사

마귀 · 여드름 · 노화현상으로 인한 탈모 등 피부질환
다. 발기부전(impotence) · 불감증 또는 생식기 선천성기형 등의 비뇨생식기 질환
라. 단순 코골음
마. 질병을 동반하지 아니한 단순포경(phimosis)
바. 검열반 등 안과질환
사. 기타 가목 내지 바목에 상당하는 질환으로서 보건복지부장관이 정하여 고시하는 질환

2. 다음 각목의 진료로서 신체의 필수 기능개선 목적이 아닌 경우에 실시 또는 사용되는 행위 · 약제 및 치료재료
가. 쌍꺼풀수술(이중검수술), 코성형수술(융비술), 유방확대 · 축소술, 지방흡인술, 주름살제거술 등 미용목적의 성형수술과 그로 인한 후유증치료
나. 사시교정, 안와격리증의 교정 등 시각계 수술로써 시력개선의 목적이 아닌 외모개선 목적의 수술
다. 치과교정. 다만, 선천성 기형으로 저하된 씹는 기능 및 발음 기능을 개선하기 위한 치과교정으로서 보건복지부장관이 정하여 고시하는 경우는 제외한다.
라. 씹는 기능 및 발음 기능의 개선 목적이 아닌 외모개선 목적의 턱얼굴(악안면) 교정술
마. 관절운동 제한이 없는 반흔구축성형술 등 외모개선 목적의 반흔제거술
바. 안경, 콘텍트렌즈 등을 대체하기 위한 시력교정술
사. 질병 치료가 아닌 단순히 키 성장을 목적으로 하는 진료
아. 그 밖에 가목부터 사목까지에 상당하는 외모개선 목적의 진료로서 보건복지부장관이 정하여 고시하는 진료

3. 다음 각목의 예방진료로서 질병 · 부상의 진료를 직접목적으로 하지 아니하는 경우에 실시 또는 사용되는 행위 · 약제 및 치료재료
가. 본인의 희망에 의한 건강검진(법 제52조의 규정에 의하여 공단이 가입자등에게 실시하는 건강검진 제외)
나. 예방접종(파상풍 혈청주사 등 치료목적으로 사용하는 예방주사 제외)
다. 구취제거, 치아 착색물질 제거, 치아 교정 및 보철을 위한 치석제거 및 구강보건증진 차원에서 정기적으로 실시하는 치석제거. 다만, 치석제거만으로 치료가 종료되는 전체 치석제거로서 보건복지부장관이 정하여 고시하는 경우는 제외한다.
라. 불소부분도포, 치면열구전색(치아홈메우기) 등 치아우식증(충치) 예방을 위한 진료. 다만, 18세 이하인 사람의 치아 중 치아우식증(충치)이 생기지 않은 순수 건전치아인 제1큰어금니 또는 제2큰어금니에 대한 치면열구전색(치아홈메우기)은 제외한다.
마. 멀미 예방, 금연 등을 위한 진료
바. 유전성질환 등 태아 또는 배아의 이상유무를 진단하기 위한 유전학적 검사
사. 장애인 진단서 등 각종 증명서 발급을 목적으로 하는 진료
아. 기타 가목 내지 마목에 상당하는 예방진료로서 보건복지부장관이 정하여 고시하는 예방진료

4. 보험급여시책상 요양급여로 인정하기 어려운 경우 및 그 밖에 건강보험급여원리에 부합하지 아니하는 경우로서 다음 각목에서 정하는 비용ㆍ행위ㆍ약제 및 치료재료

가. 가입자등이 다음 표에 따른 요양기관으로서 다음 각 항목 중 어느 하나의 요건을 갖춘 요양기관에서 1개의 입원실에 1인(「의료법」 제3조제2항제1호에 따른 의원급 의료기관 및 제3호나목에 따른 치과병원의 경우 3인 이하)이 입원할 수 있는 병상(이하 "상급병상"이라 한다)을 이용한 경우에는 다음 표의 구분에 따라 부담하는 비용. 다만, 격리치료 대상인 환자가 1인실에 입원하는 경우 등 보건복지부장관이 정하여 고시하는 불가피한 경우에는 비급여대상에서 제외한다.

요양기관 구분	비용
「의료법」 제3조제2항제1호에 따른 의원급 의료기관	제8조에 따라 고시한 요양급여대상인 입원료(이하 "입원료"라 한다) 외에 추가로 부담하는 입원실 이용 비용
「의료법」 제3조제2항제3호나목에 따른 치과병원	
「의료법」 제3조제2항제3호가목에 따른 병원 중 진료과목에 소아청소년과 또는 산부인과를 둔 병원으로서 보건복지부장관이 정하여 고시하는 요건을 갖춘 병원(이하 "아동ㆍ분만병원"이라 한다)	
상급종합병원	입원실 이용 비용 전액
「의료법」 제3조제2항제3호에 따른 병원급 의료 기관(치과병원 및 아동ㆍ분만병원은 제외한다)	

(1) 의료법령에 따라 허가를 받거나 신고한 병상 중 입원실 이용비용을 입원료만으로 산정하는 일반병상(이하 "일반병상"이라 한다)을 다음의 구분에 따라 운영하는 경우. 다만, 건강보험규칙 제12조제1항 또는 제2항에 따라 제출한 요양기관 현황신고서 또는 요양기관 현황 변경신고서 상의 격리병실, 무균치료실, 특수진료실 및 중환자실과 「의료법」 제27조제3항제2호에 따른 외국인환자를 위한 전용 병실 및 병동의 병상은 일반병상 및 상급병상의 계산에서 제외한다.

(가) 의료법령에 따라 신고한 병상이 10병상을 초과하는 「의료법」 제3조제2항제1호의 의원급 의료기관(건강보험규칙 제12조제1항 또는 제2항에 따라 제출한 요양기관 현황신고서 또는 요양기관 현황 변경신고서 상에 분만실이 포함된 경우만 해당한다), 같은 법 제3조의5제1항에 따른 지정을 받은 산부인과 또는 주산기(周産期) 전문병원(종합병원은 제외한다), 아동ㆍ분만병원(분만병원만 해당한다): 일반병상을 총 병상의 5분의 1 이상 확보할 것

(나) 의료법령에 따라 신고한 병상이 10병상을 초과하는 「의료법」 제3조제2항제1호의 의원급 의료기관(건강보험규칙 제12조제1항 또는 제2항에 따라 제출한 요양기관 현황신고서 또는 요양기관 현황 변경신고서 상에 분만실이 포함된 경우는 제외한다), 같은 항 제3호나목의 치과병원, 같은 법 제3조의5제1항에 따른 지정을 받은 산부인과 또는 주산기 전문병원(종합병원만 해당한다) 및 아동ㆍ분만병원(아동병원만 해당한다): 일반병상을 총 병상의 2분

의 1 이상 확보할 것

(다) 「의료법」 제3조제2항제3호에 따른 병원급 의료기관(치과병원 및 아동 · 분만병원을 제외한다): 일반병상을 총 병상의 5분의 3 이상 확보할 것

(라) 「의료법」 제3조제2항제3호바목의 종합병원 및 같은 법 제3조의4제1항에 따른 지정을 받은 상급종합병원: 일반병상을 총 병상의 5분의 4 이상 확보할 것

(2) 의료법령에 의하여 신고한 병상이 10병상 이하인 경우

나. 가목에도 불구하고 다음 각 항목에 해당하는 경우에는 다음의 구분에 따른 비용

(1) 가입자등이 「의료법」 제3조제2항제3호라목에 따른 요양병원(「정신보건법」 제3조제3호에 따른 정신의료기관 중 정신병원, 「장애인복지법」 제58조제1항제4호에 따른 장애인 의료재활시설로서 「의료법」 제3조의2의 요건을 갖춘 의료기관은 제외한다. 이하 같다) 중 입원실 이용비용을 입원료만으로 산정하는 일반병상(건강보험규칙 제12조제1항 또는 제2항에 따라 제출한 요양기관 현황신고서 또는 요양기관 현황 변경신고서 상의 격리병실, 무균치료실, 특수진료실 및 중환자실과 「의료법」 제27조제3항제2호에 따른 외국인환자를 위한 전용 병실 및 병동의 병상은 제외한다)을 50퍼센트 이상 확보하여 운영하는 요양병원에서 1개의 입원실에 5인 이하가 입원할 수 있는 병상을 이용하는 경우: 제8조제4항 전단에 따라 고시한 입원료 외에 추가로 부담하는 입원실 이용 비용

(2) 가입자등이 가목(1)에서 정한 요건을 갖춘 상급종합병원, 종합병원, 병원 중 「호스피스 · 완화의료 및 임종과정에 있는 환자의 연명의료결정에 관한 법률」 제25조에 따라 호스피스전문기관으로 지정된 요양기관에서 1인실 병상을 이용하여 같은 법 제28조에 따른 호스피스 · 완화의료를 받는 경우(격리치료 대상인 환자가 1인실에 입원하는 경우, 임종실을 이용하는 경우 등 보건복지부장관이 정하여 고시하는 불가피한 경우는 제외한다): 제8조제4항 전단에 따라 고시한 호스피스 · 완화의료 입원실의 입원료 중 4인실 입원료 외에 추가로 부담하는 입원실 이용 비용

다. 선별급여를 받는 사람이 요양급여비용 외에 추가로 부담하는 비용

라. 법 제51조에 따라 장애인에게 보험급여를 실시하는 보장구를 제외한 보조기 · 보청기 · 안경 또는 콘택트렌즈 등 보장구. 다만, 보청기 중 보험급여의 적용을 받게 될 수술과 관련된 치료재료인 보건복지부장관이 정하여 고시하는 보청기는 제외한다.

마. 친자확인을 위한 진단

바. 치과의 보철(보철재료 및 기공료 등을 포함한다) 및 치과임플란트를 목적으로 실시한 부가수술(골이식수술 등을 포함한다). 다만, 보건복지부장관이 정하여 고시하는 65세 이상인 사람의 틀니 및 치과임플란트는 제외한다.

사. 및 아. 삭제 〈2002.10.24〉

자. 제8조에 따라 보건복지부장관이 고시한 약제에 관한 급여목록표에서 정한 일반의약품으로서 「약사법」 제23조에 따른 조제에 의하지 아니하고 지급하는 약제

차. 삭제 〈2006.12.29〉

카. 삭제 〈2018. 12. 31.〉

타. 「장기등 이식에 관한 법률」에 따른 장기이식을 위하여 다른 의료기관에서 채취한 골수 등 장기의 운반에 소요되는 비용

파. 「마약류 관리에 관한 법률」 제40조에 따른 마약류중독자의 치료보호에 소요되는 비용

하. 제11조제1항 또는 제13조제1항에 따라 요양급여대상 또는 비급여대상으로 결정 · 고시되기 전까지의 행위 · 치료재료(「신의료기술평가에 관한 규칙」 제2조제2항에 따른 평가 유예 신의료기술을 포함하되, 같은 규칙 제3조제3항에 따라 서류를 송부받은 경우와 같은 규칙 제3조의4에 따른 신의료기술평가 결과 안전성 · 유효성을 인정받지 못한 경우에는 제외한다). 다만, 제11조제9항 또는 제13조제1항 후단의 규정에 따라 소급하여 요양급여대상으로 적용되는 행위 · 치료재료(「신의료기술평가에 관한 규칙」 제2조제2항에 따른 평가 유예 신의료기술을 포함한다)는 제외한다.

거. 「신의료기술평가에 관한 규칙」 제3조제10항제2호에 따른 제한적 의료기술

너. 「의료기기법 시행규칙」 제32조제1항제6호에 따른 의료기기를 장기이식 또는 조직이식에 사용하는 의료행위

더. 그 밖에 요양급여를 함에 있어서 비용효과성 등 진료상의 경제성이 불분명하여 보건복지부장관이 정하여 고시하는 검사 · 처치 · 수술 기타의 치료 또는 치료재료

5. 삭제 〈2006.12.29〉

6. 영 제21조제3항제2호에 따라 보건복지부장관이 정하여 고시하는 질병군에 대한 입원진료의 경우에는 제1호 내지 제4호(제4호 하목을 제외한다), 제7호에 해당되는 행위 · 약제 및 치료재료. 다만, 제2호아목, 제3호아목 및 제4호더목은 다음 각 목에서 정하는 경우에 한정한다.

가. 보건복지부장관이 정하여 고시하는 행위 및 치료재료

나. 질병군 진료 외의 목적으로 투여된 약제

6의2. 영 제21조제3항제3호에 따른 호스피스 · 완화의료 입원진료의 경우에는 제1호부터 제3호까지, 제4호나목(2) · 더목에 해당되는 행위 · 약제 및 치료재료. 다만, 제2호사목, 제3호아목 및 제4호더목은 보건복지부장관이 정하여 고시하는 행위 및 치료재료에 한정한다.

7. 건강보험제도의 여건상 요양급여로 인정하기 어려운 경우

가. 보건복지부장관이 정하여 고시하는 한방물리요법

나. 한약첩약 및 기상한의서의 처방 등을 근거로 한 한방생약제제

8. 약사법령에 따라 허가를 받거나 신고한 범위를 벗어나 약제를 처방 · 투여하려는 자가 보건복지부장관이 정하여 고시하는 절차에 따라 의학적 근거 등을 입증하여 비급여로 사용할 수 있는 경우. 다만, 제5조제4항에 따라 중증환자에게 처방 · 투여하는 약제 중 보건복지부장관이 정하여 고시하는 약제는 건강보험심사평가원장의 공고에 따른다.

국민건강보험공단 정관

[시행 2023. 11. 30.] [국민건강보험공단규정 , 2023. 11. 30., 일부개정.]

제1장 총칙

제1조 (목적)

이 법인은 「국민건강보험법」에 따른 건강보험사업, 「노인장기요양보험법」에 따른 장기요양사업, 그 밖의 다른 법령에 따라 위탁받은 사업을 합리적이고 효율적으로 수행하여 국민보건 및 사회보장을 증진함으로써 국민의 삶의 질 향상에 기여함을 목적으로 한다.

제2조(명칭)

이 법인은 국민건강보험공단(이하 "공단"이라 한다)이라 한다.

제3조(사무소 등)

① 공단은 주된 사무소를 강원특별자치도 원주시에 두고 보건복지부장관의 승인을 얻어 분사무소로 지역본부 · 지사를, 소속기관으로 제62조에 따른 의료시설과 제70조에 따른 장기요양기관을 둘 수 있다. 〈개정 2014. 7. 22., 2015. 12. 24., 2023. 6. 1.〉

② 공단은 「국민건강보험법」(이하 "법"이라 한다) 제14조제1항제9호 및 「노인장기요양보험법」 제48조제2항제10호에 따른 조사연구, 통계관리 등을 수행하기 위하여 보건복지부장관의 승인을 얻어 건강보험연구원을 설치 · 운영할 수 있다. 〈개정 2012. 9. 14., 2019. 12. 26.〉

③ 공단은 법 제14조제1항제8호에 따른 교육훈련 등을 수행하기 위하여 보건복지부장관의 승인을 얻어 국민건강보험공단인재개발원을 설치 · 운영할 수 있다. 〈신설 2014. 12. 24.〉

제4조(공고 방법) 공단의 공고(법 제39조제2항에 따른 공고를 제외한다)는 다음 각 호의 어느 하나에 해당하는 방법으로 한다. 〈개정 2014. 7. 22.〉

1. 「신문 등의 진흥에 관한 법률」 제9조제1항제9호에 따른 보급지역을 전국으로 등록한 1개 이상의 일반일간신문에게재
2. 공단의 주된 사무소, 분사무소, 제62조에 따른 의료시설, 제70조에 따른 장기요양기관의 게시판 또는 공단 인터넷 홈페이지에 14일 이상 게시

[전문변경 2012. 9. 14.]

제5조(규정 등의 제 · 개정 등)

① 공단은 공단의 전반적인 운영과 모든 업무수행에 필요한 기본방침 및 절차 등에 관한 기본적 준칙으로서의 규범을 다음 각 호의 구분에 따라 제정 또는 개정(폐지를 포함한다. 이하 같다)한다. 〈개정 2019. 10. 1.〉

1. 규정: 법령 또는 이 정관에서 위임하거나 법령 또는 이 정관에서 정한 내용을 시행하는 데 필요한 사항, 그 밖에 이사장이 공단 업무와 관련하여 필요하다고 인정하는 사항
2. 규칙: 이 정관 또는 제1호에 따른 규정에서 구체적으로 범위를 정하여 위

임하거나 제1호에 따른 규정에서 정한 내용을 시행하는 데 필요한 사항
3. 요령: 이 정관, 제1호에 따른 규정 및 제2호에 따른 규칙에서 구체적으로 범위를 정하여 위임하거나 제2호에 따른 규칙에서 정한 내용을 시행하는 데 필요한 사항

② 제1항 각 호의 규범(이하 "규정등"이라 한다)은 그 종류별로 다음 각 호의 구분에 따른 절차를 거쳐 제정 또는 개정한다. 〈개정 2019. 10. 1., 2020. 09. 29.〉
1. 규정: 이사회의 의결을 거쳐 정함. 이 경우 공단의 조직, 인사, 보수, 회계에 관한 규정은 보건복지부장관의 승인을 얻어야 한다.
2. 규칙 및 요령: 이사장이 정함

③ 규정등을 제정 및 개정하는 구체적인 절차 및 방법, 그 관리 등에 필요한 사항은 규정으로 정한다. 〈개정 2019. 10. 1.〉

제6조(정관 변경)
① 공단은 정관을 변경하려면 이사회의 의결을 거쳐 보건복지부장관의 인가를 받아야 한다.
② 정관을 변경하는 구체적인 절차, 방법, 그 관리 등에 필요한 사항은 규정으로 정한다. 〈개정 2019. 10. 1.〉

제2장 임원과 직원

제7조(임원)
① 공단에 임원으로 이사장 1명, 이사 14명 및 감사 1명을 둔다.
② 이사장, 이사 중 5명 및 감사는 상임으로 한다. 〈개정 2020. 09. 29.〉

제8조(임원의 임명 등)
① 이사장은 제9조에 따른 임원추천위원회가 복수로 추천하는 사람 중에서 보건복지부장관의 제청으로 대통령이 임명한다.
② 상임이사(법 제21조에 따라 선임하는 상임이사는 제외한다)는 상임이사추천위원회가 복수로 추천하는 사람 중에서 이사장이 임명한다. 이 경우 상임이사추천위원회의 구성, 운영 등에 관하여 필요한 사항은 규칙으로 정한다. 〈개정 2012. 9. 14.〉
③ 비상임이사는 다음 각 호의 사람을 보건복지부장관이 임명한다. 〈개정 2012. 9. 14., 2013. 10. 8., 2015. 12. 24.〉
1. 노동조합, 사용자단체, 시민단체(「비영리민간단체지원법」 제2조에 따른 비영리민간단체를 말한다. 이하 같다), 소비자단체, 농어업인단체 및 노인단체가 각 1명씩 추천하는 6명
2. 기획재정부장관, 보건복지부장관 및 인사혁신처장이 해당 기관 소속의 3급 공무원 또는 고위공무원단에 속하는 일반직공무원 중에서 각 1명씩을 지명하는 방법으로 추천하는 3명

④ 감사는 제9조에 따른 임원추천위원회가 복수로 추천하여 「공공기관의 운영에 관한 법률」 제8조에 따른 공공기관운영위원회의 심의 · 의결을 거친 사람 중에서 기획재정부장관의 제청으로 대통령이 임명한다. 〈개정 2019. 10. 1.〉
⑤ 공단에 「공공기관의 운영에 관한 법률」 제21조 및 같은 법 시행령 제19조에 따라 비상임이사 중에서 호선(互選)하여 선임비상임이사 1명을 둔다.

제9조(임원추천위원회의 구성 등)
① 공단 이사회는 임기만료 등의 사유로 이사장 또는 감사를 새로 선임할 필요가 있는 경우에는 지체 없이 「공공기관

의 운영에 관한 법률」 제29조제1항에 따라 임원추천위원회를 구성한다.

② 제1항에 따른 임원추천위원회의 구성·운영, 임원후보의 공개모집 등에 관하여 필요한 사항은 규정으로 정한다.

제10조(임원의 임기)

① 이사장의 임기는 3년으로, 이사와 감사의 임기는 각각 2년으로 한다. 다만, 공무원인 임원의 임기는 그 임명 당시의 직위에 재임 중인 기간으로 한다. 〈개정 2020. 09. 29.〉

② 임원은 「공공기관의 운영에 관한 법률」에서 정하는 바에 따라 1년을 단위로 연임할 수 있다. 이 경우에는 임원추천위원회, 상임이사추천위원회 및 법 제21조제2항에 따른 징수이사추천위원회의 추천을 거치지 아니한다. 〈개정 2015. 12. 24.〉

제11조(임원의 직무)

① 이사장은 공단을 대표하며 그 업무를 총괄한다.

② 이사장이 부득이한 사유로 그 직무를 수행할 수 없는 때에는 상임이사가 직제에 관한 규정에서 정하는 순서에 따라 그 직무를 대행하고, 상임이사가 없거나 그 직무를 대행할 수 없을 때에는 보건복지부장관이 지명하는 비상임이사가 그 직무를 대행한다. 〈개정 2020. 09. 29.〉

③ 이사는 이사회에 부쳐진 안건의 심의 및 의결에 참여한다. 〈개정 2020. 09. 29.〉

④ 상임이사는 직제를 정하는 규정에서 정하는 업무와 이사장이 명하는 업무를 집행한다. 〈개정 2020. 09. 29.〉

⑤ 비상임이사는 필요하다고 인정하는 경우에는 비상임이사 2명 이상의 연서(連署)로 공단의 운영과 관련하여 감사(監事)에게 특정 사안에 대한 감사(監査)를 요청할 수 있다. 이 경우 감사는 특별한 사정이 없는 한 이에 응하여야 한다. 〈개정 2020. 09. 29.〉

⑥ 비상임이사는 업무를 수행하기 위하여 필요한 자료를 이사장에게 요구할 수 있다. 이 경우 이사장은 특별한 사정이 없으면 그 요구에 따라야 한다. 〈개정 2019. 10. 1., 2020. 09. 29.〉

⑦ 선임비상임이사는 이사회 안건 그 밖에 기관 운영에 관한 사항을 논의하기 위하여 비상임이사회의를 소집·주재할 수 있다. 〈개정 2020. 09. 29.〉

⑧ 감사는 「공공감사에 관한 법률」, 같은 법 시행령 및 「공기업·준정부기관 감사 운영규정」에 따라 공단의 업무, 회계 및 재산 상황을 감사하고, 그 의견을 이사회에 제출한다. 〈개정 2020. 09. 29.〉

제12조(대리인의 선임)

이사장은 공단 업무에 관한 모든 재판상의 행위 또는 재판 외의 행위를 대행하게 하기 위하여 공단의 이사 또는 직원 중에서 대리인을 선임할 수 있다.

제13조(임원의 결격사유)

다음 각 호의 어느 하나에 해당하는 사람은 공단의 임원이 될 수 없다.

1. 대한민국 국민이 아닌 사람
2. 「국가공무원법」 제33조 각 호의 어느 하나에 해당하는 사람
3. 「부패방지 및 국민권익위원회의 설치와 운영에 관한 법률」 제82조에 따른 취업제한 사유에 해당하는 사람
4. 「공공기관의 운영에 관한 법률」 제34조제1항제2호에 해당하는 사람

제14조(임원의 당연 퇴임·해임)

① 임원이 제13조 각 호의 어느 하나에 해당하거나 임명 당시 그에 해당하였던 것으로 밝혀졌을 때에는 그 임원은 당연히 퇴임한다.

② 임원의 임명권자는 임원이 다음 각 호의 어느 하나에 해당하게 된 경우에는 그 임원을 해임할 수 있다. 〈개정 2020. 09. 29.〉

1. 신체상 또는 정신상의 장애로 직무를 수행할 수 없다고 인정되는 경우
2. 직무상의 의무를 위반한 경우
3. 고의 또는 중대한 과실로 공단에 손실을 발생하게 한 경우
4. 직무의 내외를 불문하고 품위를 손상하는 행위를 한 경우
5. 법에 따른 보건복지부장관의 명령을 위반한 경우

제14조의2(임원의 의원면직 제한)

임원의 임명권자 또는 임명제청권자는 임원이 다음 각 호의 어느 하나에 해당하는 경우에는 그 임원의 의원면직을 제한할 수 있다.

1. 비위와 관련하여 형사사건으로 기소 중인 경우
2. 비위와 관련하여 검찰, 경찰 등 수사기관에서 수사 중이거나 감사원 등 감사기관 또는 공단 감사가 감사 중인 경우
3. 관련 법률에 따라 해임 건의 중이거나 제5조제1항제1호에 따른 규정에 따라 해임 · 정직에 준하는 징계 의결이 요구 중인 경우

[전문변경 2020. 09. 29.]

제15조(대표권의 제한)

① 이사장은 공단의 이익과 자신의 이익이 상반되는 사항에 대하여 공단을 대표하지 못한다. 이 경우 감사가 공단을 대표한다.

② 공단과 이사장 사이의 소송에 관하여 제1항을 준용한다.

제16조(이사장의 권한의 위임)

이사장은 법 제32조 및 「노인장기요양보험법」 제51조에 따라 분사무소의 장에게 별표에 따른 권한을 위임한다. 〈개정 2012. 9. 14.〉

제17조(직원의 임면)

이사장은 인사에 관한 사항을 정하는 규정에서 정하는 바에 따라 직원을 임면한다.

제18조(직원의 신분보장)

공단의 직원은 인사에 관한 사항을 정하는 규정에서 정하는 바에 따라 징계 또는 직권면직이 되는 경우를 제외하고는 그 의사에 반하여 해임되지 아니한다.

제19조(임직원의 겸직제한)

① 공단의 상임임원과 직원은 그 직무 외에 영리를 목적으로 하는 업무에 종사하지 못한다. 다만, 영리를 목적으로 하지 않는 다른 업무의 경우에는 공단 직무수행에 지장이 없는 범위에서 임명권자의 사전허가를 받아 겸직할 수 있다. 〈개정 2020. 09. 29.〉

② 제1항에 따른 영리를 목적으로 하는 업무란 다음 각 호의 어느 하나를 말한다.

1. 상업 · 공업 · 금융업 또는 그 밖의 영리를 목적으로 하는 업무를 스스로 경영하여 영리를 추구하는 것이 현저한 업무
2. 상업 · 공업 · 금융업 또는 그 밖의 영리를 목적으로 하는 사기업체의 이사 · 감사 업무를 집행하는 무한책임사원 · 지배인 · 발기인 또는 그 밖의 임원이 되는 것
3. 자신의 직무와 관련이 있는 타인의 기업에 투자하는 행위

4. 그 밖에 계속적으로 재산상의 이득을 목적으로 하는 업무

제20조(임직원의 복무)
임직원의 복무에 관한 사항은 인사에 관한 사항을 정하는 규정에서 정하는 바에 따른다.

제21조(임직원의 의무)
① 임직원은 그 직무를 수행할 때에 법령 및 관련 규정을 준수하고 신의에 따라 성실히 수행하여야 한다.
② 임직원은 그 업무상 알게 된 타인의 비밀을 누설하여서는 아니 된다.

제22조(임직원의 보수 등)
① 임직원(비상임이사를 제외한다)은 보수에 관한 사항을 정하는 규정에서 정하는 바에 따라 보수와 그 밖의 업무수행에 따른 실비를 받는다.
② 비상임이사는 그 업무수행에 따른 실비를 받는다.

제23조(조직)
공단의 내부조직, 업무분장 및 정원에 관하여는 직제에 관한 사항을 정하는 규정에서 정하는 바에 따른다.

제3장 이사회

제24조(설치및기능)
① 공단 업무와 관련한 다음 각 호의 사항(법 제4조제1항에 따른 건강보험정책심의위원회, 법 제33조에 따른 재정운영위원회 및「노인장기요양보험법」제45조에 따른 장기요양위원회의 심의·의결사항은 제외한다)을 심의·의결하기 위하여 공단에 이사장과 이사로 구성되는 이사회를 둔다. 〈개정 2012. 9. 14., 2014. 7. 22., 2020. 09. 29.〉
1. 사업운영계획 그 밖의 공단 운영의 기본방침에 관한 사항
2. 건강보험사업 및 장기요양사업의 예산 및 결산에 관한 사항
3. 정관 변경에 관한 사항
4. 보험료(「노인장기요양보험법」에 따른 장기요양보험료를 포함한다) 등에 관한 사항
5. 준비금 그 밖의 중요재산의 취득·관리 및 처분에 관한 사항
6. 제5조제1항제1호에 따른 규정의 제정·개정에 관한 사항
7. 공단의 업무를 위탁받을 기관의 선정, 공단이 위탁하는 업무의 범위 및 위탁계약의 내용에 관한 사항
8. 차입금에 관한 사항
9. 보험급여(「노인장기요양보험법」 에 따른 장기요양급여를 포함한다)에 관한 사항
10. 중요한 소송 및 화해에 관한 사항
11. 제62조에 따른 의료시설 및 제70조에 따른 장기요양기관의 설치·운영에 관한 사항
12. 임원추천위원회 위원 선임에 관한 사항
13. 법령 또는 이 정관에서 이사회의 의결을 거치도록 요구하는 사항
14. 그 밖에 공단 운영에 관하여 중요한 사항

② 이사회는 특히 필요하다고 인정할 때에는 일정한 범위를 정하여 이사회의 권한 중 일부를 이사장에게 위임할 수 있다. 이 경우 이사장은 이사회의 위임에 따라 처리한 결과를 다음에 개최되는 이사회 회의에서 보고하여야 한다.

제25조(이사회의 회의소집)
① 이사장은 이사회의 회의(이하 이 장에서 "회의"라 한다)를 소집하고 그 의장이 된다. 〈개정 2020. 09. 29.〉

② 회의는 정기회의와 임시회의로 나눈다. 〈개정 2020. 09. 29.〉

③ 정기회의는 매년 2월과 10월 중에 각각 소집하고, 임시회의는 다음 각 호의 어느 하나에 해당하는 경우에 소집한다.

1. 이사장이 필요하다고 인정할 때
2. 재적이사(이사장을 포함한다. 이하 같다) 3분의 1 이상이 회의 목적을 명시하여 서면으로 요구할 때

④ 이사장은 제3항제2호에 따른 소집요구가 있으면 그 요구가 있는 날부터 10일 이내에 회의를 개최하여야 한다.

⑤ 이사장은 회의를 개최할 때에는 회의개최 7일 전까지 개최 일시, 장소 및 안건을 각 이사에게 통지하여야 한다. 다만, 긴급을 요하거나 부득이한 사유가 있는 경우에는 그러하지 아니하다. 〈개정 2020. 09. 29.〉

제26조(이사의 대리인 선임 등)

① 이사는 다음 각 호의 구분에 따른 사람을 대리인으로 선임하여 그 대리인에게 회의에 출석하여 의결권을 행사하게 할 수 있다. 이 경우 대리인은 그 대리권을 증명하는 서면을 이사회에 제출하여야 한다. 〈개정 2020. 09. 29.〉

1. 상임이사: 공단 소속 직원
2. 비상임이사의 경우에는 다음 각 목의 사람
   가. 제8조제3항제1호의 단체가 추천한 비상임이사: 그 단체 소속의 임직원
   나. 제8조제3항제2호의 비상임이사: 같은 중앙행정기관 소속 공무원

② 제1항 후단의 대리권을 증명하는 서면에는 대리인의 성명, 생년월일, 주소, 소속 및 대리 행사할 수 있는 의결권의 범위 등을 기재하고 대리인을 선임한 이사가 서명 또는 기명날인하여야 한다. 〈개정 2020. 09. 29.〉

제27조(의결방법)

① 회의는 재적이사의 과반수의 출석으로 개의하고 재적이사 과반수의 찬성으로 의결한다. 〈개정 2020. 09. 29.〉

② 회의 안건과 특별한 이해관계가 있는 임원(제26조에 따라 대리인을 선임한 경우에는 그 대리인을 포함한다. 이하 이 장에서 같다)은 그 안건의 의결에 참여할 수 없다. 이 경우 의결에 참여하지 못하는 임원은 제1항에 따른 재적이사 수에 포함되지 아니한다. 〈개정 2020. 09. 29., 2023. 6. 1.〉

③ 회의에 부쳐진 안건 중 그 사안이 경미하거나 또는 긴급을 요하는 경우에는 서면으로 이를 의결할 수 있다. 이 경우 재적이사 과반수의 찬성으로 의결한다. 〈개정 2020. 09. 29.〉

제28조(회의록의 작성 등)

① 이사장은 회의에 관하여 회의록을 작성하고 이를 갖추어 두어야 한다. 〈개정 2020. 09. 29.〉

② 제1항에 따른 회의록(이하 이 조에서 "회의록"이라 한다)에는 회의경과 및 심의·의결사항을 기재하고 의장 및 출석한 임원이 서명 또는 날인하여야 한다. 〈개정 2020. 09. 29.〉

③ 회의록은 경영상 기밀 등 특별한 사항을 제외하고는 공단 인터넷 홈페이지와 「공공기관의 운영에 관한 법률 시행령」 제16조제3항에 따라 기획재정부장관이 지정하는 인터넷 사이트를 통하여 공시해야 하고 공시하지 않는 경우에는 그 사유를 명시하여 공시하여야 한다. 〈개정 2012. 9. 14., 2020. 09. 29.〉

제29조(이사회의 운영)

이사회의 운영 등에 관하여 필요한 사항은 규정으로 정한다.

제4장 재정운영위원회

제30조(설치및구성)

① 법 제33조제1항에 따라 다음 각 호의 사항을 심의 · 의결하기 위하여 공단에 재정운영위원회(이하 이 장에서 "위원회"라 한다)를 둔다. 〈개정 2012. 9. 14., 2014. 4. 8.〉

1. 법 제45조에 따른 요양급여비용 계약 체결에 관한 사항
2. 법 제84조제1항 및 「노인장기요양보험법」 제11조에 따른 결손처분에 관한 사항
3. 「국민건강보험법 시행령」 (이하 "영"이라 한다) 제36조제5항에 따른 직장가입자의 보수월액 산정방법 등에 관한 사항
4. 그 밖에 보험재정과 관련된 사항

② 위원회의 위원은 다음 각 호의 사람을 보건복지부장관이 임명 또는 위촉한다. 〈개정 2012. 9. 14., 2019. 10. 1.〉

1. 직장가입자를 대표하는 위원으로서 노동조합 및 사용자단체가 각각 5명씩 추천하는 10명
2. 지역가입자를 대표하는 위원으로서 다음 각 목의 사람
   가. 농어업인단체 및 도시자영업자단체가 각각 3명씩 추천하는 6명
   나. 시민단체가 추천하는 4명
3. 공익을 대표하는 위원으로서 다음 각 목의 사람
   가. 기획재정부장관 및 보건복지부장관이 그 소속 4급 이상 공무원 또는 고위공무원단에 속하는 일반직 공무원 중에서 각각 1명씩 지명하는 2명
   나. 건강보험에 관한 학식과 경험이 풍부한 8명

③ 위원회의 위원장(이하 이 장에서 "위원장"이라 한다)은 공익을 대표하는 위원 중에서 호선한다.

④ 위원의 임기는 2년으로 한다. 다만, 공무원인 위원의 임기는 그 임명 당시의 직위에 재임 중인 기간으로 하고, 위원의 사임 등으로 새로 임명 또는 위촉된 위원의 임기는 전임위원 임기의 남은 기간으로 한다. 〈개정 2020. 09. 29.〉

⑤ 위원장은 위원회의 사무를 처리하기 위하여 공단 소속 직원 중에서 간사 1명을 지명한다. 〈개정 2020. 09. 29.〉

제31조(위원회의 회의소집)

① 위원장은 위원회의 회의(이하 이 장에서 "회의"라 한다)를 소집하고 그 의장이 된다. 〈개정 2020. 09. 29.〉

② 회의는 정기회의와 임시회의로 나눈다. 〈개정 2020. 09. 29.〉

③ 정기회의는 매년 3월 중에 소집하고, 임시회의는 다음 각 호의 어느 하나에 해당하는 경우에 소집한다. 〈개정 2020. 09. 29.〉

1. 이사장의 요구가 있는 경우
2. 재적위원 3분의 1 이상의 요구가 있는 경우
3. 위원장이 필요하다고 인정하는 경우

④ 위원장은 제3항제1호 및 제2호에 따른 소집요구가 있으면 그 요구가 있은 날부터 7일 이내에 회의를 개최하여야 한다. 〈개정 2020. 09. 29.〉

⑤ 위원장은 회의를 개최하려면 회의개최 5일 전까지 개최 일시, 장소 및 안건을 각 위원에게 통지하여야 한다. 〈개정 2020. 09. 29.〉

제32조(위원회 위원의 대리인 선임 등)

① 위원(제30조제2항제3호나목의 위원은 제외한다)은 다음 각 호의 구분에 따른 사람을 대리인으로 선임하여 그 대리인에게 회의에 출석하여 의결권을 행사하게 할 수 있다. 이 경우 대리인은 그 대리권을 증명하는 서면을 위원회에 제출하여야 한다. 〈개정 2020. 09. 29.〉

1. 제30조제2항제1호·제2호의 단체가 추천한 위원: 그 추천 단체 소속의 임직원
2. 제30조제2항제3호가목의 위원: 같은 중앙행정기관 소속의 공무원

② 제1항 후단의 대리권을 증명하는 서면에 대해서는 제26조제2항을 준용한다. 이 경우 "이사"를 "위원"으로 본다.

제33조(의결방법)

① 위원회는 재적위원 과반수의 출석으로 개의하고 출석위원 과반수의 찬성으로 의결한다.

② 위원회의 회의에 부쳐진 안건 중 규정으로 정하는 사항은 서면으로 의결할 수 있다. 이 경우 서면결의의 방법 등에 관하여는 규정으로 정한다.

제34조(심의·의결사항 통보)

위원장은 제30조제1항 각 호의 사항을 심의·의결한 때에는 그 내용을 공단 이사장에게 즉시 통보하여야 한다.

제35조(회의록의 작성 등)

① 위원장은 위원회의 회의에 관하여 회의록을 작성하고 이를 갖추어 두어야 한다.

② 제1항에 따른 회의록에는 회의경과 및 심의·의결사항을 기재하고 위원장과 출석한 위원(제32조제1항에 따라 대리인을 선임한 경우에는 그 대리인을 포함한다)이 서명 또는 날인하여야 한다. 〈개정 2020. 09. 29.〉

제36조(위원회의 운영)

위원회의 운영에 관하여 이 장에서 정한 사항 외에 필요한 사항은 규정으로 정한다. 이 경우 해당 규정의 제정·개정은 제5조제2항제1호에도 불구하고 위원회의 의결로 정한다.

[전문변경 2020. 09. 29.]

제5장 사업 등

제37조(사업)

① 공단은 건강보험사업의 목적을 달성하기 위하여 다음 각 호의 사업을 수행한다. 〈개정 2012. 9. 14., 2019. 10. 1., 2020. 09. 29.〉

1. 가입자 및 피부양자의 자격관리
2. 법에 따른 보험료 및 그 밖의 징수금의 부과·징수
3. 보험급여의 관리
4. 가입자 및 피부양자 질병의 조기발견·예방 및 건강관리를 위하여 요양급여 실시 현황과 건강검진 결과 등을 활용하여 실시하는 예방사업
5. 보험급여 비용의 지급
6. 자산의 관리·운영 및 증식사업
7. 의료시설의 운영
8. 건강보험에 관한 교육훈련 및 홍보
9. 건강보험에 관한 조사연구와 국제협력
10. 제1호부터 제9호까지에 해당하는 업무 외에 법에서 공단의 업무로 정하는 사업
11. 법 또는 다른 법령에 따라 위탁받은 업무
12. 그 밖에 건강보험과 관련하여 보건복지부장관이 필요하다고 인정한 업무

② 공단은 장기요양사업의 목적을 달성하기 위하여 다음 각 호의 사업을 수행한다. 〈개정 2020. 09. 29., 2023. 11. 30.〉
  1. 장기요양보험가입자 및 그 피부양자와 의료급여수급권자의 자격관리
  2. 장기요양보험료 등의 부과 · 징수
  3. 장기요양인정 신청인에 대한 조사
  4. 등급판정위원회의 운영 및 장기요양등급 판정
  5. 장기요양인정서의 작성 및 개인별장기요양이용계획서의 제공
  6. 장기요양급여의 관리 및 평가
  7. 수급자 및 그 가족에 대한 정보제공 · 안내 · 상담 등 장기요양급여 관련 이용지원에 관한 사항
  8. 재가 및 시설 급여비용의 심사 및 지급과 특별현금급여의 지급
  9. 장기요양급여 제공내용 확인
  10. 장기요양사업에 관한 조사 · 연구 및 홍보
  11. 노인성질환예방사업
  12. 「노인장기요양보험법」에 따른 부당이득금의 부과 · 징수 등
  13. 자산의 관리 · 운영 및 증식사업
  14. 장기요양급여의 제공기준을 개발하고 장기요양급여비용의 적정성을 검토하기 위한 장기요양기관의 설치 및 운영
  15. 장기요양요원 중 요양보호사의 자질향상을 위하여 필요한 보수교육 실시
  16. 그 밖에 장기요양사업과 관련하여 보건복지부장관이 위탁한 업무

③ 공단은 제1항 및 제2항의 사업을 수행함에 있어 공공성 및 공익성을 추구해야 하며, 사회적 가치 실현을 위해 노력해야 한다. 〈신설 2019. 10. 1.〉

제38조(업무제공 및 시설의 관리운영)
공단이 제공하는 업무 또는 공단 시설의 이용방법 및 수수료 · 사용료 등 관리운영에 관한 사항은 이사회의 의결을 거쳐 이사장이 정한다. 〈개정 2020. 09. 29.〉

제39조(보험료 납부기한 연기)
「농어촌주민의 보건복지증진을 위한 특별법」 제30조에 따라 보험료(납부기한 연기를 신청한 날까지 이미 납부한 보험료는 제외한다)의 납부기한을 연기하는 경우 그 연기하는 기간은 납부 연기의 사유가 발생한 날이 속하는 달부터 6개월로 한다. 〈개정 2020. 09. 29.〉

[제목변경 2020. 09. 29.]

제40조(보험료의 분기별 납부)
① 「국민건강보험법 시행규칙」(이하 "시행규칙"이라 한다) 제47조제3항에 따라 분기별로 납부하는 보험료의 납부의무자(이하 "분기별 납부의무자"라 한다)가 같은 조 제2항에 따른 납부기한까지 보험료를 내지 않은 경우 해당 보험료 및 연체금을 법 제81조제2항에 따른 최초 독촉 납부기한까지 전액 납부하지 않은 때에는 납부의사가 없는 것으로 본다. 〈개정 2015. 5. 19., 2020. 09. 29.〉
② 공단은 제1항에 따라 납부의사가 없는 것으로 보는 경우에는 그 분기별 납부신청을 해지할 수 있다. 이 경우 해당 납부의무자는 그 해지일부터 1년 이내에 분기별 납부를 신청할 수 없다. 〈개정 2020. 09. 29.〉
③ 공단은 제2항에 따라 분기별 납부 신청이 해지된 경우 해당 납부의무자에게 다음 분기 시작월 보험료부터 법 제69조 및 제79조에 따라 매월 보험료를 징수한다.

[전문변경 2014. 12. 24.]

제41조 삭제 〈2012. 9. 14.〉

제42조 삭제 〈2012. 9. 14.〉

제43조(정산보험료 분할납부)

① 공단은 다음 각 호의 어느 하나에 해당하는 경우로서 해당 사용자 또는 가입자가 추가로 납부하여야 하는 금액(시행규칙 제50조제3항에 따라 납입고지가 유예된 보수월액보험료는 제외한다. 이하 이 조에서 "정산보험료"라 한다)이 월 보험료액(정산보험료를 고지한 날이 속하는 달의 월별 보험료액을 말한다)의 100분의 100 이상인 경우에는 이를 10회 이내에서 분할하여 납부하게 할 수 있다. 이 경우 해당 사용자 및 가입자는 공단이 고지한 정산보험료의 납부기한까지 분할납부를 신청하여야 한다. 〈개정 2012. 9. 14., 2015. 5. 19.〉

1. 법 제77조제1항제1호 및 「노인장기요양보험법」 제11조에 따라 납부의무를 부담하는 사용자가 영 제39조제1항에 따라 추가로 납부하여야 하는 경우
2. 법 제77조제1항제2호 · 제2항, 제110조제5항 및 「노인장기요양보험법」 제11조에 따라 납부의무를 부담하는 가입자가 자격의 취득 · 상실 · 변동, 부과자료 변경 등으로 보험료를 추가로 납부하여야 하는 경우

② 공단은 제1항에 따라 분할납부하는 금액을 법 제76조제1항 및 「노인장기요양보험법」 제11조에 따라 부담하는 직장가입자가 그 사업장에서 퇴직하면 남은 회차의 분할납부금액을 그 직장가입자에 대한 퇴직 신고 이후 최초로 산정하는 보험료에 합산하여 고지한다. 다만, 사용자가 원하는 경우에는 남은 회차의 분할납부금액을 계속하여 분할납부하게 할 수 있다. 〈개정 2012. 9. 14., 2015. 5. 19., 2020. 09. 29.〉

제43조의2(소득월액 산정에 반영하는 소득 자료 등)

① 영 제41조제3항 본문에 따라 소득월액 산정에 반영하는 소득 자료는 다음 각 호와 같다.

1. 영 제41조제1항제5호에 따른 연금소득: 「공무원연금법」, 「국민연금법」, 「군인연금법」, 「별정우체국법」, 「사립학교교직원 연금법」에 따라 급여를 지급하는 자가 공단에 제공하는 해당 급여 관련 자료
2. 영 제41조제1항(제5호는 제외한다)에 따른 소득: 국세청장이 매년 공단에 제공하는 소득(경정소득을 포함한다)에 관한 자료

② 제1항에 따른 소득 자료의 제공 지연 등 이사장이 정하는 부득이한 사유가 있는 경우 그 소득 자료의 반영기간은 영 제41조제3항 본문에도 불구하고 제30조에 따른 재정운영위원회의 의결을 거쳐 이사장이 정하는 기간으로 한다.

③ 공단은 제1항 각 호의 소득 자료를 소득월액 산정에 반영한 후 해당 소득의 경정이 있은 사실이 확인된 경우에는 그 경정 전 자료가 반영된 소득월액을 경정된 소득을 기준으로 다시 산정한다.

[본조신설 2022. 9. 7.]

제43조의3(소득월액의 조정 등)

① 영 제41조의2제1항에서 "공단의 정관으로 정하는 사유"란 소득월액 산정에 반영된 다음 각 호의 소득과 관련하여 그 호에 해당하거나 그에 준하는 것으로서 공단이 인정하는 사실이 발생한 경우를 말한다.

1. 영 제41조제1항제3호에 따른 사업소득: 휴업, 폐업

2. 영 제41조제1항제4호에 따른 근로소득: 근로관계의 종료

② 영 제41조의2제1항에 따라 소득월액의 조정을 신청하려는 사람은 다음 각 호의 서류를 방문, 우편 또는 정보통신망을 이용한 제출 등의 방법으로 공단에 제출해야 한다. 다만, 이미 제출하여 추가 제출이 불필요한 경우로서 이사장이 정하는 사유가 있는 경우 제2호의 서류는 생략할 수 있다. 〈개정 2023. 11. 30.〉

1. 이사장이 정하는 소득월액 조정 신청서
2. 제1항에 따른 소득월액 조정 사유를 증명할 수 있는 서류로서 이사장이 정하는 서류
3. 소득월액 조정 이후 공단이 영 제41조의2제4항에 따라 소득월액보험료를 정산하는 것에 대해 동의한다는 서류로서 이사장이 정하는 서류
4. 그 밖에 소득월액의 조정에 필요하다고 이사장이 인정하는 서류

③ 영 제41조의2제1항에 따라 소득월액의 조정을 신청한 사람은 그 신청일부터 90일 이내에 그 신청을 취소할 수 있다. 다만, 공단이 제6항에 따라 정산한 경우에는 그러하지 아니하다. 〈개정 2023. 8. 30.〉

④ 공단은 영 제41조의2제1항의 신청에 따라 조정한 소득월액은 그 신청일이 속하는 달의 다음 달부터 그 달이 속하는 해의 12월까지의 소득월액보험료 산정에 반영한다. 다만, 자격의 소급 취득 · 변동 처리에 따라 부담하는 소득월액보험료에 대한 소득월액의 조정을 신청하는 경우(법 제9조제1항제2호의 사유에 해당하는 경우는 제외한다) 등 소득월액을 조정하여 반영하는 기간을 달리 정할 필요가 있다고 이사장이 인정하는 경우에는 그 반영기간을 달리 정할 수 있다. 〈개정 2023. 8. 30.〉

1. 삭제 〈2023. 8. 30.〉
2. 삭제 〈2023. 8. 30.〉

⑤ 영 제41조의2제3항에 따른 신고를 하려는 사람은 이사장이 정하는 다음 각 호의 서류를 공단에 제출해야 한다. 다만, 공단이 서류 제출이 불필요하다고 인정하는 경우 제2호의 서류는 생략할 수 있다. 〈신설 2023. 8. 30.〉

1. 소득 발생 신고서
2. 소득 발생 사실을 증명할 수 있는 서류

⑥ 영 제41조의2제4항에 따른 정산은 제4항에 따른 기간이 속하는 연도(이하 이 항에서 "해당연도"라 한다)의 다음 연도에 제43조의2에 따른 자료로 확인되는 해당연도 소득(영 제41조제1항제3호 및 제4호의 소득에 한정하며, 해당 소득에 대한 경정이 있는 경우에는 그 경정 소득을 말한다)을 기준으로 그 해당연도에 속하는 달의 소득월액을 다시 산정하여 부과하는 방법으로 실시한다. 〈개정 2023. 8. 30.〉

⑦ 제1항부터 제6항까지의 규정에서 정한 사항 외에 소득월액 조정 기준, 정산 방법 등 소득월액보험료의 조정 · 정산에 필요한 세부 사항은 이사장이 정한다. 〈개정 2023. 8. 30.〉

[본조신설 2022. 9. 7.]

제43조의4(보험료부과점수 산정에 반영하는 소득 자료 등)

① 영 제42조제1항에 따른 보험료부과점수 산정에 반영하는 소득 자료의 종류, 소득을 기준으로 하는 보험료부과점수

의 조정 신청 사유, 그 신청 및 신청취소의 방법, 조정 보험료부과점수의 반영기간, 조정 이후의 보험료 정산 방법 등에 관하여는 제43조의2 및 제43조의3을 준용한다. 이 경우 "소득월액"은 "보험료부과점수"로, "소득월액보험료"는 "보험료"로, "법 제9조제1항제2호"는 "법 제9조제1항제5호"로 본다. 〈개정 2023. 8. 30.〉

② 영 제42조제1항에 따른 보험료부과점수 산정에 반영하는 재산에 관한 자료로서 다음 각 호의 구분에 따른 자료는 그 호의 달의 보험료부과점수 산정에 반영한다.

1. 지방자치단체의 장이 제공하는 영 제42조제3항제1호의 재산에 관한 자료(해당 연도 6월 1일을 기준으로 하는 재산세 과세자료를 말한다): 해당 연도 11월부터 다음 연도 10월까지
2. 영 제42조제3항제2호에 해당하는 보증금 및 월세금액에 관한 자료로서 다음 각 목의 구분에 따른 자료: 그 목에 해당하는 달
   가. 국토교통부장관이 매달 제공하는 「주택임대차보호법」 제3조의6에 따른 확정일자부 중 임대차계약에 관한 자료: 해당 월
   나. 가입자가 제출하거나 공단이 조사 또는 확인한 자료: 이사장이 정하는 달
3. 영 제42조제3항제3호의 자동차에 관한 자료(국토교통부장관이 매달 제공하는 「자동차관리법」 제7조에 따른 자동차등록원부에 기재된 정보에 관한 자료를 말한다): 해당 월

③ 제2항 각 호의 재산에 관한 자료의 제공지연 등 이사장이 정하는 부득이한 사유가 있는 경우 그 재산에 관한 자료의 반영기간은 제2항에도 불구하고 제30조에 따른 재정운영위원회의 의결을 거쳐 이사장이 정하는 기간으로 한다.

④ 공단은 제2항 각 호의 재산에 관한 자료를 보험료부과점수 산정에 반영한 후 행정안전부장관이 제공하는 재산에 관한 취득세 자료 등으로 보험료 부과자료의 변동 사실이 확인되는 경우에는 그 변동 전 자료가 반영된 보험료부과점수를 변동된 자료를 기준으로 다시 산정한다.

⑤ 제1항부터 제4항까지의 규정에서 정한 사항 외에 보험료부과점수 산정에 필요한 세부 사항은 이사장이 정한다.

[본조신설 2022. 9. 7.]

제44조(계좌이체자 등에 대한 보험료 감액 등)

① 공단은 보험료 납부의무자가 보험료를 전자문서로 고지받거나 계좌 또는 신용카드 자동이체의 방법으로 납부한 경우에는 우편료 등 발송비용에 상당하는 금액을 보험료에서 차감하거나 그 차감하는 금액에 상당하는 금품을 제공할 수 있다. 다만, 전자고지를 신청한 자가 계속해서 우편으로 고지서의 수령을 원하는 경우에는 그러하지 아니하다. 〈개정 2019. 10. 1.〉

② 제1항에 따른 차감 금액의 산출기준, 차감 및 금품 제공의 방법과 절차에 관하여 필요한 사항은 이사회의 의결을 거쳐 이사장이 정한다.

[시행일 2019. 10. 24.]

제45조 삭제 〈2022. 9. 7.〉

제46조 삭제 〈2019. 10. 1.〉

제47조(연체금 징수의 예외)

① 시행규칙 제51조제2호에서 "공단의 정관으로 정하는 금액"이란 체납된 건강

보험료 및 법에 따른 그 밖의 징수금이 남아 있지 않은 연체금으로서 2천원 미만의 금액을 말한다.

② 「노인장기요양보험법」 제11조에 따른 준용에 따라 연체금을 징수하지 아니하는 사유 중 "공단의 정관으로 정하는 금액"이란 장기요양보험료 및 「노인장기요양보험법」에 따른 그 밖의 징수금이 남아 있지 않은 연체금으로서 1천원 미만의 금액을 말한다.

[전문개정 2019. 12. 6.]

제48조 삭제 〈2012. 9. 14.〉

제49조 삭제 〈2020. 09. 29.〉

제50조 삭제 〈2020. 09. 29.〉

제6장 자산, 회계, 예산 및 결산

제51조(자산의 구분 및 관리)

① 현금, 유가증권, 동산, 토지 · 건물 등의 부동산 등 공단의 자산은 다음 각 호와 같이 유동자산과 비유동자산으로 구분한다.

1. 유동자산: 1년 이내에 현금으로 전환하거나 소비될 것으로 예상되는 자산
2. 비유동자산: 1년을 초과하는 기간 보유할 것이 예상되는 자산

② 공단은 다음 각 호의 자산을 매매 · 양도 · 교환하거나 담보로 제공하려면 이사회의 의결을 거쳐 보건복지부장관의 승인을 얻어야 한다.

1. 토지 및 건물
2. 그 밖에 이사회가 지정하는 중요자산

③ 제1항 각 호의 자산에 대한 관리 · 운용에 필요한 사항은 규칙으로 정한다.

[전문개정 2020. 09. 29.]

제52조(회계연도)

공단의 회계연도는 정부의 회계연도에 따른다.

제53조(회계의 구분)

① 공단의 회계는 건강보험사업회계, 장기요양사업회계 및 사회보험통합징수사업회계로 각각 독립하여 구분한다. 〈개정 2014. 7. 22.〉

② 제1항의 건강보험사업회계 및 장기요양사업회계는 각각 일반회계와 특별회계로 구분한다. 〈개정 2014. 7. 22.〉

③ 특별회계는 다음 각 호의 어느 하나에 해당하는 경우에 회계에 관한 사항을 정하는 규정으로 정한다. 〈개정 2020. 09. 29.〉

1. 특정한 사업을 운영하는 경우
2. 특정한 자금을 보유하여 운용하는 경우
3. 그 밖에 특정한 수입으로 특정한 지출에 충당함으로써 일반의 수입 · 지출과 구분하여 회계처리 할 필요가 있는 경우

④ 공단은 장기요양사업 중 장기요양보험료를 재원으로 하는 사업과 국가 · 지방자치단체의 부담금을 재원으로 하는 사업의 재정을 구분하여야 한다. 다만, 관리운영에 필요한 재정은 구분하지 아니할 수 있다.

제54조(예산)

① 공단은 그 내용의 성질별로 구분하여 편성한 매 회계연도의 예산안을 이사회의 의결을 거쳐 다음 회계연도 개시 전까지 보건복지부장관(「고용보험 및 산업재해보상보험의 보험료징수 등에 관한 법률」 및 「임금채권보장법」에 따라 위탁받은 업무와 관련된 사항에 대해서는 고용노동부장관을 말한다. 이하 제3항, 제56조제2항에서 같다)의 승인을 얻어야 한다. 〈개정 2019. 10. 1〉

② 제1항에 따라 제출하는 예산안은 예산총칙, 추정재무상태표, 추정포괄손익

계산서 및 자금계획서를 내용으로 하고 그 내용을 명백히 하기 위하여 다음 각 호의 서류를 첨부하여야 한다. 〈개정 2012. 12. 21.〉

1. 추정재무상태표의 명세서
2. 추정포괄손익계산서의 명세서
3. 사업계획서
4. 자금 및 자산운용계획서
5. 계속비에 대한 전년도 말까지의 지출액 또는 지출 추정액, 해당 연도 이후의 지출예정액과 사업전체의 계획 및 그 진행상황에 관한 명세서
6. 이사회의 회의록
7. 그 밖에 예산안의 내용을 명백히 하는데 필요한 서류

③ 공단은 제1항에 따라 승인을 얻은 예산을 변경하려면 변경된 예산안을 작성하여 이사회 의결을 거친 후 보건복지부장관의 승인을 얻어야 한다.

제55조(예산성과금의 지급 등)
이사장은 예산의 집행방법 또는 제도의 개선 등으로 공단의 수입이 증가하거나 지출을 절약한 때에는 그에 기여한 사람에게 규정으로 정하는 바에 따라 성과금을 지급할 수 있다.

제56조(예비비)
① 공단은 예측할 수 없는 예산 외의 지출 또는 예산을 초과하는 지출에 충당하기 위하여 예산 편성 시 해당 회계연도의 보험급여비(장기요양사업의 경우에는 장기요양급여비를 말한다)를 제외한 예산액의 100분의 3 이내의 금액을 예비비로서 예산에 반영하여야 한다. 다만, 「공공기관의 운영에 관한 법률」 제50조제1항에 따라 기획재정부장관이 예산에 관한 사항을 정한 지침에 따라 미리 사용목적을 지정해 놓은 예비비는 별도로 예산에 계상할 수 있다. 〈개정 2014. 12. 24., 2020. 09. 29.〉

② 공단은 제1항에 따른 예비비를 사용하려면 보건복지부장관의 승인을 얻어야 한다.

제57조(계속비)
공단은 완성에 2년 이상의 기간이 소요되는 공사, 제조 또는 연구개발사업을 위하여 한 회계연도를 넘어 계속하여 지출할 필요가 있는 경우에는 5년 이내의 기간을 정하여 계속비로서 예산에 반영할 수 있다.

제58조(자금차입)
① 공단은 지출할 현금이 부족한 때에는 자금을 차입(借入)할 수 있다. 이 경우 1년 이상의 장기차입을 하려면 보건복지부장관의 승인을 얻어야 한다. 〈개정 2019. 10. 1.〉

② 공단은 제1항에 따라 장기차입을 한 경우에는 매 회계연도마다 장기차입금 상환계획을 수립하여 해당 회계연도 개시 전까지 보건복지부장관의 승인을 얻어야 한다. 공단이 장기차입금 상환계획을 변경하려 할 때에도 또한 같다. 〈개정 2020. 09. 29.〉

제59조(결산)
① 공단은 매 회계연도마다 제53조제1항에 따른 회계(사회보험통합징수사업회계 중 「고용보험 및 산업재해보상보험의 보험료징수 등에 관한 법률」·「임금채권보장법」 및 「석면피해구제법」에 따라 위탁받은 사업에 관한 부분은 제외한다)에 관한 결산서 및 사업보고서를 작성하여 회계연도 종료 후 2개월 이내에 보건복지부장관에게 제출하고 그 승인을 얻어야 한다. 이 경우 결산서는 다음 각 호의 내용으로 구성되는 재무제표와 그 부속명세서로 한다. 〈개정 2012. 9. 14., 2012. 12.

21., 2020. 09. 29.〉

1. 재무상태표
2. 포괄손익계산서
3. 자본변동표
4. 현금흐름표
5. 주석(이익잉여금처분계산서 또는 결손금처리계산서 포함)

② 공단은 제1항에 따라 제출하는 결산서 및 사업보고서의 내용을 명백히 하기 위하여 다음 각 호의 서류를 첨부하여야 한다. 〈개정 2020. 09. 29.〉

1. 결산총평
2. 준비금산출기초 및 실적
3. 사업실적분석보고서
4. 공단이 「공공기관의 운영에 관한 법률」 제43조제1항에 따라 선임한 회계감사인의 감사보고서
5. 해당 결산에 대한 회의 내용이 기재된 이사회 회의록
6. 예비비사용 및 예산전용명세서
7. 그 밖에 결산 내용을 명백히 하는데 필요한 서류

③ 공단은 「고용보험 및 산업재해보상보험의 보험료징수 등에 관한 법률」 제46조의2제2항에 따른 사업실적과 결산 보고를 위하여 매 회계연도 종료 후 2개월 이내에 사회보험통합징수회계(「국민연금법」 및 「석면피해구제법」에 따라 공단이 위탁받은 사업에 관한 부분을 제외한다)에 관한 다음 각 호의 서류를 고용노동부장관에게 제출하여야 한다. 〈개정 2012. 12. 21., 2020. 09. 29.〉

1. 재무상태표, 포괄손익계산서
2. 사업보고서
3. 그 밖에 결산 및 사업보고서의 내용을 명백히 하는데 필요한 서류

第60조(잉여금의 처리)

공단은 매 회계연도에 결산상 잉여금이 생기면 다음 각 호의 순으로 이를 처리하여야 한다. 〈개정 2012. 9. 14., 2014. 7. 22., 2020. 09. 29.〉

1. 전기이월 결손금의 보전
2. 법 제38조 및 「노인장기요양보험법」 제51조에 따른 준비금으로 적립
3. 제37조제1항제6호 · 제7호 및 같은 조 제2항제13호 · 제14호의 사업을 시행하기위한 금액으로 적립
4. 차기이월 잉여금으로 전환

第61조(회계 등)

공단의 회계, 예산 및 결산에 관하여 이 장에서 정한 사항 외에 필요한 사항은 규정으로 정한다.

[전문변경 2020. 09. 29.]

제7장 의료시설

第62조(의료시설의 설치 · 운영)

공단은 법 제14조제1항제7호에 따라 가입자 및 피부양자의 질병 · 부상에 대한 요양, 건강의 유지 및 증진을 도모하고 국민보건 향상과 건강보험 및 노인장기요양보험의 제도발전에 기여하기 위하여 의료시설을 설치 · 운영한다. 〈개정 2012. 9. 14., 2019. 10. 1.〉

第63조(의료시설의 명칭)

공단이 설치하여 운영하는 의료시설의 명칭은 국민건강보험공단일산병원(이하 "병원"이라 한다)으로 한다.

第64조(사업)

① 공단은 병원을 통하여 다음 각 호의 사업을 수행한다. 〈개정 2012. 5. 9., 2019. 10. 1.〉

1. 진료사업
2. 가입자 및 피부양자의 의료복지 증진을 위한 사업

3. 건강보험 및 노인장기요양보험의 제도발전을 위한 연구 및 평가
4. 전공의 수련 및 임상의학 연구
5. 「의료법」 제49조제1항제4호, 제5호 및 제7호에 해당하는 부대사업(타인에게 해당 사업을 위탁하여 운영하는 경우를 포함하며, 병원 안에서 운영하는 경우에 한정한다) 및 해당 사업을 운영하려는 자에 대한 시설물의 임대
6. 그 밖에 국민보건 향상을 위하여 필요한 사업

② 공단은 제1항에 따른 사업에 지장이 없는 범위 안에서 「의료급여법」에 따른 수급권자 등 가입자 및 피부양자가 아닌 자에 대하여 병원의 시설을 이용하게 할 수 있다.

③ 공단은 제1항에 따른 사업을 수행하기 위하여 필요한 경우 대학 또는 다른 의료기관과 환자진료 및 임상의학 연구 등에 관한 지원 또는 협력관계를 유지하기 위한 협약을 체결할 수 있다.

제65조(병원장의 임면 등)

① 병원장은 이사회의 의결을 거쳐 이사장이 임명한다.

② 병원장은 이사장의 위임을 받아 제64조에 따른 사업과 관련한 업무를 총괄하고, 병원에 근무하는 직원을 지휘·감독한다.

③ 병원장의 임기는 3년으로 한다.

④ 이사장은 병원장이 다음 각 호의 어느 하나에 해당하면 제3항에도 불구하고 면직 처리하여야 한다. 〈개정 2016. 5. 31., 2019. 10. 1.〉

1. 제13조 각 호 또는 제14조제2항 각 호의 어느 하나에 해당하게 된 경우
2. 제67조제4항에 따른 사업계획 이행실적에 대한 평가결과가 저조하여 이사회가 면직의결을 한 경우

제66조(병원운영심의위원회)

① 병원운영에 관한 다음 각 호의 사항을 심의하기 위하여 병원에 병원운영심의위원회(이하 "심의위원회"라 한다)를 둔다. 〈개정 2016. 5. 31.〉

1. 제67조에 따른 사업목표 및 사업계획의 수립·변경에 관한 사항
2. 그 밖에 병원운영 심의위원회 규정에서 정하는 사항

② 심의위원회는 위원장 1명을 포함한 13명 이내의 위원으로 구성한다.

③ 심의위원회의 위원장은 병원장으로 하고, 위원은 다음 각 호의 어느 하나에 해당하는 사람 중에서 이사장이 임명하거나 위촉하는 사람으로 한다. 〈개정 2012. 9. 14., 2014. 7. 22., 2016. 5. 31., 2019. 10. 1., 2019. 12. 26.〉

1. 다음 각 목의 공단 직원으로서 규정으로 정하는 직원 3명
   가. 병원운영 지원업무를 담당하는 직원 1명
   나. 요양급여비용 계약에 관한 업무를 담당하는 직원 1명
   다. 건강보험연구원 직원 1명
2. 병원운영·보건의약과 관련된 대학 또는 전문연구기관에서 3년 이상 종사한 사람 2명
3. 경영능률 향상 및 생산성 제고와 관련된 전문기관이 추천하는 사람 1명
4. 제64조제3항에 따라 협약을 체결한 대학 또는 병원의 장이 추천하는 사람 1명
5. 보건복지부장관이 그 소속 4급 이상 공무원 중에서 지명하는 사람 1명
6. 법 제63조제1항제3호에 따른 심사기

준의 개발에 관한 업무를 담당하는 법 제62조에 따른 건강보험심사평가원 직원 중에서 제1호의 공단 직원의 직위에 상당하는 직원으로서 건강보험심사평가원 원장이 지명하는 직원 1명

7. 다음 각 목의 병원 직원으로서 규정으로 정하는 직원 3명
   가. 병원행정에 관한 업무를 담당하는 직원 1명
   나. 병원의 진료업무를 담당하는 직원 1명
   다. 임상연구에 관한 업무를 담당하는 직원 1명

④ 심의위원회의 운영 등에 필요한 사항은 규정으로 정한다.

第67條(병원의 사업계획)

① 병원장은 매 회계연도 개시 2개월 전까지 병원 설립목적 달성, 의료서비스 수준 향상 및 경영 합리화 등에 관한 해당 연도의 사업목표를 공단의 경영방침을 반영하여 정하고, 그에 따른 사업계획을 수립하여야 한다.

② 제1항에 따른 사업계획은 심의위원회의 심의 및 이사회 의결을 거쳐 확정한다. 〈개정 2020. 09. 29.〉

③ 병원장은 사업환경의 변화로 필요한 경우에는 제2항에 따라 확정된 사업계획을 변경할 수 있다. 이 경우 그 변경 절차에 관하여는 제2항을 준용한다.

④ 이사장은 제1항 및 제3항에 따른 사업계획의 이행실적을 매년 평가한다. 이 경우 평가기준·시기 등 평가에 필요한 구체적인 사항은 이사장이 정한다.

[전문개정 2016. 5. 31.]

第68條(병원운영 재원)

제64조에 따른 사업수행 등 병원운영에 소요되는 비용은 다음 각 호의 재원으로 충당한다.

1. 환자진료 업무와 관련된 수입금
2. 공단 일반회계로부터의 전입금
3. 전년도 이월금
4. 차입금
5. 그 밖의 수입금

第69條(병원에 관한 특례)

① 공단은 분사무소, 장기요양기관 등 공단의 다른 조직과 병원을 분리하여 운영한다. 〈개정 2014. 7. 22.〉

② 이사장은 제1항에 따른 분리 운영을 위하여 필요한 경우에는 병원의 직제·보수·인사·회계에 관한 규정등을 별도로 정한다.

③ 제5조제2항제2호에도 불구하고 병원장은 제65조제2항에 따라 위임받은 범위 안에서 병원 운영에 필요한 사항을 규칙 및 요령으로 정할 수 있다. 다만, 병원 관리에 관한 기본적인 사항, 문서에 관한 사항, 임상연구 및 병원의 수입에 영향을 초래하는 사항은 제외한다. 〈개정 2014. 7. 22.〉

제8장 장기요양기관 [본장신설 2014. 7. 22.]

第70條(장기요양기관의 설치·운영)

공단은 「노인장기요양보험법」 제48조제2항제13호에 따라 일상생활을 혼자서 수행하기 어려운 노인등에게 장기요양급여를 제공하여 국민의 삶의 질 향상과 노인장기요양보험제도의 발전에 기여하기 위하여 장기요양기관을 설치·운영할 수 있다.

[본조신설 2014. 7. 22.]

第71條(장기요양기관의 명칭)

공단이 설치하여 운영하는 장기요양기관(이하 "직영장기요양기관"이라 한다)의 명칭은 이사장이 따로 정하되, 공단이 운영주체임

을 알 수 있게 한다.

[본조신설 2014. 7. 22.]

제72조(사업)

① 공단은 직영장기요양기관을 통하여 다음 각 호의 사업을 수행한다.

1. 장기요양급여 제공사업
2. 장기요양급여 제공기준 개발 및 장기요양급여비용의 적정성 검토
3. 노인장기요양보험제도 발전을 위한 연구 및 평가
4. 그 밖에 노인복지 향상을 위하여 필요한 사업

② 공단은 제1항에 따른 사업을 수행하기 위하여 필요한 경우 대학, 의료기관 또는 다른 장기요양기관과 장기요양급여 제공 등에 관한 지원 및 협력관계를 유지하기 위한 협약을 체결할 수 있다.

[본조신설 2014. 7. 22.]

제73조(직영장기요양기관의 장의 임면 등)

① 직영장기요양기관의 장은 이사장이 임면한다.

② 직영장기요양기관의 장은 이사장의 위임을 받아 제72조에 따른 사업과 관련한 업무를 총괄하고, 직영장기요양기관에 근무하는 직원을 지휘 · 감독한다.

[본조신설 2014. 7. 22.]

제74조(직영장기요양기관 운영심의위원회)

① 다음 각 호의 사항을 심의하기 위하여 공단에 직영장기요양기관 운영심의위원회(이하 "운영심의위원회"라 한다)를 둔다. 〈개정 2020. 09. 29.〉

1. 직영장기요양기관의 사업계획
2. 직영장기요양기관 사업성과의 평가와 운영에 관하여 이사장이 요청한 사항

② 운영심의위원회는 위원장 1명을 포함한 11명 이내의 위원으로 구성한다.

③ 운영심의위원회의 위원장은 장기요양사업을 담당하는 상임이사로 하고, 위원은 다음 각 호의 어느 하나에 해당하는 사람 중에서 이사장이 임명 또는 위촉한다. 〈개정 2019. 10. 1.〉

1. 장기요양 업무 및 정책연구 등과 관련 있는 공단의 부서장 4명
2. 장기요양기관 운영 · 사회복지와 관련된 대학 또는 전문연구기관에서 3년 이상 종사한 사람 3명
3. 공인회계사 1명
4. 경영능률 향상 및 생산성 제고와 관련된 전문기관이 추천하는 사람 1명
5. 보건복지부장관이 그 소속 공무원 중에서 지명하는 사람 1명

④ 운영심의위원회의 운영 등에 필요한 사항은 규정으로 정한다.

[본조신설 2014. 7. 22.]

제75조(직영장기요양기관의 사업계획)

① 장기요양기관의 장은 매 회계연도 개시 2개월 전까지 공단의 경영방침을 고려하여 직영장기요양기관 설립목적 달성, 장기요양급여 수준 향상 및 경영 합리화 등에 관한 사업목표를 정하고 그에 따른 사업계획을 수립해야 한다.

② 제1항에 따른 사업계획은 운영심의위원회 심의 및 이사회 의결을 거쳐 확정한다.

③ 직영장기요양기관의 장은 사업환경의 변화로 필요한 경우에는 제2항에 따라 확정된 사업계획을 변경할 수 있다. 이 경우 그 변경 절차에 관하여는 제2항을 준용한다.

④ 이사장은 제1항 및 제3항에 따른 사업계획의 이행실적을 매년 평가한다. 이 경우 평가기준 · 시기 등 평가에 필요한 구체적인 사항은 이사장이 정한다.

[전문변경 2020. 09. 29.]

第76条(직영장기요양기관의 운영재원)
제72조에 따른 사업수행 등 직영장기요양기관의 운영에 소요되는 비용은 다음 각 호의 재원으로 충당한다. 〈개정 2020. 09. 29.〉

1. 장기요양급여 등의 제공사업과 관련된 수입금
2. 장기요양사업회계 중 일반회계로부터의 전입금
3. 전년도 이월금
4. 차입금
5. 그 밖의 수입금

[본조신설 2014. 7. 22.]

第77条(직영장기요양기관에 관한 특례)
① 공단은 분사무소, 의료시설 등 공단의 다른 조직과 직영장기요양기관을 분리하여 운영한다.
② 이사장은 제1항에 따른 분리 운영을 위하여 필요한 경우에는 직영장기요양기관의 직제 · 보수 · 인사 · 회계에 관한 규정등을 별도로 정한다.
③ 제5조제2항제2호에도 불구하고 직영장기요양기관의 장은 제73조제2항에 따라 위임받은 범위 안에서 직영장기요양기관의 운영에 필요한 사항을 규칙 및 요령으로 정할 수 있다. 다만, 직영장기요양기관 관리에 관한 기본적인 사항, 문서에 관한 사항, 직영장기요양기관의 수입에 영향을 초래하는 사항은 제외한다.

[본조신설 2014. 7. 22.]

부칙<제9999호, 2023. 11. 30.>
이 정관은 보건복지부장관의 인가를 받은 날부터 시행한다. 다만, 제37조제2항제15호, 제16호의 개정규정은 2024년 1월 1일부터 시행한다.

요양비의 보험급여 기준 및 방법

[시행 2024. 2. 26.] [보건복지부고시 제2024-28호, 2024. 2. 23., 일부개정.]

제1조(목적)
이 고시는 「국민건강보험법 시행규칙」 제23조제1항제2호 · 제3호 · 제6호, 제8항 및 제9항에서 위임한 사항과 그 시행에 관하여 필요한 사항을 규정함을 목적으로 한다.

제2조(자동복막투석 소모성 재료)
① 「국민건강보험법 시행규칙」(이하 "규칙"이라 한다) 제23조제1항제2호에서 "자동복막투석에 사용되는 소모성 재료"는 카세트, 배액백 및 카테터말단폐색기를 말한다.
② 만성신부전증 환자 중 복막투석으로 요양급여를 받고 있는 사람에게 자동복막투석에 사용되는 소모성 재료를 판매하는 요양기관 외의 의약품판매업소가 규칙 제23조제2항제2호에 따라 「국민건강보험법」에 따른 국민건강보험공단(이하 "공단"이라 한다)에 등록하는 기준은 별표 1과 같다.

제3조(산소치료)
① 규칙 제23조제1항제3호에서 "보건복지부장관이 정하여 고시하는 방법"이란 산소치료를 필요로 하는 환자가 의사의 산소치료 처방전에 따라 의료용 산소발생기(휴대용을 포함한다)로 가정 등에서 산소치료서비스를 제공받는 것을 말한다.
② 산소치료를 필요로 하는 환자에게 산소치료 서비스를 제공하는 요양기관 외의 기관이 규칙 제23조제2항제3호에 따라 공단에 등록하는 기준은 별표 2와 같다.

제4조(당뇨병 소모성 재료 등)
① 규칙 제23조제1항제4호에서 "혈당검사 또는 인슐린 주사에 사용되는 소모성 재료"란 「의료기기법」 관련 규정에 따라 식품의약품안전처장의 허가를 받았거나 식품의약품안전처장에게 신고한 품목의 혈당측정검사지, 채혈침, 인슐린주사기, 인슐린주사바늘, 인슐린펌프용 주사기, 인슐린펌프용 주사바늘 또는 연속혈당측정용 전극을 말한다.
② 당뇨병 환자에게 제1항의 소모성 재료(이하 "당뇨병 소모성 재료"라 한다)를 판매하는 의료기기판매업소 등이 규칙 제23조제2항제4호에 따라 공단에 등록하는 기준은 별표 3과 같다.

제4조의2(당뇨병 관리기기 등)
① 규칙 제23조제1항제4호에서 "당뇨병 관리기기"란 「의료기기법」 관련 규정에 따라 식품의약품안전처장의 허가를 받은 연속혈당측정기, 인슐린자동주입기를 말한다.

② 당뇨병 환자에게 제1항의 관리기기를 판매하는 의료기기판매업소 등이 규칙 제23조제2항제4호에 따라 공단에 등록하는 기준은 별표 3의3과 같다.

제5조(자가도뇨 소모성 재료 등)

① 규칙 제23조제1항제5호에 따른 자가도뇨에 사용되는 소모성 재료(이하 "자가도뇨 소모성 재료"라 한다)는 「의료기기법」 관련 규정에 따라 식품의약품안전처장의 허가를 받은 품목인 도뇨 카테터를 말한다.

② 신경인성 방광환자에게 자가도뇨 소모성 재료를 판매하는 의료기기판매업소 등이 규칙 제23조제2항제5호에 따라 공단에 등록하는 기준은 별표 4와 같다.

제5조의2(인공호흡기 치료 등)

① 규칙 제23조제1항제6호에서 "보건복지부장관이 정하여 고시하는 질환"이란 별표 4의2에서 정하는 상병을 말한다.

② 규칙 제23조제1항제6호에서 "인공호흡기"란 「의료기기법」 관련 규정에 따라 식품의약품안전처장의 허가를 받은 품목의 인공호흡기로서 범용인공호흡기 또는 개인용인공호흡기를 말한다.

③ 규칙 제23조제1항제6호 중 "기침유발기"란 「의료기기법」 관련 규정에 따라 식품의약품안전처장의 허가 또는 인증을 받은 전동식 의료용 흡인기 중 기침을 유발하여 기도 분비물을 제거할 수 있는 기기를 말한다.

④ 규칙 제23조제2항제6호에 따라 인공호흡기 또는 기침유발기를 필요로 하는 환자에게 이를 대여하는 요양기관 외의 기관이 규칙 제23조제2항제6호에 따라 공단에 등록하기 위한 기준은 별표 4의3 및 별표 4의4와 같다.

제5조의3(양압기치료)

① 규칙 제23조제1항제7호에서 "양압기"란 「의료기기법」관련 규정에 따라 식품의약품안전처장의 허가를 받은 양압지속유지기를 말한다.

② 규칙 제23조제2항제7호에 따라 양압기를 필요로 하는 환자에게 이를 대여하는 요양기관 외의 기관이 공단에 등록하는 기준은 별표 4의5와 같다.

제6조(업소 등의 등록)

규칙 제23조제2항제2호부터 제7호까지의 규정에 따라 공단에 등록하려는 업소 등은 공단이 정하는 절차, 방법 등에 따라 공단에 신청하여야 한다.

제6조의2(업소 등의 사후관리)

① 공단은 제6조에 따라 공단에 등록한 업소 등(이하 "등록업소 등"이라 한다)에 대하여 등록기준 준수 여부, 등록취소 결정 또는 요양비 항목 제공 실태 등을 확인하기 위하여 관련 자료의 제출을 요구할 수 있다.

② 등록업소 등은 제1항에 따라 자료 제출을 요구받은 때에는 성실히 응하여야 하며, 공단은 그 사실 여부를 확인할 필요가 있는 경우에는 소속 직원이 현지 확인 · 조사 및 점검을 하게 할 수 있다.

③ 공단은 등록업소 등이 다음 각 호의 어느 하나에 해당하는 경우에는 그 등록을 취소할 수 있다. 다만, 제1호에 해당하는 경우에는 등록을 취소하여야 한다.

1. 거짓이나 그 밖의 부정한 방법으로 등록한 경우
2. 별표 1부터 별표 3까지, 별표 3의3, 별표 4 및 별표 4의3부터 별표 4의5까지 요양비 급여항목별로 각각 규정한 업소 등록기준을 준수하지 않은 경우
3. 급여대상자에게 금품을 제공하는 등 유인 · 알선행위를 하는 경우
4. 거짓이나 그 밖의 부정한 방법으로 급여비용을 2회 이상 지급받은 것으로 확인된 경우(이하 이 호에서 "부정수급"이라 한다) 중 다음 각 목의 어느 하나에 해당하는 경우
   가. 부정수급으로 최근 3년간 2회 이상 공단에 적발된 경우
   나. 최근 3년간의 부정수급액이 합산하여 1,000만원 이상인 경우
5. 공단의 자료 제출 요구를 3회 이상 거부 · 방해하거나 거짓으로 공단에 보고 및 자료를 제출한 경우

④ 제3항에 따라 등록이 취소된 업소 등은 그 처분을 받은 날로부터 1년 이내에 다시 등록할 수 없다.

⑤ 제3항에 따른 등록 취소의 절차 · 방법 등에 필요한 사항은 공단 이사장이 정하여 공고한다.

제7조(요양비처방전)

① 규칙 제23조제1항제2호에서 "보건복지부장관이 정하여 고시하는 서류"란 다음 각 호의 구분에 따른 서류를 말한다.

1. 규칙 제23조제3항제1호 가목의 요양비처방전: 전문의가 발행한「의료법 시행규칙」별지 제9호서식의 처방전
2. 규칙 제23조제3항제2호가목의 요양비처방전: 다음 각 목의 구분에 따른 서류
   가. 복막관류액 및 자동복막투석 소모성 재료를 구입 · 사용한 경우: 내과 전문의(소아의 경우에는 소아청소년과 전문의를 포함한다)가 발행한「의료법 시행규칙」별지 제9호서식의 처방전
   나. 자가도뇨 소모성 재료를 구입 · 사용한 경우: 비뇨기과, 재활의학과, 정형외과, 신경과 또는 신경외과 전문의가 발행한 별지 제1호서식의 자가도뇨 소모성 재료 처방전
3. 규칙 제23조제3항제3호가목의 요양비처방전: 내과, 결핵과 또는 흉부외과 전문의(소아의 경우에는 소아청소년과 전문의를 포함한다)가 발행한 별지 제2호서식의 산소치료 처방전
4. 규칙 제23조제3항제4호가목의 요양비처방전: 다음 각 목의 구분에 따른 서류
   가. 혈당검사 또는 인슐린주사에 사용되는 소모성 재료를 구입 · 사용한 경우: 다음의 구분에 따른 의사가 발행한 별지 제2호의2서식의 당뇨병환자 소모성재료 처방전[연속혈당측정용 전극의 경우에는 제2호의3서식의 당뇨병환자 소모성재료 처방전(연속혈당측정용 전극용)으로 한다]
      1) 제1형 당뇨병: 내과, 가정의학과 또는 소아청소년과 전문의
      2) 제2형 당뇨병: 의사
      3) 임신 중 당뇨병: 내과, 가정의학과, 산부인과 또는 소아청소년과 전문의

나. 당뇨병 관리기기를 구입 · 사용한 경우: 내과, 가정의학과 또는 소아청소년과 전문의가 발행한 별지 제2호의4서식의 당뇨병관리기기 처방전(연속혈당측정기, 인슐린자동주입기)

5. 규칙 제23조제3항제5호가목의 요양비처방전: 다음 각 목의 구분에 따른 서류

가. 인공호흡기를 대여받은 경우: 신경과, 신경외과, 재활의학과, 내과, 결핵과 또는 흉부외과 전문의(소아의 경우에는 소아청소년과 전문의를 포함한다)가 발행한 별지 제2호의5서식의 건강보험 인공호흡기 처방전

나. 기침유발기를 대여받은 경우: 신경과, 신경외과, 재활의학과, 내과 또는 흉부외과 전문의(소아의 경우에는 소아청소년과 전문의를 포함한다)가 발행한 별지 제2호의6서식의 건강보험 기침유발기 처방전

6. 규칙 제23조제3항제6호가목의 요양비처방전: 다음 각 목의 구분에 따른 의사가 발행한 별지 제2호의7서식의 건강보험 양압기 처방전

가. 가정의학과, 내과, 소아청소년과, 신경과, 이비인후과, 정신건강의학과, 재활의학과 전문의

나. 「요양급여의 적용기준 및 방법에 관한 세부사항」고시에 따라 수면다원검사 실시 자격기준을 충족한 전문의

② 제1항 각 호(제1호는 제외한다)의 처방전은 다음 각 호의 구분에 따른 기간을 넘지 않는 범위에서 기재된 처방기간(제1항제2호의 처방전의 경우에는 처방일수를 말한다)이 있는 것이어야 한다.

1. 제1항제2호가목의 처방전: 30일 이내. 다만, 해당 처방전을 발행하는 전문의가 필요하다고 인정하는 경우에는 90일 이내 기간으로 한다.

1의2. 제1항제2호나목의 처방전: 90일 이내

2. 제1항제3호의 처방전: 1년 이내

3. 제1항제4호의 처방전: 다음 각 목의 구분에 따른 기간

가. 별지 제2호의2서식의 처방전: 90일 이내. 다만, 해당 처방전을 발행하는 전문의(내과, 가정의학과 또는 소아청소년과 전문의를 말한다.)가 필요하다고 인정하는 경우에는 180일 이내의 기간으로 한다.

나. 별지 제2호의3서식의 처방전: 100일 이내(최초 처방의 경우에는 30일 이내)

다. 별지 제2호의4서식의 처방전(연속혈당측정기) : 12개월 이내

라. 별지 제2호의8서식의 처방전(인슐린자동주입기) : 60개월

4. 제1항제5호의 처방전: 다음 각 목의 구분에 따른 기간

가. 최초 처방: 6개월 이내

나. 재(再)처방: 2년 이내

5. 제1항제6호의 처방전: 다음 각 목의 구분에 따른 기간

가. 순응기간(최초 처방일부터 90일까지의 기간) 중 처방: 90일 이내

나. 순응기간 후 처방: 12개월 이내

제7조의2(요양비 지급청구)

① 규칙 제23조제3항 및 제4항에 따라 요양비 지급을 청구하는 자는 해당 서류를 방문 · 우편 또는 공단이 정하는 정보통신망을 이용하여 제출해야 한다.

제8조(요양비 지급기준 등)

규칙 제23조제1항 각 호에 해당하는 요양비의 지급대상자 및 지급기준은 각각 별표 5 및 별표 6과 같다.

제9조(요양비 지급방법)

요양비는 그 지급을 청구하는 사람이 지정하는 계좌로 지급한다.

제10조(재검토기한)

보건복지부장관은 이 고시에 대하여 「훈령 · 예규 등의 발령 및 관리에 관한 규정」에 따라 2021년 1월 1일을 기준으로 매 3년이 되는 시점(매 3년째의 12월 31일까지를 말한다)마다 그 타당성을 검토하여 개선 등의 조치를 하여야 한다.

부칙 <제2024-28호, 2024. 2. 23.>

제1조(시행일)

이 고시는 2024년 2월 26일부터 시행한다.

제2조(요양비 지급기준 등에 관한 적용례)

별표 6의 개정규정은 이 고시 시행 당시 종전의 규정에 따라 발급 된 처방전으로 구입하는 경우에도 적용한다.

제3조(서식에 관한 경과조치)

이 고시 시행 당시 종전의 규정에 따라 사용 중인 서식은 이 고시에 따라 발급 된 서식으로 본다.

[별표 1]

자동복막투석 소모성 재료 공급업소 등록기준(제2조제2항 관련)

1. 공단에 등록하는 자동복막투석 소모성 재료 공급업소(이하 이 별표에서 "공급업소"라 한다) 「의료기기법」 관련 규정에 따라 자동복막투석 소모성 재료의 판매업 신고를 한 업소여야 한다.
2. 공급업소는 자동복막투석을 필요로 하는 가입자 및 피부양자에게 서비스를 제공할 때 다음 각 목의 기준을 준수하여야 한다.
   가. 공급업소는 환자가 소모성 재료를 구입할 경우 사용장소까지 직접 공급하여야 한다. 이 경우 운임비용 등의 명목으로 별도의 금액을 징수하여서는 아니 된다.
   나. 공급업소는 전문의의 처방에 따라 적정한 투석이 될 수 있도록 기기 조작 등의 지원을 하여야 한다.
   다. 공급업소는 자동복막투석기 사용료 등의 명목으로 별도의 금액을 징수하여서는 아니 된다.
3. 그 밖에 공급업소는 공단이 공고하는 서비스 내용 등의 기준을 충족하여야 한다.

[별표 2]

산소치료 서비스 제공업소 등록 등 기준(제3조제2항 관련)

1. 공단에 등록하는 산소치료 서비스 제공업소(이하 이 별표에서 "제공업소"라 한다)는 다음 각 목의 요건을 충족하여야 한다.
   가. 산소치료를 필요로 하는 가입자 및 피부양자에게 다음의 기준을 최소한으로 하는 서비스를 제공할 것
      1) 의료용 산소발생기는 산소농도 90퍼센트 이상, 소음 45dB 이하(휴대용 산소발생기의 경우 소음 60dB 이하로 한다)이고, 산소농도 · 유량, 전원 중단, 배터리 잔량 등에 대한 경보 또는 안내 기능이 있어야 하며, 가정용 산소발생기의 경우 소비전력은 300Watt 이하이어야 한다.
      2) 365일 24시간 콜센터를 운영하고 환자의 응급상황에 즉각적으로 대처할 수 있는 전국적인 조직망을 갖추어 응급상황 발생 시 필요한 긴급서비스를 제공하여야 한다.
      3) 장비성능 검사 및 유지 · 보수, 환자의 사용상태 확인 등을 위해 정기적으로 방문하고 그 결과를 기록 · 보존하여야 한다.
      4) 장비 및 서비스전반에 대한 업무지침서를 구비하여 환자 및 보호자에게 장비사용법, 응급상황시의 대처요령 등에 대한 안전교육을 실시하여야 한다.
      5) 사용 후 회수된 장비에 대하여 성능 검사 및 유지 · 보수, 청소 · 살균 등 위생처리를 실시하여야 한다.
      6) 장비를 사용한 환자 현황, 장비의 이상 및 수리점검 내역 등에 관한 기록을 작성 · 보존하고 장비사용자에게 이를 고지하여야 한다.
   나. 산소치료를 필요로 하는 가입자 및 피부양자와 산소치료를 제공하는 것에 대한 계약을 체결할 때 공단이 공고하는 표준계약서에 따를 것
   다. 산소치료를 필요로 하는 가입자 및 피부양자에게 가목의 서비스 기준을 초과하는 서비스를 제공함에 따라 별표 6 제2호에 따른 기준금액을 초과하는 금액으로 계약을 체결하는 경우에는 그 구체적인 내용을 계약 상대방에게 설명할 것
   라. 산소치료 서비스 계약을 체결한 가입자 및 피부양자에게 대여료, 소모품 비용 등의 서비스 금액 외에 보증금 명목의 금액을 별도로 받지 아니할 것
   마. 그 밖에 공단이 공고하는 장비기준, 서비스 내용, 산소치료 서비스 계약조건 등의 기준을 충족할 것
2. 제공업소는 제1호의 장비기준, 서비스 내용 등의 기준을 초과하여 서비스를 제공하는 경우에는 다음 각 목에서 정하는 바에 따라야 한다.
   가. 제1호의 장비기준, 서비스 내용 등의 기준을 초과하는 서비스와 관련하여 공단이 정하여 공고하는 기준에 따를 것
   나. 해당 서비스에 대해서 16만원/월(별표 6에 따라 요양비로 받는 금액을 포함하며, 휴대용 산소발생기에 대한 서비스의 경우에는 24만원/월로 한다)을 넘는 금액을 받지

아니할 것
다. 제1호의 기준을 초과하여 제공하는 서비스의 세부내용과 해당 서비스 금액을 공단에 등록할 것

[별표 3]

당뇨병 소모성 재료 공급업소 등록의 기준 등(제4조제2항 관련)

1. 공단에 등록하는 당뇨병 소모성 재료 공급업소(이하 이 별표에서 "공급업소"라 한다)는 해당 혈당검사 또는 인슐린주사에 사용되는 소모성 재료의 수입 또는 제조에 관한 식품의약품안전처장의 허가를 받은 업소(「의료기기법」 관련 법령에 따라 판매업 신고를 한 판매대행 업소를 포함한다)에 한정한다.
2. 공급업소는 판매하는 당뇨병 소모성 재료를 공단에 등록하여야 한다.
3. 그 밖에 공급업소는 공단이 공고하는 기준을 충족하여야 한다.

[별표 3의2]

자가도뇨 소모성 재료 요양비 지급대상 상병(제5조제1항 관련)

1. 선천성 신경인성 방광환자: 다음 표의 상병

구분	상병명	상병코드
1	이분척추	Q05
2	말린자두배증후군	Q79.4
3	복벽의 기타 선천기형	Q79.5
4	엘러스-단로스증후군	Q79.6
5	근골격계통의 기타 선천기형	Q79.8
6	방광외반	Q64.1
7	선천성 후부요도판막	Q64.2
8	요도 및 방광경부의 기타 폐쇄 및 협착	Q64.3
9	비뇨계통의 기타 명시된 선천기형	Q64.8
10	비뇨계통의 상세불명의 선천기형	Q64.9

2. 후천성 신경인성 방광환자: 다음 각 목의 구분에 따른 상병
   가. 후천성 척수손상을 원인으로 하는 경우: 다음 표의 상병

구분	상병명	상병코드
1	결핵성 수막염(G01*)	A17.0
2	뇌 및 척수의 결핵종(G07*)	A17.80
3	결핵성 수막뇌염(G05.0*)	A17.81
4	뇌 및 척수의 결핵성 농양(G07*)	A17.88
5	척수매독	A52.1
6	열대성 강직성 하반신마비	G04.1
7	달리 분류되지 않은 세균성 수막뇌염 및 수막척수염	G04.2
8	기타 뇌염, 척수염 및 뇌척수염	G04.8
9	상세불명의 뇌염, 척수염 및 뇌척수염	G04.9
10	달리 분류된 질환에서의 뇌염, 척수염 및 뇌척수염	G05
11	다발경화증	G35
12	시신경척수염[데빅병]	G36.0
13	중추신경계통의 탈수초질환에서의 급성 횡단척수염	G37.3
14	하반신마비 및 사지마비	G82.×
15	말총증후군	G83.4
16	혈관성 척수병증	G95.1
17	상세불명의 척수압박	G95.2
18	척수의 기타 명시된 질환	G95.8
19	척수의 상세불명 질환	G95.9
20	달리 분류된 질환에서의 척수병증	G99.2
21	신경병성 척추병증	M49.4
22	목부위의 신경 및 척수의 손상	S14.×
23	흉부부위의 신경 및 척수의 손상	S24.×
24	복부, 아래등 및 골반 부위의 신경 및 허리척수의 손상	S34.×
25	척수의 상세불명 부위의 손상	T09.3

나. 제1호 및 제2호가목의 상병을 제외한 그 밖의 상병을 원인으로 하는 경우: 해당 상병

[별표 3의3]

당뇨병 관리기기 공급업소 등록의 기준 등(제4조의2제2항 관련)

1. 공단에 등록하는 당뇨병 관리기기 공급업소(이하 이 별표에서 "공급업소"라 한다)는 해당 연속혈당측정기 또는 인슐린자동주입기의 수입 또는 제조에 관한 식품의약품안전처장의 허가를 받은 업소(「의료기기법」 관련 법령에 따라 판매업 신고를 한 판매대행 업소를 포함한다)에 한정한다.

2. 공급업소는 판매하는 당뇨병 관리기기를 공단에 등록하여야 한다.
3. 그 밖에 공급업소는 공단이 공고하는 기준을 충족하여야 한다.

[별표 4]

자가도뇨 소모성 재료 공급업소 등록기준(제5조제2항 관련)

1. 공단에 등록하는 자가도뇨 소모성 재료 공급업소(이하 이 별표에서 "공급업소"라 한다)는 「의료기기법」 관련 규정에 따라 자가도뇨 소모성 재료의 판매업 신고를 한 업소이어야 한다.
2. 공급업소는 판매하는 자가도뇨 소모성 재료를 공단에 등록하여야 한다.
3. 그 밖에 공급업소는 공단이 공고하는 기준을 충족하여야 한다.

[별표 4의2]

인공호흡기 요양비 지급대상 상병(제5조의2제1항 관련)

1. 희귀난치성질환의 경우: 다음 표의 상병

상병명	특정기호
크로이츠펠트-야콥병 (A81.0)	V102
부신백질디스트로피[애디슨-쉴더] (E71.3)	V117
글리코젠축적병 / 심장글리코젠증 / 안데르센병 / 코리병 / 포르브스병 / 허스병 / 맥아들병 / 폼페병 / 타루이병 / 폰기에르케병 / 간인산화효소결핍 (E74.0)	V117
글리코사미노글라이칸대사장애 (E76)	V117
Ⅰ형 점액다당류증 / 헐러증후군 / 헐러-샤이에증후군 / 샤이에증후군 (E76.0)	V117
Ⅱ형 점액다당류증 / 헌터증후군 (E76.1)	V117
기타 점액다당류증 / 베타-글루쿠론산분해효소결핍 / Ⅲ, Ⅳ, Ⅵ, Ⅶ형 점액다당류증 / 마로토-라미(경도)(중증) 증후군 / 모르키오(-유사)(고전적)증후군 / 산필립포(B형)(C형)(D형)증후군 (E76.2)	V117
상세불명의 점액다당류증 (E76.3)	V117
글루코사미노글라이칸대사의 기타 장애 (E76.8)	V117
글루코사미노글라이칸대사의 상세불명 장애 (E76.9)	V117
유전성 운동실조 (G11)	V123
선천성 비진행성 운동실조 (G11.0)	V123

조기발병 소뇌성 운동실조 / 본태성 떨림을(를) 동반한 조기발병 소뇌성 운동실조 / 마이오클로누스[헌트운동실조]을(를) 동반한 조기발병 소뇌성 운동실조 / 보류된 건반사(을)를 동반한 조기발병 소뇌성 운동실조 / 프리드라이히운동실조(보통염색체열성) / X-연관 열성 척수소뇌성 운동실조 (G11.1)	V123
만기발병 소뇌성 운동실조 (G11.2)	V123
DNA복구결손을 수반한 소뇌성 운동실조 / 모세혈관확장성 운동실조[루이-바] (G11.3)	V123
유전성 강직성 하반신마비 (G11.4)	V123
기타 유전성 운동실조 (G11.8)	V123
상세불명의 유전성 운동실조 / 유전성 소뇌의 운동실조 NOS / 유전성 소뇌의 변성 / 유전성 소뇌의 병 / 유전성 소뇌의 증후군 (G11.9)	V123
척수성 근위축 및 관련 증후군 (G12)	V123
영아척수성 근위축, Ⅰ형[베르드니히-호프만] (G12.0)	V123
기타 유전성 척수성 근위축 / 소아기의 진행성 연수마비[파지오-론데] / 성인형 척수성 근위축 / 소아형, Ⅱ형 척수성 근위축 / 원위 척수성 근위축 / 연소형, Ⅲ형[쿠겔베르그-벨란더] 척수성 근위축 / 어깨종아리형 척수성 근위축 (G12.1)	V123
운동신경세포병 (G12.2)	V123
가족성 근위축측삭경화증 (G12.20)	V123
산발형 근위축측삭경화증 (G12.21)	V123
원발성 측삭경화증 (G12.22)	V123
진행성 연수마비 (G12.23)	V123
진행성 근위축 (G12.24)	V123
기타 척수성 근위축 및 관련 증후군 (G12.8)	V123
상세불명의 척수성 근위축 (G12.9)	V123
다발경화증 / 다발경화증 NOS / 뇌간(~의) 다발경화증 / 척수(~의) 다발경화증 / 파종성(~의) 다발경화증 / 전신성(~의) 다발경화증 (G35)	V022
샤르코-마리-치아질환 / 데제린-소타스병 / 루시-레비증후군 / 영아기의 비대성 신경병증 / 유전성 운동 및 감각 신경병증 Ⅰ-Ⅳ형 / 유전성 운동 및 감각 신경병증 / 비골근위축(축삭형, 비대형) (G60.0)	V169
길랭-바레증후군 / 급성 감염(후)다발신경염 (G61.0)	V126
중증근무력증 (G70.0)	V012
근육의 원발성 장애 (G71)	V012
근디스트로피 / 뒤쉔 또는 베커와 유사한 보통염색체열성, 소아형 근디스트로피 / 양성[베커] 근디스트로피 / 조기수축을 동반하는 양성 어깨종아리[에머리-드라이프스] 근디스트로피 / 원위성 근디스트로피 / 얼굴어깨팔 근디스트로피 / 지대 근디스트로피 / 눈근디스트로피 / 눈인두성 근디스트로피 / 어깨종아리 근디스트로피 / 중증[뒤쉔] 근디스트로피 (G71.0)	V012

근긴장장애 / 근긴장디스트로피[스타이너트] / 연골형성장애성 근긴장증 / 약물유발 근긴장증 / 증상성 근긴장증 / 선천성 근긴장증 NOS / 우성[톰슨] 선천성 근긴장증 / 열성[베커] 선천성 근긴장증 / 신경근육긴장[아이작스] / 선천성 이상근긴장증 / 거짓근긴장증 (G71.1)	V012
선천성 근병증 / 선천성 근디스트로피 NOS / 근섬유의 특정 형태이상을 동반한 선천성 근디스트로피 / 중심핵 병 / 미세심 병 / 다발심 병 / 근섬유형 불균형 / 근세관성(중심핵성) 근병증 / 네말린근병증 (G71.2)	V012
달리 분류되지 않은 미토콘드리아근병증 (G71.3)	V012
근육의 기타 원발성 장애 (G71.8)	V012
근육의 상세불명의 원발성 장애 / 유전성 근병증 NOS (G71.9)	V012
특발성 폐섬유증 (J84.18)	V236

2. 만성호흡부전이 동반되는 중추신경계 질환의 경우: 다음 표의 상병

상병명	특정기호
뇌간의 악성 신생물 (C71.7) + 만성호흡부전 (J96.1)	
뇌간의 양성 신생물 (D33.1) + 만성호흡부전 (J96.1)	
뇌염, 척수염 및 뇌척수염 (G04) + 만성호흡부전 (J96.1)	
달리 분류된 질환에서의 뇌염, 척수염 및 뇌척수염 (G05) + 만성호흡부전 (J96.1)	
기타 및 상세불명의 운동신경세포병 (G12.28) + 만성호흡부전 (J96.1)	
다발-계통 위축 (G23.2) + 만성호흡부전 (J96.1)	
신경성 기립성 저혈압[샤이-드레거] (G23.8) + 만성호흡부전 (J96.1)	
뇌간뇌졸중 증후군 (G46.3) + 만성호흡부전 (J96.1)	
중추성 수면무호흡 (G47.31) + 만성호흡부전 (J96.1)	
밀러휘셔증후군 (G61.0) + 만성호흡부전 (J96.1)	
약물유발 근병증 (G72.0) + 만성호흡부전 (J96.1)	
달리 분류되지 않은 무산소성 뇌손상 (G93.1) + 만성호흡부전 (J96.1)	
상세불명의 뇌병증 (G93.4) + 만성호흡부전 (J96.1)	
대사성 뇌병증 (G93.80) + 만성호흡부전 (J96.1)	
뇌간의 뇌내출혈 (I61.3) + 만성호흡부전 (J96.1)	
뇌경색증 (I63) + 만성호흡부전 (J96.1)	
기타 및 상세불명의 척주후만증, 흉추부 (M40.24) + 만성호흡부전 (J96.1)	
척주측만증 (M41) + 만성호흡부전 (J96.1)	
척수병증을 동반한 기타 척추증, 경부 (M47.12) + 만성호흡부전 (J96.1)	
신생아의 저산소성 허혈뇌병증 (P91.6) + 만성호흡부전 (J96.1)	
뇌량의 선천기형 (Q04.0) + 만성호흡부전 (J96.1)	

뇌의 상세불명의 선천기형 (Q04.9) + 만성호흡부전 (J96.1)	
경부척수의 기타 및 상세불명의 손상 (S14.1) + 만성호흡부전 (J96.1)	

3. 만성호흡부전이 동반되는 폐질환의 경우: 다음 표의 상병

상병명	특정기호
호흡기 및 상세불명 결핵의 후유증 (B90.9) + 만성호흡부전 (J96.1)	
원발성 폐동맥고혈압 (I27.0) + 만성호흡부전 (J96.1)	V202
기타 이차성 폐동맥고혈압 (I27.2) + 만성호흡부전 (J96.1)	
폐심장증(만성) NOS (I27.9) + 만성호흡부전 (J96.1)	
기타 만성 폐색성 폐질환 (J44) + 만성호흡부전 (J96.1)	
기관지확장증 (J47) + 만성호흡부전 (J96.1)	
기관기관지의 허탈 (J98.01) + 만성호흡부전 (J96.1)	
기타 명시된 호흡장애 (J98.8) + 만성호흡부전 (J96.1)	
출생전후기에 기원한 기관지폐형성이상 (P27.1) + 만성호흡부전 (J96.1)	
신생아의 호흡부전 (P28.5) + 만성호흡부전 (J96.1)	
신생아의 (지속성)폐동맥고혈압 (P29.3) + 만성호흡부전 (J96.1)	
선천성 후두연화 (Q31.5) + 만성호흡부전 (J96.1)	
기관 및 기관지의 선천기형 (Q32) + 만성호흡부전 (J96.1)	
선천성 낭성 폐 (Q33.0) + 만성호흡부전 (J96.1)	
폐의 기타 선천기형 (Q33.8) + 만성호흡부전 (J96.1)	
호흡계통의 기타 명시된 선천기형 (Q34.8) + 만성호흡부전 (J96.1)	
인두의 기타 선천기형 (Q38.8) + 만성호흡부전 (J96.1)	
폐쇄를 동반하지 않은 선천성 기관지-식도루 (Q39.2) + 만성호흡부전 (J96.1)	
선천성 횡격막탈장 (Q79.0) + 만성호흡부전 (J96.1)	V155

4. 만성호흡부전이 동반되는 심장질환의 경우: 다음 표의 상병

상병명	특정기호
심장의 선천이상 NOS (Q24.9) + 만성호흡부전 (J96.1)	

[별표 4의3]

인공호흡기치료 서비스 제공업소 등록 등 기준(제5조의2제4항 관련)

1. 공단에 등록하는 인공호흡기 대여 서비스 등 제공업소(이하 이 별표에서 "제공업소"라 한

다)는 다음 각 목의 요건을 충족하여야 한다.

가. 인공호흡기를 대여하는 경우: 「의료기기법」 관련 규정에 따라 인공호흡기의 판매 · 임대업 신고를 한 업소일 것

나. 인공호흡기 소모품을 판매하는 경우: 「의료기기법」 관련 규정에 따라 인공호흡기 소모품의 판매업 신고를 한 업소일 것

2. 제공업소는 다음 각 목의 기준을 준수하여야 한다.

가. 공단이 정하여 공고하는 표준계약서에 따라 가입자 또는 피부양자와 인공호흡치료 서비스 계약을 체결하여야 한다.

나. 제공업소는 제6조에 따라 공단에 업소 등록을 신청할 때 대여하는 의료기기 및 판매하는 소모품의 등록을 함께 신청하여야 한다.

다. 365일 24시간 콜센터를 운영하여 응급상황 발생 시 필요한 긴급서비스를 제공하여야 한다.

라. 인공호흡기 장비 및 서비스 전반에 대한 업무지침서를 구비하여 환자 및 보호자에게 장비 사용법, 응급상황 시 대처요령 등에 대한 안전교육을 실시하여야 한다.

마. 인공호흡기의 1회 호흡량, 호흡 횟수, 경보 기능 작동 여부, 가습 온도가 적절하게 유지되고 있는지 정기적으로 매월 방문하여 확인하고, 인공호흡기와 환자를 연결하는 튜브 등을 정기적으로 교환하여야 한다.

바. 인공호흡기의 환자 사용상태 등을 정기적으로 매월 방문하여 확인하고, 그 결과를 환자 또는 보호자에게 제공하여 요양기관 진료 시 참고하도록 하고, 해당 제공업소도 이를 기록 · 보존하여야 한다.

사. 인공호흡기 장비를 사용한 환자 현황과 사용 후 회수된 인공호흡기 장비에 대하여 성능 검사 및 유지와 기기세척 및 소독 등 위생처리를 실시하고 이를 기록 · 보존하여야 한다.

아. 인공호흡기 장비의 수리점검 및 부속소모품 교체시기 등에 관하여 해당 제조사의 권장사항을 준수하여야 하며 그 내역(장비 수리 및 부속소모품 교체 등)을 반드시 기록 · 보존하여야 한다.

자. 그 밖에 공단이 공고하는 장비기준, 서비스 내용, 인공호흡기치료 서비스 계약조건 등의 기준을 충족하여야 한다.

3. 공단은 등록한 제공업소가 다음 각 목의 어느 하나에 해당하는 경우에는 그 등록을 취소할 수 있다. 이 경우 공단은 관련 자료의 사실여부 및 기준 충족 여부 등을 확인할 수 있다.

가. 속임수나 그 밖의 부정한 방법으로 등록한 경우

나. 제1호 각 목의 요건 및 2호의 기준을 충족하지 아니하는 경우

4. 제3호에 따른 등록 취소의 절차 · 방법 등에 필요한 사항은 공단이 정하여 공고한다.

[별표 4의4]

기침유발기치료 서비스 제공업소 등록 등 기준(제5조의2제4항 관련)

1. 공단에 등록하는 기침유발기 대여 서비스 등 제공업소(이하 이 별표에서 "제공업소"라 한다)는 다음 각 목의 요건을 충족하여야 한다.
   가. 규칙 제23조제2항제6호에 따라 공단에 인공호흡기치료 서비스 제공업소로 등록되어 있을 것
   나. 「의료기기법」 관련 규정에 따라 전동식 의료용흡인기의 판매 · 임대업 신고를 한 업소일 것
2. 제공업소는 다음 각 목의 기준을 준수하여야 한다.
   가. 공단이 정하여 공고하는 표준계약서에 따라 가입자 또는 피부양자와 기침유발기치료 서비스 계약을 체결하여야 한다.
   나. 제공업소는 제6조에 따라 공단에 업소 등록을 신청할 때 대여하는 의료기기 등록을 함께 신청하여야 한다.
   다. 365일 24시간 콜센터를 운영하여 응급상황 발생 시 필요한 긴급서비스를 제공하여야 한다.
   라. 기침유발기 장비 및 서비스 전반에 대한 업무지침서를 구비하여 환자 및 보호자에게 장비 사용법, 응급상황 시 대처요령 등에 대한 안전교육을 실시하여야 한다.
   마. 기침유발기의 흡기 및 호기의 압력 설정 값의 유지 여부 및 압력 이상 등의 경우 경보기능 작동 여부를 정기적으로 매월 방문하여 확인하고, 기침유발기와 환자를 연결하는 튜브 등을 정기적으로 교환하여야 한다.
   바. 기침유발기의 환자 사용상태 등을 정기적으로 매월 방문하여 확인하고, 그 결과를 환자 또는 보호자에게 제공하여 요양기관 진료 시 참고하도록 하고, 해당 제공업소도 이를 기록 · 보존하여야 한다.
   사. 기침유발기 장비를 사용한 환자 현황과 사용 후 회수된 기침유발기 장비에 대하여 성능 검사 및 유지 · 보수와 기기세척 및 소독 등 위생처리를 실시하고 이를 기록 · 보존하여야 한다.
   아. 기침유발기 장비의 수리점검 및 부속소모품 교체시기 등에 관하여 해당 제조사의 권장사항을 준수하여야 하며 그 내역(장비 수리 및 부속소모품 교체 등)을 반드시 기록 · 보존하여야 한다.
   자. 그 밖에 공단이 공고하는 장비기준, 서비스 내용, 기침유발기치료 서비스 계약조건 등의 기준을 충족하여야 한다.
3. 공단은 등록한 제공업소가 다음 각 목의 어느 하나에 해당하는 경우에는 그 등록을 취소할 수 있다. 이 경우 공단은 관련 자료의 사실여부 및 기준 충족 여부 등을 확인할 수 있다.
   가. 속임수나 그 밖의 부정한 방법으로 등록한 경우
   나. 제1호 각 목의 요건 및 2호의 기준을 충족하지 아니하는 경우
4. 제3호에 따른 등록 취소의 절차 · 방법 등에 필요한 사항은 공단이 정하여 공고한다.

[별표 4의5]

양압기치료 서비스 제공업소 등록 등 기준(제5조의3제2항 관련)

1. 1. 공단에 등록하는 양압기치료 서비스 제공업소(이하 이 별표에서 "제공업소"라 한다)는 다음 각 목의 요건을 충족하여야 한다.
   가. 양압기를 대여하는 경우: 「의료기기법」 관련 규정에 따라 양압기의 판매 · 임대업 신고를 한 업소일 것
   나. 양압기 소모품(마스크)을 판매하는 경우: 「의료기기법」 관련 규정에 따라 양압기 소모품의 판매업 신고를 한 업소일 것
2. 제공업소는 다음 각 목의 기준을 준수하여야 한다.
   가. 공단이 공고하는 표준계약서에 따라 가입자 또는 피부양자와 양압기치료 서비스 계약을 체결하여야 한다.
   나. 제6조에 따라 공단에 업소 등록을 신청할 때 대여하는 의료기기 및 판매하는 소모품의 등록을 함께 신청하여야 한다.
   다. 상담을 위한 콜센터를 운영하여 환자의 요청 시 필요한 서비스를 제공하여야 한다.
   라. 양압기 기기 및 서비스 전반에 대한 업무지침서를 구비하여 환자 및 보호자에게 기기 사용법, 응급상황 시 대처요령 등에 대한 안전교육을 실시하여야 한다.
   마. 처방된 압력 설정 값의 유지 여부, 압력 이상 등의 알람기능 작동 여부를 방문 또는 유선 등을 통해 정기적으로 확인하고, 필터 및 튜브 등 기본소모품을 정기적으로 교환하여야 한다.
   바. 환자의 양압기 사용 시간, 사용 상태 등을 방문 또는 유선 등을 통해 정기적으로 확인하고, 그 결과를 환자 또는 보호자에게 제공하여 요양기관 진료 시 참고하도록 하고, 해당 제공업소도 이를 기록 · 보존하여야 한다.
   사. 양압기 기기를 사용한 환자 현황과 사용 후 회수된 양압기 기기에 대하여 성능 검사 및 유지 · 보수와 기기세척 및 소독 등 위생처리를 실시하고 이를 기록 · 보존하여야 한다.
   아. 양압기 기기의 수리점검 및 부속소모품 교체시기 등에 관하여 해당 제조사의 권장사항을 준수하여야 하며, 그 내역(기기 수리 및 부속소모품 교체 등)을 반드시 기록 · 보존하여야 한다.
   자. 그 밖에 공단이 공고하는 기기기준, 서비스 내용, 양압기치료 서비스 계약조건 등의 기준을 충족하여야 한다.
3. 공단은 등록한 제공업소가 다음 각 목의 어느 하나에 해당하는 경우에는 그 등록을 취소할 수 있다. 이 경우 공단은 관련 자료의 사실여부 및 기준 충족 여부 등을 확인할 수 있다.
   가. 속임수나 그 밖의 부정한 방법으로 등록한 경우
   나. 제1호 각 목의 요건 및 제2호의 기준을 충족하지 아니하는 경우
4. 제3호에 따른 등록 취소의 절차 · 방법 등에 필요한 사항은 공단이 정하여 공고한다.

[별표 5]

요양비 지급 대상자(제8조 관련)

구분	세부인정기준
자동 복막투석 소모성재료	내과전문의가 복막평형검사 결과 등에 따라 자동복막투석이 적합하다고 인정한 사람
산소치료	다음 각 호의 어느 하나에 해당하는 사람 1. 중증의 만성심폐질환 등으로 산소치료가 필요하다고 인정되는 사람 중 90일 동안의 적절한 내과적 치료 후 별도로 시행한 동맥혈가스 검사 또는 산소포화도 검사 결과가 다음 각 목의 어느 하나에 해당하는 사람. 다만, 90일 미만의 신생아는 내과적 치료 없이 검사를 시행할 수 있다. 가. 동맥혈가스 검사 결과가 다음의 어느 하나에 해당하는 경우 1) 동맥혈 산소분압이 55mmHg 이하인 경우 2) 동맥혈 산소포화도가 88% 이하인 경우 3) 다음의 어느 하나에 해당하면서 적혈구 증가증(헤마토크릿이 55%를 넘는 경우를 말한다. 이하 같다)이 있거나, 울혈성 심부전을 시사하는 말초부종이 있거나, 폐동맥고혈압이 있는 경우 가) 동맥혈 산소분압이 56~59mmHg인 경우 나) 동맥혈 산소포화도가 89% 이상인 경우 나. 산소포화도 검사 결과가 다음의 어느 하나에 해당하는 경우 1) 산소포화도가 88% 이하인 경우 2) 산소포화도가 89% 이상이면서 적혈구 증가증이 있거나, 울혈성 심부전을 시사하는 말초부종이 있거나, 폐동맥고혈압이 있는 경우 2. 호흡기 1급 또는 2급 장애인으로서 제1호의 검사 없이 내과, 결핵과, 흉부외과 또는 소아청소년과 전문의가 산소치료가 필요하다고 판단한 사람
당뇨병 소모성재료	다음 각 호의 어느 하나에 해당하는 사람. 이 경우 제1호 및 제2호에 해당하는 사람은 공단에 별지 제3호서식에 따라 신청하여 등록하여야 한다. 1. 제1형 당뇨병환자: 다음의 요건을 모두 충족하는 사람 가. 다음 중 하나 이상에 해당하는 사람 1) 혈중 씨펩타이드(C-peptide) 수치가 기저치 0.6ng/ml 이하, 경구포도당섭취자극(또는 글루카곤 주사 또는 식사 후 등) 후 1.8ng/ml 이하 또는 24시간 소변 씨펩타이드(C-peptide) 수치가 30μg/24hr 미만인 경우 2) 최초 진단 시 당뇨병성케톤산증(DKA)의 병력이 있는 경우 3) 항글루타민산탈탄산효소항체(anti-GAD antibody) 등 췌도 또는 인슐린 등에 대한 자가항체 양성인 경우 나. 적절한 혈당조절을 위하여 인슐린 투여가 반드시 필요한 사람 다. 다음 상병에 해당하는 사람 [상병코드: E10.x / 상병명: 인슐린-의존당뇨병] * 단, 위의 조건에 해당된다 할지라도 제2형 당뇨병환자는 제외한다.

<table>
<tr>
<td></td>
<td>
2. 제2형 당뇨병환자: 다음의 요건을 모두 충족하는 사람(처방일 기준으로 만 19세 미만인 경우에는 나목을 충족하지 않는 사람도 포함한다)
가. 다음 중 하나 이상에 해당하는 사람
1) 8시간 이상의 공복 혈당 수치가 126mg/dL 이상
2) 당뇨병의 전형적인 증상(다뇨, 다음, 설명되지 않는 체중감소)이 있고 임의 혈당 수치가 200mg/dL 이상
3) 75g 경구당부하검사 후 2시간 혈장 혈당 수치가 200mg/dL 이상
4) 당화혈색소의 수치가 6.5% 이상
나. 적절한 혈당조절을 위하여 인슐린 투여가 반드시 필요한 사람
다. 다음 상병 중 어느 하나에 해당하는 사람
<table>
<tr><th>상병코드</th><th>상병명</th></tr>
<tr><td>E11.x</td><td>인슐린-비의존당뇨병</td></tr>
<tr><td>E12.x</td><td>영양실조-관련 당뇨병</td></tr>
<tr><td>E13.x</td><td>기타 명시된 당뇨병</td></tr>
<tr><td>E14.x</td><td>상세불명의 당뇨병</td></tr>
</table>
3. 임신 중 당뇨병환자: 다음의 요건을 모두 충족하는 사람
가. 다음 상병 중 어느 하나에 해당하는 사람
<table>
<tr><th>상병코드</th><th>상병명</th></tr>
<tr><td>E11.x</td><td>인슐린-비의존당뇨병</td></tr>
<tr><td>E12.x</td><td>영양실조-관련 당뇨병</td></tr>
<tr><td>E13.x</td><td>기타 명시된 당뇨병</td></tr>
<tr><td>E14.x</td><td>상세불명의 당뇨병</td></tr>
<tr><td>O24.x</td><td>임신 중 당뇨병</td></tr>
</table>
나. 제7조제1항제3호의 처방전 발급 당시 임신 중인 사람
</td>
</tr>
<tr>
<td>당뇨병 관리기기</td>
<td>
다음 각 호의 요건을 모두 충족하는 제1형 당뇨병환자로서 별지 제3호서식에 따라 공단에 신청하여 등록한 사람
1. 다음 각 목의 어느 하나에 해당할 것
가. 혈중 씨펩타이드(C-peptide) 수치가 기저치 0.6ng/ml 이하, 경구포도당섭취자극(또는 글루카곤 주사 또는 식사 후 등) 후 1.8ng/ml 이하 또는 24시간 소변 씨펩타이드(C-peptide) 수치가 30μg/24hr 미만인 경우
나. 최초 진단 시 당뇨병성케톤산증(DKA)의 병력이 있는 경우
다. 항글루타민산탈탄산효소항체(anti-GAD antibody) 등 췌도 또는 인슐린 등에 대한 자가항체 양성인 경우
2. 적절한 혈당조절을 위하여 인슐린 투여가 반드시 필요할 것
3. 다음 상병에 해당할 것
<table>
<tr><th>상병코드</th><th>상병명</th></tr>
<tr><td>E10.x</td><td>인슐린-의존당뇨병</td></tr>
</table>
* 단, 위의 조건에 해당하더라도 제2형 당뇨병환자는 제외한다.
</td>
</tr>
</table>

자가도뇨 소모성재료

다음 각 호 모두에 해당하는 것으로 진단된 신경인성 방광환자로서 요류역학검사결과지를 첨부하여 별지 제4호서식에 따라 공단에 신청하여 등록된 사람

1. 다음 각 목의 어느 하나에 해당할 것

가. 다음의 상병이 있는 선천성 신경인성 방광환자

구분	상병명	상병코드
1	이분척추	Q05
2	말린자두배증후군	Q79.4
3	복벽의 기타 선천기형	Q79.5
4	엘러스-단로스증후군	Q79.6
5	근골격계통의 기타 선천기형	Q79.8
6	방광외반	Q64.1
7	선천성 후부요도판막	Q64.2
8	요도 및 방광경부의 기타 폐쇄 및 협착	Q64.3
9	비뇨계통의 기타 명시된 선천기형	Q64.8
10	비뇨계통의 상세불명의 선천기형	Q64.9

나. 다음의 후천성 척수손상 상병이 있는 신경인성 방광환자

구분	상병명	상병코드
1	결핵성 수막염(G01*)	A17.0
2	뇌 및 척수의 결핵종(G07*)	A17.80
3	결핵성 수막뇌염(G05.0*)	A17.81
4	뇌 및 척수의 결핵성 농양(G07*)	A17.88
5	척수매독	A52.1
6	열대성 강직성 하반신마비	G04.1
7	달리 분류되지 않은 세균성 수막뇌염 및 수막척수염	G04.2
8	기타 뇌염, 척수염 및 뇌척수염	G04.8
9	상세불명의 뇌염, 척수염 및 뇌척수염	G04.9
10	달리 분류된 질환에서의 뇌염, 척수염 및 뇌척수염	G05
11	다발경화증	G35
12	시신경척수염[데빅병]	G36.0
13	중추신경계통의 탈수초질환에서의 급성 횡단척수염	G37.3
14	하반신마비 및 사지마비	G82.×
15	말총증후군	G83.4
16	혈관성 척수병증	G95.1
17	상세불명의 척수압박	G95.2
18	척수의 기타 명시된 질환	G95.8
19	척수의 상세불명 질환	G95.9
20	달리 분류된 질환에서의 척수병증	G99.2

<table>
<tr>
<td></td>
<td>

구분	상병명	상병코드
21	신경병성 척추병증	M49.4
22	목부위의 신경 및 척수의 손상	S14.×
23	흉부부위의 신경 및 척수의 손상	S24.×
24	복부, 아래등 및 골반 부위의 신경 및 허리척수의 손상	S34.×
25	척수의 상세불명 부위의 손상	T09.3

다. 가목 또는 나목에 해당하지 아니하는 상병으로 인한 신경인성방광 환자로 진단되어 비뇨기과 또는 재활의학과 전문의가 자가도뇨가 필요하다고 인정하는 경우
2. 요류역학검사 결과 다음의 어느 하나 이상에 해당하고 검사결과지를 제출하였을 것
가. 무반사 방광(Areflexic bladder)
나. 배뇨근 저활동성(Detrusor underactivity)
다. 기능이상성 배뇨(Dysfunctional voiding)
라. 배뇨근-외조임근 협동장애(Detrusor external-sphincter dyssynergia)
마. 배뇨근 과활동성 및 수축력 저하(Detrusor hyper-reflexia and impaired contractility)
3. 제1호나목에 해당하는 사람[제1호나목에 해당하는 사람이 해당 상병에 대한 최초 진단일부터 2년이 지난 후 등록(다시 등록한 경우를 포함한다)한 사람은 제외한다] 및 다목에 해당하는 사람이 별지 제4호서식에 따라 공단에 등록한 경우에는 그 등록일부터 2년이 지나지 아니하였을 것
</td>
</tr>
<tr>
<td>인공호흡기 대여 서비스 등</td>
<td>
다음의 각 호의 요건을 모두 충족하고 별지 제4호의2서식에 따라 공단에 신청하여 등록한 사람
1. 별표 4의2의 상병 중 어느 하나에 해당하는 사람으로서 자가 호흡이 불가능하거나 어려워 인공호흡기가 필요하다고 진단받았을 것
2. 다음의 각 목의 요건을 모두 충족하는 사람. 다만, 24시간 지속적인 인공호흡기 사용으로 인공호흡기를 이탈하여 가목의 임상 증상확인 및 나목의 검사가 어려운 경우에는 환자상태와 함께 인공호흡기 이용이 필요하다는 내용을 적은 의사소견서가 있는 경우에는 다음 각 목의 요건을 모두 충족한 것으로 보며, 의식저하 등으로 의사표현이 불가능한 경우에는 나목의 요건만 충족하면 된다.
가. 다음의 고이산화탄소혈증 임상 증상 중에서 두 가지 이상 해당 될 것
1) 숨참
2) 피로감
3) 두통
4) 정신이 밝지 못하고 멍함
5) 밤에 자주 깨거나 낮에 졸리고 토막잠을 자주 자거나 악몽을 자주 꾸거나 가위에 눌림
6) 불안하여 안절부절 못함
7) 빈맥(頻脈)
나. 2회 이상 실시한 이산화탄소 분압 검사 결과가 다음의 어느 하나에 해당하고, 그 검사결과지 또는 해당 검사결과를 적은 의사소견서를 제출하였을 것
1) 동맥혈가스 검사 결과 이산화탄소 분압(PaCO2)이 45mmHg 이상
2) 호기말 이산화탄소 분압(PaCO2)이 40mmHg 이상
</td>
</tr>
</table>

<table>
<tr>
<td>기침
유발기
대여
서비스</td>
<td>다음 각 호의 요건을 모두 충족한 사람
1. 다음 각 목 요건을 모두 충족하고 별지 제4호의3서식에 따라 공단에 신청하여 등록한 사람
가. 별표 4의2제1호 및 제2호(뇌간뇌졸중 증후군 및 중추성 수면무호흡은 제외한다)의 상병으로 인공호흡기를 사용하는 사람이 스스로 기도분비물 배출이 어려워 기침유발기가 필요하다고 진단받았을 것
나. 호흡기능검사에서 최고호기(呼氣)유량 측정 결과 최대 기침유량이 250 L/min 이하일 것. 다만, 최고호기유량 측정을 할 수 없는 다음의 어느 하나에 해당하는 사람은 그 상태를 적은 의사소견서를 제출하면 해당 요건을 충족한 것으로 본다.
1) 24시간 지속적인 인공호흡기 사용으로 인공호흡기를 이탈할 수 없는 경우
2) 만 6세 이하의 소아
3) 의식 저하, 인지기능 저하 또는 기관절개를 한 경우
2. 별지 제2호의3서식의 처방전을 최초로 받을 때 기침유발기에 대한 기본사용법과 주의사항에 대하여 교육을 받았을 것</td>
</tr>
<tr>
<td>양압기치료
서비스</td>
<td>1. 다음 각 목의 요건을 모두 충족하고 별지 제4호의4서식에 따라 공단에 신청하여 등록한 사람
가. 다음 상병 중 어느 하나에 해당하는 수면무호흡증후군 환자로서 양압기가 필요하다고 진단받았을 것
<table>
<tr><th>상병코드</th><th>상병명</th></tr>
<tr><td>G47.3</td><td>수면무호흡</td></tr>
<tr><td>P28.3</td><td>신생아의 원발성 수면무호흡, 신생아의 중추성 수면무호흡, 신생아의 수면무호흡 NOS, 신생아의 폐색성 수면무호흡</td></tr>
<tr><td>P28.4</td><td>신생아의 기타 무호흡, 신생아 · 폐색성(～의) 무호흡, 미숙아(～의) 무호흡</td></tr>
</table>
나.대상자별로 다음 구분에 따른 요건을 충족할 것
1) 일반의 경우: 제Ⅰ형 수면다원검사(Level Ⅰ)[별지 제4호의4서식의 등록 신청서 발행일부터 소급하여 1년 이내에 실시한 것이어야 한다. 이하 2)에서 같다] 결과 무호흡 · 저호흡 지수(AHI, Apnea Hypopnea Index)가 15 이상이거나 또는 5 이상이면서 다음의 어느 하나에 해당할 것
가) 불면증
나) 주간졸음
다) 인지기능 감소
라) 기분장애
마) 고혈압
바) 빈혈성 심장질환
사) 뇌졸중 기왕력
아) 산소포화도가 85% 미만
2) 12세 이하 소아의 경우: 제Ⅰ형 수면다원검사(Level Ⅰ) 결과 무호흡 · 저호흡 지수(AHI)가 5 이상이거나 또는 1이상이면서 다음의 어느 하나에 해당할 것
가) 불면증
나) 주간졸음
다) 부주의-과행동증</td>
</tr>
</table>

	라) 아침두통 마) 행동장애 바) 학습장애 사) 산소포화도가 91% 미만 3) 1), 2)에도 불구하고 2세 이하의 영유아인 경우 또는 선천이상 기형이나 신경발달 지연으로 제Ⅰ형 수면다원검사(Level Ⅰ)를 실시할 수 없는 경우: 수면 중 이산화탄소 분압 검사 결과가 다음의 어느 하나에 해당할 것 가) 호기말 또는 경피적 이산화탄소 분압(EtCO2 또는 TcCO2)이 수면시간의 25% 이상에서 50mmHg 이상일 것 나) 2회 이상 실시한 호기말 또는 경피적 이산화탄소 분압(EtCO2 또는 TcCO2) 결과가 모두 50mmHg 이상일 것 다. 다음의 서류를 제출하였을 것 1) 나목 1), 2)에 해당하는 사람: 제Ⅰ형 수면다원검사(Level Ⅰ) 결과지 2) 나목 3)에 해당하는 사람: 해당 이산화탄소 분압 검사 결과지(또는 해당 검사 결과를 명시한 소견서)와 환자 상태에 대한 의사소견서 2. 순응기간(최초 처방일부터 90일까지의 기간) 중 연이은 30일의 사용기간에서 1일 4시간 이상(12세 이하인 경우에는 3시간 이상) 사용한 날이 21일 이상인 경우에 해당하지 않는 자는 순응기간의 말일에 제1호에 따른 등록이 해지된 것으로 본다. 이 경우 순응기간 말일의 다음 날부터 180일이 지나야 공단에 재등록할 수 있다.

[별표 6]

요양비 지급기준(제8조 관련)

1. 규칙 제23조제4항에 따른 요양비의 지급금액은 다음 각 목의 금액으로 한다.
  가. 규칙 제23조제1항제1호 및 제2호(자동복막투석에 사용되는 소모성 재료를 구입 · 사용한 경우는 제외한다)에 해당하는 경우: 요양급여비용 중 영 별표 2에 따른 본인부담액을 제외한 금액에 상당하는 금액
  나. 규칙 제23조제1항제2호(자동복막투석에 사용되는 소모성 재료를 구입 · 사용한 경우만을 말한다)부터 제6호까지의 규정에 해당하는 경우(제4호의 경우에는 연속혈당측정용 전극은 제외한다): 다음의 구분에 따른 금액
    1) 기준금액을 넘지 않는 금액으로 구입하거나 대여 받은 경우: 해당 구입 또는 대여금액의 100분의 90에 해당하는 금액
    2) 기준금액을 넘는 금액으로 구입하거나 대여 받은 경우: 기준금액의 100분의 90에 해당하는 금액
  다. 규칙 제23조제1항제4호의 소모성재료 중 연속혈당측정용 전극을 구입 · 사용한 경우 및 당뇨병 관리기기를 구입한 경우
    1) 기준금액을 넘지 않는 금액으로 구입한 경우: 해당 구입금액의 100분의 70에 해당하는 금액
    2) 기준금액을 넘는 금액으로 구입한 경우: 기준금액의 100분의 70에 해당하는 금액

라. 규칙 제23조제1항제7호에 해당하는 경우: 다음의 구분에 따른 금액

1) 기준금액을 넘지 않는 금액으로 대여 받거나 구입한 경우: 해당 대여 또는 구입 금액의 100분의 80에 해당하는 금액

2) 기준금액을 넘는 금액으로 대여 받거나 구입한 경우: 기준금액의 100분의 80에 해당하는 금액

마. 요양기관 외의 장소에서 출산한 경우: 25만원

2. 제1호나목부터 자목까지의 기준금액은 다음 각 목과 같다.

가. 자동복막투석 소모성 재료의 기준금액: 10,420원/일

나. 산소치료서비스 기준금액: 다음 표에 따른 금액

구분	가정용	휴대용
기준금액	12만원/월	20만원/월

비고: 휴대용 산소발생기로 산소치료서비스를 1개월에 15일을 넘지 않는 기간 동안 받은 경우에 기준금액은 10만원/월로 한다.

다. 당뇨병 소모성 재료(연속혈당측정용 전극은 제외한다)의 기준금액: 다음 표에 따른 금액

지원대상자			기준금액	
			인슐린 투여자	인슐린 미투여자
제1형 당뇨병환자			2,500원/일	해당사항 없음
제2형 당뇨병환자	만 19세 미만		2,500원/일	1,300원/일
	만 19세 이상 1일 인슐린 투여횟수	1회 투여	900원/일	해당사항 없음
		2회 투여	1,800원/일	해당사항 없음
		3회 이상 투여	2,500원/일	해당사항 없음
임신 중 당뇨병환자			2,500원/일	1,300원/일

※ 비고: 나이는 처방일을 기준으로 계산한다(이하 이 별표에서 같다).

라. 당뇨병 소모성 재료 중 연속혈당측정용 전극의 기준금액: 다음 표에 따른 금액

지원대상자	기준금액
제1형 당뇨병환자	70,000원/주

마. 당뇨병 관리기기의 기준금액: 다음 표에 따른 금액

지원대상자	기준금액	
	연속혈당측정기	인슐린자동주입기
제1형 당뇨병환자	210,000원/3개월	1,700,000원/개

바. 자가도뇨 소모성 재료의 기준금액: 9,000원/일

사. 인공호흡기 대여 서비스 등의 기준금액: 다음 표에 따른 금액

<table>
<tr><th colspan="4">급여대상 품목 구분</th><th>기준금액(원)</th></tr>
<tr><td colspan="2" rowspan="2">인공호흡기
대여료</td><td colspan="2">혼합형</td><td>535,000원/월</td></tr>
<tr><td colspan="2">압력형 또는 볼륨형</td><td>356,000원/월</td></tr>
<tr><td colspan="2" rowspan="2">기본소모품</td><td colspan="2">세트 1</td><td>60,000원/월</td></tr>
<tr><td colspan="2">세트 2</td><td>80,000원/월</td></tr>
<tr><td rowspan="6">선택
소모품</td><td rowspan="2">기관절개
환자용
커넥터</td><td colspan="2">일반 일체형</td><td>7,000원/개</td></tr>
<tr><td colspan="2">실리콘 연결형</td><td>14,500원/개</td></tr>
<tr><td rowspan="4">마스크</td><td rowspan="2">코마스크
(Nasal, pillow)</td><td>실리콘 또는 필로우</td><td>125,000원/개</td></tr>
<tr><td>겔</td><td>120,000원/개</td></tr>
<tr><td rowspan="2">코 · 입마스크
(Facial)</td><td>실리콘</td><td>72,000원/개</td></tr>
<tr><td>겔</td><td>148,000원/개</td></tr>
</table>

비고: 기본소모품 중 세트 1은 튜브 1개, 필터 4개 및 가습기물통 1개의 세트를 말하며, 세트 2는 튜브 2개, 필터 4개 및 가습기물통 1개의 세트를 말한다(이하 제3호바목의 표에서 같다).

아. 기침유발기 대여 서비스의 기준금액: 16만원/월

자. 양압기치료 서비스 등의 기준금액: 다음 표에 따른 금액

<table>
<tr><th colspan="2">급여대상 품목 구분</th><th>기준금액(원)</th></tr>
<tr><td rowspan="3">양압기
대여료</td><td>지속형(CPAP)</td><td>76,000원/월</td></tr>
<tr><td>자동형(APAP)</td><td>89,000원/월</td></tr>
<tr><td>이중형(BiPAP)</td><td>126,000원/월</td></tr>
<tr><td>소모품</td><td>마스크</td><td>95,000원/개</td></tr>
</table>

3. 제1호에도 불구하고 「국민건강보험법 시행령」(이하 “영”이라 한다) 별표 2 제3호라목에 따른 본인부담액을 적용받는 사람이 다음 각 목의 어느 하나에 해당하는 경우에는 그 각 목의 금액을 지급금액으로 한다. 다만, 나목부터 자목까지의 금액을 넘지 않는 금액으로 구입 또는 대여한 경우에는 해당 구입 또는 대여 금액을 지급금액으로 한다.
   가. 규칙 제23조제1항제1호 및 제2호(자동복막투석에 사용되는 소모성 재료를 구입 · 사용한 경우는 제외한다)에 해당하는 경우: 요양급여비용 중 영 별표 2에 따른 본인부담액을 제외한 금액에 상당하는 금액
   나. 규칙 제23조제1항제2호(자동복막투석에 사용되는 소모성 재료를 구입 · 사용한 경우만을 말한다)에 해당하는 경우: 10,420원/일
   다. 규칙 제23조제1항제3호에 해당하는 경우: 다음 표에 따른 금액

구분	가정용	휴대용
기준금액	12만원/월	20만원/월

비고: 휴대용 산소발생기로 산소치료서비스를 1개월에 15일을 넘지 않는 기간 동안 받은 경우에 기준금액은 10만원/월로 한다.

라. 규칙 제23조제1항제4호에 해당하는 경우(연속혈당측정용 전극을 구입 · 사용한 경우는 제외한다) : 다음 표에 따른 금액

지원대상자			기준금액	
			인슐린 투여자	인슐린 미투여자
제1형 당뇨병환자			2,500원/일	해당사항 없음
제2형 당뇨병환자	만 19세 미만		2,500원/일	1,300원/일
	만 19세 이상 1일 인슐린 투여횟수	1회 투여	900원/일	해당사항 없음
		2회 투여	1,800원/일	해당사항 없음
		3회 이상 투여	2,500원/일	해당사항 없음
임신 중 당뇨병환자			2,500원/일	1,300원/일

마. 규칙 제23조제1항제4호 중 연속혈당측정용 전극에 해당하는 경우: 다음 표에 따른 금액

지원대상자	기준금액
제1형 당뇨병환자	70,000원/주

바. 규칙 제23조제1항제4호 중 당뇨병 관리기기에 해당하는 경우: 다음 표에 따른 금액

지원대상자	기준금액	
	연속혈당측정기	인슐린자동주입기
제1형 당뇨병환자	210,000원/3개월	1,700,000원/개

사. 규칙 제23조제1항제5호에 해당하는 경우: 9,000원/일

아. 규칙 제23조제1항제6호(인공호흡기와 관련된 것에 한정한다)에 해당하는 경우: 다음 표에 따른 금액

급여대상 품목 구분				기준금액(원)
인공호흡기 대여료		혼합형		535,000원/월
		압력형 또는 볼륨형		356,000원/월
기본소모품		세트 1		60,000원/월
		세트 2		80,000원/월
선택 소모품	기관절개 환자용 커넥터	일반 일체형		7,000원/개
		실리콘 연결형		14,500원/개
	마스크	코마스크 (Nasal, pillow)	실리콘 또는 필로우	125,000원/개
			겔	120,000원/개
		코 · 입마스크 (Facial)	실리콘	72,000원/개
			겔	148,000원/개

자. 규칙 제23조제1항제6호(기침유발기와 관련된 것에 한정한다)에 해당하는 경우: 16만원/월

차. 규칙 제23조제1항제7호에 해당하는 경우: 다음 표에 따른 금액

급여대상 품목 구분		기준금액(원)
양압기 대여료	지속형(CPAP)	76,000원/월
	자동형(APAP)	89,000원/월
	이중형(BiPAP)	126,000원/월
소모품	마스크	95,000원/개

4. 제1호 및 제3호에 따라 요양비를 지급할 때는 다음 각 목의 기준에 따라야 한다.

가. 자동복막투석 소모성 재료(카세트, 배액백 및 카테터말단폐색기 각 1개를 하나의 세트로 한다), 당뇨병 소모성 재료(연속혈당측정용 전극은 제외한다) 및 자가도뇨 소모성 재료에 대한 요양비는 일당 금액으로, 당뇨병 소모성 재료 중 연속혈당측정용 전극에 대한 요양비는 주당 금액으로, 당뇨병 관리기기와 산소치료 · 인공호흡기 · 기침유발기 · 양압기 대여 서비스에 대한 요양비는 월당 금액으로 지급한다. 다만, 인공호흡기, 기침유발기 또는 양압기 대여 서비스를 월 중에 시작하거나 월중에 종료한 경우 그 시작 월 또는 종료 월의 요양비(인공호흡기와 양압기의 경우에는 기계대여료에 한정한다)는 일할 계산하여 지급한다.

나. 가목에 따라 월당 금액으로 지급하는 요양비와 관련하여 그 지급대상자가 월 중에 영 별표 2 제3호라목에 따른 본인부담액을 적용받는 사람이 되거나 그 적용을 받지 아니하는 사람이 된 경우에는 그 달의 1일에 영 별표 2 제3호라목에 따른 본인부담액 적용 여부를 기준으로 그 달의 요양비를 지급한다.

다. 제1호나목에 따라 산소치료 서비스 및 기침유발기 대여 서비스에 대하여 요양비로 지급하는 금액은 산소발생기 및 기침유발기의 유지, 보수를 위한 재료비, 소모품비 등 제반비용을 포함한 금액으로 한다.

라. 자가도뇨 소모성 재료에 대한 요양비는 1일에 6개를 넘지 않는 범위에서 지급한다.

마. 인공호흡기 대여 서비스 중 선택소모품에 대한 요양비는 기관절개 환자용 커넥터와 마스크 중 하나에 대하여 지급한다. 이 경우 이미 받은 선택소모품과 다른 종류의 소모품에 대하여 요양비를 지급받으려면 그 사유를 증명하는 서류를 제출하여야 한다.

바. 인공호흡기 대여 서비스 중 선택소모품에 대한 요양비는 그 종류별로 다음 표에서 정하는 금액을 넘지 못한다.

구분		제1호에 따른 요양비를 지급받는 경우	제3호에 따른 요양비를 지급받는 경우
기관절개 환자용 커넥터	일반 일체형	12,600원/월	14,000원/월
	실리콘 연결형	26,100원/월	29,000원/월
마스크		360,000원/연	400,000원/연

사. 기침유발기 대여 서비스 중 소모품(마스크 또는 기관절개용연결관 중 하나와 튜브, 필터 및 커넥터를 하나의 세트로 한다)에 대한 요양비는 1개월에 1개에 대해서만 지급한다.

아. 양압기치료에 대한 요양비는 다음의 어느 하나에 해당하는 경우에 지급한다.

1) 순응기간(최초 처방일부터 90일까지의 기간) 중 양압기 대여

2) 순응기간 후 양압기 대여[순응기간 중 연이은 30일의 사용기간에서 1일 4시간 이상(12세 이하인 경우에는 3시간 이상) 사용한 날이 21일 이상인 경우에 해당하는 자에 한정한다]

자. 양압기에 대한 보험급여는 지속형(CPAP)과 자동형(APAP)에 대해서 실시하는 것을 원칙으로 한다. 다만, 지속형(CPAP) 또는 자동형(APAP)을 사용하였을 때[13세 이상인 경우에는 지속형(CPAP) 또는 자동형(APAP)을 15cmH2O 이상의 압력으로 사용하였을 때로 한다] 다음의 어느 하나에 해당하는 경우에는 이중형(BiPAP)에 대해서도 실시할 수 있다.

1) 동맥혈 이산화탄소 분압(PaCO2) 또는 경피적 이산화탄소 분압(TcCO2) 또는 호기말 이산화탄소 분압(EtCO2) 수치가 50mmHg를 초과하는 수면 과탄산혈증(nocturnal hypercapnia)을 보이는 경우

2) 무호흡 · 저호흡 지수(AHI)가 10(12세 이하의 경우에는 5)을 초과하는 경우

차. 양압기치료 서비스 중 소모품(마스크)에 대한 요양비는 1년에 1개에 대해서만 지급한다.

카. 요양기관에 입원하였다 하더라도 요양급여와 중복되지 않거나 기타 부득이한 사유가 있는 경우에는 요양비를 지급할 수 있다.

찾아보기

ㄱ

ㄷ

ㅁ

ㅂ

ㅅ

ㅇ

P

R

S

T

W